AF565264

B. Aktas, M. Banys-Paluchowski, N. Ditsch (Hrsg.)

Atlas Brustchirurgie

Operationstechniken Step by Step

Bahriye Aktas, Maggie Banys-Paluchowski, Nina Ditsch (Hrsg.)

Atlas Brustchirurgie

Operationstechniken Step by Step

Mit Beiträgen von: Dr. med. Anne Andrulat, München; Dr. med. Christine Ankel, Berlin; Dr. med. Kristin Baumann, Siegen; Prof. Dr. Vesna Bjelic-Radisic, Wuppertal; Dr. med. Susanne Briest, Leipzig; Dr. med. Stefanie Buchen, Heidelberg; Dr. Claudia Choi-Jacobshagen, Karlsruhe; Dr. med. Maren Darsow, Düsseldorf; Dr. med. Visnja Fink, Ulm; Dr. med. Friederike Hagemann, München; Dr. med. Sabine Keim, München; Dr. med. Melitta B. Köpke; PD Dr. med. Natalia Krawczyk, Düsseldorf; PD Dr. med. Marion van Mackelenbergh, Kiel; Dr. med. Carolin Nestle-Kraemling, Düsseldorf; Dr. med. Kerstin Pfister, Ulm; Prof. Dr. Brigitte Rack, Ulm; Dr. med. Eugenia Remmel, Bonn; Dr. med. Daniela Rezek, Wesel; Dr. med. Mariella Schneider, Augsburg; Prof. Dr. med. Christine Solbach, Frankfurt a. Main; Prof. Dr. med. Isabell Witzel, Zürich; PD Dr. med. Rachel Würstlein, München; Dr. med Zeder-Göß, Nürnberg

Mit einem Geleitwort von:
Dr. med. Isabel T. Rubio, Madrid
(übersetzt von Dr. Petra Zimmermann)

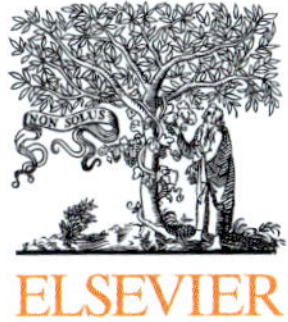
ELSEVIER

Elsevier GmbH, Bernhard-Wicki-Str. 5, 80636 München, Deutschland
Wir freuen uns über Ihr Feedback und Ihre Anregungen an kundendienst@elsevier.com

ISBN 978-3-437-15022-7
eISBN 978-3-437-05074-9

1. Auflage 2024

Wichtiger Hinweis für den Benutzer

Die medizinischen Wissenschaften unterliegen einem sehr schnellen Wissenszuwachs. Der stetige Wandel von Methoden, Wirkstoffen und Erkenntnissen ist allen an diesem Werk Beteiligten bewusst. Sowohl der Verlag als auch die Autorinnen und Autoren und alle, die an der Entstehung dieses Werkes beteiligt waren, haben große Sorgfalt darauf verwandt, dass die Angaben zu Methoden, Anweisungen, Produkten, Anwendungen oder Konzepten dem aktuellen Wissensstand zum Zeitpunkt der Fertigstellung des Werkes entsprechen.

Der Verlag kann jedoch keine Gewähr für Angaben zu Dosierung und Applikationsformen übernehmen. Es sollte stets eine unabhängige und sorgfältige Überprüfung von Diagnosen und Arzneimitteldosierungen sowie möglicher Kontraindikationen erfolgen. Jede Dosierung oder Applikation liegt in der Verantwortung der Anwenderin oder des Anwenders. Die Elsevier GmbH, die Autorinnen und Autoren und alle, die an der Entstehung des Werkes mitgewirkt haben, können keinerlei Haftung in Bezug auf jegliche Verletzung und/oder Schäden an Personen oder Eigentum, im Rahmen von Produkthaftung, Fahrlässigkeit oder anderweitig übernehmen.

Für die Vollständigkeit und Auswahl der aufgeführten Medikamente übernimmt der Verlag keine Gewähr.

Geschützte Warennamen (Warenzeichen) werden in der Regel besonders kenntlich gemacht (®). Aus dem Fehlen eines solchen Hinweises kann jedoch nicht automatisch geschlossen werden, dass es sich um einen freien Warennamen handelt.

Bibliografische Information der Deutschen Nationalbibliothek

Die Deutsche Nationalbibliothek verzeichnet diese Publikation in der Deutschen Nationalbibliografie; detaillierte bibliografische Daten sind im Internet über https://www.dnb.de abrufbar.

24 25 26 27 5 4 3 2 1

In ihren Veröffentlichungen verfolgt die Elsevier GmbH das Ziel, genderneutrale Formulierungen für Personengruppen zu verwenden. Um jedoch den Textfluss nicht zu stören sowie die gestalterische Freiheit nicht einzuschränken, wurden bisweilen Kompromisse eingegangen. Selbstverständlich sind **immer alle Geschlechter** gemeint.

Planung: Barbara Schweighofer, München
Projektmanagement: Ulrike Schmidt, München
Redaktion: Anne Wiehage, Fröndenberg
Bildredaktion und Rechteklärung: Katja Sieger-Schauer, München
Herstellung: Der Buchmacher, Arthur Lenner, Windach
Satz: STRAIVE, Puducherry/Indien
Druck und Bindung: EGEDSA, Sabadell (Barcelona)/Spanien

Umschlaggestaltung: SpieszDesign, Neu-Ulm
Titelfotografie: © colourbox.de

Aktuelle Informationen finden Sie im Internet unter www.elsevier.de

Geleitwort

Brustkrebs ist die am häufigsten diagnostizierte Krebsart bei Frauen weltweit und die fünfthäufigste Ursache für krebsbezogene Todesfälle. Die brustchirurgische Onkologie hat in den vergangenen Jahren beachtliche Fortschritte gemacht – von den 1970er Jahren, als sich die Brustkrebschirurgie auf die Mastektomie beschränkte, über weitere Entwicklungen wie brusterhaltende Operation bis hin zu den heutigen chirurgischen Optionen, die u. a. minimalinvasive Chirurgie, bildgesteuerte Techniken, onkoplastische Verfahren, Deeskalation in der Axillachirurgie, Erhaltung des Hautmantels mit mamillenschonender Mastektomie und Sofortrekonstruktion umfassen.

Das Spektrum der operativen Senologie reicht von risikoreduzierenden Brustoperationen (bei erblichen Syndromen) bis zur Operation von Brustkrebs im Frühstadium, von fortgeschrittenem Brustkrebs nach systemischen Behandlungen und in manchen Fällen von Krebsmetastasen. Der Umfang der Kompetenzen, die heutzutage von Brustoperateuren verlangt werden, ist größer denn je.

Im Zuge der zunehmenden Komplexität der Brustkrebstherapie erfordert jeder chirurgische Eingriff ein hohes Maß an Individualisierung, Aktualisierung des wissenschaftlich-technischen Standards und multidisziplinärer Koordination. Das primäre Ziel ist zwar immer die Beseitigung der Krankheit, aber die körperlichen Auswirkungen der Therapien sollten immer berücksichtigt und minimiert werden. Auch wenn die Auswirkungen der Erkrankung und der chirurgischen Interventionen auf die Lebensqualität von Brustkrebspatientinnen in zunehmendem Maße erkannt werden, ist ein erheblicher Anteil der Patientinnen mit dem ästhetischen Resultat der Operation unzufrieden.

Die onkoplastische Brustchirurgie hat zum Ziel, zufriedenstellende ästhetische Resultate für Brustkrebspatientinnen zu erwirken, bei denen einfachere brusterhaltende Techniken zu inakzeptablen Ergebnissen führen würden, und zudem eine brusterhaltende Operation bei großen Tumoren zu ermöglichen. Das Ziel besteht darin, den Krebs zu entfernen und gleichzeitig die unerwünschten Auswirkungen der Operation zu minimieren, damit die Patientinnen sowohl körperliche als auch seelische Heilung erfahren können.

All diese Fortschritte erfordern eine Ausbildung mammachirurgischer OnkologInnen in der Brustkrebsdiagnostik, in Behandlungsstrategien sowie in den verfügbaren Operationstechniken. Ein vernünftiger Ansatz besteht darin, alles möglichst einfach zu halten und zu gewährleisten, dass jede MammachirurgIn idealerweise über die notwendigen Fähigkeiten verfügt, um Brustkrebspatientinnen eine Krebsoperation höchster Qualität zu bieten.

In welchem Ausmaß sich die kosmetischen Resultate auf die langfristige Lebensqualität von Brustkrebspatientinnen auswirken, ist nach wie vor unklar. Eine adäquate Beratung und Information zum Zeitpunkt der Operation kann die Patientinnen auf die Veränderungen an der behandelten Brust vorbereiten und ihre Zufriedenheit mit den kosmetischen Ergebnissen verbessern. Der Prozess der gemeinsamen Entscheidungsfindung hilft einerseits den Brustkrebspatientinnen, ihre Präferenzen angesichts der Vor- und Nachteile der Behandlungsoptionen abzuwägen und mitzuteilen. Auf der anderen Seite hilft er den BrustoperateurInnen diese Präferenzen abzurufen und in die letztendliche Entscheidung einzubeziehen.

Dieses Buch hilft allen BrustoperateurInnen, ihr chirurgisches Können und ihr Wissen über Brustkrebs zu optimieren, damit Brustkrebspatientinnen von besseren onkologischen und funktionellen Resultaten profitieren können.

Madrid, 25.04.2023
Isabel T. Rubio, MD, PhD
Director of Breast Surgical Oncology at Clinica Universidad de Navarra, Madrid, Spain
President of the European Society of Breast Cancer Specialists (EUSOMA)
President of the European Society of Surgical Oncology (ESSO)
(übersetzt aus dem Englischen von Dr. Petra Zimmermann)

Vorwort

Mammaoperationen Step by Step!

Die Idee zu diesem Buch entstand aus den alltäglichen Nöten, Überlegungen und Wünschen zu Detailfragen bei Mammaoperationen rund um die Diagnose Brustkrebs sowie auch gutartigen Erkrankungen der Brust. Der Fokus liegt in der fotografischen Darstellung einzelner Operationsschritte und soll eine Hilfe im operativen Alltag auf dem Weg zur Spezialistin und zum Spezialisten für rekonstruktive und onkoplastische, aber auch ausgewählte ästhetische Mammaoperationen sein. Auf rein schematische Darstellungen wurde bewusst verzichtet, um nicht nur die optimale Patientin, sondern gerade den schwierigen Fall mit all seinen individualisierten Herausforderungen fotografisch darzustellen. Bewusst wurden neben Buchbeiträgen zu den unterschiedlichsten brustchirurgischen Verfahren auch Artikel zu Komplikationen und deren Management integriert, um zu zeigen, dass und wie unterschiedliche operative Vorgehensweisen der jeweiligen Expertinnen zum Ziel führen können. Daher kommen auch ähnliche Fälle von unterschiedlichen Operateurinnen in diesem Buch zur Darstellung. Die Vorher- und Nachher-Abbildungen sollen dabei helfen die Indikationsstellung besser nachzuvollziehen.

Unser Ziel ist es, mit dem Buch nicht nur das Perfekte, sondern das Alltägliche und die chirurgische Gegebenheit darzustellen und Lösungsansätze zu demonstrieren. Das Buch erhebt keinen Anspruch auf Vollständigkeit, sondern bietet vielmehr einen Überblick zu unterschiedlichsten Operationsmethoden, die im Alltag in der allgemeinen, aber auch in der speziellen Brustchirurgie zum Einsatz kommen. Die Abbildungen wurden durch erläuternde Texte ergänzt. Besonders prägnant und einprägsam sollen die Kurztexte zu „Info, Cave und Tipp" sein. Jeder Autorin wurde selbst überlassen, diese anhand der eigenen klinischen Erfahrung und im Rahmen des jeweiligen Ausbildungsstands darzustellen. Gerade auch „Nicht-Operateuren" soll dieses Buch die Grundzüge der chirurgischen Verfahren vermitteln und die Wertigkeit einer onkoplastisch-rekonstruktiven Operation erläutern.

Wir wünschen viel Freude beim Lesen, Nachvollziehen und Weiterentwickeln der hier dargestellten Auswahl an operativen Techniken in der Brustchirurgie.

Unser Dank gilt nicht nur allen Expertinnen für die engagierte und harmonische Zusammenarbeit, sondern insbesondere allen Patientinnen und Patienten, die sich bereit erklärt haben, das Buch aktiv zu unterstützen, indem wir ihre Geschichte erzählen und die Fotos zeigen dürfen.

Leipzig, Lübeck, Augsburg, 27.04.2023

Prof. Dr. med. Bahriye Aktas
Prof. Dr. med. Maggie Banys-Paluchowski
Prof. Dr. med. Nina Ditsch

Danksagung

Beim Elsevier Verlag, v. a. bei Frau Ulrike Schmidt und Frau Barbara Schweighofer, bedanken wir uns für den kompetenten Austausch, die ausgezeichnete Ausstattung dieses Buches und das Verständnis, unsere Wünsche exzellent umgesetzt zu haben.

Allen Autorinnen, die neben alltäglichen und Routineeingriffen insbesondere auch seltene Fälle in mühevoller Arbeit herausgesucht, ausgearbeitet und beigesteuert haben, gilt nicht nur unser besonderer Dank dafür, sondern auch die größte Anerkennung, mit uns gemeinsam durchgehalten zu haben, das Buch so klinik- und praxisnah zu gestalten.

Ganz herzlich möchten wir uns bei den Patientinnen und dem Team der Unifrauenklinik Leipzig bedanken, die uns uneingeschränkt in diesem Buchprojekt unterstützt und viel Geduld bewiesen haben. Insbesondere das OP Team hat aus Überzeugung bei der Erstellung der vielen Fotos zu jedem einzelnen OP-Schritt geholfen und dazu beigetragen, dass diese lückenlos erstellt werden konnten.

Bei allen Kolleginnen und Kollegen des OP-Clusters am UKSH Campus Lübeck unter der Leitung von Frau Katarzyna Heinze bedanken wir uns für die enorme Geduld, mit der sie die Aufnahme von Tausenden intraoperativen Fotos mit Enthusiasmus und Engagement begleitet haben, sowie für die fantastische interdisziplinäre Zusammenarbeit, die ich jeden Tag erleben darf.

Unser herzlichster Dank gilt dem Augsburger OP- und Organisationsteam, den ärztlichen Kolleginnen und Kollegen wie auch den unterschiedlichen Bereichen der Pflege, welche mich durch die Zeit der Vorbereitung und Umsetzung des Buches so wunderbar unterstützt und begleitet haben. Mein besonderer Dank gilt aber v. a. den Patientinnen und Patienten, die ihre Fotos zur Verfügung gestellt und das Buch dadurch lebendig haben werden lassen. Meinen beiden Mitherausgeberinnen und den Autorinnen dieses Buches danke ich besonders für die immer konstruktive, zielorientierte und nette Zusammenarbeit, die Spaß gemacht hat.

Leipzig, Lübeck, Augsburg 19.06.2023
Prof. Dr. Bahriye Aktas, Prof. Dr. med. Maggie Banys-Paluchowski, Prof. Dr. Nina Ditsch

Adressen

Prof. Dr. med. Bahriye Aktas
Universitätsklinikum Leipzig
Klinik und Poliklinik für Frauenheilkunde
Liebigstraße 20a
04103 Leipzig
Deutschland

Dr. med. Anne Andrulat
Rotkreuzklinikum München
Frauenklinik
Taxisstraße 3
80637 München

Dr. med. Christine Ankel
Rotkreuzklinikum München
Frauenklinik
Taxisstr. 3 n
80637 München
Deutschland

Prof. Dr. med. Maggie Banys-Paluchowski
Klinik für Frauenheilkunde und Geburtshilfe
Universitätsklinikum Schleswig-Holstein
Campus Lübeck
Ratzeburger Allee 160
23538 Lübeck
Deutschland

Dr. med. Kristin Baumann
Brustzentrum Siegen-Olpe
Standort St. Marien-Krankenhaus
Kampenstr. 51
57072 Siegen
Deutschland

Prof. Dr. med. Vesna Bjelic-Radisic
Helios Universitätsklinik Wuppertal
Senologie, Brustzentrum
Heusnerstr. 40
42283 Wuppertal
Deutschland

Dr. med. Susanne Briest
Koordinatorin Brustzentrum
Universitätsklinikum Leipzig
Klinik für Frauenheilkunde
Liebigstr. 20A
04103 Leipzig
Deutschland

Dr. med. Stefanie Buchen
Universitätsfrauenklinik Heidelberg
Senologie/Brustzentrum
Im Neuenheimer Feld 440
69120 Heidelberg
Deutschland

Dr. med. Claudia Choi-Jacobshagen
Plastische, Ästhetische und Rekonstruktive Chirurgie
ViDia Christliche Kliniken Karlsruhe
Steinhäuserstr. 18
76135 Karlsruhe
Deutschland

Dr. med. Maren Darsow
Luisenkrankenhaus GmbH & Co. KG
Luise-Rainer-Str. 6-10
40235 Düsseldorf
Deutschland
Deutschland

Prof. Dr. med. Nina Ditsch
Universitätsklinikum Augsburg A.ö.R.
Brustzentrum
Stenglinstr. 2
86156 Augsburg
Deutschland

Dr. med. Visnja Fink
Universitätsklinikum Ulm
Universitätsfrauenklinik, Brustzentrum
Prittwitzstr. 43
89075 Ulm
Deutschland

Dr. med. Friedrike Hagemann
LMU München
Brustzentrum
Marchininistr. 15
81337 München
Deutschland

Dr. med. Sabine Keim
Helios Klinikum München West
Klinik für Gynäkologie und Geburtshilfe
Steinerweg 5
81241 München

Dr. med. Melitta B. Köpke
Klink für Frauenheilkunde und Geburtshilfe
Universitätsklinikum Augsburg
Stenglinstr. 2
86156 Augsburg

PD Dr. med. Natalia Krawczyk
Heinrich Heine Universität
Frauenklinik
Moorenstr. 5
40225 Düsseldorf
Deutschland

PD Dr. med. Marion van Mackelenbergh
Klinik für Gynäkologie und Geburtshilfe
Universitätsklinikum Schleswig-Holstein, Campus Kiel
Arnold-Heller-Str. 3, Haus C
24105 Kiel
Deutschland

Dr. med. Carolin Nestle-Krämling
Evangelische Krankenhaus Düsseldorf
Gynäkologie
Kirchfeldstr. 40
40217 D Deutschland
üsseldorf

Dr. med. Kerstin Pfister
Universitätsklinikum Ulm
Frauenheilkunde und Geburtshilfe
Prittwitzstr. 43
89075 Ulm
Deutschland

Prof. Dr. med. Brigitte Rack
Universitätsklinikum Ulm
Frauenheilkunde und Geburtshilfe
Prittwitzstr. 43
89075 Ulm
Deutschland

Dr. med. Eugenia Remmel
Plastische Chirurgie im Rheinland
Koblenzerstr. 63
53173 Bonn
Deutschland

Dr. med. Daniela Rezek
Evangelisches Krankenhaus Wesel GmbH
Klinik für Senologie und Ästhetische Chirurgie
Schermbecker Landstr. 88
46485 Wesel
Deutschland

Dr. med. Mariella Schneider
Universitätsklinikum Augsburg A.ö.R.
Brustzentrum
Stenglinstr. 2
86156 Augsburg
Deutschland

Prof. Dr. med. Christine Solbach
Universitätsklinikum Frankfurt
Klinik für Frauenheilkunde und Geburtshilfe
Theodor-Stern-Kai 7
Haus 14
60590 Frankfurt am Main
Deutschland

PD Dr. med. Rachel Würstlein
Klinikum Großhadern
Brustzentrum
Marchioninistr. 15
81377 München

Prof. Dr. med. Isabell Witzel
Universitätsspital Zürich
Klinik für Gynäkologie
Rämistrasse 100
8091 Zürich
Schweiz

Dr. med. Christine Zeder-Göß
Klinikum Nürnberg
Klinik für Frauenheilkunde, Schwerpunkt Gynäkologie
Prof.-Ernst-Nathan-Str. 1
90419 Nürnberg
Deutschland

Abbildungsnachweis

Der Verweis auf die jeweilige Abbildungsquelle befindet sich bei allen Abbildungen im Werk am Ende des Legendentextes in eckigen Klammern. Alle nicht besonders gekennzeichneten Grafiken und Abbildungen © Elsevier GmbH, München.

F774-009	Clemens MW, Medeiros LJ, Butler CE et al. Complete Surgical Excision Is Essential for the Management of Patients With Breast Implant-Associated Anaplastic Large-Cell Lymphoma [published correction appears in J Clin Oncol. 2016 Mar 10; 34(8): 888. DiNapoli, Arianna [corrected to Di Napoli, Arianna]]. J Clin Oncol. 2016; 34(2): 160-168. doi:10.1200/JCO.2015.63.3412.
F1157-001	Grolleau JL, Lanfrey E, Lavigne B, Chavoin JP, Costagliola M. Breast base anomalies: treatment strategy for tuberous breasts, minor deformities, and asymmetry. Plast Reconstr Surg. 1999;104(7):2040-48.
G924	Wittekind C, Brierley J, Gospodarowicz M. TNM classification of malignant tumours, 8th ed., published by UICC. John Wiley & Sons, 2017.
H364-001	Ryssel, H., Germann, G. & Reichenberger, R. Craniomedial Pedicled Mammaplasty Based on Würinger's Horizontal Septum. Aesth Plast Surg 34, 494–501 (2010). https://doi.org/10.1007/s00266-010-9487-9.
L157	Susanne Adler, Lübeck
M1103	Prof. Dr. Maggie Banys-Paluchowski, Lübeck
M1260	Prof. Dr. med. Nina Ditsch, Augsburg
M1261	Dr. med. Visnja Fink, Ulm
M1262	Dr. med. Anne Andrulat, München
M1263	Dr. med. Christine Ankel, Berlin
M1264	Dr. med. Kristin Baumann, Siegen
M1266	Dr. med. Stefanie Buchen, Wiesbaden
M1267	Dr. med. Maren Darsow, Düsseldorf
M1268	Prof. Dr. med. Christine Solbach, Frankfurt a. Main
M1269	Dr. med. Daniela Rezek, Wesel
P1192	Prof. Dr. med. Bahriye Aktas, Leipzig
P1193	Dr. med. Susanne Briest, Leipzig
P1196	PD Dr. med. Natalia Krawczyk, Düsseldorf
P1351	Prof. Dr. med. Isabell Witzel, Zürich (CH)
P1352	PD Dr. med. Marion van Mackelenbergh, Kiel
P1353	Dr. med. Carolin Nestle-Krämling, Düsseldorf
P1354	Dr. med. Christine Zeder-Göß, Nürnberg
P1369	Dr. med. Mariella Schneider, Augsburg.
P1370	Prof. Dr. med. Brigitte Rack/ Dr. med. Kerstin Pfister, Ulm
T1331	Dr. med. Claudia Choi-Jacobshagen, Ärztliche Leitung - Plastische, Ästhetische und Rekonstruktive Chirurgie, ViDia Christliche Kliniken Karlsruhe.
V330	Smith & Nephew GmbH, Wound Management
V463	ANITA Care & Med, Dr. Helbig GmbH, Brannenburg
V1034	MT.DERM GmbH, Berlin

Fehler gefunden?

https://else4.de/978-3-437-15022-7

An unsere Inhalte haben wir sehr hohe Ansprüche. Trotz aller Sorgfalt kann es jedoch passieren, dass sich ein Fehler einschleicht oder fachlich-inhaltliche Aktualisierungen notwendig geworden sind.

Sobald ein relevanter Fehler entdeckt wird, stellen wir eine Korrektur zur Verfügung. Mit diesem QR-Code gelingt der schnelle Zugriff.

Wir sind dankbar für jeden Hinweis, der uns hilft, dieses Werk zu verbessern. Bitte richten Sie Ihre Anregungen, Lob und Kritik an folgende E-Mail-Adresse: kundendienst@elsevier.com

Inhaltsverzeichnis

KAPITEL

1 Grundlagen

Bahriye Aktas, Maggie Banys-Paluchowski, Nina Ditsch

Operationsplanung

Die Planung einer Brustoperation setzt eine klinische Untersuchung voraus, die vor onkoplastischen bzw. rekonstruktiven Eingriffen zwingend vom Operateur persönlich durchgeführt werden soll. Auch vor einer vermeintlich „einfachen Segmentresektion" wird eine persönliche Untersuchung von den Autorinnen empfohlen. Darüber hinaus sind die Kenntnisse der Mammadiagnostik zur Abschätzung des zu resezierenden Areals und die Möglichkeit einer interdisziplinären Betrachtung der Fotos und Diagnostik-Bilder für die Operationsplanung essenziell. Die operative Therapie umfasst zwar nur einen Teil der Behandlung des Mammakarzinoms, aber zur Optimierung eines allumfassenden Therapiekonzepts und dem damit höchsten Benefit für die jeweilige Patientin bzw. den jeweiligen Patienten ist es umso bedeutender, diese im Kontext der weiteren Behandlungsoptionen individuell zu planen. Der Operateur soll daher mind. über Grundkenntnisse der System- und Radiotherapie verfügen.

Zur klinischen Untersuchung gehören Inspektion und Palpation. Die Brüste sollen mit entlang des Körpers hängenden sowie mit angehobenen Armen betrachtet werden. Idealerweise werden dabei direkt auch Fotos in der jeweiligen Position angefertigt und entsprechend dokumentiert. Oft fallen dezente Hauteinziehungen erst nach Anhebung der Arme auf (➤ Abb. 1.1). Eine ergänzende Sonografie durch den Operateur kann bei onkologischer Indikation zur Beurteilung der Tumorlokalisation in Relation zur Haut und Mamille sowie der subkutanen Fettschicht vor hautsparender Mastektomie hilfreich sein.

Eine prä- und postoperative Fotodokumentation ist bei onkoplastischen, rekonstruktiven und plastisch-ästhetischen Eingriffen obligat. Empfehlenswert ist eine konsequente Fotodokumentation aller Patientinnen, auch vor kleineren Brustoperationen, sowie die Einführung eines klinikinternen Standards zur Fotodokumentation (z. B. zwei Fotos, einmal mit locker hängenden Armen und einmal mit angehobenen Armen, ggf. zusätzlich von beiden Seiten). Für die Aufklärung kann z. B. der Aufklärungsbogen „Einverständniserklärung zur Verwendung von Patienten-Fotodokumentation" von Thieme Compliance verwendet werden.

Bei der Palpation werden die Lokalisation und Größe des Tumors sowie deren Bezug zur Haut und Thoraxwand (verschieblich?) und die Beschaffenheit der Haut beurteilt.

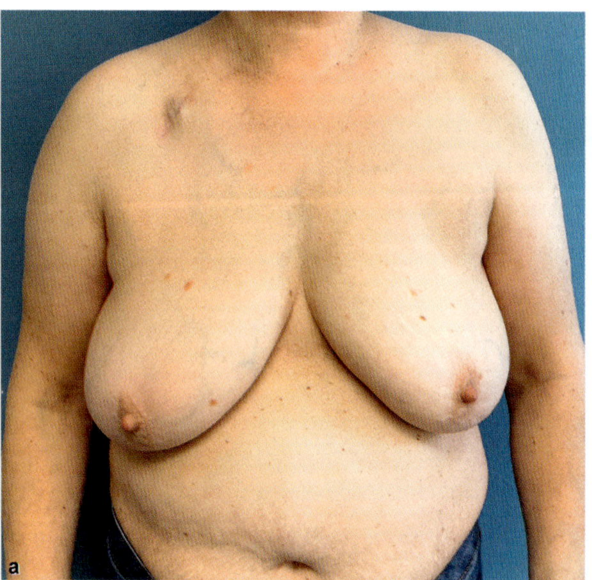

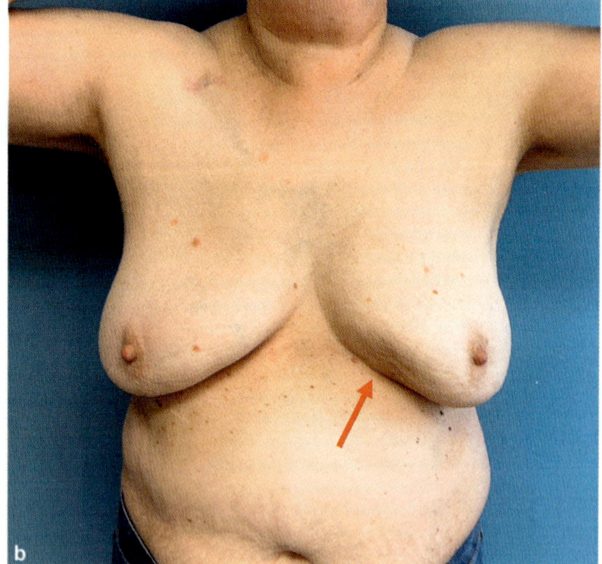

Abb. 1.1 Beispiel einer tumorbedingten Hauteinziehung, die zunächst nur dezent sichtbar ist und erst bei angehobenen Armen deutlich auffällt [M1103]

Tab. 1.1 Klassifikation ablativer und brusterhaltender Operationsverfahren beim Mammakarzinom unter onkologischen, onkoplastischen und rekonstruktiven Aspekten (mod. nach Hoffmann und Wallwiener 2009 und 2011)

	Komplexitätsgrad	Ablative Operation des Mammakarzinoms	Brusterhaltende Operation des Mammakarzinoms
onkologisch	1	**einfache** (mod. radikale) **Exzision** ohne Rekonstruktion	**einfache Exzision** (direkte Adaptation) bis zur Quadrantektomie, Defektdeckung ohne Mobilisationen
	2	**komplexe** (radikale) **Mastektomie** ohne Rekonstruktion	komplexe Operation plus intramammäre Drüsenkörper-Rekonstruktion, kleinflächige Mobilisationen, **Defektdeckung durch Mobilisation ≤ 25 %**
onkoplastisch (primär rekonstruktiv) **oder** (sekundär) **rekonstruktiv**	3	onkoplastische oder rekonstruktive Mammakarzinom-Operation mit **Prothesenrekonstruktion**	onkoplastische bzw. rekonstruktive Mammakarzinom-Operation mit Hautresektion, Rezentrierung, glanduläre Lappenplastiken, weitflächige Mobilisation; **Defektdeckung durch Mobilisation > 25 %**
	4	komplexe onkoplastische oder rekonstruktive Mammakarzinom-Operation mit **lokaler Lappenplastik**	tumoradaptierte Lifting-Operationen mit komplexen Umschneidungsfiguren – **tumoradaptierte Mastopexie** – oder Tumorresektion mit **Defektdeckung über lokale Lappenplastik**
	5	komplexe onkoplastische oder rekonstruktive Mammakarzinom-Operation mit **gestielter Fernlappenplastik:** LDF, TRAM-Flap	komplexe onkoplastische bzw. rekonstruktive Mammakarzinom-Operation mit zusätzlicher Resektion (Reduktion) von Brustdrüsengewebe – **tumoradaptierte Reduktionsplastik**
	6	komplexe onkoplastische bzw. rekonstruktive Mammakarzinom-Operation mit **freier Lappenplastik** und mikrovaskulärem Gefäßverschluss: DIEP, SIEA, SGAP, free-TRAM	komplexe onkoplastische bzw. rekonstruktive Mammakarzinom-Operation mit **Defektdeckung über gestielte** (LDF, TRAM-Flap) **oder freie** (z. B. DIEP, SIEA, SGAP) **Fernlappenplastiken** ggf. mit mikrovaskulärem Gefäßanschluss

Klassifikation der Brustoperationen

International werden unterschiedliche Klassifikationen der senologischen Eingriffe verwendet. Die in Deutschland entwickelte Klassifikation nach Hoffmann und Wallwiener ordnet alle Operationen einem bestimmten Komplexizitätsgrad zu (➤ Tab. 1.1).

Als onkoplastische Verfahren werden plastisch-operative Techniken zum Zeitpunkt der Tumorentfernung bezeichnet, die das Erreichen von sicheren Resektionsgrenzen und gleichzeitig den Erhalt einer ansprechenden Form der Brust ermöglichen. Ist die Entfernung von größeren Läsionen erforderlich und beherrscht der Operateur keine onkoplastischen Operationstechniken, steht er vor der Wahl zwischen einer Tumorektomie mit ungünstigem kosmetischem Ergebnis und einer Mastektomie. Die sehr vielfältigen onkoplastischen Operationstechniken erlauben die Entfernung größerer Volumina, ohne dass das kosmetische Ergebnis darunter leidet. Im Gegenteil, im Falle von voluminösen oder stark ptotischen Brüsten sind die Patientinnen mit dem Ergebnis, auch im Hinblick auf die neue Form der Brüste, meist sehr zufrieden wie Untersuchungen zu dieser Fragestellung klar belegen.

Infektionsprophylaxe

Grundsätzlich werden Eingriffe an der Brust als saubere (aseptische) Eingriffe klassifiziert, bei denen eine präoperative antibiotische Prophylaxe bei Vorhandensein zusätzlicher Risikofaktoren wie z. B. Immunsuppression, schwere Grunderkrankung oder Vorbestrahlung empfohlen wird. Aus diesem Grund gehört eine präoperative Einmalgabe eines Antibiotikums (in den meisten Kliniken Cefuroxim bzw. Clindamycin i. v.) zum Standard.

Die Frage nach der optimalen Dauer einer antibiotischen Prophylaxe bei Implantat-basierten Eingriffen bleibt nicht abschließend geklärt. Die meisten Studien haben hier keinen Vorteil einer verlängerten Antibiose über 24 h hinaus gezeigt. Aus diesem Grund empfiehlt die AGO Kommission Mamma die Begrenzung der Dauer auf max. 24 h.

Die S3-Leitlinie „Perioperative und Periinterventionelle Antibiotikaprophylaxe" ist derzeit in Vorbereitung (Registernummer 067–009). Die Veröffentlichung ist Ende 2023 geplant.

Lagerung und Abdeckung

Die meisten Brustoperationen werden in Rückenlage bzw. in der Beach chair-Lagerung durchgeführt. Bei onkoplastischen Eingriffen wird so abgedeckt, dass beide Brüste sichtbar bleiben. Ob die Patientin intraoperativ aufgesetzt wird, ist vom jeweiligen Operateur abhängig. In den Kliniken werden unterschiedliche Lagerungs- und Abdeckstandards verwendet. Hier gilt: viele Wege führen nach Rom! Im Folgenden werden unterschiedliche Beispiele der Lagerung vorgestellt.

Lagerung zum Aufsetzen mit mobilen Armen

Diese Form der Lagerung und Abdeckung ermöglicht ein intraoperatives Aufsetzen mit gleichzeitiger Verlagerung beider Arme nach vorne (➤ Abb. 1.2, ➤ Abb. 1.3, ➤ Abb. 1.4, ➤ Abb. 1.5, ➤ Abb. 1.6, ➤ Abb. 1.7, ➤ Abb. 1.8, ➤ Abb. 1.9, ➤ Abb. 1.10, ➤ Abb. 1.11, ➤ Abb. 1.12, ➤ Abb. 1.13, ➤ Abb. 1.14).

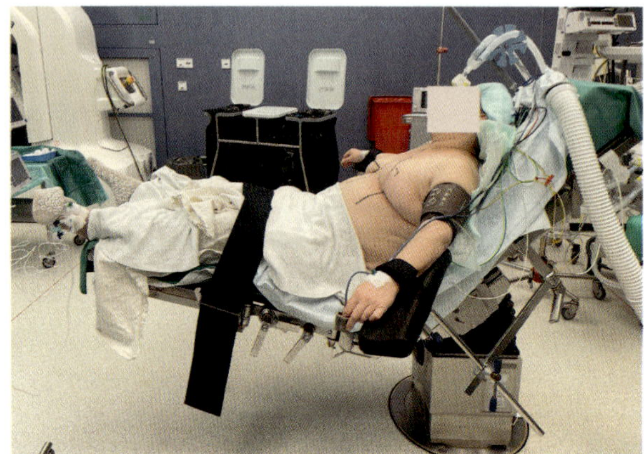

Abb. 1.2 Vor Beginn der Desinfektion und der Abdeckung erfolgt das Probeaufsetzen. Dabei wird auf mögliche Druckstellen geachtet. Insbesondere soll der Bauchgurt nicht zu eng sein. [M1103]

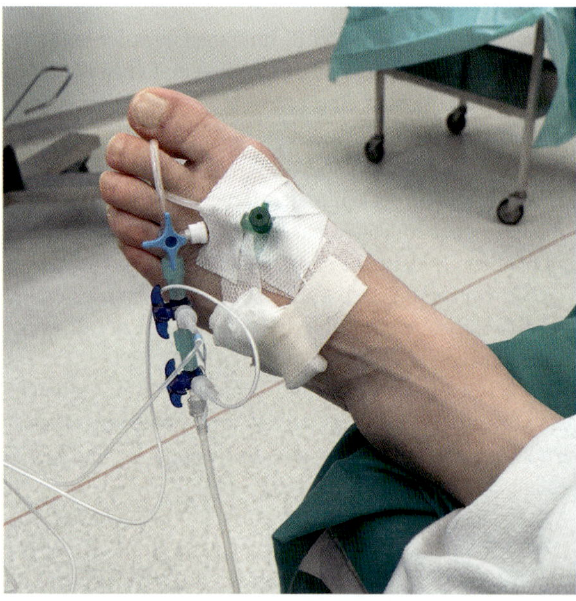

Abb. 1.3 Mit der Anästhesie soll im Vorfeld besprochen werden, dass durch das mobile Abdecken der Arme die Hände und Arme der Patientin nicht zugänglich sein werden. Ein i. v. Zugang am Fuß kann erwogen werden. Auch die Anlage der RR-Messung am Bein kann hilfreich sein. [M1103]

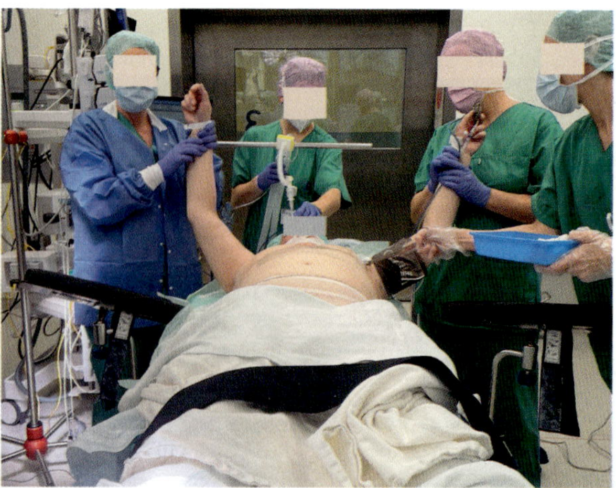

Abb. 1.4 Beide Arme der Patientin werden nach oben gehalten und bis zur Mitte des Oberarms desinfiziert. [M1103]

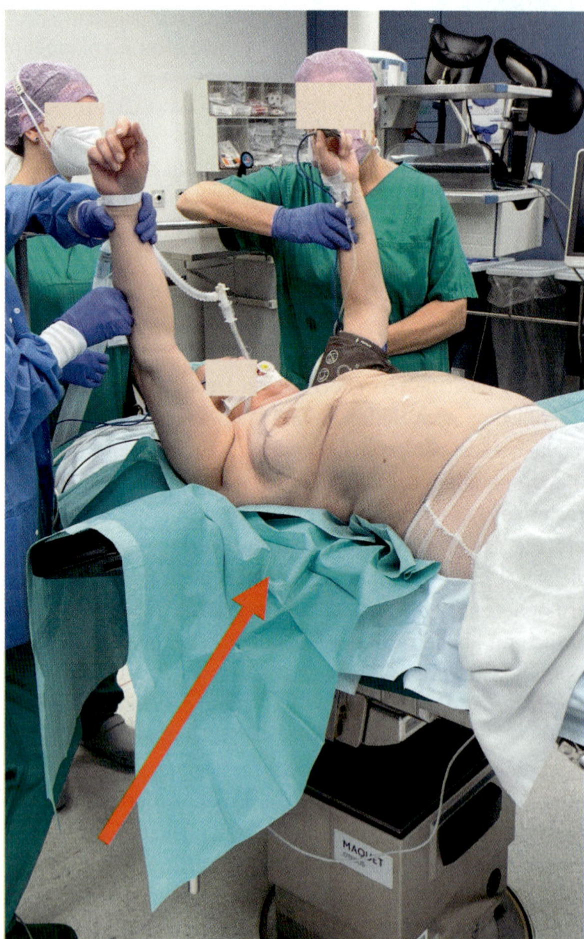

Abb. 1.5 Ein steriles Tuch (roter Pfeil) wird untergeschoben. Die Arme der Patientin werden weiterhin nach oben gehalten. [M1103]

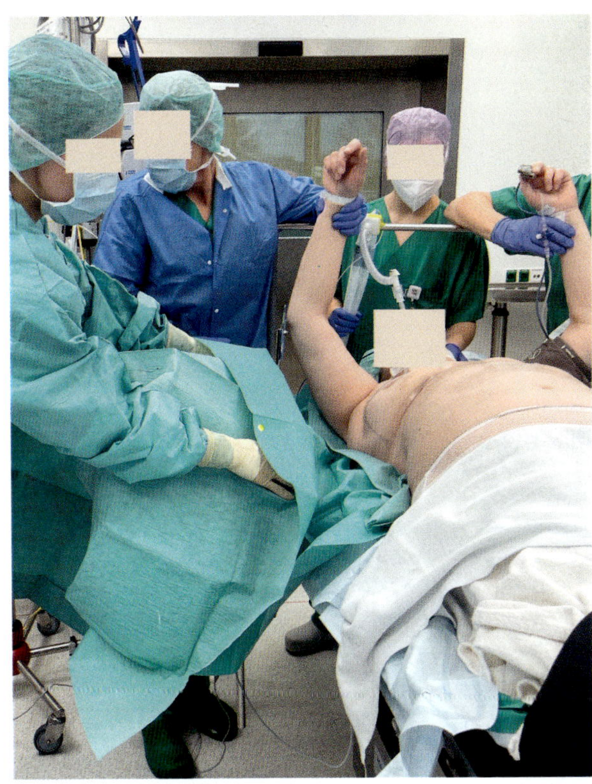

Abb. 1.6 Die Armstütze wird mit einem sog. „Beinling" abgedeckt. [M1103]

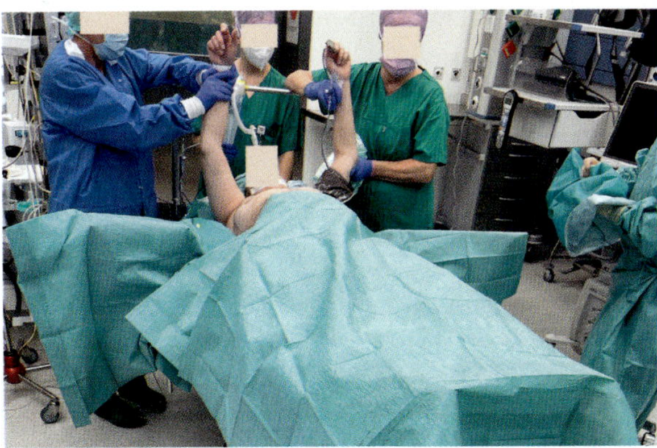

Abb. 1.7 Der Unterbauch und die Beine der Patientin werden mit dem unteren sterilen Tuch abgedeckt. [M1103]

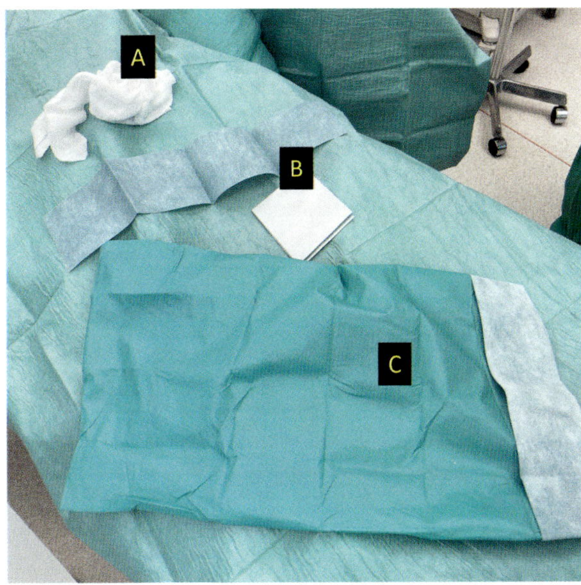

Abb. 1.8 Für die mobile Abdeckung der Arme sind elastische Binden (A), Tapes (B) und Stockinetten (C) notwendig. Je nach Oberarmumfang können schmalere oder breitere Stockinetten verwendet werden. [M1103]

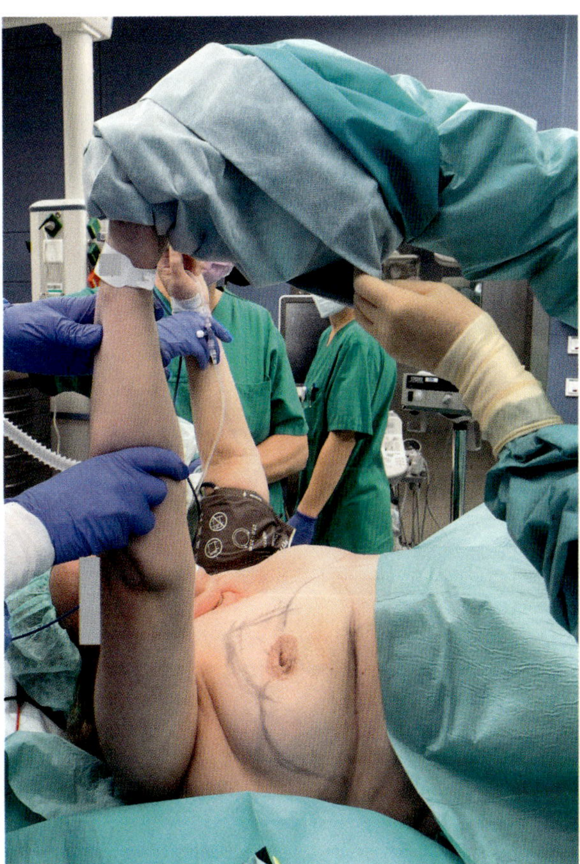

Abb. 1.9 Während eine Person den unsterilen Unterarm der Patientin hält, bezieht die zweite, steril angezogene Person, den Arm mit der Stockinette. [M1103]

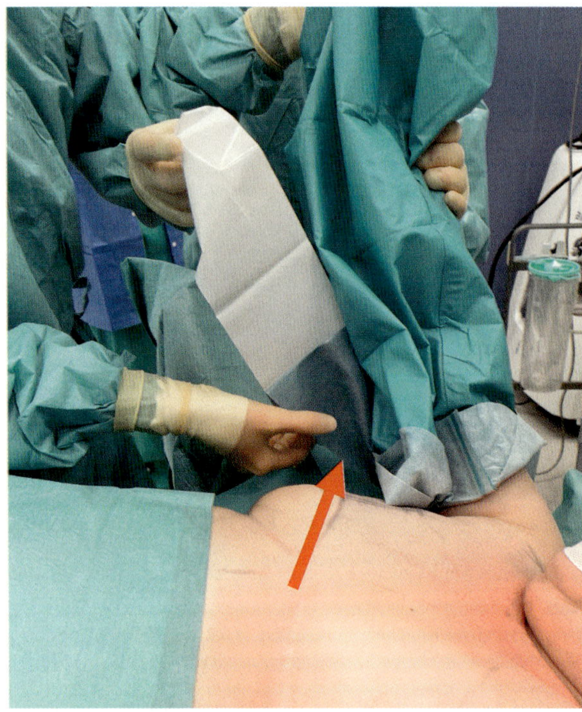

Abb. 1.10 Die Stockinette wird mit einem sterilen Tape (roter Pfeil) zirkulär beklebt. [M1103]

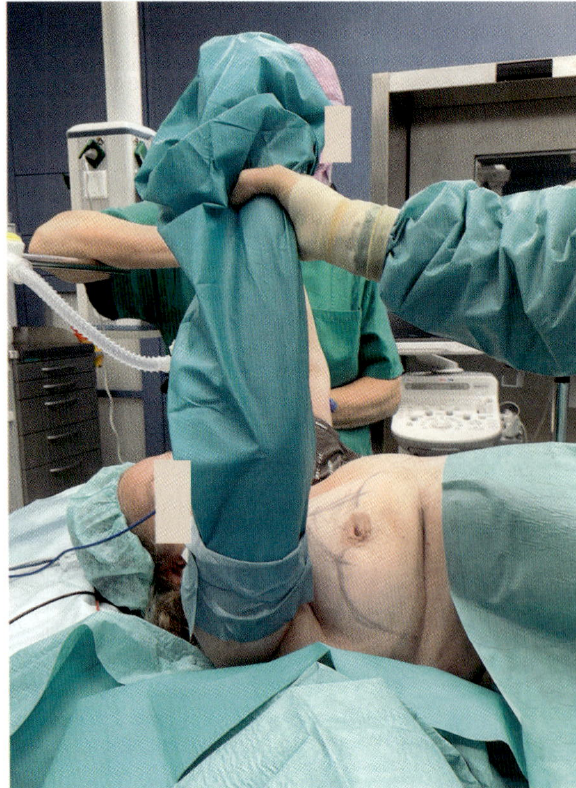

Abb. 1.11 Ein Blick von der Seite auf den steril bezogenen mobilen Arm. Jetzt wird das Seitentuch beklebt, auf dem der sterile Arm schließlich abgelegt wird. [M1103]

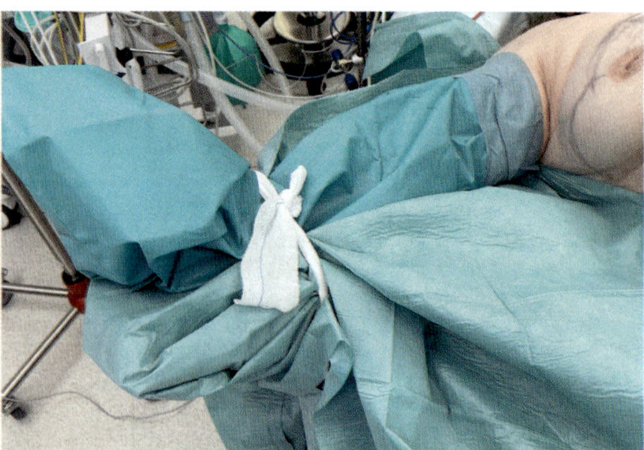

Abb. 1.12 Der sterile Arm wird mit der elastischen Binde (weiß) auf der Armstütze befestigt. [M1103]

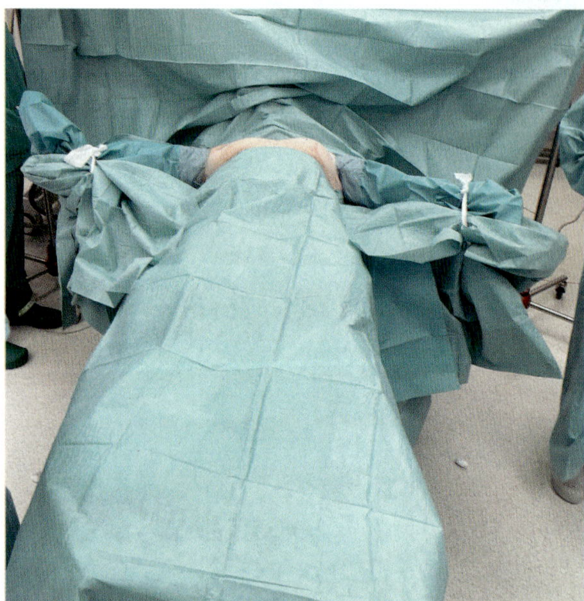

Abb. 1.13 Steril abgedeckte Patientin direkt vor Beginn der Operation [M1103]

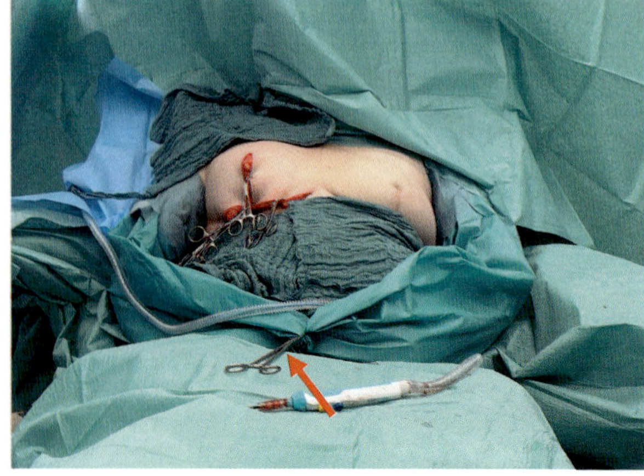

Abb. 1.14 Vor der Formung der Brust bzw. Prothesenauswahl kann die Patientin aufgesetzt werden. Die Arme werden nach vorne genommen. Die Stockinetten werden mit einer stumpfen Klemme (roter Pfeil) miteinander verbunden. [M1103]

CAVE!

Wird die Patientin intraoperativ aufgesetzt, muss die Lagerung vor Beginn der sterilen Abdeckung überprüft werden. Insbesondere soll dabei berücksichtigt werden, dass der Bauchgurt bei liegender Patientin locker erscheint, aber beim Aufsetzen einschnüren kann. Um Komplikationen zu vermindern, sollte die entsprechende Lagerung durch die gewünschte Tischeinstellung vor der Abdeckung ausprobiert werden.

Lagerung ohne mobile Arme

➤ Abb. 1.15, ➤ Abb. 1.16, ➤ Abb. 1.17, ➤ Abb. 1.18, ➤ Abb. 1.19

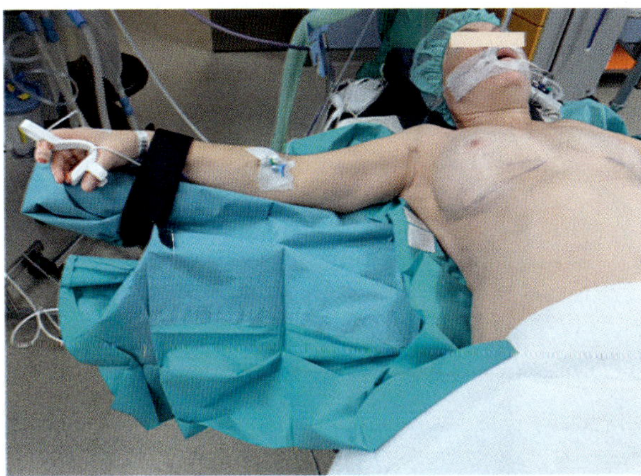

Abb. 1.15 Nach Abwaschen des OP-Gebiets werden beide Arme im 90 Grad Winkel auf einem sterilen Tuch ausgelagert. Eine leichte Beugung im Unterarm führt zu einer natürlich entspannten Lagerung, sodass eine Überstreckung des Arms vermieden wird. [M1103]

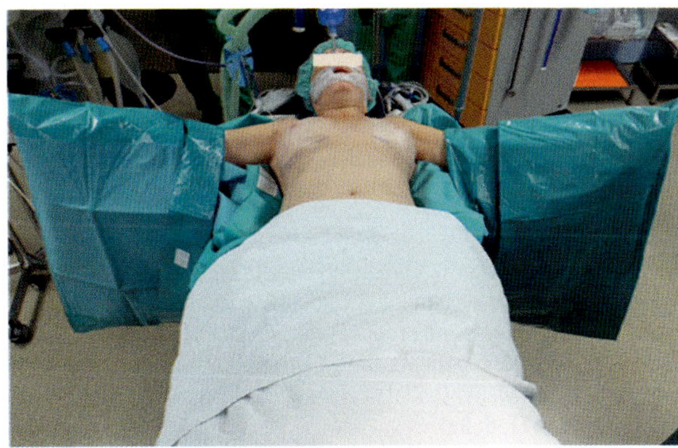

Abb. 1.16 Die Arme werden bis zum sterilen Feld samt Armstützen abgedeckt. [M1103]

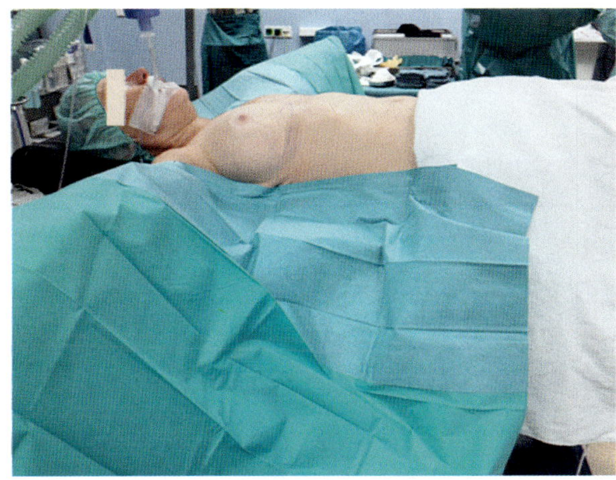

Abb. 1.17 Abkleben mit sterilen saugfähigen Seitentüchern, zusätzlich sollten sterile Absorptionstücher angebracht werden (hier nicht gezeigt), um eine Flüssigkeitsansammlung lateral zu vermeiden. [M1103]

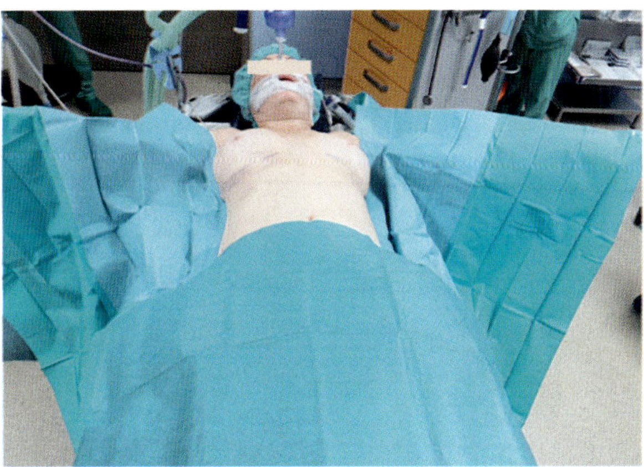

Abb. 1.18 Der untere Teil des Körpers wird unterhalb des Bauchnabels steril abgedeckt. Dies ist sinnvoll, um eine suffiziente Beurteilung in Beach Chair-Position (Aufrichten der Patientin intraoperativ) durchführen zu können. [M1103]

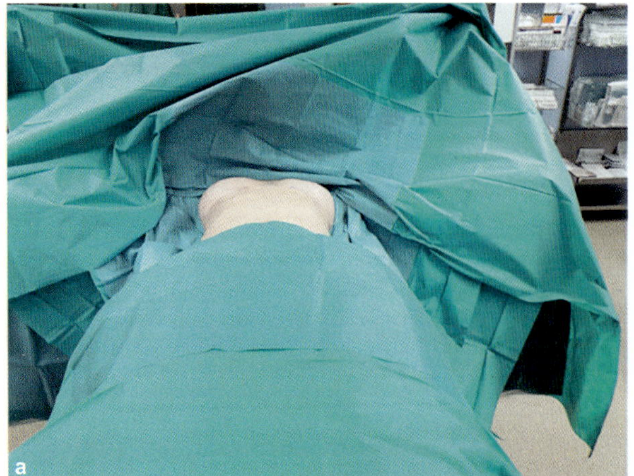

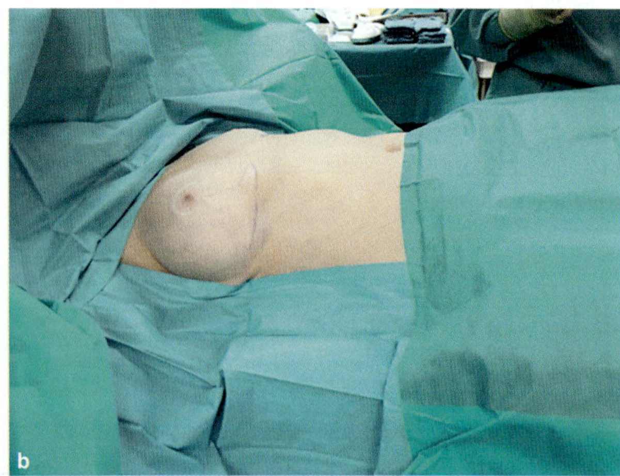

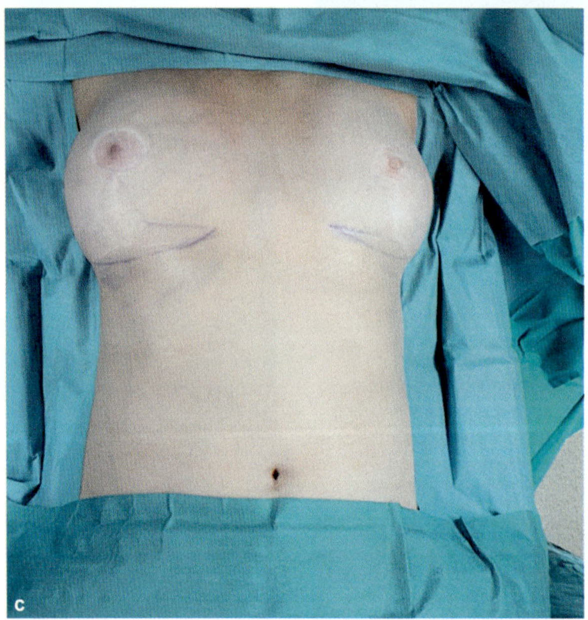

Abb. 1.19 Anbringen der oberen sterilen Abdeckung, die Abdecklinien sollten gerade sein, um die Beurteilung der Symmetrie nicht zu beinträchtigen [M1103]

LITERATUR

Diagnostik und Therapie früher und fortgeschrittener Mammakarzinome. Herausgegeben von der Kommission Mamma (vertreten durch: Wolfgang Janni) der Arbeitsgemeinschaft Gynäkologische Onkologie e. V. in der Deutschen Gesellschaft für Gynäkologie und Geburtshilfe e. V. sowie in der Deutschen Krebsgesellschaft e. V. 2023, Version 1, www.ago-online.de

Hoffmann J, Wallwiener D. Classifying breast cancer surgery: a novel, complexity-based system for oncological, oncoplastic and reconstructive procedures, and proof of principle by analysis of 1225 operations in 1166 patients. BMC Cancer 2009; 9: 108

Hoffmann J, Wallwiener D. Klassifizierung der Mammachirurgie. Senologie 2011; 8: 99

S1-Leitlinien zur Hygiene in Klinik und Praxis, Perioperative Antibiotikaprophylaxe 2012, AWMF-Registernummer 029/022

KAPITEL

2 Brusterhaltende Operation

2.1 Wissenschaftlicher Überblick: Grenzen der brusterhaltenden Operation

Christine Zeder-Göß

Allgemeines

Vor Einführung der Radiatio in der Therapie des Mammakarzinoms wurde Brustkrebs immer mittels Mastektomie operativ behandelt. Diese geht trotz moderner, schonenderer Techniken immer mit dem Verlust einer Brust für die betroffene Patientin einher.

Das Ziel der brusterhaltenden Therapie (BET) ist daher, ein Äquivalent zur Mastektomie mit kosmetisch optimalem Ergebnis und möglichst geringer Rezidivrate darzustellen. Um mikroskopisch nachweisbare Tumorresiduen komplett zu eradizieren, wird daher im Anschluss an eine brusterhaltende Operation (BEO) des invasiven Karzinoms üblicherweise eine Strahlentherapie durchgeführt.

Obwohl mittlerweile ein Großteil der frühen Brustkrebserkrankungen mittels BET behandelt wird, ist es für ein onkologisch sicheres Ergebnis essenziell, die richtige Indikation zu stellen. Dabei müssen die folgenden **Kontraindikationen** beachtet werden:

1. inflammatorisches Mammakarzinom oder ausgedehnte Hautbeteiligung
2. tumorbefallene Schnittränder trotz mehrfacher Nachresektion nach BEO
3. ungünstige Brust-Tumor-Relation

Liegt ein **multifokales bzw. multizentrisches Mammakarzinom** vor, hängt die Entscheidung über das operative Vorgehen von der Brust-Tumor-Relation und der genauen Lokalisation der Läsionen ab. Eine BEO kann durchgeführt werden, wenn die R0-Resektion aller Herde erreicht werden kann. In diesen Fällen sind onkoplastische Eingriffe von großer Bedeutung. Auch ausgedehnte Befunde können durch den Einsatz dieser Techniken brusterhaltend behandelt werden (➤ Kap. 2.20).

Eine besondere Situation stellt das **Lokalrezidiv nach BEO und Strahlentherapie** dar. Wurde in diesem Setting früher grundsätzlich immer eine Mastektomie indiziert, wird heutzutage ein individuelles Vorgehen mit partieller Radiatio der Brust ebenfalls als Option angesehen. Die Patientin soll dennoch über ein erhöhtes Lokalrezidivrisiko nach brusterhaltender Therapie des Rezidivs sorgfältig aufgeklärt werden.

Für die Beratung und das präoperative Aufklärungsgespräch mit der Patientin ist hervorzuheben, dass das Gesamtüberleben nach BET und Mastektomie identisch ist und eine Mastektomie die Entstehung eines Lokalrezidivs bzw. eines Zweittumors nicht vollständig verhindern kann. Auf die Entscheidung über die Systemtherapie hat die Wahl der operativen Strategie (brusterhaltend vs. Mastektomie) keinen Einfluss.

Diagnostik

Für eine adäquate Behandlung ist es notwendig, die Diagnose vor der Operation zu sichern. Daher sind eine präoperative bildgebende Diagnostik und histologische Abklärung angezeigt. Suspekte Befunde werden mittels Stanz- oder Vakuumbiopsie abgeklärt. Diese erfolgen meist gesteuert durch Ultraschall oder Mammografie. Bei bestimmten Indikationen, z. B. bei Frauen mit genetischer Belastung, invasiv-lobulärem Karzinom oder eingeschränkter Beurteilbarkeit der konventionellen Diagnostik, kann eine Kontrastmittel-MRT durchgeführt werden. Diese Untersuchung gehört jedoch nicht zur Routinediagnostik. Der axilläre Nodalstatus wird sonografisch untersucht.

Eine vollständige histologische Beurteilung umfasst den histologischen Subtyp, Grading, Hormonrezeptorstatus, Her2neu-Status und Ki-67-Score.

Bei hohem Risiko für Fernmetastasen oder Symptome werden zusätzlich noch Staginguntersuchungen mittels CT Thorax/Abdomen und Skelettszintigrafie durchgeführt.

Operation

Allgemein

Die brusterhaltende Operation wird i. d. R. in Allgemeinanästhesie, Rückenlagerung, Arme 90° abduziert und ausgelagert durchgeführt und beinhaltet die Exzision des Tumors und beim invasiven Karzinom die Beurteilung der axillären Lymphknoten. Diese erfolgt bei Patientinnen mit klinisch und sonografisch unauffälligem Nodalstatus (cN0) mittlerweile meistens mittels Sentinel-Lymphknoten-Biopsie.

Bei großen palpablen Tumoren kann eine Tumorentfernung nach Tastbefund durchgeführt werden, wobei auch hier die Reduktion der Nachresektionsraten durch eine zusätzliche intraoperative Sonografie gezeigt werden konnte.

Nicht tastbare Tumore oder Läsionen, deren Ausdehnung schwer fassbar ist, müssen bildgebend lokalisiert werden. Hierfür stehen verschiedene Optionen zur Verfügung, wobei die Drahtmarkierung nach wie vor die am häufigsten verwendete Technik in Deutschland darstellt. Alternativ können sonografisch eindeutig sichtbare Läsionen mittels intraoperativer Sonografie lokalisiert werden (➤ Kap. 11).

Die Drahtmarkierung muss gut dokumentiert werden und die Aufnahmen mit dem Verlauf der Drähte den Operateuren zugänglich sein. Der Draht wird präoperativ sonografisch oder mammografisch oder in seltenen Fällen auch MR-tomografisch gesteuert platziert. Ungünstig lokalisierbare Tumoren, ausgedehnte Mikroverkalkungen oder multifokale Läsionen können auch mehrere Drähte in einer Brust erfordern (engl.: *bracketing wires*). Die Entfernung des Tumors mit dem Draht erfolgt en-bloc. Bei Patientinnen mit geplanter neoadjuvanter Chemotherapie wird der Tumor meistens vor der Chemotherapie clipmarkiert, um das Tumorbett bei ggf. klinischer Komplettremission problemlos wiederzufinden.

Unabhängig von der Lokalisationstechnik ist die Durchführung einer Präparatesonografie bzw. Präparateradiografie obligat. Bei neoadjuvant behandelten Patientinnen wird dabei auch die Entfernung des Clips dokumentiert.

Schnittführung

Lokalisation und Richtung der Inzision sind mit Bedacht zu wählen. Der Schnitt sollte einerseits in der Nähe des Tumors lokalisiert sein und den natürlichen Hautspaltlinien folgen. Andererseits gilt es zu berücksichtigen, dass die Patientin potenziell noch eine Mastektomie benötigen könnte.

Die Inzisionen können bogenförmig oder radiär ausgerichtet sein bzw. um die Brustwarze periareolär verlaufen. Hierbei sind jedoch stets die Kontur der Brust, der Haut-Tumor-Abstand und das zu resezierende Volumen in die Entscheidung miteinzubeziehen. Zudem ist zu beachten, dass die resultierende Narbe mit der Zeit schrumpfen kann.

Bei einem Schnitt im oberen äußeren Quadranten lässt sich eine Sentinel-Lymphknoten-Biopsie über die gleiche Inzision durchführen. Auch bei einer größeren Entfernung zur Axilla gelingt oft die Resektion des Sentinel-Lymphknotens vom gleichen Schnitt aus. Auf diese Weise kann auf eine zusätzliche Narbe verzichtet werden.

Nach en-bloc-Resektion des Tumors wird das Gewebe topografisch markiert und zur histopathologischen Untersuchung gegeben. Bei klinischem oder radiologischem Verdacht auf Tumorrest kann unmittelbar intraoperativ eine Nachresektion erfolgen.

Eine akribische Blutstillung ist wichtig, da große Hämatome das Aussehen der Brust verzerren und eine geplante Radiotherapie verzögern können.

Nicht ratsam sind Adaptationsnähte ohne weitere Mobilisierung von Brustgewebe, da diese zu einer Verzerrung der Brustform führen können, die bei einer liegenden Patientin nicht gleich ersichtlich ist. Da sich das Aussehen der Brust im Liegen und im Stehen voneinander stark unterscheidet, ist ein intraoperatives Aufsetzen der Patientin bei onkoplastischen und rekonstruktiven Eingriffen hilfreich. Auch bei einer vermeintlich „einfachen" brusterhaltenden Operation kann es sinnvoll sein, um die Form der Brust besser beurteilen zu können.

Zum Abschluss der Operation kann eine Redondrainage mit oder ohne Sog eingelegt, ggf. ein mehrschichtiger Wundverschluss durchgeführt und die Haut für ein kosmetisch schönes Ergebnis mittels Intrakutannaht verschlossen werden.

Schnittrand

Bei invasivem Karzinom ist *„no ink on tumor"* als Resektionsgrenze ausreichend. Größere Tumorabstände sind nicht mit einer geringeren Lokalrezidivrate assoziiert. Auch bei invasiven Karzinomen mit einer in situ-Komponente wird das Erreichen der *„no tumor on ink"*-Grenze als ausreichend angesehen.

Bei DCIS ist eine Nachresektion bei Resektionsabstand < 2 mm im Paraffinschnitt zu empfehlen, v. a., wenn keine Nachbestrahlung postoperativ erfolgt. Unter Berücksichtigung von Alter, Grading und Tumorgröße ist ein individuelles Vorgehen möglich.

Nachbehandlung

Eine Mobilisation der Patientin ist unmittelbar postoperativ möglich. Bei Fördermenge < 30 ml/24h kann die eingelegte Drainage entfernt werden. Die Patientinnen sollten postoperativ einen Sport-BH mit Kompressionspassform tragen. Sportliche Aktivitäten mit den Armen, Schwimmbad und Saunabesuche sollten für mind. 4 Wochen gemieden werden. Bei normaler Wundheilung beginnt die postoperative Strahlentherapie i. d. R. 4–6 Wochen nach der Operation.

Komplikationen

Die chirurgische Komplikationsrate ist bei fachgerechtem Vorgehen insgesamt gering. Serombildung, Infektion, Armmorbidität und kosmetisch unschöne Ergebnisse sind die hauptsächlichen Beeinträchtigungen der Patientinnen, die auch in der präoperativen Aufklärung enthalten sein müssen. Einige Beschwerden werden direkt durch die OP verursacht, andere resultieren aus der Kombination von Operation und nachfolgender Radiatio:

- **Serombildung:** Ein klinisch signifikantes Serom ist definiert als postoperative Flüssigkeitsansammlung, die mind. eine Punktion erfordert. Retrospektive Analysen zeigen eine Rate von 8,4 % interventionsbedürftiger Serome nach BET. Serombildung ist signifikant niedriger nach BET als nach Mastektomie (6 % vs. 14–16 %). Zudem erhöht ein Serom das Risiko für eine Wundinfektion (4 % vs. 8,5 %).
- **Brustinfektion:** Akute Infektionen manifestieren sich meist nach 2–3 Tagen mit laborchemischen Entzündungszeichen sowie Rötung und Schwellung der Inzisionsstelle. Manchmal ist neben der antibiogrammgerechten Therapie nach Abstrich zusätzlich eine Revision notwendig. Bei chronischen Infektionen, u. a. nach Serombildung, zeigt sich eine leichte Rötung, seröser/lymphatischer Ausfluss und eine verzögerte Wundheilung. Durch lokale antiseptische Maßnahmen und antibiotische Behandlung bekommt man diese meist gut in den Griff.
- **Armmorbidität:** Langfristige Komplikationen meist in Kombination mit der Strahlentherapie sind Strahlenfibrose, Lymphödem und chronische Schmerzen.
- **Ästhetik:** Es können Asymmetrien, Unregelmäßigkeiten der Haut und durch Schrumpfung der Narbe eine Einziehung der Brust auftreten.

2

2.2 Die „einfache BET" (brusterhaltende Therapie)

Christine Zeder-Göß

2.2.1 Hintergrundinformation

Ein Großteil der frühen Mammakarzinomerkrankungen wird mittels einfacher BET therapiert. In Kombination mit der postoperativen Radiatio der Restbrust stellt sie eine onkologisch gleichwertige Therapie zur Mastektomie dar bei deutlich weniger Morbidität und Belastung für die Patientin. Da die suspekten Areale/Karzinome nicht immer palpabel sind, erfolgt häufig eine sonografische/stereotaktische präoperative Drahtmarkierung. Es ist daher wichtig eine entsprechend den Markierungsdrähten und für die Patientin kosmetisch optimale Schnittführung zu finden. Dies sei an folgendem Fall dargestellt.

2.2.2 Präoperativer Befund

➢ Abb. 2.1

Fallbeispiel

- 49-jährige Patientin mit invasiv lobulärem Mammakarzinom re.
- cT1c cN0 cM0 G2
- ER 95%, PGR 95%, Her2-neu neg., Ki67 5%
- Herd bei 12h am Mamillenrand
- keine relevanten Nebendiagnosen

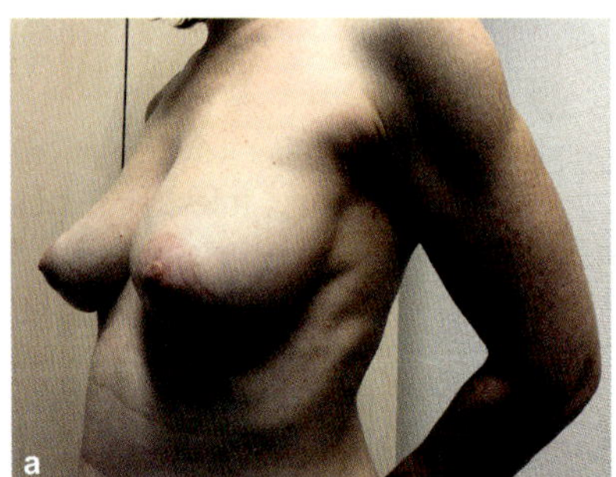

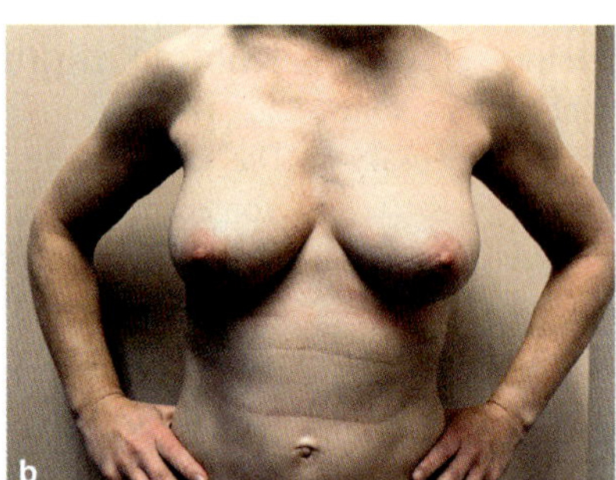

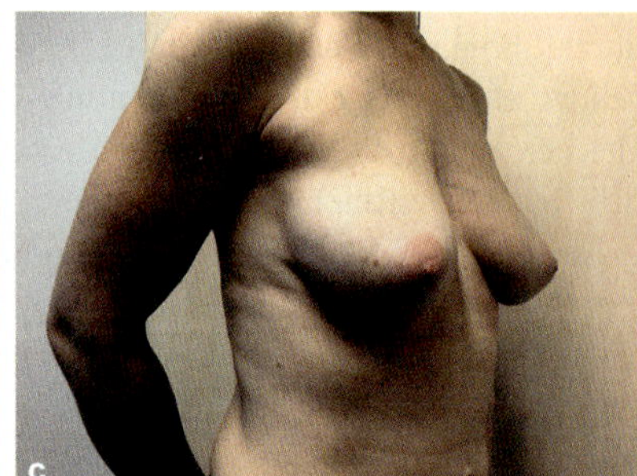

Abb. 2.1 Präoperative Fotodokumentation [P1354]

2.2.3 Operatives Vorgehen

Anzeichnung

- Markierung des Sentinel-Lymphknotens mittels Magtrace am Vortag der Operation und am Operationstag Drahtmarkierung des Karzinomherdes in der Brust
- Durchführung einer BET nach Drahtmarkierung und SNB (*Sentinel-node-biopsy*) der Mamma re.
- Anzeichnung intraoperativ des Mamillenrandes und der Schnittführung
- Der Schnitt erfolgt perimamillär zwischen 11 h und 1 h, über eine Länge von ca. 4 cm
- Für die Entfernung des Sentinel-Lymphknotens wird ein zweiter Schnitt parallel zum Verlauf des M. pectoralis major im Bereich der Axilla über eine Länge von ca. 2,5 cm durchgeführt

Operationsschritte

Es erfolgt die Inzision der Haut mit dem Skalpell. Danach Präparation entlang des Drahtes mit dem elektrischen Messer. Anschließend en-bloc-Resektion des Herdes.

Danach Aufsuchen des Sentinel-Lymphknotens mit der Magtrace-Sonde und Entnahme des markierten Lymphknotens.

Zum Abschluss ausgiebige Blutstillung und Einlage einer Slitdrainage. Wundverschluss der Haut. Pflasterdruckverband.

➢ Abb. 2.2

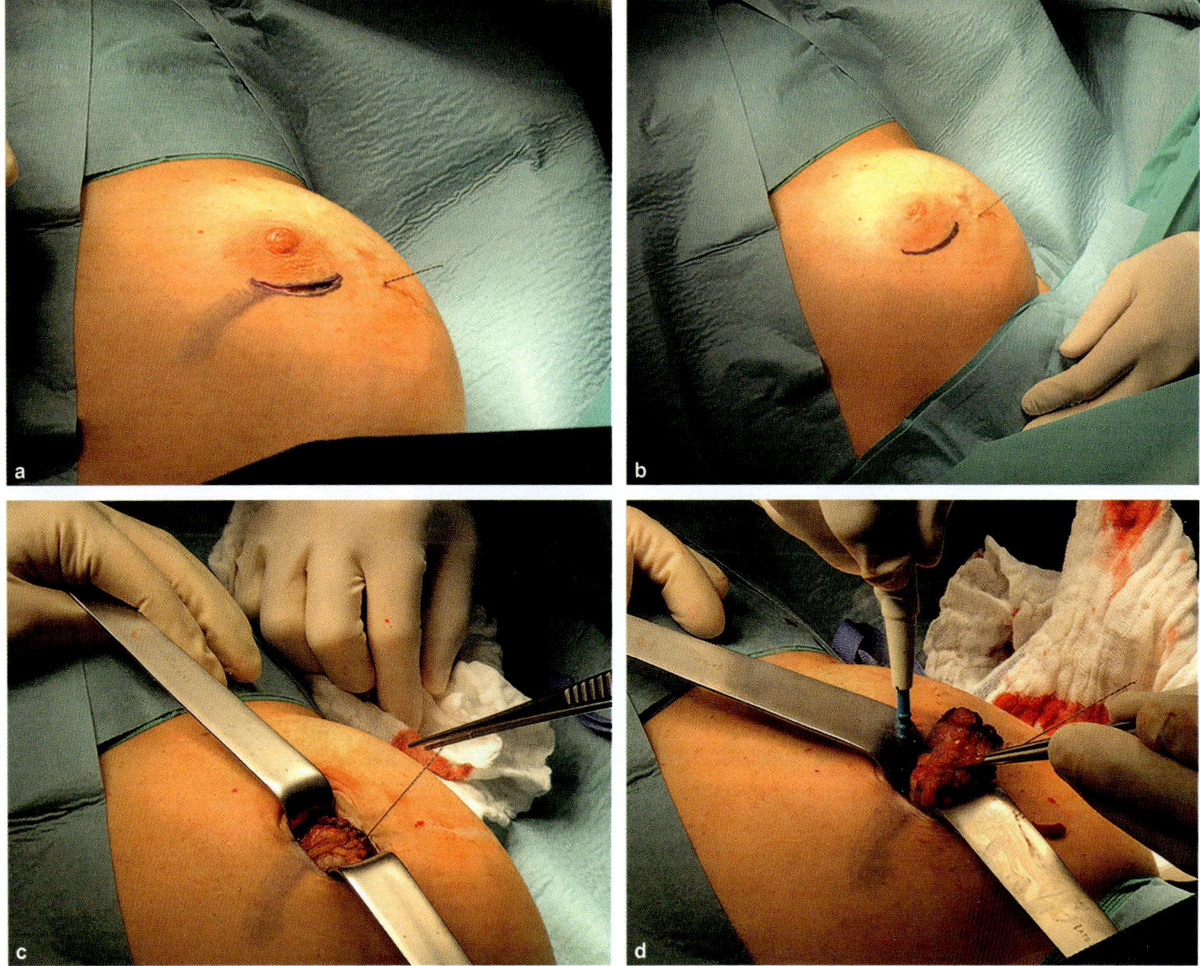

Abb. 2.2 Intraoperativer Befund [P1354]

2.2.4 Postoperatives Ergebnis

➤ Abb. 2.3, ➤ Abb. 2.4

Postoperatives Tumorstadium: pT1c pN0 R0

Pat. erhält 5 Wochen postoperativ die Radiatio sowie antihormonelle Therapie

TIPP

Im oberen Teil der Brust sollten die Inzisionen eher bogenförmig oder transversal, um die Brustwarze periareolär und im kaudalen Pol radiär verlaufen.

MERKE

Es ist wichtig präoperativ genau nachzuvollziehen, wie die Drähte in den Herden zum Liegen kommen und wo die Herde in der Brust genau liegen.
Eine zusätzliche Anzeichnung auf der Haut (z.B. Kreise) kann helfen.
Bei komplizierteren Fällen ist es wichtig, ausreichend große Schnitte zu wählen.
Bei gelungener Schnittführung meistens keine Mobilisation des Brustdrüsenkörpers zur Defektdeckung notwendig.

CAVE!

Achte stets darauf, dass die Drähte nicht dislozieren.
Wenn onkologisch möglich, Präparation nicht zu dicht an der Haut, sondern einen Hautmantel inkl. Subkutanschnitt stehen lassen.

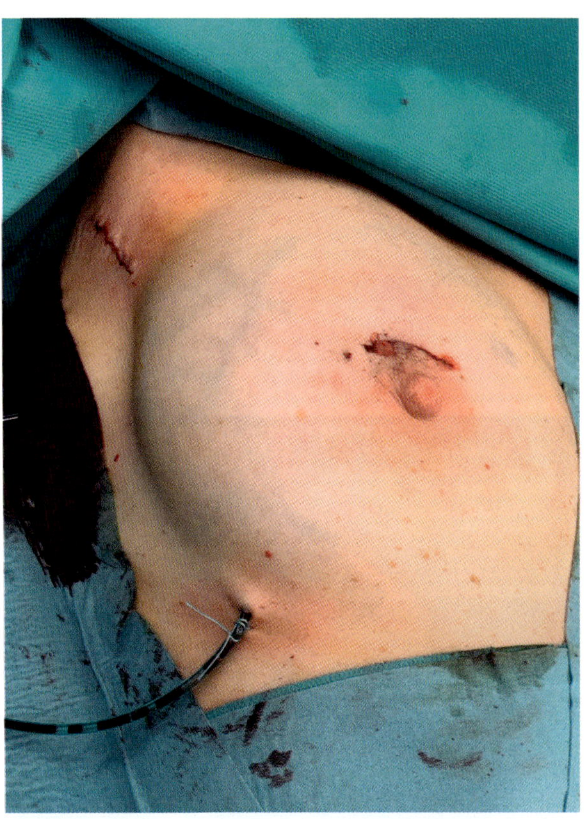

Abb. 2.3 Intraoperativer Befund zum Abschluss der OP [P1354]

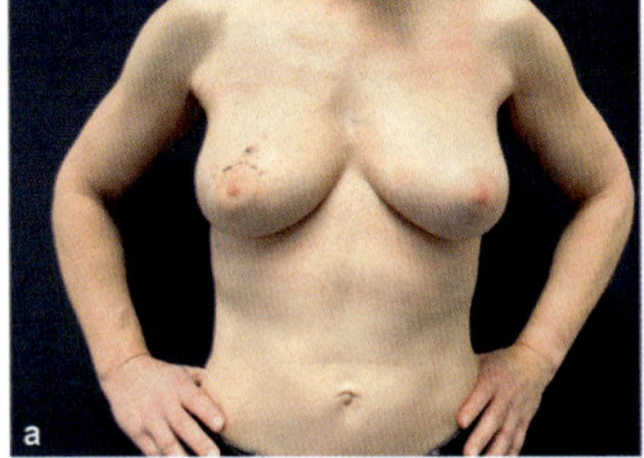

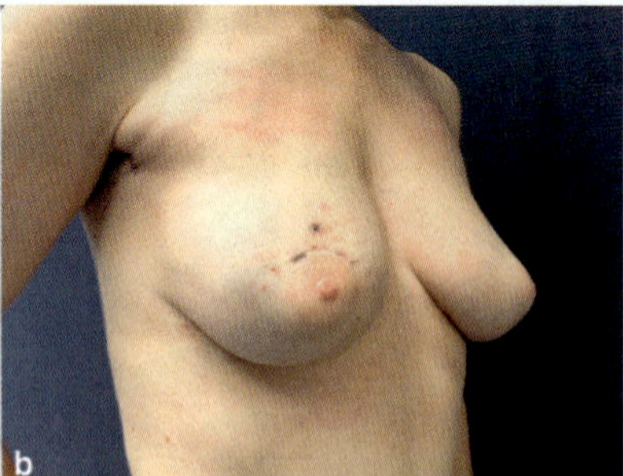

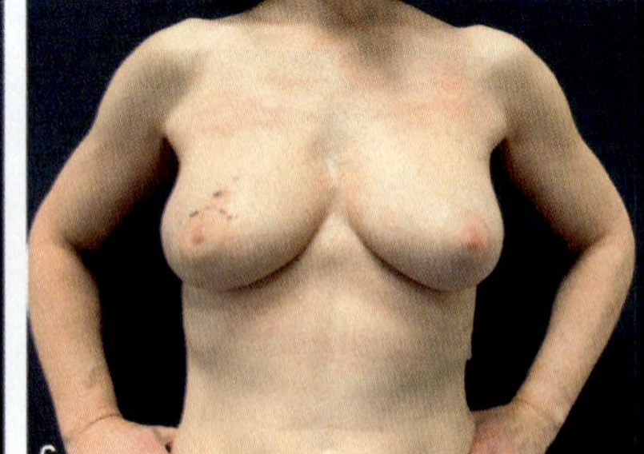

Abb. 2.4 Postoperatives Ergebnis nach 5 Wochen [M1354]

2.3 BEO mit glandulärer Rotationslappenplastik

Nina Ditsch

Fallbeispiel

- 47-jährige Patientin mit DCIS der rechten Seite: 5 cm Übergang zwischen oberem äußeren Quadranten und 1 mm an die Haut reichend
- Mamma Stanzbiopsie: DCIS, G2, ER 99 %, PR2 %, Ki67:20 %, Her2neu negativ

2.3.1 Hintergrundinformation

- Wunsch der Patientin nach einem Brusterhalt
  → Indikation zur BEO (Brust-erhaltende Operation) mit glandulärer Rotationslappenplastik der rechten Mamma

Die glanduläre Rotationslappentechnik ermöglicht eine einzeitige Defektdeckung nach Tumorentfernung, indem das verbleibende Brustdrüsengewebe spannungsfrei in den entstandenen Defekt rotiert wird.

Präoperative Anzeichnung der Schnittfigur (inkl. Hautspindel) an der stehenden Patientin. Nach mammografischer Drahtmarkierung des Tumors erfolgt die Operation mit periareolärer Inzision inkl. lateralem Hautbezirk. Die Präparation erfolgt entlang den Inzisionslinien senkrecht auf die Thoraxwand, so dass der eingezeichnete Hautbezirk und der markierte Tumorbereich zwischen den Drahtbranchen in toto enthalten sind. Nach Exstirpation des Präparats erfolgt dessen Fixierung auf eine Präparateplatte zur Orientierung. Im vorgestellten Fall wird der Drüsenkörper anschließend von der Pectoralisfaszie bis zu 50 % nach kranio-medial mobilisiert und abgehoben, um den durch die Tumorentfernung entstandenen Defekt zu decken. Durch Präparation eines gestielten Gewebelappens und seine Einbringung in Rotationstechnik (Drehung um ca. 45 Grad) in den entstandenen Defektbereich erfolgt die annähernd vollständige Defektdeckung. Haut- und Mamillennaht erfolgen nach Drainagenanlage. Postoperativ wird ein zirkulärer Druckverband angelegt.

INFO

Durch Bildung eines intramammären Gewebelappens, der mit Hilfe der Rotationstechnik in die richtige Position zur Deckung des durch Tumorentfernung entstandenen Defektes kommt, wird ein Ausgleich des fehlenden Bereichs geschaffen.

CAVE!

Nekrosegefahr bei fehlerhafter Lappenbildung (Tipp).

2.3.2 Präoperativer Befund

➢ Abb. 2.5

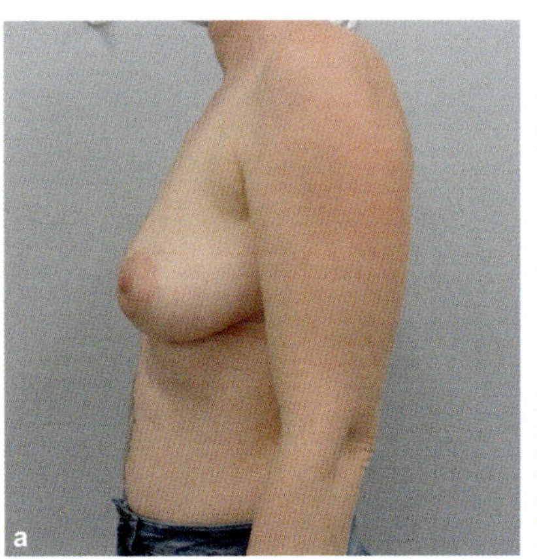

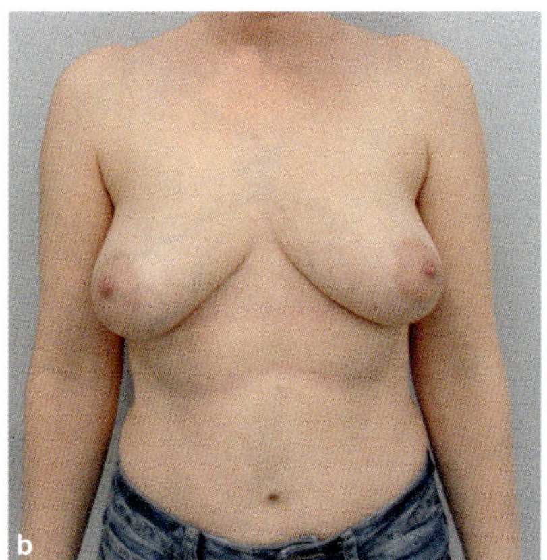

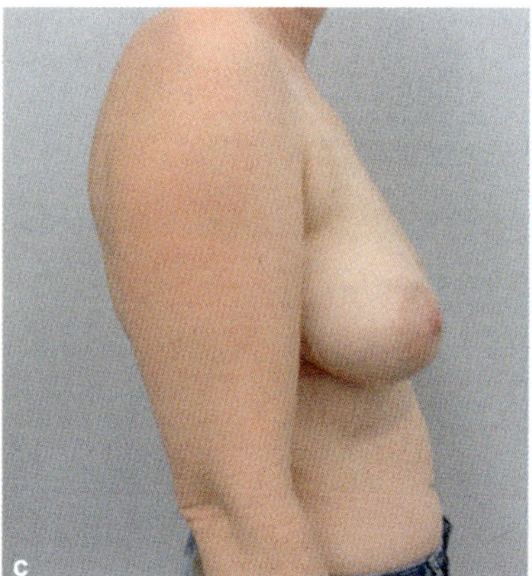

Abb. 2.5 Präoperativer Befund [M1260]

2

Diagnostik (Bildgebung)

➢ Abb. 2.6

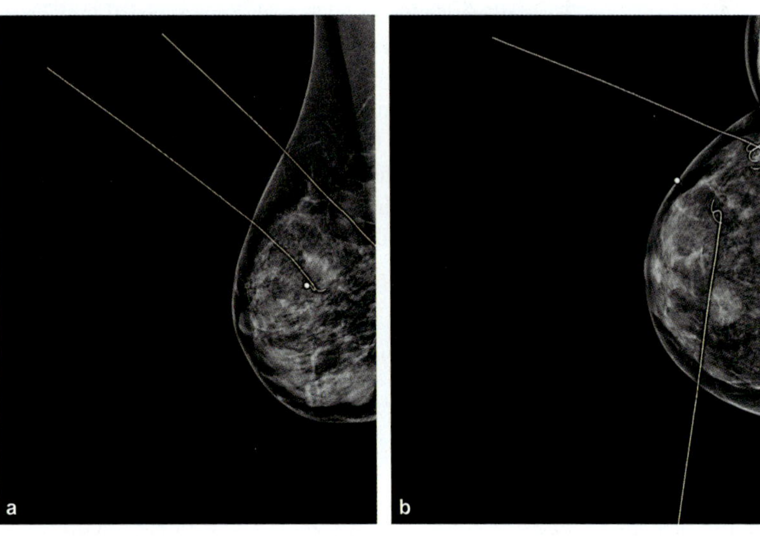

Abb. 2.6 Mammografischer Befund [M1260]

Operationsschritte

➢ Abb. 2.7, ➢ Abb. 2.8, ➢ Abb. 2.9, ➢ Abb. 2.10, ➢ Abb. 2.11, ➢ Abb. 2.12, ➢ Abb. 2.13

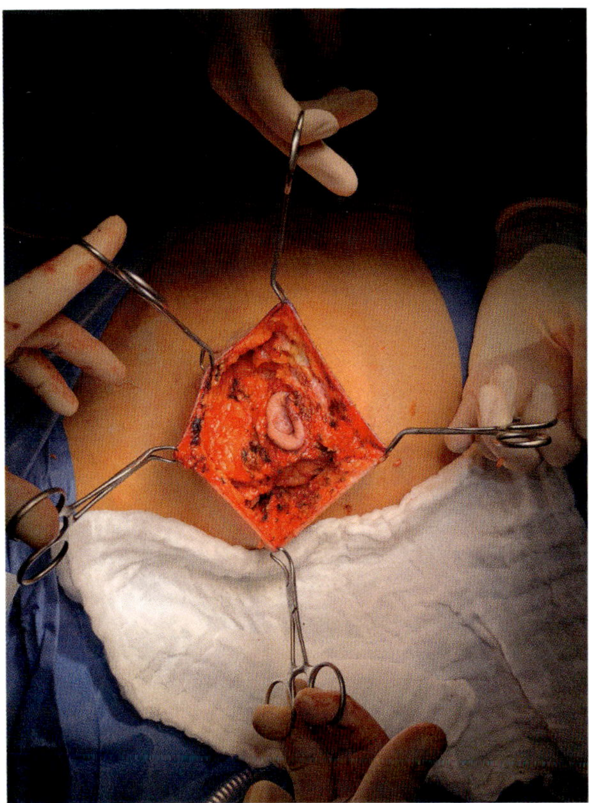

Abb. 2.7 Intraoperativer Befund [M1260]

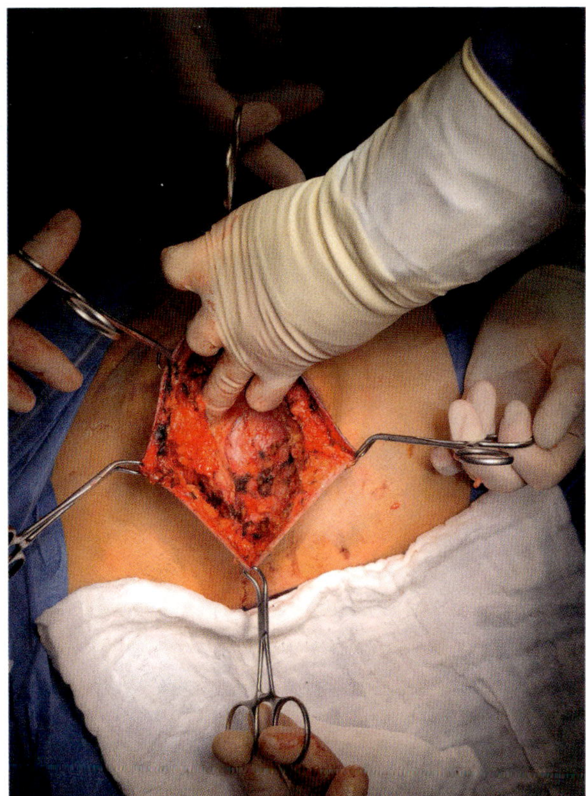

Abb. 2.8 Defekt nach Tumorentfernung [M1260]

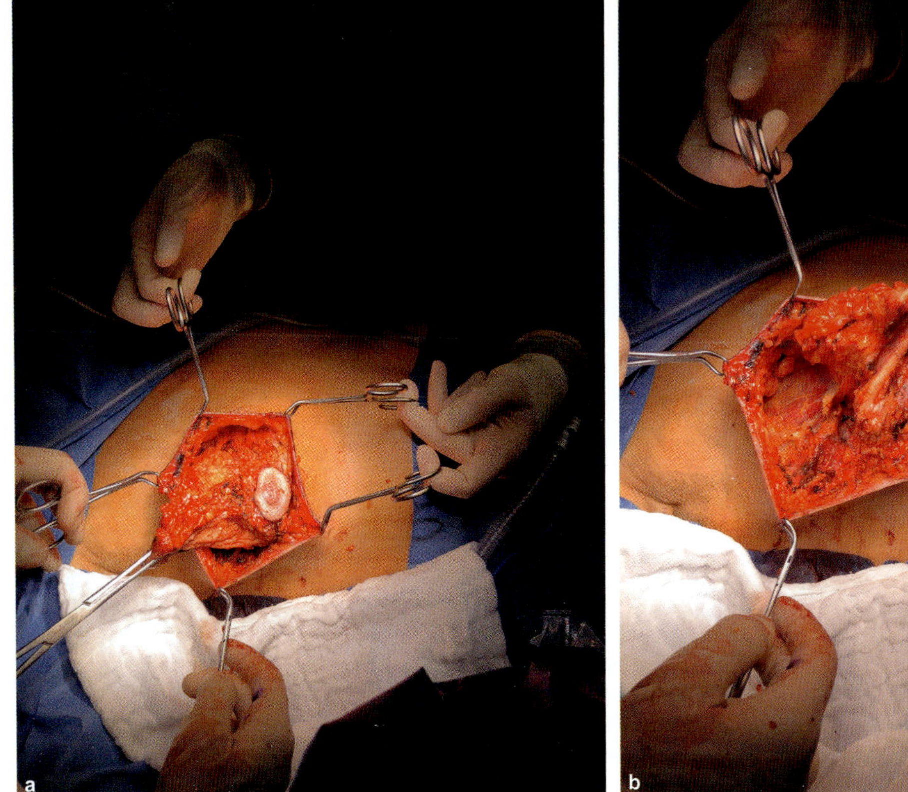

Abb. 2.9 Abheben des Drüsenkörpers von der Faszie und Bildung eines glandulären Lappens [M1260]

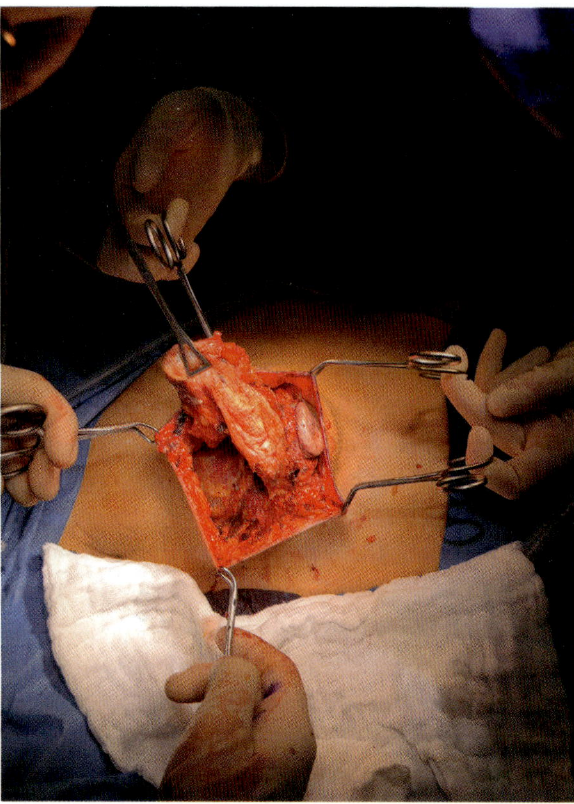

Abb. 2.10 Das Foto zeigt die Abhebung des Drüsenkörpers von der Faszie des M. pectoralis major [M1260]

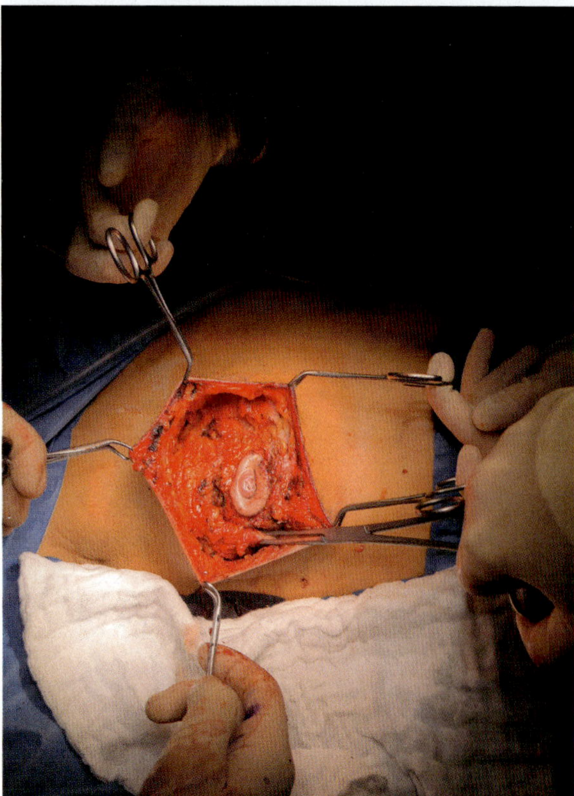

Abb. 2.11 Spannungsfreie Einlage des Rotationslappens in die ehemalige Tumorhöhle [M1260]

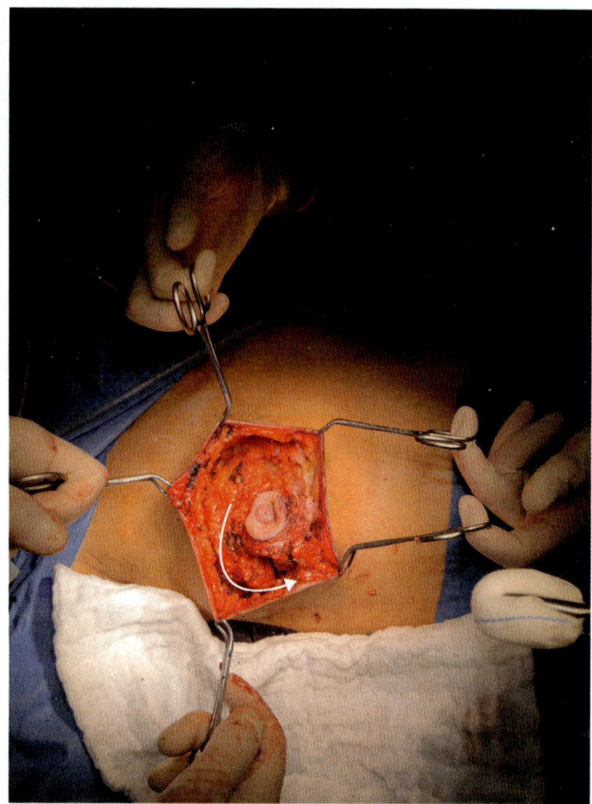

Abb. 2.12 Locker einliegender glandulärer Rotationslappen vor Hautverschluss [M1260]

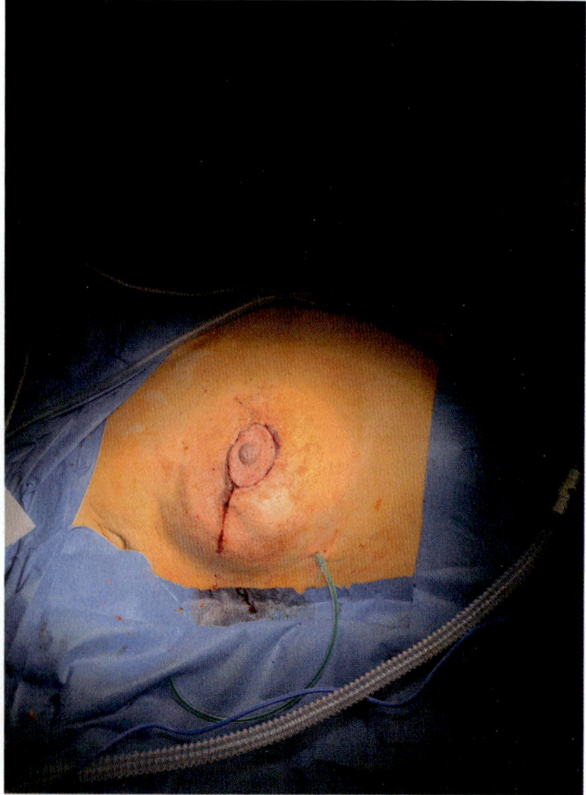

Abb. 2.13 Einnaht des Mamillen-Areolakomplexes und Hautnaht im Bereich der entnommenen Hautspindel [M1260]

2.3.3 Postoperativer Befund

➢ Abb. 2.14

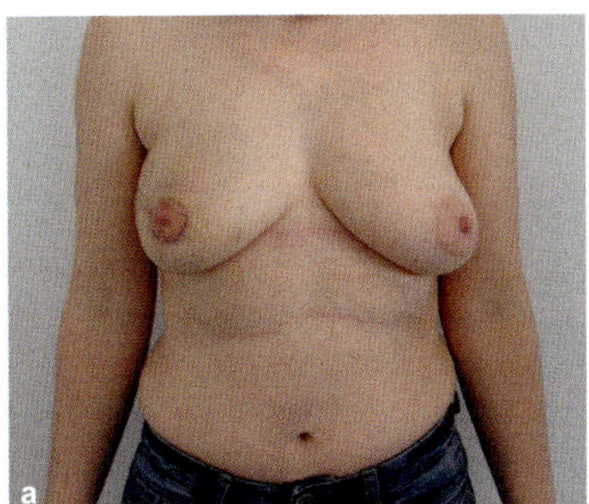

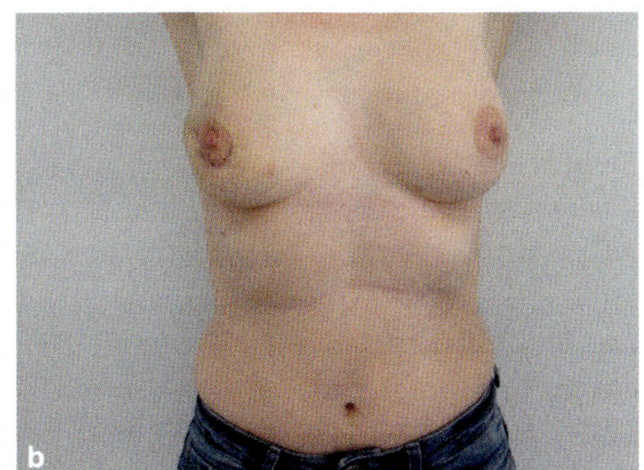

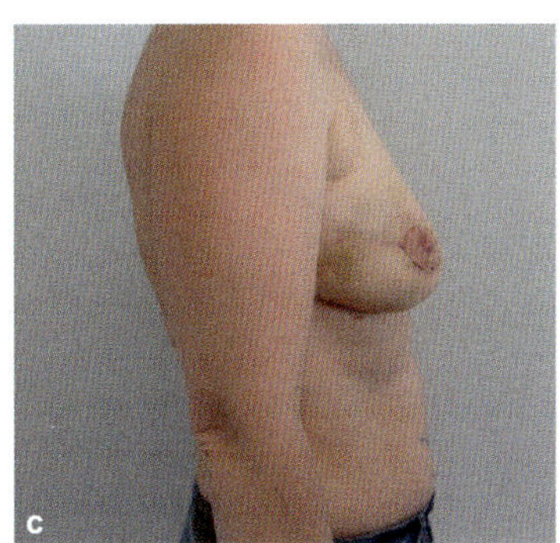

Abb. 2.14 Postoperativer Befund [M1260]

MERKE

Auf eine ausreichende Durchblutung des gebildeten Rotationslappens sowie der Mamille ist zu achten. Durch große Volumenentfernungen imponiert die frisch operierte Brust etwas kranialisiert. Dieser Höhenunterschied gleicht sich nach bis zu 6 Monaten aber meist komplett wieder aus.

TIPP

Bildung von *random pattern flaps* (zufallsverteilte Durchblutung mit Einhaltung des Verhältnisses von Lappenbasisbreite und-länge) oder *axial pattern flaps* (axiale – entlang der Längsachse – Lappenplastik mit Ermöglichung eines längeren Lappens; ➢ Abb. 2.15).

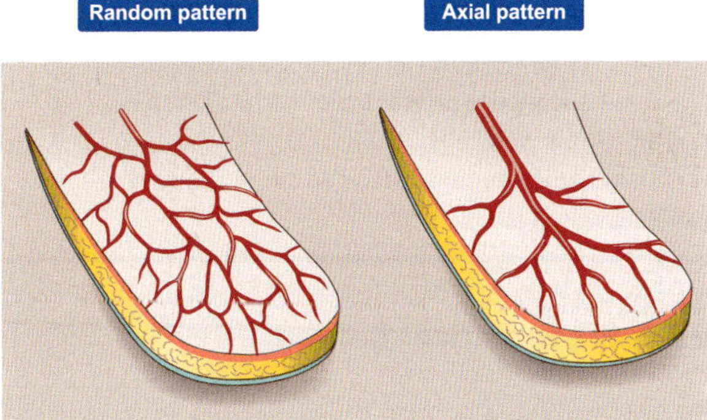

Abb. 2.15 Schematische Darstellung der unterschiedlichen Flap-Techniken [M1260, L157]

2.4 Modifizierte B-Plastik ohne Mitnahme des MAK (Grisotti-Technik)

Visnja Fink

Hintergrund

Die B-Plastik wurde als onkoplastische Technik der brusterhaltenden Therapie zur Resektion eines Mammakarzinoms oder dessen Vorstufen mit zentralem und rein lateralem Sitz entwickelt, bei der nach Resektion des Tumors mit der darüberliegenden Mamille eine onkoplastische Deckung des Defekts erfolgt. Sie eignet sich gut für Mammae mit mittlerem Volumen.

Fallbeispiel

- 65-jährige Patientin mit Mammakarzinom re. bei 10 Uhr mit Architekturstörung bis perimamillär ziehend
- cT2, cN0, M0, G3, Östrogenrezeptor 100 %, Progesteronrezeptor negativ, Her2neu negativ, Ki67 60 %
- vorausgegangene primär systemische Therapie
- BH-Größe: 95C
- Mamillen-Jugulum Abstand 28 cm re., 26 cm li.
- Ptosis Grad III

2.4.1 Präoperativer Befund

➤ Abb. 2.16, ➤ Abb. 2.17
Die neue Mamillenposition wurde im Abstand von 24 cm vom Jugulum geplant. Die Steeg-Länge beträgt 10 cm. Die beiden lateralen Schenkel messen 12 cm.

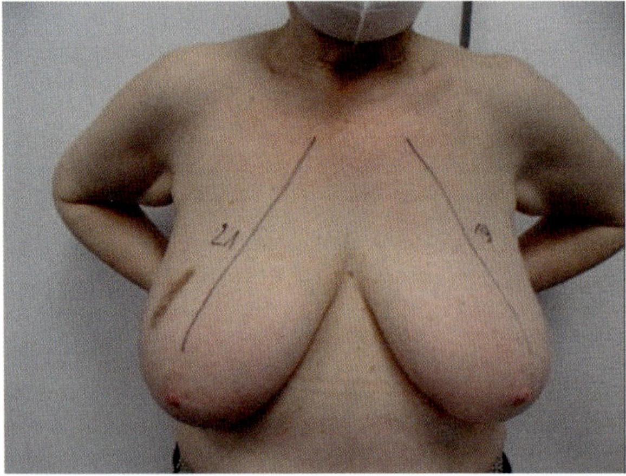

Abb. 2.16 Präoperative Fotodokumentation bei der Diagnosesicherung [M1261]

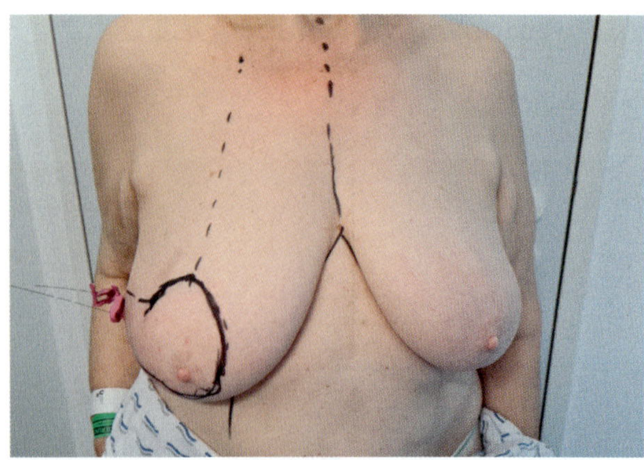

Abb. 2.17 Präoperative Anzeichnung der Patientin im Sinne einer B-Plastik nach mammografischer Nadelmarkierung der Clips und des Mikrokalks. Die Anzeichnung erfolgt immer im Stehen und mit erhobenen und angelagerten Armen. [M1261]

Präoperative Mammografie bei Diagnosesicherung in ➤ Abb. 2.18. ➤ Abb. 2.19 zeigt die mammografische und ➤ Abb. 2.20 die sonografische Nadelmarkierung.

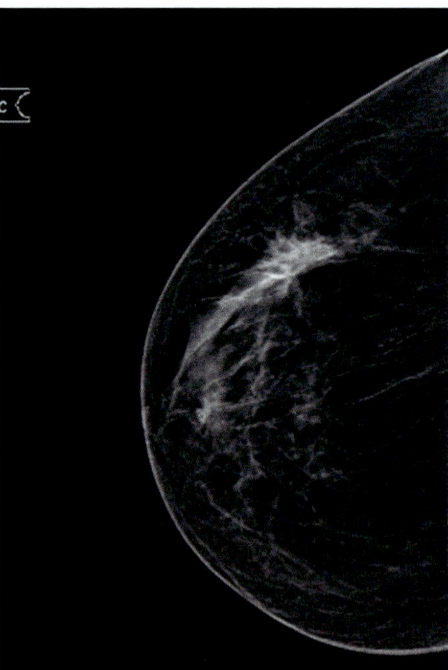

Abb. 2.18 Präoperative Mammografie bei Diagnosesicherung [M1261]

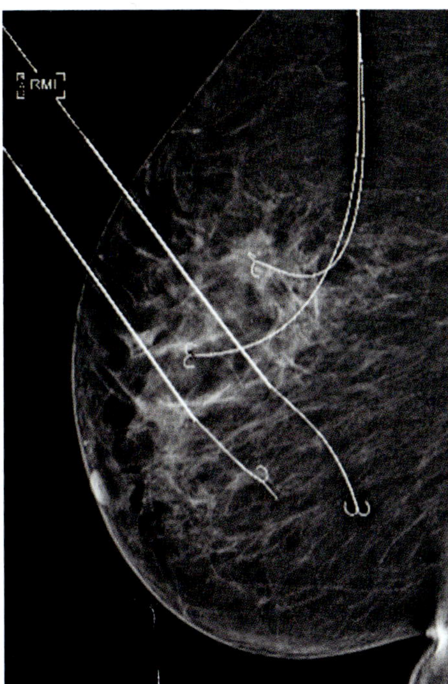

Abb. 2.19 Mammografische Nadelmarkierung [M1261]

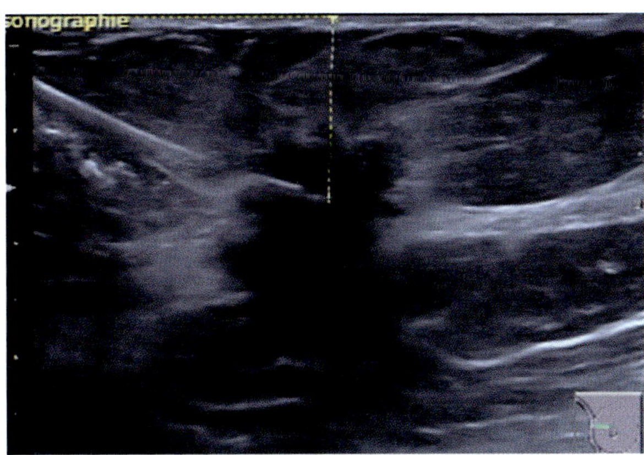

Abb. 2.20 Sonografische Nadelmarkierung [M1261]

2.4.2 Operationsschritte

➤ Abb. 2.21, ➤ Abb. 2.22
Wir bevorzugen die Rückenlagerung mit ausgestreckten, freibeweglichen Armen. Die Gegenseite soll während der Operation sichtbar sein, um eine Symmetrie zu erhalten.

Der angezeichnete Bereich wird umschnitten. Die neue Areolaposition wird deepithealisiert. Dabei wird auf die Nadelmarkierung der drei Clips geachtet. Die Umschneidung der Areola wird akkurater, wenn man hier einen Mamillenschneider benutzt (45 mm). Über dem Tumor wird eine Hautspindel entfernt. Das Vorgehen ist abhängig von der Tumorlage und Nähe zur Haut. Das Korium wurde entlang der lateralen Schenkel eröffnet. Während der Deepithelialisierung (➤ Abb. 2.23) wird darauf geachtet, dass das Korium intakt bleibt, um die subkoriale Gefäßversorgung zu schonen. Die Umschneidung beginnt meist mit dem zirkulären Schnitt um die Areola.

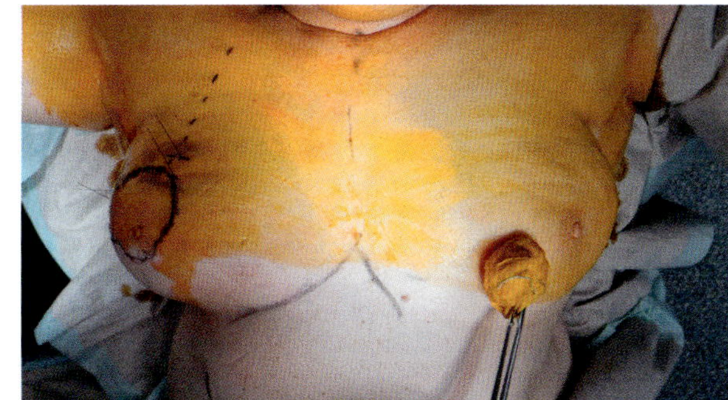

Abb. 2.21 Desinfektion und Lagerung [M1261]

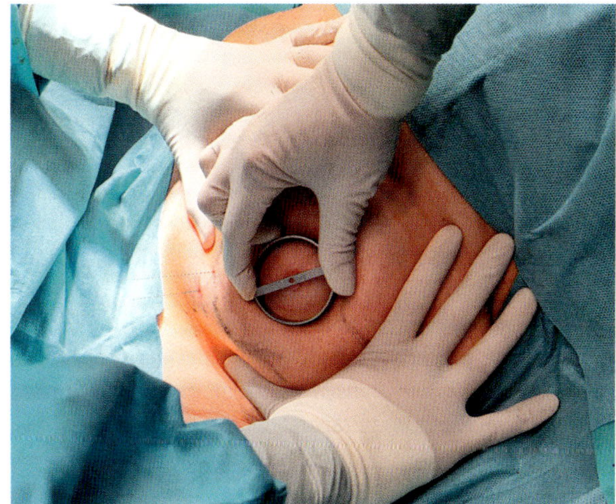

Abb. 2.22 Benutzung des Mamillen-Schneiders [M1261]

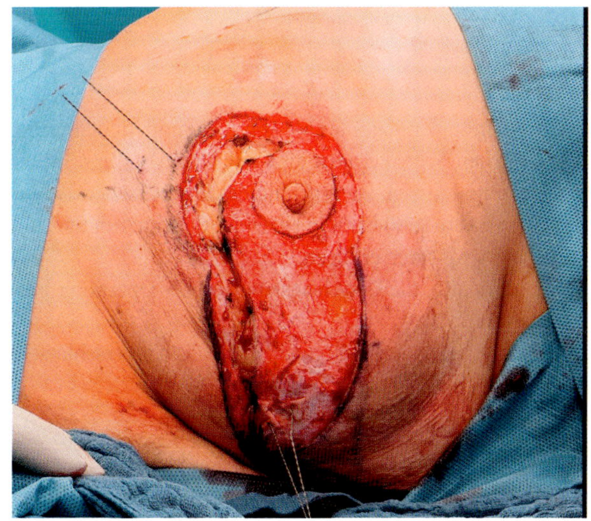

Abb. 2.23 Deepithelialisierung der überschüssigen Haut [M1261]

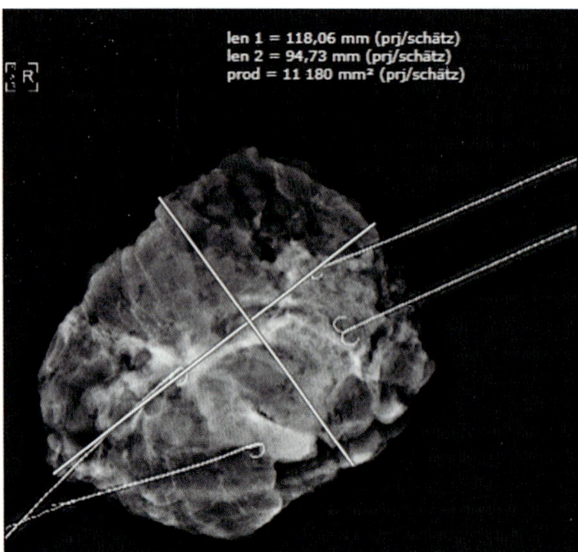

Abb. 2.24 Präparate-Radiografie [M1261]

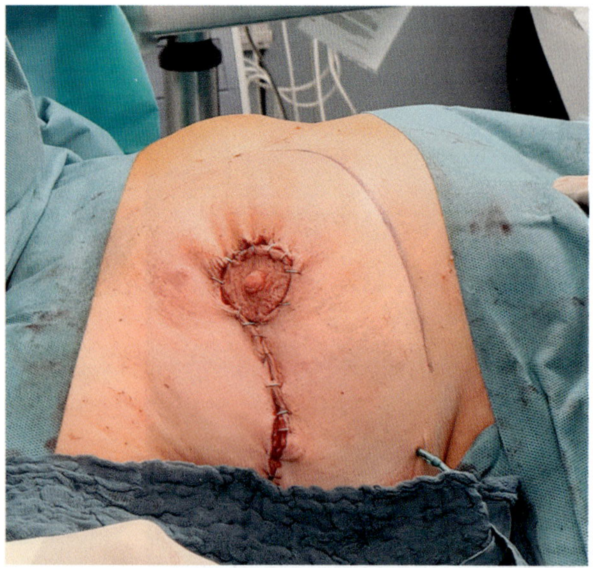

Abb. 2.25 Repositionierung der Mamille [M1261]

In den zertifizierten Brustzentren ist es gefordert, während der Operation zu prüfen und zu dokumentieren, ob die Läsionen entfernt wurden (➤ Abb. 2.24). Dies geschieht üblicherweise mit der gleichen Methode wie die Markierung erfolgte. In unserem Fall sonografisch und mammografisch mittels Präparatesonografie und Präparatemammografie.

TIPP

Während der Präparation der Läsion möglichst wenig Druck auf den Haut-Fett-Lappen ausüben, um die Durchblutung des Lappens nicht zu gefährden. Insbesondere bei Risikopatienten kann es zu Nekrosen kommen. Der Haut-Fett-Lappen kann hierzu z. B. mit Wundhaken mit ein oder drei Zinken gefasst werden.

Die Reposition der Mamille (➤ Abb. 2.25) und Modellierung der seitlichen Schenkel lässt sich am besten mittels Tacker schonend bewältigen. Die Prüfung des kosmetischen Ergebnisses (➤ Abb. 2.26) kann in sitzender Position mit an- und ausgelagerten Armen erfolgen.

Es ist wichtig, die Umschlagsfalte vor der Operation bds. anzuzeichnen.

Es wird eine Drainage gelegt und die Axillaloge verschlossen.

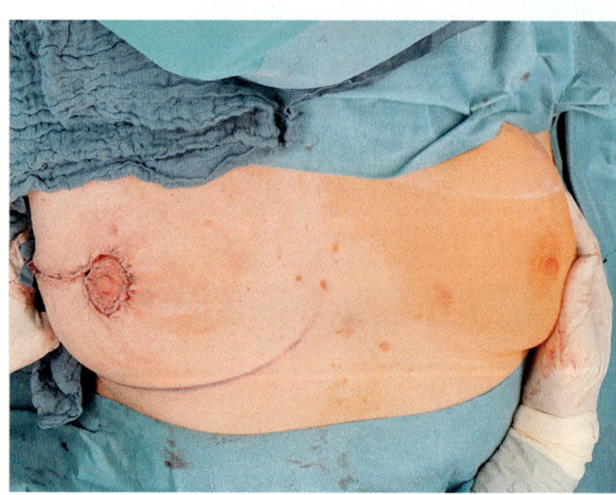

Abb. 2.26 Überprüfung des kosmetischen Ergebnisses nach Probeverschluss mittels Hautklemmen [M1261]

2.4.3 Postoperatives Ergebnis

➤ Abb. 2.27, ➤ Abb. 2.28

Bei allen Brustoperationen, vorzugsweise bei onkoplastischen, sollte bei jeder Visite eine Fotodokumentation stattfinden.

Die Angleichung sollte erst 6–12 Monate nach der Bestrahlung angeboten werden, damit ein postoperativ weitestgehend stabiler Endzustand der operierten und bestrahlten Brust erreicht ist.

Nach der B-Plastik wünschen zwischen 20 und 30 % der Patientinnen eine Angleichung im Verlauf.

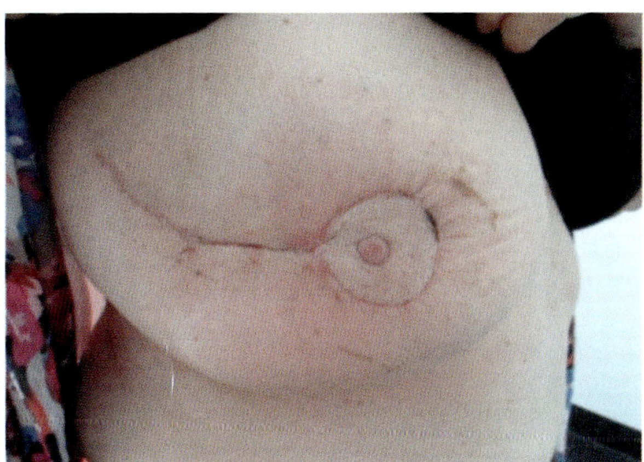

Abb. 2.27 Postoperatives Ergebnis 3 Wochen nach der Operation [M1261]

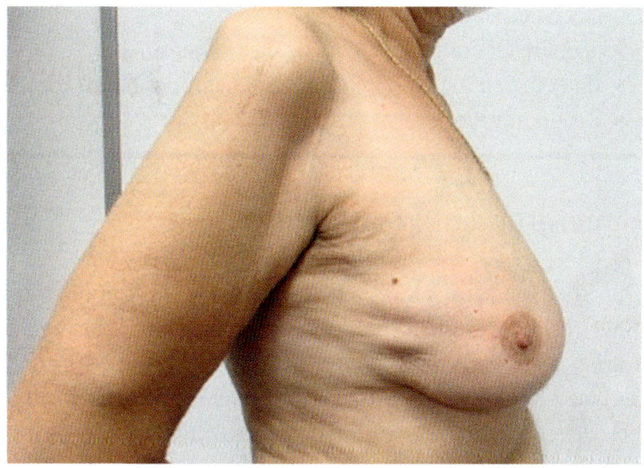

Abb. 2.28 Postoperatives Ergebnis 6 Monate nach der Operation und Bestrahlung [M1261]

2.5 S-Plastik (Fall 1)

Anne Andrulat

Fallbeispiel

- 51-jährige postmenopausale Patientin mit bifokalem Mammakarzinom re.
- cT1c (16 und 6 mm), cN1a, M0
- NST, G2 mit low-grade DCIS, ER 100 %, PR 90 %, Her2/neu 0, Ki-67: 5 %
- primäre Operation auf Wunsch der Patientin
- Hauteinziehung im Bereich des Tastbefundes bei 10 Uhr
- B-Cup mit Ptosis

Hintergrundinformation

Die S-Plastik wird eingesetzt, wenn mit dem Tumor auch Haut reseziert werden muss. Sie führt zu einer S-förmigen Narbe, die wegen ihres sanft geschwungenen Verlaufs auch als „*lazy-S*" bezeichnet wird. Diese **Verschiebeplastik** ist insbesondere für konvexe Oberflächen wie die der Brust geeignet. Die Grundform des Hautdefektes ist rund oder elliptisch. Die Resektion wird um tangential zum Defekt und gegenläufig zueinander angeordnete Ausgleichsdreiecke (mod. nach Burow 1809–1874) erweitert. Das zentrale Einsinken der Wunde, starker Narbenzug, Narbenverkürzung und *dog ear-Bildung* (in seiner Form an ein Hundeohr erinnernder Hautüberschuss am Ende einer Narbe) werden so verhindert (➤ Abb. 2.29).

Zudem ist die resultierende Narbe kürzer als nach einer klassischen, longitudinalen *dog ear-Korrektur.*

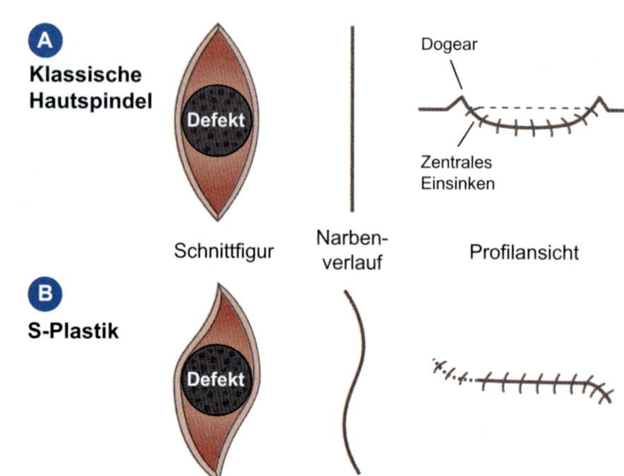

Abb. 2.29 Vergleich der Eigenschaften von einfacher Hautspindel und S-Plastik [M1262, L157]

2.5.1 Präoperativer Befund

➤ Abb. 2.30

2.5.2 Operatives Vorgehen

Anzeichnung

➤ Abb. 2.31

CAVE!

Für bestmögliche postoperative Symmetrie darf die Position des Mamillen-Areola-Komplexes nicht verändert werden. Erreicht wird dies mit einer radiären Anordnung der Schnittfigur. Vertikale und horizontale Hautresektionen führen zu einer Verkürzung des Hautmantels mit Abweichung des Mamillen-Areola-Komplexes senkrecht zur Defektausrichtung.

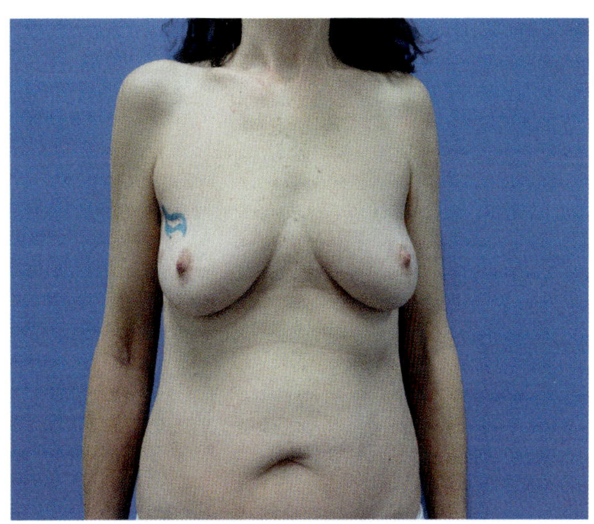

Abb. 2.31 Präoperative Anzeichnung an der stehenden Patientin. [M1262]
Die S-Plastik wurde leicht radiär ausgerichtet damit sie sich der natürlichen Brustform bestmöglich anpasst. Die Lage des Mamillen-Areola-Komplexes bleibt bei kranio-lateralem Tumorsitz unbeeinflusst.

Operationsschritte

Nach intraoperativer Kontrolle der Anzeichnung erfolgt die Hautinzision und Präparation des Hautresektates mit darunter gelegenem Tumor (➤ Abb. 2.32a). Anschließend

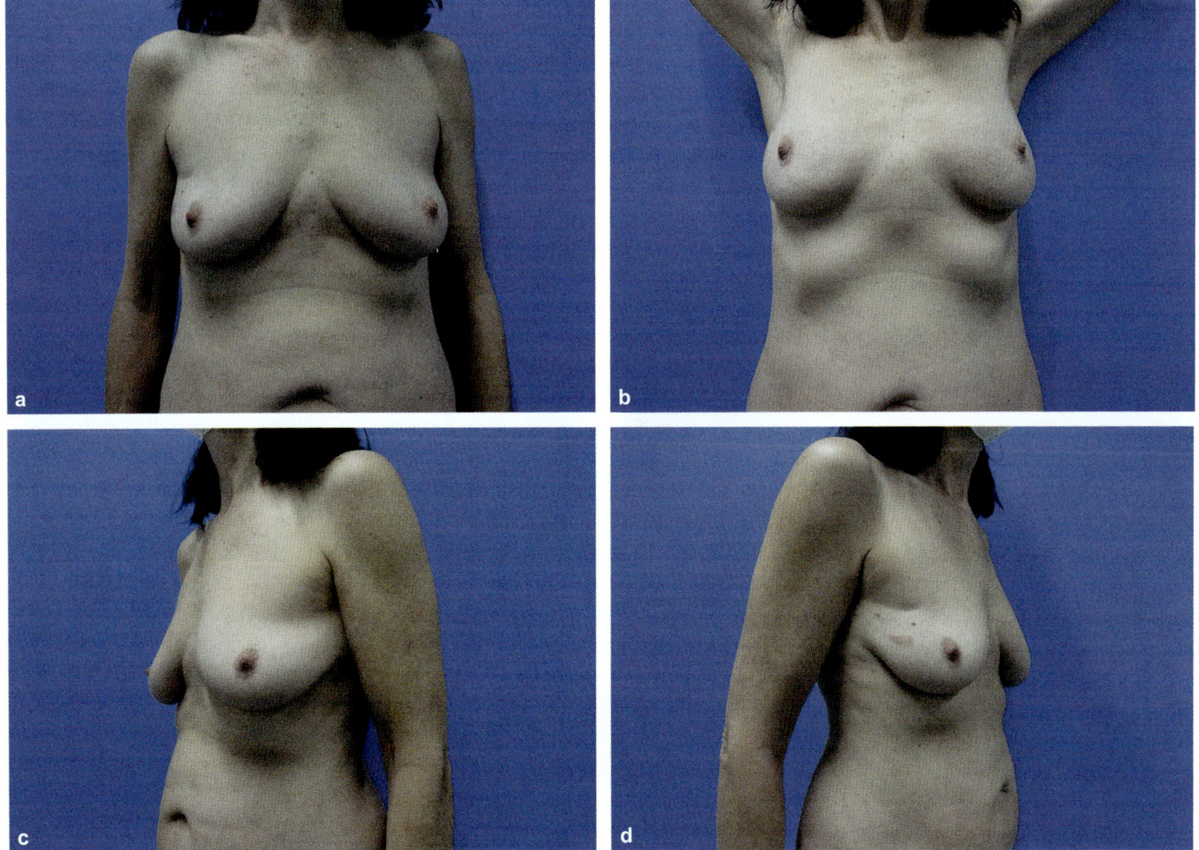

Abb. 2.30 Präoperative Fotodokumentation: Beachte die tumorbedingte Hauteinziehung rechts bei 10 Uhr [M1262]

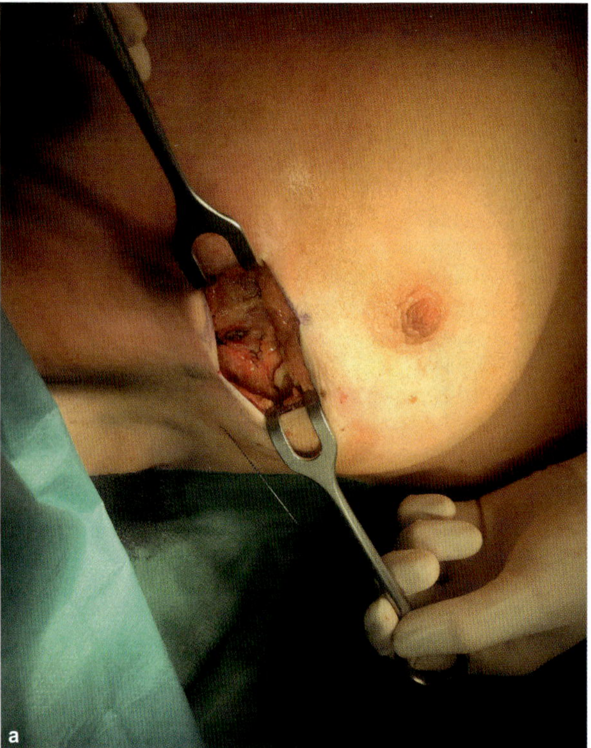

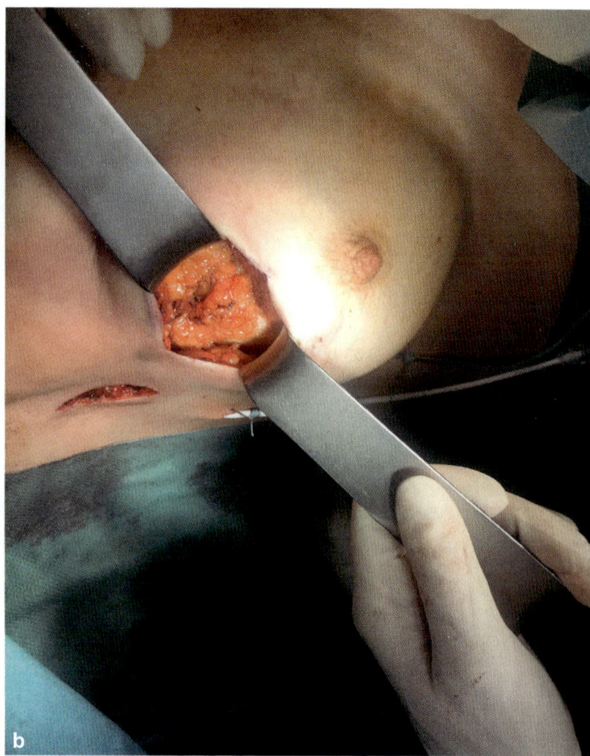

Abb. 2.32
a) Situs nach tangentialer Resektion des 5 × 4,5 cm großen Präparates bis auf den M. pectoralis major. Axillärer Markierungsdraht in Lymphknotenmetastase mit einliegendem Clip
b) Glanduläre Rotationsplastik zur Defektdeckung nach Resektion mit Drüsenverschluss in segmentaler Richtung [M1262]

glanduläre Rotation zum spannungsfreien Drüsenverschluss. Hier wurde ventral entlang der Fascia superficialis und dorsal auf dem Muskel präpariert (➤ Abb. 2.32b). Postoperatives Ergebnis ➤ Abb. 2.33.

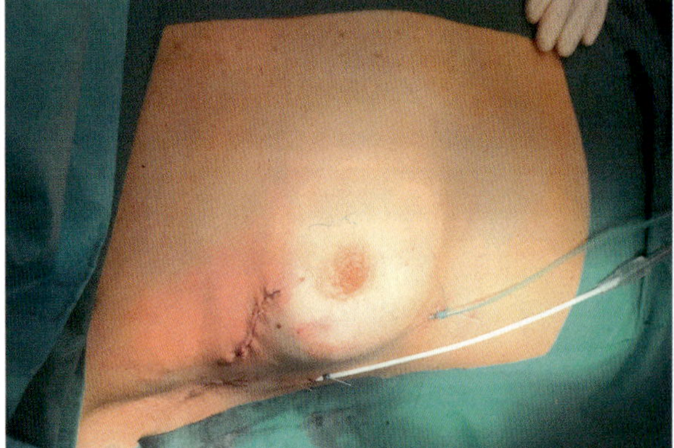

Abb. 2.33 Unmittelbar postoperatives Ergebnis mit erhaltener Brustkontur und S-förmiger Narbe. Nebenbefundlich Hautrötung bei physikalischer Urtikaria. [M1262]

TIPP

Große Hautspindel

Muss ein großes Hautareal exzidiert werden, ist es besser die endgültige Form der Ausgleichsdreiecke intraoperativ erst nach Befundresektion einzuzeichnen, um unnötige Geweberesektionen zu vermeiden.

Großer Tumor mit geringer Hautbeteiligung

Ist das betroffene Hautareal deutlich kleiner als der darunter gelegene Tumor, wird die Größe der Hautspindel vom kutanen Befund bestimmt. Die Resektion des Tumors erfolgt nach Hautinzision tangential in die Tiefe. Der resultierende Defekt kann mittels glandulärer Rotation verschlossen werden (➤ Kap. 2.3). Das verhindert lange Narben.

2.5.3 Postoperatives Ergebnis

➤ Abb. 2.34

INFO

Bei lokalen Lappenplastiken werden unterschieden:

- **Verschiebelappen:** Einfachste Form, da hier die Schnittführung vom Defekt aus lediglich in Gebiete mit geringerer Spannung erweitert wird, um eine Deckung mit gleichmäßiger Spannung entlang der Narbe zu erreichen. Ausgleichsdreiecke (Burow-Dreiecke) ermöglichen dabei auch die Deckung größerer Defekte. Die Methode ist besonders komplikationsarm (z. B. S-Plastik).
- **Rotationslappen:** Hierbei wird direkt neben dem Resektionsdefekt gelegenes Gewebe zur Deckung um eine Achse „einrotiert". Die Schnittführung für Hautplastiken ist i. d. R. bogenförmig.

Wichtig ist es, die Lappenbasis ausreichend breit zu planen, um keine Perfusionsstörungen zu riskieren. Ein Ausgleichsdreieck oder *back cut* sind ggf. nötig, um den Lappen final einzupassen. Die spannungsfreie Adaptation des Lappens ist ebenso entscheidend für die Wundheilung. Deshalb ist auf ausreichende Gewebemobilisation zu achten. Ein häufig in der onkoplastischen Brustchirurgie angewendetes Verfahren ist die L-Plastik (➤ Kap. 2.7) mit triangulärer Resektion und Schnitterweiterung entlang der Inframammärfalte.

- **Transpositionslappen:** Bei dieser Technik wird der Resektionsdefekt mit Gewebe gedeckt, das über gesunde Haut hinweg in den Defekt geschwenkt wird. Daher wird auch häufig der Begriff Schwenklappenplastik verwendet. Es gelten die gleichen Anforderungen an die Abmessungen von Stiel und Basis wie beim Rotationslappen (z. B. thorakoepigastrische Lappenplastik).

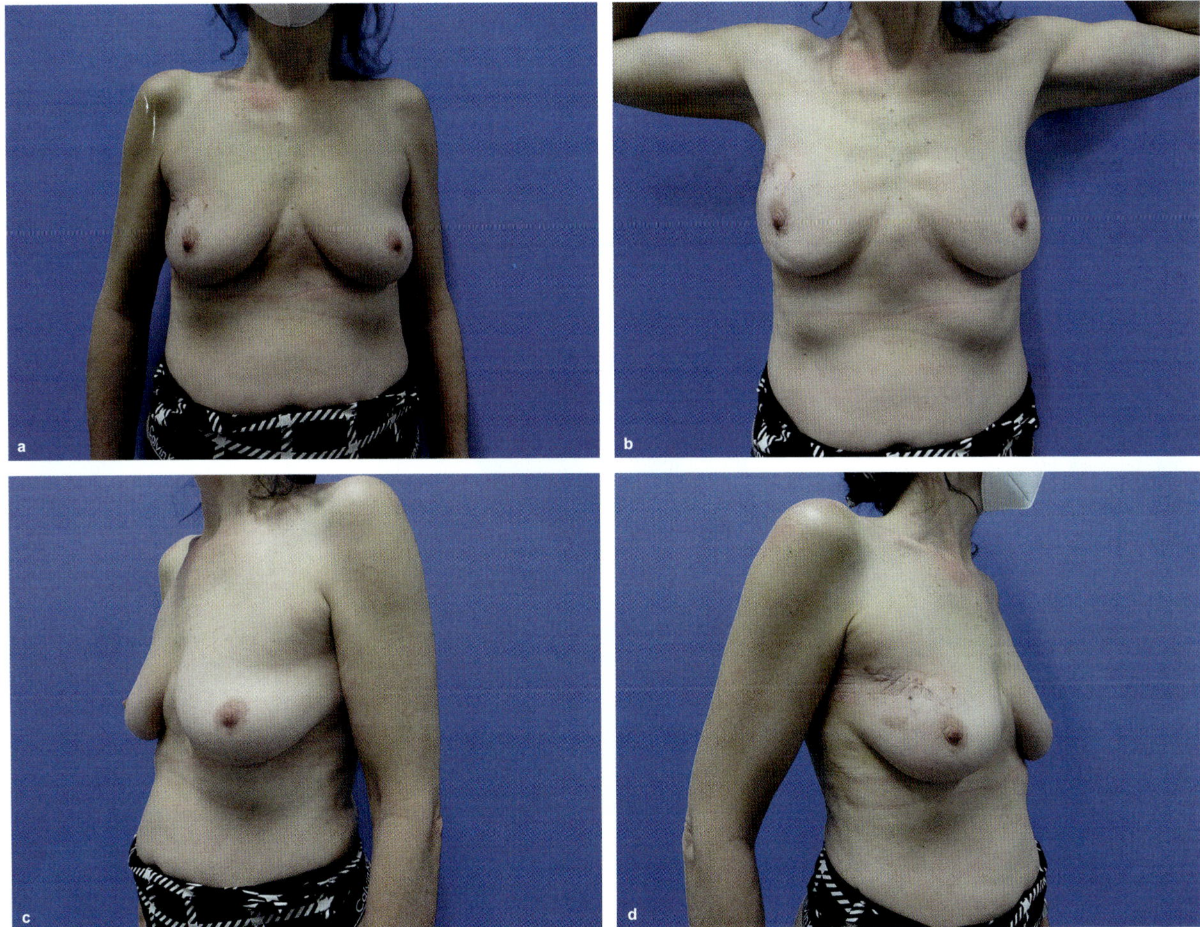

Abb. 2.34 Postoperatives Ergebnis nach 2 Wochen mit guter Symmetrie und unkomplizierter Wundheilung [M1262]

2.6 S-Plastik (Fall 2)

Maggie Banys-Paluchowski

Fallbeispiel

- 59-jährige Patientin mit Mammakarzinom re. oben innen mit ausgedehnter DCIS-Komponente (6 cm), Z. n. brusterhaltender Operation mit Sentinel node Biopsie und sekundärer Nachresektion, weiterhin R1 in mehrere Richtungen inkl. ventral
- große (D-Cup) ptotische Mammae, Mamillen-Jugulum-Abstand 27 cm bds.
- großer Wunsch nach Brusterhalt
- Patientin ist mit der Form ihrer Brüste zufrieden und möchte – wenn möglich – eine Angleichungsoperation vermeiden
- geplant ist die operative Entfernung der gesamten Wundhöhle sowie der darüberliegenden Haut

TIPP

Die Entfernung von Haut über dem Tumor kann oft zu einer Formveränderung der Brust führen. Insbesondere bei einem bogenförmigen Hautschnitt, wie im vorliegenden Fall, würde die zusätzliche Hautentnahme zwangsläufig zu einer Mamillenversetzung nach kranial führen. Eine daraus resultierende Asymmetrie kann für die Patientin belastend sein. Die S-Plastik und andere onkoplastische Techniken (➤ Kap. 2.9) ermöglichen eine Haut- und Volumenentfernung ohne eine Verschiebung des Mamillen-Areola-Komplexes.

2.6.1 Präoperativer Befund

➤ Abb. 2.35

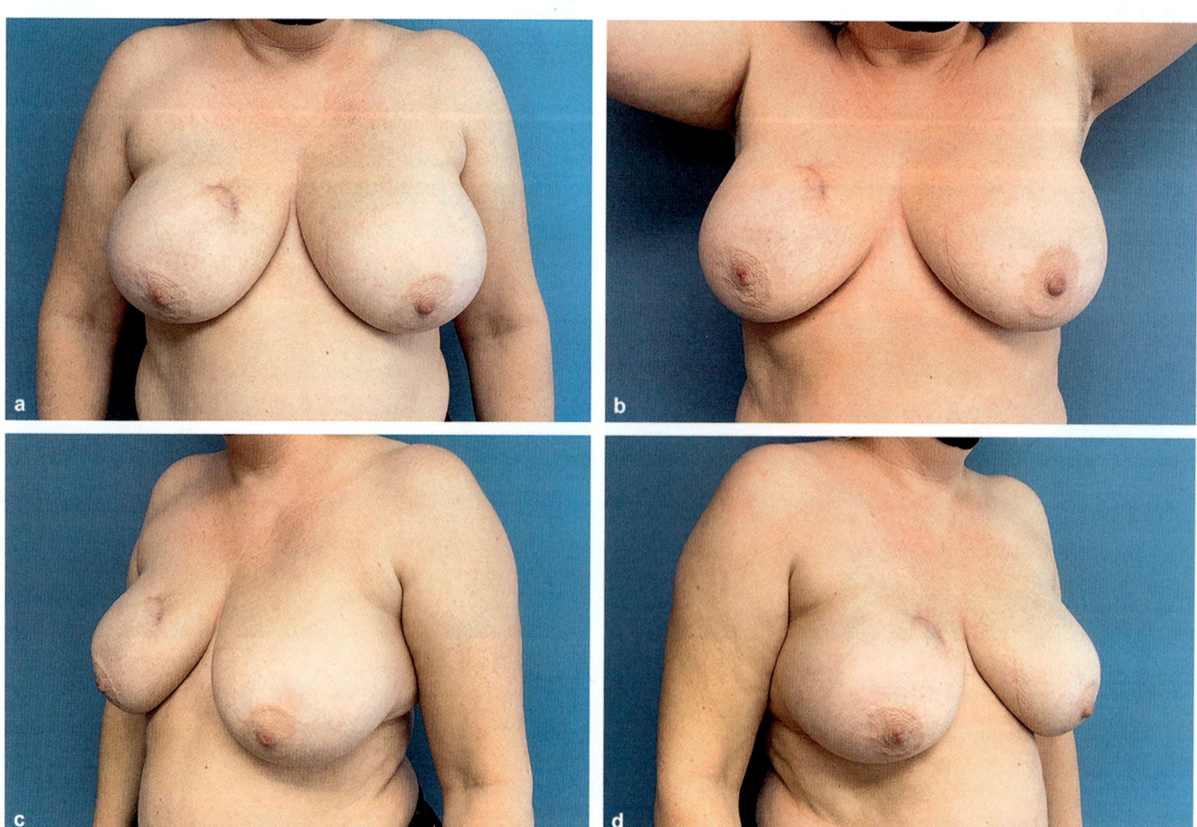

Abb. 2.35 Präoperative Fotodokumentation. Sichtbar ist die bogenförmige Narbe im oberen inneren Quadranten rechts. [M1103]

2.6.2 Operatives Vorgehen

Anzeichnung

➤ Abb. 2.36

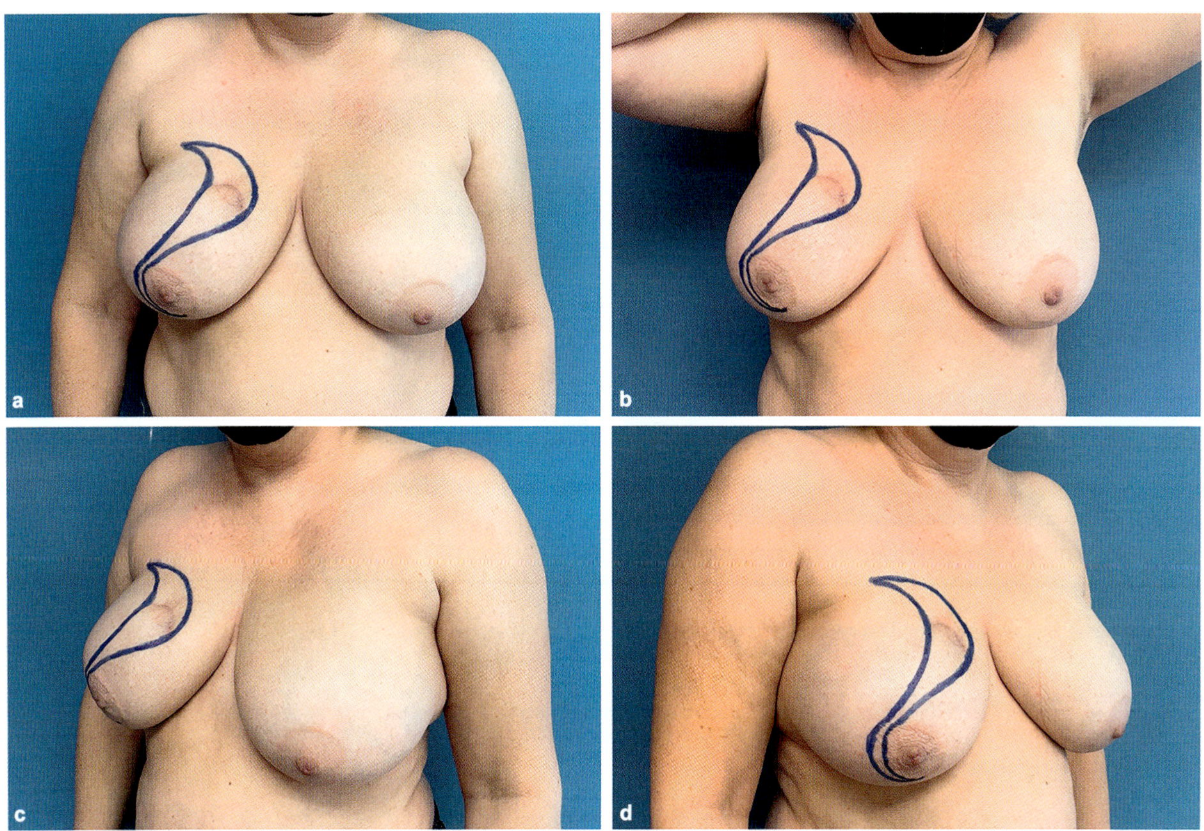

Abb. 2.36 Anzeichnung der Umschneidungsfigur, in der die gesamte Wundhöhle und die alte Narbe enthalten sind [M1103]

Operationsschritte

➤ Abb. 2.37, ➤ Abb. 2.38, ➤ Abb. 2.39, ➤ Abb. 2.40, ➤ Abb. 2.41, ➤ Abb. 2.42, ➤ Abb. 2.43

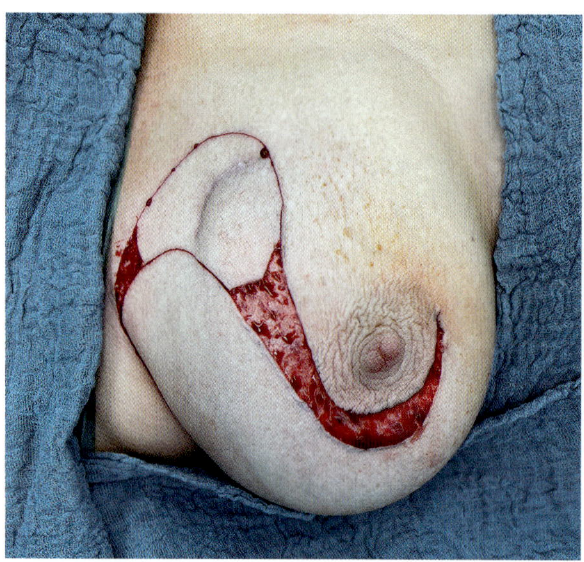

Abb. 2.37 Hautschnitt. Die Bereiche, die sich nicht unmittelbar über der Wundhöhle befinden, werden zunächst nur deepithelialisiert. [M1103]

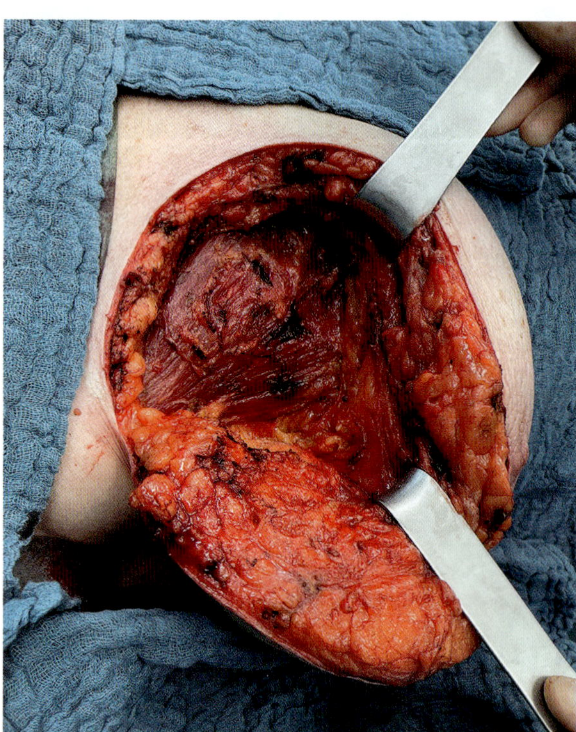

Abb. 2.39 Großflächige Mobilisation des Gewebes über der Muskulatur. Über diesen Zugang kann die Sentinel node-Biopsie bzw. Axilladissektion bequem durchgeführt werden (im vorliegenden Fall nicht notwendig). [M1103]

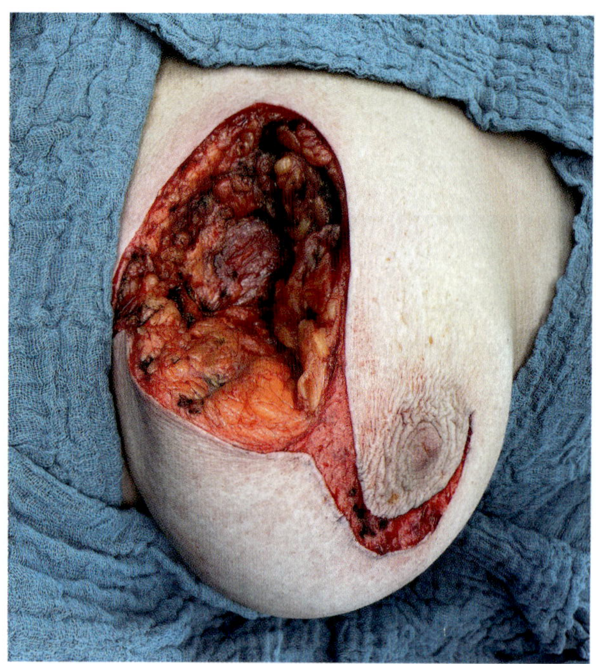

Abb. 2.38 Exzision der gesamten Wundhöhle in toto inkl. Faszie [M1103]

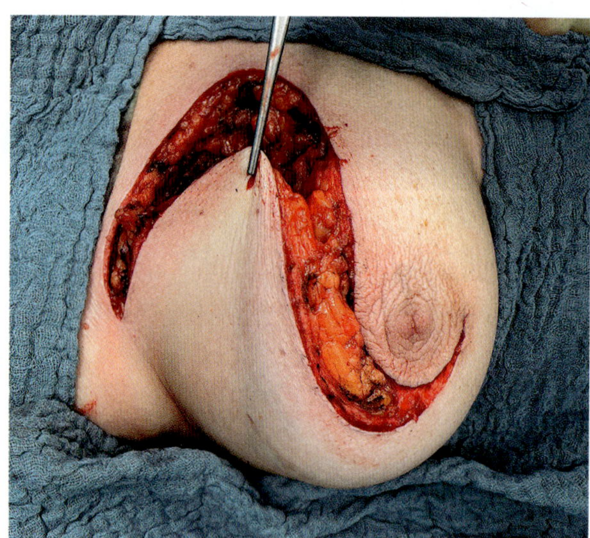

Abb. 2.40 Nach Durchtrennen des Koriums im deepithalisierten Bereich wird geprüft, ob der gebildete Lappen spannungsfrei zu liegen kommt. [M1103]

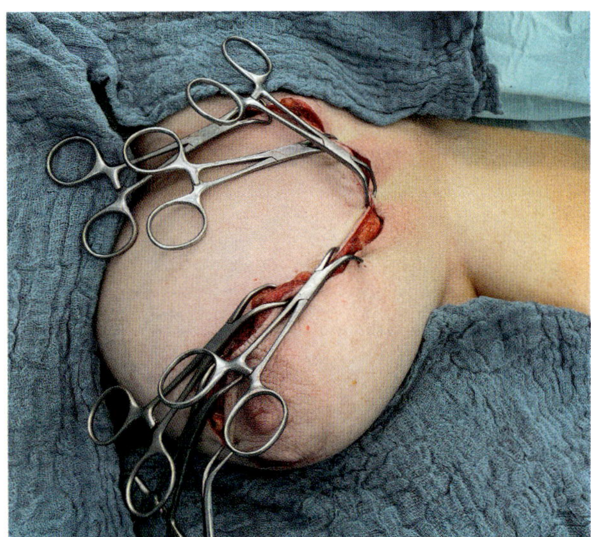

Abb. 2.41 Nach Aufsetzen der Patientin wird die Haut mit Backhausklemmen probeadaptiert. Alternativ kann die Probeadaptation mit einem Klammergerät erfolgen (eleganter, aber etwas zeitaufwändiger). Wichtig dabei ist, dass die Mamille nicht verzogen wird und sich kein Defekt im Bereich der alten Tumorlokalisation bildet. Sollte es zu starken periareolären Verziehungen kommen, kann zu diesem Zeitpunkt eine zirkuläre Deepithelialisierung um die Areola zusätzlich erfolgen. Im vorliegenden Fall war es nicht notwendig. [M1103]

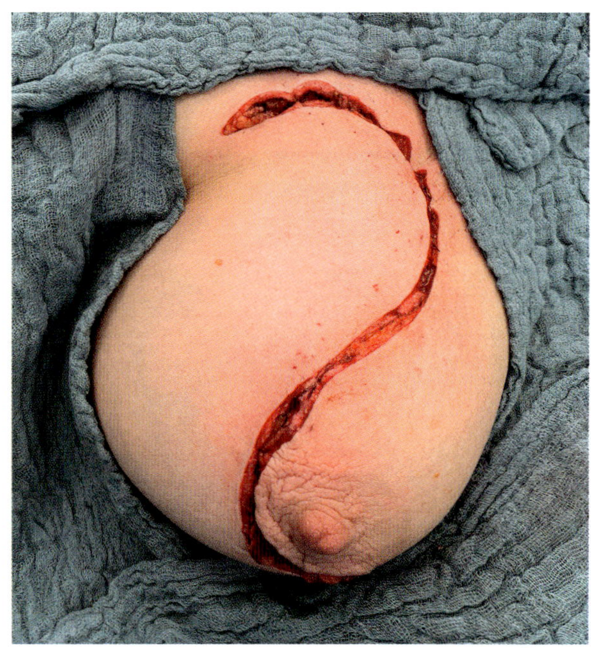

Abb. 2.42 Mehrschichtige Adaptation (z. B. Vicryl 2–0). Es sollte nicht nur das oberflächliche Gewebe adaptiert werden, sondern auch die tieferen Schichten, um einer Defektbildung oben innen vorzubeugen. [M1103]

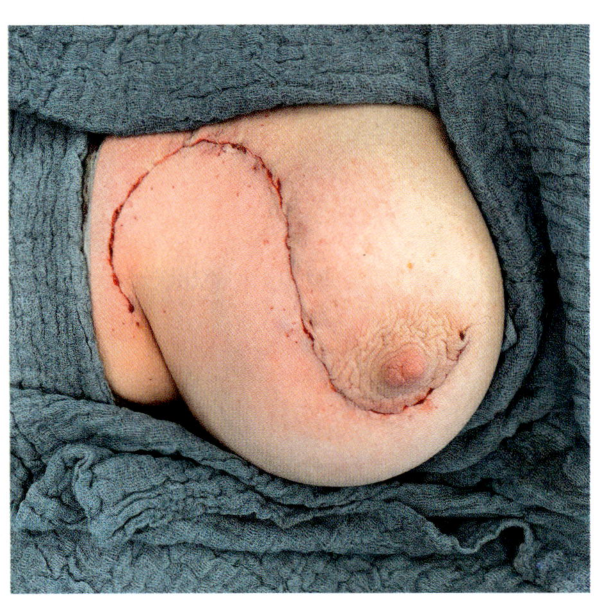

Abb. 2.43 Fortlaufende Intrakutannaht (z. B. Monocryl 3–0) [M1103]

CAVE!

Bei einer S-Plastik entstehen oft lange Narben. Andererseits sind die Patientinnen mit der Form der Brüste meistens langfristig sehr zufrieden. Hier gilt: Die Form ist wichtiger als die Narbenlänge! Eine Defektbildung wird trotz kurzer Narbe das kosmetische Ergebnis stärker beeinträchtigen als eine lange Narbe bei gleichzeitig gut erhaltener Form.

2

2.6.3 Postoperatives Ergebnis

➢ Abb. 2.44, ➢ Abb. 2.45

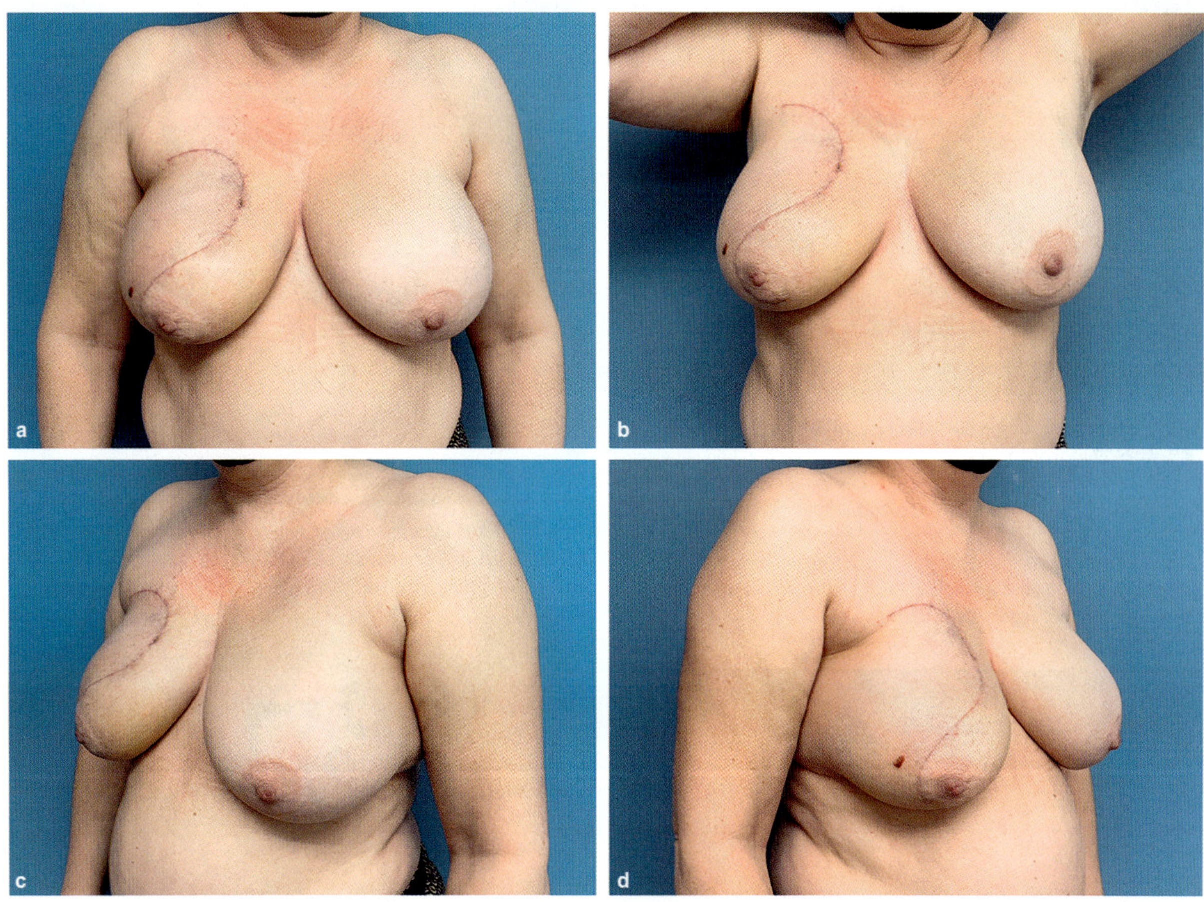

Abb. 2.44 Postoperatives Ergebnis nach 4 Wochen. Trotz einer großzügigen Gewebsresektion bleiben die Form der Brust und die Symmetrie erhalten. [M1103]

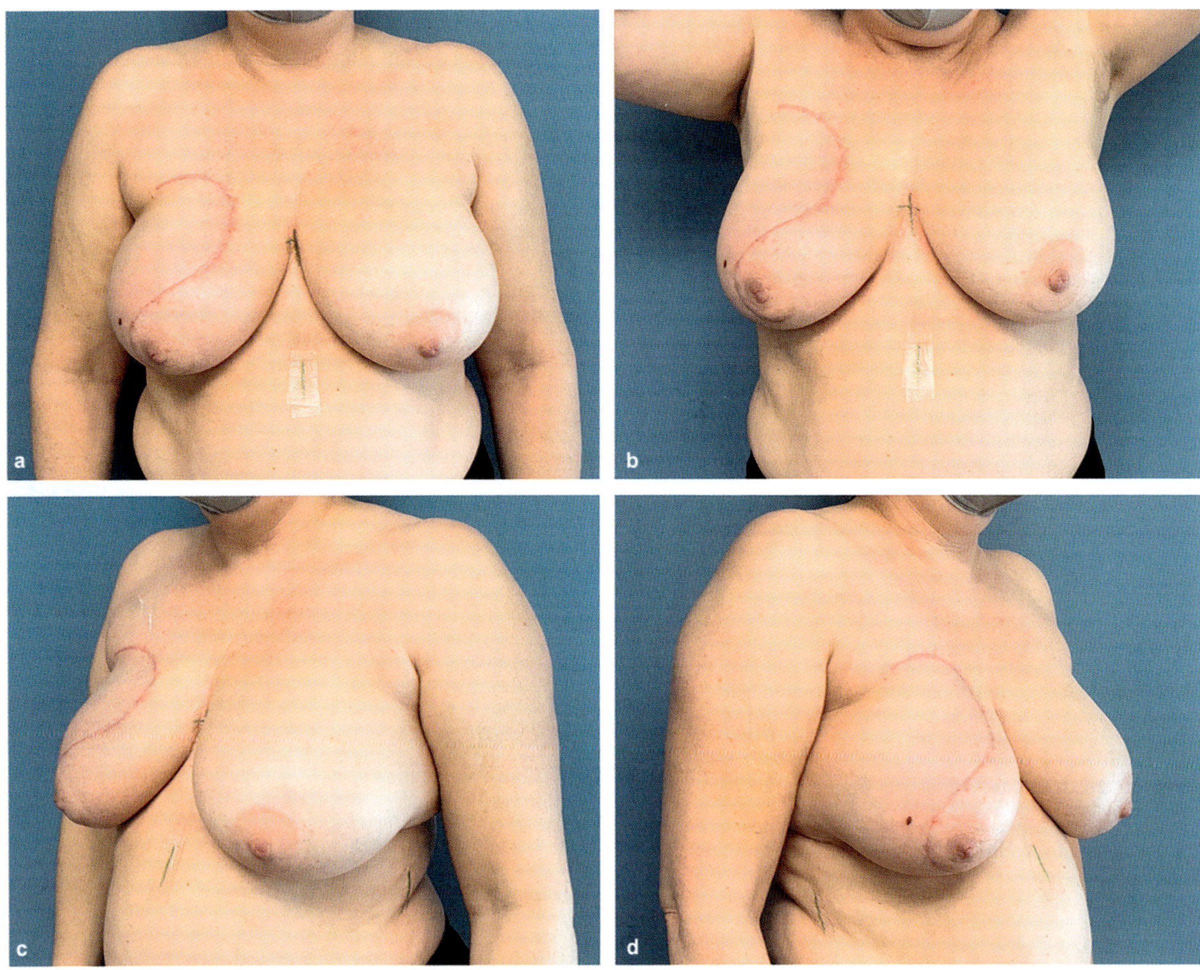

Abb. 2.45 Postoperatives Ergebnis nach 8 Wochen unter der Radiatio [M1103]

2.7 L-Plastik

Natalia Krawczyk

Fallbeispiel

- 32-jährige Patientin mit Mammakarzinom, NST, li. unten innen, cT1c pN1 (Stanze) cM0 ER 80 % PR 60 % HER2 positiv (3+), Mamillen-Abstand 6 cm
- Z. n. neoadjuvanter Chemotherapie mit 4× EC, 12× Paclitaxel + duale Blockade
- klinisch und sonografisch gutes Ansprechen: ycT1b ycN0
- BH-Größe: 70 B, keine Ptosis
- Mamillen-Jugulum-Abstand bds. 21 cm
- Operation: Segmentresektion Mamma li. unten innen mittels einer L-Plastik mit MAK-Rezentrierung

2.7.1 Hintergrundinformation

Die L-Plastik ist eine onkoplastische Form der brusterhaltenden Operation, die für Tumoren im Bereich der unteren Quadranten geeignet ist. In ihrer klassischen Form werden die Befunde bei 6 Uhr entfernt, aber auch in den beiden unteren Quadranten lokalisierte Tumoren können mittels einer L-Plastik operiert werden. Die Operation erfolgt je nach Tumorlokalisation, Größe des Segmentes und Mamillen-Abstand mit oder ohne MAK-Rezentrierung.

Vorteile:

- kurze OP-Zeit

Nachteile:

- günstiges Brust-Tumor-Verhältnis erforderlich
- bei Befunden im Bereich des unteren äußeren Quadranten kann bei „zu großem" Defekt oder unzureichender Mobilisation ein kosmetisch ungünstiges Ergebnis mit Abflachung der lateralen Brustkontur entstehen

2.7.2 Präoperativer Befund

➢ Abb. 2.46

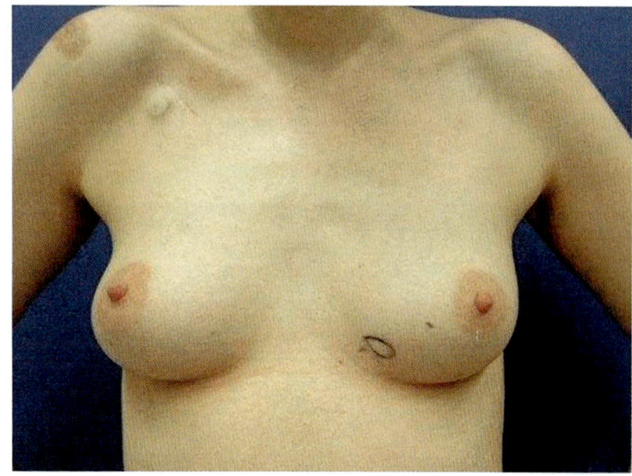

Abb. 2.46 Präoperative Fotodokumentation mit Markierung der Tumorlokalisation [P1196]

2.7.3 Operatives Vorgehen

Anzeichnung

➢ Abb. 2.47

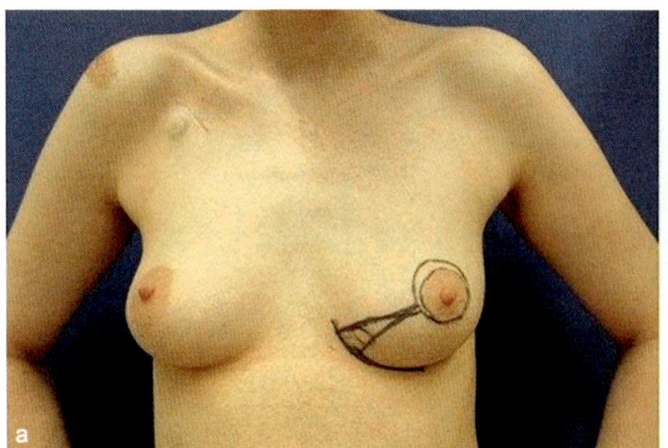

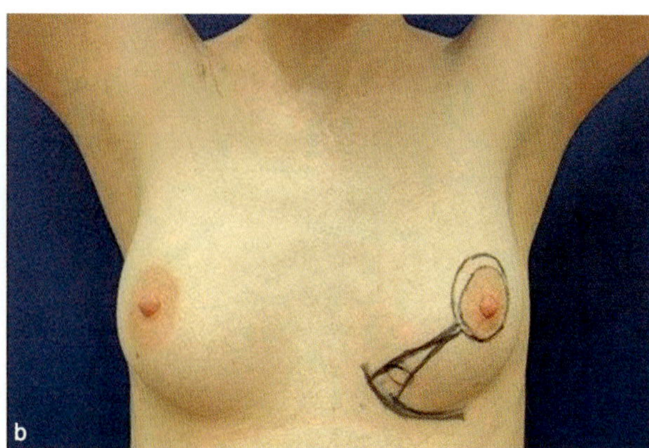

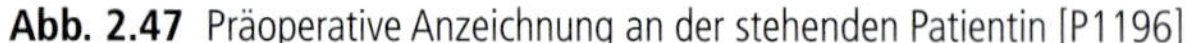

Abb. 2.47 Präoperative Anzeichnung an der stehenden Patientin [P1196]

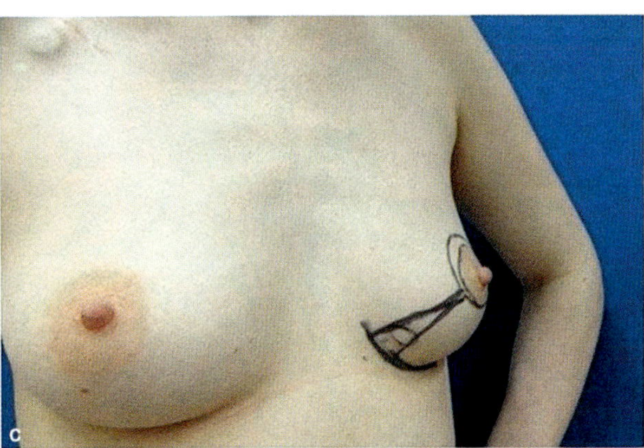

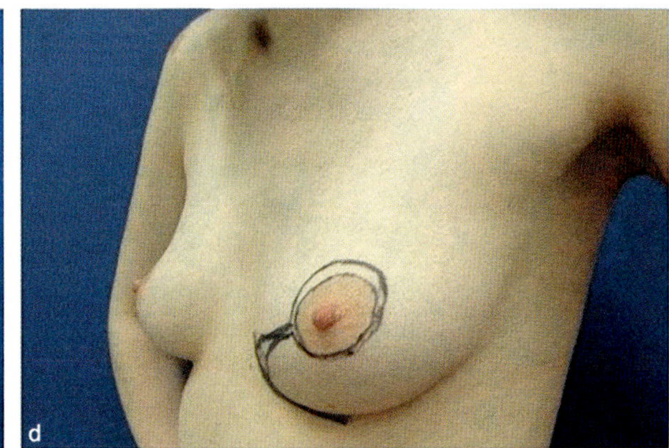

Abb. 2.47 (***Forts***)

Operationsschritte

➤ Abb. 2.48, ➤ Abb. 2.49, ➤ Abb. 2.50, ➤ Abb. 2.51, ➤ Abb. 2.52, ➤ Abb. 2.53

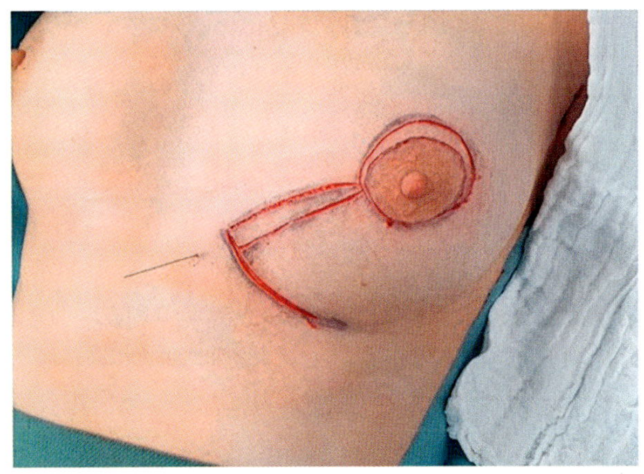

Abb. 2.48 Hautschnitt innerhalb der angezeichneten Linien. Segmental ausgerichtete Hautspindel oberhalb des Tumors und Verlängerung des Schnittes im Bereich der Submammärfalte zur anschließenden Defektdeckung. Der Tumor wurde nach der präoperativen Anzeichnung sonografisch gesteuert markiert. [P1196]

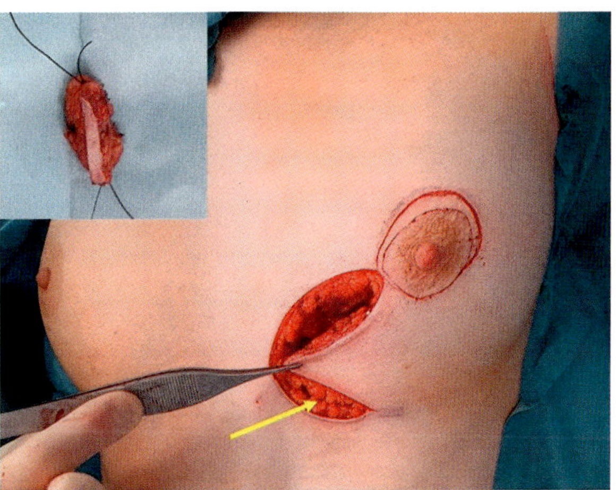

Abb. 2.49 Entfernung des Segmentes (oben links im Bild). Dabei wird der Schnitt im Bereich der Submammärfalte für die spätere Defektdeckung bis auf die Faszie geöffnet (Pfeil). [P1196]

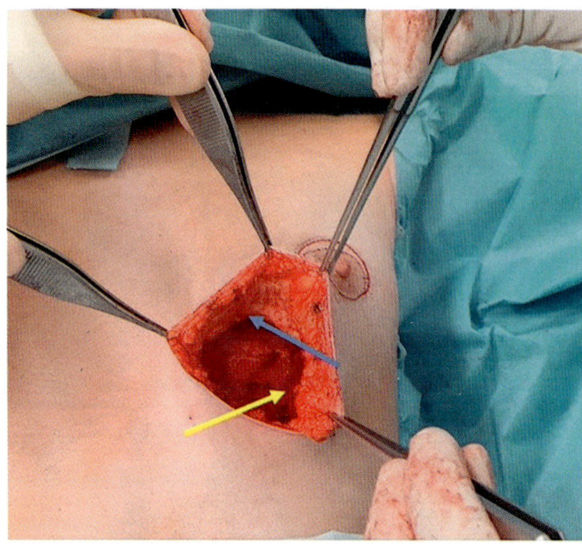

Abb. 2.50 Großzügige Mobilisation des Drüsengewebes auf der Faszie des M. pectoralis major hauptsächlich nach kaudo-lateral (gelber Pfeil), aber auch nach medio-kranial (blauer Pfeil) [P1196]

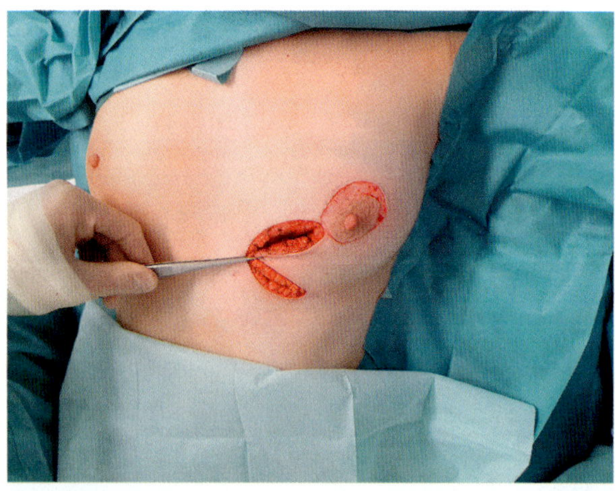

Abb. 2.51 Deepithelialisierung der Haut periareolär zur MAK-Rezentrierung und Probeadaptation der Wundränder. Ob eine zufriedenstellende Kontur der unteren Bereiche der Brust erreicht wurde, kann am besten an aufgesetzter Patientin beurteilt werden. Ggf. kann der Schnitt in der Submammärfalte verlängert werden, um mehr Gewebe in den Defekt reinrotieren zu können. [P1196]

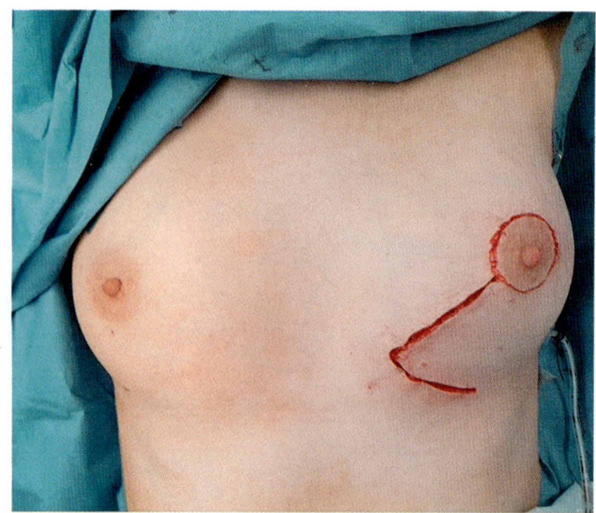

Abb. 2.52 Adaptation der Wundränder mit subcorialen Nähten: Vicryl 2–0 im Bereich des L-Schnittes und Monocryl 3–0 periareolär [P1196]

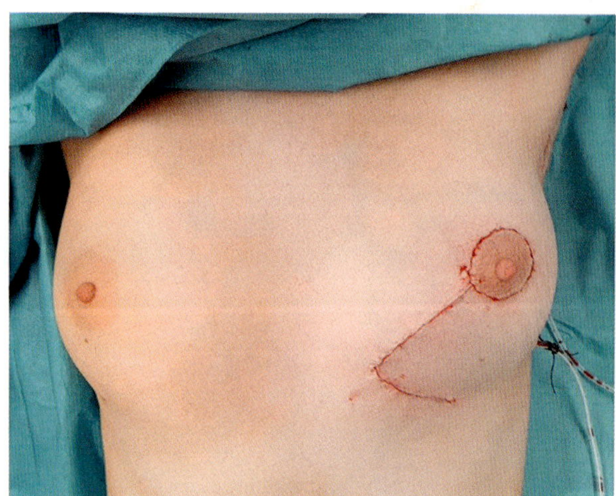

Abb. 2.53 Intraoperatives Ergebnis nach der Hautnaht (fortlaufende Naht Monocryl 3–0) [P1196]

2.7.4 Postoperatives Ergebnis

➢ Abb. 2.54, ➢ Abb. 2.55

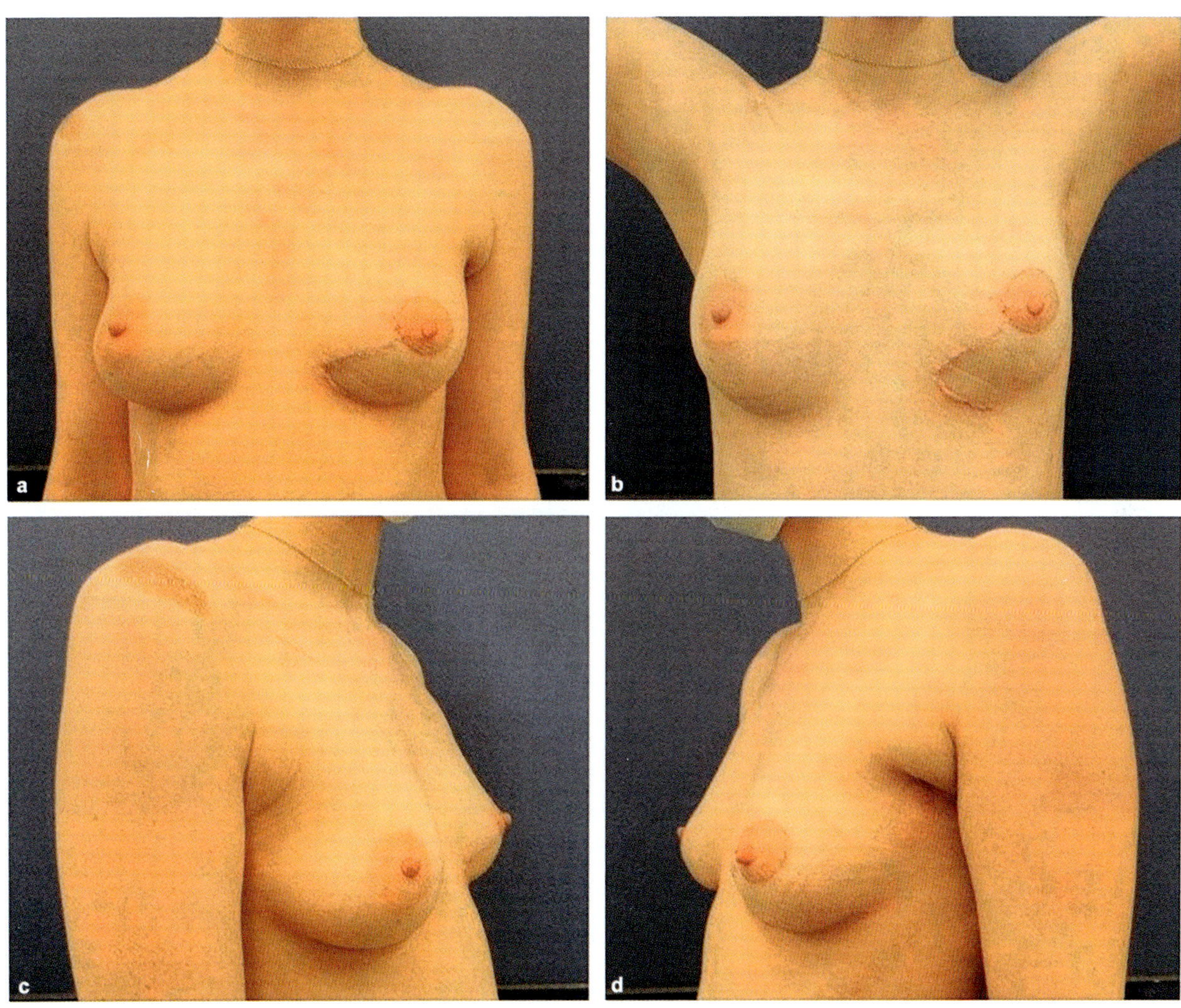

Abb. 2.54 Postoperatives Ergebnis 3 Wochen nach dem Eingriff [P1196]

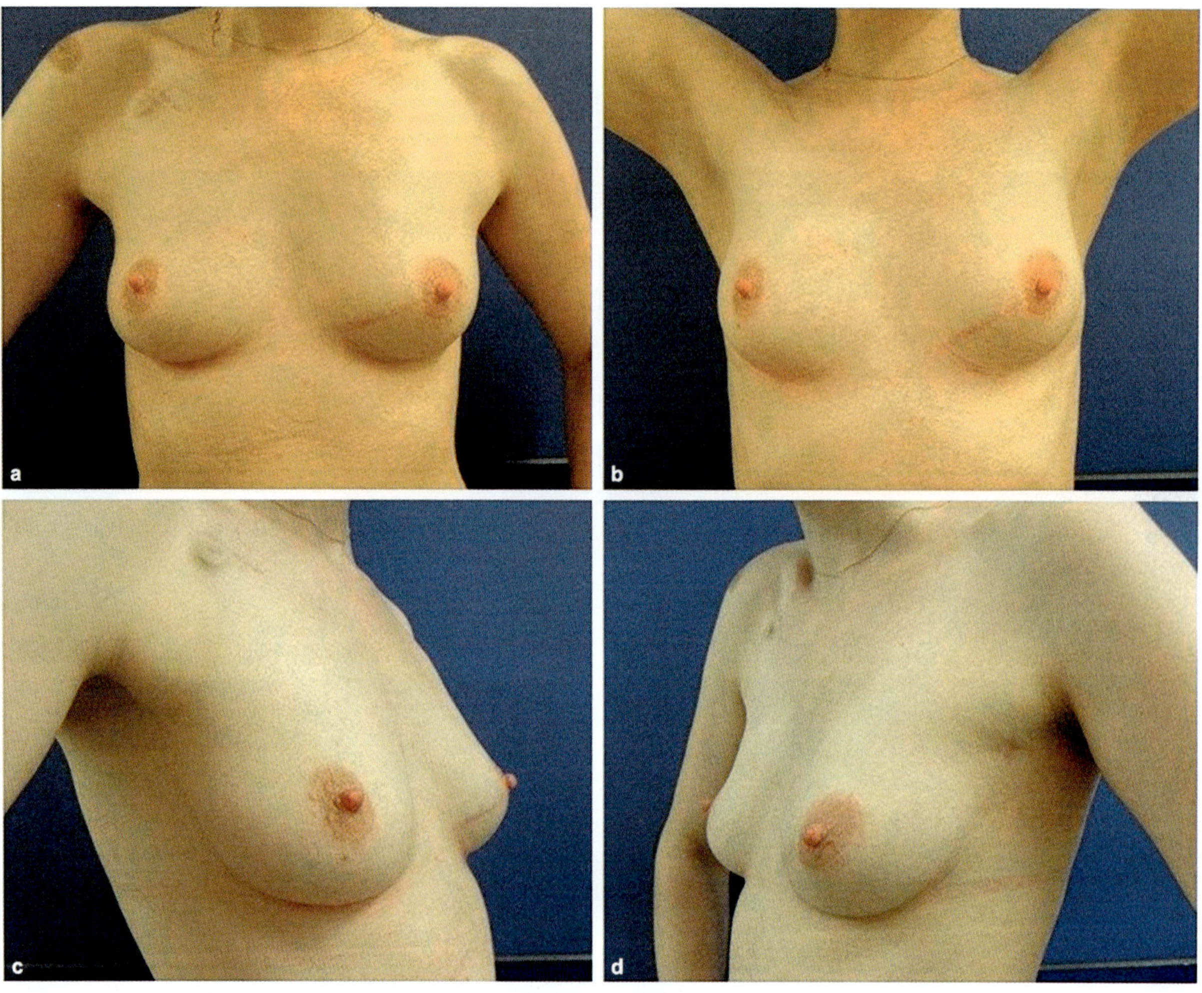

Abb. 2.55 Endgültiges Ergebnis 7 Monate postoperativ und 5 Monate nach Abschluss der Bestrahlung [P1196]

Weiteres Beispiel
➢ Abb. 2.56, ➢ Abb. 2.57, ➢ Abb. 2.58, ➢ Abb. 2.59, ➢ Abb. 2.60

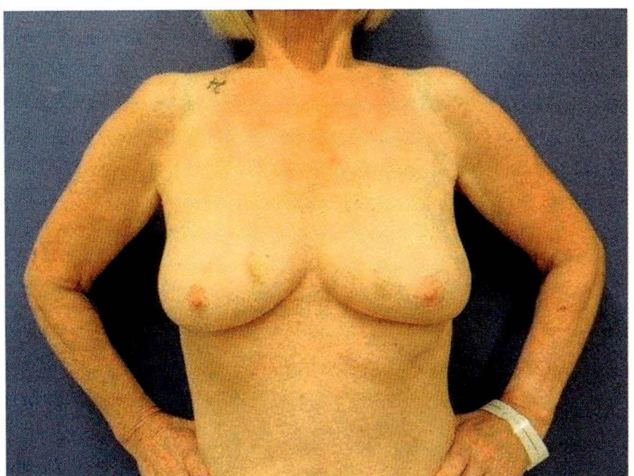

Abb. 2.56 73-jährige Patientin mit Mammakarzinom re. unten außen cT1c cN0
MA 7 cm, leichte Ptosis, Jugulum-Mamillen-Abstand 23 cm [P1196]

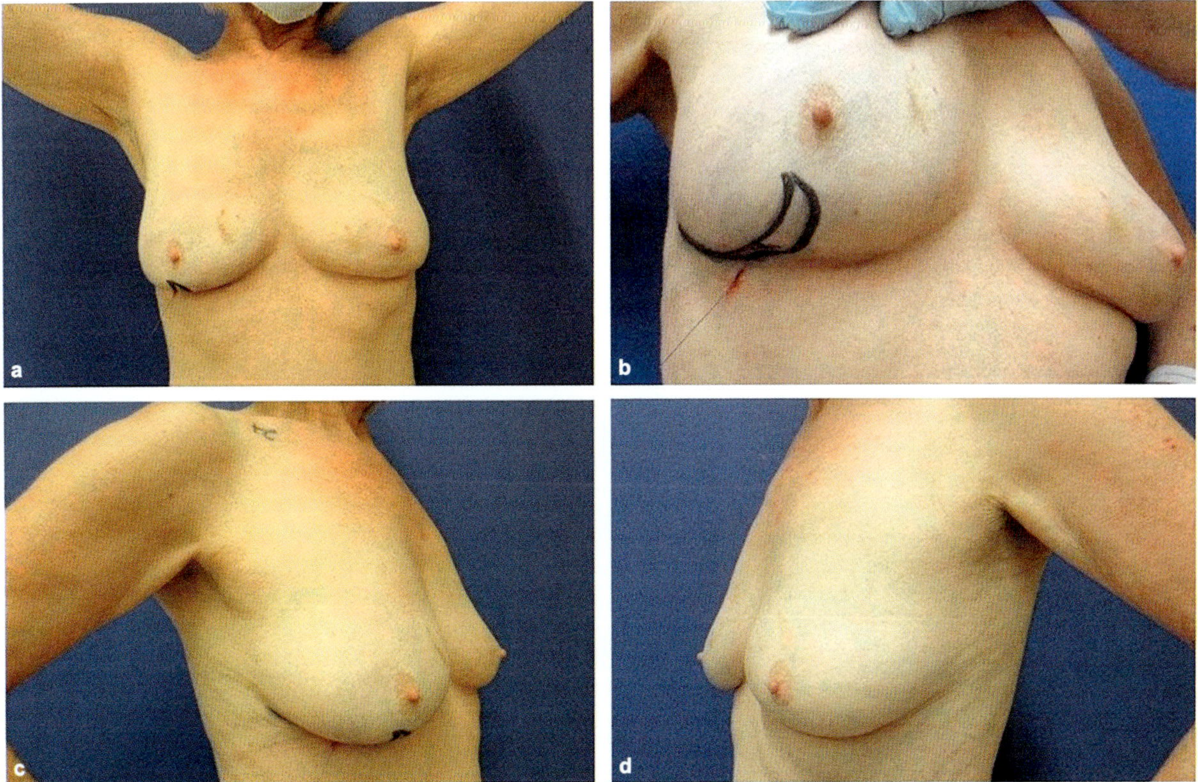

Abb. 2.57 Präoperative Anzeichnung und sonografische Draht-Markierung. Bei einem nah an der Submammärfalte liegenden Befund keine MAK-Rezentrierung notwendig. [P1196]

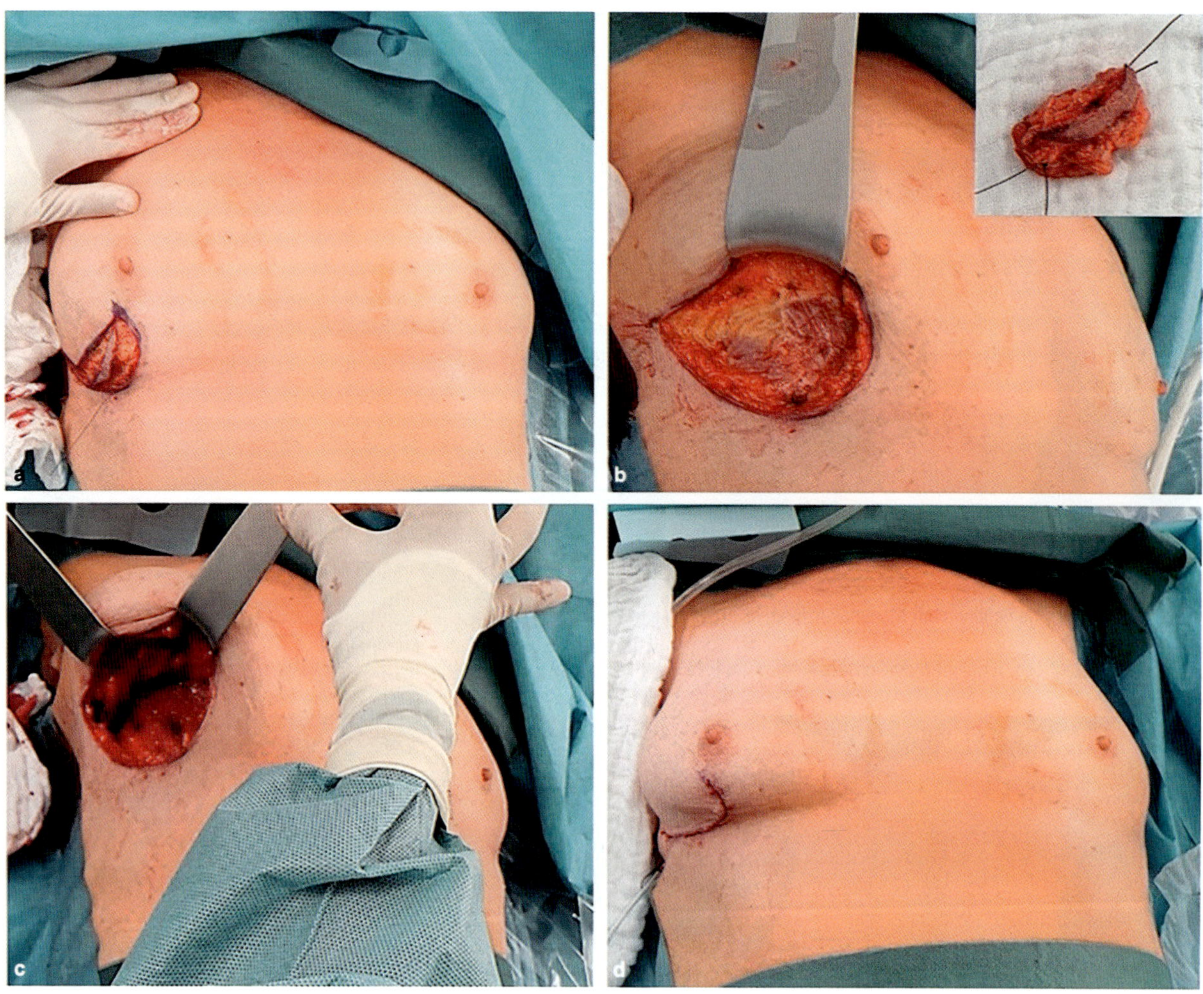

Abb. 2.58 Intraoperative Schritte [P1196]

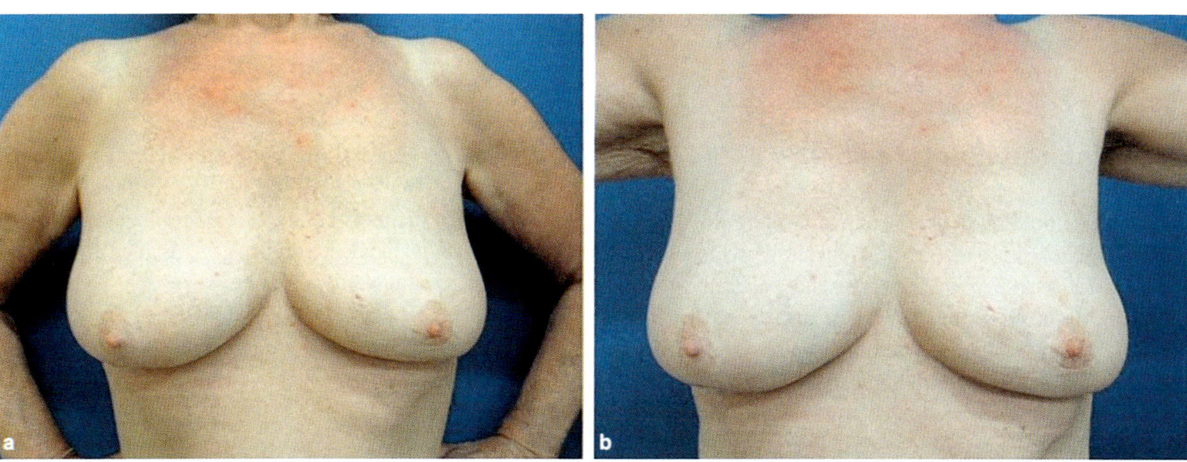

Abb. 2.59 Postoperatives Ergebnis [P1196]

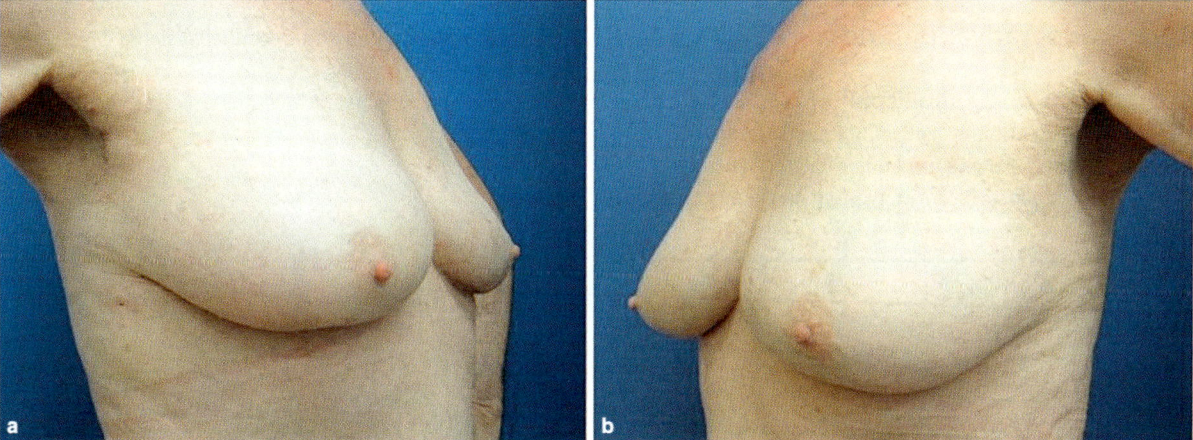

Abb. 2.60 Postoperatives Ergebnis [P1196]

2.8 Zentrale Mastopexie

Isabell Witzel

2.8.1 Hintergrundinformation

Durch die zentrale Mastopexie können größere Resektionsvolumen erreicht werden, die durch lokale Verschiebeplastiken wieder gedeckt werden. Ein bestehender Hautüberschuss wird durch eine Resektion von Haut um den Mamillen-/Areola-Komplex verkleinert. Hierdurch gelingt eine Straffung des Hautmantels, die auch im Sinne einer Formveränderung der Brust genutzt werden kann. Hierdurch kann bei z. B. vorbestehender Anisomastie die brusterhaltende Operation dazu dienen, eine Symmetrie der Mammae herzustellen.

2.8.2 Präoperativer Befund

Fallbeispiel

76-jährige Patientin mit großem Mammakarzinom re. relativ zentral mit Hauteinziehung, weiterer Satellitenherd unten außen, dringender Wunsch nach einer Brusterhaltung.

2.8.3 Operatives Vorgehen

Anzeichnung

Markierung der Areola kreisförmig sowie eines größeren Kreises um die Areola (➢ Abb. 2.61), der Abstand zwischen beiden Kreisen kann bis zu mehreren Zentimetern betragen und sollte in Abhängigkeit von der gewünschten Hautresektionsmenge gewählt werden.

Operationsschritte

➢ Abb. 2.61, ➢ Abb. 2.62, ➢ Abb. 2.63, ➢ Abb. 2.64, ➢ Abb. 2.65

1. Anzeichnen der Umschneidungsfigur und des größeren Kreises um die Areola
2. Inzision in den Linien und Deepithelialisieren des Areals zwischen den Schnitten
3. Zweischichtiger Hautverschluss periareolär

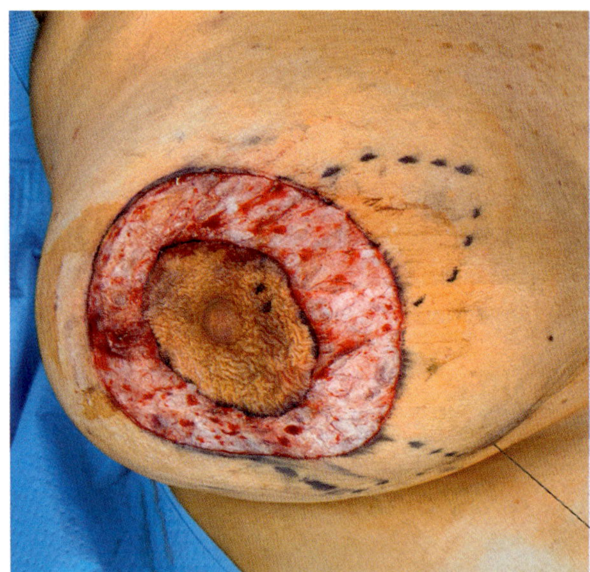

Abb. 2.61 Nach Anzeichnen der Umschneidungsfigur und Inzision Deepithelialisieren des Areals zwischen den zirkulären Schnitten [P1351]

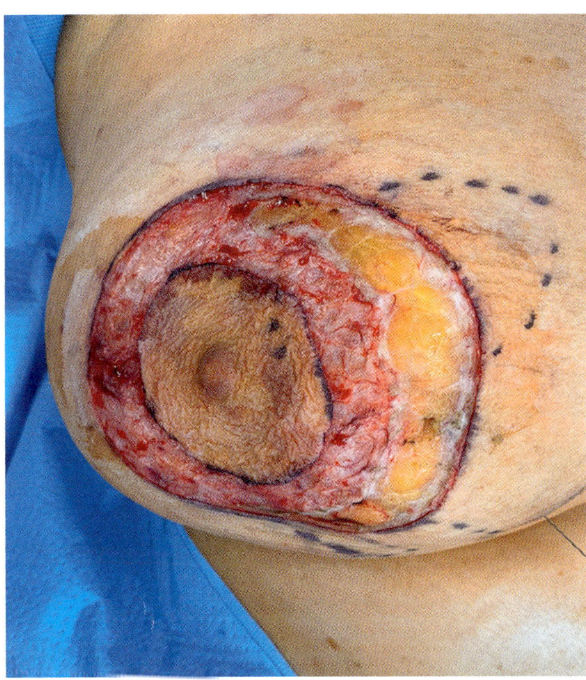

Abb. 2.62 Eröffnen der Brustdrüse in Abhängigkeit von der gewünschten Resektion, im vorliegenden Fall von 12 bis 6 Uhr innen [P1351]

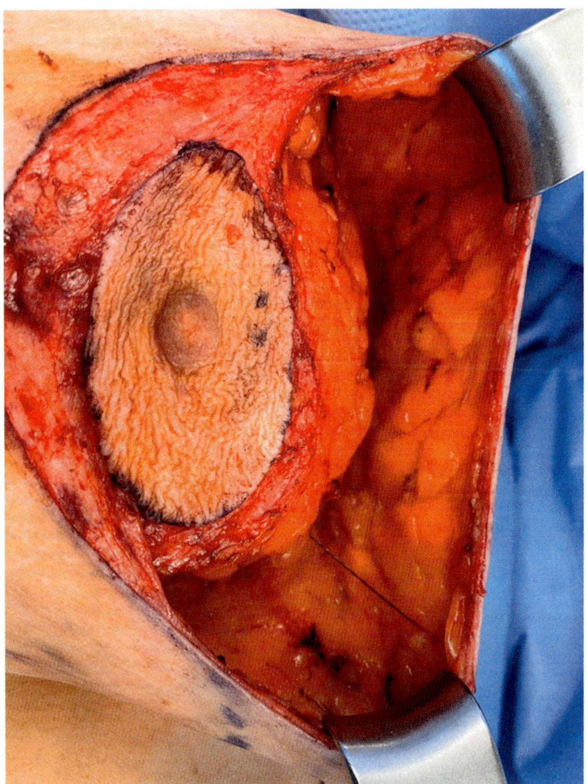

Abb. 2.63 Abpräparieren der Brustdrüse von der Haut großflächig im oberen inneren und unteren inneren Quadranten [P1351]

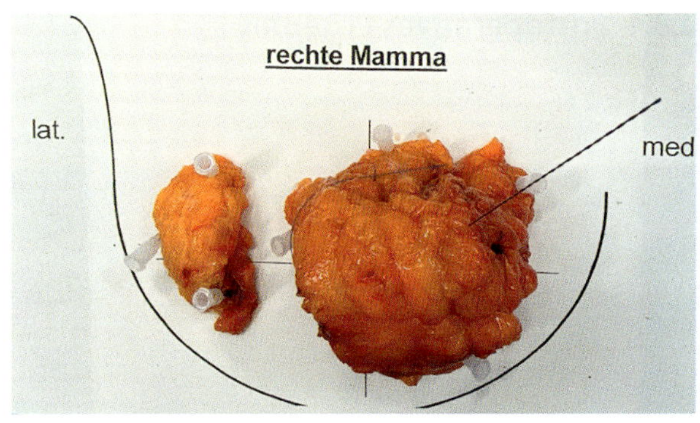

Abb. 2.64 Resektion des Karzinoms zentral/oben-innen sowie Nachresektat nach lateral, Aufbringen auf die Schablone [P1351]

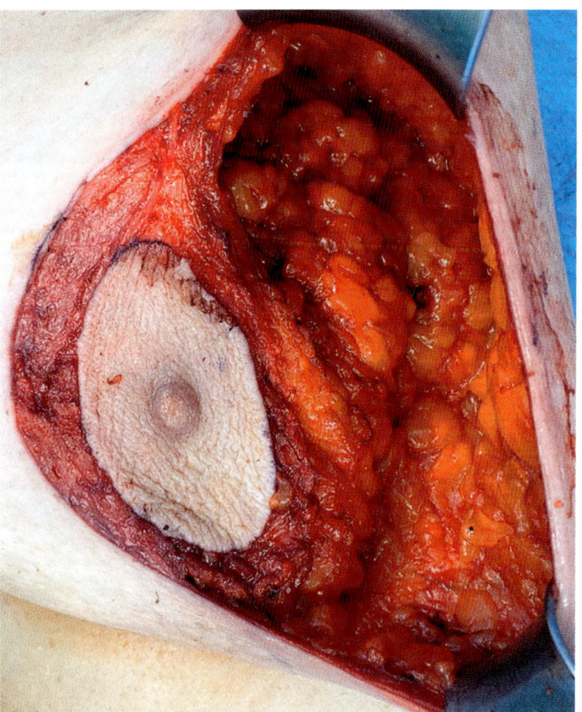

Abb. 2.65 Adaption der Wundhöhlen mit Einzelknöpfen: Der bestehende Volumendefekt wird mittels Adaption der benachbarten Drüsenlappen gedeckt [P1351]

2

2.8.4 Postoperatives Ergebnis

➤ Abb. 2.66

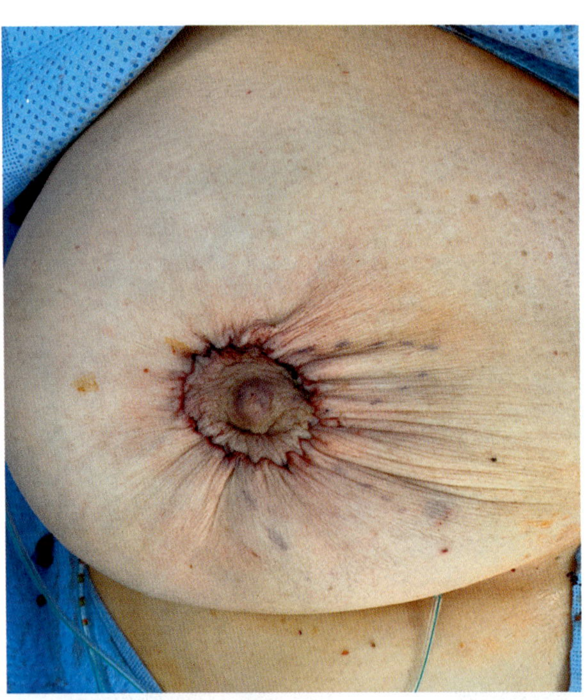

Abb. 2.66 Postoperatives Ergebnis: eine Redondrainage liegt ein [P1351]

TIPP

Durch die periareoläre Mastopexiefigur können größere Bereiche des Drüsenkörpers mobilisiert werden. Hierdurch können größere Exzidate gewonnen werden. Letztlich sind der Präparation und Resektion kaum Grenzen gesetzt.

MERKE

Ein direkt postoperativ bestehender Hautüberschuss (Eindruck, dass zu viel Haut über dem Drüsenkörper verblieben ist), bildet sich in den meisten Fällen spontan zurück. Der Hautmantel kann aber auch über eine zirkuläre einfache Deepithelialisierung verringert werden. Es gelingt damit eine Straffung des Drüsenkörpers ohne eine aufwändige Reduktionsfigur. Auch ein Kräuseln der Narbe nach Hautverschluss glättet sich postoperativ über mehrere Wochen.

CAVE!

Zentrale Herdbefunde können weniger gut durch die periareoläre Mastopexie operiert werden.

INFO

Die Methode der zentralen Mastopexie ermöglicht gute kosmetische Ergebnisse trotz deutlichem Volumenverlust und ist besonders geeignet für Resektionsvolumina von bis zu einem Quadranten.

2.9 Rotationsmastopexie

Maggie Banys-Paluchowski

Fallbeispiel

- 61-jährige Patientin mit 3,5 cm großem Mammakarzinom li. bei 12 Uhr mit Hautveränderung und -einziehung
- BH-Größe: 75B, Ptosis
- Mamillen-Jugulum-Abstand 26 cm li., 26,5 cm re.
- Operation: Rotationsmastopexie li. mit Sentinel node Biopsie

2.9.1 Hintergrundinformation

Eine „einfache BET" mit Tumorektomie und direktem Wundverschluss kann bei größeren Befunden zur Defektbildung bzw. Verschiebung der Mamille führen. In solchen Fällen ermöglichen onkoplastische Verfahren eine Verlagerung des gesunden Gewebes an die gewünschte Position. Da die Rotationsmastopexie mit Bildung von längeren Narben verbunden ist, soll die Patientin präoperativ über den Narbenverlauf aufgeklärt werden.

2.9.2 Präoperativer Befund

➢ Abb. 2.67

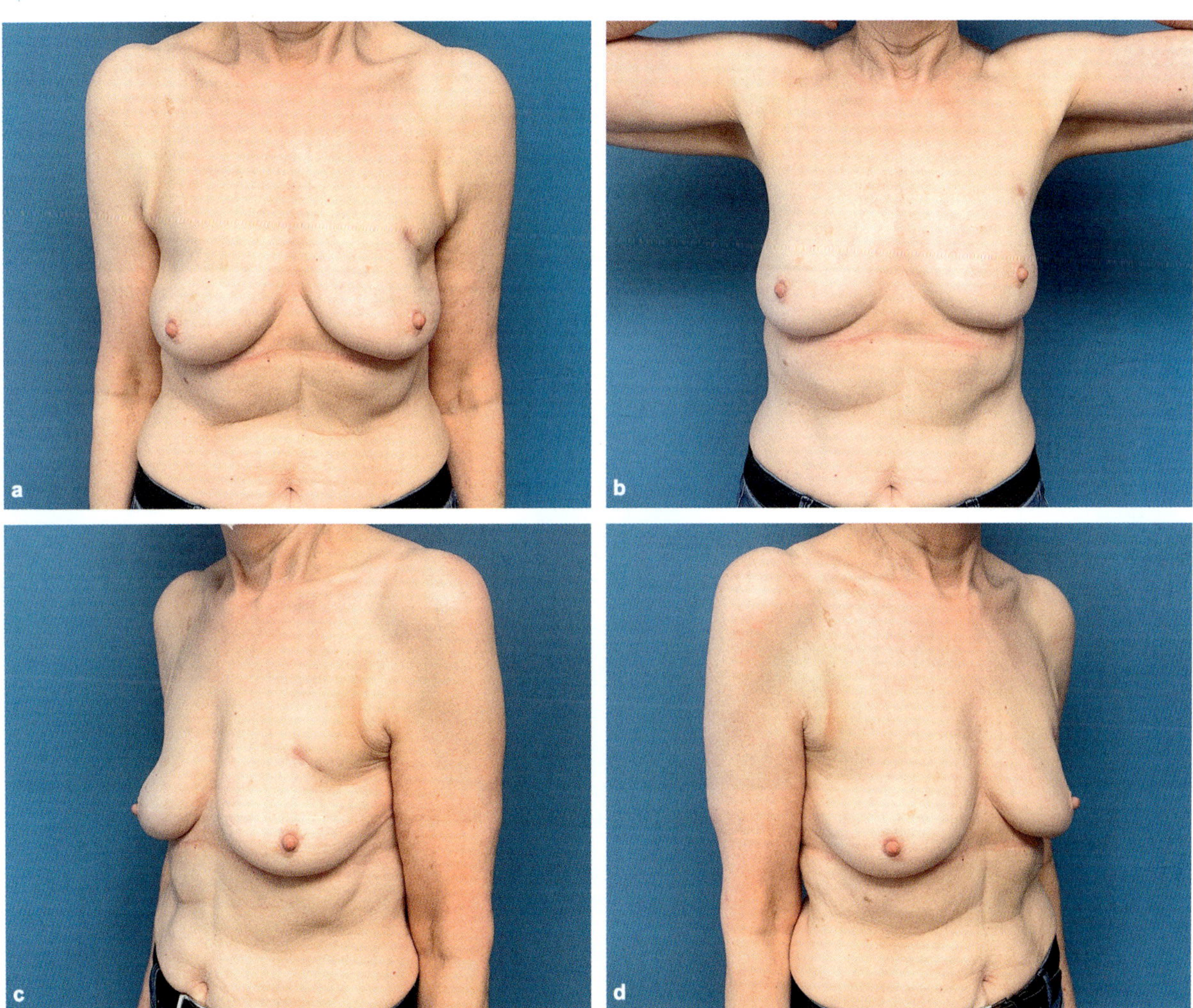

Abb. 2.67 Präoperative Fotodokumentation. Deutlich sichtbar ist die rötliche Hautveränderung, es liegt noch keine Exulzeration vor. [M1103]

2.9.3 Operatives Vorgehen

Anzeichnung

➢ Abb. 2.68

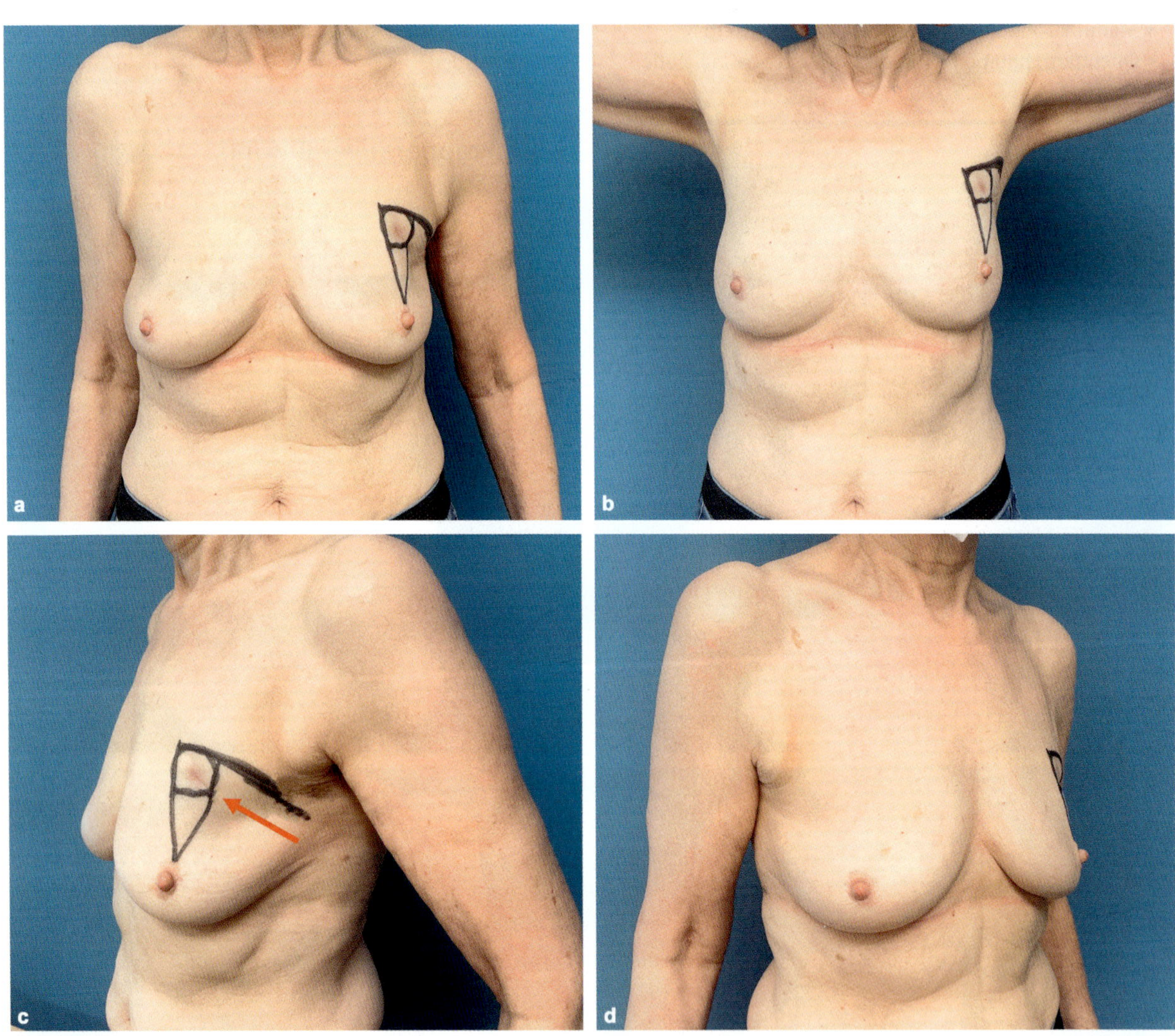

Abb. 2.68 Präoperative Anzeichnung an der stehenden Patientin. Der Defekt wird durch das Verschieben des Gewebes lateral des Tumors nach medial gedeckt (roter Pfeil). [M1103]

Operationsschritte

➤ Abb. 2.69, ➤ Abb. 2.70, ➤ Abb. 2.71, ➤ Abb. 2.72, ➤ Abb. 2.73, ➤ Abb. 2.74, ➤ Abb. 2.75, ➤ Abb. 2.76

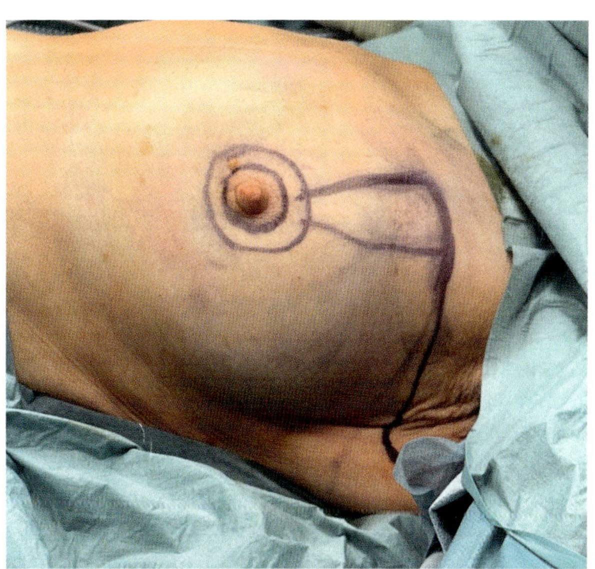

Abb. 2.69 Vor dem Hautschnitt. Periareolär wurden zwei zirkuläre Schnitte angezeichnet. [M1103]

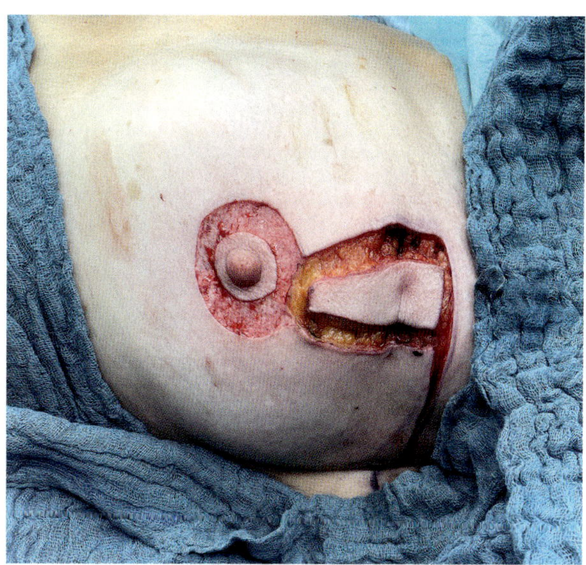

Abb. 2.70 Durchtrennen der Haut und des Koriums in der Achse 12 Uhr [M1103]

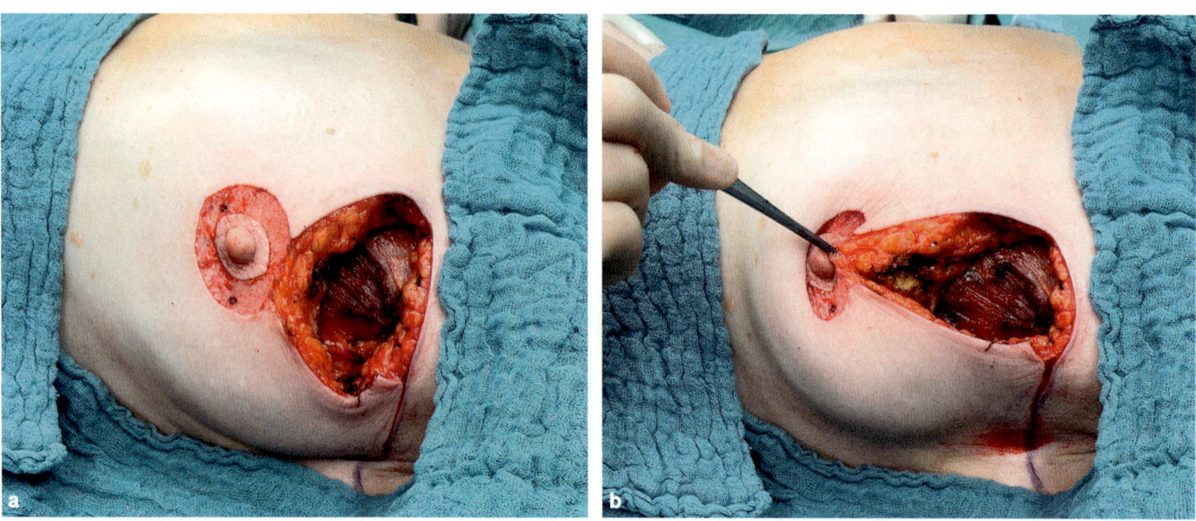

Abb. 2.71 Segmentale Entfernung des Tumors unter Mitnahme der Faszie [M1103]

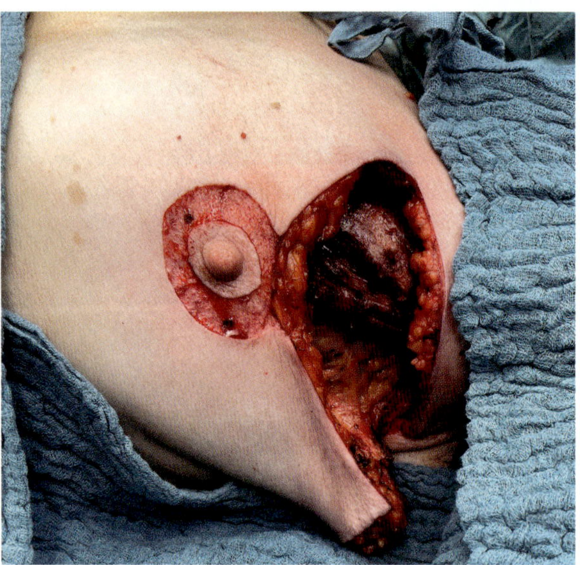

Abb. 2.72 Bildung des Lappens, der in den Defekt von lateral reinrotiert wird [M1103]

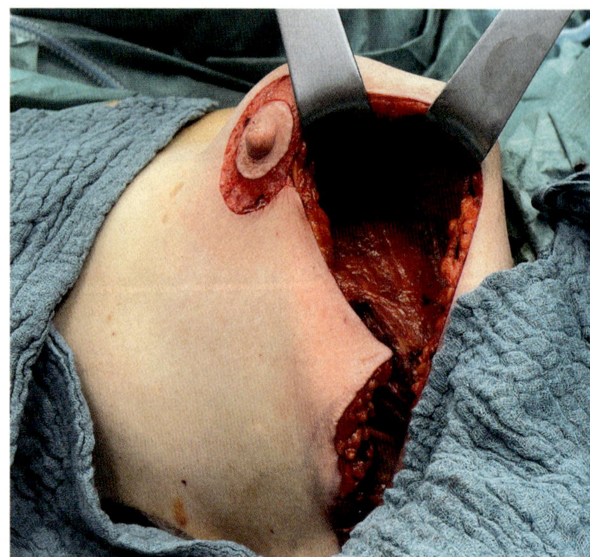

Abb. 2.73 Über diesen Zugang erfolgt die axilläre Operation. Großflächige Mobilisation der gesamten Brust über der Muskulatur. [M1103]

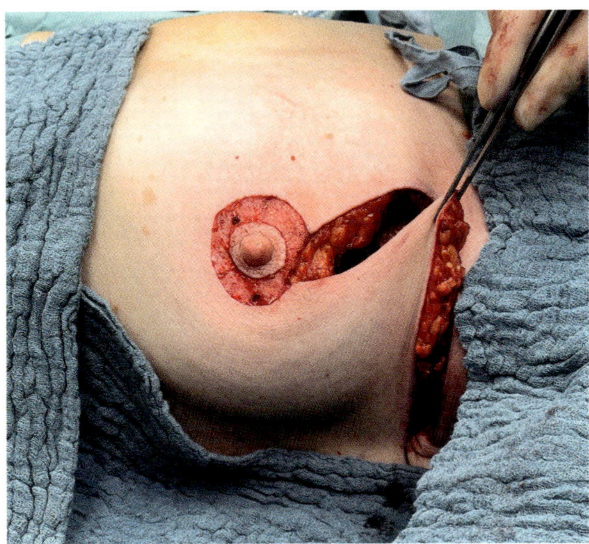

Abb. 2.74 Der laterale Schnitt kann schrittweise erweitert werden, bis eine spannungsfreie Defektdeckung erreicht wird. [M1103]

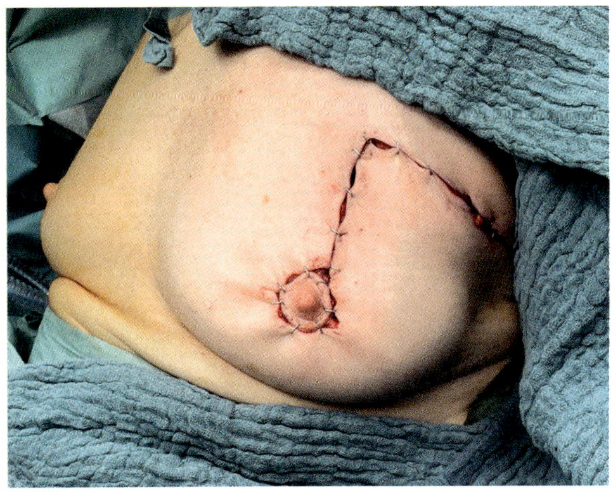

Abb. 2.75 Probeadaptation nach Aufsetzen der Patientin [M1103]

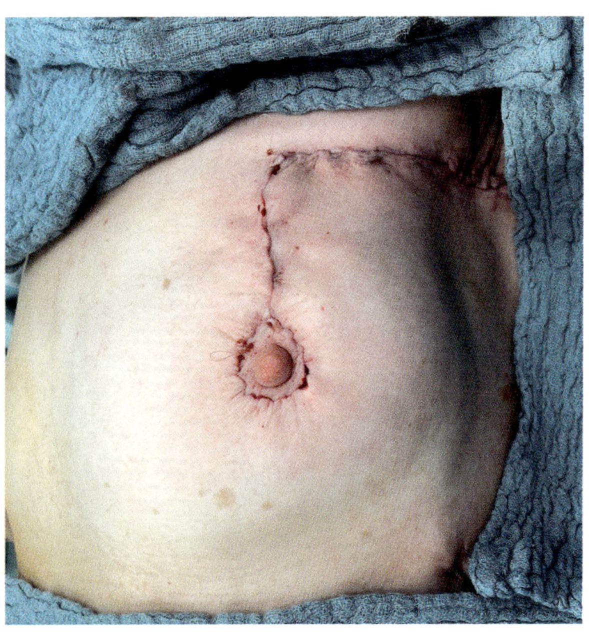

Abb. 2.76 Wundverschluss transcorial (z. B. Vicryl 2–0) und intrakutan (z. B. Monocryl 4–0) [M1103]

2

2.9.4 Postoperatives Ergebnis

➢ Abb. 2.77

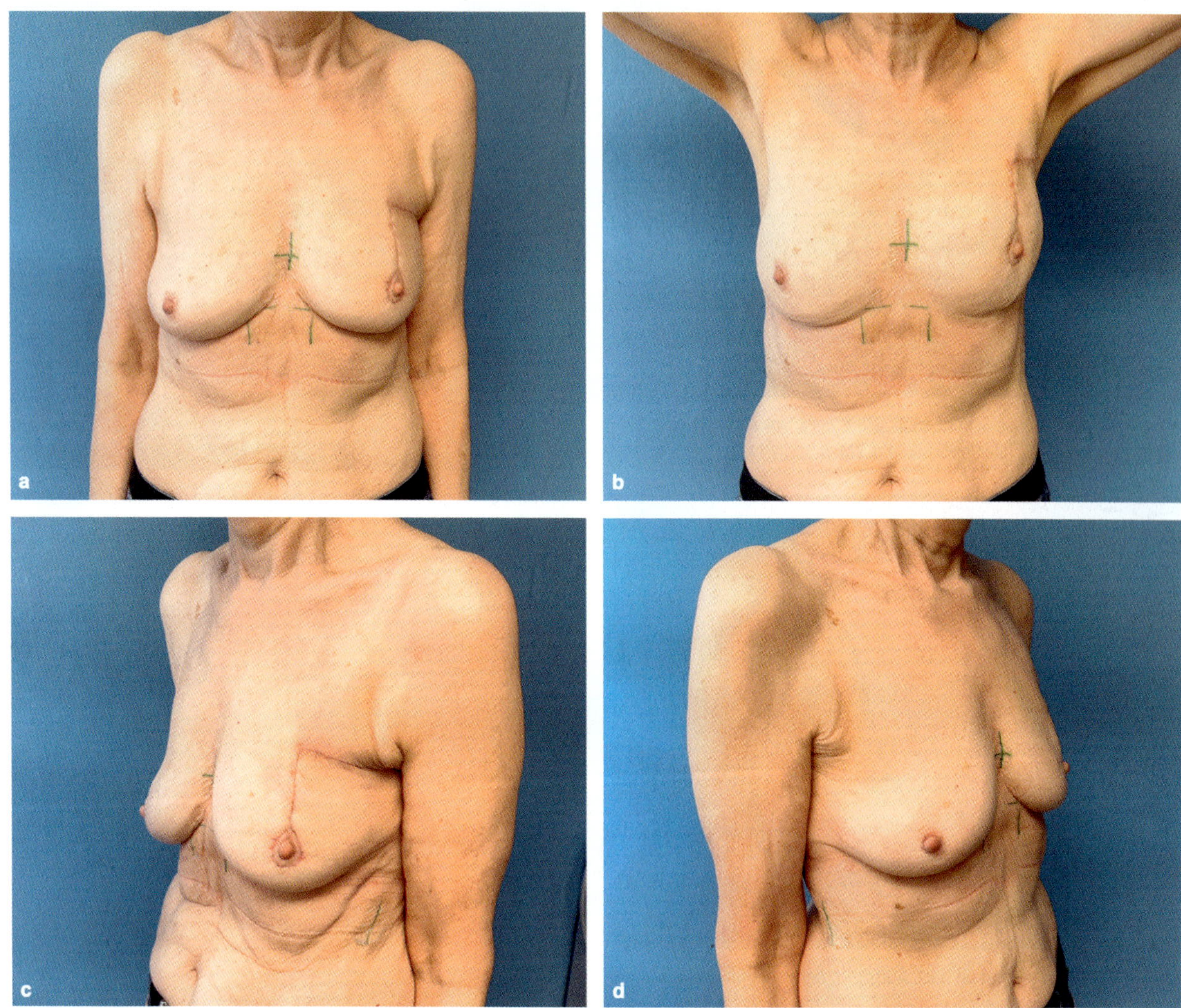

Abb. 2.77 Postoperatives Ergebnis 6 Wochen nach der Operation [M1103]

2.10 Tumoradaptierte Mastopexie mit Hautspindel bei Tumorlokalisation oben-innen

Maggie Banys-Paluchowski

Fallbeispiel

- 43-jährige Patientin mit 2,5 cm großem Mammakarzinom li. oben-innen mit begleitendem Mikrokalk, subkutan gelegen (Hautabstand 2 mm)
- BH-Größe: 80B, Ptosis, Patientin ist mit der Form ihrer Brüste zufrieden, wünscht keine größere Straffung
- Mamillen-Jugulum-Abstand 24 cm li., 24,5 cm re.
- Operation: tumoradaptierte Mastopexie li. nach Drahtmarkierung mit Entnahme einer Hautspindel über dem Tumor und Sentinel node-Biopsie

2.10.1 Hintergrundinformation

Eine „einfache BET" mit Entfernung des Tumors und direkter Adaptation der Wundränder kann bei größeren Befunden zu Defekten bzw. Mamillenverschiebung führen. Onkoplastische Verfahren ermöglichen eine Verlagerung des gesunden Gewebes an die gewünschte Position und beugen auf diese Weise einer Defektbildung vor.

2.10.2 Präoperativer Befund

➢ Abb. 2.78

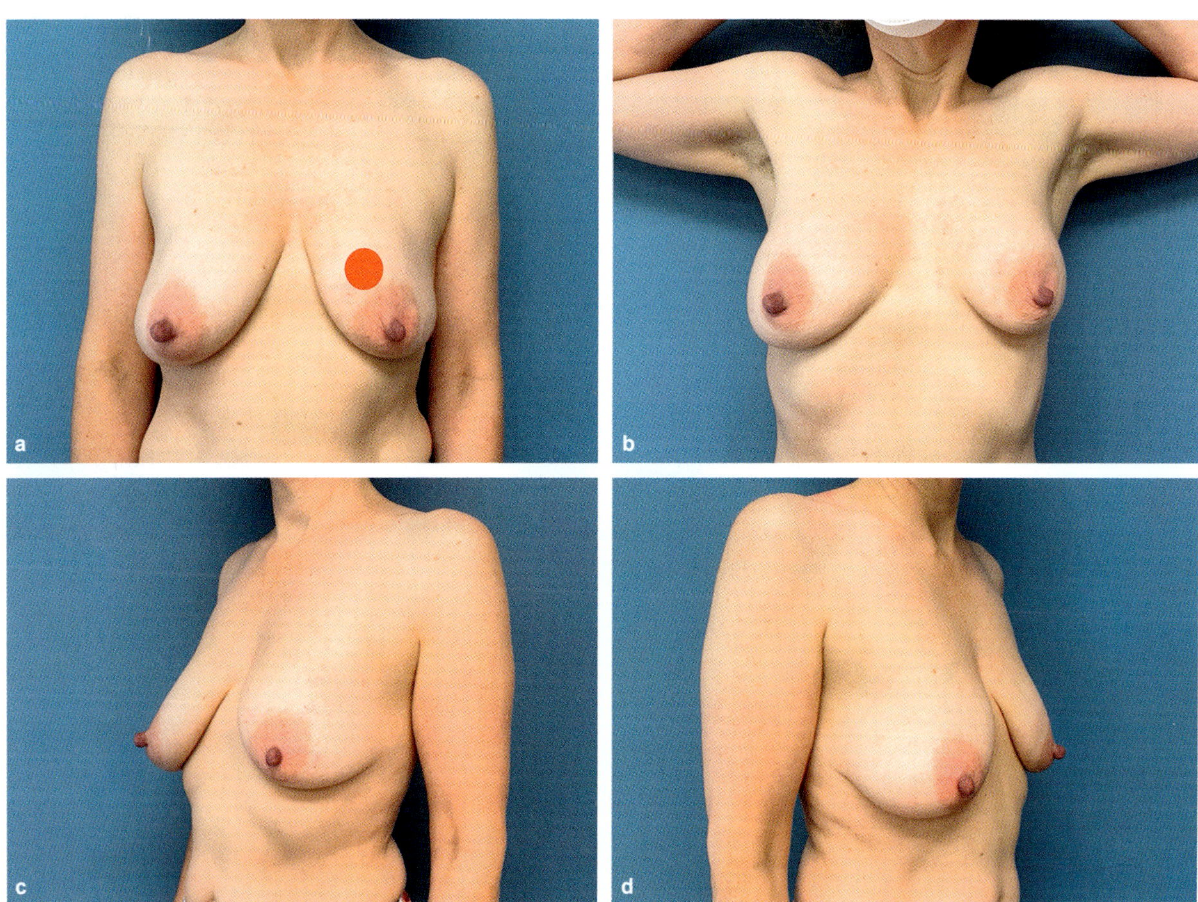

Abb. 2.78 Präoperative Fotodokumentation mit angezeichneter Tumorlokalisation [M1103]

2.10.3 Operatives Vorgehen

Anzeichnung

➢ Abb. 2.79

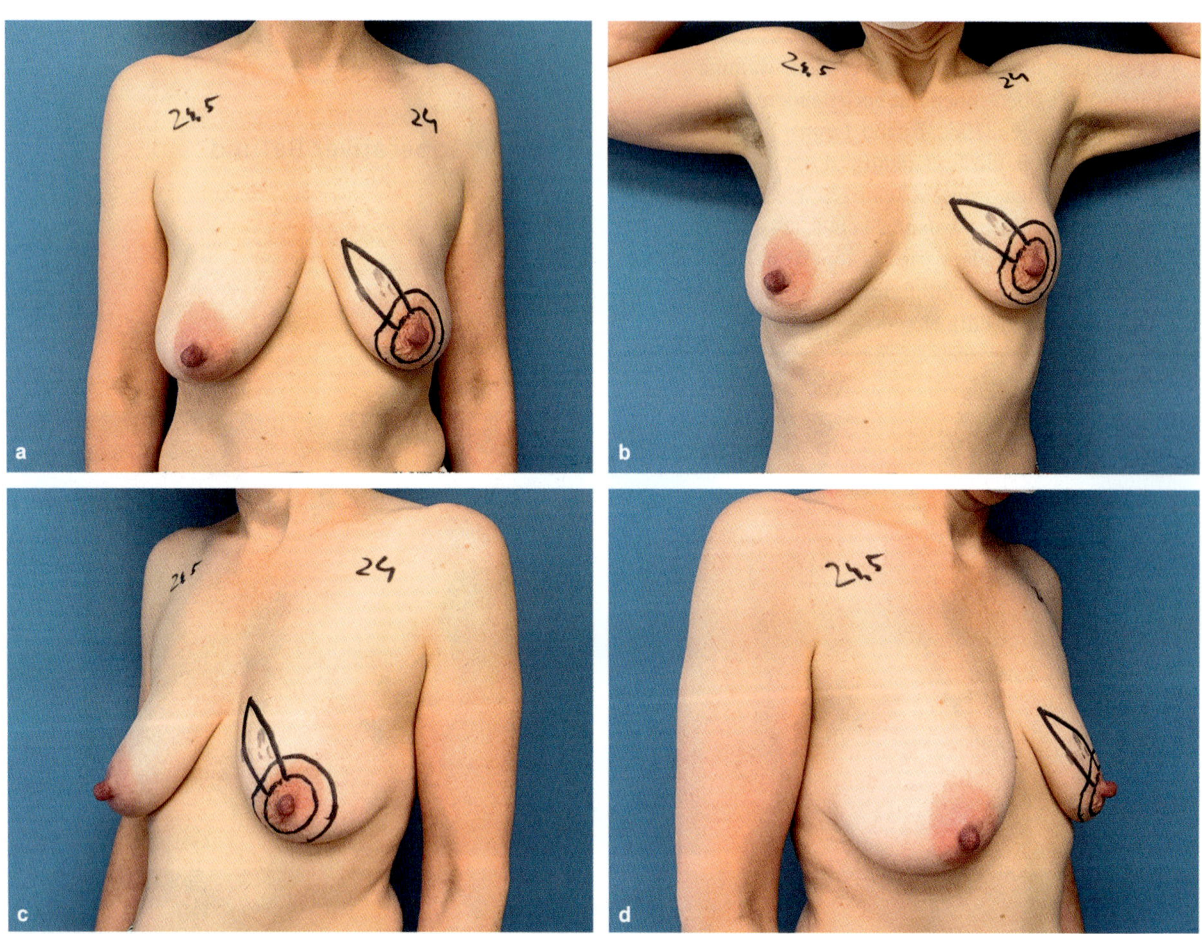

Abb. 2.79 Präoperative Anzeichnung an der stehenden Patientin [M1103]

Operationsschritte

➤ Abb. 2.80, ➤ Abb. 2.81, ➤ Abb. 2.82, ➤ Abb. 2.83

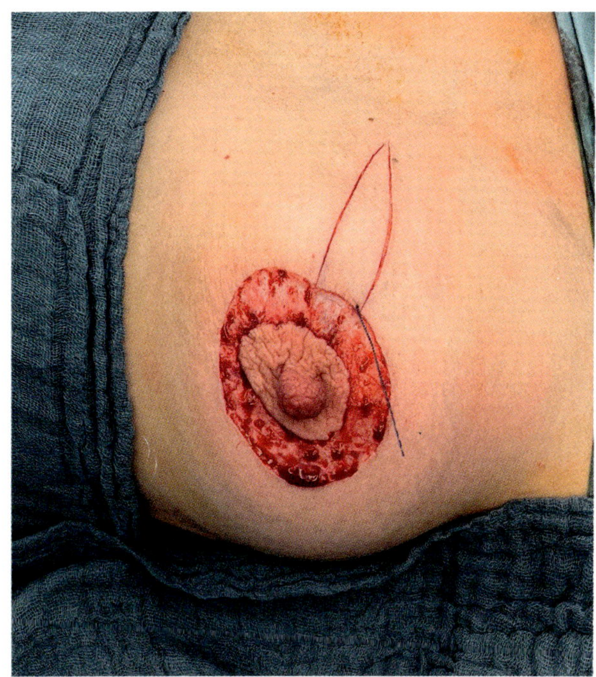

Abb. 2.80 Hautschnitt innerhalb der angezeichneten Linien und Deepithelialisierung periareolär [M1103]

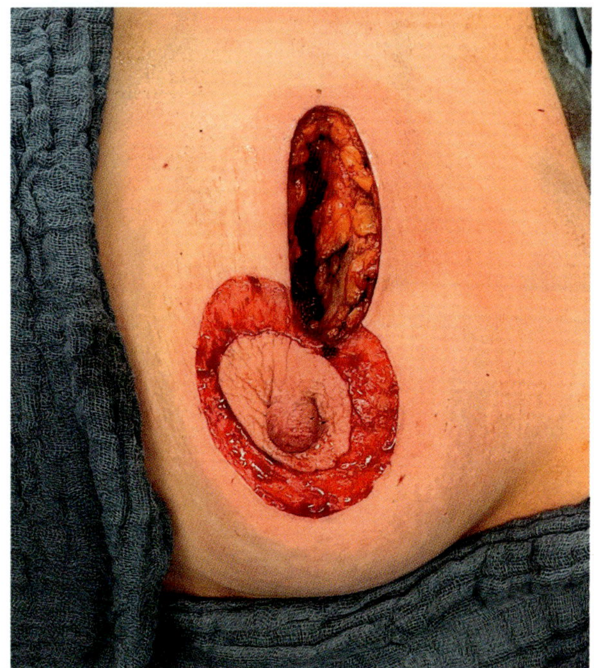

Abb. 2.81 Segmentale Exzision des Tumors unter Mitnahme der Haut [M1103]

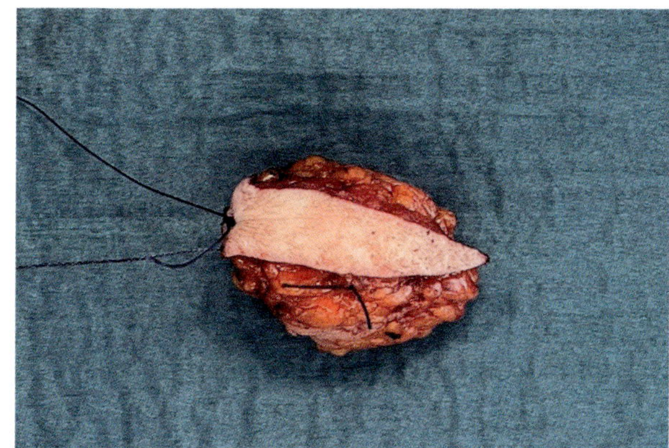

Abb. 2.82 OP-Präparat [M1103]

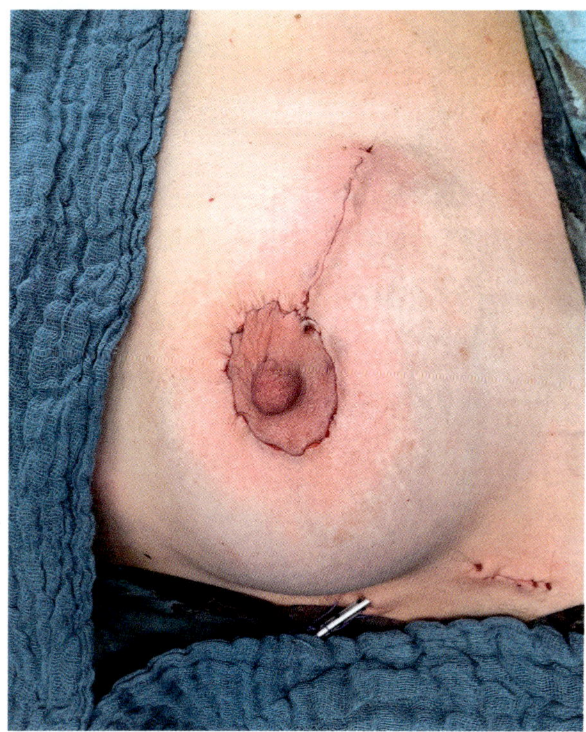

Abb. 2.83 Nach Aufsetzen der Patientin wird das Gewebe über dem Pektoralismuskel mobilisiert und zweischichtig verschlossen (z. B. Fettgewebe/transcorial mit Vicryl 2–0 und intrakutan Monocryl 4–0) [M1103]

2

2.10.4 Postoperatives Ergebnis

➢ Abb. 2.84, ➢ Abb. 2.85

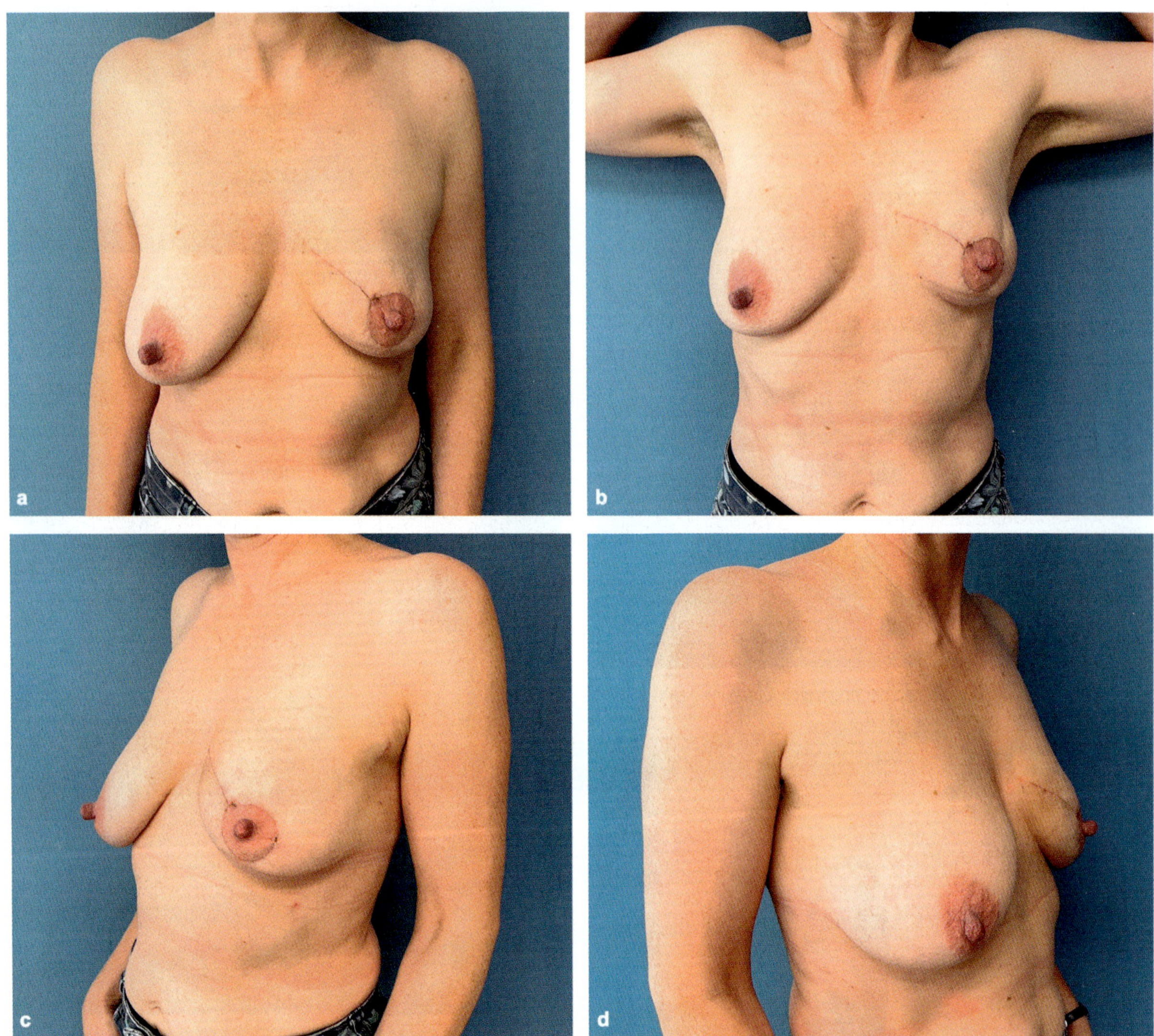

Abb. 2.84 Postoperatives Ergebnis 3 Wochen nach der Operation. Beachte die leichte Asymmetrie mit stärkerer Ptosis der gesunden Gegenseite. [M1103]

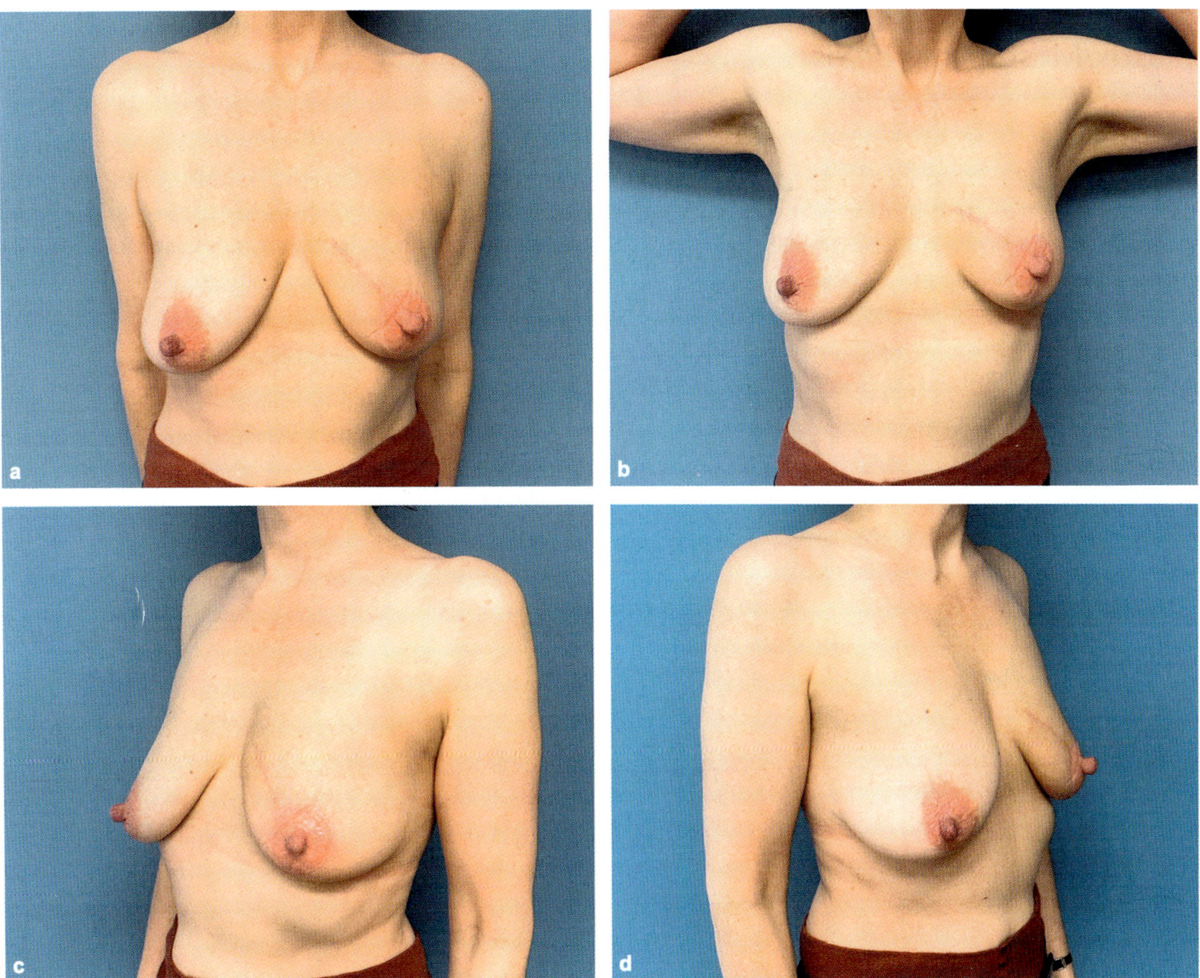

Abb. 2.85 Postoperatives Ergebnis 8 Wochen nach Abschluss der adjuvanten Radiatio [M1103]

2.11 Tumoradaptierte Reduktionsplastik/Mastopexie beidseits

Maggie Banys-Paluchowski

Fallbeispiel

- 42-jährige Patientin mit Mammakarzinom re. bei 6 Uhr
- cT2 (35 mm) cN0 M0 G2
- ER/PR pos. HER2 neg. Ki67 10 %
- **Cave:** dezente Hauteinziehung mit Defektbildung in der Achse 6 Uhr, neu aufgetreten
- nebenbefundlich: B3-Läsion li. bei 3 Uhr
- BH-Körbchen: C, leichte Ptosis

2.11.1 Hintergrundinformation

Während einer Reduktionsplastik werden sowohl das Volumen als auch der Hautmantel reduziert. Dabei wird die Mamille nach kranial versetzt, i. d. R. an einem **Mamillenstiel.** Bei der Planung muss insb. über die **Richtung des Stiels** entschieden werden (d. h. aus welcher Richtung wird die Mamille an ihrer neuen Position versorgt?). Bei Reduktionsplastiken aus ästhetischen Gründen werden je nach Form und Größe der Mammae unterschiedliche Stielungen der Mamille verwendet. Bei onkoplastischer Reduktion wird die Stielung meist durch die Tumorlokalisation vorgegeben. Bei besonders starker Ptosis kann alternativ zum Mamillenstiel eine freie Mamillentransplantation durchgeführt werden (➤ Kap. 2.19).

2.11.2 Präoperativer Befund

➤ Abb. 2.86

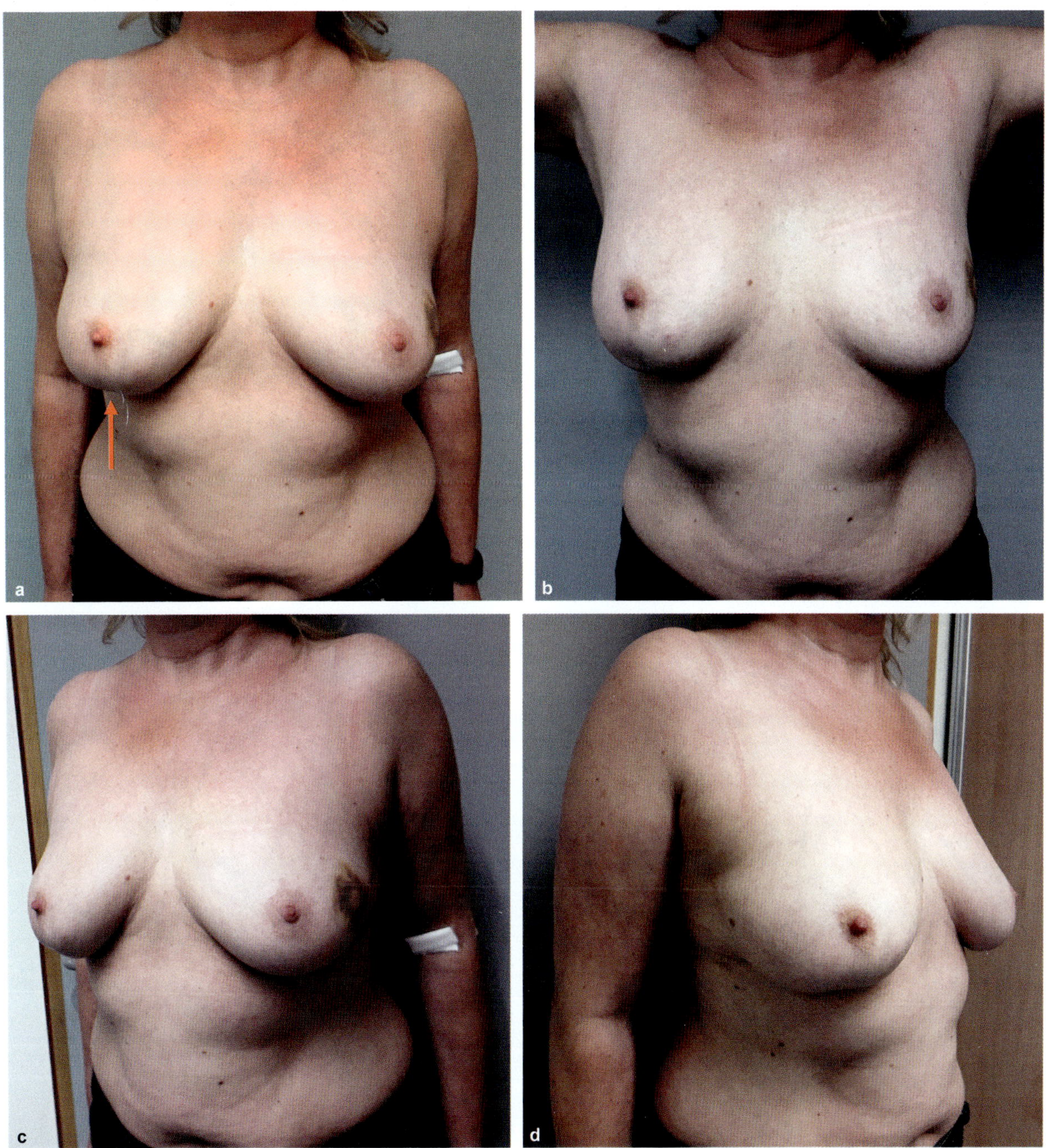

Abb. 2.86 Präoperative Fotodokumentation
Hauteinziehung mit Konturdefekt re. bei 6 Uhr (Pfeil) und sichtbares Hämatom li. bei 3 Uhr nach Vakuumbiopsie [M1103]

2

2.11.3 Operatives Vorgehen

Anzeichnung

➢ Abb. 2.87

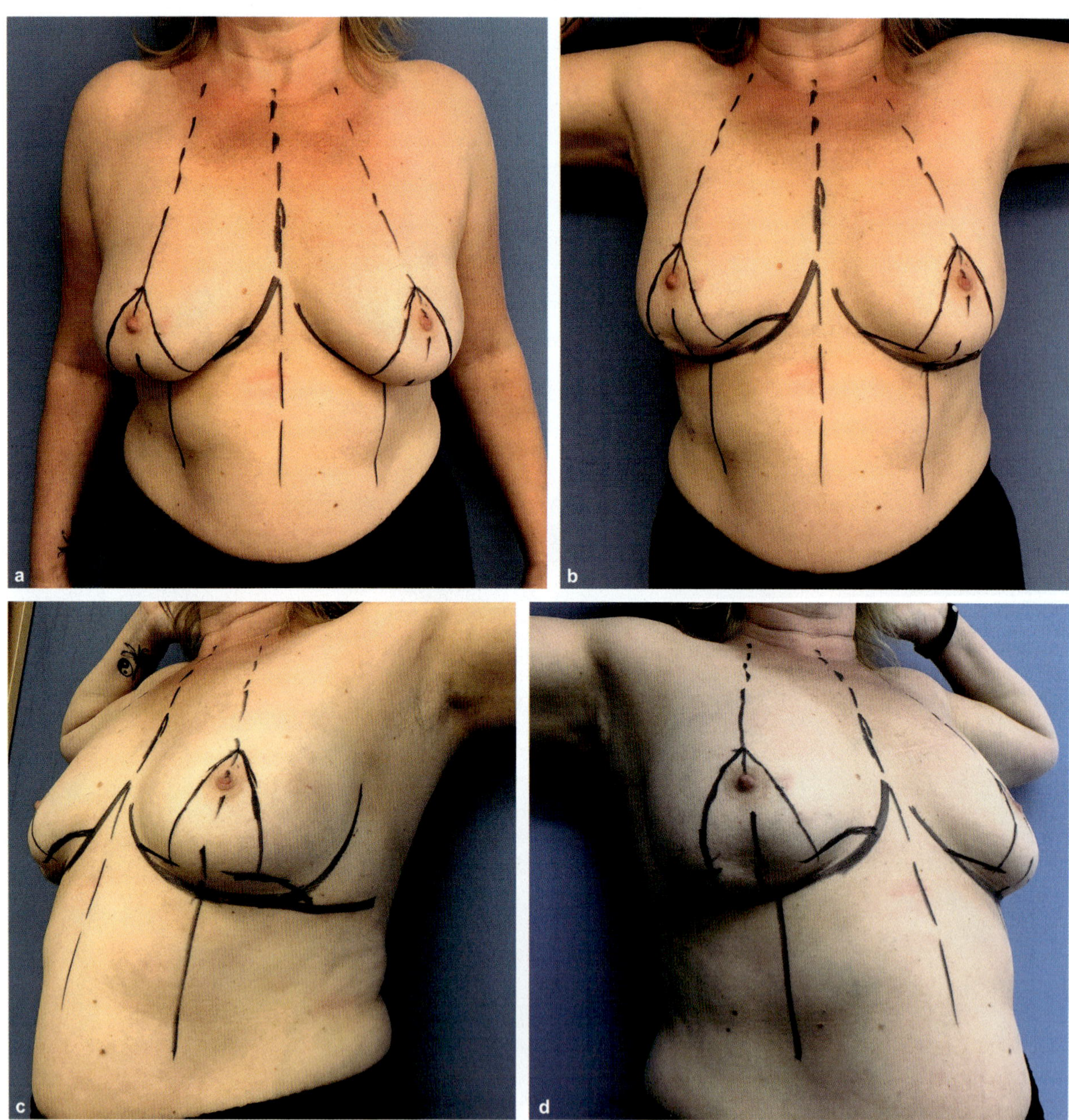

Abb. 2.87 Präoperative Anzeichnung an der stehenden Patientin
Neuer Jugulum-Mamillen-Abstand 21 cm, Steglänge 10 cm, neuer Sternum-Mamillen-Abstand 11 cm, Abstand medialer und lateraler Hautschenkel 7 cm [M1103]

Operationschritte

Operation der rechten Seite: Reduktionsplastik/ Mastopexie mit mediokranialem Mamillenstiel

Aufgrund der Tumorlokalisation bei 6 Uhr subkutan mit sichtbarer Hauteinziehung muss das Gewebe inkl. Haut in dem Areal entfernt werden. Bei dieser Tumorlokalisation kann der Mamillenstiel von medial, kranial oder lateral gebildet werden. In unserem Fall wurde die mediokraniale Stielung gewählt (➤ Kap. 2.19, ➤ Abb. 2.88, ➤ Abb. 2.89, ➤ Abb. 2.90).

TIPP

Beim Hautschnitt soll nur die oberflächliche Epidermis und nicht das Korium durchtrennt werden. Während der Deepithelialisierung wird darauf geachtet, dass das Korium intakt bleibt, um die subkoriale Gefäßversorgung zu schonen. Die Umschneidung beginnt meist mit dem zirkulären Schnitt um die Areola.

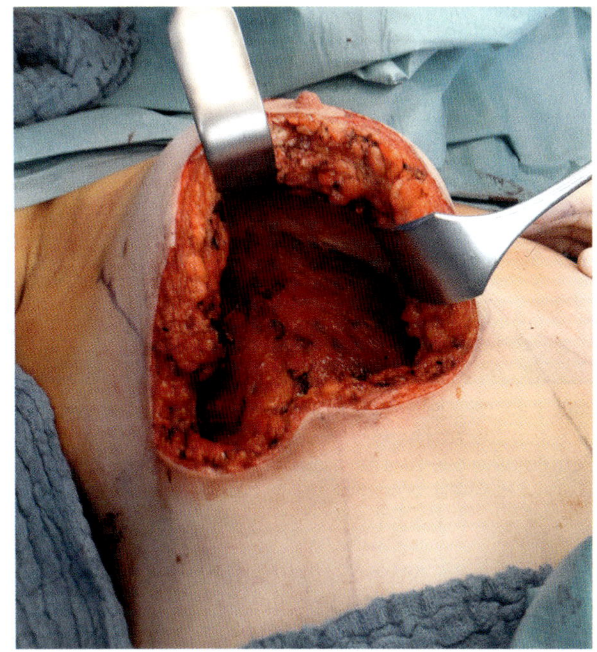

Abb. 2.89 Das Gewebe wird über dem Pektoralismuskel mobilisiert [M1103]

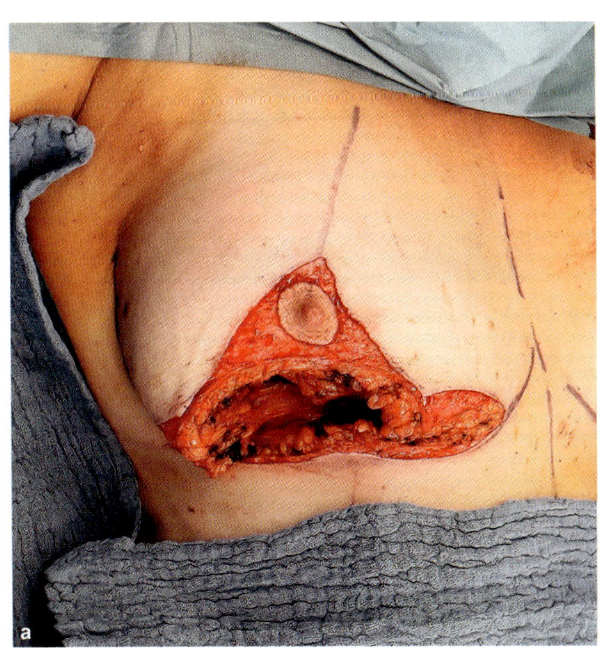

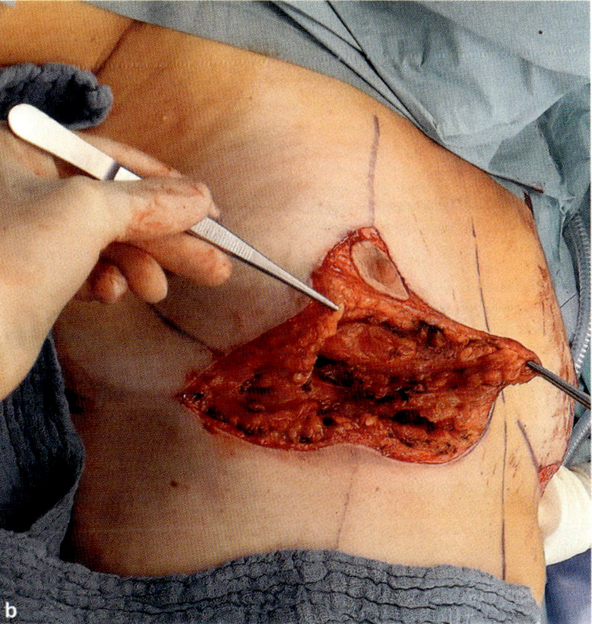

Abb. 2.88 Der angezeichnete Bereich wird umschnitten und unter Aussparung der Areola deepithelialisiert. Der bei 6 Uhr liegende tastbare Tumor wurde bereits mit der darüberliegenden Haut entfernt. Das Korium wurde entlang der Submammärfalte eröffnet. [M1103]

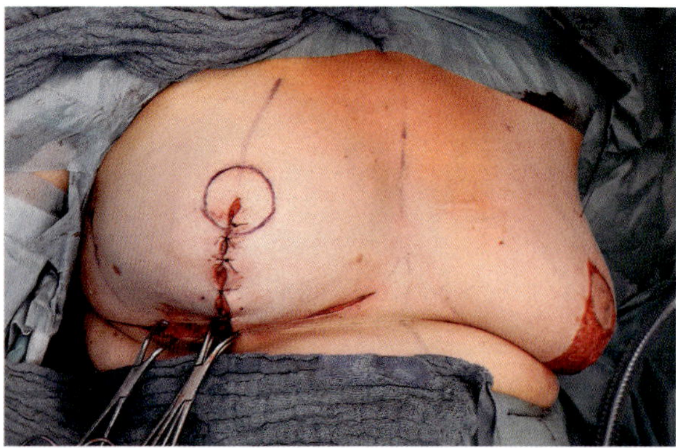

Abb. 2.90 Die Patientin wird aufgesetzt und die neue Mamillenposition aufgesucht. Der angezeichnete Bereich wird deepithelialisiert, anschließend die Nähte gelöst und der mediokraniale Mamillenstiel gebildet (kranio-mediale Mamillenstielung step-by-step ➤ Kap. 2.18). [M1103]

Operation der linken Seite: Reduktionsplastik/ Mastopexie mit zentrokaudalem Stiel

Aufgrund der Befundlokalisation bei 3 Uhr muss das Gewebe in dem Bereich entfernt werden. Bei dieser Lokalisation wurde die zentrokaudale Stielung gewählt. Die vakuumbioptisch gesicherte B3-Läsion wird präoperativ drahtmarkiert (➤ Abb. 2.91). Um den Befund wird auch gesundes Gewebe entnommen, um eine postoperative Volumensymmetrie zu erreichen (➤ Abb. 2.92, ➤ Abb. 2.93, ➤ 2.94, ➤ 2.95).

INFO

Die Reduktionsplastik mit zentrokaudalem Stiel gehört zu den sichersten onkoplastischen Operationen. Durch die Breite des Stiels treten Komplikationen wie eine Mamillennekrose sehr selten auf. Sie eignet sich für die Entfernung von Tumoren, die medial, kranial oder lateral der Mamille liegen.

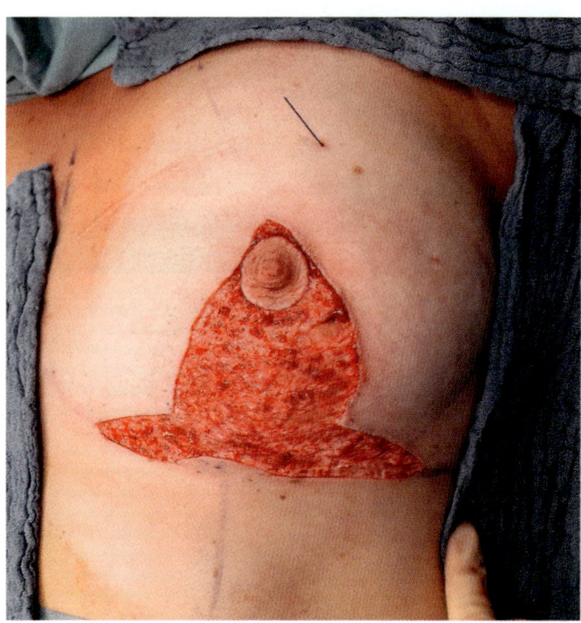

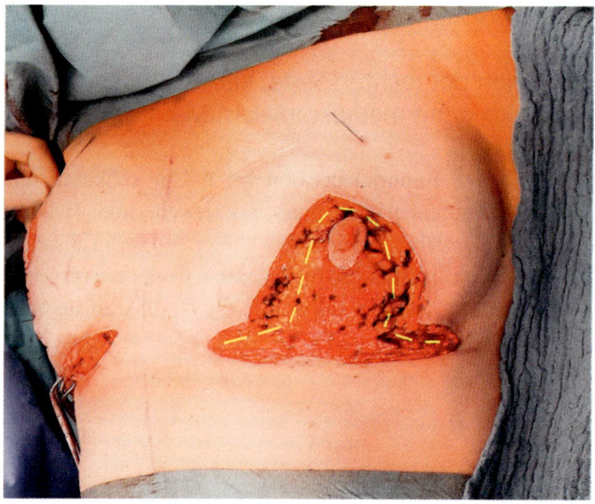

Abb. 2.92 Das Korium wird entlang der kranialen Anzeichnung eröffnet [M1103]

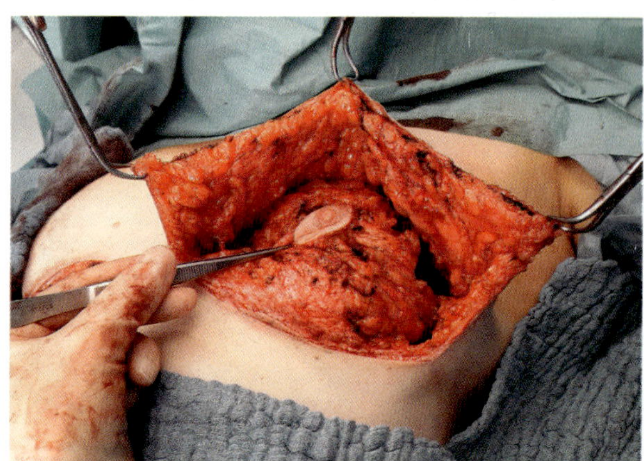

Abb. 2.93 Das Gewebe wird von der darüberliegenden Haut abpräpariert. Die Brustdrüse samt Mamille liegt frei und ist von zentrokaudal gestielt und durchblutet. Jetzt kann das Gewebe zur Volumenreduktion entnommen werden (meist medial und lateral der Mamille – in unserem Fall v. a. im lateralen Bereich um das drahtmarkierte Areal). [M1103]

CAVE!

Bei zentrokaudaler Stielung der Mamille wird ein Teil der Versorgung durch die feinen Perforatorgefäße aus dem Pektoralismuskel gewährleistet. Besonders bei voluminösen, schweren Mammae soll während der gesamten Operation darauf geachtet werden, dass das Gewebe nicht mit dem ganzen Gewicht nach lateral fällt, weil die Perforatoren durch den starken Zug verletzt werden können.

Abb. 2.91 Das angezeichnete Areal wurde umschnitten und unter Aussparung der Areola deepithelialisiert. Der Draht markiert die B3-Läsion bei 3 Uhr [M1103]

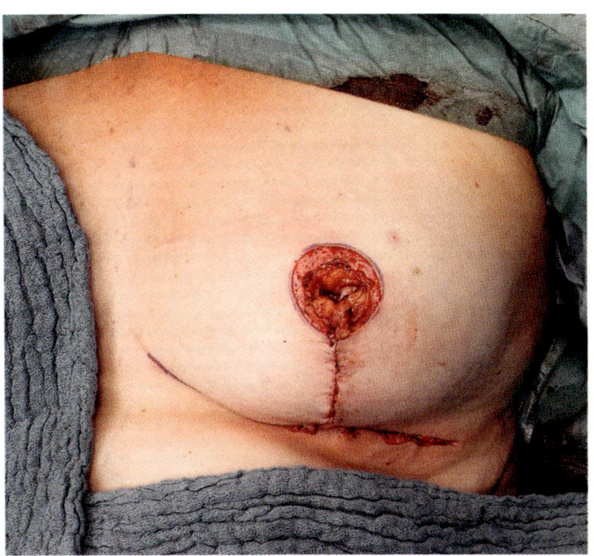

Abb. 2.94 Die Patientin wird aufgesetzt und die neue Mamillenposition gewählt. Im Randbereich wird die Haut deepithelialisiert, zentral wird das Gewebe exzidiert, um Platz für die Mamille zu bilden. [M1103]

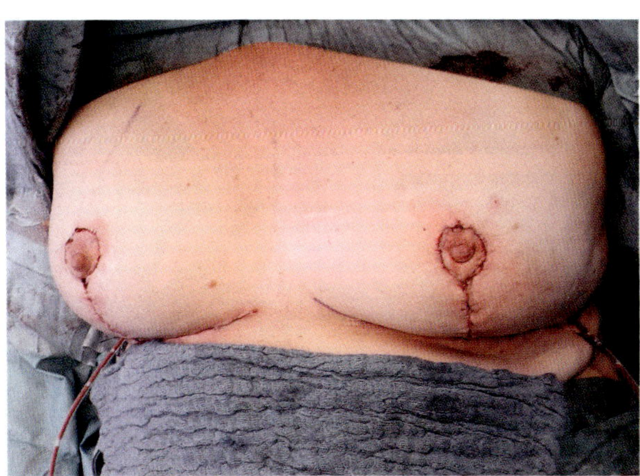

Abb. 2.95 Die Mamillen werden positioniert und mit jeweils acht versenkten Einzelknopfnähten angenäht. Die Wunde wird mit einer fortlaufenden Intrakutannaht verschlossen. [M1103]

2.11.4 Postoperatives Ergebnis

Initial sind viele Patientinnen mit der Symmetrie sehr zufrieden (➤ Abb. 2.96). Die Bestrahlung führt i. d. R. zu einer Formveränderung, die sich in ihrem Ausmaß prätherapeutisch nicht abschätzen lässt. So kann es zum Lymphstau der Mamma (→ Volumenzunahme; ➤ Abb. 2.97), Fibrose (→ strafferes Erscheinen oder Verhärtungen) oder auch starker Volumenabnahme kommen. In Folge dieser Veränderungen können Patientinnen im Laufe der Zeit eine angleichende Operation bzw. eine Korrektur wünschen.

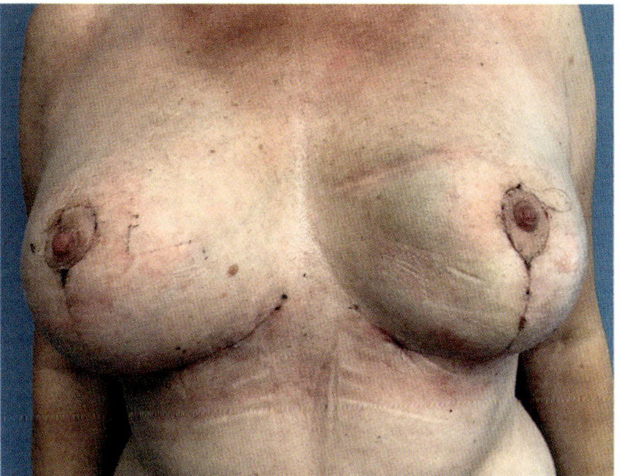

Abb. 2.96 Postoperatives Ergebnis zwei Wochen nach der Operation [M1103]

CAVE!

In den ersten 6–12 Monaten nach Bestrahlung müssen operative Interventionen aufgrund eines deutlich erhöhten Komplikationsrisikos sehr kritisch gesehen werden. Das Risiko einer Wundheilungsstörung bleibt nach Radiatio langfristig erhöht.

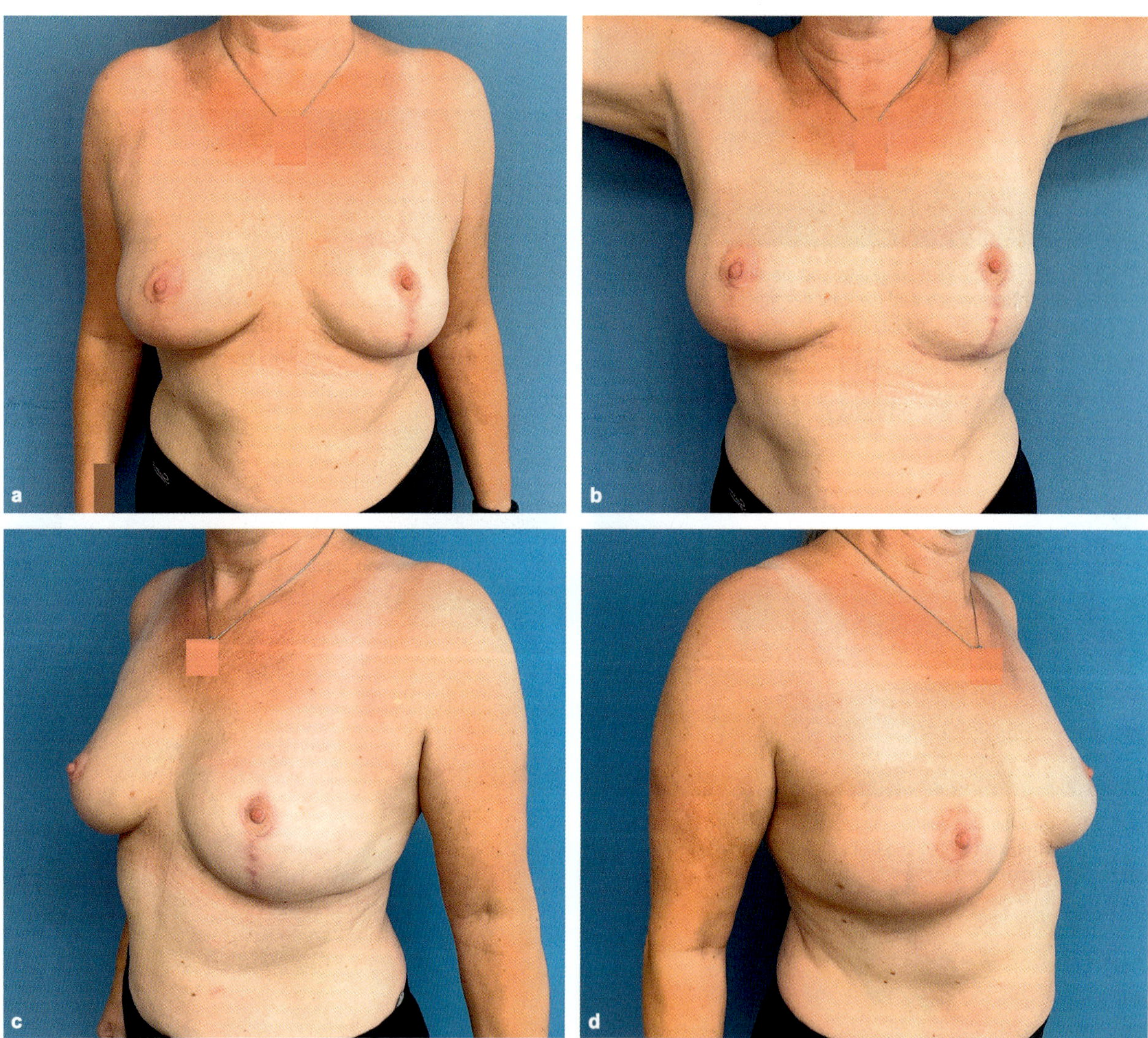

Abb. 2.97 Postoperatives Ergebnis zwei Monate nach der Operation kurz vor Ende der Radiatio re. Beachte leichte Volumenasymmetrie und die deutlich prominentere Mamille re. durch den im Laufe der Bestrahlung aufgetretenen Lymphstau. Eine Serombildung wurde sonografisch ausgeschlossen. [M1103]

2.12 Tumoradaptierte Mastopexie bei liegendem Implantat

Maggie Banys-Paluchowski

Fallbeispiel

- 38-jährige Patientin mit 3 cm großem Mammakarzinom li. bei 11 Uhr mit Ausläufern subkutan
- BH-Größe: 80D, Ptosis
- Kapselfibrose Baker Grad I im Z. n. Implantataugmentation mit periareolärer Straffung vor 15 Jahren; Patientin wünscht explizit keine Implantatentfernung bzw. -wechsel und auch keine Formkorrektur; sie wurde über die Indikation zur Radiatio nach brusterhaltender Operation und ein damit deutlich erhöhtes Kapselfibroserisiko aufgeklärt (➢ Kap. 7.2)
- Mamillen-Jugulum-Abstand 27 cm li., 27,5 cm re.
- Operation: tumoradaptierte Mastopexie li. mit intraoperativer Sonografie unter Erhalt der Prothese und Sentinel node-Biopsie

2.12.1 Präoperativer Befund

➢ Abb. 2.98

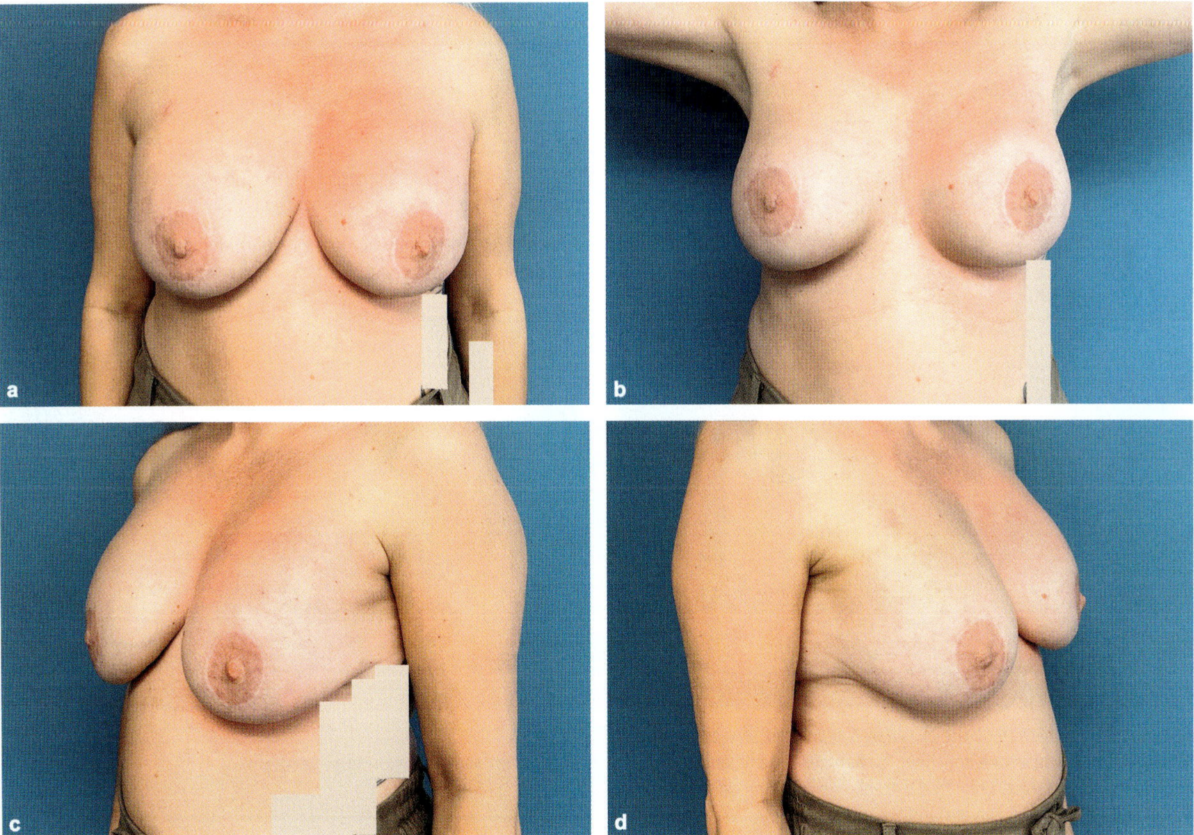

Abb. 2.98 Präoperative Fotodokumentation. Graue Balken bedecken die Tätowierungen der Patientin. [M1103]

2.12.2 Operatives Vorgehen

Anzeichnung

➢ Abb. 2.99

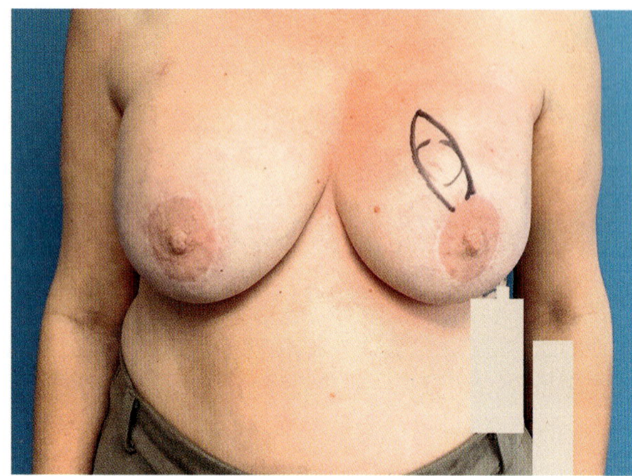

Abb. 2.99 Präoperative Anzeichnung an der stehenden Patientin [M1103]

Operationsschritte

➢ Abb. 2.100, ➢ Abb. 2.101, ➢ Abb. 2.102, ➢ Abb. 2.103, ➢ Abb. 2.104, ➢ Abb. 2.105, ➢ Abb. 2.106, ➢ Abb. 2.107, ➢ Abb. 2.108

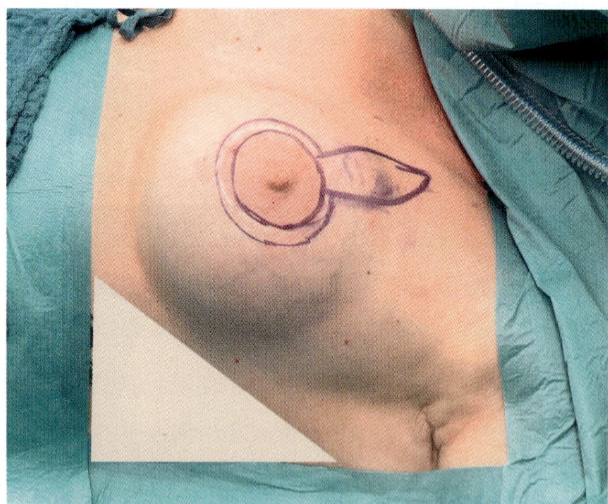

Abb. 2.100 Vor dem Hautschnitt. Periareolär wurden zwei zirkuläre Schnitte um die Narben angezeichnet, im Rahmen der Implantataugmentation vor 15 Jahren sind um die Areola mehrere unregelmäßige Narben entstanden, die nun entfernt werden. [M1103]

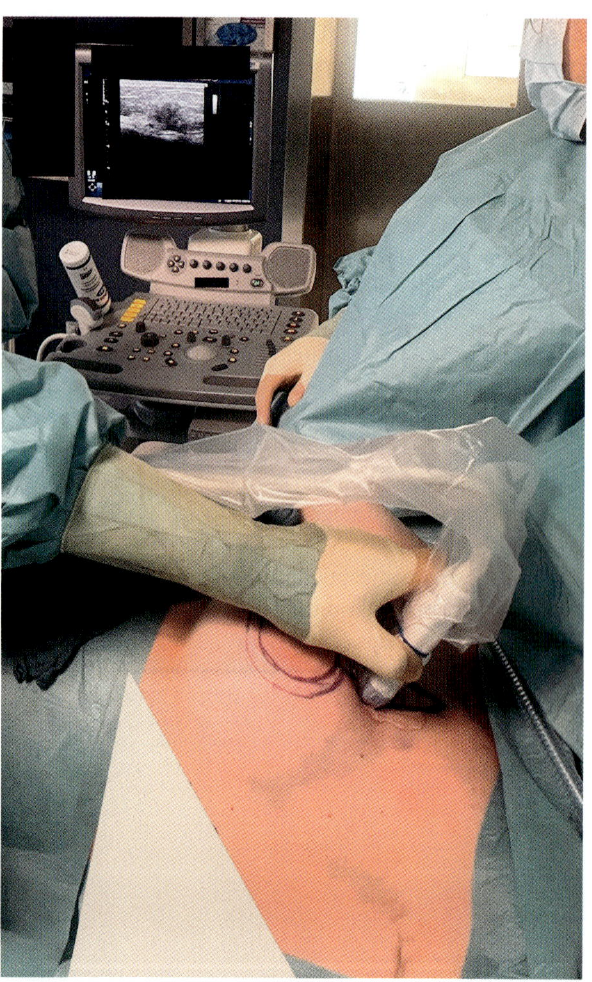

Abb. 2.101 Sonografische Darstellung des Tumors mit der steril bezogenen Linearsonde [M1103]

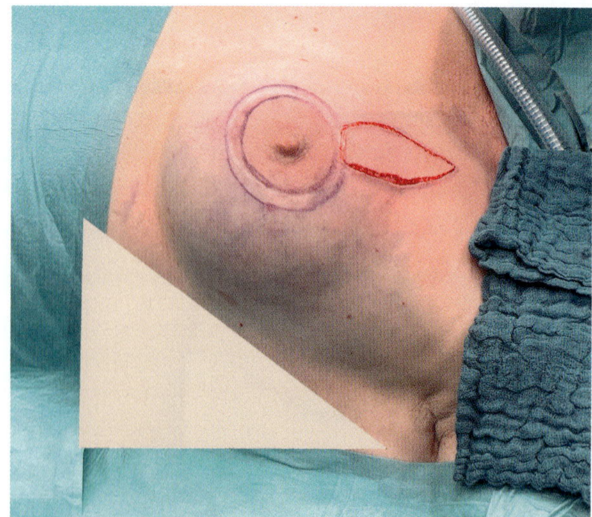

Abb. 2.102 Hautschnitt innerhalb der angezeichneten Linien [M1103]

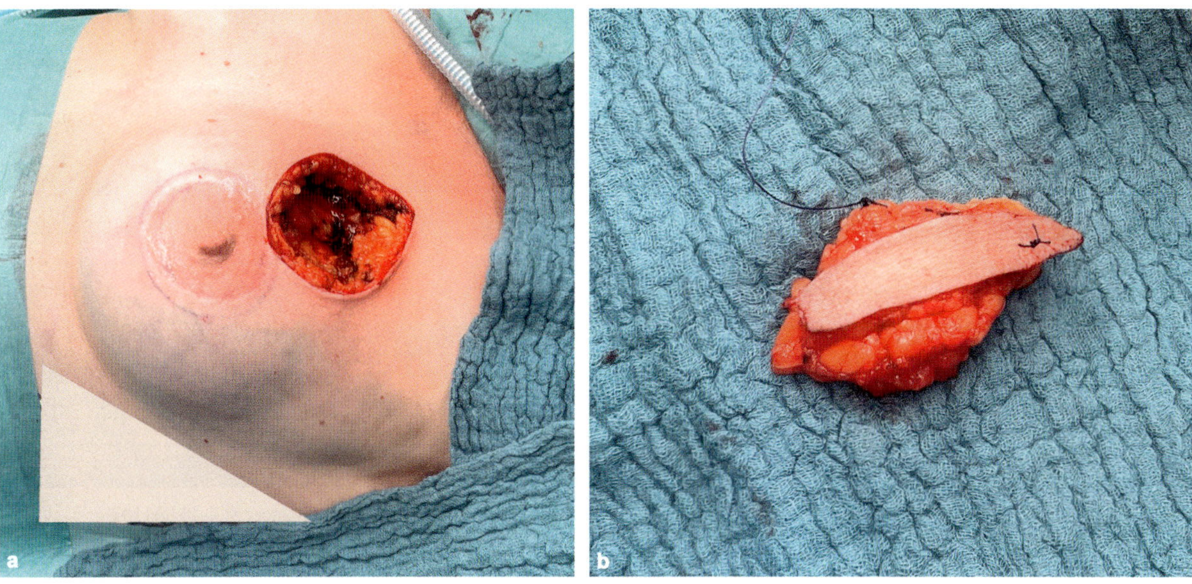

Abb. 2.103 Segmentale Exzision des Tumors mit intermittierender sonografischer Kontrolle. Fadenmarkierung [M1103]

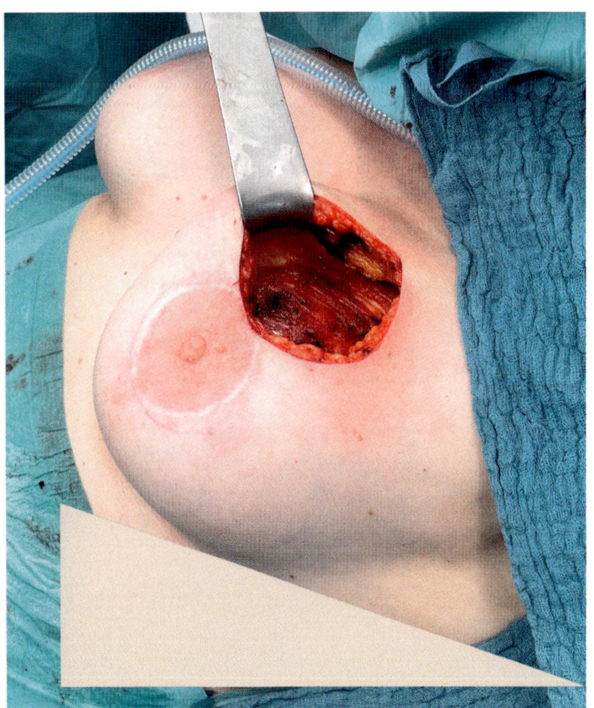

Abb. 2.104 Großflächige Mobilisation der gesamten Brust über der Muskulatur. Das Implantat befindet sich submuskulär, die Kapsel wurde nicht eröffnet. Vom gleichen Schnitt aus wird der Sentinel-Lymphknoten entfernt. [M1103]

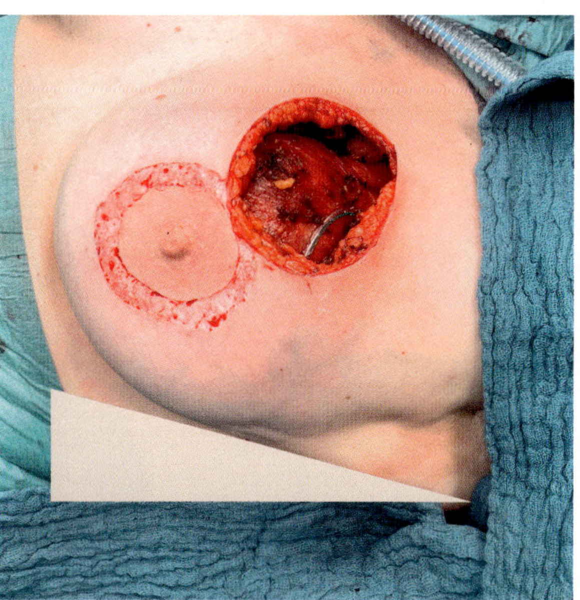

Abb. 2.105 Einlage einer Redondrainage und Deepithelialisierung periareolär unter Mitnahme der alten Narben [M1103]

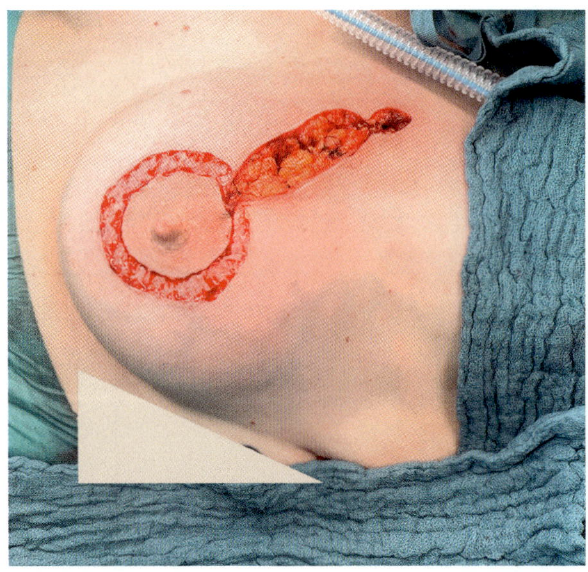

Abb. 2.106 Wundverschluss (z. B. mit Vicryl 2–0) nach Aufsetzen der Patientin [M1103]

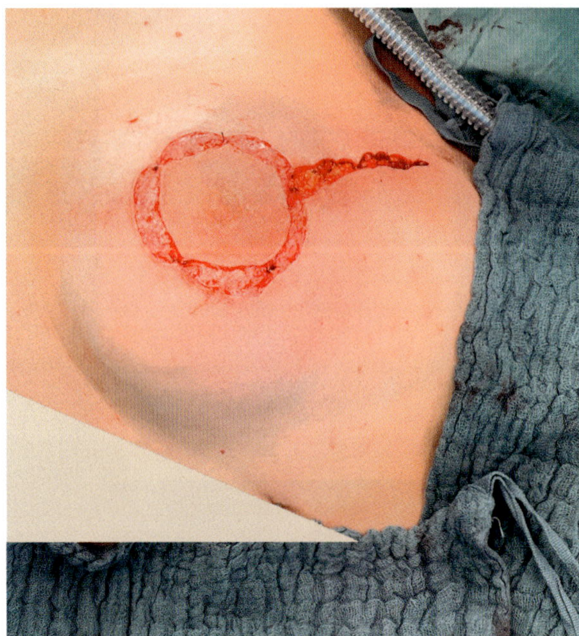

Abb. 2.107 Wundverschluss periareolär mit 4 Nähten (z. B. Vicryl 3–0) [M1103]

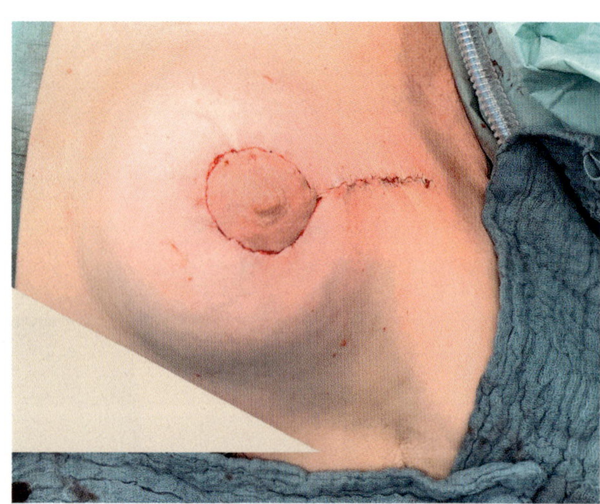

Abb. 2.108 Intrakutannaht (z. B. Monocryl 4–0) [M1103]

2.12.3 Postoperatives Ergebnis

➤ Abb. 2.109, ➤ Abb. 2.110

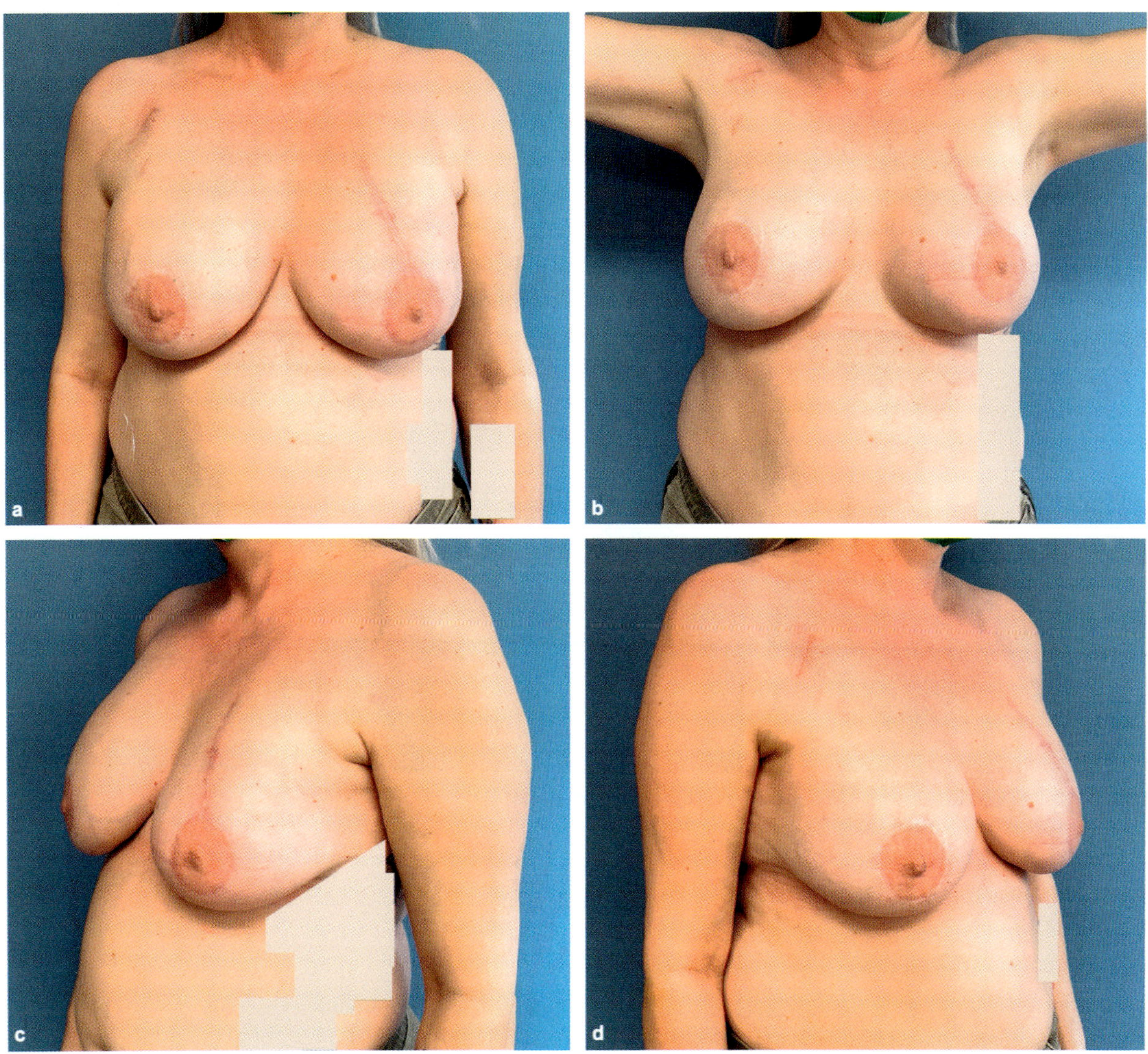

Abb. 2.109 Postoperatives Ergebnis 6 Wochen nach der Operation [M1103]

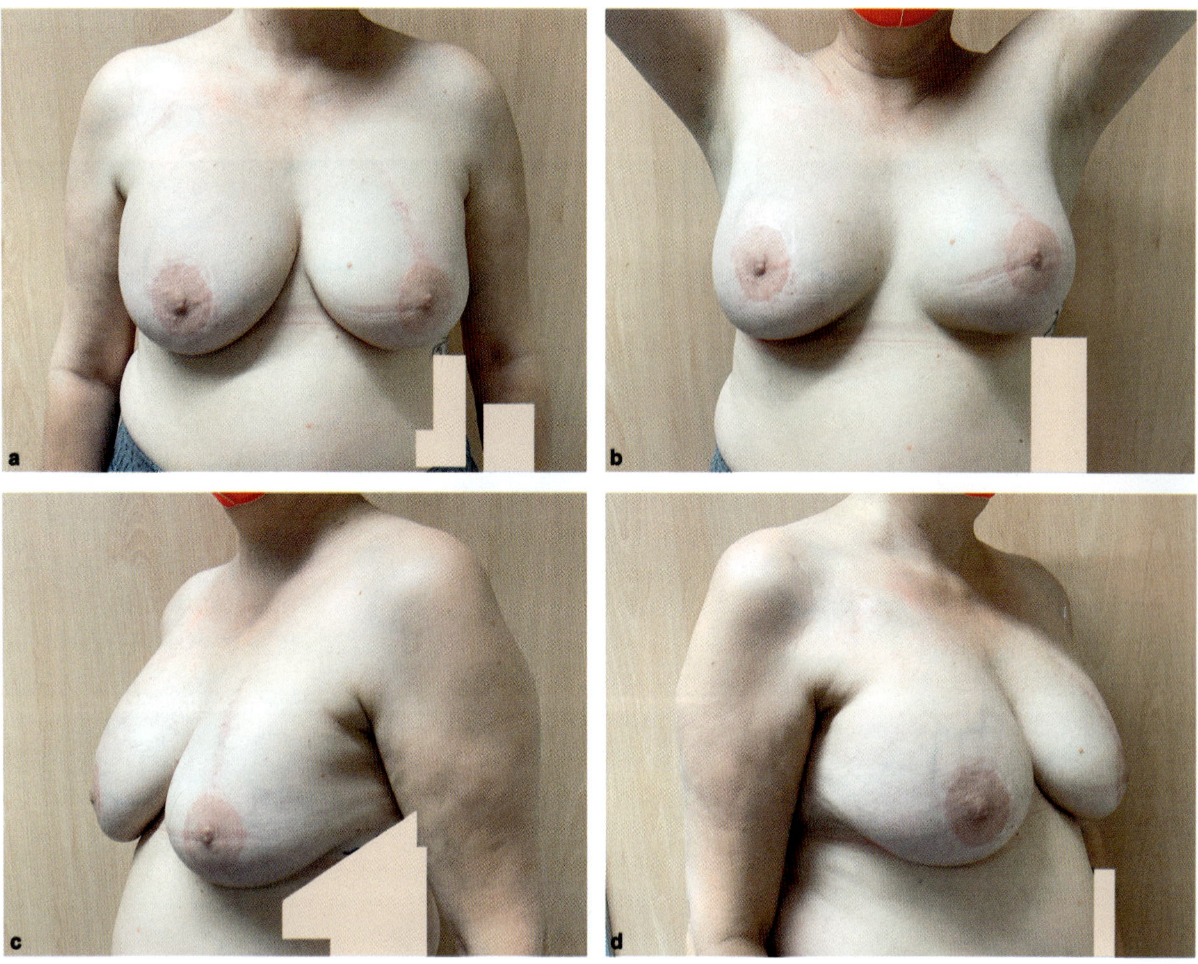

Abb. 2.110 Postoperatives Ergebnis 3 Monate nach dem Ende der Bestrahlung [M1103]

2.13 Autologe Konversion

Christine Ankel

Definition: Implantatentfernung und Brustformung aus verbliebenem Brustgewebe

2.13.1 Hintergrundinformation

Es gibt viele Gründe für eine Frau, Brustimplantate einlegen zu lassen. Statistisch gesehen werden nach 10 Jahren etwa die Hälfte der Brustimplantate ausgetauscht.

Dabei ist die Kapselfibrose der häufigste angegebene Grund für die Implantatentfernung.

Viele Frauen stellen sich im Rahmen der anstehenden Implantatentfernung die Frage, ob sie überhaupt neue Implantate haben wollen, haben aber Sorge vor schlaff hängender Haut, die ihre Brust unästhetisch wirken lässt.

Die Technik der autologen Konversion beinhaltet folgende Schritte:

1. Anzeichnung T-Schnitt
2. bogenförmige Inzision im unteren Pol der Deepithelisierungszone (immer kraniale Stielung des Mamillen-Areola-Komplexes)
3. komplette Entfernung von Implantat und Kapsel
4. ggf. Rückverlagerung von M. pectoralis major an die Thoraxwand (bei initial subpektoral liegendem Implantat)
5. innere laterale Avancement-Naht zur stabilen Verkleinerung der Brustbasis
6. Gewebe aus den unteren Brustquadranten wird präpariert und nach zentral verlagert, um das Zentrum der Brust wieder aufzufüllen

CAVE!

Präoperativ ist eine adäquate Mammadiagnostik durchzuführen. Einerseits kann hiermit ein Tumorgeschehen ausgeschlossen werden. Des Weiteren können bei Hinweisen auf eine Implantatruptur weitere ergänzende diagnostische Schritte, z. B. ein Mamma-MRT, eingeleitet werden. Bei defekten Implantaten soll auf Silikonome im verbleibenden Brustgewebe und Axilla geachtet werden. Silikonome im Bereich der Lymphknoten kommen auch Axilla-überschreitend vor und sind operativ nicht immer erreichbar. Bei klinischer Beschwerdefreiheit können sie auch belassen werden.

Bei der körperlichen Untersuchung vor der Operation sollte das Volumen des verbleibenden Gewebes abgeschätzt und – wenn vorhanden – der Implantatpass eingesehen werden.

TIPP

Zur Operation ist die Verwendung eines Kaltlichthakens (Xenon-Kaltlicht) von Vorteil.

Fallbeispiel

- 35 Jahre
- Z. n. Implantateinlage präpektoral vom Mastopexie-Schnitt
- Kapselfibrose
- Wunsch nach ersatzloser Implantatentfernung und autologer Konversion
- Mammadiagnostik unauffällig, Implantate intakt

2.13.2 Präoperativer Befund

➤ Abb. 2.111

1. frontal
2. Anzeichnung frontal und kaudaler Gewebepool für die innere Füllung der Brust
3. Bild im OP vor Schnitt. **Achtung:** Im Rahmen der Implantatentfernung wird die Inframammärfalte „hochwandern“
4. gut sichtbar ist dies nach Entfernung des Implantates und der Kapsel

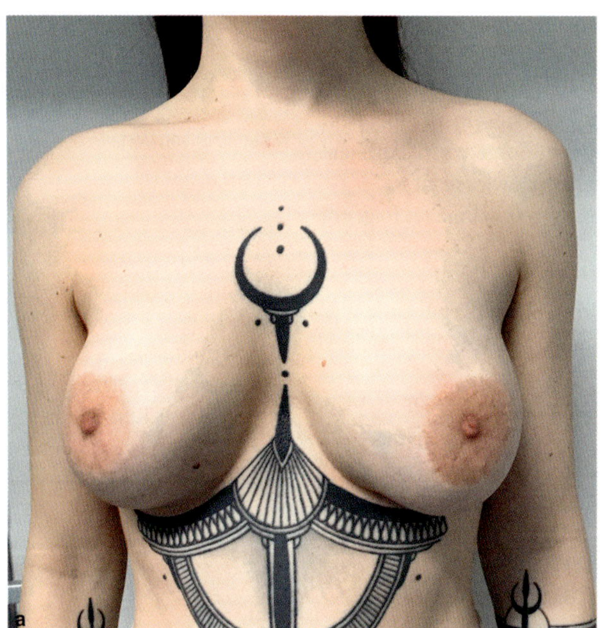

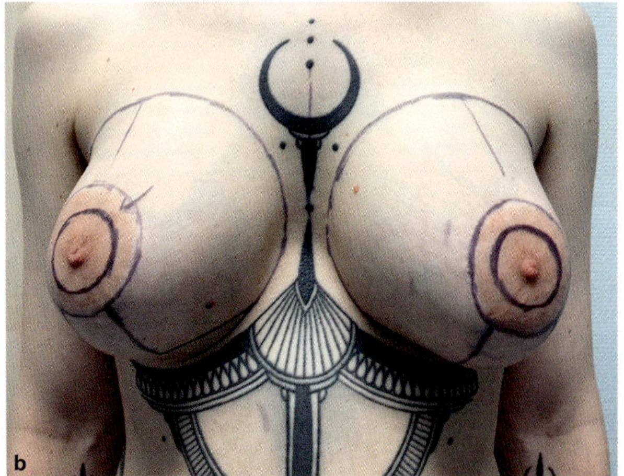

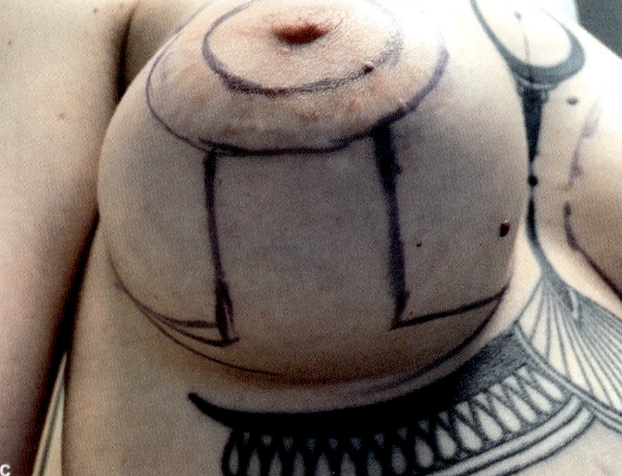

Abb. 2.111 Präoperative Anzeichnung [M1263]

2.13.3 Operatives Vorgehen

➤ Abb. 2.112, ➤ Abb. 2.113, ➤ Abb. 2.114, ➤ Abb. 2.115, ➤ Abb. 2.116, ➤ Abb. 2.117, ➤ Abb. 2.118

1. Periareoläre Deepithelisierung und bogenförmige Inzision im kaudalen Pol der Deepithelisierung. Dadurch wird die Brustwarze kranial gestielt
2. Implantat- und Kapselentfernung
3. Rückverlagerung des M. pectoralis major an die Thoraxwand
4. Legen einer inneren Advancement-Naht mit 2×0 PDS, um die Wundhöhle nach lateral zu verkleinern und die Brust lateral zu stabilisieren
5. Situationsklammern: der deepithelisierte kaudale dermoglanduläre Lappen ist nach zentral gelegt und füllt den zentralen Defekt auf

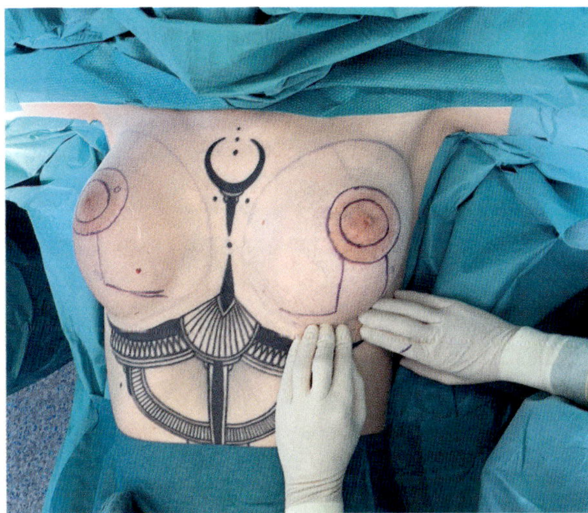

Abb. 2.112 Kontrolle der Anzeichnung vor Beginn der Operation [M1263]

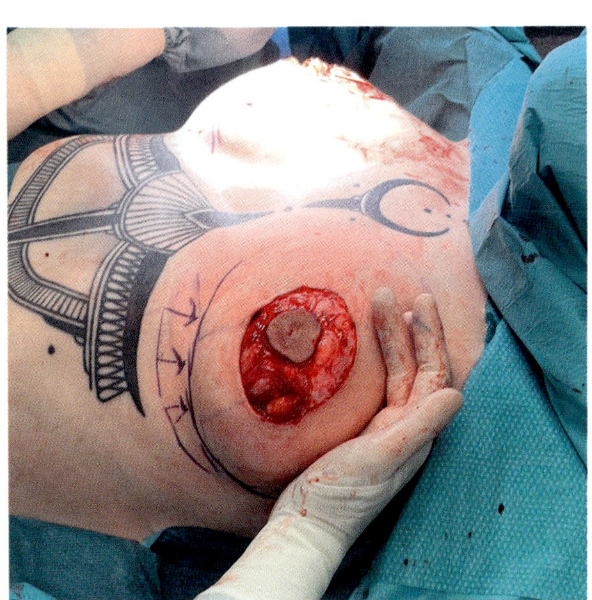

Abb. 2.113 Nach Deepithelialiserung zirkulär um die Areola wird das Korium im unteren Bereich eröffnet [M1263]

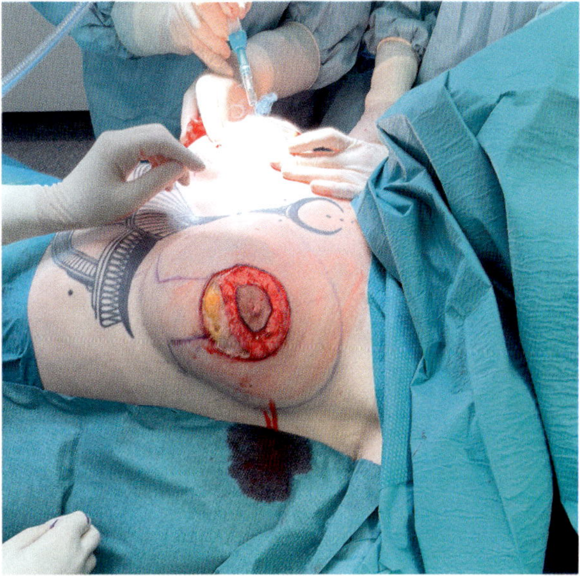

Abb. 2.114 Bilddokumentation nach Korium-Eröffnung zwischen 5 und 7 Uhr [M1263]

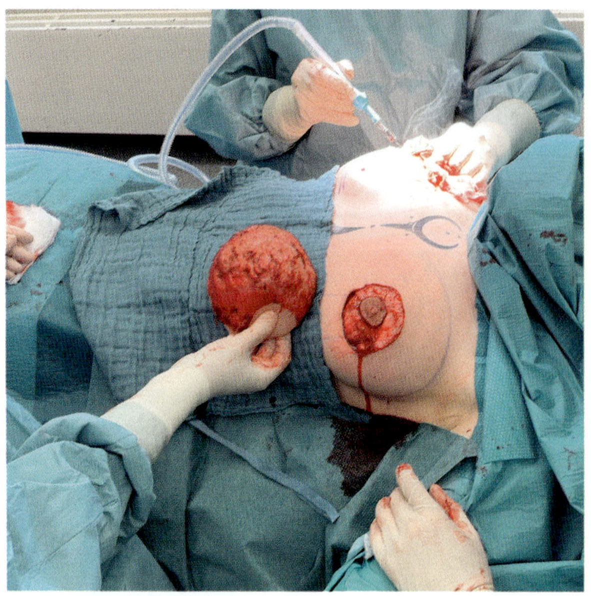

Abb. 2.115 Das Implantat und die Kapsel wurden vollständig entfernt [M1263]

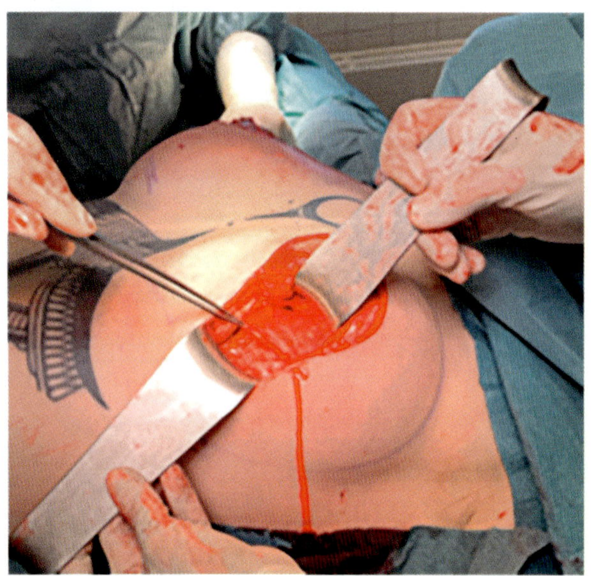

Abb. 2.116 Zu diesem Zeitpunkt wird ggf. der M. pektoralis major zurückverlagert [M1263]

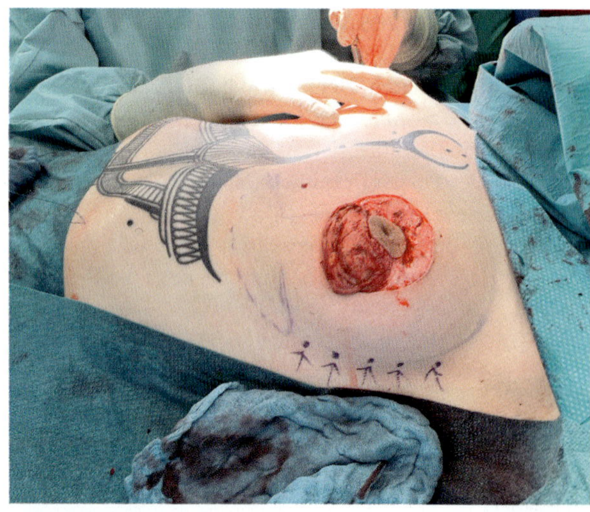

Abb. 2.117 Innere laterale Avancement-Naht zur stabilen Verkleinerung der Brustbasis [M1263]

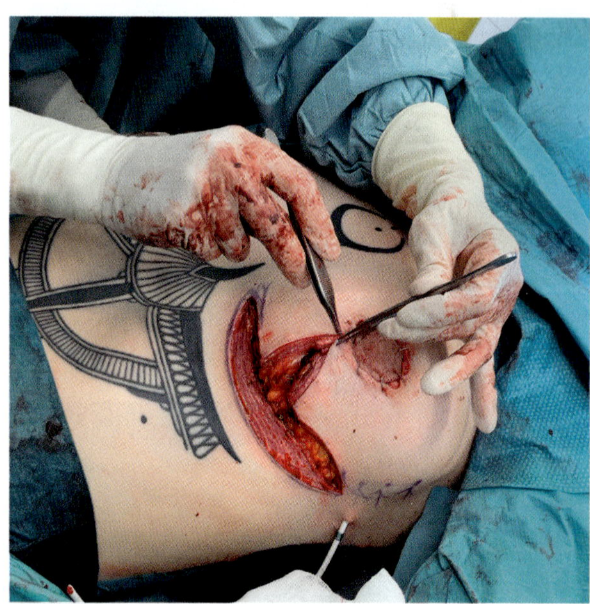

Abb. 2.118 Gewebe aus den unteren Brustquadranten wird verwendet, um das Zentrum der Brust wieder aufzufüllen [M1263]

2.13.4 Postoperatives Ergebnis

➤ Abb. 2.119, ➤ Abb. 2.120, ➤ Abb. 2.121

1. 2 Tage nach OP
2. 10 Tage nach der OP

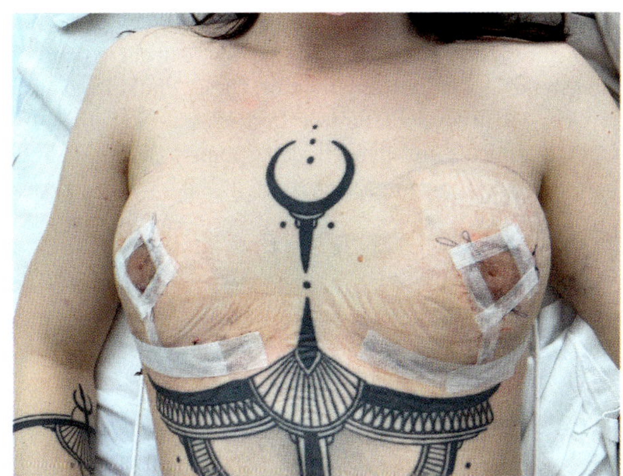

Abb. 2.119 Postoperative Fotodokumentation 2 Tage nach der Operation [M1263]

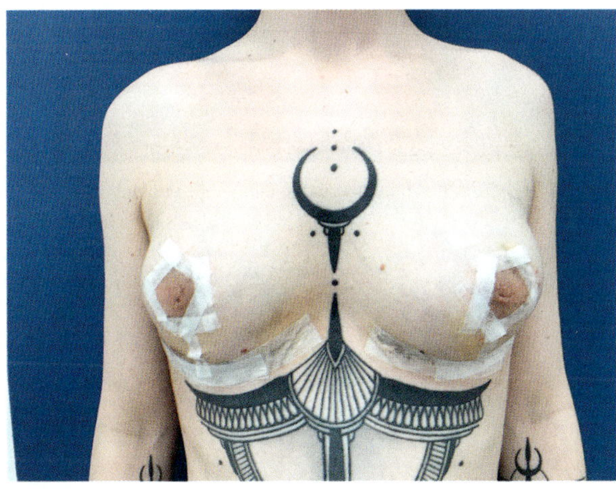

Abb. 2.120 Postoperative Fotodokumentation 10 Tage nach der Operation [M1263]

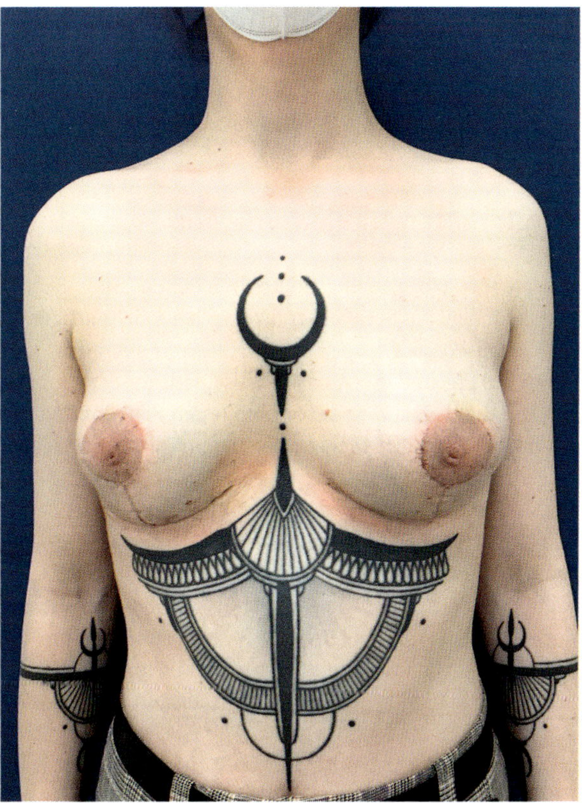

Abb. 2.121 Postoperative Fotodokumentation nach 3 Wochen [M1263]

2.14 Wissenschaftlicher Überblick: Anzeichnung – Reduktionsplastik mit invertiertem T-Schnitt

Nina Ditsch, Sabine Keim

2.14.1 Hintergrundinformation

Die präoperative Planung und Anzeichnung einer Reduktionsfigur, hier am Beispiel der invertierten T-Schnittfigur, ist die Grund-Voraussetzung für ein gutes postoperatives kosmetisches Ergebnis. Neben der plastisch-ästhetischen Indikation hat die Reduktionsplastik ihren festen Platz im Konzept der brusterhaltenden Therapie des Mammakarzinoms bei der Angleichung der Gegenseite.

Das Prinzip einer Reduktionsplastik basiert auf einer deutlichen Volumenverkleinerung (z. B. beide untere Quadranten) und zusätzlicher Reduktion des Hautmantels. Im Rahmen der umgekehrten T-Technik erfolgt die Stielung des Mamillen-Areolabereichs z. B. zentroinferior, um die Mamillendurchblutung zu gewährleisten. Prinzipiell ist eine Stielung des Mamillen-Areolabereichs aber in alle Richtungen möglich.

Folgendes Vorgehen ist zur operativen Sequenz einer Reduktionsplastik etabliert:

- Zuerst erfolgt die präoperative Anzeichnung im Stehen.
- Das intraoperative Vorgehen beinhaltet die Deepithelialisierung, die chirurgische Exzision sowie die Neuformierung der Brust.

Am Beispiel der Reduktionsplastik mit invertiertem T-Schnitt wird das Vorgehen erläutert. Die Anzeichnung (➤ Abb. 2.122) wird an den Habitus der Patientin, ggf. Tumorlage und -größe sowie den Wunsch der Patientin angepasst und ist von Operateur zu Operateur trotz bestimmter, vorgegebener Zielmaße sehr variabel.

Zuerst werden Jugulum, Mediosternallinie und Submammärfalte mit einem schwer löslichen Stift (z. B. Edding) markiert. Auf einer gedachten Kreuzungslinie der Linie von der Mitte der Clavicula senkrecht nach unten laufend und einer Linie vom Jugulum bis zur Mamille liegt der obere Begrenzungsrand der zukünftigen Mamille. Dieser Punkt kann auch erreicht werden durch Einlage und ventrale Luxation des Operateurfingers im Bereich der Submammärfalte mittig (➤ Abb. 2.123, ➤ Abb. 2.124).

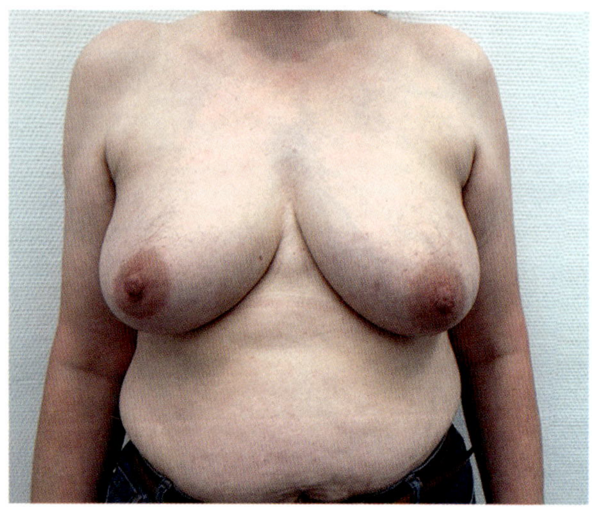

Abb. 2.122 Die Anzeichnung sollte an der gerade und mit locker herabhängenden Armen stehenden Patientin erfolgen [M1260]

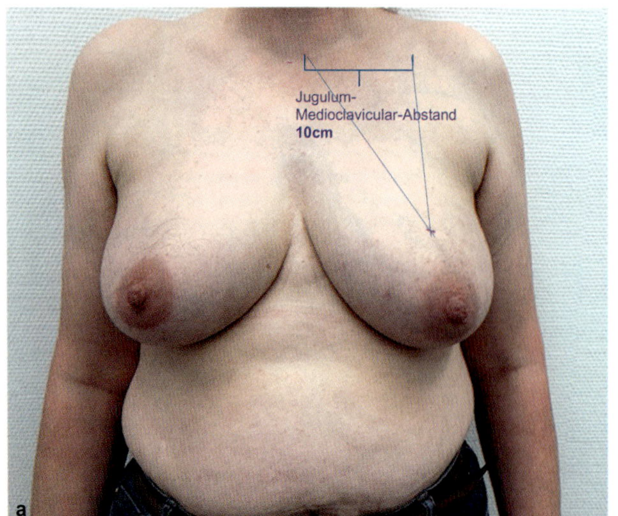

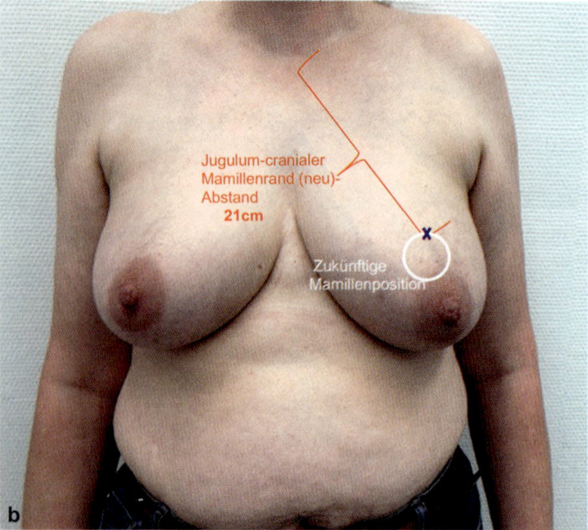

Abb. 2.123

a) Am Jugulum-Medioclavicularabstand orientiert sich die Senkrechte, auf der die zukünftige Mamille positioniert wird.

b) Der Abstand von Jugulum zu neuem kranialen Mamillenrand liegt bei 19–21 cm, kann aber auch an die individuelle Situation angepasst werden (Berücksichtigung kontralaterale Brust).

An diesem Kreuzungs-Punkt orientiert sich die neue Lage der Mamille. Auch mit Hilfe einer vorgegebenen Schablone ist die weitere Anzeichnung möglich [M1260]

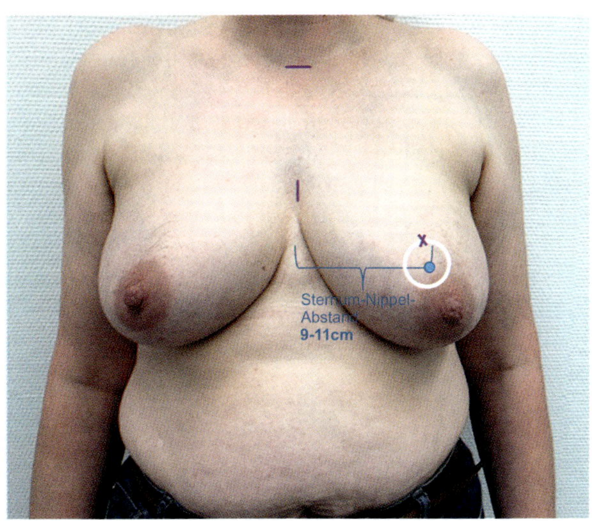

Abb. 2.124 Der Sternum-Nippelabstand (oder auch „Brust-Halbierende") sollte 9–11 cm betragen

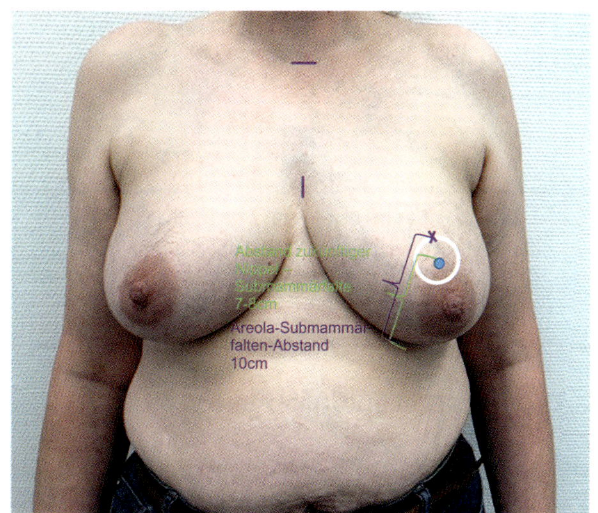

Abb. 2.125 Der Nippel-Submammärfalten-Abstand sollte bei ca. 7–8 cm liegen [M1260]

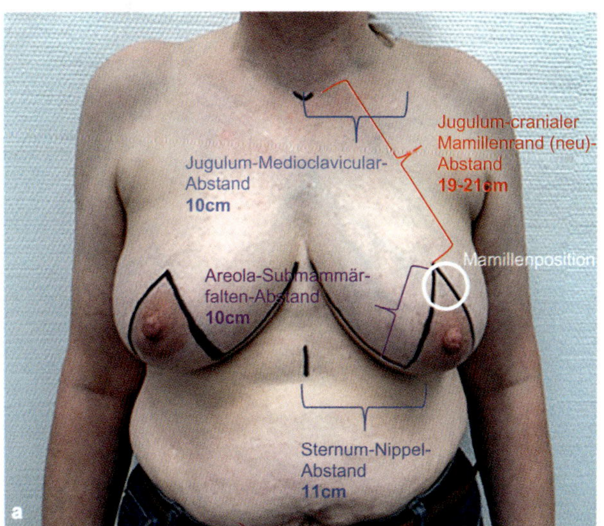

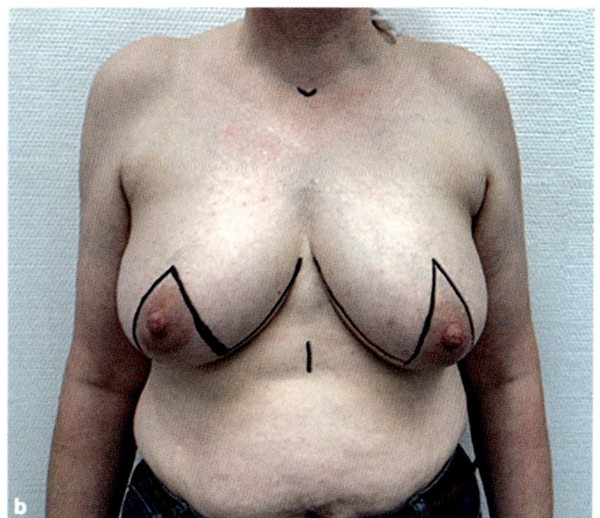

Abb. 2.126 Endergebnis der Anzeichnung [M1260]

Durch schwache oder starke Medial- und Lateralverlagerung und je nach Ziel der endgültigen Brustgröße werden der vertikal-mediale und vertikal-laterale Schenkel eingezeichnet. Diese sollten i. d. R. nicht länger als 10 cm sein (➤ Abb. 2.125, ➤ Abb. 2.126).

TIPP

Mit wasserfestem Stift anzeichnen, um die Anzeichnung bei dem sterilen Abwaschen nicht zu verwischen. Zur Entlastung der zukünftigen Dreipunktnaht im Bereich der Submammärfalte kann das Anzeichnen eines kleinen Hautdreiecks an der Kreuzungsstelle Brustmittellinie/Submammärfalte (invertiertes T) sinnvoll sein.

MERKE

Reduktionsplastiken mit T-Schnittführung erfordern eine präzise präoperative Planung und Anzeichnung. Individuelle Vorgaben und Wünsche sollten Berücksichtigung finden und lassen Abweichungen vom beschriebenen Vorgehen zu.

CAVE!

Eine zu weit kranialisierte Mamille lässt sich sekundär schlecht korrigieren!

INFO

Reduktionstechniken in T-Schnitt-Technik werden v. a. zur Entfernung großer Volumina eingesetzt.

2

2.15 Reduktionsplastik mod. nach McKissock

Bahriye Aktas

Fallbeispiel

- 52-jährige Patientin mit einem Mammakarzinom li. oben-innen und einer B3-Läsion oben-außen
- cT2, cN0, cM0, G2, ER 90 %, PR 95 %, Her2 negativ, Ki67 22 %, Oncotype DX RS 15

2.15.1 Hintergrundinformation

Die Reduktionsfigur nach McKissock bietet die optimale Durchblutung für den Areola-Mamillen-Komplex (MAK), da dieser sowohl von kranial als auch von kaudal gestielt bleibt, während Hautmantel und Drüsenkörper reduziert werden. Diese Schnittfigur bietet eine große Variabilität in der Anwendung. Der MAK kann je nach Bedarf und Größe der Brust auch einseitig gestielt bleiben oder ganz frei transplantiert werden (➤ Kap. 2.20).

Diese Schnittfigur ermöglicht einen großzügigen Zugang zu allen Bereichen der Brust und auch den Zugang zur Axilla, sodass ein weiterer Hautschnitt vermieden werden kann.

2.15.2 Präoperativer Befund

➤ Abb. 2.127

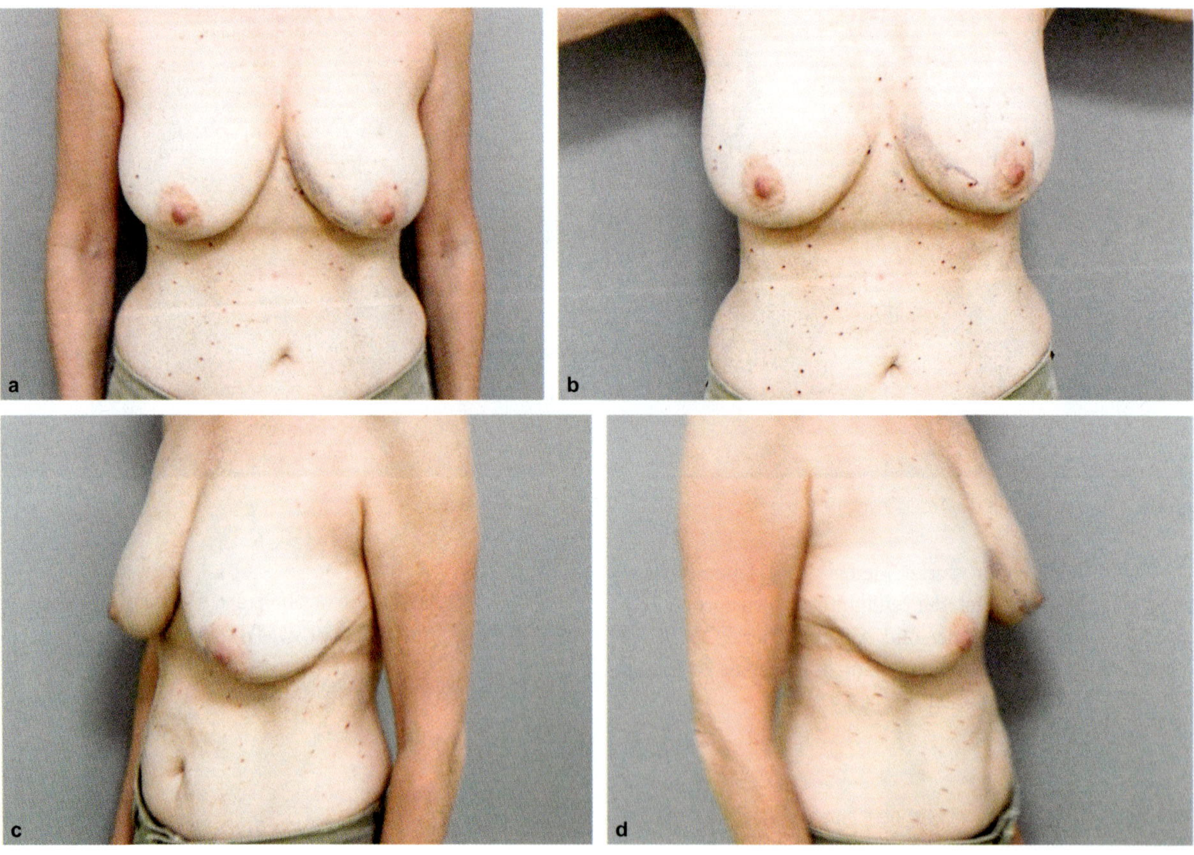

Abb. 2.127 Präoperative Fotodokumentation. [P1192]

2.15.3 Operatives Vorgehen

Anzeichnung

➢ Abb. 2.128

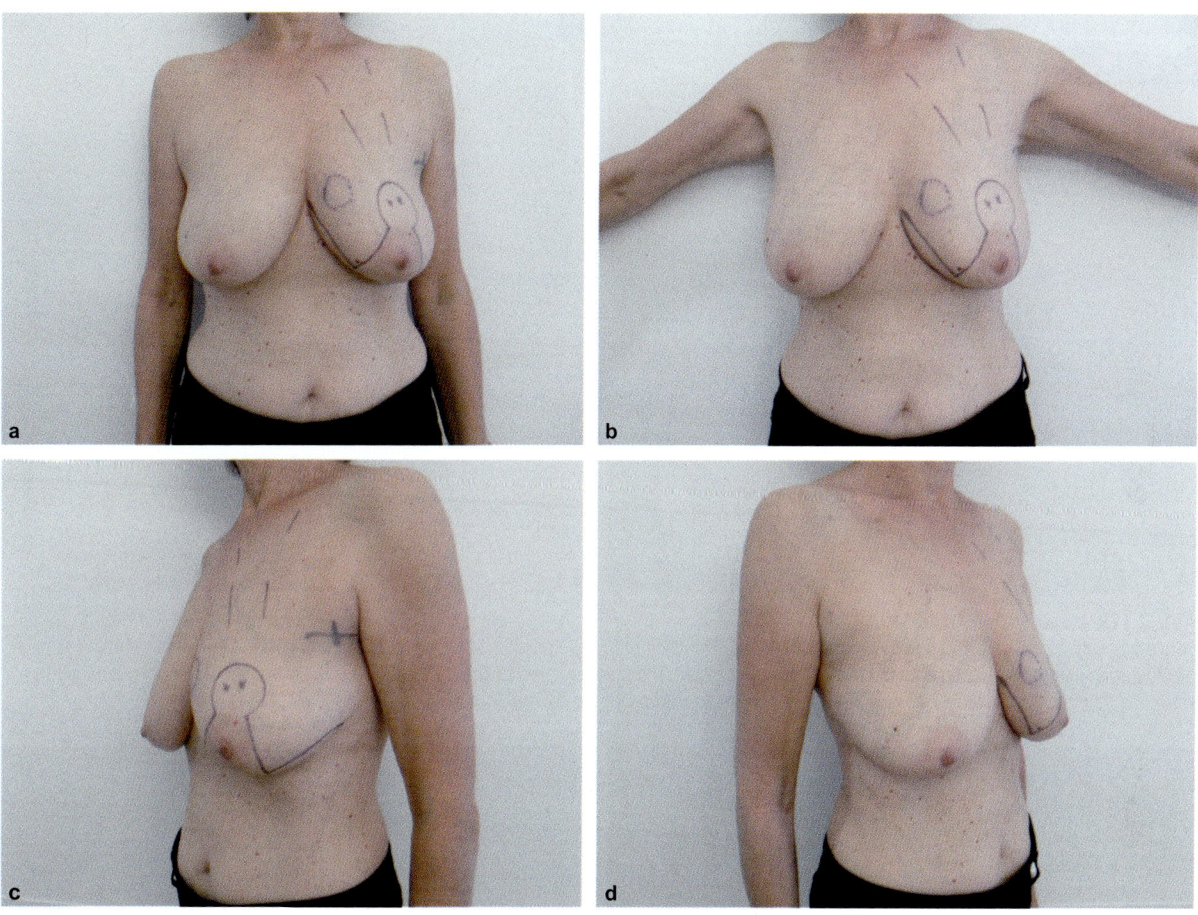

Abb. 2.128 Präoperative Anzeichnung an der stehenden Patientin. Das Karzinom oben-innen ist mit einem Kreis markiert, der Sentinel LK mit einem Kreuz. [P1192]

Operationsschritte

➤ Abb. 2.129, ➤ Abb. 2.130, ➤ Abb. 2.131, ➤ Abb. 2.132, ➤ Abb. 2.133, ➤ Abb. 2.134, ➤ Abb. 2.135

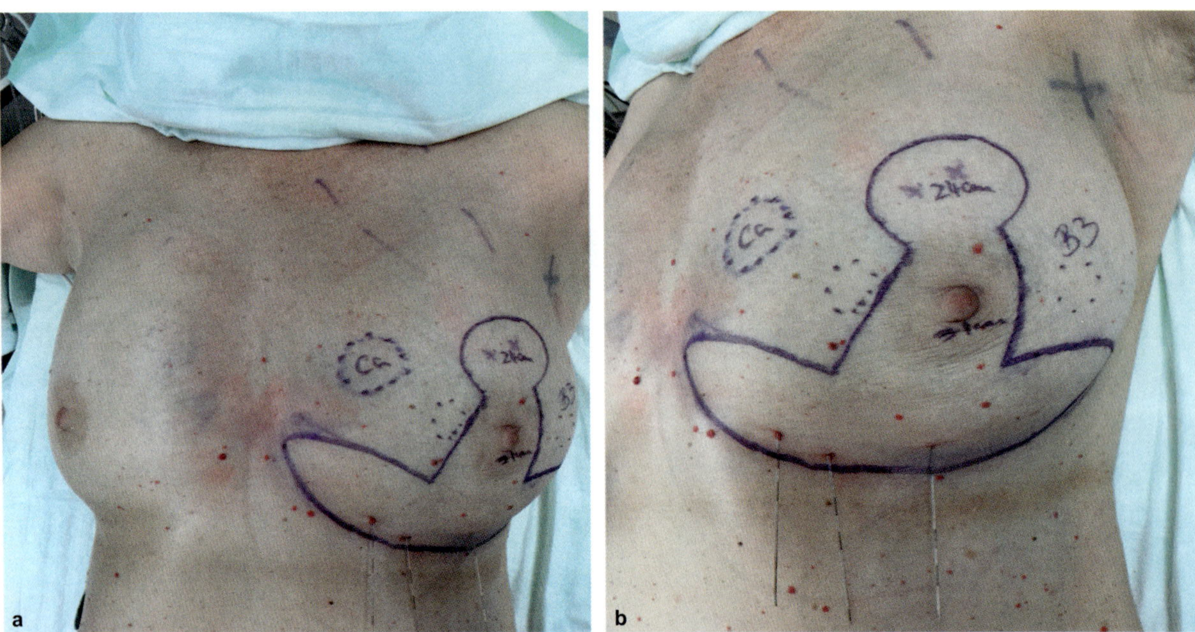

Abb. 2.129 Intraoperative Schritte
Sorgfältige Lagerung der Patientin und Nachzeichnung der Schnittführung. Das Karzinom (Ca) und die B3-Läsion sind auf der Haut kenntlich gemacht, diese wurden präoperativ stereotaktisch mit drei Drähten markiert. Die Markierungen sollten optimalerweise über die Schnittfigur erfolgen, um die verbleibende Haut zu schonen. Der Jugulum-Mamillen-Abstand wird durch die OP von 31 auf 24 cm reduziert. [P1192]

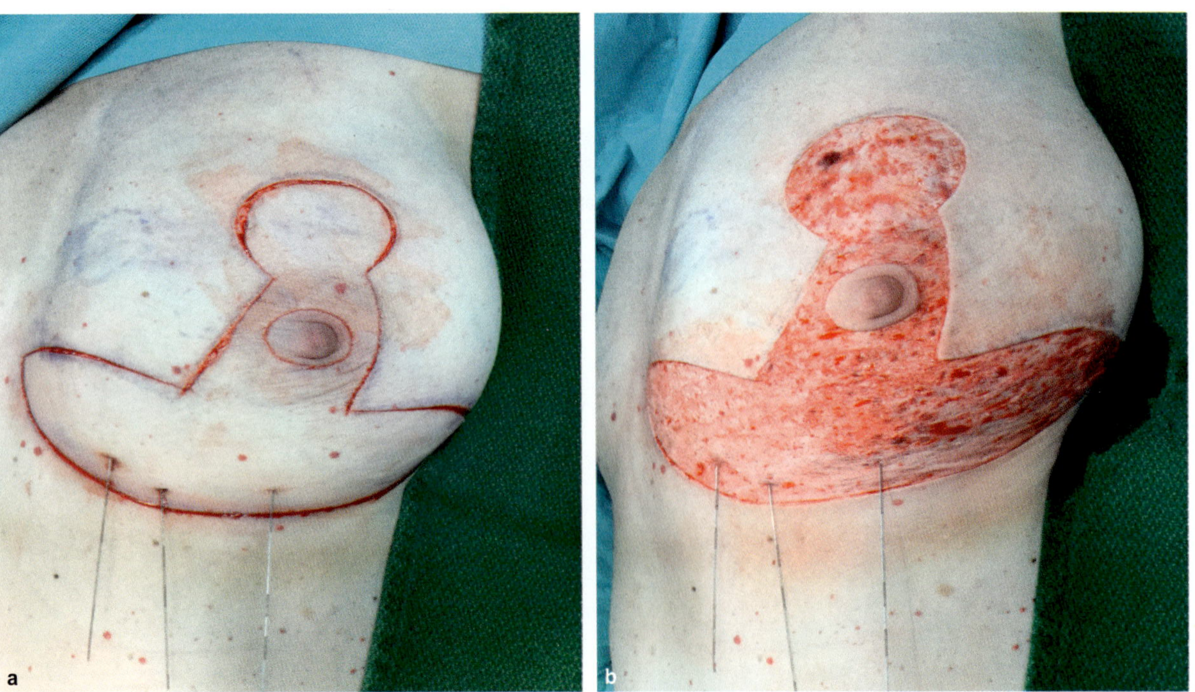

Abb. 2.130 Intraoperative Schritte
Deepithelialisierung der in die Schnittfigur fallenden kompletten Haut, nach Umschneidung der Areola (optimal mit Mamillenstanze) und der äußeren Schnittfigur. Das Fettgewebe darf nicht zum Vorschein kommen, das Korium sollte für die Aufrechterhaltung der Durchblutung allseits intakt bleiben. [P1192]

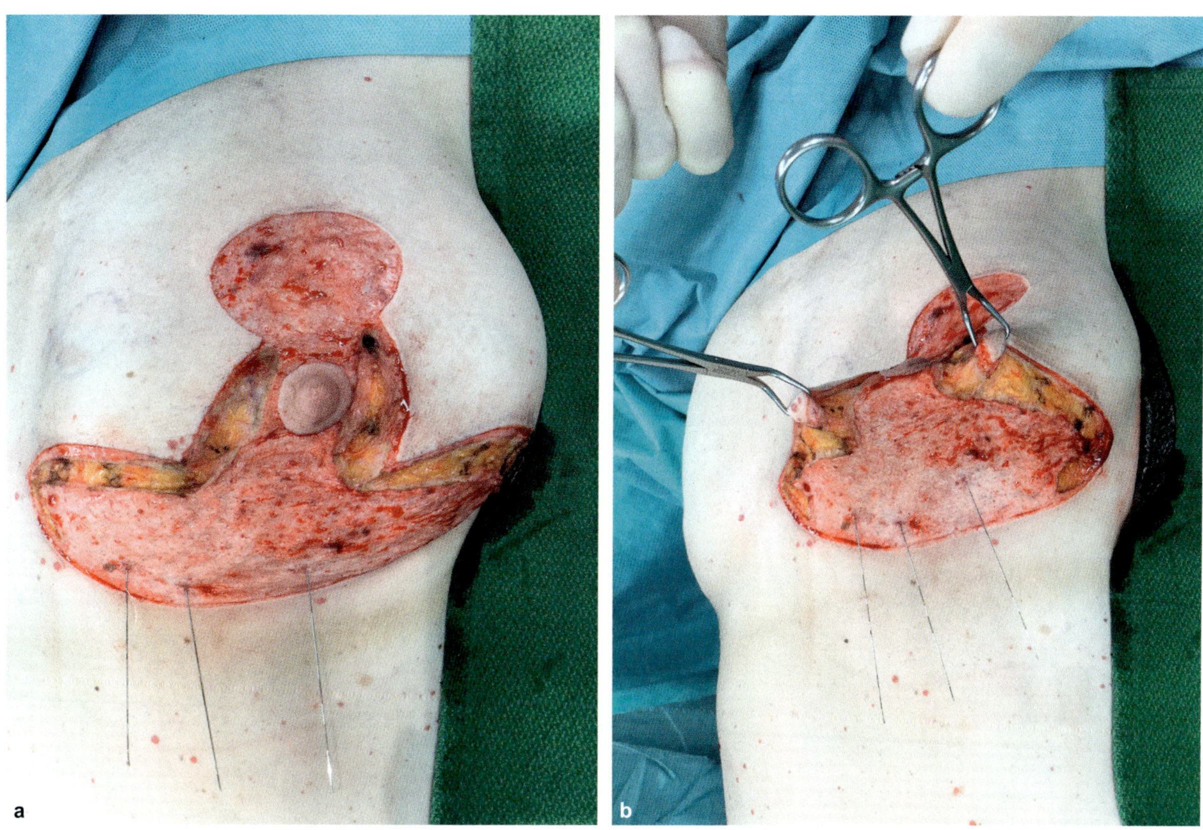

Abb. 2.131 Intraoperative Schritte

Inzision des Koriums vertikal und horizontal wie dargestellt. Der kaudale Anteil wird lediglich an den Seiten zur Mobilisierung der beiden Hautschenkel (jeweils mit Backhaus-Klemmen angehakt) eingeschnitten. [P1192]

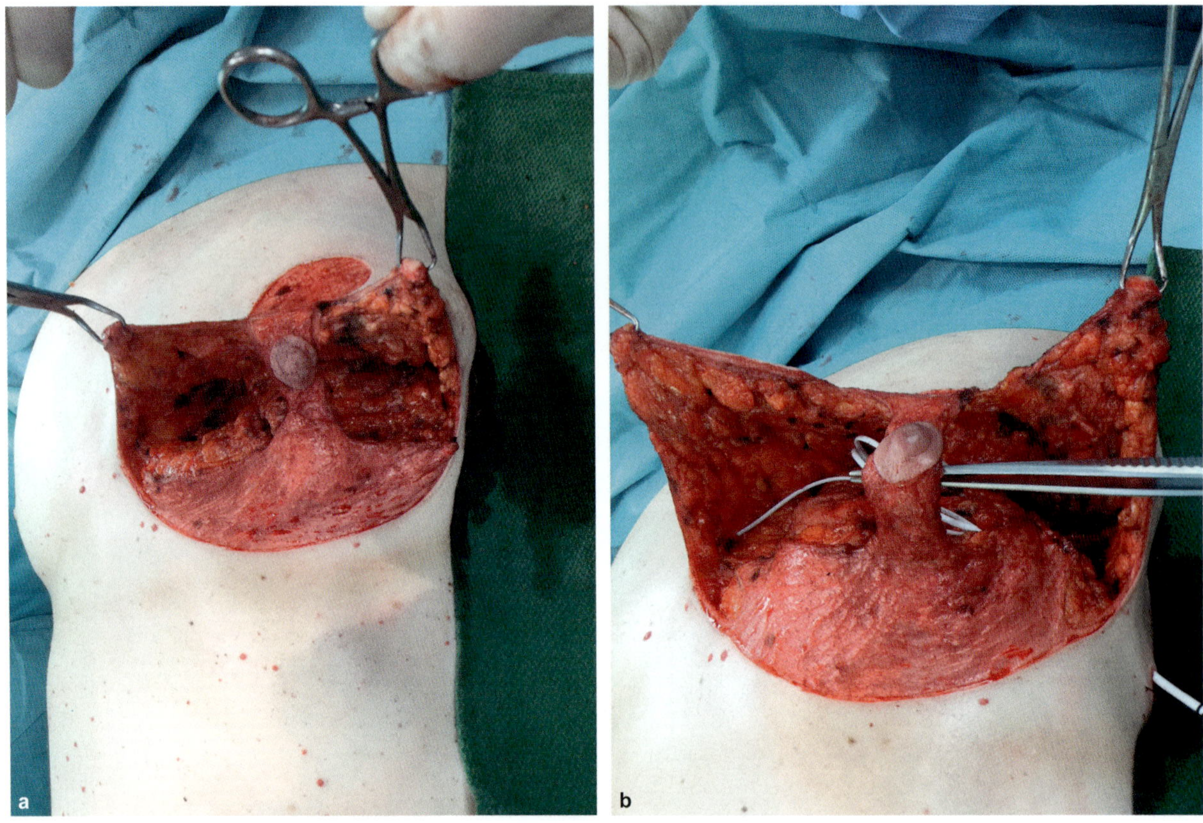

Abb. 2.132 Intraoperative Schritte
Freipräparation des Drüsenkörpers von den Hautschenkeln und des MAK-tragenden Stiels. Gewährleistung der Versorgung des MAK von kranial und kaudal. Exzision der zu entfernenden und markierten Areale oben-innen und oben-außen und Einlage eines Quadrains in die Wundhöhle mit Ausleitung nach lateral. [P1192]

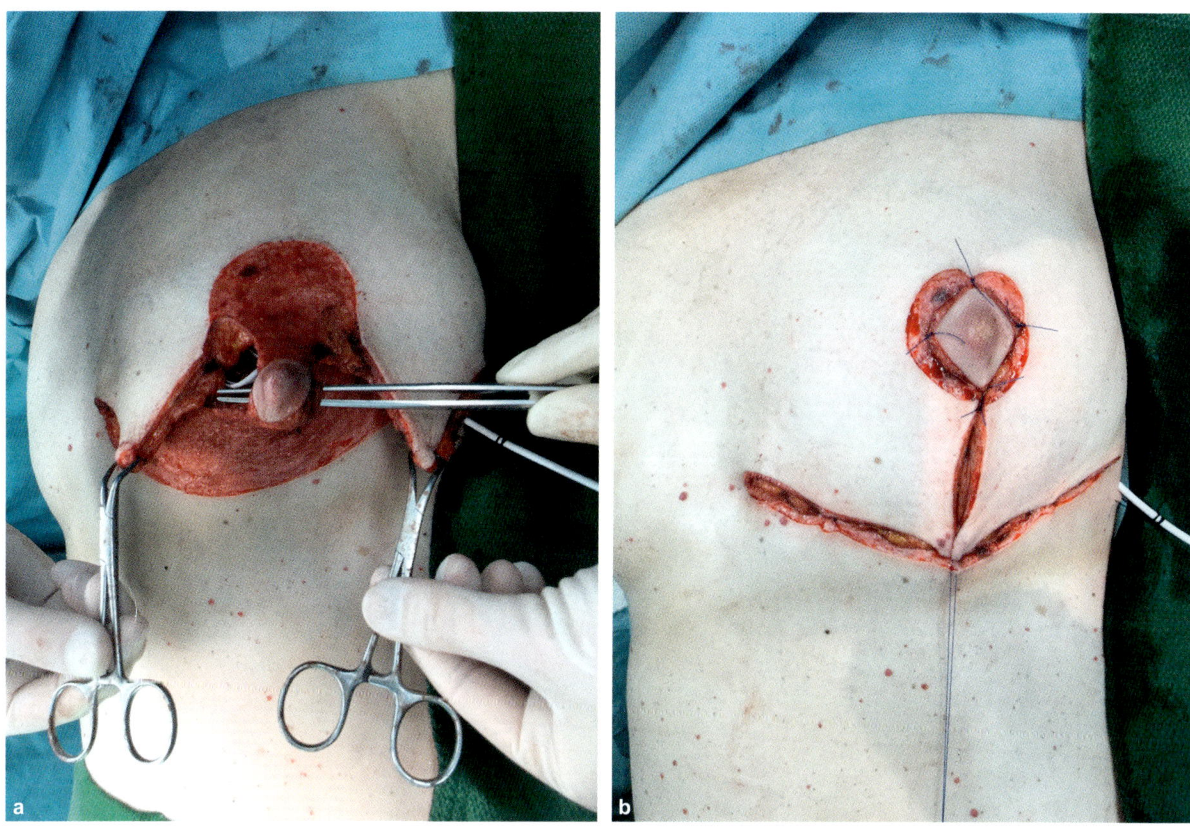

Abb. 2.133 Intraoperative Schritte
Einschlagen der Hautschenkel, ggf. Fixierung des kaudalen Koriums nach kranial (Pexie) und Setzen einer Situationsnaht (Prolene 2 × 0) bei 6 Uhr. Setzen von weiteren Situationsnähten zur Einnaht der MAK in das vorgebildete Hautfenster. [P1192]

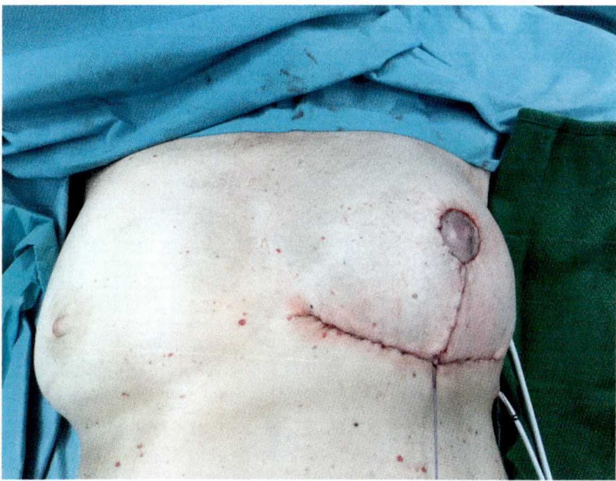

Abb. 2.134 Intraoperative Schritte
Einnaht des MAK mit 5 × 0 Monocryl und 4 × 0 Monocryl für die vertikale und horizontale Naht. Adaptierend subcoriale Einzelknopfnähte mit Vicryl sind i. d. R. nicht erforderlich. [P1192]

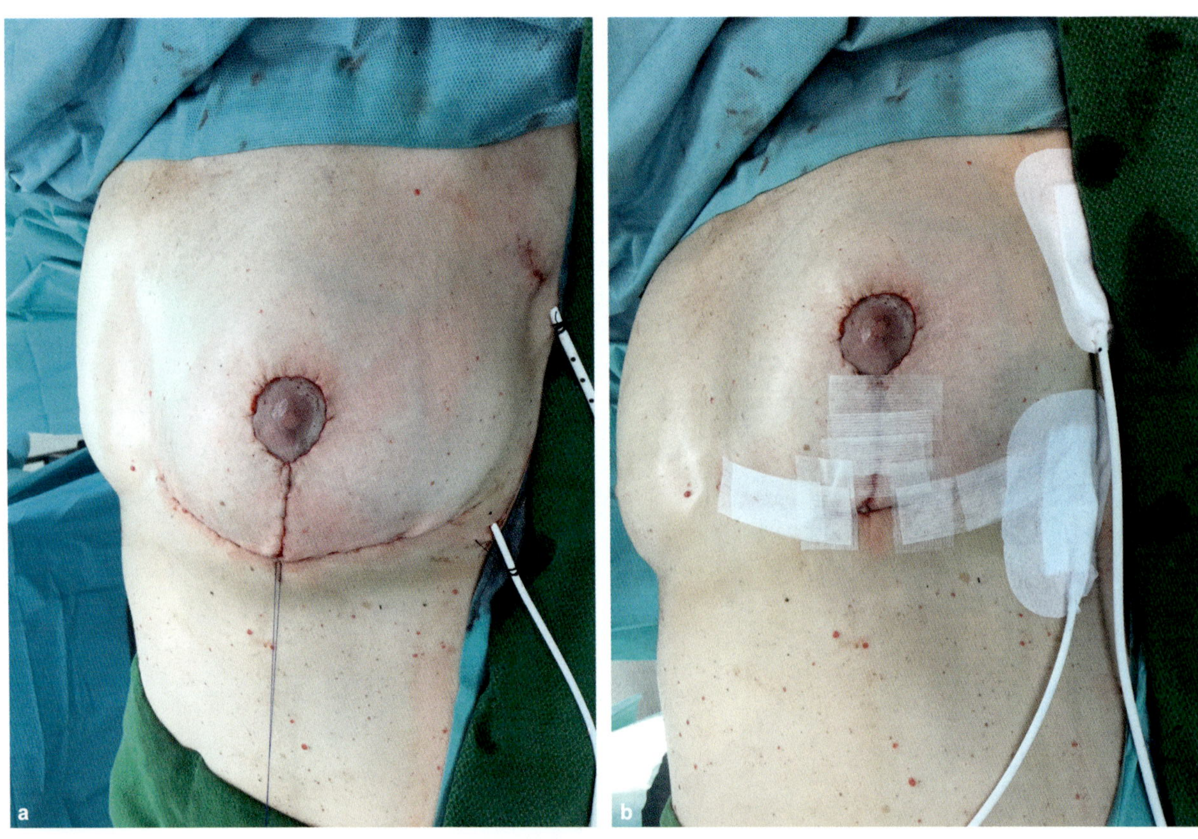

Abb. 2.135 Intraoperative Schritte
Die SLNE ist hier über einen separaten Schnitt durchgeführt worden, da er Drüsenkörper nicht so weit nach lateral mobilisiert werden musste. Der Verband mit Steri-Strips ist zur Unterstützung der Nähte. Periareolär sollten keine Steri-Strips eingesetzt werden, um hier die zarte Haut des MAK zu schonen. Die „Kummerecke" bei 6 Uhr (hier laufen zwei Nähte zusammen) sollte freigelassen werden, da an dieser Stelle die Spannung und die Rate an Wundheilungsstörungen am höchsten ist. Die Situationsnaht wird abschließend entfernt. [P1192]

2.15.4 Postoperatives Ergebnis

➤ Abb. 2.136, ➤ Abb. 2.137

TIPP

Das Tragen eines Kompressions-BHs für die ersten 6 Wochen Tag und Nacht, und anschließend für 6 Wochen tagsüber kann die Wundheilung durch den Halt unterstützen. In den ersten 3 Monaten sollte auf Baden, Schwimmen, Sauna und Solarium verzichtet werden.

MERKE

Das endgültige Ergebnis sollte erst nach 3 Monaten beurteilt werden, insbesondere nach Abschluss der adjuvanten Radiatio.

CAVE!

Bei geplanter adjuvanter Radiatio und konsekutiver zusätzlicher Veränderung der Brust sollte die angleichende Operation der kontralateralen Seite nicht zu früh durchgeführt werden.

INFO

Diese Schnittführung kann je nach Tumorlokalisation modifiziert werden und bietet die beste Durchblutung des Mamillen-Areola-Komplexes über eine beidseitige Stielung. Insbesondere bei ptotischer oder hyperplastischer Brust kann durch diese Methode auch ein kosmetisch sehr günstiges Ergebnis erzielt werden.

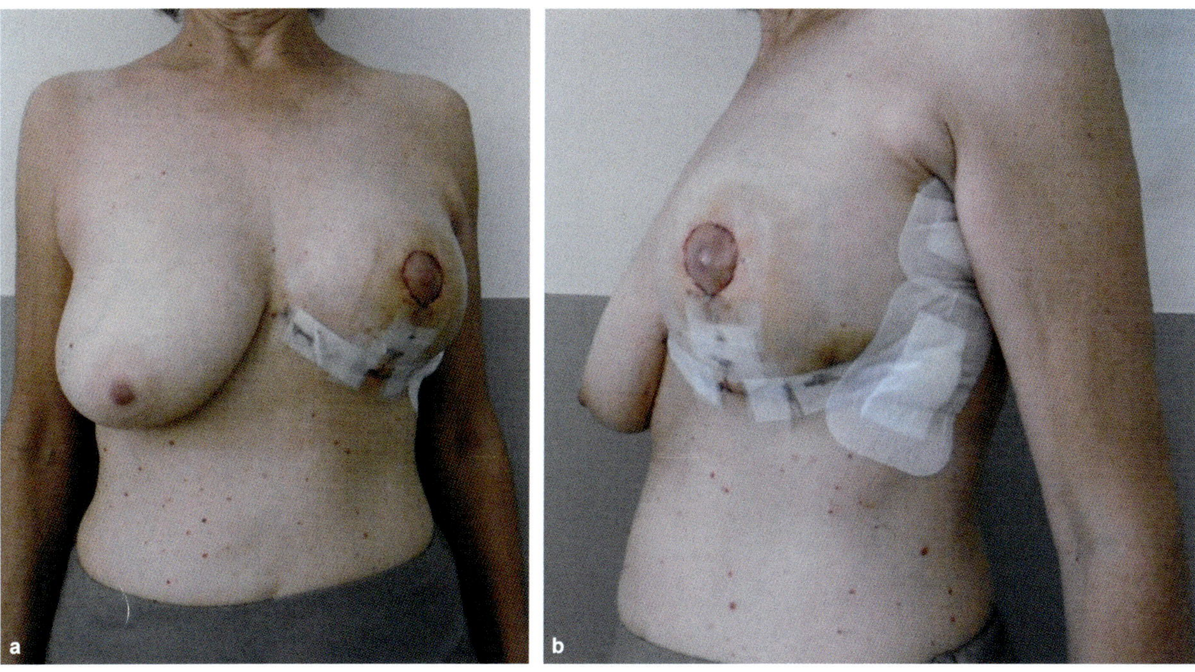

Abb. 2.136 Postoperatives Ergebnis vor Entlassung. Der Verband verbleibt für insgesamt 14 Tage trocken. [P1192]

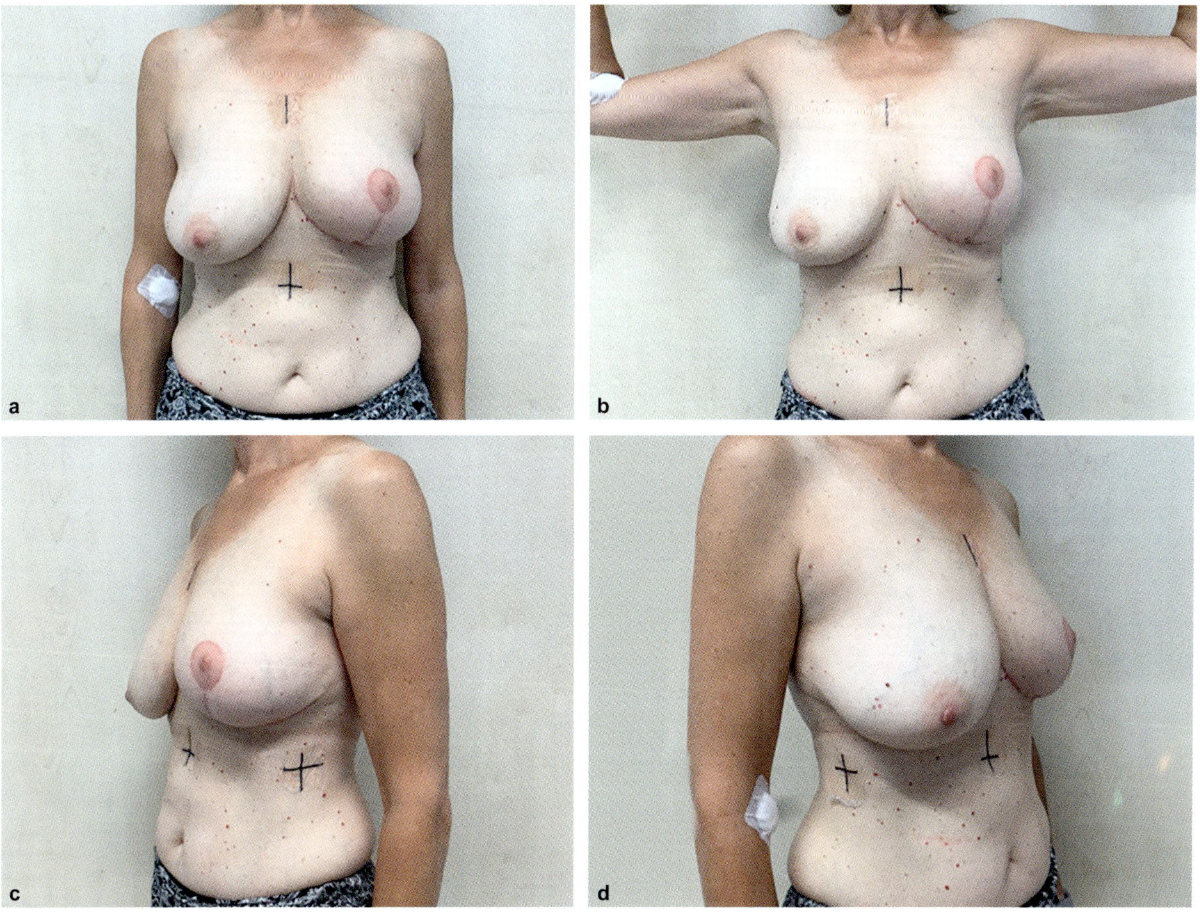

Abb. 2.137 Postoperatives Ergebnis bei der Strahlenplanung [P1192]

2.16 Tumoradaptierte Reduktionsplastik mit kranio-kaudalem Mamillenstiel

Nina Ditsch

Fallbeispiel

- 53-jährige Patientin, BH-Größe: 85E, nebenbefundlich ausgeprägte Skoliose, Z. n. Wirbelsäulen-OP
- Primärbefund: 4,2 cm großes Mammakarzinom re. im unteren äußeren Quadranten und Mammakarzinom li. 1.5 cm mit umgebendem Mikrokalk (ca. 4 cm) kranial der Mamille mit direktem Hautkontakt
  Axilla re.: > 4 suspekte LK in Bildgebung, pN1 (Stanzbiopsie)
  Axilla li.: unauffällige LK
- Z. n. neoadjuvanter Chemotherapie
- Befund nach Chemotherapie:
  re.: ca. 2,1 cm gr. Residualtumor, weiterhin ax. susp. LK
  li.: ca. 4 mm Residualtumor, Mikrokalk idem, unauff. ax. LK
- Mamillen-Jugulum-Abstand 29 cm li., 30 cm re.
- Operation: tumoradaptierte Reduktionsplastik bds. mit zentrokaudaler Stielung der Mamille nach Tast-/Sonobefund re. und Drahtmarkierung Mikrokalareal li. ax. LNE re., SLNE li.

2.16.1 Präoperativer Befund

➢ Abb. 2.138

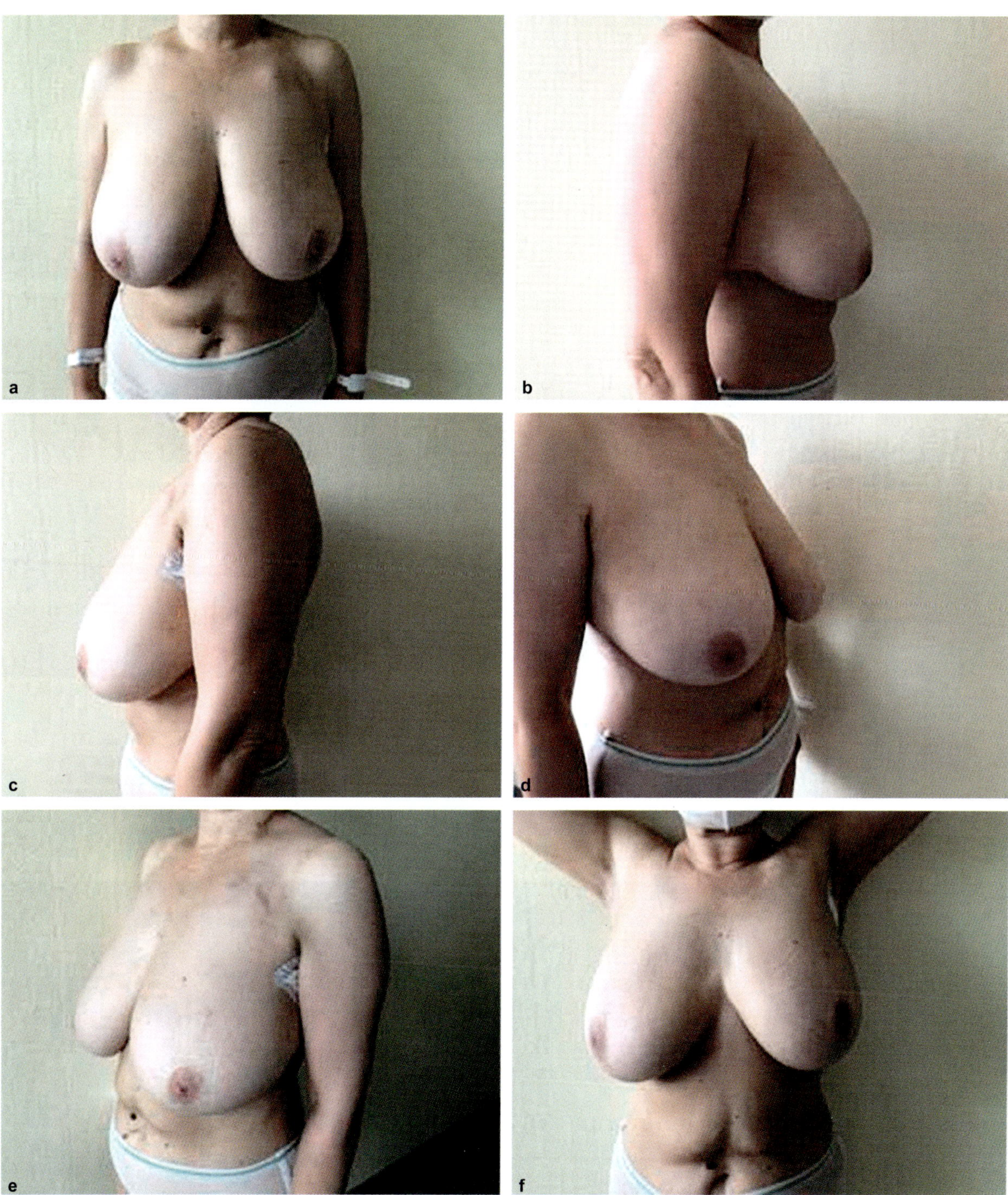

Abb. 2.138 Präoperative Fotodokumentation nach Sentinel- und vor Drahtmarkierung [M1260]

2.16.2 Operatives Vorgehen

Anzeichnung

➤ Abb. 2.139

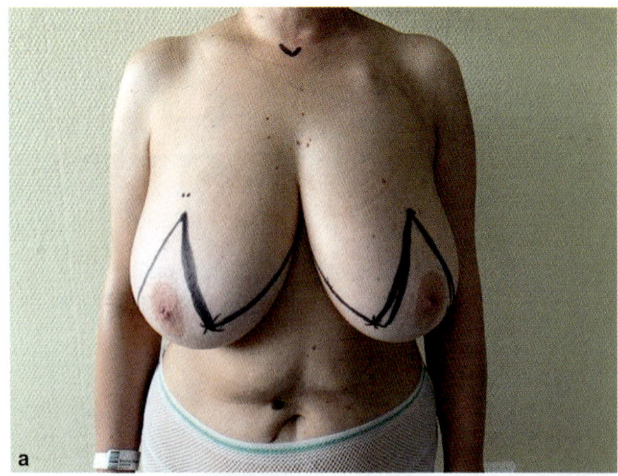

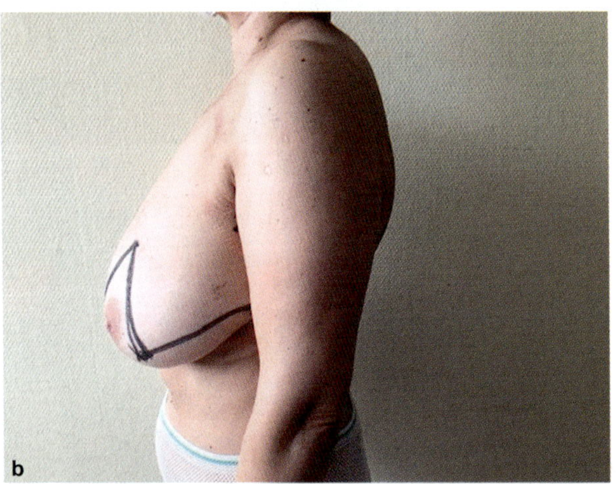

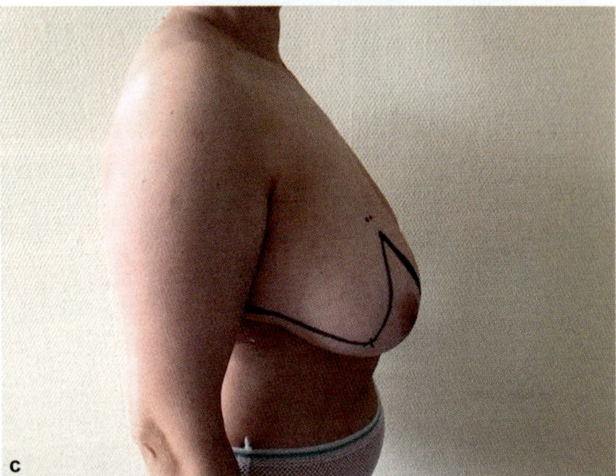

Abb. 2.139 Präoperative Anzeichnung an der stehenden Patientin. Neuer Jugulum-Mamillen-Abstand 21 cm, Steglänge 10 cm. [M1260]

Operationsschritte

➤ Abb. 2.140, ➤ Abb. 2.141, ➤ Abb. 2.142, ➤ Abb. 2.143, ➤ Abb. 2.144, ➤ Abb. 2.145

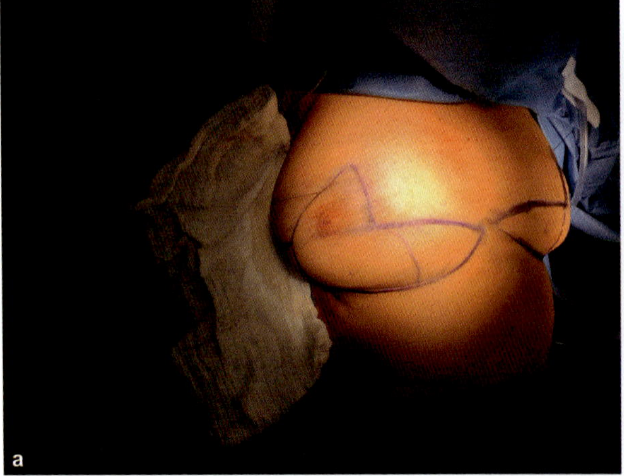

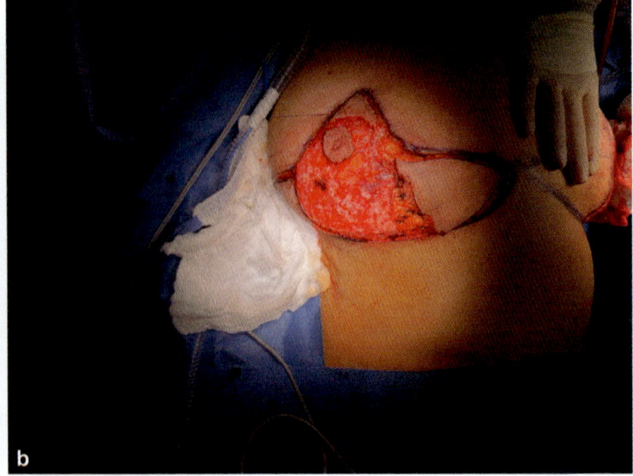

Abb. 2.140 Die intraoperative Darstellung fokussiert auf die Operation der rechten Seite.
Hautschnitt innerhalb der angezeichneten Linien wie auch perimamillär nach Anlage des Mamillenschneiders/-schablone und Deepithelalisierung periareolär und des gesamten kaudo-zentralen Stiels [M1260]

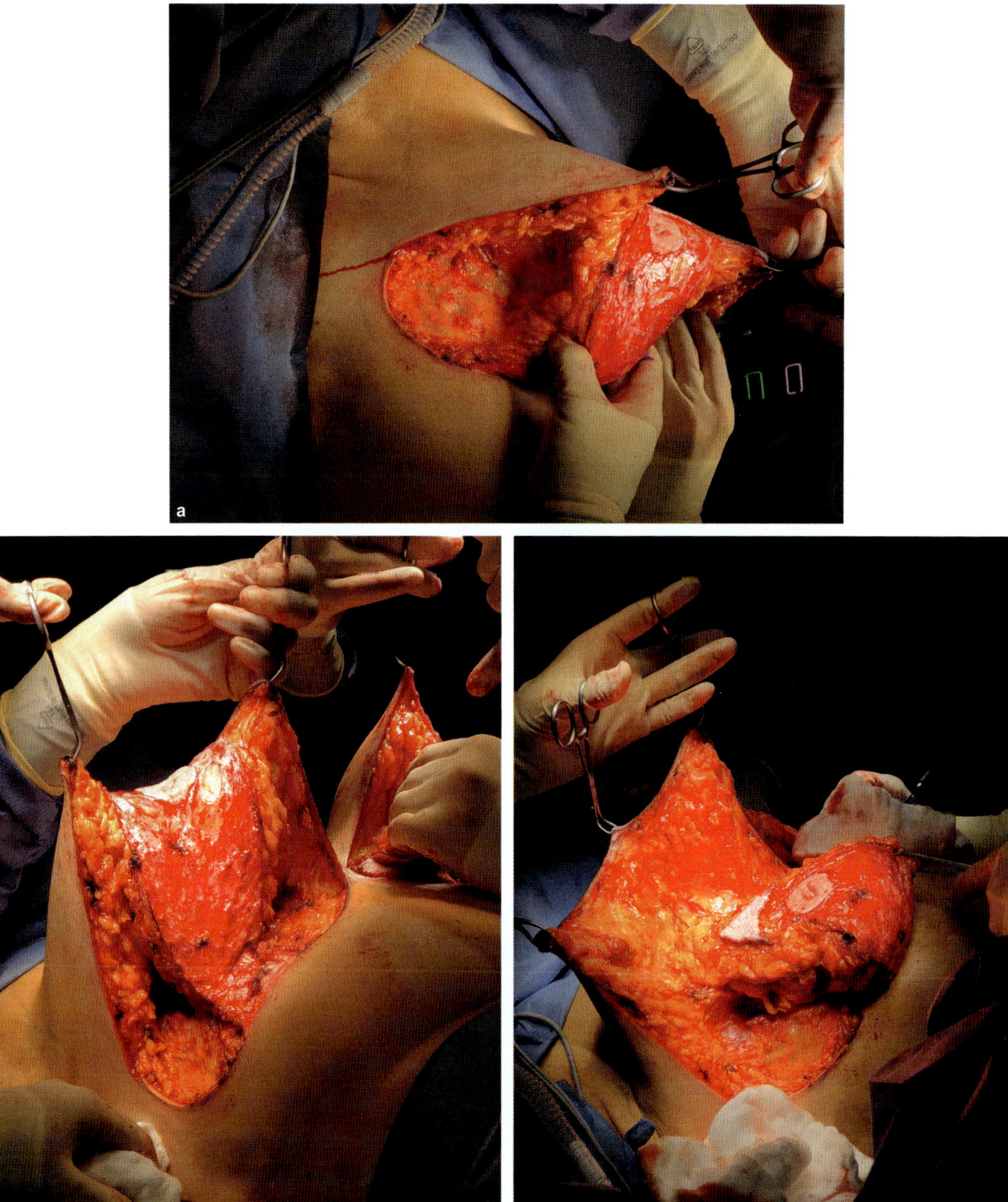

Abb. 2.141 Entfernung des äußeren (inkl. Karzinom re.) und inneren unteren Quadranten inkl. Haut und weitere Präparation in Richtung Axilla. Großflächige Mobilisation des Drüsengewebes über der Pektoralisfaszie. [M1260]

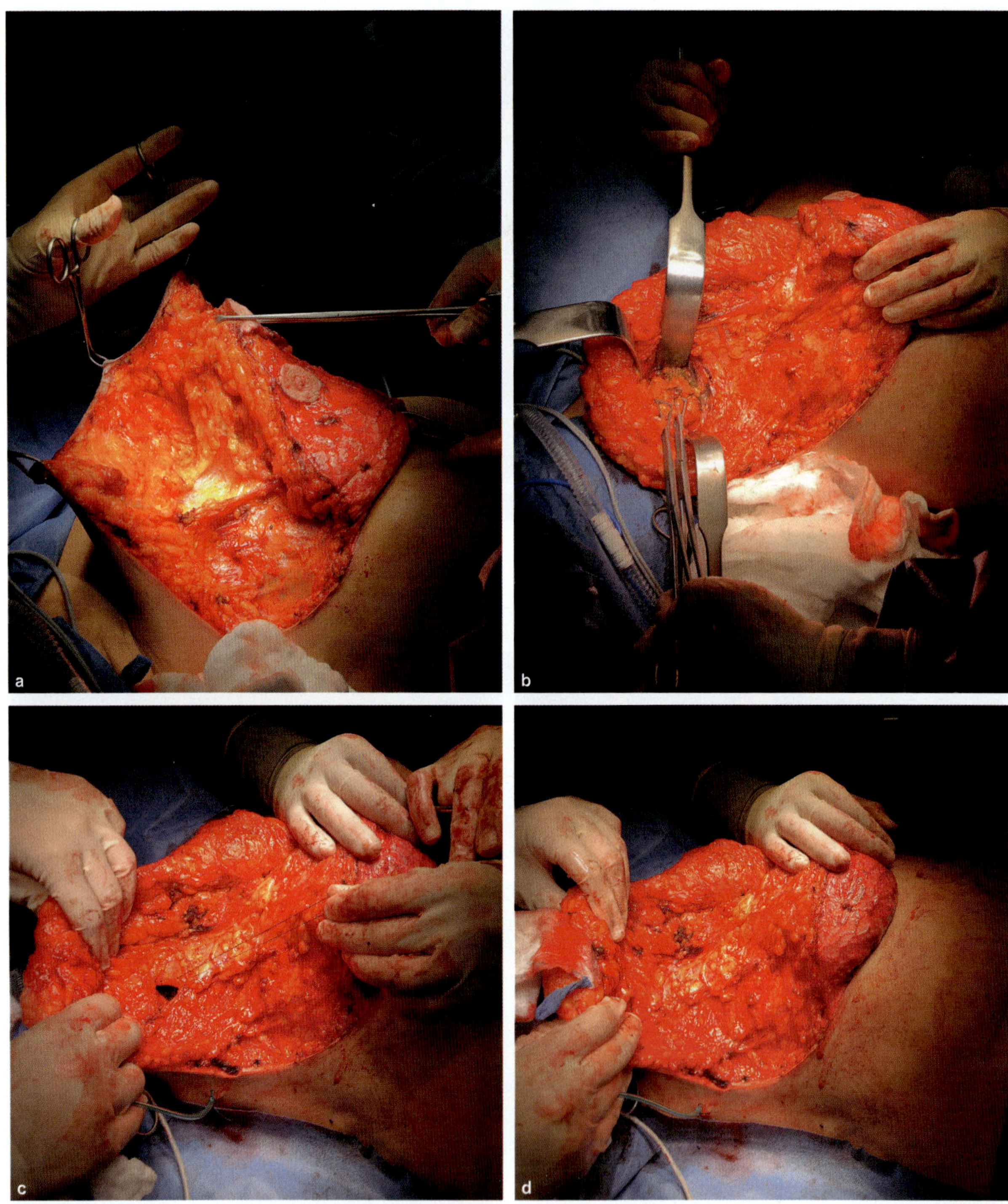

Abb. 2.142 Über diesen Zugang und damit ohne weiteren zusätzlichen Schnitt in der Axilla Eröffnen der axillären Faszie, axilläre Lymphonodektomie Level 1 und 2, Verschluss der axillären Faszie mit Vicryl 3.0 Faden [M1260]

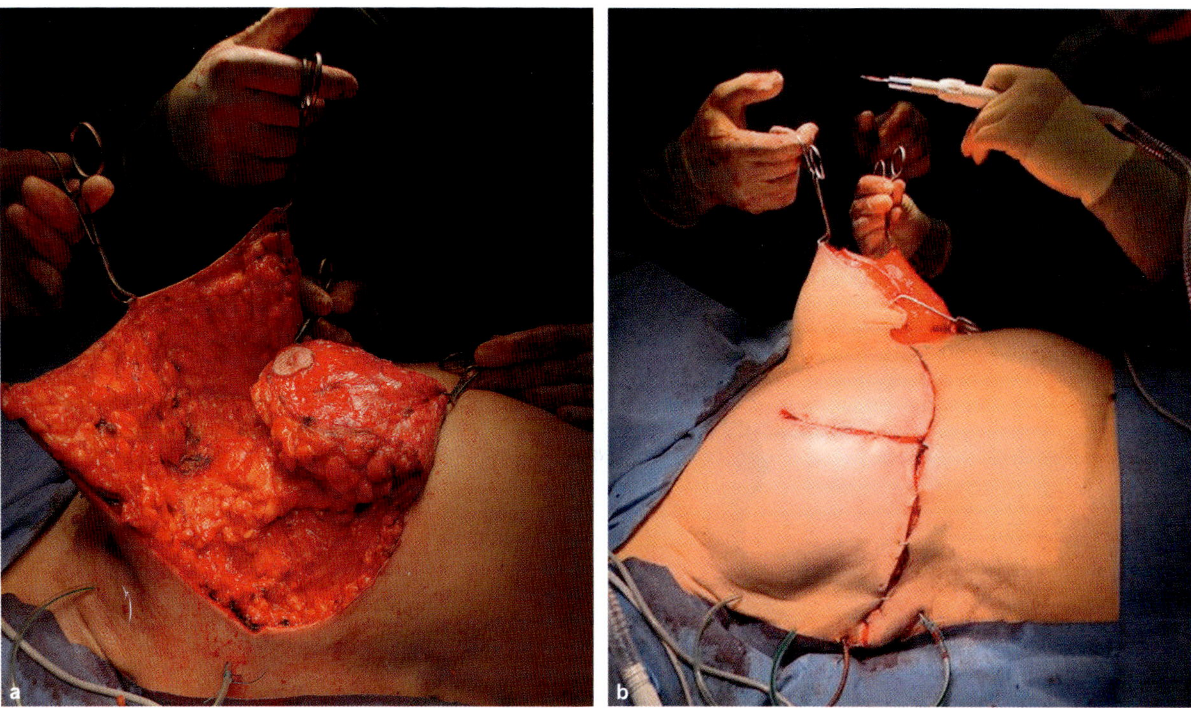

Abb. 2.143 Erst nach TE der li. Mamma und Präparateradiografie, die eine Entfernung weit in gesundem Gewebe darstellt, Entfernung des kranialen Haut- und Drüsenbereichs re. in Angleichung an die li. Seite. Die von kaudal bestehende oberflächliche wie auch die dorso-inferiore Durchblutung (horizontales Septum) bleiben so erhalten. Der Stiel wird nicht fixiert, die von medial und lateral kommenden Hautenden mittig gemeinsam fixiert. [M1260]

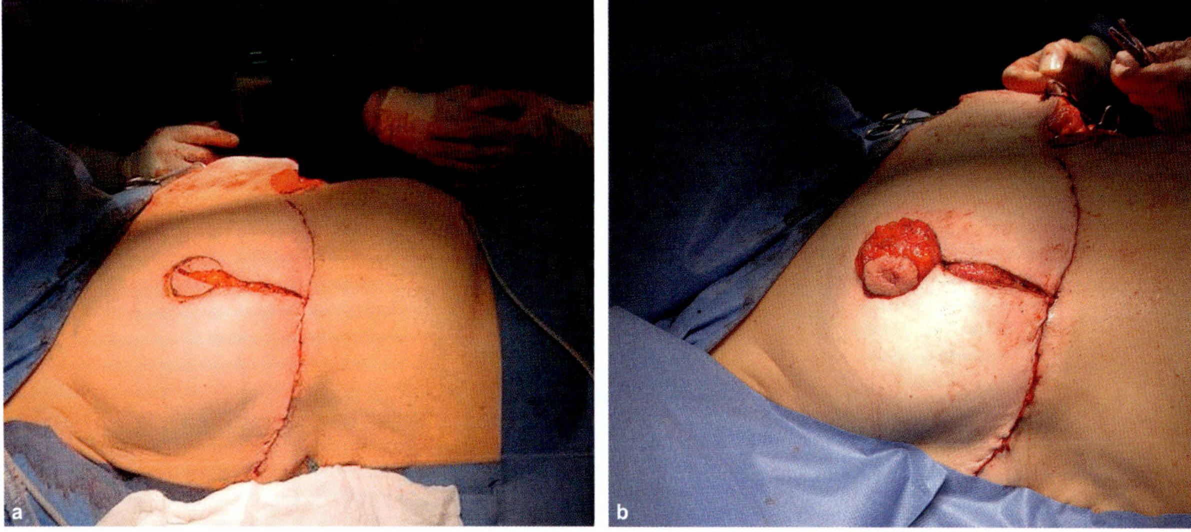

Abb. 2.144 Festlegung der neuen Mamillenposition bds. mit Hilfe der zuvor definierten Mamillengröße (Mamillenschablone). Herausluxieren der Mamille aus der nun gebildeten Öffnung. [M1260]

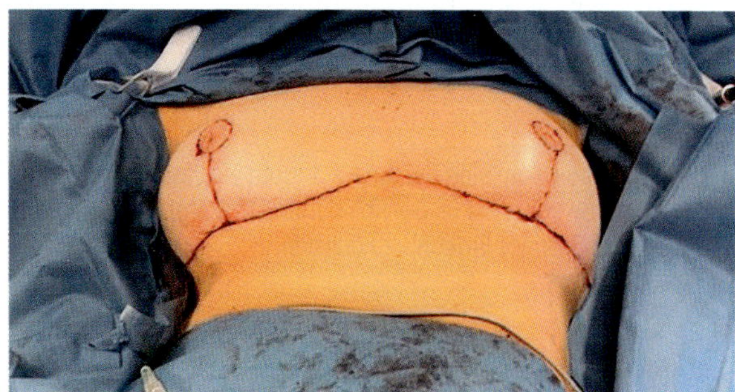

Abb. 2.145 Einnaht Mamille mittels Intrakutannaht, z. B. mit Monocryl 3.0 bds.; Abschlussfoto intraop. Zum Abschluss der Operation. [M1260]

2.16.3 Postoperatives Ergebnis

➢ Abb. 2.146

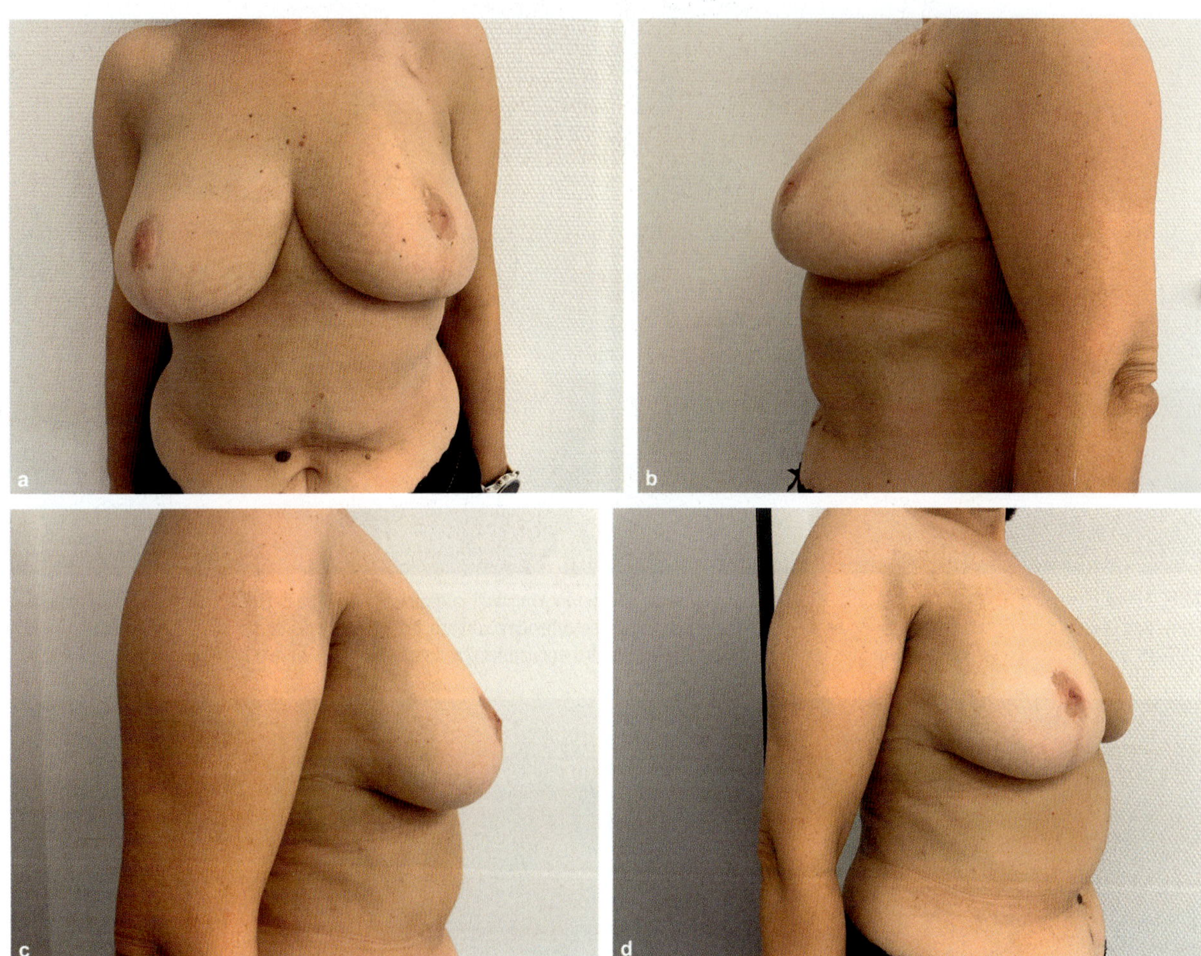

Abb. 2.146 Postoperatives Ergebnis (6 Wochen nach Radiatio) [M1260]

CAVE!

Patientin steht bei ausgeprägter Skoliose schief und verzieht Schulterbereich nach dorsal (re. mehr als li.); dadurch imponiert eine Lateralisierung des Mamillen-Areolabereichs in der Fotodokumentation in der Frontalansicht.

Bei Gefährdung der Mamillendurchblutung, z. B. durch eine zu lang gewählte Mamillen-Submammärfalten-Distanz, besteht ein erhöhtes Risiko für eine Mamillennekrose. Über diese Komplikation sollte bei dem hier beschriebenen Eingriff gezielt und klar aufgeklärt werden.

INFO

Es handelt es sich um eine der am häufigsten eingesetzten Methoden, um große Volumina im Bereich der Brust zu entfernen und ein kosmetisch günstiges Ergebnis zu erzielen.

TIPP

Die Technik des Reduktionsverfahrens inkl. Größe der Mamillen sollte individuell gewählt und an die vorbestehenden Voraussetzungen, die die Patientin mitbringt, angepasst werden.

Bei rein ästhetischer kontralateraler Brustangleichung ist es empfehlenswert, die Kostenübernahme mit der Krankenkasse vor dem geplanten Eingriff zu klären.

MERKE

Bei einer Verschiebung des MAK um deutlich mehr als 10 cm wird die freie MAK-Transplantation i. d. R. präferiert, um das Nekroserisiko des MAK zu vermindern.

2.17 Reduktionsplastik mit kaudaler Stielung und Technik zur Langzeitstabilität

Stefanie Buchen

Fallbeispiel

- 21-jährige Patientin mit symptomatischer Makromastie bds. sowie Asymmetrie zugunsten der li. Seite
- Reduktionsplastik bds. mit Asymmetrieausgleich über kaudale Stielung

2.17.1 Hintergrundinformation

Es existieren eine Vielzahl von Techniken der Reduktionsplastiken. Jeder Operateur macht im Laufe der Zeit seine eigenen Erfahrungen und entwickelt seine ursprüngliche Technik weiter. In der hier beschriebenen Technik wird v. a. durch die ausgedehnte Mobilisation mit innerer Refixierung und streng lateraler Präparation eine Langzeitstabilität der Form erreicht.

2.17.2 Operatives Vorgehen

Anzeichnung

Anzeichnung an der stehenden Patientin (➤ Abb. 2.147). Neuer Jugulum-Mamillen-Abstand 23 cm, Steglänge 10 cm, Abstand medialer und laterale Hautschenkel 14 cm, Sternum-Mamillen-Abstand 11 cm.

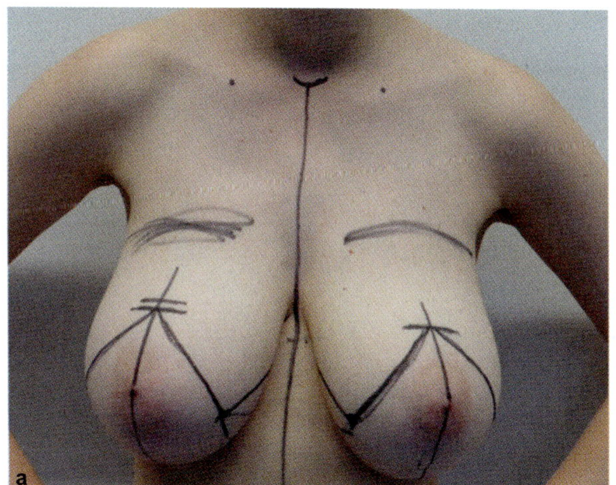

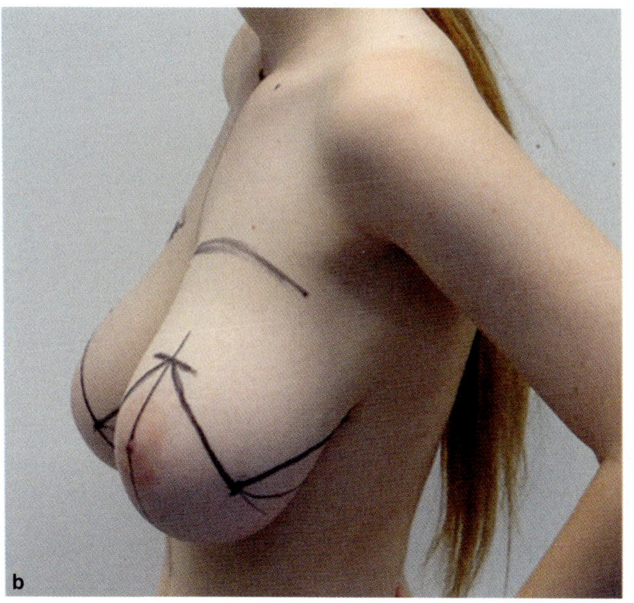

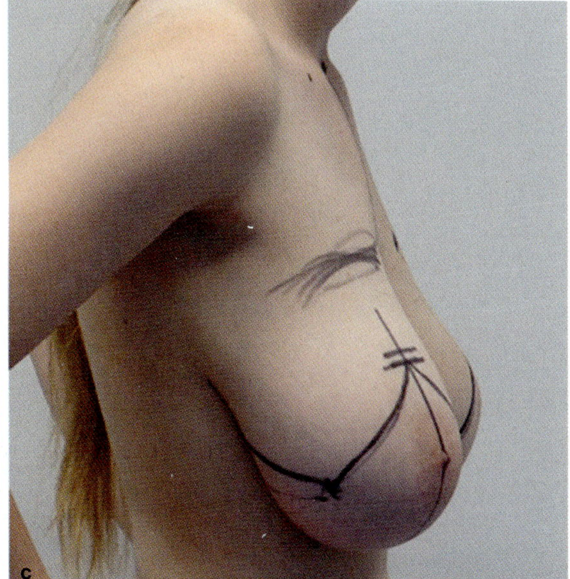

Abb. 2.147 Präoperative Anzeichnung an der stehenden Patientin [M1266]

2

Operationsschritte

➤ Abb. 2.148 bis Abb. 2.162
Auslösen der Brustdrüse in der Präparationsebene der avaskulären Schicht zwischen Drüsen-und Fettgewebe bis auf den Pectoralis unter Belassen einer dünnen Schicht einschließlich der Pectoralisfaszie (➤ Abb. 2.149). Hierbei wird sehr hoch bis über den Brustansatz gelöst (➤ Abb. 2.150).

TIPP

Auch lateral wird die Drüse (➤ Abb. 2.151) abgehoben. Dies ist wichtig, damit die seitliche Partie schlank wird. Spätere evtl. notwendige Liposuction kann dadurch vermieden werden.

Jetzt Resektion von Brustdrüsengewebe medial, lateral und zentral (➤ Abb. 2.152).

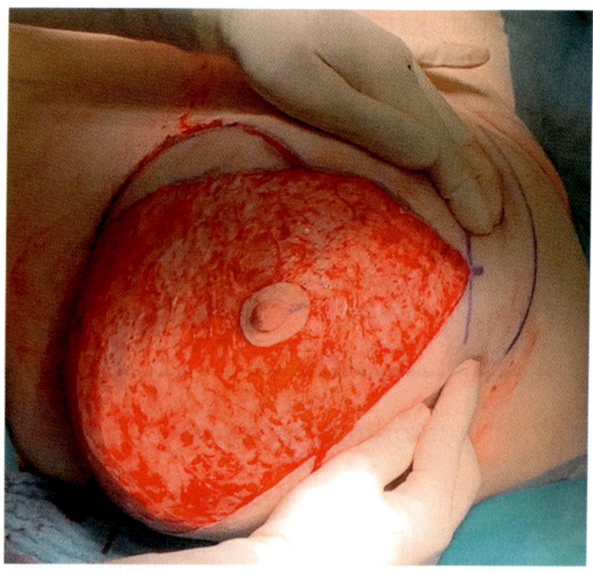

Abb. 2.148 Umschneiden wie angezeichnet und Deepithelisieren unter Aussparen der Mamille und der zu resezierenden Hautinseln

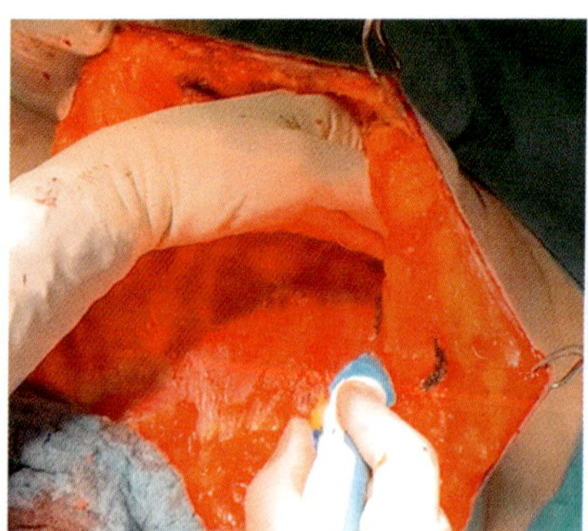

Abb. 2.149 Auslösen der Brustdrüse [M1266]

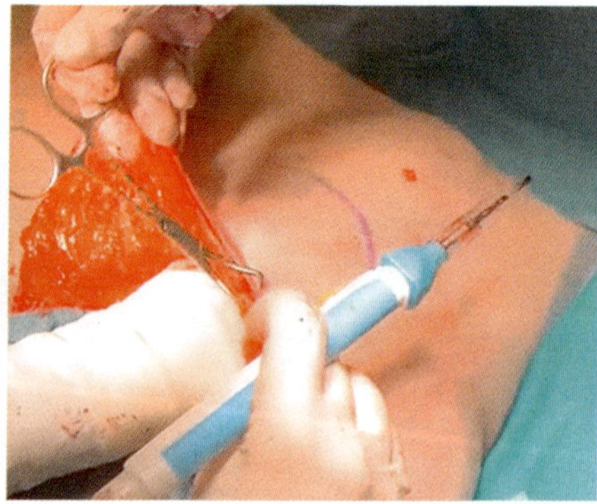

Abb. 2.150 Auslösen bis über dem Brustansatz [M1266]

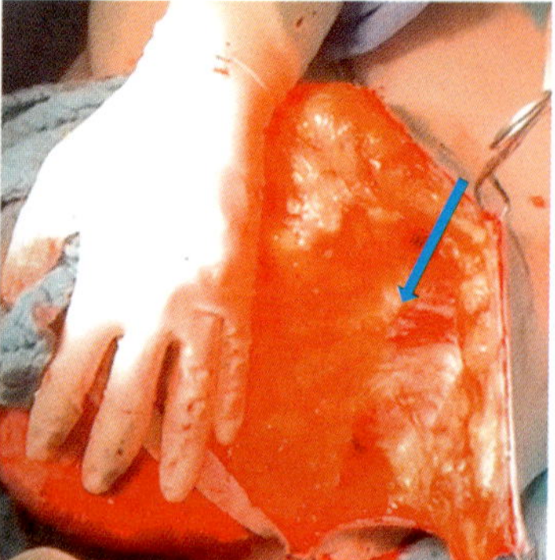

Abb. 2.151 Präparation bis zum maximalen seitlichen Brustansatz [M1266]

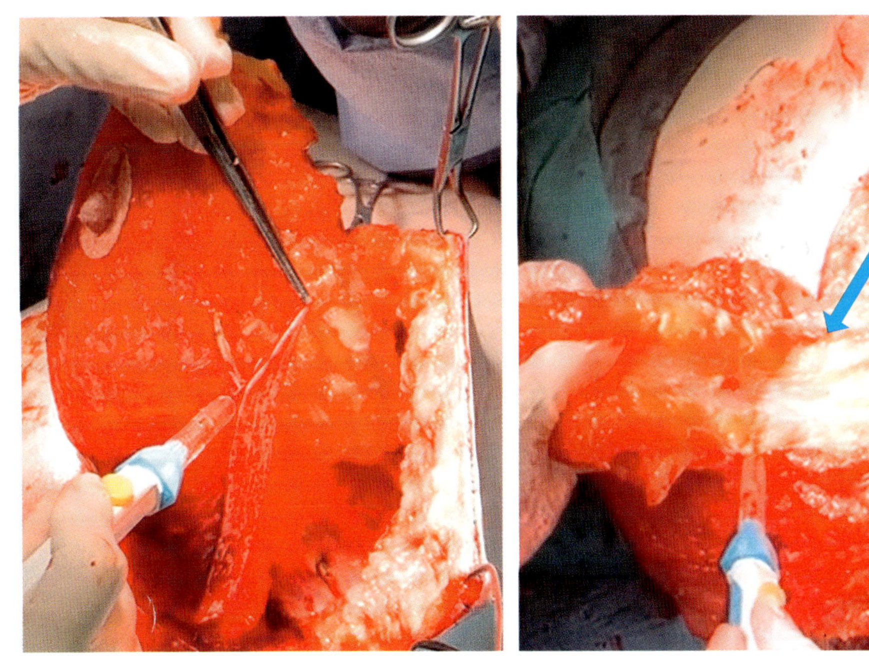

Abb. 2.152 Brustresektion medial, lateral, zentral [M1266]

Abb. 2.153 Zentrale schonende Resektion [M1266]

CAVE!
Hierbei muss streng darauf geachtet werden, dass direkt über dem sichtbaren horizontalen Septum präpariert wird, da hier die Hauptgefäßversorgung läuft und die Drüse nur kaudal gestielt ist (➤ Abb. 2.154, ➤ Abb. 2.155, ➤ Abb. 2.156).

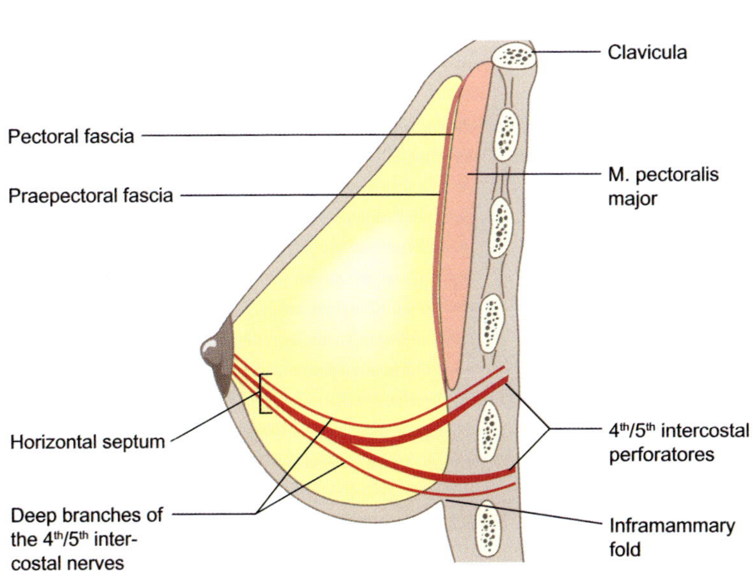

Abb. 2.154 Anatomie des zentralen gefäßführenden Septum [H364-001, L157]

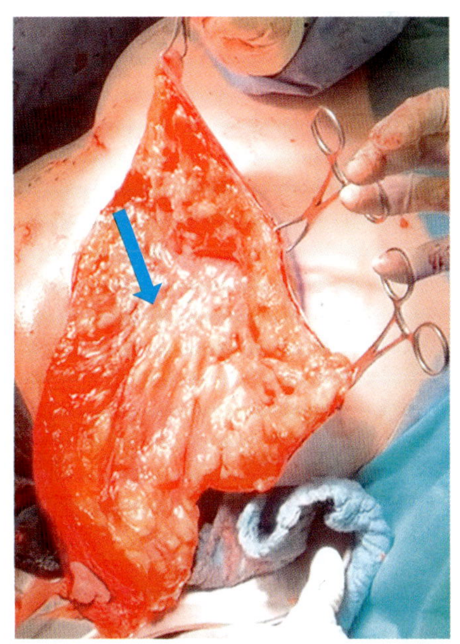

Abb. 2.155 Schonung des zentralen gefäßführenden Septum [M1266]

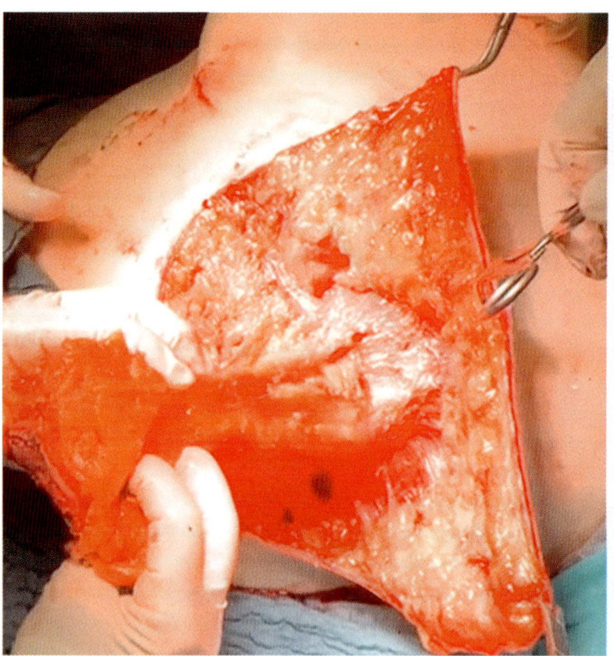

Abb. 2.156 Modellieren des Restbrustdrüsengewebes [M1266]

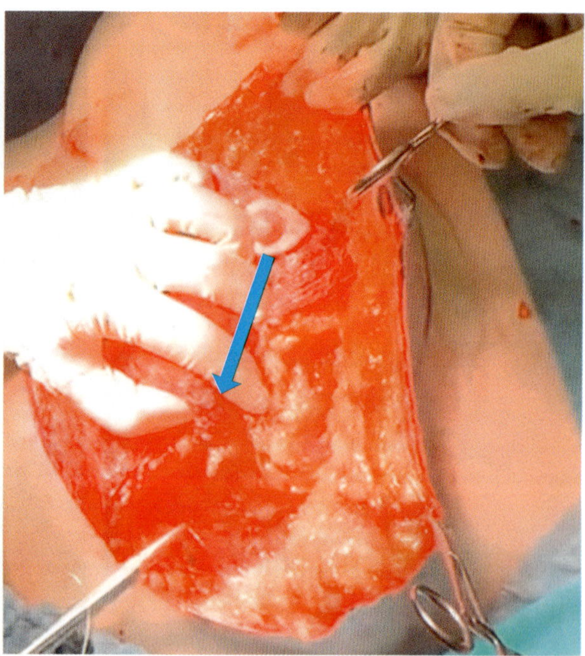

Abb. 2.157 Fixierung von kaudal nach kranial [M1266]

MERKE

Remodellieren des Restdrüsengewebes im Sinne eines fest eingefassten inneren BHs. Hierzu wird der Stiel von kaudal her medial sowie lateral nur bis zur Brustmitte mit 2–0 Monocryl fest fixiert (➤ Abb. 2.156, ➤ Abb. 2.157).

Dann vorsichtige Dopplungsnähte im kaudalen Stielbereich (➤ Abb. 2.158, ➤ Abb. 2.159).

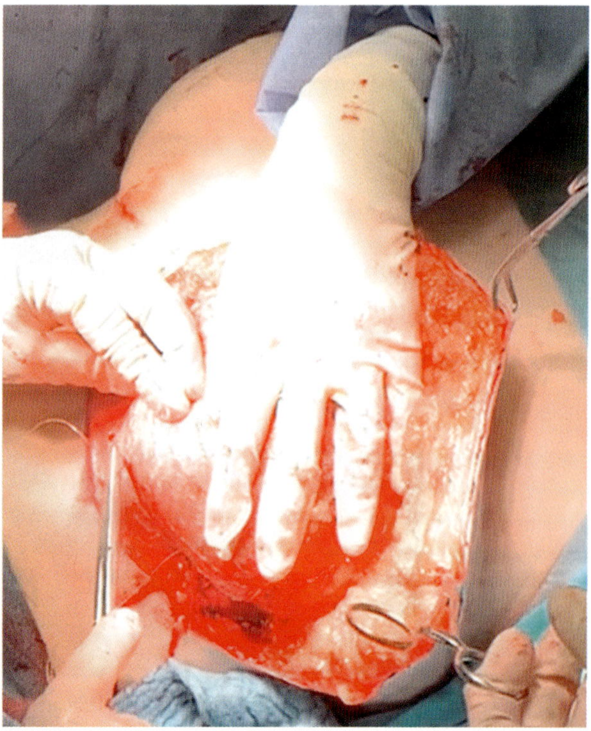

Abb. 2.158 Dopplung des kaudalen Stiels [M1266]

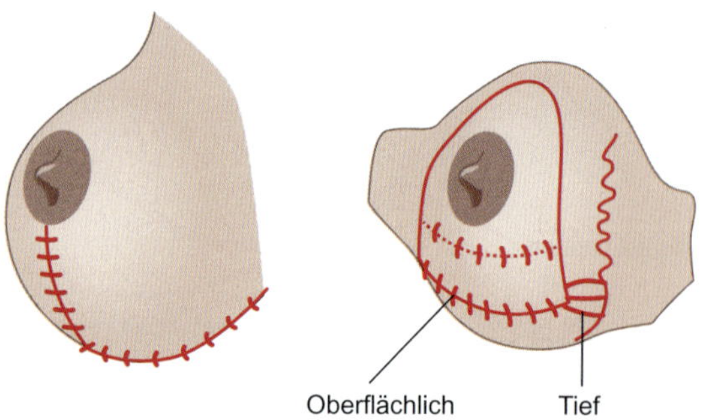

Abb. 2.159 Bildliche Darstellung der Modellierung [H364-001, L157]

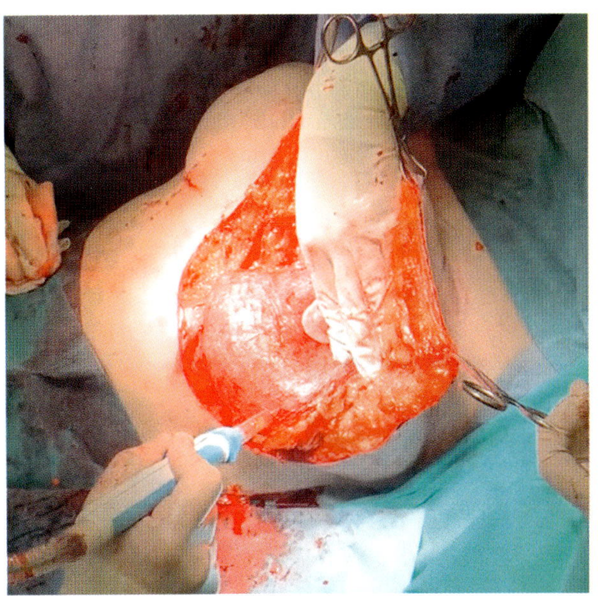

Abb. 2.160 Stabilisierung durch Granulationsreiz [M1266]

MERKE

Durch diese intramammäre starke von kaudal fixierte Überkorrektur erreicht man ein langfristiges stabiles Formergebnis ohne späteres hässliches Durchsacken des unteren Pols mit Verlängerung der Steglänge.

Zum Schluss noch Kautern der deepithelialisierten Oberfläche zur weiteren Stabilisation und als Granulationsreiz (➤ Abb. 2.160).

Einlage einer Drainage auf Sog. Anpassen des Hautmantels immer von lateral nach medial. Positionierung des neuen Mamillensitzes und Einnaht sowie Wundverschluss in üblicher Weise (➤ Abb. 2.161, ➤ Abb. 2.162).

Nach sterilem Verband erhält die Patientin einen straffen Brustwickel für 24 h mit anschließender BH-Anpassung.

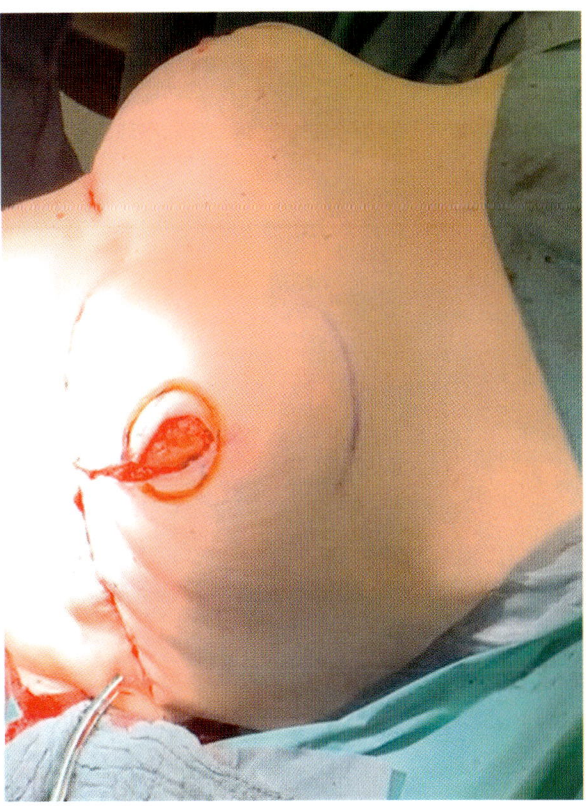

Abb. 2.161 Hautmantelanpassung [M1266]

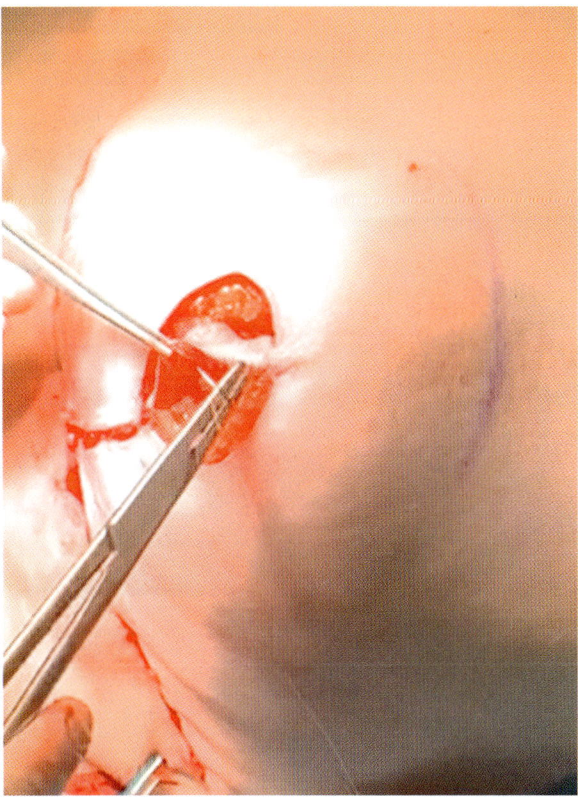

Abb. 2.162 Mamillen-Position und Verschluss [M1266]

2.17.3 Postoperatives Ergebnis

Bei jeder Reduktionsplastik kann das endgültige Ergebnis frühestens nach 3 Monaten beurteilt werden.

Die hier gezeigte Technik hat den Vorteil eines langfristig stabilen Formergebnisses ohne starke Ptosis bei Erhalt der Haut- und Mamillensensibilität sowie Stillfähigkeit.

Postoperatives Ergebnis nach 12 Monaten (➤ Abb. 2.163).

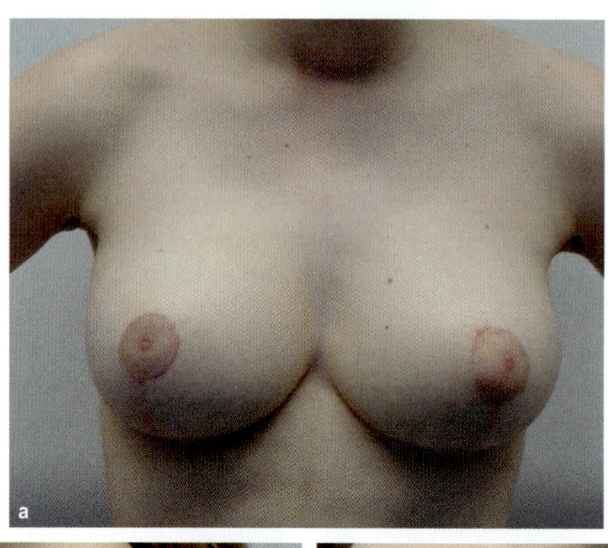

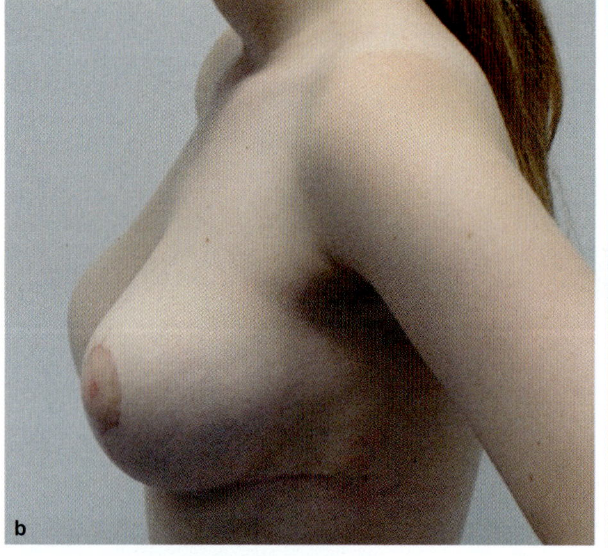

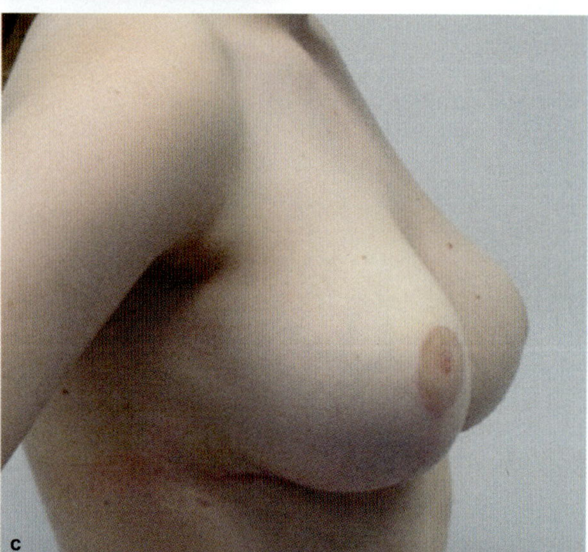

Abb. 2.163 Postoperatives Ergebnis [M1266]

2.18 Tumoradaptierte Reduktionsplastik mit mediokranialem Mamillenstiel

Maggie Banys-Paluchowski

Fallbeispiel

- 47-jährige Patientin mit 3 cm großem Mammakarzinom li. unten-innen mit deutlicher Hauteinziehung in der Submammärfalte, Gesamtareal inkl. Mikroverkalkungen 6 cm
- BH-Größe: 75C, Ptosis
- Mamillen-Jugulum-Abstand 28 cm li., 29 cm re.
- Operation: tumoradaptierte Reduktionsplastik li. mit mediokranialer Stielung der Mamille nach zweifacher Drahtmarkierung des Mikrokalkareals und Sentinel node Biopsie

2.18.1 Präoperativer Befund

➢ Abb. 2.164

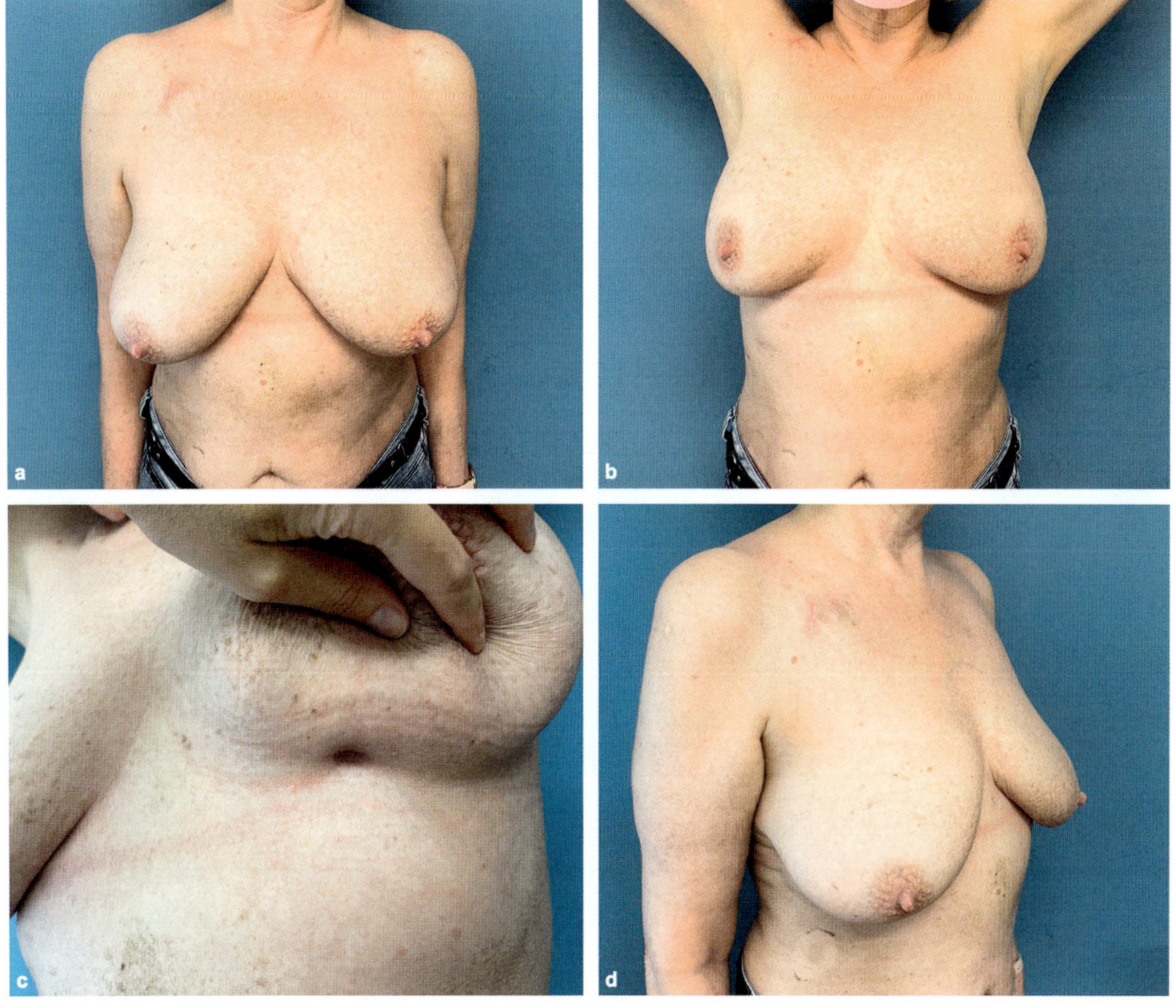

Abb. 2.164 Präoperative Fotodokumentation. Deutlich sichtbar ist die Hauteinziehung. [M1103]

2.18.2 Operatives Vorgehen

Anzeichnung

➢ Abb. 2.165

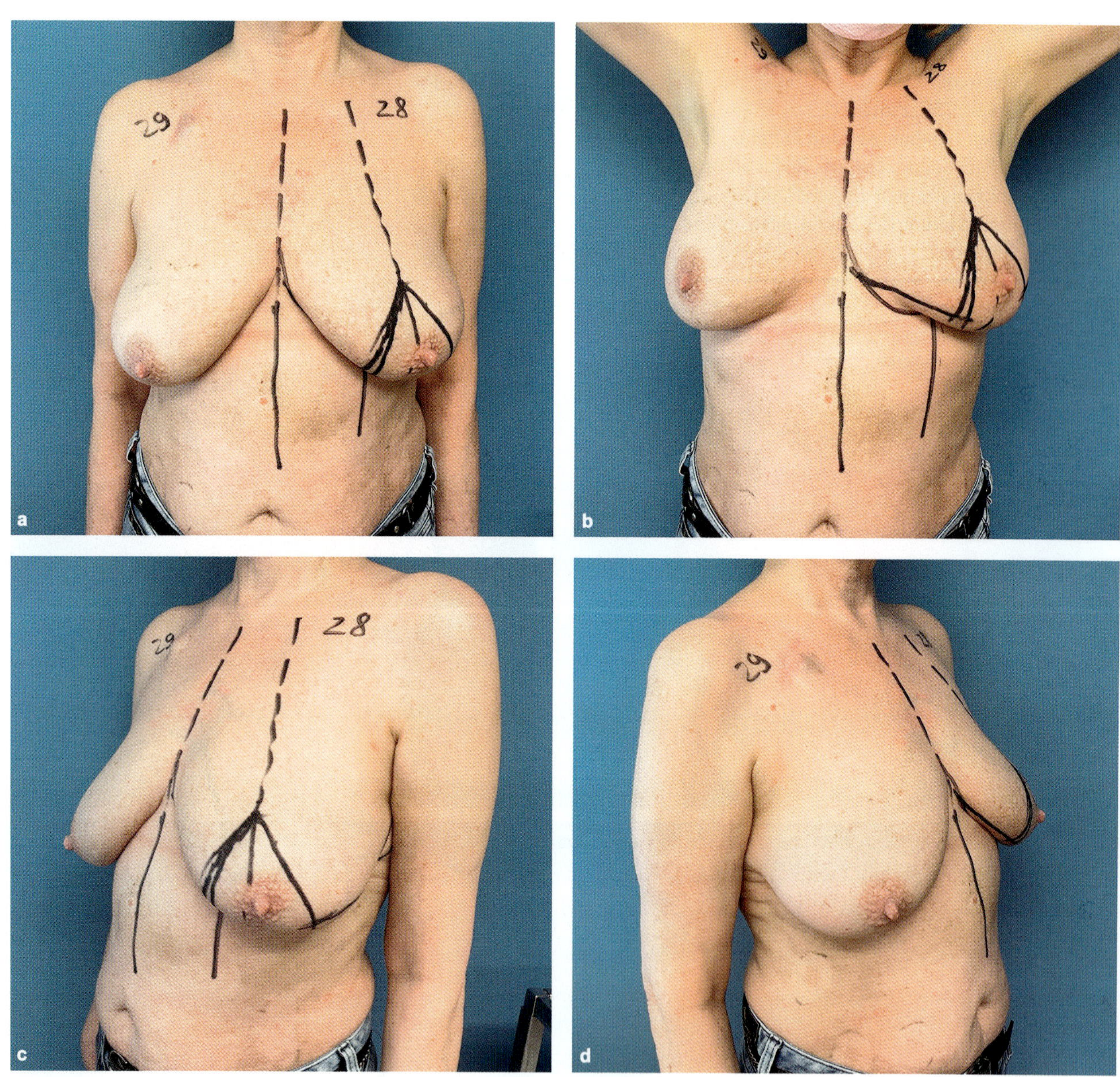

Abb. 2.165 Präoperative Anzeichnung an der stehenden Patientin. Neuer Jugulum-Mamillen-Abstand 21 cm, Steglänge 10 cm, neuer Sternum-Mamillen-Abstand 10 cm, Abstand medialer und lateraler Hautschenkel 10 cm. [M1103]

Operationsschritte

➤ Abb. 2.166, ➤ Abb. 2.167, ➤ Abb. 2.168, ➤ Abb. 2.169, ➤ Abb. 2.170, ➤ Abb. 2.171, ➤ Abb. 2.172, ➤ Abb. 2.173, ➤ Abb. 2.174, ➤ Abb. 2.175, ➤ Abb. 2.176

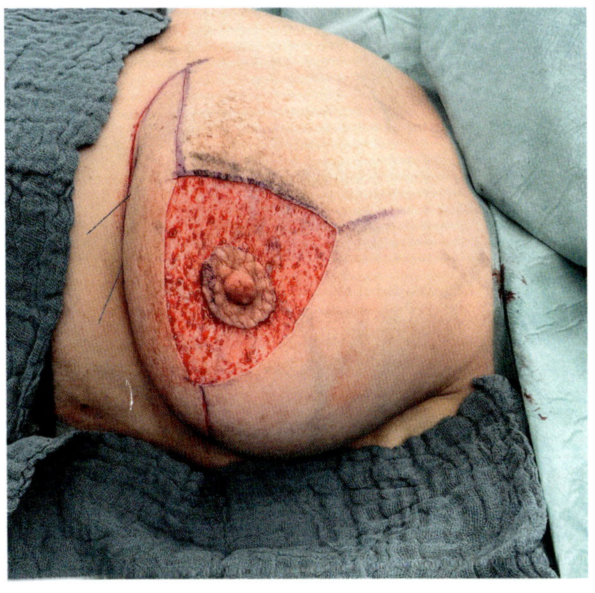

Abb. 2.166 Hautschnitt innerhalb der angezeichneten Linien und Deepithelalisierung periareolär [M1103]

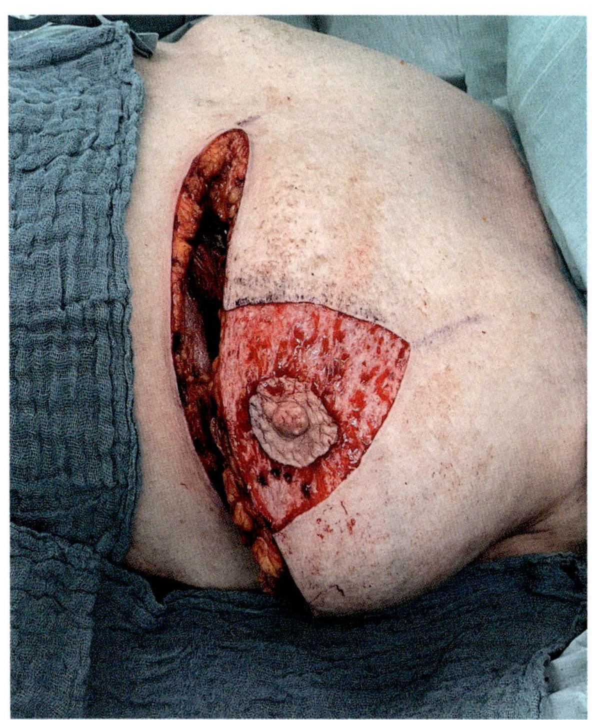

Abb. 2.167 Entfernung des gesamten unteren Areals der Brust unter Mitnahme der Hautveränderung und der beiden Drähte [M1103]

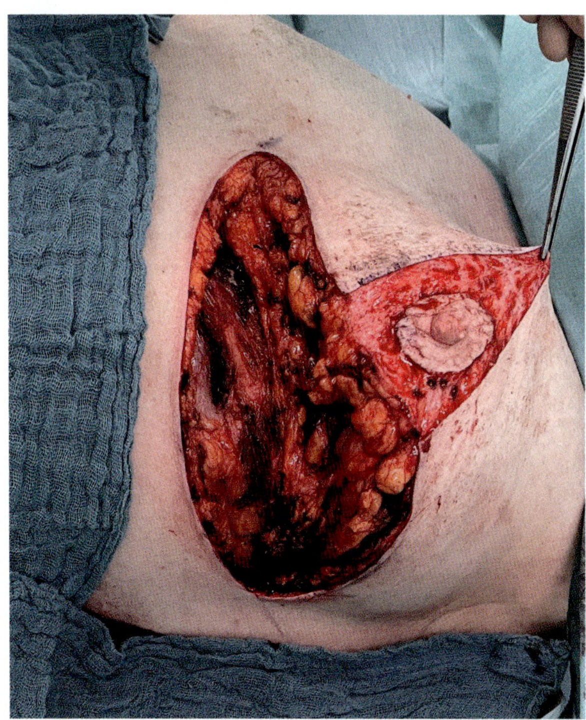

Abb. 2.168 Das Gewebe wurde inkl. Muskelfaszie entfernt [M1103]

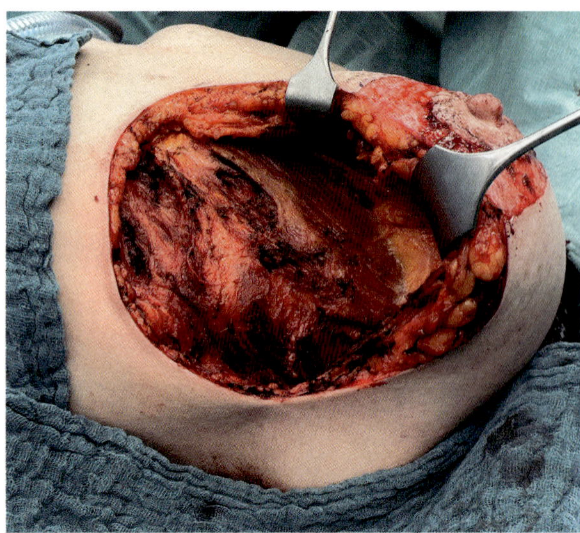

Abb. 2.169 Großflächige Mobilisation des Drüsengewebes über der Pektoralismuskulatur. Da über diesen Zugang die Sentinel node-Biopsie durchgeführt wird, entsteht keine zusätzliche Narbe axillär. [M1103]

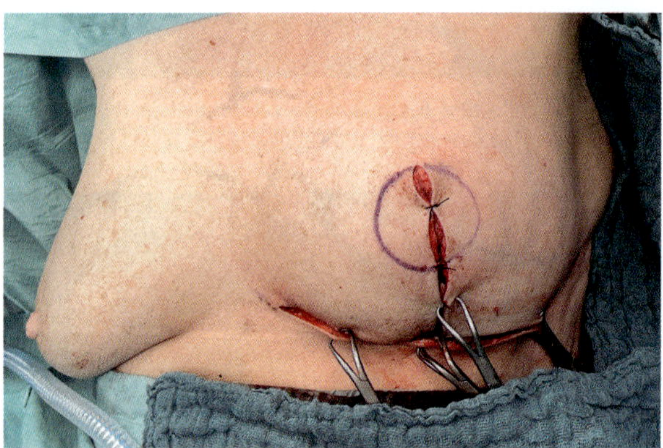

Abb. 2.170 Nach Probeaufsetzen und Adaptation wird die neue Position der Mamille angezeichnet [M1103]

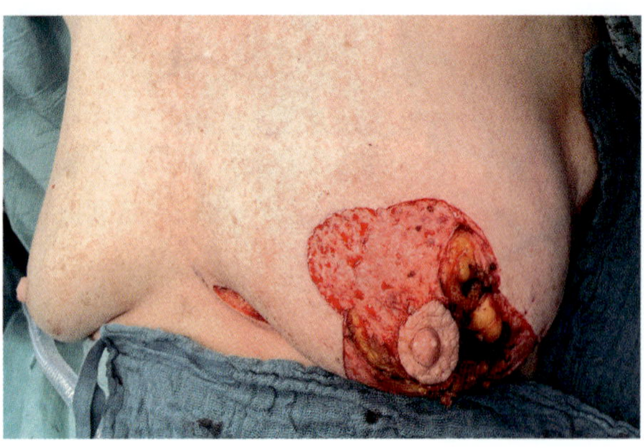

Abb. 2.171 Nach Deepithelialisierung des angezeichneten Areals und Entfernung der Backhausklemmen wird der Mamillenstiel schrittweise gebildet. Zunächst wird die Mamille kaudal und lateral umschnitten. Die Dicke des Stiels beträgt i. d. R. 8–10 mm. [M1103]

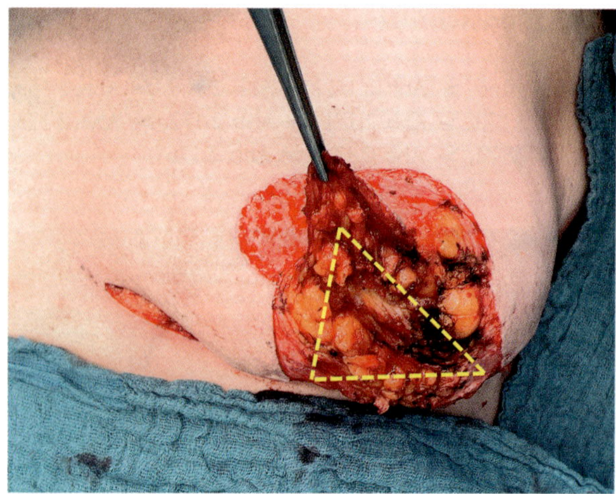

Abb. 2.172 Das Gewebe unterhalb der Mamille wird keilförmig reseziert. Danach wird das Gewebe lateral und medial des Keils mit durchgreifenden Nähten (z. B. Vicryl 2–0) adaptiert. Dieser Schritt sorgt dafür, dass die Brust nicht zu breit erscheint und beugt der Einziehung der vertikalen Naht vor. [M1103]

CAVE!

Partielle oder totale Mamillenekrose stellt eine gefürchtete Komplikation der Reduktionsplastik dar. Neben den klassischen Risikofaktoren wie Rauchen und starke Ptosis spielt auch die Stieldicke eine Rolle. Das Belassen eines zu dicken Stiels ist ein typischer Anfängerfehler, der zum erhöhten Risiko für venöse Stauung und in der Folge Mamillennekrose führen kann.

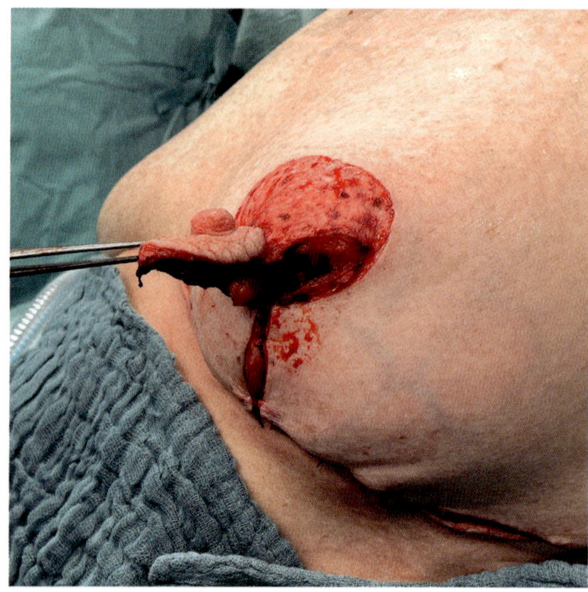

Abb. 2.173 Darstellung des Mamillenstiels nach transcorialer Adaptation [M1103]

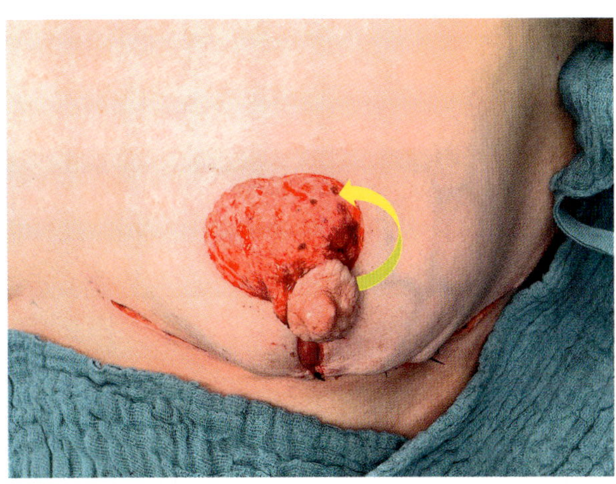

Abb. 2.174 Der Stiel kann schrittweise weiter umschnitten werden. Es ist sinnvoll, den Stiel zunächst möglichst breit zu lassen, um ihn je nach Bedarf zu verschmälern. Am Ende soll es gelingen, die Mamille spannungsfrei in die neue Position reinzurotieren. [M1103]

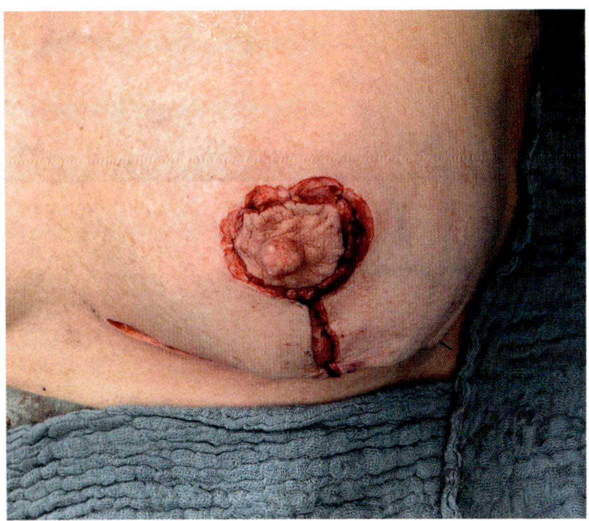

Abb. 2.175 Adaptation der Areola mit 8 versenkten Nähten (z. B. Vicryl 3–0) [M1103]

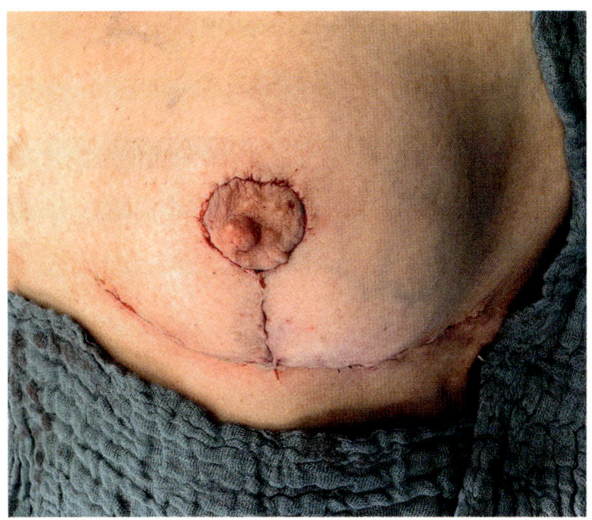

Abb. 2.176 Intrakutannaht (z. B. Monocryl 4–0) [M1103]

2.18.3 Postoperatives Ergebnis

➢ Abb. 2.177

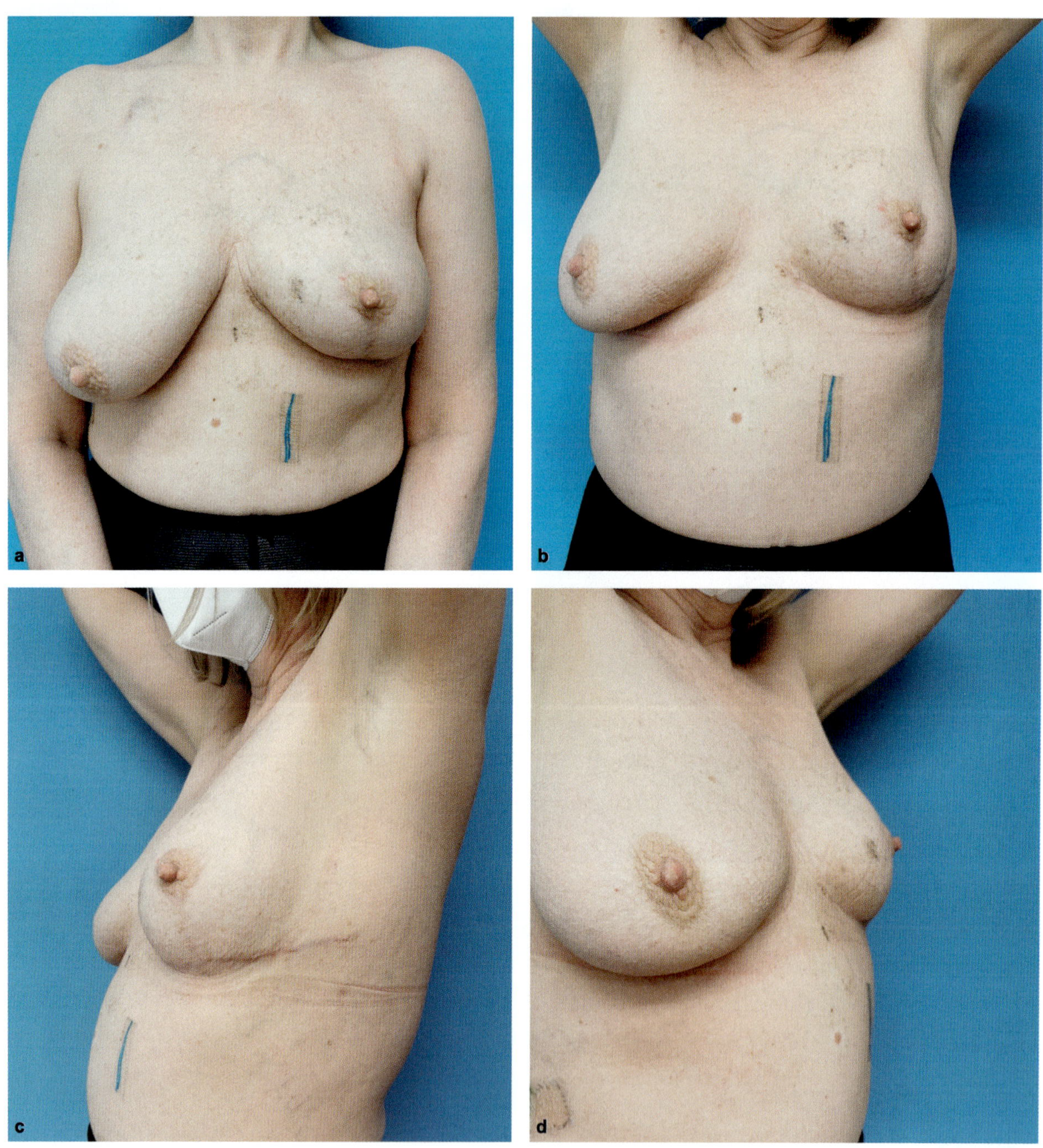

Abb. 2.177 Postoperatives Ergebnis 7 Wochen nach der Operation kurz vor Abschluss der Bestrahlung. Geplant ist die Angleichung der rechten Seite. [M1103]

2.19 Tumoradaptierte Reduktionsplastik mit freier Mamillentransplantation

Maggie Banys-Paluchowski

Fallbeispiel

- 73-jährige multimorbide Patientin mit großem (9 cm) Mammakarzinom li. bei 12 Uhr
- Ablehnung einer Mastektomie, dringender Wunsch nach Brusterhalt, neoadjuvante Chemotherapie bei Komorbiditäten nicht durchführbar
- BH-Größe: 105 K, ausgeprägte Ptosis
- Mamillen-Jugulum-Abstand re. 45 cm, li. 44 cm
- Operation: tumoradaptierte Reduktionsplastik mit freier Mamillentransplantation und Sentinel node-Biopsie li.

2.19.1 Hintergrundinformation

Die Mamillennekrose ist eine gefürchtete Komplikation der Reduktionsplastik. Das Risiko steigt mit der Länge der Strecke, um die die Mamille nach kranial versetzt werden muss. Aus diesem Grund wird bei besonders ptotischen Brüsten die Mamille frei transplantiert, d. h. zu Beginn der Operation entnommen und am Ende an die neue Position angebracht. Als Faustregel gilt: ab einem Mamillen-Jugulum-Abstand von 38–42 cm soll eine freie Mamillentransplantation erwogen werden. Dabei wird auch die geplante Technik berücksichtigt: das Risiko der Mamillennekrose ist z. B. bei zentrokaudaler Mamillenstielung aufgrund des besonders breiten Stiels geringer als bei mediokranialer oder kranialer Stielung.

2.19.2 Präoperativer Befund

➢ Abb. 2.178

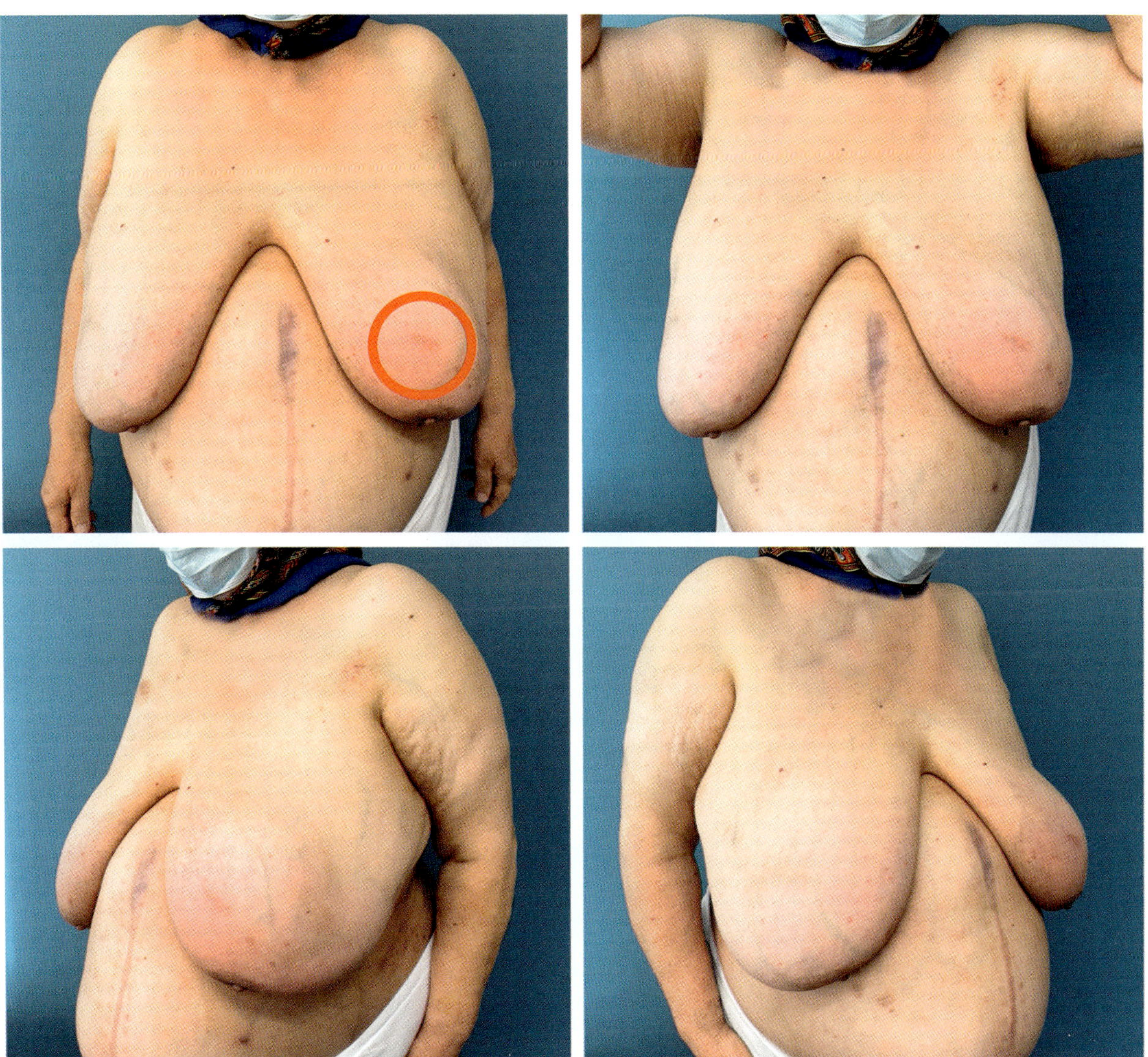

Abb. 2.178 Präoperative Fotodokumentation mit angezeichneter Tumorlokalisation [M1103]

2.19.3 Operatives Vorgehen

Anzeichnung

➤ Abb. 2.179

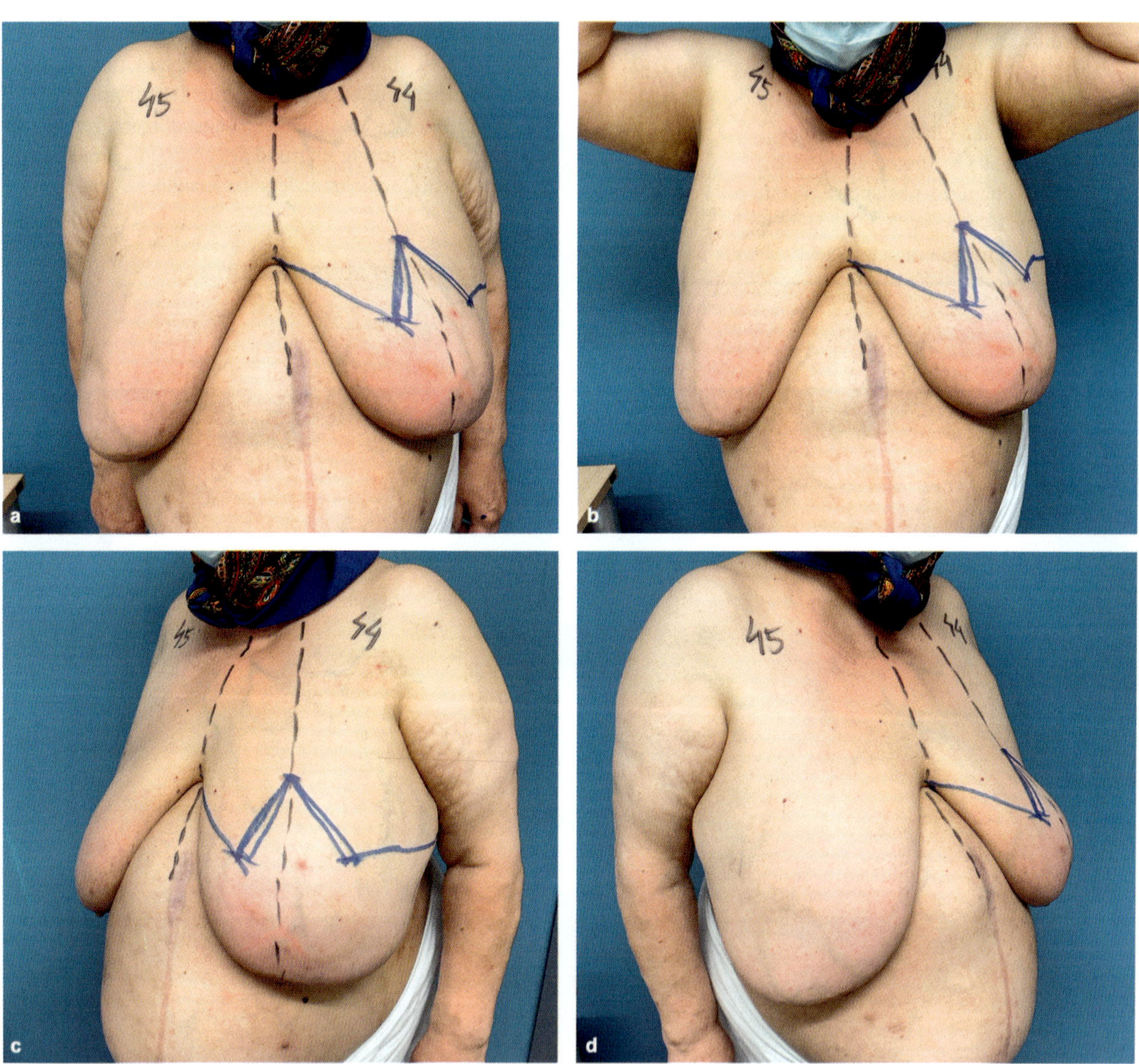

Abb. 2.179 Präoperative Anzeichnung an der stehenden Patientin. Neuer Jugulum-Mamillen-Abstand 22 cm, Steglänge 10 cm, neuer Sternum-Mamillen-Abstand 11 cm, Abstand medialer und lateraler Hautschenkel 10 cm. [M1103]

Operationsschritte

➤ Abb. 2.180, ➤ Abb. 2.181, ➤ Abb. 2.182, ➤ Abb. 2.183, ➤ Abb. 2.184, ➤ Abb. 2.185, ➤ Abb. 2.186, ➤ Abb. 2.187, ➤ Abb. 2.188, ➤ Abb. 2.189, ➤ Abb. 2.190, ➤ Abb. 2.191, ➤ Abb. 2.192, ➤ Abb. 2.193, ➤ Abb. 2.194, ➤ Abb. 2.195

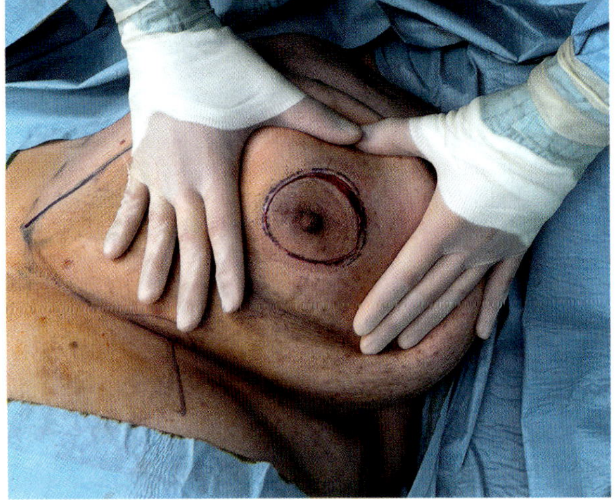

Abb. 2.180 Die Areola wird zirkulär umschnitten [M1103]

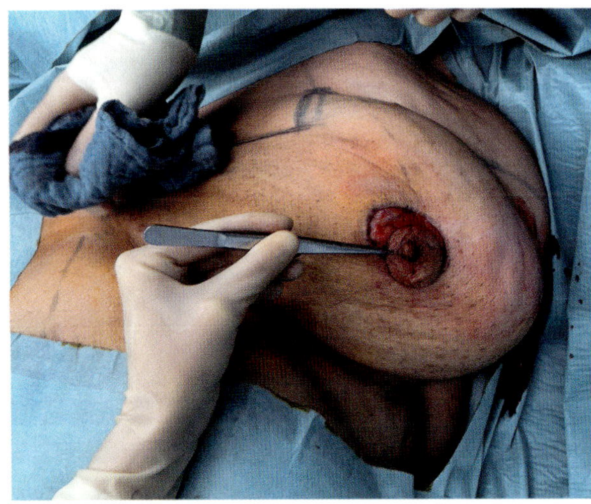

Abb. 2.181 Der Mamillen-Areola-Komplex wird als Epidermis/Dermis-Transplantat (engl. Full thickness skin graft) vollständig entfernt. Es ist empfehlenswert, diesen Schritt mit einem Skalpell bzw. Schere und nicht mit einem Elektrokauter durchzuführen. Die Mamille wird für die Dauer der Operation in einer sterilen NaCl-Lösung asserviert. [M1103]

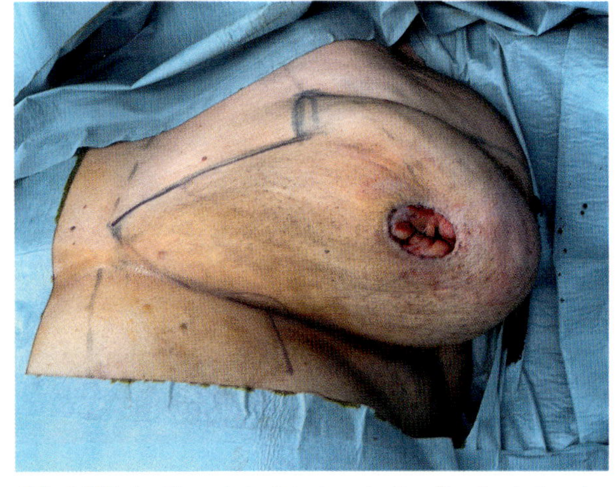

Abb. 2.182 Ansicht nach der Entnahme des Mamillen-Areola-Komplexes [M1103]

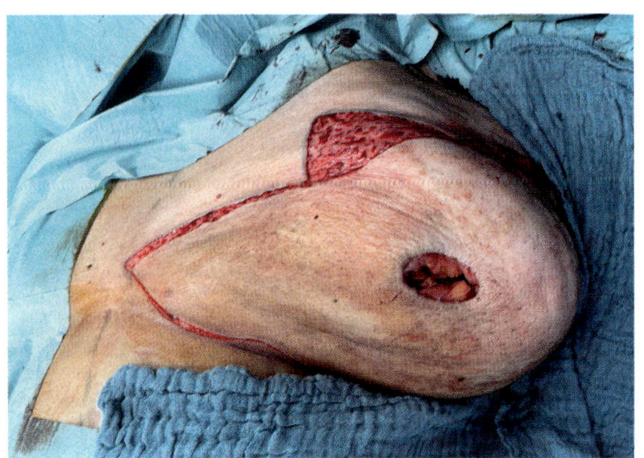

Abb. 2.183 Hautschnitt innerhalb der angezeichneten Linien. Die Haut im Dreieck mittig zwischen dem medialen und lateralen Schenkel wird deepithelialisiert. [M1103]

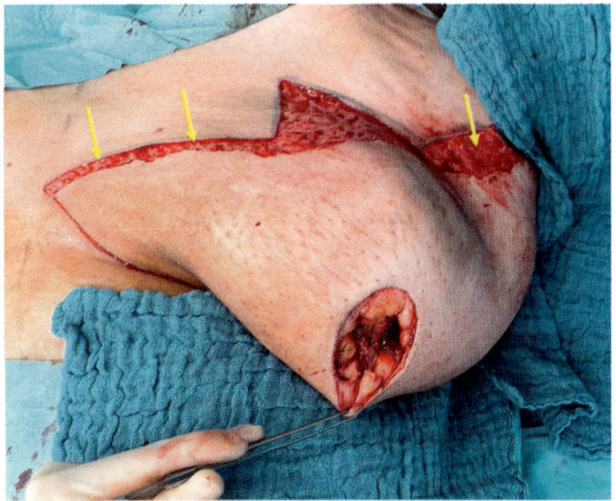

Abb. 2.184 Die Haut wird bis 1,5–2 cm kaudal der kranialen Anzeichnung deepithelialisiert (gelbe Pfeile) [M1103]

2

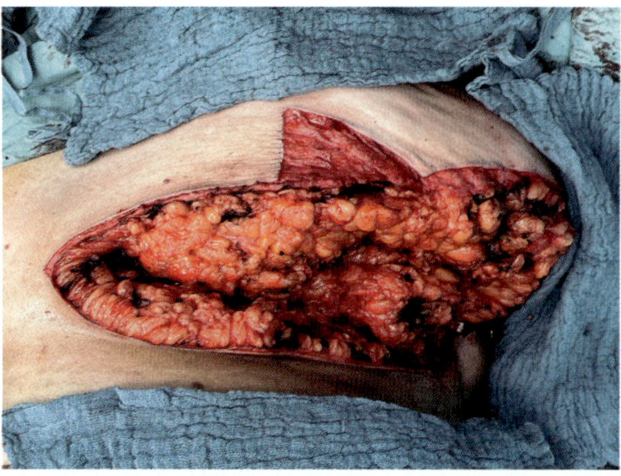

Abb. 2.185 Ansicht nach Absetzen des gesamten unteren Bereichs der Brust unter Mitnahme des großen palpablen Tumors [M1103]

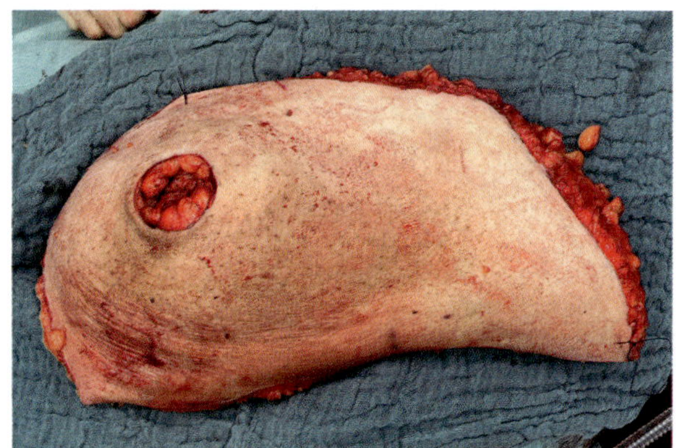

Abb. 2.186 Das operative Präparat vor Einsenden in der Pathologie [M1103]

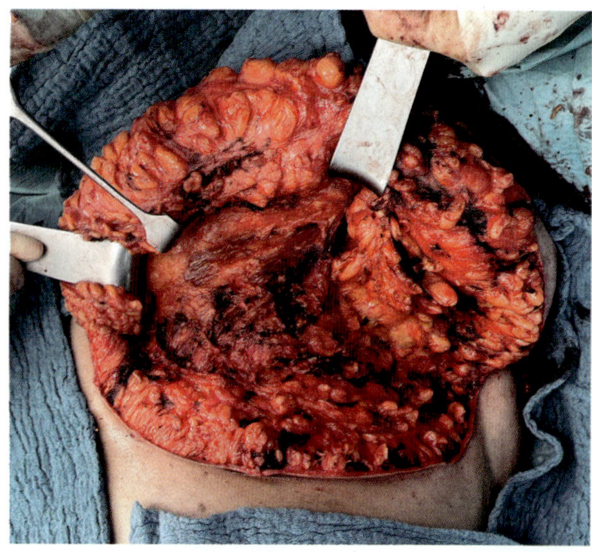

Abb. 2.187 Die Brustdrüse wird über der Pektoralismuskulatur großflächig mobilisiert, um eine spannungsfreie Adaptation zu ermöglichen. Über diesen Zugang erfolgt die axilläre Operation. [M1103]

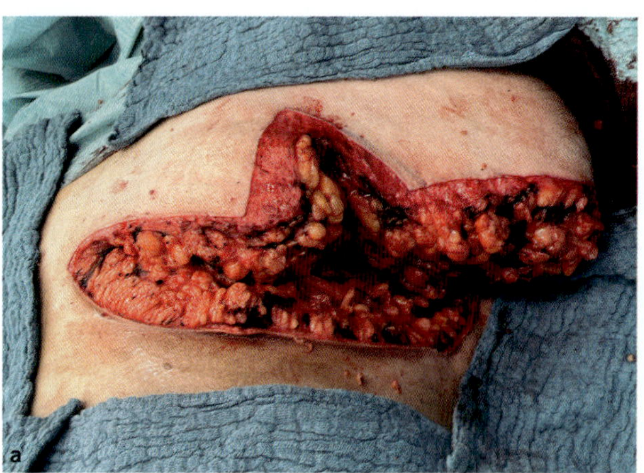

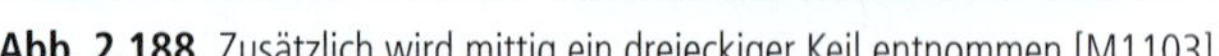

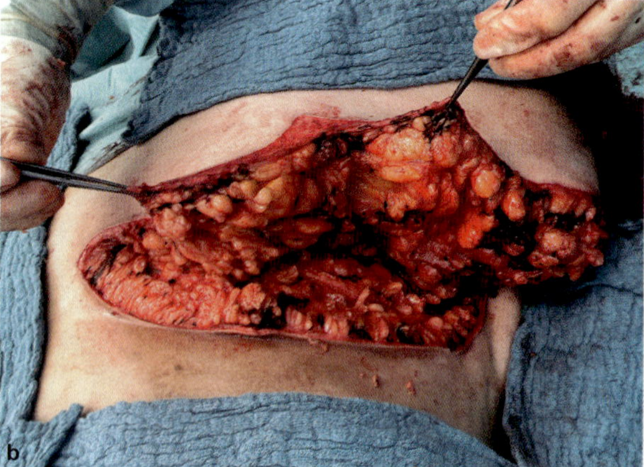

Abb. 2.188 Zusätzlich wird mittig ein dreieckiger Keil entnommen [M1103]

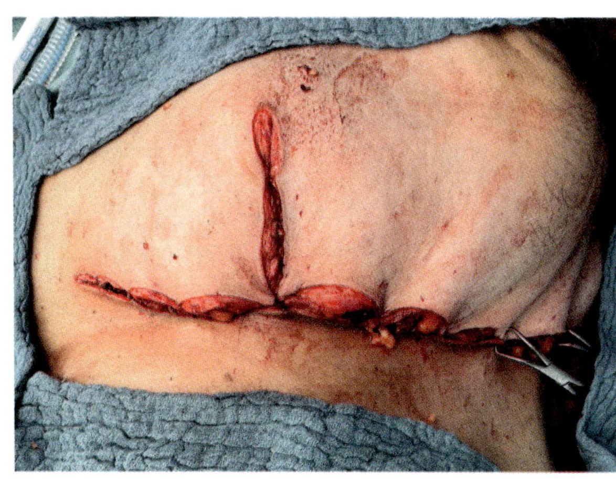

Abb. 2.189 Transcoriale Wundadaptation in versenkter Einzelknopftechnik (z. B. Vicryl 2–0) [M1103]

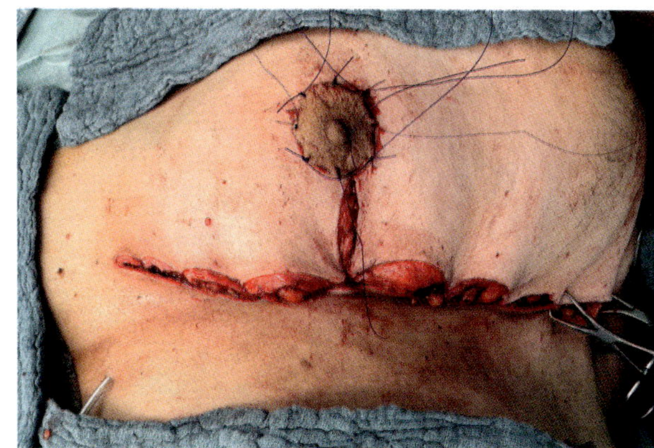

Abb. 2.192 Der Mamillen-Areola-Komplex wird an die deepithelialisierte neue Mamillenposition angebracht und mit 8 Einzelknopfnähten mit einem nicht-resorbierbaren Faden befestigt (z. B. Ethilon 2–0). Die Fäden werden zunächst lange belassen. [M1103]

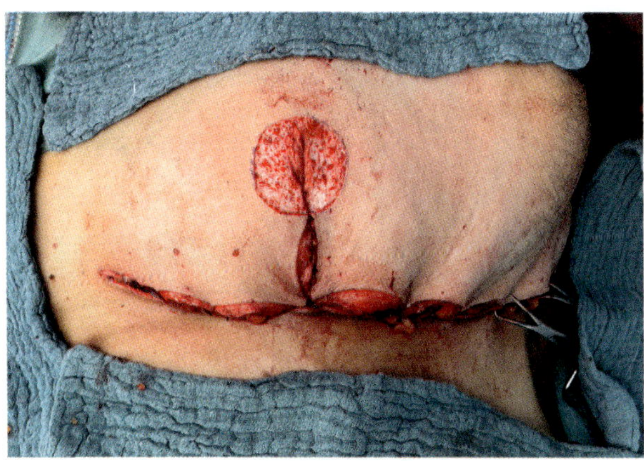

Abb. 2.190 Nach Aufsetzen der Patientin wird die neue Mamillenposition aufgesucht. Die Haut wird zirkulär umschnitten und sorgfältig deepithelialisiert. Dabei soll darauf geachtet werden, das Korium nicht zu verletzen und den Elektrokauter nicht zu verwenden [M1103]

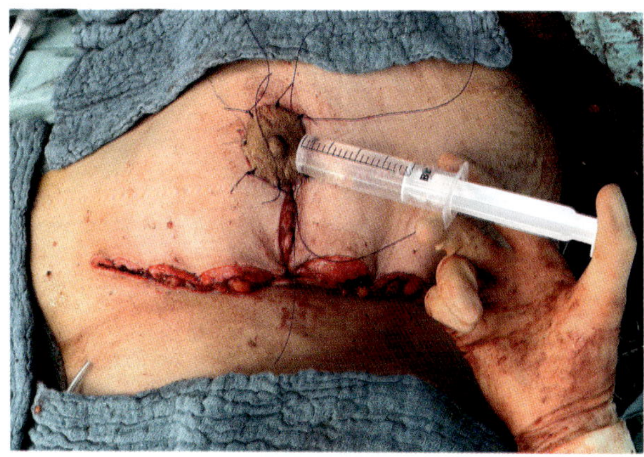

Abb. 2.193 Mögliche Reste (kleine Blutkoagel, Fett) werden mit etwas NaCl vorsichtig ausgespült [M1103]

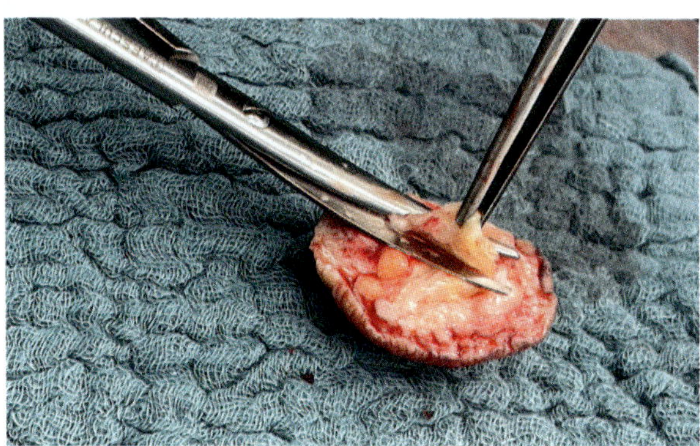

Abb. 2.191 Der bis jetzt in der sterilen NaCl-Lösung asservierte Mamillen-Areola-Komplex wird ausgedünnt. Dabei wird das Fettgewebe vollständig mit einer Schere entfernt [M1103]

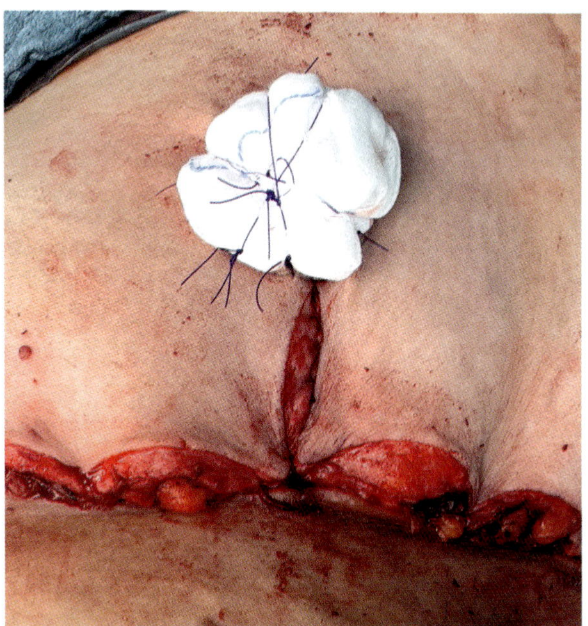

Abb. 2.194 Die Mamille wird mit einem sog. Bolusverband fixiert. Hierfür werden die langen Fäden über einen großen Tupfer zusammengeknotet. Ziel ist eine gute Kompression der Mamille. [M1103]

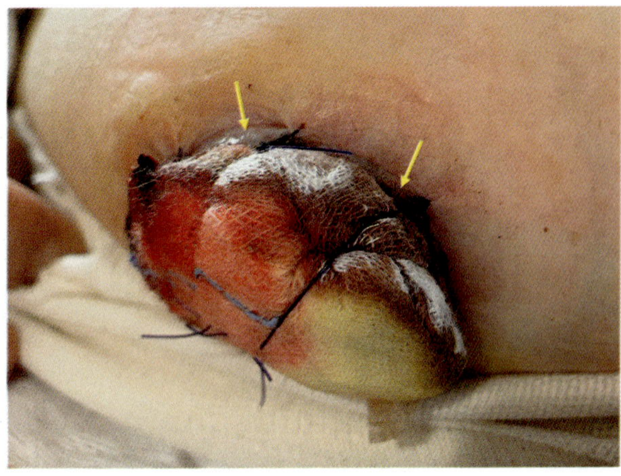

Abb. 2.195 Der Bolusverband wird 10–14 Tage in situ belassen. Am Rand zeigt sich vitale Haut (gelbe Pfeile). [M1103]

2.19.4 Postoperatives Ergebnis

➤ Abb. 2.196, ➤ Abb. 2.197, ➤ Abb. 2.198, ➤ Abb. 2.199, ➤ Abb. 2.200, ➤ Abb. 2.201, ➤ Abb. 2.202, ➤ Abb. 2.203, ➤ Abb. 2.204

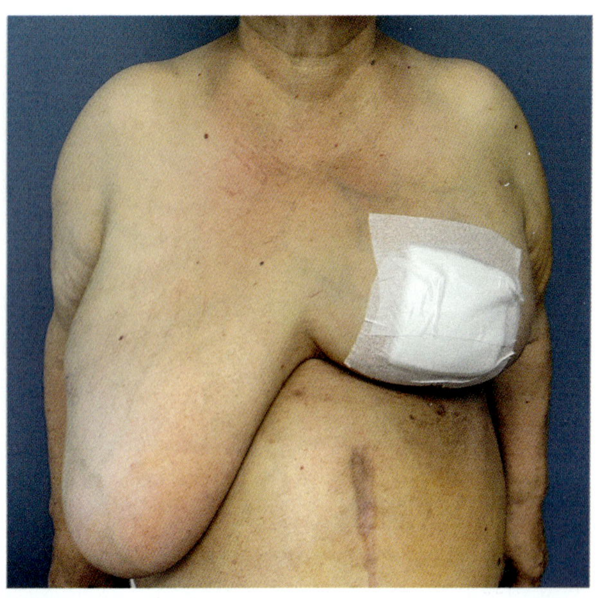

Abb. 2.197 Bis die Mamille komplett verheilt ist, kann es ratsam sein, sie mit einem Pflasterverband abzudecken, um der Patientin die unangenehme Ansicht des oberflächlich nekrotischen Gewebes zu ersparen. [M1103]

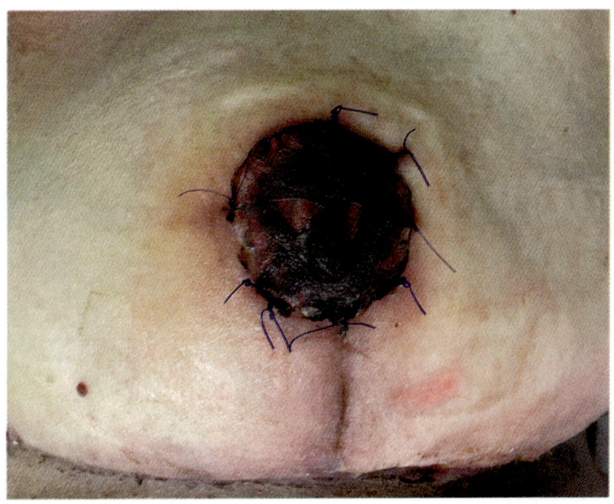

Abb. 2.196 2 Wochen postoperativ nach Abnahme des Bolusverbands. Unter der oberflächlichen Nekrose schimmert bereits vitales Gewebe durch. Insgesamt war im vorliegenden Fall bei multiplen Komorbiditäten die Heilung der frei transplantierten Mamille im Vergleich zum typischen Verlauf verzögert. [M1103]

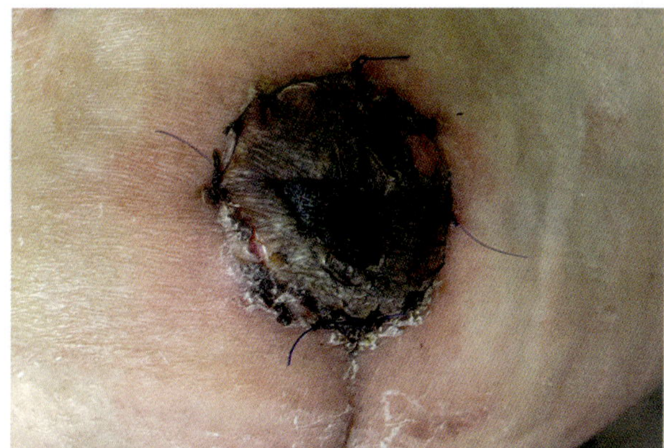

Abb. 2.198 Frei transplantierte Mamille 3 Wochen postoperativ [M1103]

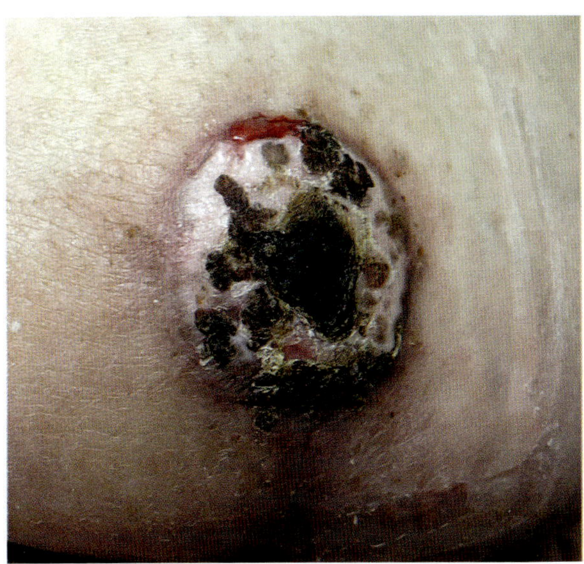

Abb. 2.199 Frei transplantierte Mamille 6 Wochen postoperativ [M1103]

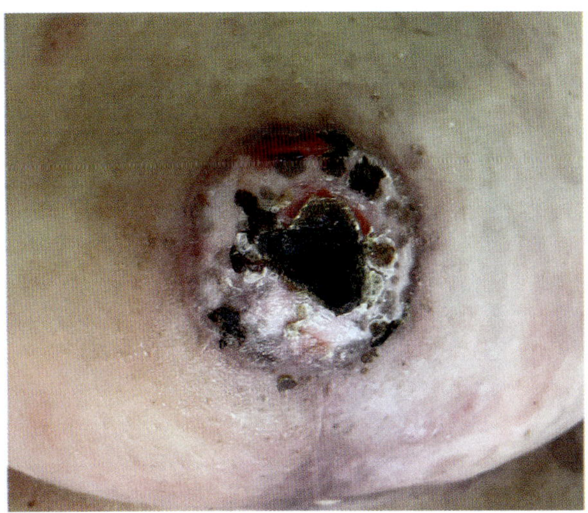

Abb. 2.200 Frei transplantierte Mamille 8 Wochen postoperativ [M1103]

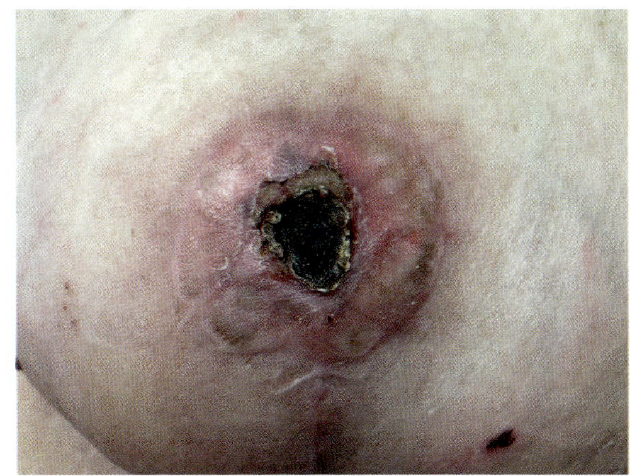

Abb. 2.201 Frei transplantierte Mamille 10 Wochen postoperativ [M1103]

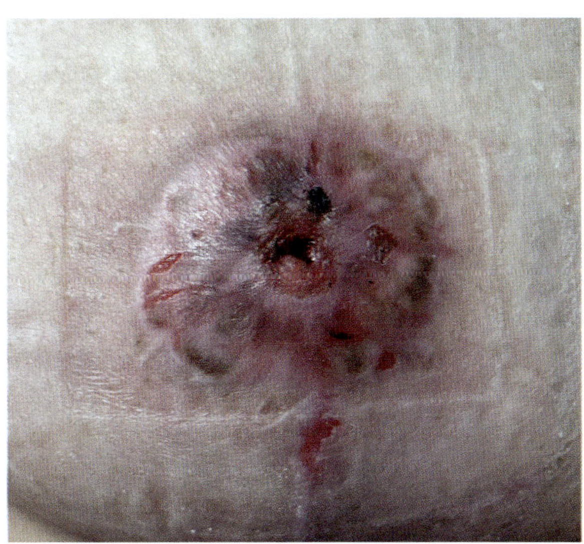

Abb. 2.202 Frei transplantierte Mamille 10 Wochen postoperativ [M1103]

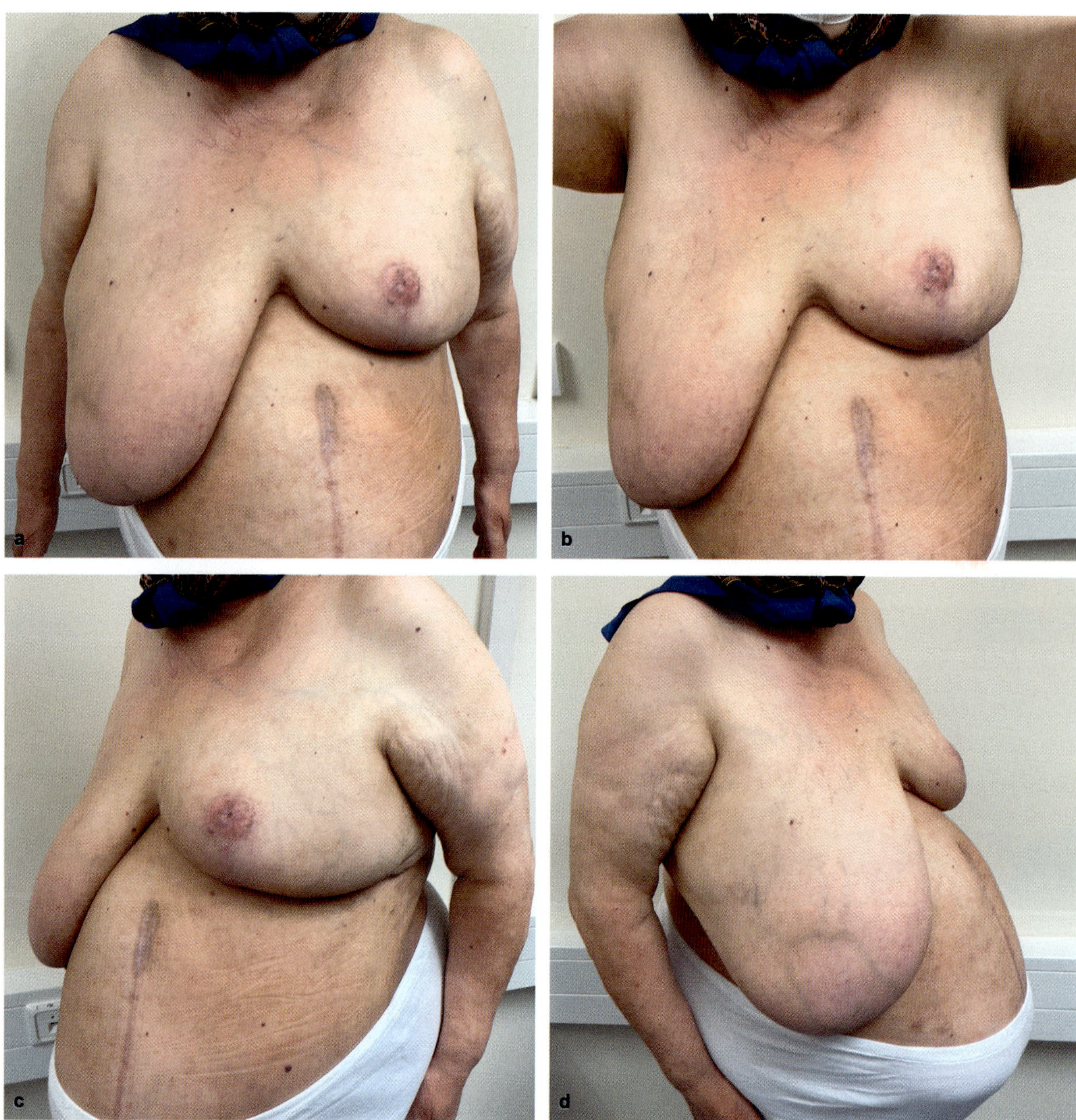

Abb. 2.203 Postoperatives Ergebnis 12 Wochen nach der Operation. Die Patientin hat nach Beratung die empfohlene Radiatio abgelehnt. Die Mamille ist komplett verschlossen und verheilt, kein Nässen. Durch die freie Transplantation verlor in diesem Fall die Papille ihre Projektion. [M1103]

CAVE!

Sehr wichtig ist eine gute Aufklärung über den postoperativen Heilungsverlauf. Dabei können auch Beispielbilder hilfreich sein. Nicht selten sind die Patientinnen durch die dunkle Verfärbung und partielle oberflächliche Nekrose des frei transplantierten Mamillen-Areola-Komplexes unangenehm überrascht und empfinden das Aussehen der operierten Brust in den ersten 8–12 Wochen als belastend. Auch über Pigmentstörungen (besonders wichtig bei dunkelhäutigen Patientinnen!) und Verlust der Projektion der Papille soll die Patientin informiert werden.

Abb. 2.204 Heilungsverlauf am Beispiel einer anderen Patientin, die eine hautsparende Mastektomie mit Hautmantelreduktion, Implantatrekonstruktion und freier Mamillentransplantation li. erhielt (inverser T-Schnitt). Die Mamille wurde bei mamillennaher Tumorlokalisation auf Wunsch der Patientin frei transplantiert. Dadurch konnte eine maximale Ausdünnung des MAK erreicht werden.

Obere Reihe: präoperative Fotodokumentation

Mittlere Reihe: Befund direkt nach der Abnahme des Bolusverbands 12 Tage postoperativ. Sichtbar ist eine leichte Eindellung des mittleren Bereichs der Brust durch den Bolusverband.

Untere Reihe: Befund 4 Wochen nach der Operation. Die Projektion der Papille ist erhalten geblieben. Insgesamt zeigt sich die starke Tendenz zur Entwicklung von geröteten sichtbaren Narben, auch im Bereich des ex domo implantierten Ports rechts. [M1103]

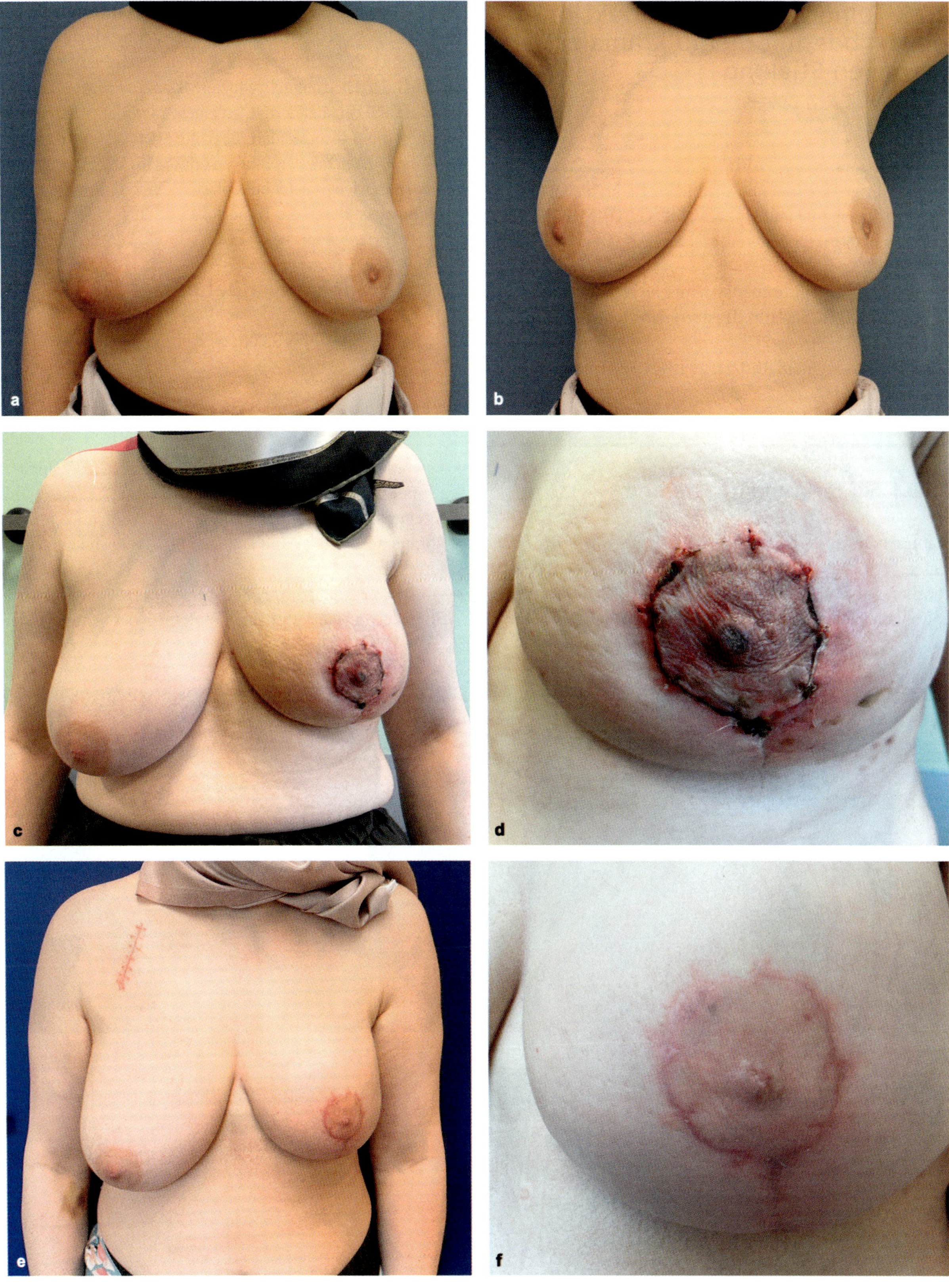
a
b
c
d
e
f

2

2.20 Tumoradaptierte Reduktionsplastik bds. mit medio-kranialer Mamillen-Stielung

Visnja Fink

Fallbeispiel

- 40-jährige Patientin mit Mammakarzinom re. bei cT1c (multifokal unten/außen) cN0, M0, G3, Östrogenrezeptor 100 %, Progesteronrezeptor 80 %, Her2neu 3+, Ki67 70 %.
- vorausgegangene primär systemische Therapie mit 6x Docetaxel, Carboplatin, Trastuzumab, Pertuzumab
- BH-Größe: 85C
- Mamillen-Jugulum Abstand 25 cm re., 27 cm li.
- Ptosis Grad II
- Risikofaktoren: Nikotin, vorausgegangene Systemtherapie

2.20.1 Hintergrundinformation

Heute ist die brusterhaltende Therapie in über 70 % der Fälle, die in zertifizierten Brustzentren behandelt werden, durchführbar. Die brusterhaltenden Operationstechniken müssen sowohl onkologische Sicherheit, d. h. eine definitive vollständige Tumorexzision, als auch ästhetisch ansprechende Ergebnisse und postoperative Patientenzufriedenheit bieten.

Bei einer Reduktionsplastik werden sowohl das Volumen als auch der Hautmantel reduziert. Dabei wird die Mamille nach kranial versetzt, i. d. R. an einem Mamillenstiel. Bei der Planung muss insbesondere über die Stielherkunft hinsichtlich einer ausreichenden Blutversorgung für die Mamille entschieden werden. Bei der onkoplastischen Reduktion wird die Stielung meist durch die Tumorlokalisation vorgegeben.

2.20.2 Präoperativer Befund

➤ Abb. 2.205, ➤ Abb. 2.206, ➤ Abb. 2.207

Operationsschritte

- Operation der rechten Seite: Reduktionsplastik/Mastopexie mit mediokranialem Mamillenstiel
- Deepithalisierung der zu entfernenden Haut
- kompletter lateraler und kaudaler Brustbereich kann entfernt werden
- zur besseren Adaptation: Belassen eines ca. 5 mm breiten Stegs deepithealisierter Haut im Bereich der Schnittränder

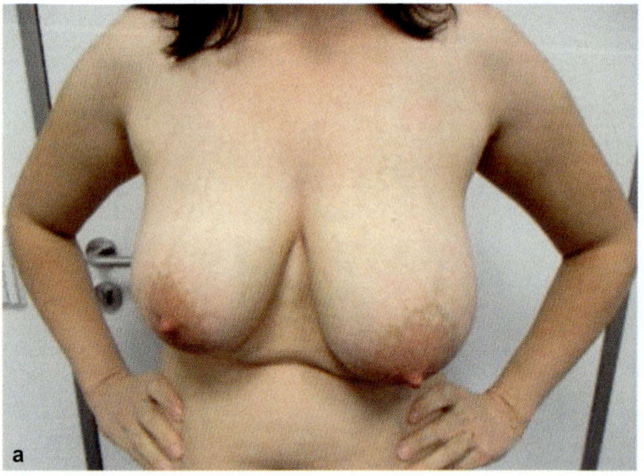

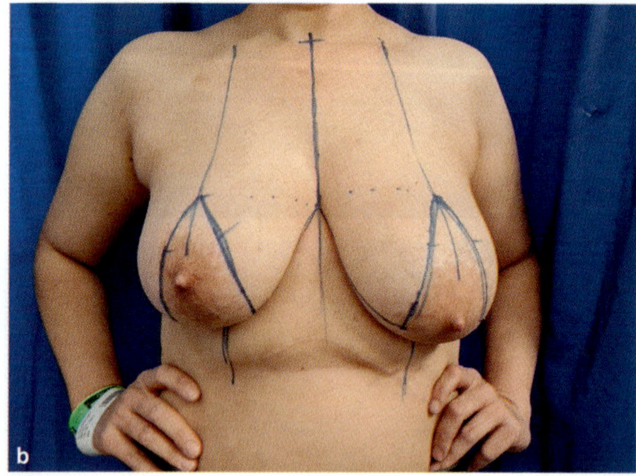

Abb. 2.205 Präoperative Fotodokumentation mit Anzeichnung
a) Präoperatives Bild bei der Diagnose
b) Präoperative Anzeichnung an der stehenden Patientin. Neuer Jugulum-Mamillen-Abstand 21 cm, Steglänge 8 cm, Abstand medialer und lateraler Hautschenkel 10 cm.
Präoperative Diagnostik mit Mammografie und Nadelmarkierung [M1261]

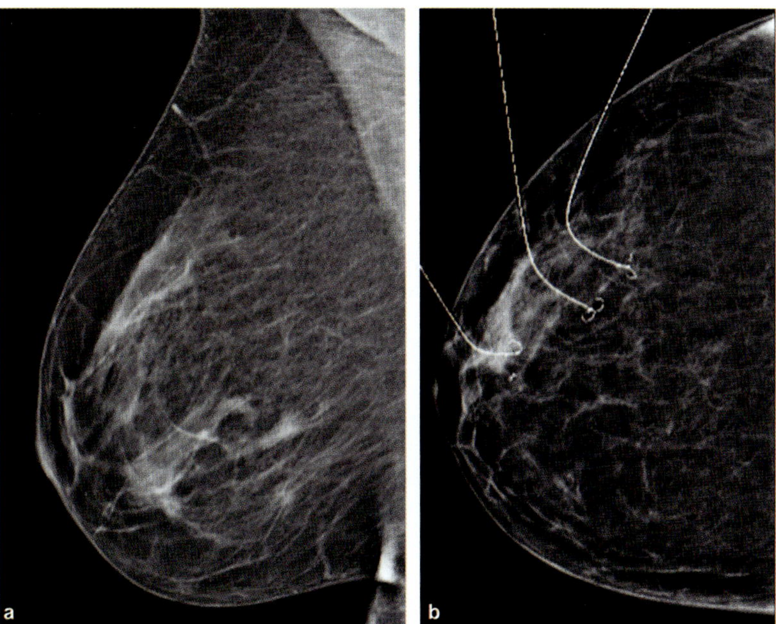

Abb. 2.206
a) Mammografie bei der Diagnose
b) nach PST, 3-fache Markierung
[M1261]

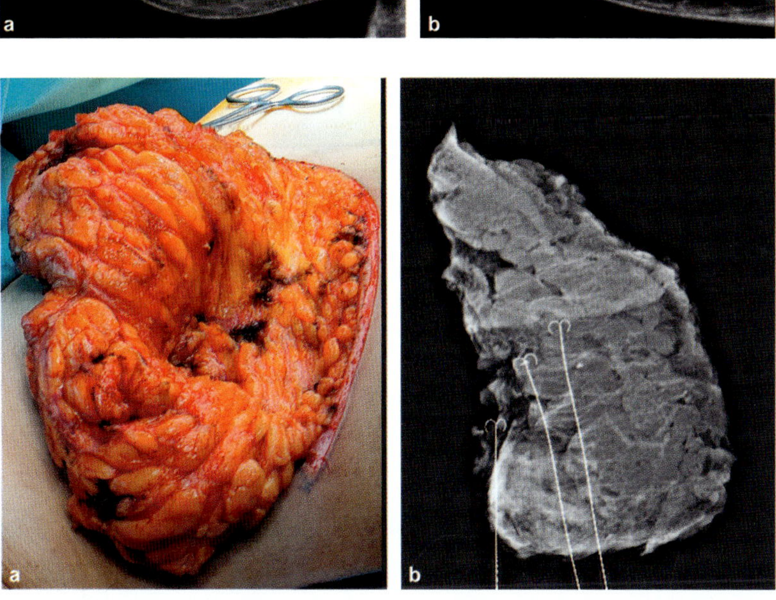

Abb. 2.207
a) Nach Deepithelialisierung unter Aussparung der Areola wird der laterokaudale Bereich der Brust unter Mitnahme der Drähte entfernt
b) Präparateradiografie [M1261]

Der angezeichnete Bereich wird umschnitten und unter Aussparung der Areola deepithelialisiert. Das neu definierte Areal der zukünftigen Areolaposition wird ebenfalls deepithelialisiert. Dabei wird auf die Drahtmarkierung der drei Clips geachtet. Da der Tumorbereich in diesem Fall weit genug von der Haut entfernt ist, kann der Hautbereich über dem Tumor verbleiben. Das Korium wird entlang der Submammärfalte eröffnet.

TIPP

Beim Hautschnitt soll nur die oberflächliche Epidermis und nicht das Korium durchtrennt werden. Während der Deepithelialisierung wird darauf geachtet, dass das Korium intakt bleibt, um die subkoriale Gefäßversorgung zu schonen.
Um die Areola gut zu umschneiden, können Mamillenschneider, hier z. B. mit der Größe 45 mm, eingesetzt werden. Eine Mobilisation bis zur kranialen Thoraxwand ist hier nicht erforderlich.
Während der Operation wird mittels der Präparateradiographie (➤ Abb. 2.207b) geprüft, ob alle Clips und Läsionen entfernt wurden. Je nach Befund kann konsekutiv eine gezielte Nachresektion durchgeführt werden.

Die Patientin wird aufgesetzt und die neue Mamillen-Position erneut geprüft. Ggf. kann überschüssiges Gewebe entfernt und damit eine Korrektur vorgenommen werden.

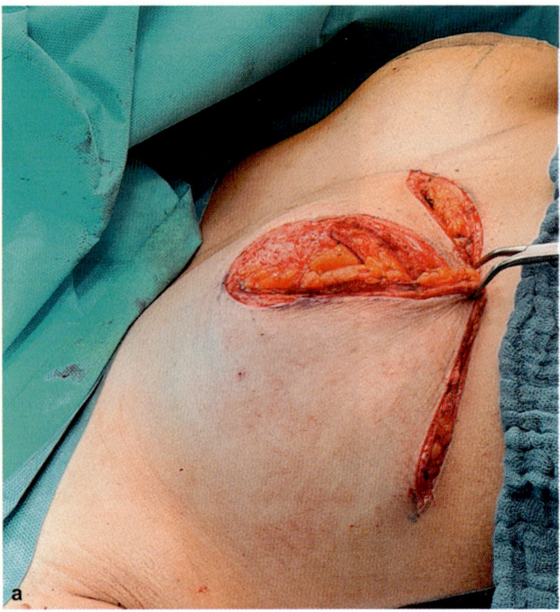

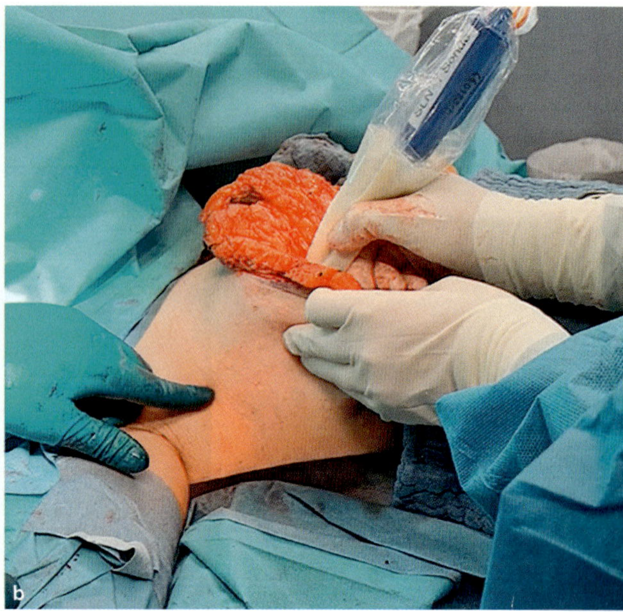

Abb. 2.208
a) Probeadaptation mit einer Backhausklemme
b) Vom gleichen Schnitt aus wird der Sentinel-Lymphknoten entfernt
[M1261]

Von der gleichen Schnittfigur kann auch der Sentinel-Lymphknoten entfernt werden (➤ Abb. 2.208b).

Die Sentinel-Loge wird nach Sentinelentfernung mit Nähten wieder verschlossen. Vor Abschluss werden Drainagen angelegt, zuletzt erfolgt die Hautnaht mit resorbierbarem Nahtmaterial (➤ Abb. 2.209).

INFO

Das Endergebnis sollte noch intraoperativ an der sitzenden Patientin mit an- und ausgelagerten Armen geprüft werden.

TIPP

Im Fall von zusätzlichen Risikofaktoren kann postoperativ für 7 Tage ein Vakauum-Verband (➤ Abb. 2.210) angelegt werden.

Die Narbenpflege kann mit Silikonpflaster erfolgen.

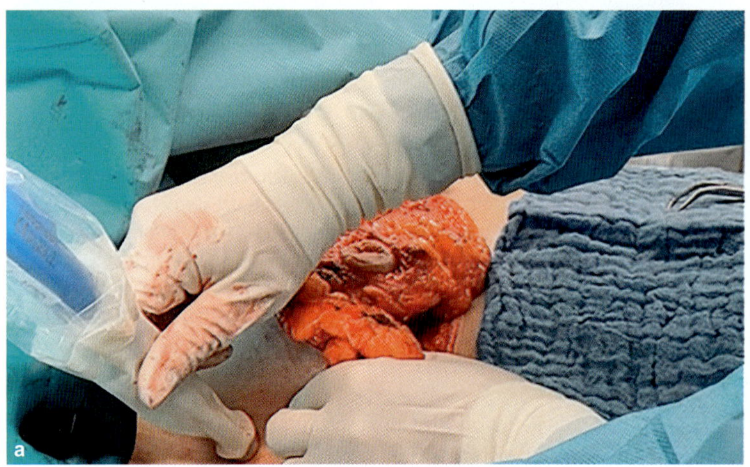

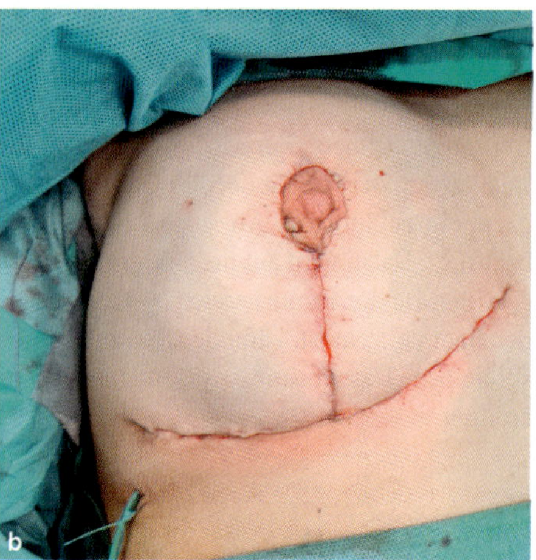

Abb. 2.209
a) Kontrolle der Restaktivität nach Entfernung des Sentinel-Lymphknotens
b) Bild unmittelbar nach intrakutaner Naht
[M1261]

Postoperative Kontrolle mit Fotodokumentation nach 3 Wochen

Die Reduktionsplastik mittels mediokranialem Stiel gehört zu den sichersten onkoplastischen Operationen. Bei vorsichtiger Präparation und optimaler Technik können Mamillennekrosen meist verhindert werden. Am besten eignet sich diese Technik für die Entfernung von Tumoren, die kaudal oder lateral der Mamille liegen.

Auch bei gutem postoperativem Ergebnis sollte auf mögliche Folgekorrekturoperationen hingewiesen werden. Gerade die Bestrahlung kann zu einer Formveränderung führen, ggf. treten auch sekundäre Fettnekrosen auf, die das kosmetische Ergebnis beeinflussen können. Das Ausmaß ist prätherapeutisch nicht abschätzbar. Auch über das Risiko einer erneuten Ptosis, die oft von individuellen Faktoren abhängig ist, z. B. auch der eigenen Hautqualität, muss präoperativ aufgeklärt werden.

CAVE!

Die Korrektur der vorbestrahlten Brust sollte kritisch geprüft werden, da eine erhöhte Komplikationsrate vorliegt.

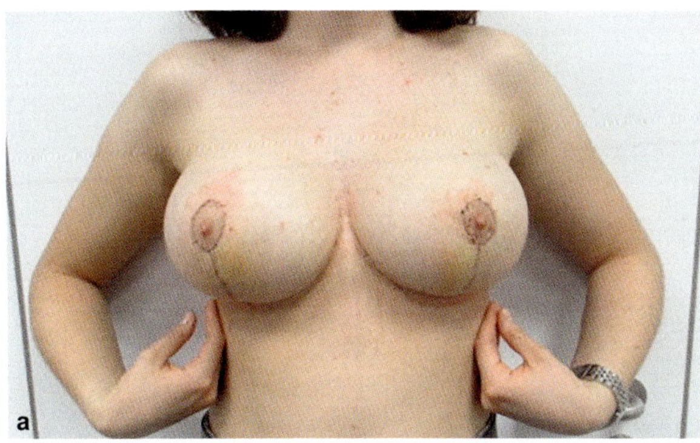

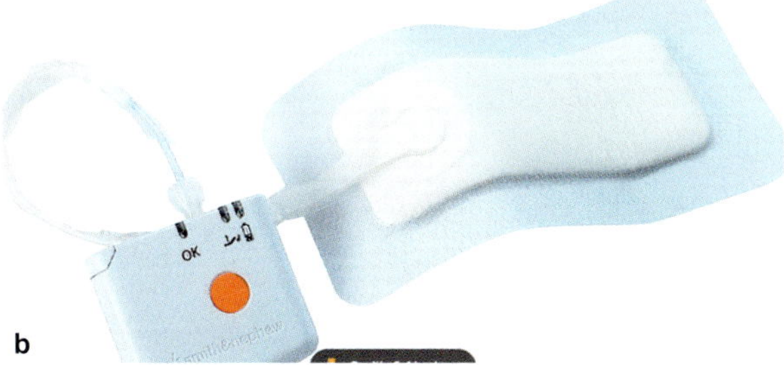

Abb. 2.210
a) Postoperative Fotodokumentation 3 Wochen nach der Operation [M1261]
b) Beispiel eines Vakuum-Verbands (mit freundl. Genehmigung von Smith+Nephew GmbH) [V330]

LITERATUR

2.1 Wissenschaftlicher Überblick: Grenzen der brusterhaltenden Operation

AGO-Empfehlungen 2023. Diagnostik und Therapie früher und fortgeschrittener Mammakarzinome. Herausgegeben von der Kommission Mamma der Arbeitsgemeinschaft Gynäkologische Onkologie e. V. in der Deutschen Gesellschaft für Gynäkologie und Geburtshilfe e. V. sowie der Deutschen Krebsgesellschaft e. V.

Rosenkranz KM, Ballman K, McCall L, et al. Cosmetic outcomes following breast conservation surgery and radiation for multiple ipsilateral breast cancer: Data from the Alliance Z11102 Study, Ann Surg Oncol. 2020 Nov; 27(12): 4650–4661.

Veronesi U, Cascinelli N, Mariani L, et al. Twenty-year follow-up of randomized study comparing breast-conserving surgery with radical mastectomy for early breast cancer N Engl J Med 2002; 347:1227

Fisher B, Anderson S, Bryant J, et al. Twenty-year follow-up of a randomized trial comparing total mastectomy, lumpectomy, and lumpectomy plus irradiation for the treatment of invasive breast cancer. N Engl J Med 2002; 347:1233–1241

Houssami N, Macaskill P, Marinovich ML, Morrow M. The association of surgical margins and local recurrence in women with early-stage invasive breast cancer treated with breast-conserving therapy: a meta-analysis. Ann Surg Oncol. 2014 Mar;21(3):717–30.

Buchholz TA, Somerfield MR, Griggs JJ, et al. Margins for breast-conserving surgery with whole-breast irradiation in stage I and II invasive breast cancer: American Society of Clinical Oncology endorsement of the Society of Surgical Oncology/American Society for Radiation Oncology consensus guideline. J Clin Oncol. 2014 May 10;32(14):1502–6

KAPITEL

3 Implantatchirurgie

3.1 Wissenschaftlicher Überblick: Was unterscheidet die heterologe von der autologen Rekonstruktion?

Visnja Fink

Bei jährlich zwischen 70.000 und 80.000 deutschlandweiten Brustkrebs-Neuerkrankungen wird bei bis zu einem Drittel eine Mastektomie notwendig. Von diesen betroffenen Frauen wird von etwa über einem Drittel und immer häufiger eine ipsilaterale Brustrekonstruktion gewünscht. Diese kann heterolog durch Implantat-basierte Brustrekonstruktion oder auch autolog durch körpereigenes Gewebe erfolgen.

Eine Vielzahl von Faktoren hat dazu beigetragen, dass die Zahl der durchgeführten Implantat-basierten Brustrekonstruktionen in den USA (Barry & Kell, 2011) und in Deutschland angestiegen ist. Ein Grund ist die Aufhebung des Moratoriums für die Verwendung von Silikonimplantaten für den Wiederaufbau durch die US-amerikanische *Food and Drug Administration* (2006) zusammen mit größeren Langzeitdaten zur Sicherheit (Stefura et al., 2022). Eine weitere Erklärung ist die Zunahme der Anzahl bilateraler Mastektomien. Frauen, die sich im Vergleich für bilaterale Mastektomie entschieden haben, haben nicht nur höhere Rekonstruktionsraten, sondern entscheiden sich auch eher für prothetische Techniken. In den USA werden inzwischen 83 % aller primären Rekonstruktionen mit Implantaten vorgenommen. Diese Zahl ist im Gegensatz zu der mit Eigengewebe in den letzten 10 Jahren deutlich gestiegen.

Es gibt gute Gründe für eine heterologe Rekonstruktion, z. B. die Weiterentwicklung der Silikonimplantate (4. und 5. Generation) und die deutliche Verbesserung operativer Techniken (NSM und SSM werden als onkologisch sichere Verfahren anerkannt), der auch eine immer besser werdende Ausbildung im Bereich der onkoplastischen Techniken für Ärzte zugrunde liegt. Meist und wenn möglich wird einer Sofortrekonstruktion Vorrang gegeben, auch um damit mögliche weitere Operationen zu ersparen. Silikonimplantate sind jetzt auch in größeren Größen und Formen (z. B. anatomisch/tränenförmig) erhältlich, was verbesserte und individualisierte Ergebnisse ermöglicht. Die Einführung azellulärer dermaler Matrices und von azellulären (ggf. titanisierten) Netzen hat zu deutlichen Fortschritten bei der Schaffung eines subjektiv natürlicher erscheinenden unteren Pols der Brust geführt (Gerber et al., 2015). Zusätzliche Verfahren wie die Fetttransplantation verbessern das ästhetische Ergebnis weiter.

Für diese Operationsmethode gegenüber der Rekonstruktion mit Eigengewebe spricht nicht nur die kurze Zeitdauer, sowohl intraoperativ als auch ein meist schneller postoperativer Heilungsverlauf, sondern auch die günstige Narbenplatzierung meist im Bereich der Submammärfalte. Darüber hinaus wird nur an einer und nicht an mehreren Körperstellen eine Operation durchgeführt, aus der konsekutiv auch eine geringere Narbenbildung resultiert. Diese Methode ist daher besonders geeignet für Frauen ohne ausreichendes Gewebe für eine Eigengewebsrekonstruktion.

Die Datenlage zu jeglicher Art der Rekonstruktion – v. a. zu den immer häufiger vorgenommenen freien Lappenplastiken – ist nach wie vor wegen fehlender großer randomisierter Studien begrenzt. Sie wird aber zunehmend besser, auch durch die Auswertungen in groß angelegten Metanalysen. Nach wie vor erscheint es vor diesem Hintergrund am wichtigsten, die Patientinnen hinsichtlich möglicher Komplikationen von beiden Rekonstruktionsverfahren adäquat aufzuklären. Im multimodalen Therapiesetting ergeben sich Komplikationen bis hin zu Implantatverlust. Insbesondere die Spätkomplikationen wie Implantatruptur (12 % neuere, 26 % ältere Implantatmodelle), Drehung bzw. Malposition des Implantates (tropfenförmige Implantate), Kapselfibrose (v. a. bei Kombination mit Radiatio in bis zu über 50 %; Barry & Kell 2011). Chronische Infektionen, rezidivierende Serome können zu Asymmetrie (z. B. *Bottoming out*) im Verlauf führen und haben eine Konversion der Methode oder kompletten Verlust zur Folge.

Die aktuellste Meta-Analyse, die sich mit beiden Rekonstruktionsarten beschäftigt (Stefura et al. 2022), umfasst 32 Studien (n = 55.455). Dort werden signifikant bessere Ergebnisse nach autologer Rekonstruktion in Bezug auf stabile ästhetische Zufriedenheit (mittlere Differenz [MD] -8,51; 95 % Konfidenzintervall [KI] -10,70, -6,33; p<0,001) gefunden. Beide Methoden scheinen hinsichtlich der onkologischen und operativen Sicherheit vergleichbar zu sein. Somit sind die auch über Jahre bestehende konstante natürliche Haptik und ein langfristig stabiles Ergebnis bei mitalterndem Gewebe die Hauptvorteile (➤ Tab. 3.1) der autologen Rekonstruktion. Als Nachteil werden der operative Aufwand und die Narbenbildung eingestuft. Auch hier können Folgeoperationen notwendig werden.

Zusammengefasst sollte immer eine an die individuelle Konstitution und Situation der Patientin angepasste OP-Technik gefunden werden, welche die in diesem Artikel benannten Komplikation einschränkt oder im günstigsten Fall sogar komplett vermeidet.

Fallbeispiel

Patientinnen, deren Brüste mit unterschiedlichen Verfahren rekonstruiert wurden, sind eher unzufrieden über das Mitaltern des Gewebes (➤ Abb. 3.1).

- 55-jährige Patientin mit bilateralem Mammakarzinom, Z. n. MaCa li. 2011 mit Mastektomie und DIEP Wiederaufbau
- Z. n. Mammakarzinom re. 2013 mit lateralem Sitz und Implantatwiederaufbau
- aktuell Gewichtzunahme von 7 kg, dadurch Asymmetrie, keine Kapselfibrose, Implantat unauffällig
- Patientin wünscht Liposuction und Anpassung an die rechte Seite

Tab. 3.1 Vor- und Nachteile von Implantatrekonstruktion oder Wiederaufbau der Brust mittels freiem Transplantat

Verfahren	Pro	Contra
Implantatrekonstruktion (Silikon)	• nur Brust betroffen • keine weiteren Narben oder Funktionseinschränkungen • kürzere Operationszeit • bei Hautmantel-/und Nippelerhalt vorzugsweise auf eine Operation begrenzt	Folgeoperation bei • Implantatdefekt/-ruptur, ggf. Silikonome • Serombildung • Kapselfibrose • Rotation • Fremdkörper- oder Kältegefühl • BIA-ALCL
Eigengewebsrekonstruktion, z. B. • DIEP (*Deep Inferior Epigastric Perforator*) • SGAP (*Superior Gluteal Artery Perforator*) • IGAP (*Inferior Gluteal Artery Perforator*) • FCI (*Fasciocutaneus Infragluteal*) • TMG (*Transverser Musculus Gracilis*) • Omentum majus	• natürlicheres Aussehen, natürlicheres Gefühl • kann sich in geringem Maß Gewichtsschwankungen anpassen • langfristig meist ästhetisch stabile Ergebnisse	• mehrere Köperregionen betroffen • mehrere Narben → höheres Komplikationsrisiko • Nekroserisiko des Lappens • längere Operationszeit, längerer stationärer Aufenthalt im Vergleich zur Implantatrekonstruktion

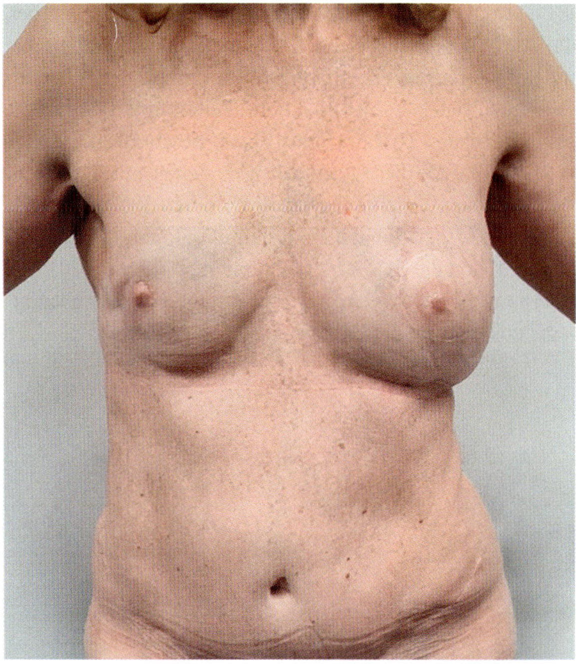

Abb. 3.1 Fotodokumentation mehrere Jahren nach der Rekonstruktion: li. mit eigenem Gewebe, re. mit Implantat [M1261]

3

3.2 Wissenschaftlicher Überblick: Brustimplantat-assoziiertes anaplastisches, großzelliges Lymphom

Natalia Krawczyk, Maggie Banys-Paluchowski, Christine Solbach

3.2.1 Hintergrundinformation

Das Brustimplantat-assoziierte anaplastische großzellige Lymphom (BIA-ALCL) ist eine sehr seltene Mammaneoplasie, über die seit der Erstbeschreibung im Jahr 1997 wiederholt bei Frauen mit Brustimplantaten berichtet wird (Keech Jr. & Creech, 1997). Die U. S. Gesundheitsbehörde *Food and Drug Administration (FDA)* hat 2011 den Zusammenhang zwischen diesem seltenen T-Zell-Lymphom aus dem Kreis der Non-Hodgkin-Lymphome und den Brustimplantaten in einem offiziellen Bericht bestätigt. 2016 wurde das BIA-ALCL als eigene Entität von der Weltgesundheitsorganisation in die vierte Klassifikation der Lymphome mit aufgenommen (Swerdlow et al., 2016). Um die nach wie vor ungeklärten Fragen bzgl. der genauen Inzidenz, der Risikofaktoren und der klinischen Verläufe zu beantworten, werden seitdem weltweit epidemiologische Daten erhoben, ausgewertet und von Gesundheitsbehörden und Fachgesellschaften regelmäßig veröffentlicht.

3.2.2 Epidemiologie

Die genaue Beurteilung der Prävalenz des BIA-ALCL ist aufgrund der *bis dato* weltweit fehlenden Brustimplantatregister mit verpflichtender Dokumentation schwierig. Die Inzidenz wird in Studien auf 0,6–1,2/100.000 Frauen mit Implantaten pro Jahr geschätzt (Ditsch et al., 2022). Die weltweit größte BIA-ALCL-Fallsammlung ist im FDA-Bericht dargestellt. Hier wurden bisher (Stand 01.04.2022) 1130 BIA-ALCL Fälle, 59 davon tödlich, dokumentiert (U. S. Food and Drug Administration, 2022). Das mittlere Erkrankungsalter betrug 53 Jahre, die Zeit zwischen der letzten Implantatoperation und der Diagnose lag durchschnittlich bei acht Jahren. Hierbei ist zu beachten, dass der FDA-Bericht ein passives Überwachungssystem mit vielen potenziellen Limitationen darstellt, z. B. fehlende bzw. unvollständige oder doppelte Angaben sowie fehlende Möglichkeit diese zu überprüfen. Interessanteweise hat sich die von der FDA dokumentierte Fallzahl innerhalb der letzten drei Jahre nahezu verdoppelt (Stand Juli 2019: 573 Fälle). Ob diese Entwicklung mit der zunehmenden Aufmerksamkeit um diese Erkrankung zusammenhängt oder die oft postulierte *bis dato* unterschätzte Inzidenz des BIA-ALCLs widerspiegelt, soll in den nächsten Jahren geklärt werden. Dem Bundesinstitut für Arzneimittel und Medizinprodukte (BfArM) liegen zurzeit 50 histologisch gesicherte Fälle aus Deutschland vor (Stand 16.12.2023) (Möglicher Zusammenhang zwischen Brustimplantaten und der Entstehung eines anaplastischen großzelligen Lymphoms (ALCL), 2022).

3.2.3 Pathophysiologie

Der genaue Entstehungsmechanismus der Krankheit ist bislang nicht geklärt. In einer der hauptdiskutierten Theorien wird der inflammatorische Reiz mit folgender Aktivierung der CD4+ T-Zellen als Ursache der Erkrankung postuliert (Kricheldorff et al., 2018; George et al., 2013; Bizjak et al., 2015). Möglicherweise sind multiple Faktoren wie die Oberflächentextur des Implantats, die Qualität des Biofilms sowie des Biofilm-assoziierten Mikrobioms in diese Reaktion involviert. Dabei scheint die makrotexturierte Oberfläche die Inflammation und Bildung des Biofilms besonders zu begünstigen (Jones et al., 2018). Interessanterweise wird die Formation eines ektopischen lymphatischen Gewebes, die sog. „lymphoide Neogenese", im Rahmen chronischer inflammatorischer Erkrankungen wie chronischer Hepatitis C, Helicobacter pylori-Infektion, Autoimmunthyreoiditis, primäre biliäre Zirrhose oder Lupus beschrieben (George et al., 2013). All diese Erkrankungen stehen mit extranodal entstehenden Lymphomen in Verbindung. Diskutiert wird auch eine Assoziation der Erkrankung mit dem Li Fraumeni Syndrom und der BRCA1/2 Mutation (de Boer et al., 2018; de Boer et al., 2020). ➤ Abb. 3.2 zeigt die typische implantatnahe Lokalisation des BIA-ALCL.

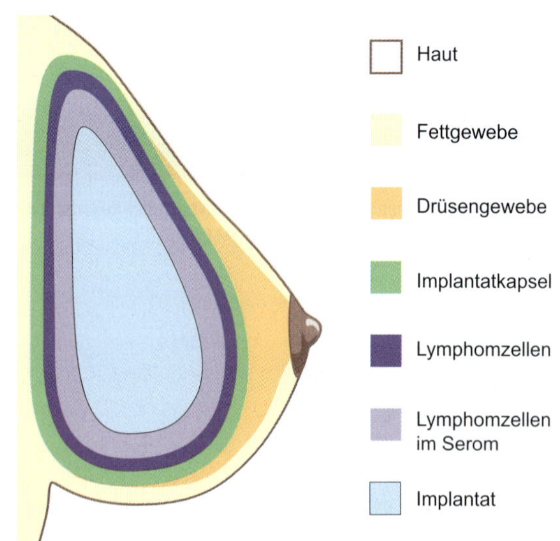

Abb. 3.2 Schematische Darstellung der Lokalisation von BIA-ALCL (mod. nach (Banys-Paluchowski et al., 2020; Thompson et al., 2010) [L157]

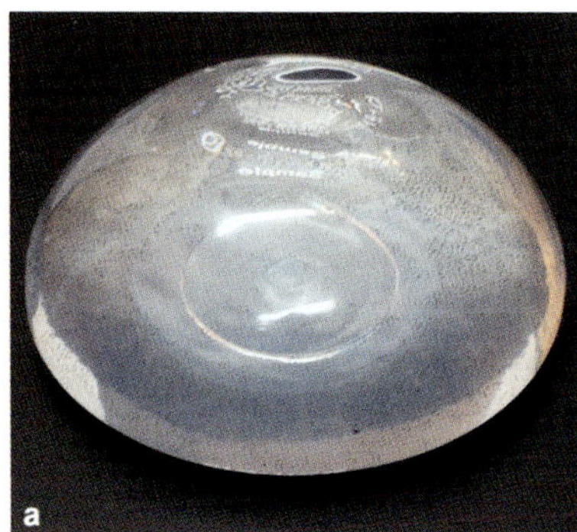

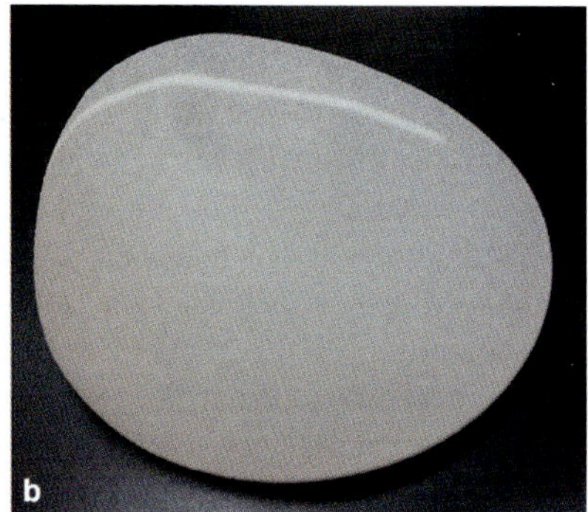

Abb. 3.3 Unterschiedliche Formen und Texturierungen [M1103]
a) Glattes rundes Implantat
b) Texturiertes anatomisch geformtes Implantat

3.2.4 Einflussfaktoren

Basierend auf den *bis dato* gemeldeten Fällen wird die Rolle verschiedener Faktoren beim Auftreten von BIA-ALCL diskutiert. Eine dieser Einflussgrößen stellt die Implantatoberfläche dar. Dem neusten FDA-Bericht zufolge hatten 789 von 1130 Patientinnen (71 %) bei der Diagnosestellung Brustimplantate mit texturierter Oberfläche, bei 295 Frauen war die Implantatoberfläche unbekannt (26 %), und bei lediglich 37 Patientinnen (3 %) waren die Implantate glatt (U. S. Food and Drug Administration, 2022). In Anbetracht dieser Daten gilt die texturierte Implantatoberfläche als ein potenzieller Einflussfaktor und muss im Rahmen der Patientenaufklärung erläutert werden. Gleichzeitig ist zu beachten, dass die meisten anatomischen Implantate eine texturierte Oberfläche besitzen, um das Risiko einer Rotation zu reduzieren. Auch beim Einsatz von Gewebeexpandern muss über das BIA-ALCL-Risiko aufgeklärt werden. Im neusten FDA-Bericht wurde ein BIA-ALCL-Fall bei einer Patientin im Zusammenhang mit der Verwendung eines Gewebeexpanders gemeldet, ohne dass eine vorausgegangene Implantateinlage bekannt gewesen wäre (U. S. Food and Drug Administration, 2022). ➤ Abb. 3.3 zeigt ein Beispiel für ein glattes rundes (a) und ein texturiertes anatomisches Implantat (b).

Der Zusammenhang zwischen der Entwicklung eines BIA-ALCl und der Implantatoberfläche ist klar nachgewiesen, aber nicht zur Art der Implantatfüllung. Im aktuellen FDA-Bericht handelte es sich bei 728 Fällen (64 %) um Silikon-gefüllte und bei 304 Fällen (27 %) um NaCl-gefüllte Implantate. Bei 98 Fällen (9 %) wurde die Implantatfüllung nicht angegeben (U. S. Food and Drug Administration, 2022). Auch der Implantathersteller gehört zu den intensiv diskutierten Einflussfaktoren, obgleich es derzeit nicht möglich ist, das individuelle BIA-ALCL-Erkrankungsrisiko für ein bestimmtes Implantat sicher anzugeben. Dies liegt einerseits an der Vielfalt der angebotenen Implantate verschiedener Hersteller und andererseits an den gleichzeitig fehlenden zuverlässigen Angaben zur Anzahl und zum genauen Typ der weltweit implantierten Brustprothesen. In

- 953 Fällen (84 %) handelte es sich um Allergan-Implantate
- 67 Fällen (6 %) hatten die Patientinnen zum Diagnosezeitpunkt Mentor-Prothesen
- 20 Fällen (2 %) stammten die Implantate von anderen Herstellern (Bristol Myers Squibb, Nagor, Polytech Silimed, Silimed und Sientra/Silimed)
- 80 dokumentierten Fällen (7 %) war der Hersteller unbekannt

Der eindeutig überwiegende Anteil der Allergan-Implantate, der sich auch in den früheren Berichten gezeigt hat, führte dazu, dass die Firma Allergan auf Aufforderung der FDA im Jahr 2019 alle BIOCELL-texturierten Implantate und Gewebeexpander weltweit vom Markt genommen hat. Hier muss allerdings bedacht werden, dass die Allergan-Implantate seinerzeit die weltweit meist verkauften Implantate darstellten, sodass auch hier von einem starken Bias auszugehen ist. In der Europäischen Union und damit auch in Deutschland wurden die Implantate bereits im Dezember 2018, nachdem ihre CE-Kennzeichnung nicht verlängert wurde (Möglicher Zusammenhang zwischen Brustimplantaten und der Entstehung eines anaplastischen großzelligen Lymphoms (ALCL), 2022), zurückgezogen. Der Rückruf betrifft nicht die glatten Implantate der Firma. Bei Patientinnen mit texturierten Allergan-Implantaten ohne Beschwerden wird eine Implantatentfernung derzeit nicht empfohlen.

Der Grund der Implantateinlage scheint wiederum im Kontext des BIA-ALCLs keine Rolle zu spielen. Im FDA-Bericht waren bei bekannter OP-Indikation die Rekonstruktions- und Augmentations-Fälle gleichmäßig verteilt (U. S. Food and Drug Administration, 2022). Auch die Implantatlokalisation scheint nicht entscheidend zu sein: im Jahr 2019 wurde der erste ALCL-Fall im Zusammenhang mit einer glutealen Silikonprothese beschrieben (Mendes Jr. et al., 2019).

3.2.5 Klinische Symptomatik

Im Rahmen der bisher dokumentierten Fälle wurde über zahlreiche Symptome berichtet: Serombildung, Schwellung und/oder Schmerzen der Brust, Kapselfibrose, Raumforderung am Implantat etc.

Das nach wie vor im Vordergrund stehende Symptom ist das klinisch relevante Serom: in 49 % der FDA-gemeldeten

Fälle wurde das Serom als Hauptsymptom angegeben. Hierbei ist zu beachten, dass bei der Meldung auch mehrere Symptome gleichzeitig angegeben werden konnten. Die genauen Angaben des FDA-Berichtes sind in ➤ Tab. 3.2 dargestellt.

Betrachtet man die 59 Fälle mit tödlichem Ausgang, stellte die Raumforderung am Implantat mit 27 % (16 Fälle) das häufigste Symptom dar, gefolgt vom Serom mit 20 % (12 Fälle). Die übrigen Fälle verteilten sich auf andere Symptome wie Lymphadenopathie mit 12 % (7 Fälle), Schwellung und/oder Schmerzen der Brust mit 10 % (6 Fälle) und Kapselfibrose mit 7 % (4 Fälle). Die Raumforderung am Implantat ist auch mit einem höheren Stadium der Erkrankung assoziiert (➤ Tab. 3.3, ➤ Abb. 3.4).

Tab. 3.2 Aktueller FDA-Bericht (Stand April 2022): Klinische Symptomatik der bisher gemeldeten BIA-ALCL Fälle

Symptom	Anzahl N (%)
Serom	551 (49 %)
Schwellung/Schmerzen der Brust	256 (23 %)
Kapselfibrose	152 (13 %)
Raumforderung am Implantat	119 (11 %)
andere (z. B. Hautrötung, Lymphadenopathie)	93 (8 %)
keine Angaben	358 (32 %)

Tab. 3.3 MD Anderson Cancer Center TNM-Stadieneinteilung von BIA-ALCL (mod. nach Clemens et al., 2016) [G924]

TNM-Klassifikation	
T: Tumorausbreitung	
T1	Lymphomzellen im Serom und/oder auf der Kapselinnenseite
T2	frühe Kapselinfiltration
T3	Zellverbände oder solide Tumoranteile infiltrieren die Kapsel
T4	extrakapsuläre Tumorinfiltration
N: Nodalstatus	
N0	kein Lymphknotenbefall
N1	Befall eines regionären Lymphknotens
N2	Befall mehrerer regionärer Lymphknoten
M: Metastasen	
M0	keine Fernmetastasen
M1	Fernmetastasen
Stadium	
IA	T1 N0 M0
IB	T2 N0 M0
IC	T3 N0 M0
IIA	T4 N0 M0
IIB	T1–3 N1 M0
III	T4 N1–2 M0
IV	M1

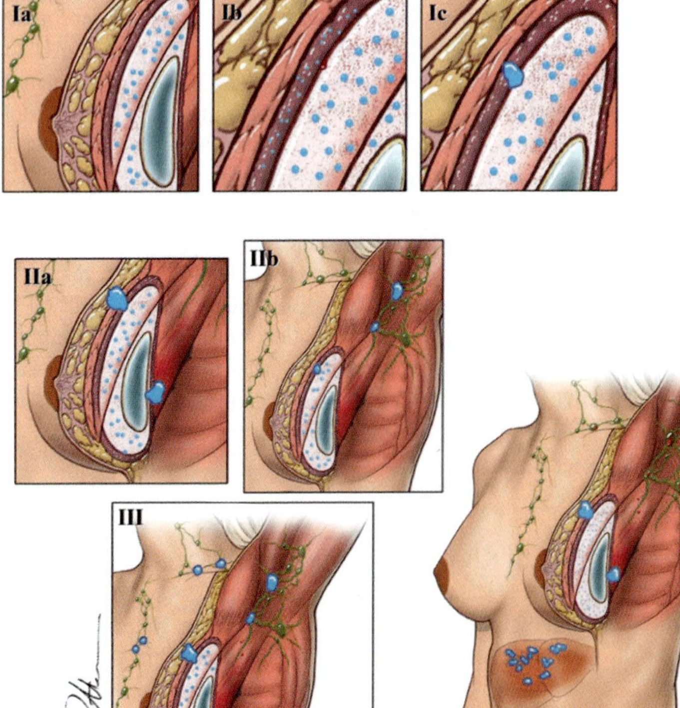

Abb. 3.4 MD Anderson Cancer Center TNM-Stadieneinteilung von BIA-ALCL © 2015 by American Society of Clinical Oncology [F774-009]

3.2.6 Diagnostik

Einen zentralen Punkt neben der klinischen Bewertung stellt die Mamma-Diagnostik und v. a. die histologische bzw. zytologische Sicherung der Erkrankung dar. Im Falle eines soliden Herdbefundes bzw. einer Lymphadenopathie kann i. d. R. eine Stanzbiopsie erfolgen, während ein Serom einer gezielten zytologischen Untersuchung der Seromflüssigkeit nach Punktion und Aspiration bedarf. Insbesondere bei einem sog. späten Serom (Auftreten > 1 Jahr nach der Implantatoperation) sollte ein BIA-ALCL ausgeschlossen werden. Es ist wichtig, zwischen einem minimalen, physiologischen Flüssigkeitssaum um das Implantat herum und einem klinisch relevanten und potenziell punktablen Serom (➤ Abb. 3.5) zu unterscheiden. Bei einer Seromdiagnostik, die bei frühen Stadien im Vordergrund steht, sollen möglichst große Flüssigkeitsmengen (mind. 50 ml) zur zytologischen Untersuchung eingeschickt werden (Ditsch et al., 2022; Banys-Paluchowski et al., 2020). Des Weiteren sollte der Verdacht auf ein BIA-ALCL als Ausschlussdiagnose explizit genannt werden, damit der Zytologe die gezielten BIA-ALCL-spezifischen Färbungen durchführen kann (Barbe et al., 2019). Klassischerweise ist das BIA-ALCL immunzyto-/histochemisch positiv für das membranständige Protein CD30 (CD30 +) und negativ für die anaplastische Lymphomkinase (ALK -) (Swerdlow et al., 2016). Nach der histologischen Sicherung wird von der AGO Kommission Mamma eine ergänzende Ausbreitungsdiagnostik empfohlen (Ditsch et al., 2022):

- MRT-Mamma
- Bewertung des Lymphabflusses, wobei keine Indikation zur Sentinel-Lymphknotenbiopsie oder Lymphknotenentfernung bei klinisch und in der Bildgebung unauffälligen Befunden besteht
- Staging mit CT-Thorax/Abdomen, ggf. ein PET-CT

Nach Bestätigung der Diagnose muss zwangsläufig eine Meldung an das BfArM erfolgen. Ein entsprechendes Formular kann von der BfArM-Internetseite heruntergeladen werden (Möglicher Zusammenhang zwischen Brustimplantaten und der Entstehung eines anaplastischen großzelligen Lymphoms (ALCL), 2022).

3.2.7 Operative Therapie

In den frühen Stadien (IA-IC ➤ Abb. 3.4 und ➤ Tab. 3.3) steht die Operation mit einer en bloc Kapsulektomie (Entfernung des Implantates mitsamt der Kapsel) im Vordergrund der Behandlung (➤ Abb. 3.6). Die R0-Resektion stellt dabei i. d. R. die suffiziente Therapie dar und das Stadium I bedarf keiner weiteren adjuvanten Therapie. Bei höheren Stadien muss der extrakapsuläre Tumor und ggf. die suspekten/befallenen Lymphknoten mitentfernt werden. Eine routinemäßige Indikation für eine Sentinel Lymphonodektomie bzw. systematische Axilladissektion besteht nicht (Ditsch et al., 2022; Turton et al., 2021). Eine unvollständige Tumorexzision bzw. partielle Kapsulektomie erhöhen signifikant das Rezidivrisiko (Clemens et al., 2016). Das Gesamtüberleben ist mit 89 % insgesamt günstig (Clemens et al., 2016). Ein bilaterales BIA-ALCL wird in bis zu 4,6 % der Fälle berichtet, sodass eine kontralaterale operative Therapie individuell diskutiert werden kann (Ditsch et al., 2022; Clemens et al., 2016). Im aktuellen FDA-Bericht wurde allerdings lediglich in 8 der 1130 BIA-ALCL-Fälle eine beidseitige Erkrankung dokumentiert (U. S. Food and Drug Administration, 2022).

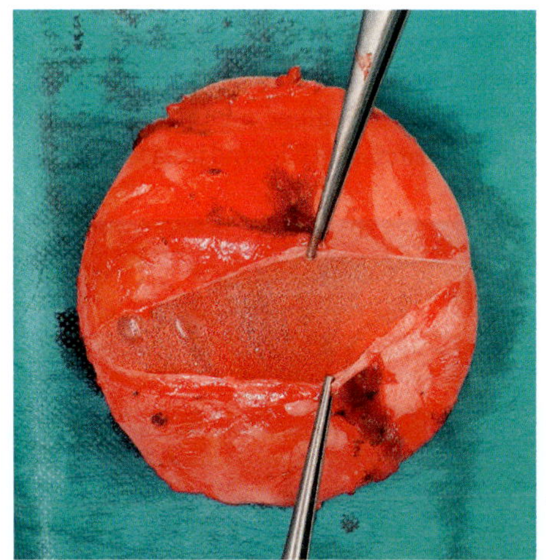

Abb. 3.6 Intraoperative Darstellung der in toto entfernten Implantatkapsel nach Inzision [M1103]

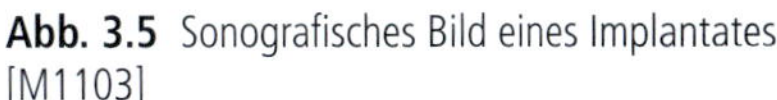

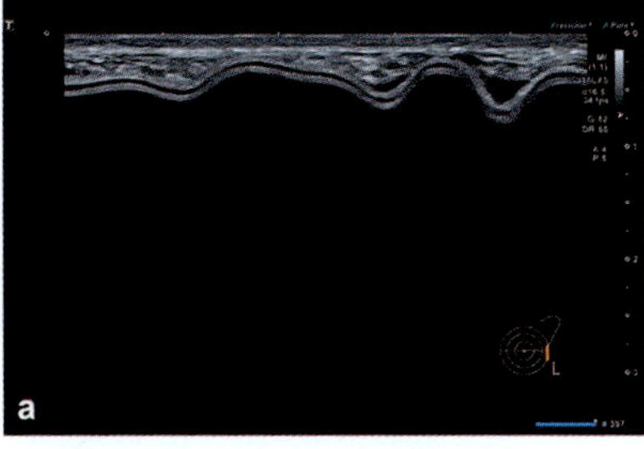

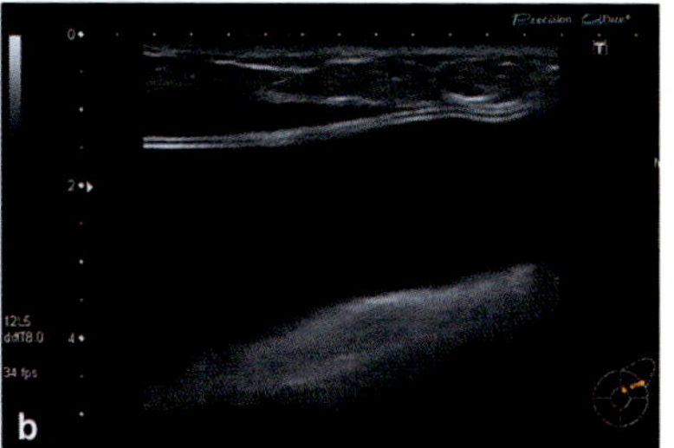

Abb. 3.5 Sonografisches Bild eines Implantates [M1103]
a) Minimaler Flüssigkeitssaum, typischerweise in den Faltungen des Implantates zu sehen: Normalbefund
b) Klinisch relevantes und potenziell punktables Serom

3.2.8 Weitere Therapieansätze

Bei höheren Stadien, nicht möglicher R0-Resektion oder bei systemischer Erkrankung sind weitere Therapieansätze notwendig. Die Empfehlung zur systemischen Behandlung wird hier analog der Empfehlungen für systemische und/oder kutane ALCL-Form ausgesprochen. Eine Bestrahlung kann als individuelles Konzept bei nicht-resektablen Tumoren oder in R1-Situation erwogen werden (Ditsch et al., 2022; Turton et al., 2021; NCCN Clinical Practice Guidelines in Oncology (NCC Guidelines), 2022). Ab dem Stadium II–IV wird eine adjuvante systemische zytotoxische Therapie empfohlen. Nach den aktuellen NCCN-Leitlinien stehen hier den Patienten verschiedene Polychemotherapie-Schemata zur Verfügung (CHP, CHOP, CHOEP, EPOCH dosis-adjustiert) (Turton et al., 2021; NCCN Clinical Practice Guidelines in Oncology (NCC Guidelines), 2022). Darüber hinaus kann die systemische Therapie nach der neusten Studienlage um ein Anti-CD30-Antikörper-Drug-Konjugat, Brentuximab Vedotin, erweitert werden (Pro et al., 2012; Pro et al., 2017; Prince et al., 2017; Horwitz et al., 2019).

3.2.9 Nachsorge

Im Rahmen der Nachsorge sollte eine regelmäßige klinische Untersuchung sowie die Sonografie der Brust und Lymphabflusswege erfolgen. Die NCCN-Leitlinie empfiehlt dies alle 3–6 Monate in den ersten 2 Jahren, anschließend je nach klinischer Indikation (Turton et al., 2021; NCCN Clinical Practice Guidelines in Oncology (NCC Guidelines), 2022). Eine bildgebende Ausbreitungsdiagnostik (CT bzw. PET-CT) wird alle 6 Monate in den ersten 2 Jahren, anschließend jährlich bzw. je nach klinischer Indikation für 5 Jahre empfohlen (NCCN Clinical Practice Guidelines in Oncology (NCC Guidelines), 2022).

Fallbeispiel

- 52-jährige Patientin, Z. n. Augmentation bds. vor 15 Jahren
- texturierte McGhan-Implantate, subpektorale Lage
- Vorstellung mit einem ausgeprägten intrakapsulären Serom re. (➤ Abb. 3.7)
- unauffällige zytologische Diagnostik
- Implantatentfernung bds. mit Belassen der Kapsel, keine neue Implantateinlage, keine autologe Konversion. Eine Gewebeprobe der Implantatkapsel rechts ergab die Diagnose eines BIA-ALCL.
- sekundäre Kapsulektomie bds. über bereits vorhandenen Inframammärschnitt (➤ Abb. 3.8)

CAVE!

Die vollständige Entfernung einer Implantatkapsel bei subpektoraler Lage kann sich sehr schwierig gestalten; in der Literatur wird das Risiko für einen Pneumothorax mit 4 % beschrieben (Turton et al., 2021).

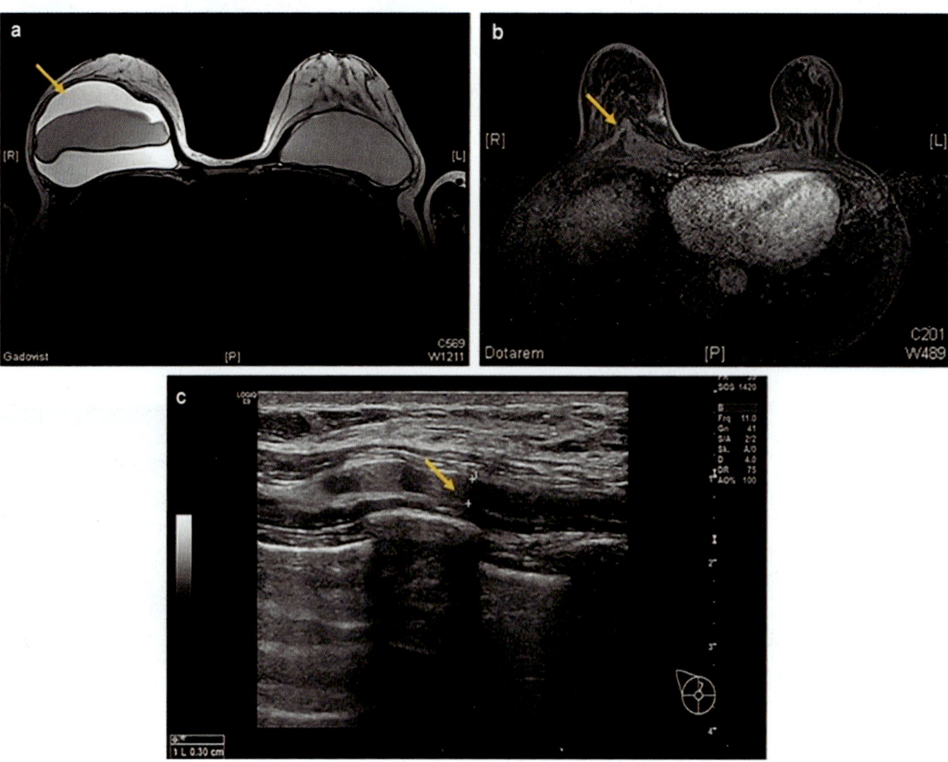

Abb. 3.7 *(forts.)*

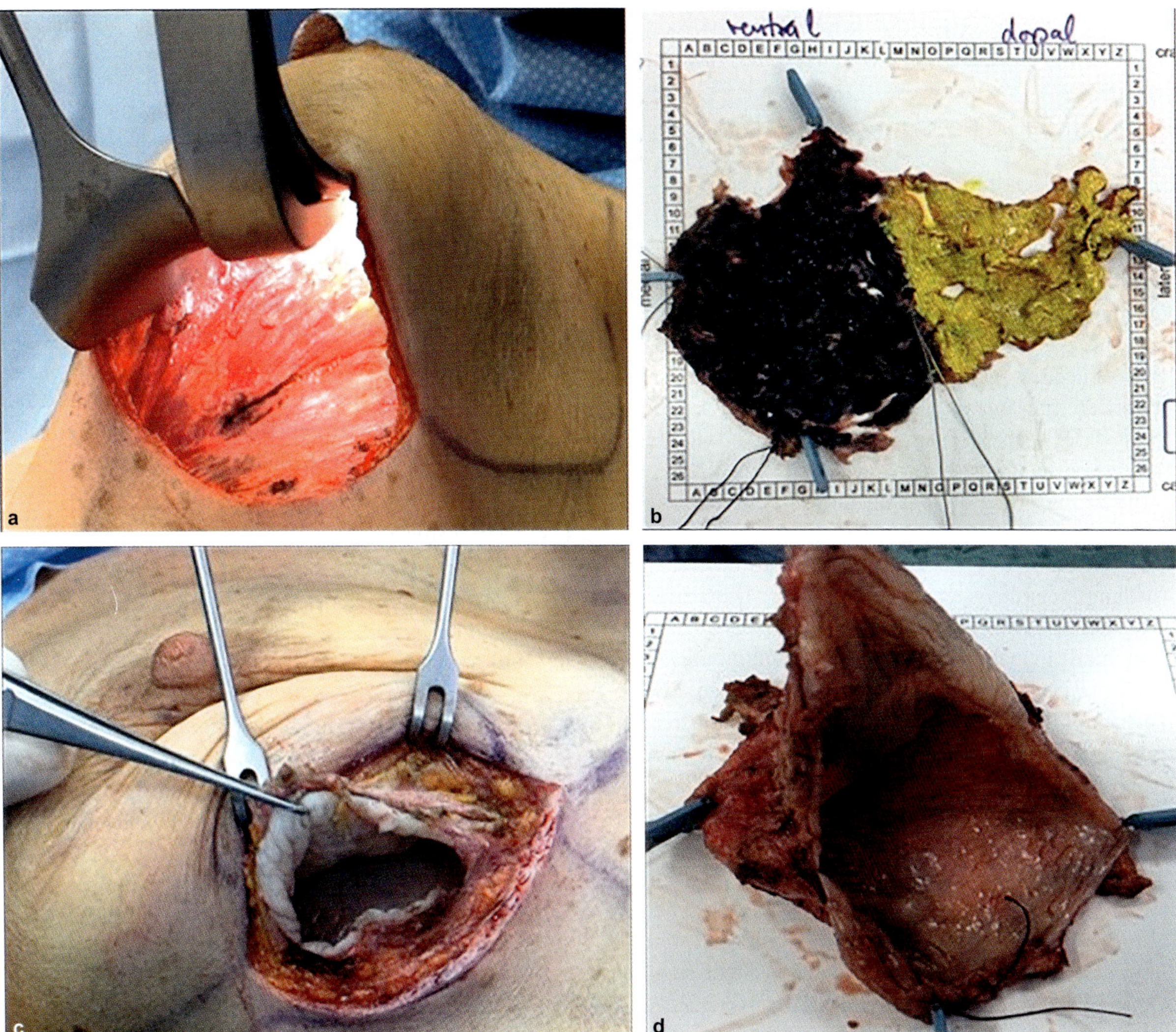

Abb. 3.8 Kapsulektomie bds. [M1103]
a) Vollständige Kapsulektomie li.
b) Kapsulektomie li., farbliche Markierung der wundhöhlenfernen ventralen und dorsalen Kapselanteile
c) Deutlich verdickte Implantatkapsel re.
d) Vollständige Kapsulektomie re., verdickte Kapsel
Die endgültige Histologie inkl. der Staginguntersuchungen ergab die Diagnose eines BIA-ALCL im Stadium Ia (pT1 cN0 M0). Eine adjuvante Therapie war somit nicht indiziert. Die Pat. hat nach aktuell 3 Jahren jeweils unauffällige Nachsorgeuntersuchungen und es besteht kein Hinweis auf einen Rückfall der Erkrankung.

Abb. 3.7 Diagnostik [M1103]
a) MRT-Mamma mit ausgeprägtem spätem intrakapsulären Serom re. (Pfeil) bei der Erstvorstellung der Patientin
b) MRT-Mamma vor sekundärer Operation nach bereits erfolgter Implantatentfernung mit deutlich verdickter Kapsel re. (Pfeil)
c) Mammasonografie mit deutlich verdickter Kapsel re. (Pfeil)

3

3.3 Wissenschaftlicher Überblick: Prä- und subpektorale Implantateinlage

Friederike Hagemann

3.3.1 Einleitung

Die Implantat-basierte Rekonstruktion hat sich inzwischen nach Abwägung individueller Risiken (z. B. Brustgröße, Radiatio) zu der meist eingesetzten Wiederaufbautechnik nach Mastektomie entwickelt.

Es werden sowohl mit der subpektoralen als auch der präpektoralen Implantateinlage gute kosmetische Ergebnisse erzielt (Peled et al., 2016; Sisco et al., 2016; Jakub et al., 2018; Yao et al., 2015; Burdge et al., 2013).

Die Verbesserung der postoperativen Zufriedenheit mit dem kosmetischen Ergebnis sowie die Reduktion psychischer Belastung (Sherman et al., 2017) hat die Weitereinwicklung verschiedener Techniken der hautsparenden Mastektomie (*skin-sparing mastectomy* = SSM) und der haut- und nippelsparenden Mastektomie („*nipple and skin-sparing mastectomy*" = NSM) vorangetrieben. Bei diesen Techniken erfolgt eine sog. Primär- bzw. Sofortrekonstruktion. Sie können sowohl in der Brustkrebstherapie als auch bei prophylaktischen (risikoreduzierenden) Operationen (RRM = Risiko-reduzierende Mastektomie) eingesetzt werden.

Bei der Rekonstruktion mit Alloprothese (Implantat) muss zwischen einer primären und einer sekundären Rekonstruktion nach Mastektomie unterschieden werden. Unter einer sekundären Rekonstruktion versteht man den Wiederaufbau der Brust nach erfolgter Mastektomie/Ablatio zu einem späteren Zeitpunkt. Um ein Rekonstruktionsverfahren anzuwenden, das zwei Schritte beinhaltet, kann z. B. bei der primären Ablatio ein Expander zur Dehnung von Gewebe und Haut eingelegt werden, der dann sekundär in einer weiteren Operation durch ein Implantat ersetzt wird.

Die Indikation für die NSM gilt als onkologisch sicher (Weber et al., 2018; Li et al., 2017)

Die Entwicklung verschiedener Matrices und Netze konnte einen wichtigen und großen Beitrag zur Stabilisierung der Implantatlage und damit des kosmetischen Ergebnisses leisten.

Es gibt unterschiedliche Techniken, die der Patientin in Abhängigkeit von planungsrelevanten Faktoren angeboten werden können. In den allermeisten Fällen stehen mehrere Operationsmethoden zur Verfügung. Eine gute Aufklärung bzgl. Risiken, Komplikationen sowie Alternativen ist ein wichtiger Bestandteil einer umfassenden informativen Patientenaufklärung (*patient informed consent*).

3.3.2 Techniken

Subpektorale Implantateinlage

Sekundäre Rekonstruktion mit subpektoraler Implantatlage

Bei der sekundären Rekonstruktion mit einem Implantat muss zunächst der Hautmantel mittels Expander gedehnt werden, um die Implantateinlage zu ermöglichen. I. d. R. wird der Expander subpektoral eingelegt. Setzt man einen Expander bei der primären Operation ein, wird er bereits mit einem gewissen Volumen (z. B. 80–100 ml NaCl) intraoperativ befüllt. Es erfolgt ein schrittweises Dilatieren des Hautmantels durch mehrmalige (z. B. 2- bis 3-wöchentliche) Auffüllung des Expanders mit NaCl.

Direct to Implant

Dual Plane-Rekonstruktion

Die operative Technik der Primärrekonstruktion (*Direct to Implant*) erfolgt durch ein zu ⅔ subpektoral positioniertes Implantat, um somit eine verbesserte Weichteilabdeckung im Bereich des oberen Pols durch die Positionierung unter dem M. pectoralis major zu erhalten, die eine Reduktion einer Hauterosion sowie ein kosmetisch stabiles Ergebnis erzielen soll (➤ Abb. 3.9).

Der M. pectoralis major wird im kaudalen Anteil von der Thoraxwand gelöst, um größere Implantatvolumina in den beiden unteren Quadranten der Brust zu ermöglichen und eine Kranialisierung des Implantats weitestgehend zu vermeiden.

Die im Zusammenhang mit der beschriebenen Technik einhergehenden Komplikationen werden in ➤ Kap. 7 ausführlich beschrieben.

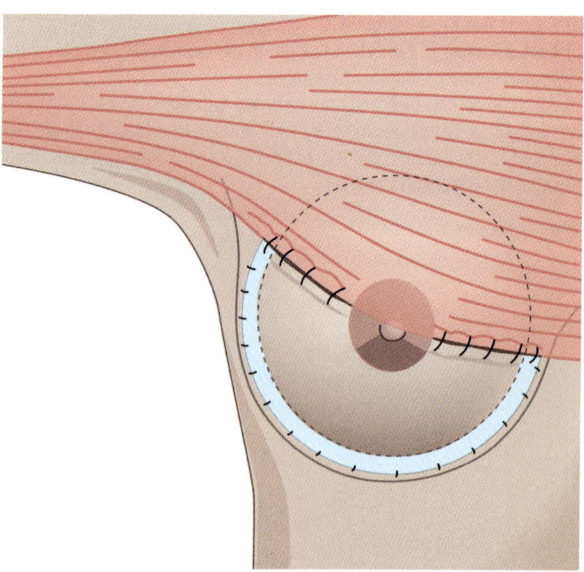

Abb. 3.9 Netz/Matrix zur Fixierung des M. pectoralis und kaudalen Implantatabdeckung [L157]

Präpektorale Implantateinlage

Durch die steigende Erfahrung im Bereich der Primärrekonstruktion mit unterschiedlichen Netzten und ADMs hat aktuell die präpektorale Implantatlage zunehmend wieder an Bedeutung gewonnen.

Bei der präpektoralen Implantatlage verbleibt der M. pectoralis major in seiner anatomischen Position. Die Glandula mammae wird in toto unter Belassung des subkutanen Hautmantels reseziert.

Neu und extra für diese Technik wurden inzwischen Netze und Matrizes entwickelt, die eine komplette Ummantelung des Implantats zulassen und damit eine stabile Lage auf dem Muskel ermöglichen (➤ Abb. 3.10). Der Einsatz von gewebeverstärkenden Materialien ist jedoch nicht immer erforderlich. Bei sehr dünnem Hautmantel/Subkutanfettschicht sollte diese Technik aufgrund der hohen Gefahr eines *Ripplings* und

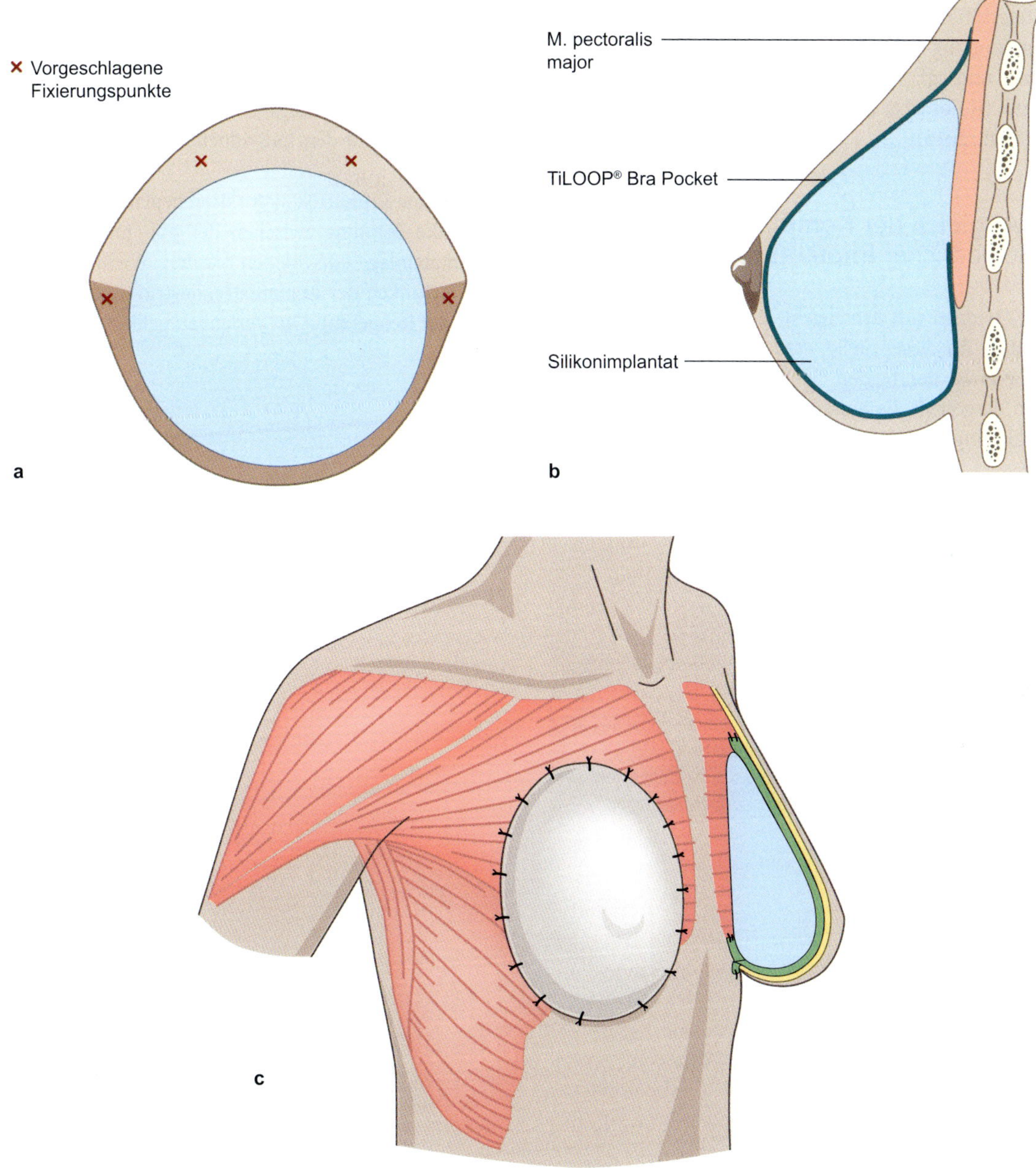

Abb. 3.10 [L157]
Beispiele von stabilisierenden Materialien
a) Netz zur präpektoralen Implantatstabilisierung
b) Anatomische Position des Netzes zur präpektoralen Implantatstabilisierung
c) Matrix zur präpektoralen Implantatstabilisierung

3

Wrinklings eher zurückhaltend zum Einsatz kommen (Vidya & Iqbal, 2019), v. a. bei Patientinnen mit einem BMI <20 (Berna et al., 2017; Vidya & Iqbal, 2017; Bernini et al., 2015). Bei schlechter Hautweichteilsituation kann ein sog. Etagenwechsel nach subpektoral zur besseren kranialen Abdeckung des Implantates im Verlauf sinnvoll sein. Der sinnvollen und an die individuelle Patientin angepassten präoperativen Planung kommt daher die grüßte Bedeutung zu. Vorteile der präpektoralen Implantatlage sind kürzere Operationszeiten, weniger postoperative Schmerzen, weniger Schulter-Arm-Bewegungseinschränkungen. Zudem verhindert diese Implantatposition das Auftreten von *„animation deformity"*, dem sog. Jumping-Breast-Phänomen. Eine kürzere Rekonvaleszenzzeit und ggf. kürzerer stationärer Aufenthalt werden beobachtet (Kümmel & Kümmel, 2018; Tasoulis et al., 2017; Kobraei et al., 2016).

3.3.3 Vergleich der Komplikationen bei unterschiedlicher Implantatposition

➤ Kap. 7 widmet sich den allgemeinen Komplikationen bei Implantaten. An dieser Stelle werden die Unterschiede der Komplikationen der beiden beschriebenen Techniken im Vergleich dargestellt. Es muss eine Nutzen-Risiko-Beratung und Aufklärung der Patientin erfolgen (➤ Tab. 3.4).

Tab. 3.4 Erhöhtes Risiko für Komplikationen nach Implantatpositionierung (sub- vs. präpektoral)

Dual Plane – subpektorale Implantatlage mit zusätzlicher ADM- oder Netzanlage	• ↑ mehr Serome • ↑ Jumping-Breast • ↑ Hämatome • ↑ Schulter-Arm-Beweglichkeitseinschränkung
präpektorale Implantatlage mit/ohne ADM und Netzen	• deutlich vermehrtes Rippling, v. a. bei einem BMI < 20 • Atrophie des subkutanen Fettgewebes *„Upper pole atrophy"*

3.3.4 Zusammenfassung

Die enge Zusammenarbeit verschiedener Fachrichtungen steht im Fokus einer sinnvollen individuell-operativen Therapieplanung. Durch die Fortentwicklung wiederherstellender Verfahren können bei Indikation zur Mastektomie unterschiedlichste Verfahren zu einem kosmetisch günstigen Wiederaufbau der Brust angeboten werden. Eine umfassende Aufklärung hinsichtlich Risiken, Komplikationen, Nebenwirkungen sowie Alternativen gehört zu den wichtigsten Inhalten jedes Beratungsgesprächs. Dies ermöglicht eine bessere Versorgung unserer Patientinnen, um maßgeschneiderte Therapiekonzepte anbieten zur können. Welche Techniken für die Patientin möglich und zu empfehlen ist, ist abhängig von einer Anzahl planungsrelevanter Faktoren, v. a. aber auch vom Wunsch und den individuellen Voraussetzungen jeder Patientin.

Wird eine Primärrekonstruktion geplant, muss nach Nutzen-Risiko-Beratung zwischen der prä- und subpektoralen Implantateinlage entschieden werden. Wichtig ist, dass bei allen Techniken der Implantatrekonstruktion auch über das Risiko der Reoperation im Verlauf aufgeklärt wird.

3.4 Wissenschaftlicher Überblick: Synthetische Netze und azelluläre dermale Matrizes

Mariella Schneider

Die Implantat-basierte Brustrekonstruktion (IBBR) nach Haut- oder Mamillen-erhaltender Mastektomie ist mit bis zu 40–60 % in Europa, 70 % in Großbritannien und 75 % in den USA die am häufigsten durchgeführte rekonstruktive Technik im Rahmen der Brustkrebstherapie und auch im Zusammenhang mit Risiko-reduzierenden Maßnahmen (de Vita et al., 2019; Paepke et al., 2019; Mylvaganam et al., 2017; Gómez-Modet & Tejedor, 2020).

Biologische Matrizes bzw. azelluläre dermale Matrizes (ADMs) stammen als sog. Bindegewebsgerüst von humaner Dermis (Epiflex®, AlloDerm®, AlloMax®, FlexHD®, DermACELL®), porciner Dermis (Strattice™, Protexa®, Fortiva®, Biotiss®, Permacol®, Braxon®), porcinem Peritoneum (Meso-Biomatrix®), boviner Dermis (SurgiMend®) oder bovinen Perikard (Veritas®, Tutomesh/Tutopatch®)(Gómez-Modet & Tejedor, 2020). Noch vorhandene antigene Zellen werden durch Spezialverfahren entfernt, nach Dezellularisierung verbleibt die intakte extrazelluläre Matrix zurück und dient als Gerüst, an dem die Empfängerzellen anwachsen. Hierdurch wird letztlich die Inkorporation und Revaskularisation erleichtert (Logan Ellis et al., 2016; Nestle-Krämling & Thill, 2016; Mangialardi et al., 2020). Im Gegensatz dazu stehen synthetische Netze – teilresorbierbar (SERAGYN® BR), komplett resorbierbar (Vicryl®, TIGR® Matrix) oder nicht resorbierbar (TILOOP® Bra). Meist sind diese im Vergleich zu ADMs kostengünstiger einsetzbar (Logan Ellis et al., 2016; Dieterich et al., 2012a; Dieterich et al., 2013).

Synthetische Netze und biologische Matrizes können im Rahmen der Implantat-basierten Brustrekonstruktion (IBBR) entweder prä- oder subpektoral verwendet werden und bilden nach Integration in das umliegende Gewebe eine Kapsel mit einer glatten inneren Oberfläche, wodurch eine Stabilisierung und Umhüllung des Implantats durch Bildung eines subkutanen „Bra“ gewährleistet wird, der die Form, Position, Stabilität und Flexibilität des Implantats erhält (Paepke et al., 2019; Gómez-Modet & Tejedor, 2020). 2005 wurde die erste ADM bei einer IBBR zur Bildung einer subpektoral-sub-AlloDerm®-Tasche zur Erweiterung des unteren Pols des M. pectoralis verwendet (Breuing & Warren, 2005). Der Einsatz von ADMs bei der subpektoralen IBBR bewirkt eine Vergrößerung des subpektoralen Raums und eine Formierung einer natürlichen inframammären Falte, wodurch ein Überzug des Implantats oder Expanders, erhöhte intraoperative Füllvolumina, eine schnellere Expander-Füllung mit kürzeren Zeitintervallen bis zur Implantat-Einlage, eine Verwendung größerer Implantate und eine Verstärkung des unteren Pols ermöglicht werden soll (Logan Ellis et al., 2016; Spear et al., 2012; Sobti et al., 2018). Neben einem verbesserten ästhetischen Ergebnis sind aber auch Komplikationen bekannt (Logan Ellis et al., 2016). Direkte Vergleiche zwischen synthetischen Netzen und ADMs liegen bisher nur in geringer Anzahl vor (Logan Ellis et al., 2016; Nestle-Krämling & Thill, 2016) und lassen daher keine Präferenz für den Einsatz zu.

3.4.1 Synthetische Netze

➤ Tab. 3.5 fasst diese zusammen.

Tab. 3.5 Synthetische Netze zur Brustrekonstruktion (Nestle-Krämling & Thill, 2016; Dieterich & Faridi, 2013; Levy et al., 2020; Cook & Kovacs, 2018; De Vita et al., 2014; Rodriguez-Unda et al., 2015; Pukancsik et al., 2017)

Produkt	Hersteller	Material	Maschengröße	Resorptionsdauer
TILOOP® Bra/TILOOP® Bra Pocket	pfm	monofiles Polypropylen mit Titanoxidoberfläche	1 mm Porengröße	nicht resorbierbar
TioMesh™ BRA	BioCer	monofiles Polypropylen mit Titandioxidoberfläche	2,8 mm Porengröße	nicht resorbierbar
SERAGYN® BR	Serag-Wiessner	Polygycolsäure-Caprolacton Polypropylen	• 2 mm bei Implantation • 4 mm nach Teilresorption	teilresorbierbar: 3–4 Monate nicht resorbierbar
TIGR® Matrix	Novus Scientific	• Kopolymer aus Glycolid, Lactid, • Trimethylen-Carbonat • Kopolymer aus Lactid, • Trimethylen-Carbonat	1 mm bei Implantation	resorbierbar: • 4 Monate • 3 Jahre
SERI® Matrix	Allergan	hochgereinigtesSeidenprotein	1 mm bei Implantation	resorbierbar: 2–3 Jahre
Vicryl® Mesh	Ethicon	Polyglactin 910	feinmaschig, grobmaschig	resorbierbar: 2–3 Monate
P4HB Phasic™ Mesh	BD	monofiles Polyhydroxybutyrat	grobmaschig	resorbierbar: 18 Monate
ULTRAPRO®		monofiles Polypropylen und Polyglecapron	grobmaschig	• nicht resorbierbar • resorbierbar: 84 Tage

3

3.4.2 Biologische Matrizes

➢ Tab. 3.6 fasst diese zusammen, Empfehlungen gibt ➢ Tab. 3.7.

Tab. 3.6 Azelluläre dermale Matrizes (ADM) zur Brustrekonstruktion (Nestle-Krämling & Thill, 2016; Dieterich & Faridi, 2013; Vidya, 2017)

Produkt	Hersteller	Material	Dicke
Epiflex®	DIGZ	Humane Dermis	> 0,3 mm > 0,8 mm
FlexHD®	MTF/Ethicon	Humane Dermis	0,4–0,8 mm 0,8–1,7 mm 1,8 mm
AlloMax®	Bard	Humane Dermis	0,8–1,8 mm
DermaMatrix®	MTF/Synthes CMF	Humane Dermis	0,2–0,4 mm 0,4–0,8 mm 0,8–1,7 mm >1,7 mm
Strattice®	Life cell Corp.	Porcine Dermis	0,8–1,2 mm
Biotiss®	Renamedical	Porcine Dermis	1,4 m
Protexa®	AFS Medical	Porcine Dermis	0,9 mm, 1,4 mm
Braxon®	mbp	Porcine Dermis	0,6 mm
Permacol®	Covidien	Porcine Dermis	0,5–1,5 cm
Fortiva®	rti surgical	Porcine Dermis	1 mm
Meso BioMatrix®	DSM (Sebbin)	Porcines Peritoneum	< 1 mm
Tutopatch/ Tutomesh®	rti surgical	Bovines Perikard	< 1 mm
SurgiMend®	TEI Bioscience (Polytech)	Fetale bovine Dermis	1 mm (2–3–4 mm) 0,4–0,75 0,75–1,54 mm
Veritas®	Synovis	Bovines Perikard	< 1 mm

Tab. 3.7 Empfehlungen für den Einsatz synthetischer Netze und ADMs bei der Brustrekonstruktion mit Implantaten. +: empfohlen; ++: vorzugsweise empfohlen; -: nicht empfohlen, MRM= modifiziert radikale Mastektomie (Spear et al., 2012; Sobti et al., 2018; Dieterich & Faridi, 2013; Wagner et al., 2019; Dieterich et al., 2015; Forsberg et al., 2014)

Indikationen, Vorteile	Synthetische Netze	ADM
hautsparende und brustwarzenerhaltende Mastektomie	++	++
angeborene Brustdeformitäten	+	+
Implantat-assoziierte Brustdeformitäten	+	++
Implantat-Austausch	++	++
Fixieren des M. pectoralis major	++	++
Kontrolle der Implantat-Position	++	++
Unterstützung des Implantats	+	++
Implantat-Überzug	-	++
zusätzlicher Weichteilersatz	-	++
Implantat-basierte Brustrekonstruktion nach MRM	-	++
Brustrekonstruktion nach Bestrahlung	-	+
verzögerte sofortige Brustrekonstruktion (Mastektomie mit Expander → Bestrahlung → Implantat)	-	++
verringerte Häufigkeit der Kapselkontraktur	+	+

3.4.3 Chirurgische Technik

Bei der partiellen subpektoralen IBBR (Dual Plane-Technik) wird nach subkutaner Mastektomie der inferomediale Teil des M. pectoralis major bis zur sechsten und siebten Rippe abpräpariert, das Implantat subpektoral eingelegt und dessen inferiorer Pol mit einem synthetischen Netz oder ADM bedeckt, welches apikal und medial an der unteren Grenze des M. pectoralis major und kaudal an der superfizialen Faszie ca. einen Zentimeter unter der geplanten inframammären Falte sowie lateral durch Einzelknopfnähte fixiert wird. Hierdurch wird der unterere Pol verstärkt, und es wird eine geräumigere Tasche geschaffen, die höhere intraoperative Füllvolumina des Expanders zulässt und das Risiko einer Kranialisierung des Implantats und einer Kapselkontraktur v. a. nach Radiotherapie reduziert (Spear et al., 2012; Sobti et al., 2018; Sewart et al., 2021; Colwell & Taylor, 2020; Bloom et al., 2020; Sbitany et al., 2017).

Bei der präpektoralen IBBR dienen ein synthetisches Netz oder der Einsatz von ADMs als subkutaner „Bra“ für ein Implantat, wodurch eine Entlastung der Haut und Stabilisierung des Implantats gewährleistet wird. Zugleich ergeben sich eine geringere Gewebedissektion und postoperative Schmerzen sowie die Vermeidung einer Dislokation nach lateral (de Vita et al., 2019; Sewart et al., 2021; Colwell & Taylor, 2020; Reitsamer & Peintinger, 2015). Bei der Anterior Wrap-Technik werden synthetisches Netz oder ADM an der Faszie des M. pectoralis major kranial, medial und lateral fixiert und nach Einlage des Implantats in der inframammären Falte angenäht, bei der komplett umhüllenden Technik wird ADM ca. 3 cm über der zukünftigen inframammären Falte auf dem M. pectoralis major fixiert, umgeschlagen und ca. einen

½ cm unter der inframammären Falte an der Brustwand genäht, wodurch der inferiore Pol des Implantats zusätzlich unterstützt wird (Sbitany et al., 2017).

3.4.4 Komplikationen

Der Einsatz von synthetischen Netzen und biologischen Matrizes bei der IBBR ist mit zahlreichen Komplikationen assoziiert (➤ Tab. 3.8), v. a. Infektionen, Serome, Hämatome, Kapselkontrakturen, Hautnekrosen, Explantation oder Implantatverlust, wobei vergleichende Studien beider Materialien bisher nur in geringer Anzahl existieren (Logan Ellis et al., 2016). Eine Risikoerhöhung für Komplikationen unabhängig vom Gebrauch synthetischer Netze oder ADMs ist assoziiert mit Alter (>65 Jahre), Brustgröße (>600 g), Adipositas (BMI >30 kg/m^2), Nikotinabusus, Diabetes mellitus und arterielle Hypertonie (Gómez-Modet & Tejedor, 2020; Logan Ellis et al., 2016). Auch der Z. n. neoadjuvanter Chemotherapie oder vorangegangener Radiotherapie der ipsilateralen Brust oder langeinliegende Drainagen tragen zu einer erhöhten Komplikationsrate bei (Gómez-Modet & Tejedor, 2020; Logan Ellis et al., 2016). Die Komplikationsraten unterscheiden sich zwischen den einzelnen Methoden meist nicht signifikant und liegen zwischen 13–31 % (Logan Ellis et al., 2016; Gschwantler-Kaulich et al., 2016; Schüler et al., 2021).

Bei ADM aber auch bei synthetischen Netzen kann es zu einem **Erythem**, dem *„Red breast syndrome"* (RBS) kommen, das teils nach Gabe von Kortikosteroiden regredient ist (Ganske et al., 2014; Mayer et al., 2020; Nahabedian, 2019).

Infektionen sind bei der Verwendung von biologischen Matrizes und synthetischen Netzen eine der häufigsten Komplikationen und führen oft zu Gewebenekrosen und teils auch zu operativen Revisionen mit Explantation oder Verlust des Implantats (Logan Ellis et al., 2016). Infektionsraten variieren zwischen 0,2–35,8 %, wobei ADMs mit höheren Raten einhergehen (Logan Ellis et al., 2016). Staphylococcus aureus scheint in high-throughput Assays eine höhere Adhäsion an ADMs (Alloderm® und FlexHD®) im Vergleich zu synthetischen Netzen (Prolene und Vicryl) und ein größeres Potenzial zur Biofilmbildung aufzuweisen (Gómez-Modet & Tejedor, 2020; Logan Ellis et al., 2016). Eine postoperative antibiotische Prophylaxe für 24 h reduziert das Infektionsrisiko (Logan Ellis et al., 2016; Avashia et al., 2013). Die Verwendung von titanbeschichteten-Polypropylen Netzen (TiLOOP® Bra) bei der IBBR geht mit einer Infektionsrate von 6,1 % und einer Revisionsrate von 1,7 % einher (Logan Ellis et al., 2016; Dieterich et al., 2013).

Tab. 3.8 Komplikationen bei synthetischen Netzen und ADMs im Vergleich (Logan Ellis et al., 2016; Becker & Lind 2nd, 2013; Levy et al., 2020; Schüler et al., 2021; Eichler et al., 2019; Hansson et al., 2021)

Komplikationen	Synthetische Netze	ADM
Infektionen	↑	↑↑
Serome	↑	↑↑
Kapselkontrakturen	↓	↓
Hautnekrosen	↑	↑
Implantatverluste	↑	↑↑

Hämatome und Serome gehen mit einem erhöhten Risiko für Infektionen und Gewebenekrosen einher (Logan Ellis et al., 2016). Serome entstehen bei der IBBR mit synthetischen Netzen in 0–13 % (Logan Ellis et al., 2016; Schüler et al., 2021; Eichler et al., 2019). Synthetische Netze sind mit einer geringeren Bildung von Seromen assoziiert aufgrund der raueren Oberfläche und schnelleren Interaktion mit dem subkutanen Gewebe im Vergleich zu ADM mit glatterer Oberfläche (Dieterich & Faridi, 2013). Bei der bilateralen Brustrekonstruktion mit Implantaten sind beim direkten Vergleich synthetische Netze (TIGR® Matrix) mit einer geringeren Seromrate assoziiert als biologische Matrizes (Veritas®; 3,8 vs. 38 %) (Hansson et al., 2021). Durch Drainage der sub-Mastektomie und sub-ADM Fläche, Reduktion der Schwelle für den Drainagenzug und postoperative Anlage von weichen Kompressionsverbänden und BHs kann hingegen eine Reduktion der Seromrate von 18,6 auf 4,7 % bei der IBBR mit ADM erzielt werden (Ganske et al., 2013). TiLOOP® Bra/TiMesh® und SERAGYN® BR zeigen keinen signifikanten Unterschied hinsichtlich punktionswürdiger Serome (4,7 vs. 9,4 %) (Eichler et al., 2019). Serome entstehen bei der subpektoralen IBBR mit Strattice™ in 27,5 %, mit SERAGYN® BR in 13 % und TiLOOP® Bra in 4,3 %, hinsichtlich der Entwicklung von Hämatomen besteht kein signifikanter Unterschied (Schüler et al., 2021). Die Verwendung von titanbeschichteten-Polypropylen Netzen (TiLOOP® Bra) bei der IBBR ist assoziiert mit Seromraten von 4,8 %, davon 1,4 % revisionsbedürftig sowie mit einer Hämatomrate von 9,5 %, die mittels Kompression oder Punktion therapierbar ist (Dieterich et al., 2013). Hämatome werden bei der IBBR mit synthetischen Netzen in 0–9,5 % verzeichnet (Logan Ellis et al., 2016; Dieterich et al., 2013; Schüler et al., 2021). Serome entstehen nach IBBR mit ADM in 1,5–27,5 % (Logan Ellis et al., 2016; Schüler et al., 2021). Durch Verwendung von ADM bei der zweizeitigen präpektoralen Expander-/Implantat-basierten Brustrekonstruktion wird keine signifikante Reduktion der Seromrate erzielt (Salibian et al., 2021).

Die Entstehung von **Kapselkontrakturen** wird durch den Einsatz von ADM bei der IBBR reduziert (Cook & Kovacs, 2018), wobei bei der präpektoralen IBBR durch Verwendung von ADM die Kapselfibroserate von 12,4 auf 2,3 % gesenkt werden kann (Wagner et al., 2019). Die Verwendung von synthetischen Netzen wie TiLOOP® Bra bei der IBBR senkt die Kapselkontrakturrate von 16,7 auf 4,4 % (Dieterich et al., 2015). Die Inzidenz von Kapselkontrakturen ist bei ADM (0,4–8,1 %) und synthetischen Netzen (1,3–8,6 %) vergleichbar (Logan Ellis et al., 2016). Histologische Analysen von

TiLOOP® Bra bei der IBBR zeigen eine geringe Infiltration von inflammatorischen Zellen (Logan Ellis et al., 2016; Dieterich et al., 2012b).

Hautnekrosen treten in 1,8–4,3 % bei synthetischen Netzen und 1,1–25 % bei biologischen Matrizen auf (Logan Ellis et al., 2016; Becker & Lind 2nd, 2013; Salzberg et al., 2011; Jansen & Macadam, 2011).

Das Risiko für die Notwendigkeit einer Explantation des Implantats oder Expanders oder eines kompletten **Implantatverlusts** infolge der genannten Komplikationen beläuft sich für synthetische Netze auf 1,3–8,7 % und biologische Matrizes auf 0–27,3 % (Logan Ellis et al., 2016; Schüler et al., 2021; Jansen & Macadam, 2011; Tessler et al., 2014). Der Einsatz von ADM bei der submuskulären Brustrekonstruktion mit Expander/Implantaten reduziert das Risiko an Reoperationen (25,0 vs. 8,0 %) und Expander-Explantationen (19,2 vs. 5,3 %) (Lanier et al., 2010). Die Verwendung von titanbeschichteten-Polypropylen Netzen (TiLOOP® Bra) bei der IBBR ist in 8,7 % mit Implantatverlust assoziiert (Dieterich et al., 2013). Synthetische Netze oder ADMs unterscheiden sich hinsichtlich operativer Revisionen mit Implantatverlust infolge von Wunddehiszenzen, Hämatomen, antibiotikaresistenten Infektionen oder Kapselkontrakturen nicht signifikant (3,9 % SERAGYN® BR, 8,3 % TiLOOP® Bra/TiMesh®, 4,8 % SurgiMend®, 12,5 % Epiflex®) (Eichler et al., 2019).

3.4.5 Bestrahlung

Die Bestrahlung nach Implantateinlage ist möglich, hat aber einen nachteiligen Effekt auf das Ergebnis einer Brustrekonstruktion und erhöht die Komplikationsrate (Logan Ellis et al., 2016). Eine adjuvante Bestrahlung nach IBBR mit resorbierbaren Vicryl-Netz führt innerhalb von 6 Monaten zur Reduktion eines guten kosmetischen Ergebnisses von 91 auf 60 % und zum Anstieg eines mittelmäßigen kosmetischen Ergebnisses von 8,6 auf 25,7 % (Kim & Cho, 2013). Bestrahlung nach IBBR mit ADM resultiert in einer erhöhten Komplikationsrate mit einem 2,3-fach erhöhten Risiko für eine Reoperation (Pestana et al., 2013). Bestrahlung vor IBBR mit ADM erhöht das Risiko für einen Verlust des Implantats (Potter et al., 2015; Parks et al., 2012). Der Einsatz von ADM bei IBBR führt zur Reduktion des Komplikationsrisikos infolge einer Bestrahlung (Seth et al., 2012). ADMs scheinen die durch Bestrahlung induzierte Elastose und chronische Inflammation in der Implantatkapsel zu reduzieren (Moyer et al., 2014).

Präoperative Bestrahlung bei subpektoraler IBBR und ADM oder TiLOOP® korreliert signifikant mit dem Auftreten von Seromen, Wundheilungsstörungen, Wundinfektionen und Implantatverlusten, wobei die postoperative Bestrahlung nicht signifikant zum rekonstruktiven Versagen führt (Schüler et al., 2021).

3.4.6 Kosmetisches Ergebnis

Durch die Verwendung von ADMs und synthetischen Netzen wird ein gutes kosmetisches Ergebnis erzielt (Logan Ellis et al., 2016). Der Einsatz von ADM führt zu einem besseren kosmetischen Ergebnis, insbesondere einer signifikant reduzierten Bildung von Kapselkontrakturen und einem geringeren Risiko für eine Implantatdislokation nach unten (*Bottoming-out*), für Faltenbildung (*Rippling*) und für mechanisches Verrutschen des Implantats (Logan Ellis et al., 2016; Vardanian et al., 2011). Durch den Einsatz von ADM wird bei der Expander-/Implantat-basierten Brustrekonstruktion eine signifikante Verbesserung der natürlichen Kontur, Symmetrie und Größe, Positionierung auf der Brustwand und des ästhetischen Gesamtergebnisses erzielt (Logan Ellis et al., 2016; Forsberg et al., 2014). Hinsichtlich der *„patient reportet outcomes"* (PROs) besteht 18 Monate nach subpektoraler IBBR mit synthetischen Netzen oder ADMs kein Unterschied, jedoch eine größere Zufriedenheit nach präpektoraler Brustrekonstruktion (Sewart et al., 2021).

3.4.7 Kosten

Die Kosten für ADMs belaufen sich je nach Größe und Dicke auf $2230 bis $4856 (Eichler et al., 2019; Hartzell et al., 2010). Trotz des nicht unerheblichen Preises der ADMs kann durch deren Einsatz in Kombination mit dem sofortigen Einsatz von Implantaten ein deutlicher Kostenvorteil gegenüber einer zweizeitigen Expander-/Implantat-basierten Brustrekonstruktion oder autologen Lappen-Plastik auch eine Kosteneinsparung erzielt werden (Johnson et al., 2013). Synthetische Netze sind mit Kosten von $369,46 bis $505,16 im Vergleich zu ADMs deutlich günstiger (Logan Ellis et al., 2016; Eichler et al., 2019).

Fazit für die Praxis

- Durch den zusätzlichen Einsatz von synthetischen Netzen oder biologischen Matrizes (ADMs) bei der Implantat-basierten Brustrekonstruktion wird ein besseres kosmetisches Ergebnis erzielt.
- Es stehen zahlreiche synthetische Netze und biologische Matrizen mit unterschiedlichen Eigenschaften zur Verfügung, die mit vergleichbaren ästhetischen Ergebnissen und Komplikationen einhergehen.
- Synthetische Netze sind im Vergleich zu ADMs kostengünstiger.
- Bisher existieren nur wenige Studien, die synthetische Netze und ADMs direkt miteinander vergleichen.
- Die Wahl des Materials hängt von der Präferenz des Operateurs ab.
- Langzeitdaten und vergleichende Studien in Bezug auf Materialien, Komplikationen und ästhetische Ergebnisse sind notwendig.

3.5 Wissenschaftlicher Überblick: Nipple sparing-Mastektomie ohne Hautmantelentfernung

Sabine Keim

Bei der *Nipple sparing-Mastektomie* (NSM) oder *Skin sparing-Mastektomie* (SSM) wird die Brustdrüse vollständig entfernt, der Hautmantel mit oder ohne Mamille bleibt erhalten. In demselben (Sofortrekonstruktion) oder in einem weiteren, verzögerten Eingriff (*delayed reconstruction*) kann dann der Hautmantel mit einem Implantat (heterologe Rekonstruktion) oder Eigengewebe (autologe Rekonstruktion) gefüllt und das entfernte Brustdrüsengewebe äquivalent ersetzt werden.

Dem gegenüber steht die Intervallrekonstruktion, bei der unabhängig von der Brustentfernung mit Verlust des Hautmantels die Brust nach Abschluss einer ggf. Chemo- oder Radiotherapie wiederaufgebaut wird.

Mögliche Indikationen einer NSM:

- Multizentrizität (nicht zwingend)
- ausgeprägtes DCIS
- genetische/familiäre Disposition (z. B. BRCA1/2-Mutationsnachweis) ohne Tumornachweis (Risiko-reduzierende bilaterale Mastektomie für nicht erkrankte Frauen [RRBM], Senkung des BC-Risikos um 90 %, mit Risiko-reduzierender bilateraler Salpingo-Opophorektomie [RRSO] um 95 %)
- Patientenwunsch

In diversen retrospektiven Studien, prospektiven Kohortenstudien und Metaanalysen wurden Daten zum Verbleib von Restbrustdrüsengewebe und zur onkologischen Sicherheit erhoben. Dabei lässt sich kein signifikanter Unterschied bzgl. Lokalrezidivrisiko (LR), *disease-free survival* (DFS) und *overall survival* (OS) im Vergleich zu Mastektomien, bei denen der Hautmantel/Subkutangewebe mitentfernt wird, nachweisen, wenngleich in der Arbeit von Torresan et al. (2005) gezeigt wurde, dass bei 59 % der Patientinnen Restbrustdrüsengewebe vorhanden war. Bei 9,5 % konnten sogar noch DCIS oder invasive Karzinomreste nachgewiesen werden. Die Dünne des Hautmantels und korrekte Präparation der Schicht zwischen Brustdrüse und Subkutis ist für die onkologische Sicherheit und das ästhetische Outcome sowie die Reduzierung der Komplikationsrate (v. a. Nekrose des Mamillen-Areola-Komplexes) entscheidend.

Operationstechniken (Hautschnitte):

- periareolär
- hemi-periareolär mit/ohne mediale/laterale Erweiterung
- Reduktionsschnittbild („inverses T" oder vertikal)
- inferior-lateraler Zugang/Inframammärfalte (niedrigste Inzidenz von Komplikationen)

Die Lebensqualität, insbesondere das psychische und sexuelle Wohlbefinden, sind nach NSM im Vergleich zur einfachen Mastektomie signifikant höher (Romanoff et al. 2018; Yoon-Flannery et al. 2018).

3

3.6 Mamillensparende Mastektomie von inframammär oder über Submammärschnitt

Christine Solbach

Aktueller Wissensstand

Seit der erstmaligen Beschreibung durch Toth und Lappert (1991) hat die Häufigkeit der hautsparenden (SSM = *Skin sparing-mastectomy*), nicht zuletzt der mamillensparenden (NSM = *Nipple sparing mastectomy*) zugenommen (Toth 1991). Auswertungen aus der amerikanischen Krebsdatenbank (*National Cancer Database*) zu Mastektomietechniken für Stadien 0–III in den Jahren 2005–2015 belegen einen Anstieg der Mastektomien mit Brustrekonstruktionen von 22.3 auf 49.7 %. Der Anteil der NSM stieg dabei von 1.7 % in 2005 auf 14.3 % in 2015.

Mit der NSM erfolgt i. d. R. eine Primärrekonstruktion. Grundsätzlich sollte immer geprüft werden, ob aus onkologischer Sicht ein Mamillenerhalt möglich ist.

Eine aktuelle Arbeit von Zaborowski et al. (2022) beschreibt in einem systematischen Review von 17 Studien mit insgesamt 7107 Patienten mit Tumorstadien 0–III und einem medianen Follow-up von 48 Monaten (25–94 Monate), Mamillenrezidive in 1,3 % bei lokoregionären in 5,4 % und distanten Rezidiven in 4.8 %. Prädiktive Faktoren für eine Mitbeteiligung der Mamille sind der Abstand Tumor zur Papille, die Tumorgröße >5 cm, das Stadium III/IV und die Anzahl der befallenen Lymphknoten. Auch bei den risikoreduzierenden Mastektomien war lange Zeit der Erhalt der Mamille umstritten. Eine Reihe von Arbeiten haben jedoch belegt, dass die ein- und beidseitige NSM eine effektive risikoreduzierende Strategie ist.

3.6.1 Hintergrundinformation

Die Wahl des operativen Zugangs, um die Brustdrüse zu entfernen, hängt von verschiedenen Faktoren ab. Alle Inzisionen im Bereich der Mamille wie periareolär und perivertikal gefährden die Mamillenperfusion. Radiäre Inzisionen, vertikal oder horizontal, können manchmal sinnvoll sein, wenn Hautmantelresektionen notwendig sind, z. B. bei nahem Tumorsitz am Hautmantel oder im Sinne einer Mastopexie oder ggf. die Mamille sekundär entfernt werden muss. Für die Mamillendurchblutung ist der infero-laterale Zugang im Bereich der Inframammärfalte/Submammarfalte von 3–6 h links oder 6–9 h rechts die sicherste Methode.

Fallbeispiel

- 44-jährige Patientin
- Mammakarzinom rechts, cT2, cN2, HR+, Z.n. neoadjuvanter Therapie
- BH 80 A.
- Es besteht der Patientinnenwunsch, den Hautmantel zu erhalten: NSM mit Primärrekonstruktion mit Implantat bei geplanter Bestrahlung der Thoraxwand und Lymphabflusswege. Sekundäre Eigengeweberekonstruktion geplant.

3.6.2 Operatives Vorgehen

Anzeichnung

➤ Abb. 3.11

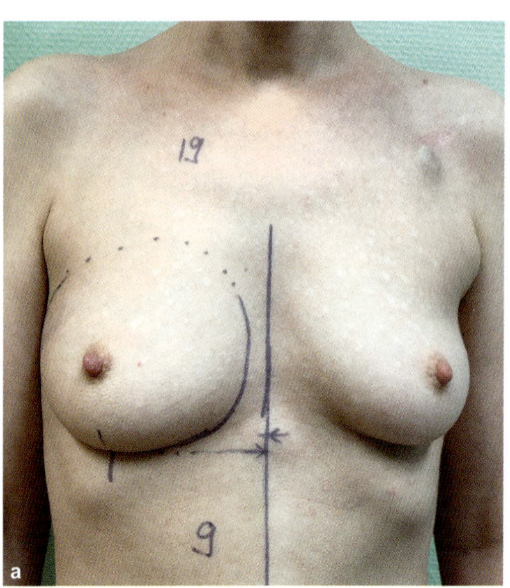

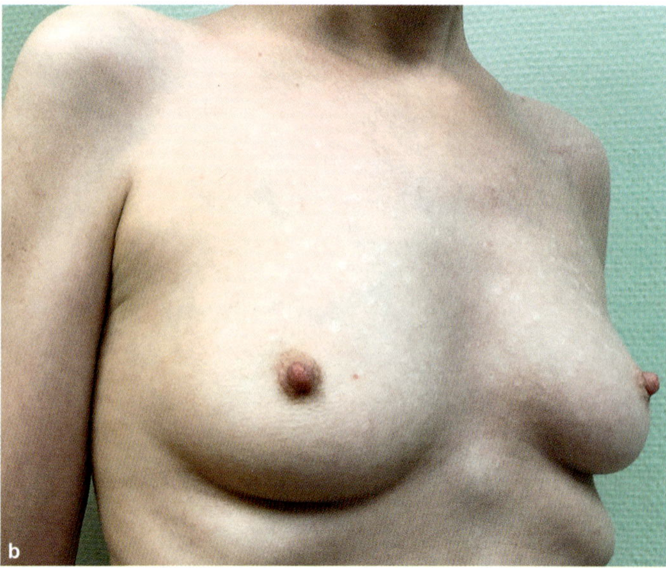

Abb. 3.11 Präoperative Anzeichnung, Ansicht von schräg lateral rechts [M1268]

Wie bei allen brustchirurgischen Eingriffen erfolgt die Anzeichnung der Patientin im Stehen. Neben der Mittellinie im Bereich des Sternums ist die Anzeichnung der Inframammärfalten bds. sinnvoll, die häufig nicht auf gleicher Höhe und links eher höher als rechts liegen. Hilfreich können zudem die Markierung der lateralen Brustumschlagfalte und der Brustgrenzen kranial und lateral sein. Eine Kontrolle der Markierungen erfolgt im Liegen vor der Hautinzision. Dabei werden ggf. Korrekturen der Höhe der Inzisionslinien vorgenommen und nach Möglichkeit die Symmetrie beachtet. Die Inzision sollte medial nicht die Mittellinien überschreiten, um wichtige Perforatoren zu erhalten. Lateral erfolgt die Inzision i. d. R. bis auf Brustwarzenhöhe. Korrekturen der Inzisionslinien erfolgen entsprechend der Elastizität des Hautmantels und der gewünschten Brustgröße.

Operationsschritte

Die Hautinzision sollte in einer Länge gewählt werden, sodass gut vier Finger der Hand passieren können (➤ Abb. 3.12). Ob die Resektion der Brustdrüse unter dem Hautmantel auf der Faszia superficialis oder auf dem Pectoralismuskel beginnt, obliegt der Präferenz des Operierenden.

Es sollten jedoch folgende Punkte berücksichtigt werden:

- Die Retraktion auf dem operativen Zugang sollte moderat sein, um eine Perfusionsstörung zu vermeiden.
- Eine zu dünne Präparation im subkutanen Fettgewebe erhöht das Risiko für Perfusionsstörungen.
- Verbrennungen durch Koagulation von Gefäßen im Bereich des Hautmantels führen zu Nekrosen und sollten immer exzidiert werden.
- Eine zunächst präpektorale Präparation hat möglicherweise den Vorteil, dass es weniger blutet, weil die Perforatoren – vom Muskel kommend – schon durchtrennt wurden.
- Der 2. Interkostalperforator sollte nach Möglichkeit erhalten bleiben.

Retromamillär erfolgt die Präparation bis auf die Kutis mit möglichst vollständiger Entfernung der Milchgänge (➤ Abb. 3.13). Dies sollte mit der Schere und nicht mit einem elektrochirurgischen Instrument durchgeführt werden, um eine Verletzung der Kutis zu vermeiden. Einige Chirurg*innen empfehlen die zusätzliche Entfernung eines retromamillären Resektats getrennt vom Mastektomiepräparat. Auf dem Mastektomiepräparat sollte eine Markierung des ursprünglichen Papillensitzes erfolgen, auch um die Frage des Tumor-Papillenabstands zu klären. Durch die radikale Resektion im Bereich der Papille kommt es i. d. R. zu einer Abflachung, also Reduktion der Projektion. Des Weiteren kann es zu Perfusionsstörungen und Teilnekrosen der Papille kommen, die ebenfalls zulasten der Projektion gehen. Es ist unklar wie gut die Sensibilität des Hautmantels und der Mamille nach einer NSM sind. Der 4. laterale Interkostalnerv (4. Ramus cutaneus lateralis), der hauptsächlich für die Mamillensensibilität verantwortlich ist, wird immer durchtrennt. Patientinnen müssen daher über den Verlust oder eine Verminderung der Empfindlichkeit aufgeklärt werden. Dennoch gibt es auch hier eine breite Varianz in der Ausprägung bis hin zu Hypersensibilitäten. Die Resektion von Brustdrüsengewebe im kranialen Anteil reicht bis an die Linie heran,

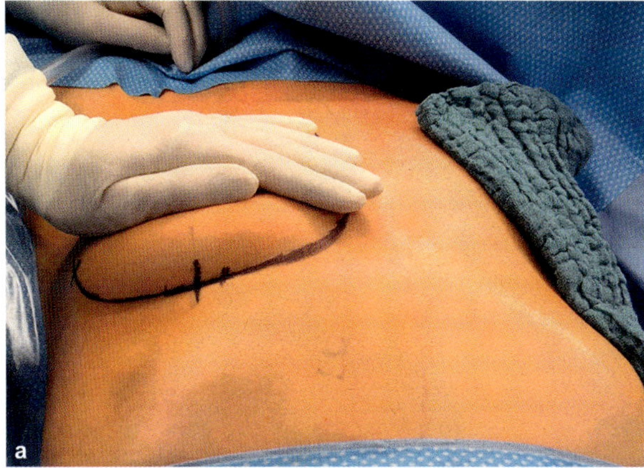

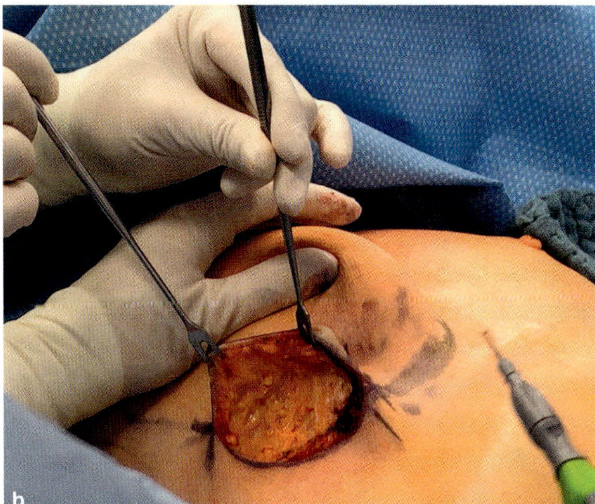

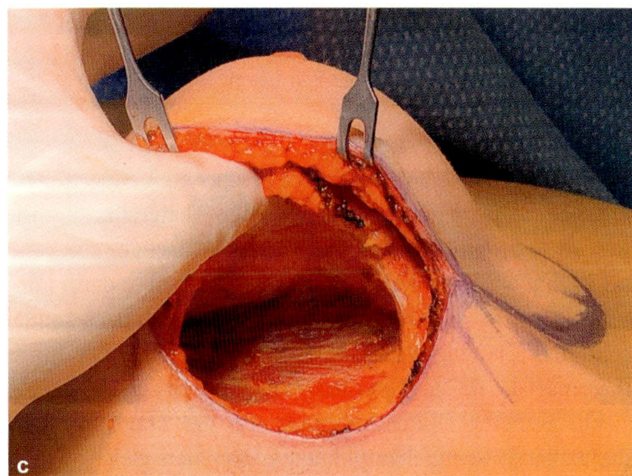

Abb. 3.12 [M1268]
a) Kontrolle der Inzisionslinie
b) Beginn der Präparation auf der Faszia superficialis
c) Ablösen des Drüsenkörpers vom Muskel

3

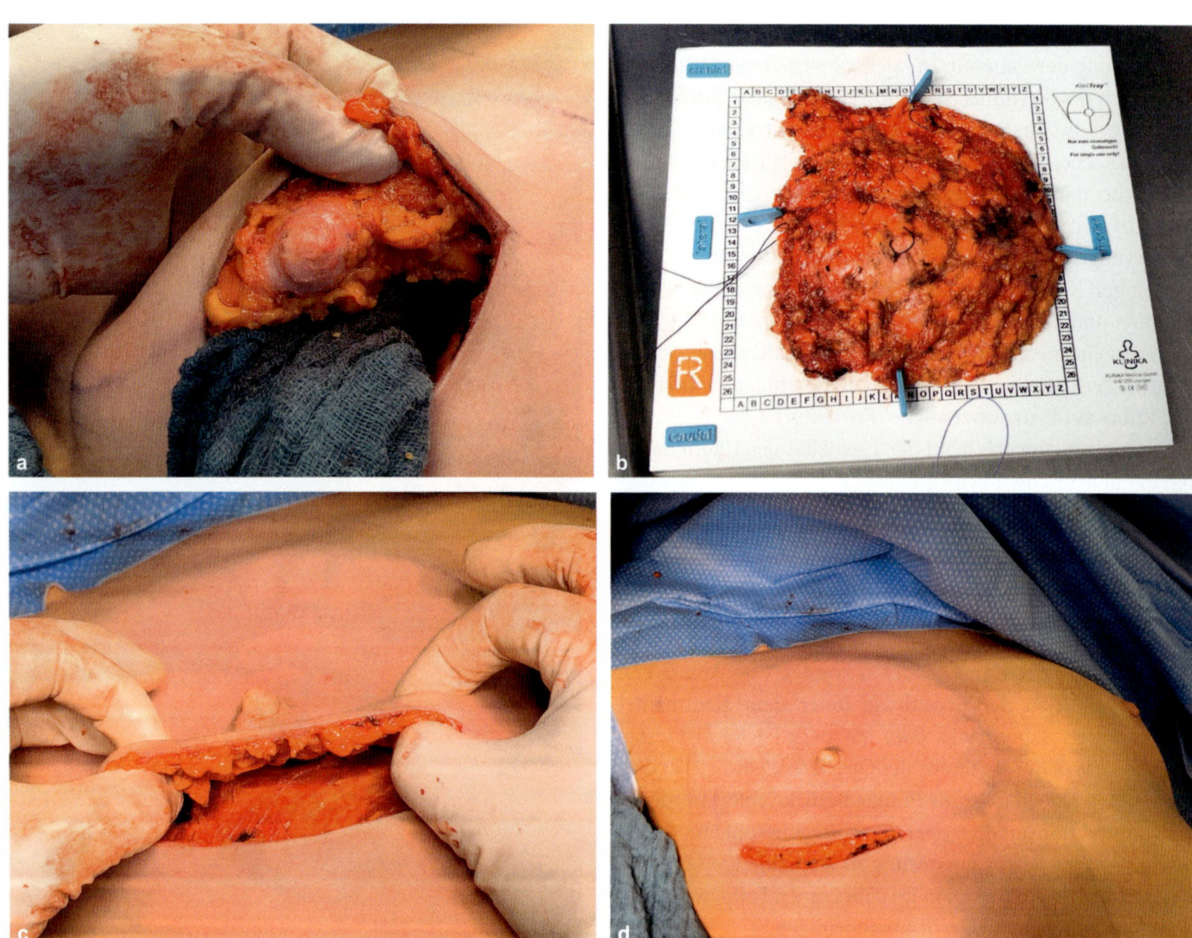

Abb. 3.13 [M1268]
a) Entfernung des möglichst vollständigen Gewebes retromamillär
b) Für die Radiografie vorbereitetes Präparat mit axillärem Drüsengewebeausläufer
c) & d) Hautmantel nach NSM

wo die superficiale und posteriore Faszie aufeinandertreffen, die mediale Begrenzung ist das Sternum. Lateral erfolgt die Resektion bis auf V. thoracica lateralis. Drüsengewebe kann bis in den axillären Ausläufer reichen und sollte dann konsequenterweise auch mit entfernt werden. Auch nach kaudal sollte das Drüsengewebe vollständig im Bereich der Inframammärfalte reseziert werden, ohne diese zu zerstören.

Ein weiterer Diskussionspunkt ist die Frage, ob der/die axillären Sentinellymphknoten über den gleichen oder einen separaten Zugang wie die Mamma reseziert werden (➤ Abb. 3.14). In der Literatur wird über höhere Infektionsraten bei Entfernung über den gleichen operativen Zugang berichtet. Die Entfernung des/der Sentinel-Lymphknoten über einen separaten Zugang hat den Vorteil, dass die Faszie zur Abtrennung gegenüber der Mamma erhalten werden kann. Letztlich ist es nie genau vorhersehbar, wo der/die Sentinel liegen, das Prozedere über einen Extrazugang ist häufig leichter und die Inzision nur klein.

In diesem Fall erfolgte die axilläre Lymphadenektomie über eine separate Schnittführung bei cN2 vor neoadjuvanter Therapie und präoperativ bei V. a. residuale LK-Metastasen.

3.6.3 Postoperatives Ergebnis

➤ Abb. 3.15

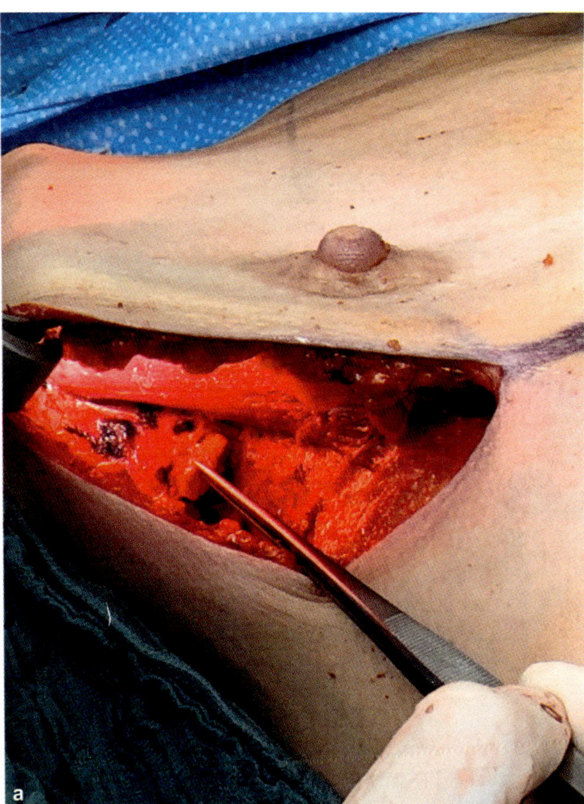

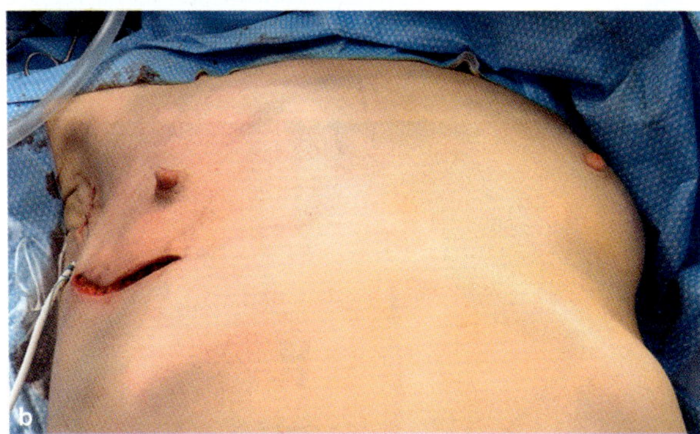

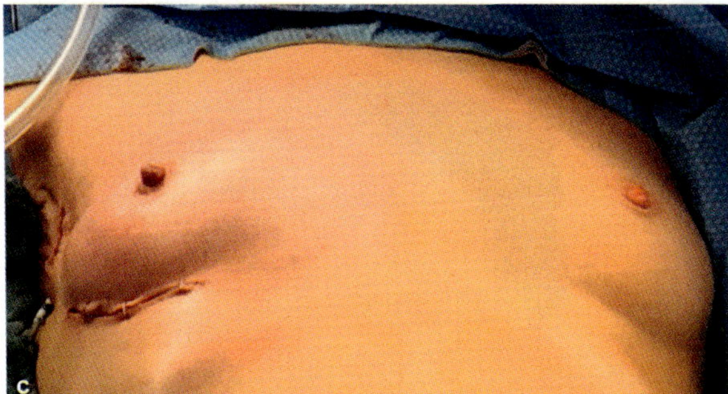

Abb. 3.14 [M1268]
a) Möglicher operativer Zugang in die Axilla über die Schnittführung in der Submammarfalte
b) Intraoperativer Befund nach NSM und axillärer Lymphadenektomie über separate Schnittführung
c) Primäre Implantateinlage präpektoral, um den Hautmantel zu erhalten bei Indikation zur Postmastektomiebestrahlung und sekundär geplanter Eigengeweberekonstruktion

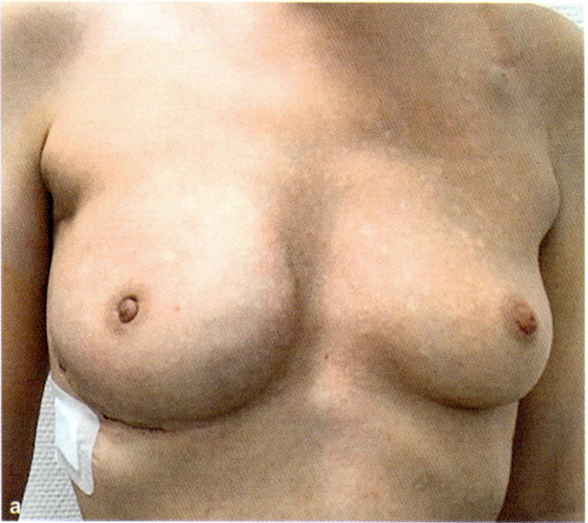

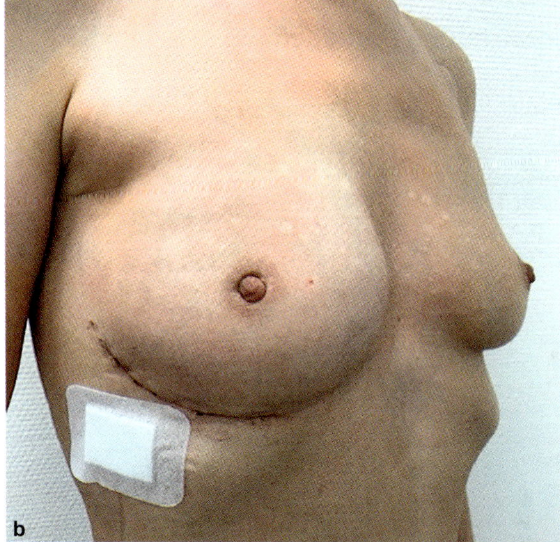

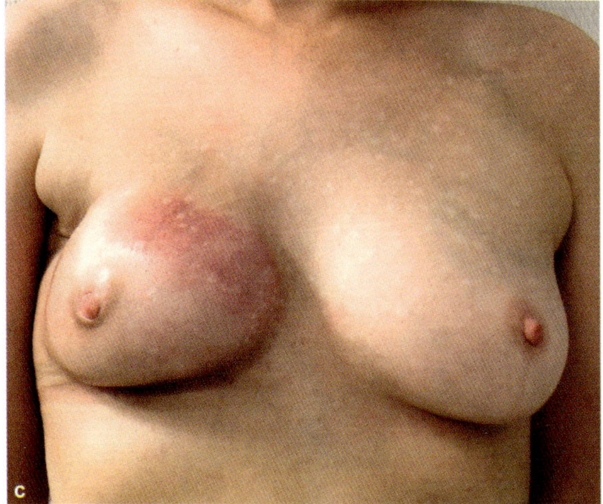

Abb. 3.15 [M1268]
a) & b) Postoperatives Ergebnis 3 Wochen nach OP: re. Mamma gering größer als li. Mamma
c) 14 Monate postoperativ und 11 Monate nach Radiatio: zunehmende Kapselfibrose und Hyperämie der Kutis oben/innen

3

3.7 NSM aus Submammärschnitt

Nina Ditsch

Fallbeispiel

- 47-jährige Patientin, BH-Größe 75A
- Primärbefund: 1.3 cm großes Mammakarzinom und alle Quadranten überschreitendes DCIS (Mikrokalk-assoziiert) mit einem Hautabstand von 6 mm (lateral im Abstand von 2 cm zur Mamille 4 mm)
- Operation: subkutane/nippelsparende Mastektomie über Submammärfalten-Zugang und SLNE

3.7.1 Operatives Vorgehen

Anzeichnung intraoperativ

➤ Abb. 3.17

Operationsschritte

➤ Abb. 3.18, ➤ Abb. 3.19, ➤ Abb. 3.20, ➤ Abb. 3.21

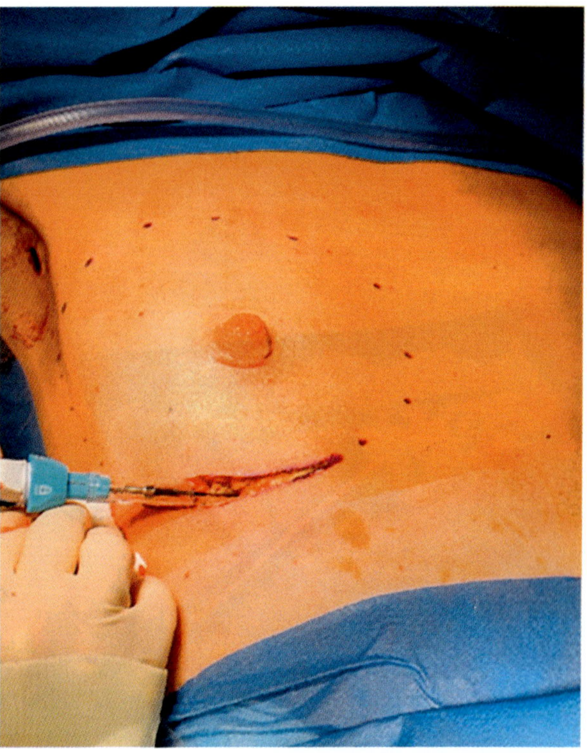

Abb. 3.17 An der liegenden Patientin können durch Verschieben der Brust in alle Richtungen die Grenzen des Drüsenkörpers gut von der Thoraxwand abgegrenzt und markiert werden. Inzision über ca. 7.5 cm im Bereich der Submammärfalte. [M1260]

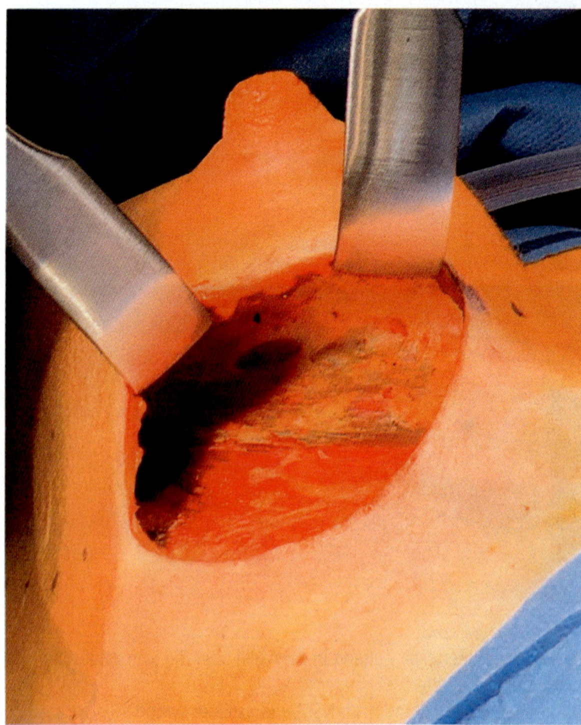

Abb. 3.18 Abheben des Drüsenkörpers von der M. pectoralis-Faszie [M1260]

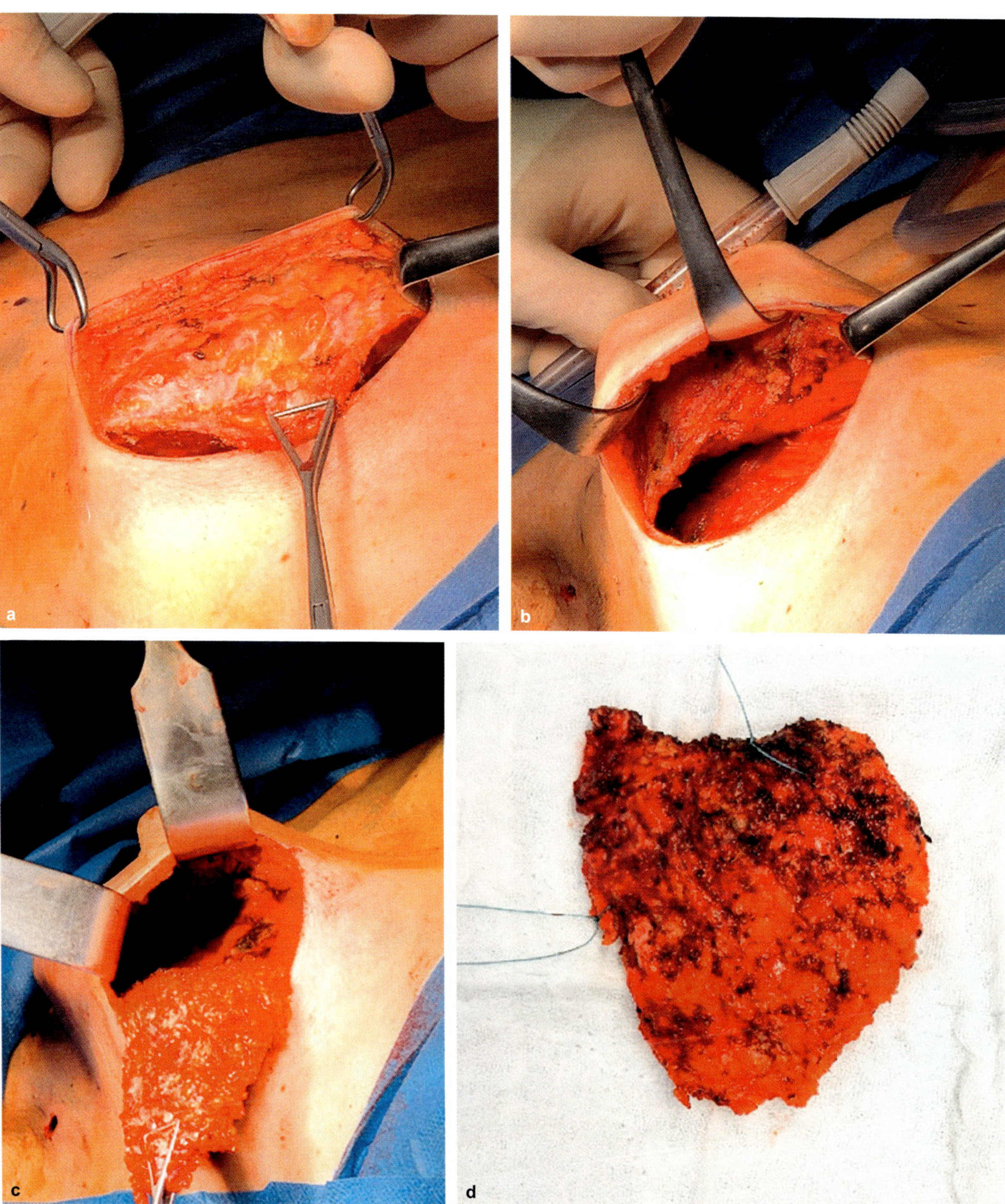

Abb. 3.19 Abpräparation des gesamten Drüsenkörpers von der Haut in der Schicht zwischen Subkutan- und Drüsengewebe im Bereich der Fascia superficialis (bei dieser Patientin können somit ca. 5 mm Subkutangewebe verbleiben). Die Resektion im kranialen Bereich reicht bis an die Stelle des Zusammentreffens der beiden Faszien. Medial ist die Begrenzung durch das Sternum vorgegeben. Lateral sollte die Resektion den Bereich der Ven thoracica lateralis nicht überschreiten zur Vermeidung einer Implantatlateralisierung. Es sollte überprüft werden, ob Drüsengewebe in den axillären Ausläufer reicht. Dieses sollte exstipiert werden. Einzelne verbliebene Drüseninseln können sekundär entfernt werden, ggf. auch weitere Resektion im Bereich der Papille. Die SLNE erfolgt über einen gesonderten 1.5 cm großen axialen Schnitt. [M1260]

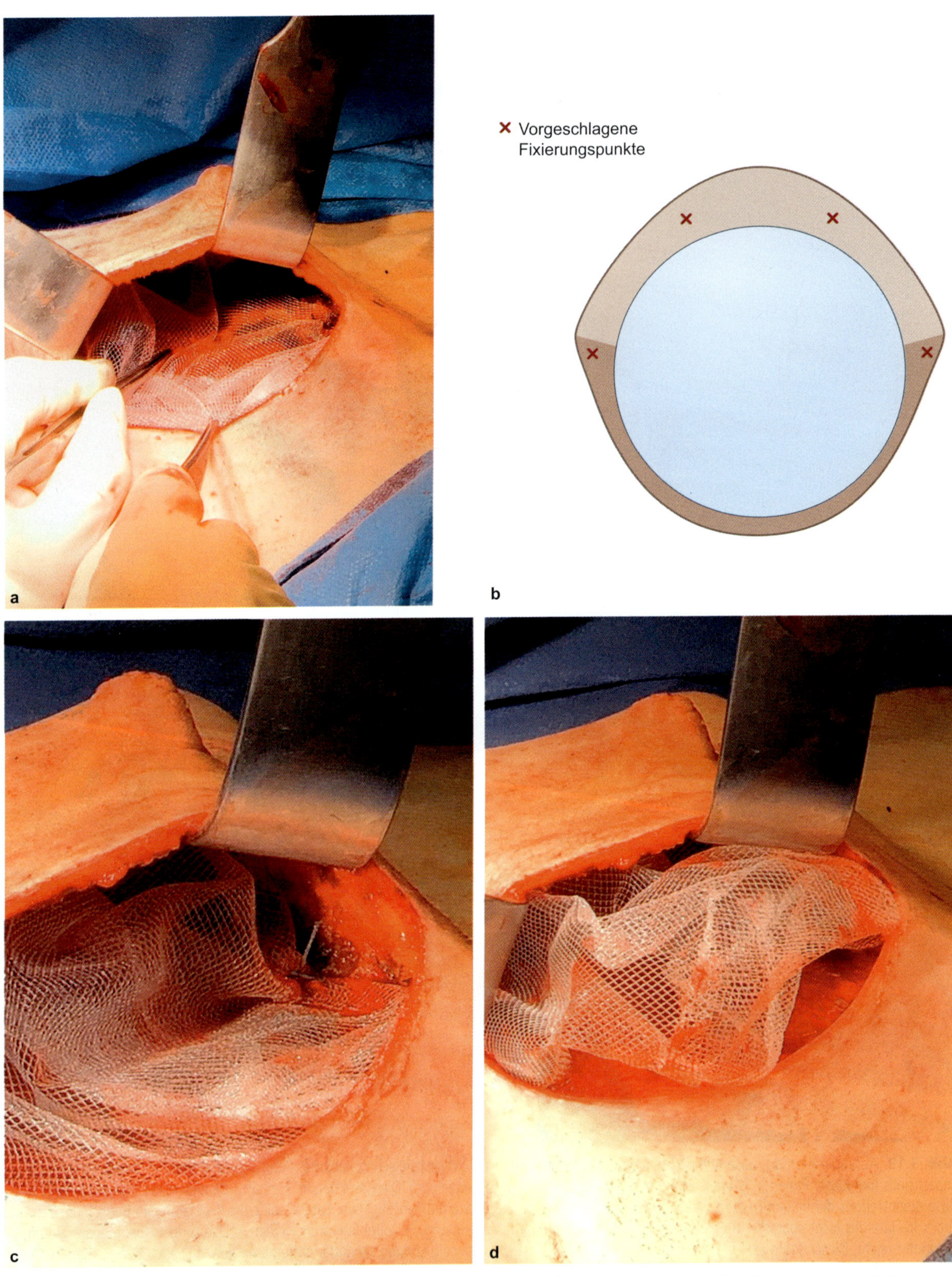

Abb. 3.20 Einlage und Annaht (z. B. mit nicht-resorbierbarem Fadenmaterial Ethibond) eines Netzes aus Titan (hier: Tiloop) nach Handschuhwechsel zur besseren Fixierung und damit Vermeidung einer Rotation und Dislokation bei präpektoraler Implantatanlage. Ggf. Einlage einer Probierprothese. Nach Handschuhwechsel Einlage des an das ursprünglich entfernte Drüsenköpergewicht orientierte Implantat (hier plus 10 %). Fixierung des Netzes ggf. auch im Bereich der Submammärfalte (Muskelfaszie). Subkutane Adaption fortlaufend mit Vicryl 2.0; Hautnaht mit Monocryl 3.0. Anlage eines zirkulären Druckverbands. [a, c, d: M1260; b M1260, L157]

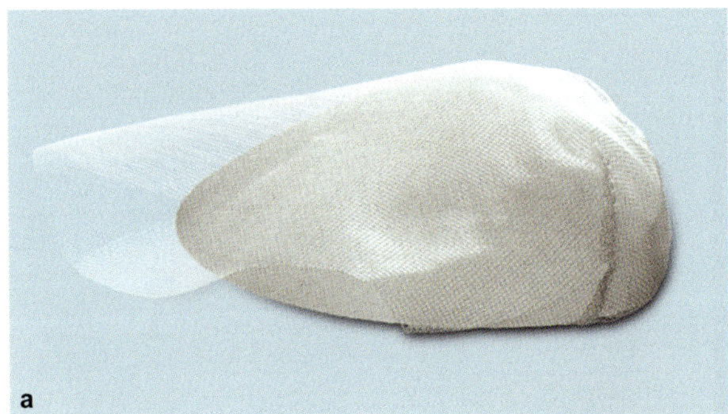

M. pectoralis major

Titanisiertes Netz

Silikonimplantat

b

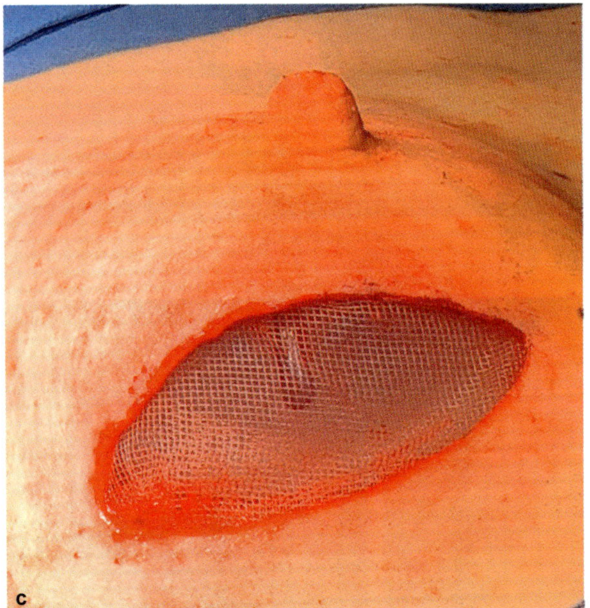

Abb. 3.21
a) Darstellung von Implantat, eingebettet in das titanisierte Netz [M1260]
b) Seitliche Darstellung von Netzfixierung und Implantat [L157]
c) Intraoperatives Bild nach Einlage des Implantats und des Netzes [M1260]

3.7.2 Postoperatives Ergebnis

➤ Abb. 3.22, ➤ Abb. 3.23, ➤ Abb. 3.24

INFO

Die Inzision über die Submammärfalte bei NSM ist einer mit den geringsten Komplikationen einhergehenden Zugänge. Bei adäquaten Voraussetzungen kann i. d. R. ein sehr gutes ästhetisches Ergebnis erzielt werden. Die Antibiose wird für 24 h i. v. verabreicht (s. AGO-Leitinie).

TIPP

Vor allem im Bereich des MAK kann bis in die Papille reseziert werden. Hier ist auf den Erhalt der Durchblutung zu achten.

CAVE!

Es sollte hinsichtlich einer erfolgreichen Resektion des gesamten Drüsengewebes insbesondere auf den retromamillären Bereich und das Gewebe im Bereich des axillären Ausläufers geachtet werden, das individuell sehr unterschiedlich stark ausgeprägt sein kann.

MERKE

Der Stuttgarter Gürtel , der am Spezial-BH (nach Maß) angebracht wird, dient der optimierten Formstabilität und sollte nicht so fest angelegt werden, dass es im Bereich der Brust zu einem oberflächlichen Lymphstau und konsekutiv weiteren Komplikationen kommt.

3

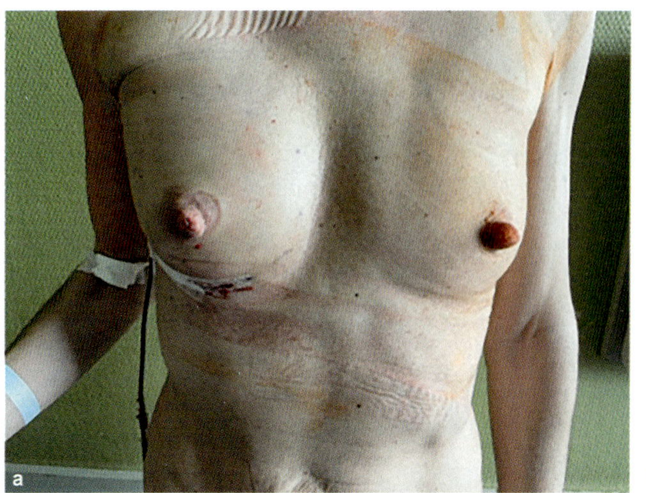

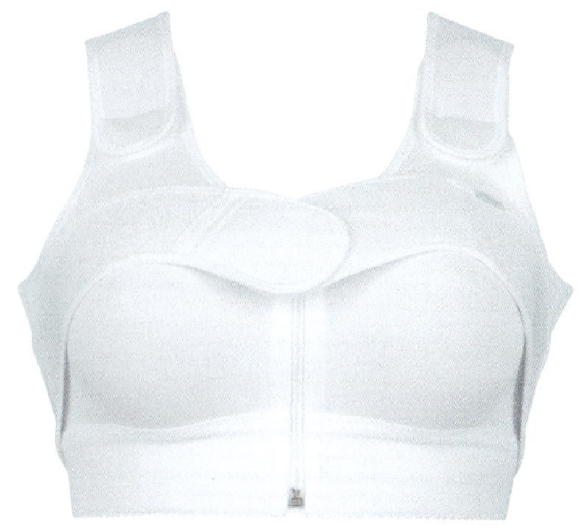

Abb. 3.22
a) Postoperatives Ergebnis 2 Tage nach der Operation [M1260]
b) Spezial-BH nach Maß mit Stuttgarter Gürtel wird portoperativ angepasst [V463]

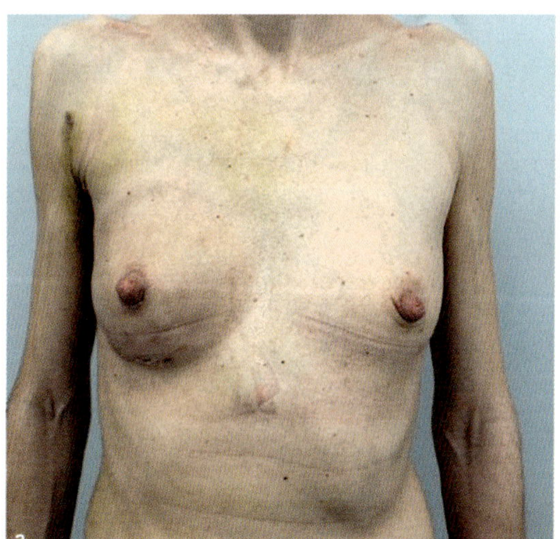

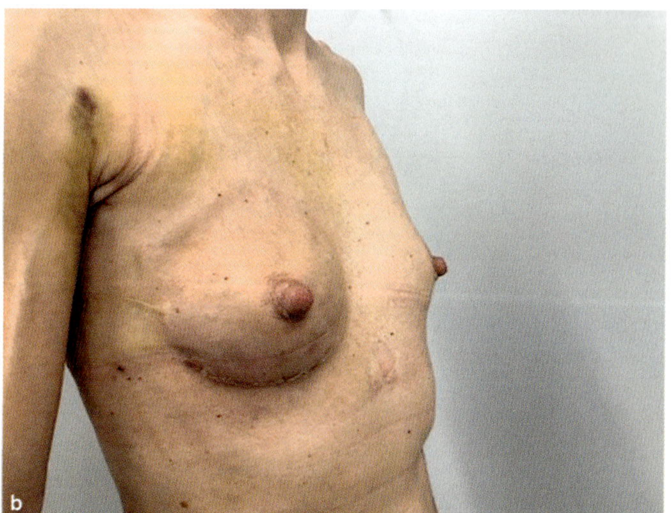

Abb. 3.23 Postoperatives Ergebnis nach 10 Tagen [M1260]

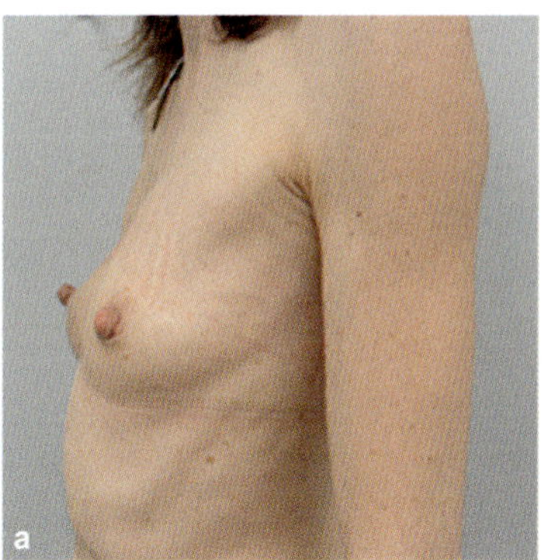

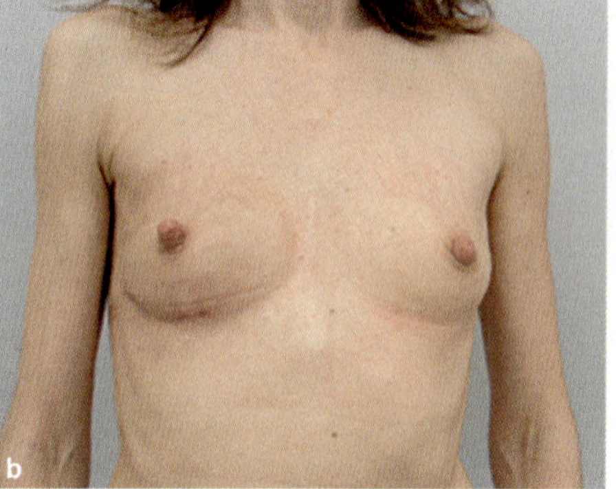

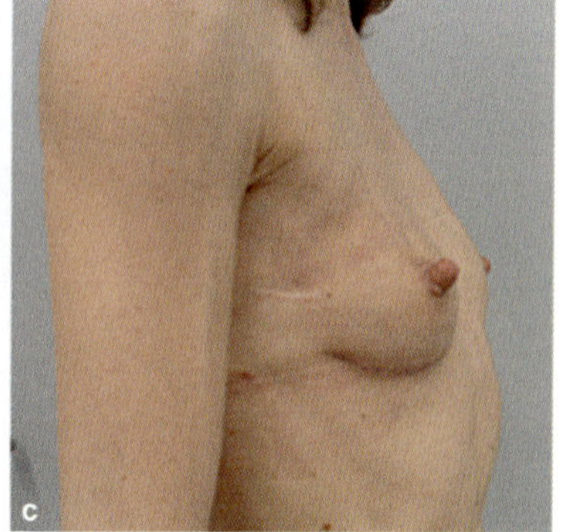

Abb. 3.24 Postoperatives Ergebnis nach 3 Monaten [M1260]

3.8 NSM mit zentralem Schnitt

Anne Andrulat

Fallbeispiel

- 39-jährige Patientin mit multizentrischem Mammakarzinom li.
- cT3(m), cN1a, M0
- NST, G2, ER 90 %, PR 95 %, Her2/neu 0, Ki-67 15 %
- primär systemische Chemotherapie mit EC/Paclitaxel
- geplante Radiatio mit Inklusion der Lymphabflusswege
- anschließend endokrine Therapie mit Tamoxifen und GnRH-Analogon

3.8.1 Hintergrundinformation

Die periareoläre Schnittführung ist wegen der später kaum sichtbaren Narben besonders attraktiv, aber auch komplikationsträchtig. Umsichtige Indikationsstellung, Kenntnisse der Blutversorgung des MAK und präzise Operationsplanung sind Grundvoraussetzungen.

Wesentliche Herausforderungen des Eingriffs:

- MAK-Durchblutung (Vermeidung arterieller Minderperfusion und venöser Stauung)
- MAK-Distension (ästhetisch ungünstige, postoperative Vergrößerung des Areoladurchmessers durch Narbenzug, *areola enlargement*)

CAVE!

Das Risiko für eine MAK-Nekrose ist bei der periareolären Schnittführung am höchsten!

Geeignet ist diese Schnittführung für weiche, ptotische Brüste ohne exzessiven Hautüberschuss und mit breiter Areola, bei denen keine Angleichung der Gegenseite geplant ist. Vorbestehende Asymmetrien der Areolae können im Zuge des Eingriffs korrigiert werden.

Bei der **Gynäkomastie** hingegen ist der periareoläre Zugang Standard (➤ Kap. 6.5).

MERKE

Gefäßversorgung der Areola

Arteriell: Die Gefäßversorgung erfolgt hauptsächlich durch oberflächliche Äste der *A. thoracica interna* (bzw. A. mammaria interna) und *A. thoracica lateralis.* Sie ziehen von kranio-medial bzw. kranio-lateral zur Areola. Bei den meisten Frauen dominieren die von medio-kranial kommenden Gefäßäste die Versorgung.

Venös: Der *Plexus venosus areolaris* ist ein dichtes, ringförmiges Venengeflecht, das unterhalb der Areola und kranzförmig um sie herum verläuft. Es dient dem oberflächlichen venösen Abfluss, u. a. über die V. thoracica interna. Der tiefe venöse Abfluss der Areola wird bei der Mastektomie immer durchtrennt.

→ **Deshalb ist die Inzision kaudal und distal vom Areolarand für eine optimale Durchblutung empfehlenswert!**

3.8.2 Präoperativer Befund

➤ Abb. 3.25

3.8.3 Operatives Vorgehen

Anzeichnung

Bei der Anzeichnung (➤ Abb. 3.26) können milde Korrekturen von Areolaposition, -größe und Pseudoptosis geplant werden. Dafür sollten die Kreise nicht konzentrisch zueinander angeordnet werden, sondern der äußere Kreis ist in die zur Korrektur erforderliche Richtung zu verschieben oder es sollte eine elliptische Form gewählt werden. Eine ausgedehnte Hautmantelreduktion sollte wegen des erhöhten Komplikationsrisikos besser über klassische Reduktionsschnittführungen erfolgen (➤ Kap. 3.10, ➤ Kap. 3.11). Für die gleichmäßige Verteilung der Hautfältchen bei der Naht sollte um die gesamte Areola herum desepithelialisiert werden. Das Aussparen von Anteilen führt zu einem ungünstigen kosmetischen Ergebnis.

INFO

Das desepithelialisierte Hautareal sollte nicht zu breit sein. Ab 3 cm steigt das Risiko von Durchblutungsstörungen. Beim Zusammenziehen der Hautnaht wird ein langer MAK-Stiel leichter abgeknickt und zwischen Hautmantel und Implantat eingeklemmt. Auch wird die spätere Distension der Areola wegen der höheren Gewebsspannung wahrscheinlicher.

3.8.4 Operationsschritte

- Anzeichnen des MAK mit dem Areolotom, ggf. Korrektur des äußeren Kreises. Dann oberflächliche Inzision und Desepithelialisierung.
- Tiefe Inzision des **kaudalen** Anteils des äußeren Kreises, sodass ein ausreichender operativer Zugang gegeben ist.

CAVE!

Je länger die Inzision, desto höher die Gefahr einer Nekrose. Als Richtwert gilt, dass die Hälfte des Umfangs gefahrlos inzidiert werden kann. Vorbestehende Narben am Areolarand erhöhen die Gefahr einer Nekrose zusätzlich!

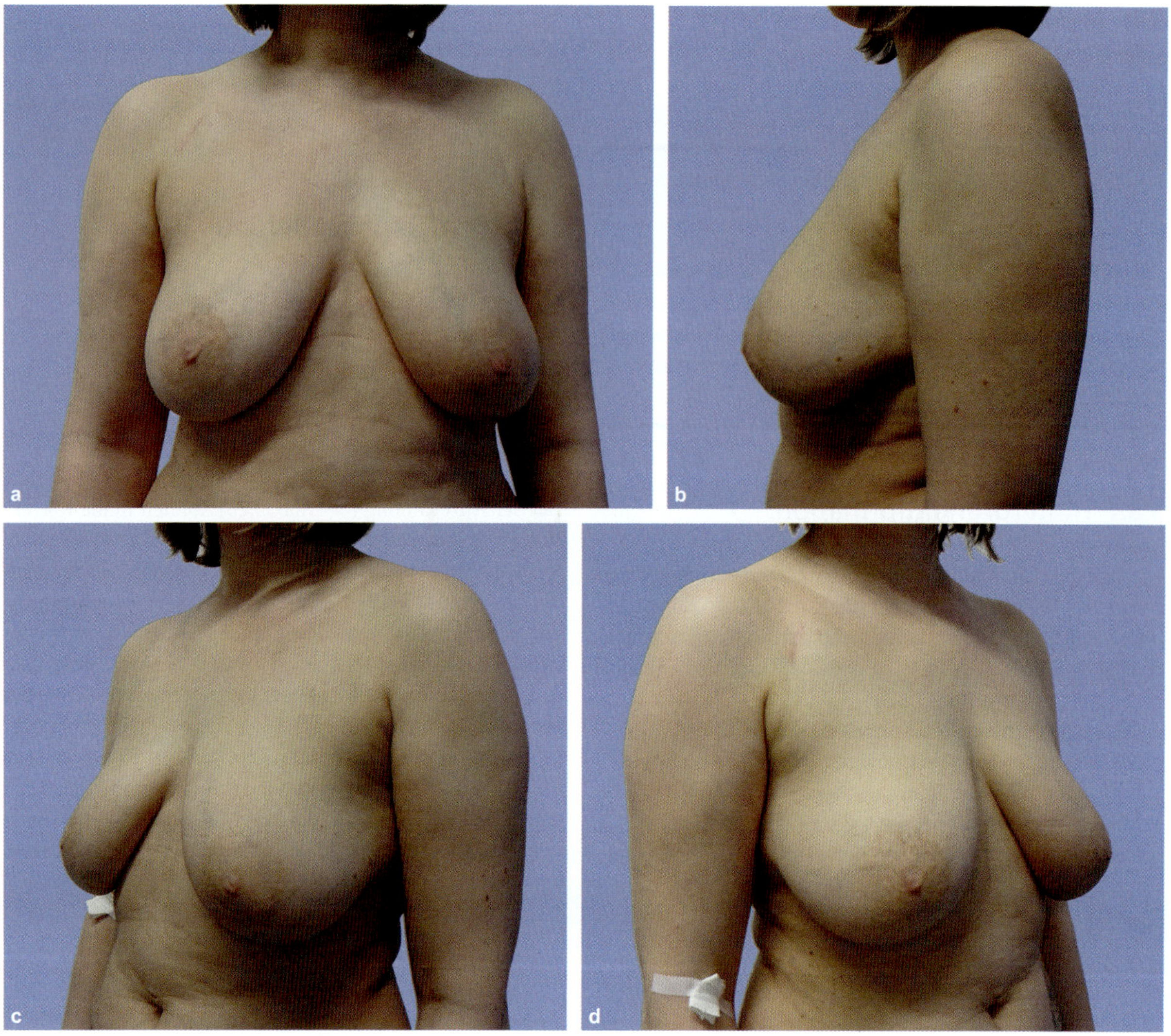

Abb. 3.25 Präoperative Fotodokumentation: Ptotisches D-Cup mit leichter Anisomastie. Die linke Brust ist etwas größer, die Areola liegt im Vergleich zur Gegenseite tiefer. Palpatorisch ist die Brust weich und elastisch. [M1262]

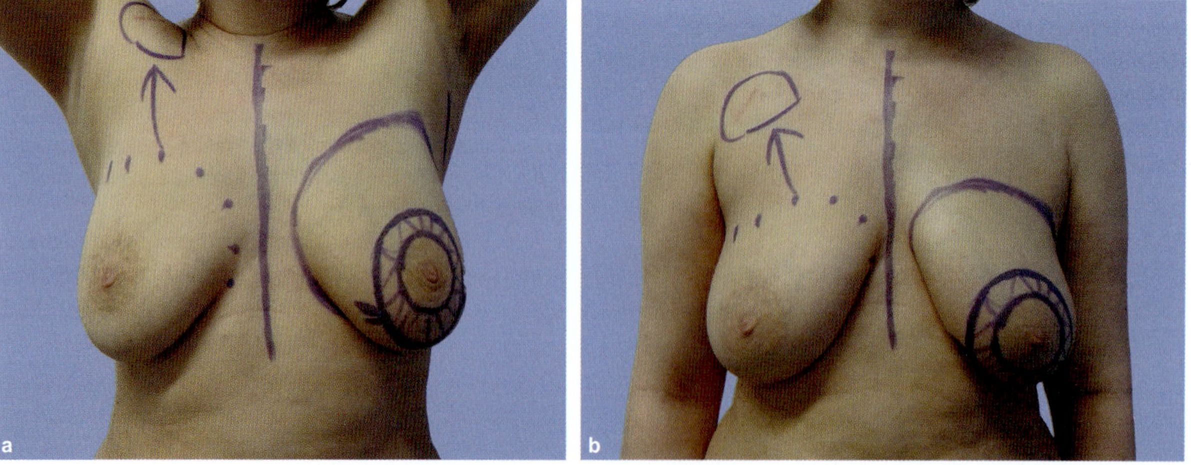

Abb. 3.26 Präoperative Anzeichnung an der stehenden Patientin.
Für die kraniale Begrenzung der zu desepithelialisierenden Haut wurde die Position der kontralateralen Areola übertragen. Kaudale Distanz zum Areolarand 3 cm um den venösen Plexus zu erhalten und eine ausreichend lange Hautinzision vornehmen zu können. Die Striche deuten die späteren Spannnähte an. Der Pfeil markiert den ebenfalls zu entfernenden Port. [M1262]

- Subkutane Mastektomie und retroareoläre Präparation. Für eine Schritt für Schritt-Anleitung ➢ Kap. 3.6, ➢ Kap. 3.13.
- Vor Implantateinlage Abdecken der Wundränder mit sterilem Folienverband, um Kontamination mit Hautkeimen zu vermeiden (➢ Abb. 3.27).
- Die subkutane Naht der Areola soll:
  - eine Distension minimieren
  - die Hernierung des MAK verhindern

Für einen stabilen Areoladurchmesser wird von manchen Operateuren nicht resorbierbares Nahtmaterial bevorzugt, es gibt jedoch keine sichere Prävention und kleine Korrekturen sind postoperativ noch möglich.

Es stehen verschiedene Nahttechniken zur Verfügung (➢ Abb. 3.28, siehe folgende Seite). Vom einfachen Tabakbeutel wird wegen der größeren Gefahr der Hernierung nach Zusammenziehen der Naht eher abgeraten. Generell sollte der Durchmesser des äußeren Kreises nur so weit verkleinert werden, bis der MAK sich beginnend vorwölbt.

- Die intrakutane Naht erfolgt fortlaufend mit monofilem Faden.
- Zeichnet sich eine Perfusionsstörung des MAK bereits intraoperativ ab, ist bei richtig gewählter Inzision fast immer eine venöse Abflussstauung ursächlich. Durch umgehende Nahtrevision kann sie meist korrigiert werden.

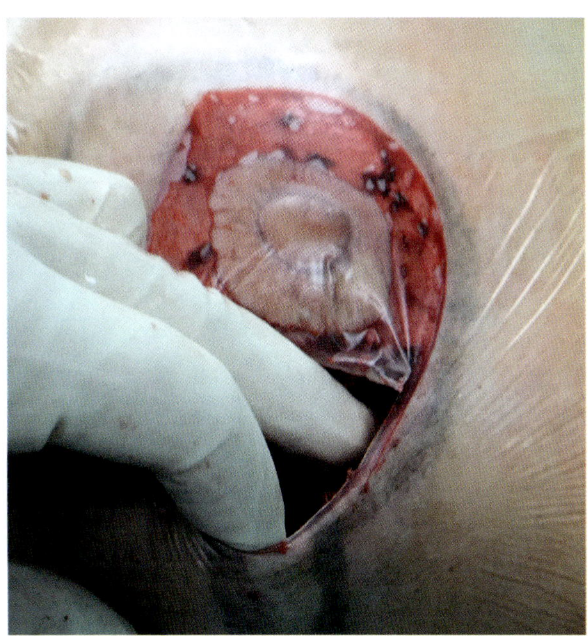

Abb. 3.27 Abdecken der Wundränder mit Folienverband vor Einbringen des Implantats [M1262]

3.8.5 Postoperatives Ergebnis

siehe folgende Seiten, ➢ Abb. 3.29, ➢ Abb. 3.30, ➢ Abb. 3.31

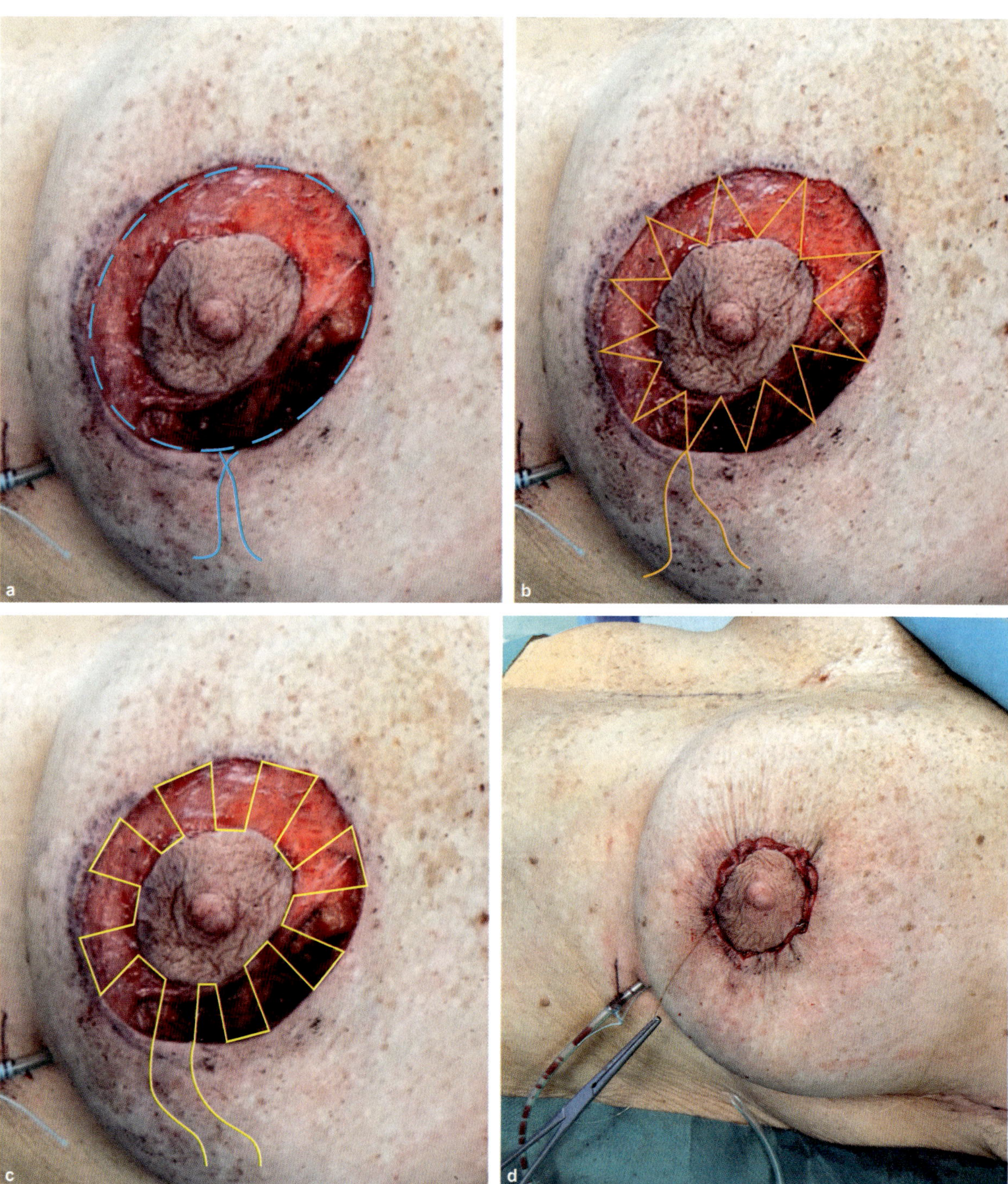

Abb. 3.28 Areolanähte (am Beispiel einer BET) [M1262]
a) Tabakbeutel nach Benelli
b) Spannnähte
c) Tabakbeutel mod. nach Hammond
d) Hautfältelung nach Zusammenziehen der Naht auf den gewünschten Durchmesser

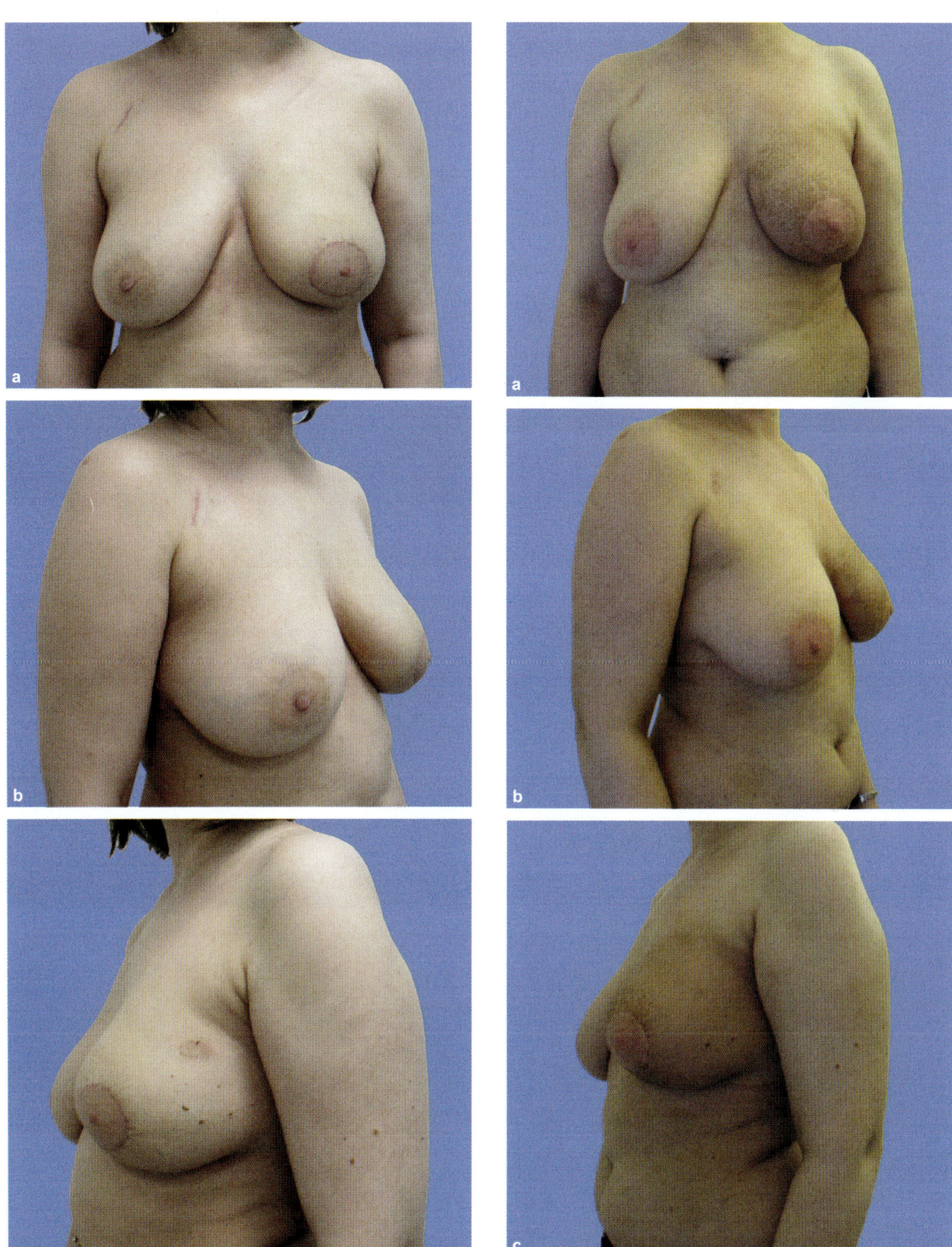

Abb. 3.29 Postoperatives Ergebnis 5 Wochen nach epipektoraler Rekonstruktion mit Implantat (Sebbin LSA SL 325 ml, anatomisch, queroval, niedrige Projektion) und Netz (TiLOOP® Bra Pocket medium). Für den MAK wurde ein 42 mm Areolotom verwendet. Durch postoperative Distension ist der Durchmesser größer. [M1262]

Abb. 3.30 Postoperatives Ergebnis nach 12 Monaten. Die Areola ist durch Narbenzug nach unten innen leicht irregulär ausgezogen. Die trockene Desquamation besteht auch Monate nach Abschluss der Radiatio fort. [M1262]

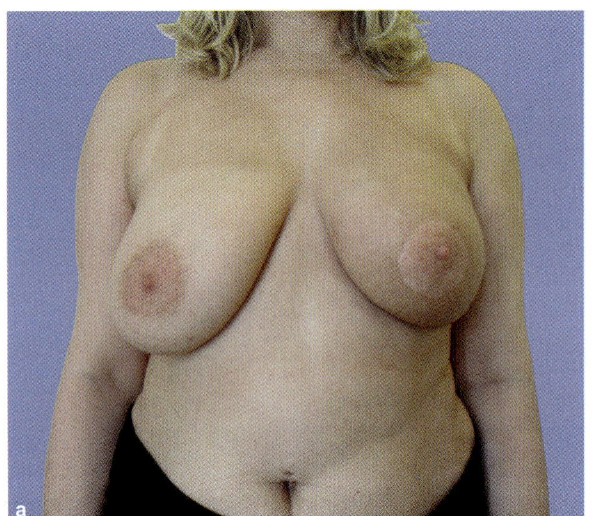

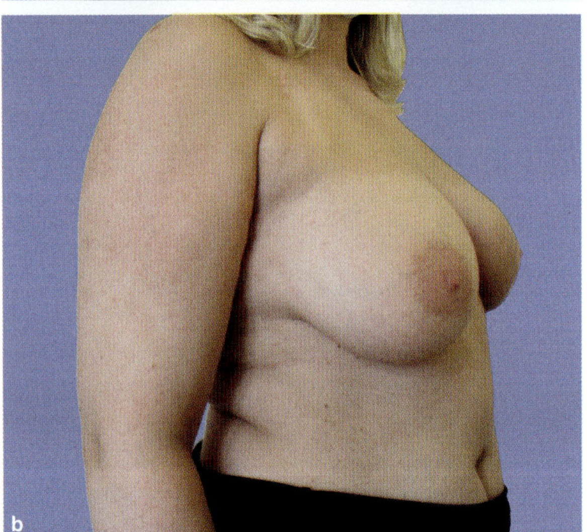

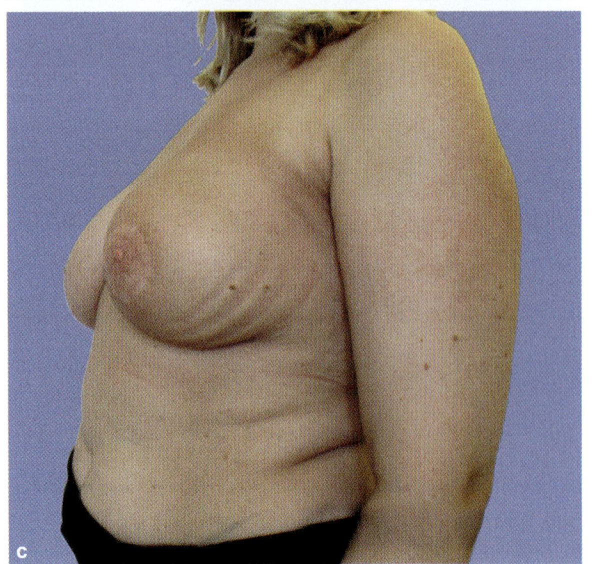

Abb. 3.31 Postoperatives Ergebnis nach 24 Monaten. Keine relevante Kapselfibrose. Zunehmende Anisomastie bei steigendem BMI. Nebenbefundlich post-aktinische Dyspigmentierung sowie Lymphödem der Brusthaut. [M1262]

TIPP

Markierung mit Areolotom (➤ Abb. 3.32)

Brust von Assistenz an der Basis greifen lassen und fest umschließen, um sie gleichmäßig zu spannen. Diese Hilfestellung auch bei der Inzision verwenden!
Dann das Areolotom aufsetzen und andrücken. Der Mittelpunkt des Areolotoms ist gekennzeichnet und muss direkt über der Mamille positioniert werden.
Areola wegen der postoperativen Distension etwas kleiner als die Gegenseite anzeichnen.
Bei der oberflächlichen Inzision wird das Skalpell sicherer geführt, indem zusätzlich mit dem Zeigefinger der zweiten Hand Druck auf die Mamille ausgeübt wird. So ist die Haut maximal und gleichmäßig gespannt.

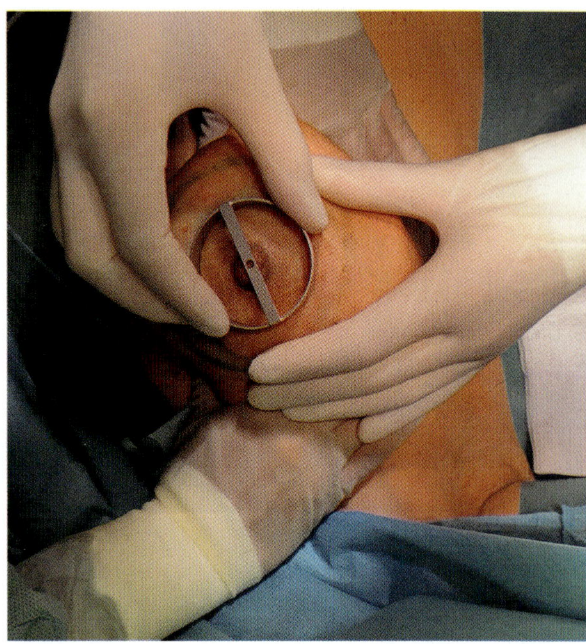

Abb. 3.32 Markierung des Mamillen-Areola-Komplexes mit einem 48 mm Areolotom [M1262]

MERKE

Hauptgründe für Perfusionsstörungen der Areola:
- falsche Inzision (arteriell und/oder venös)
- Hernierung durch Naht (venös)

3.9 NSM mit lateralem Zugang

Bahriye Aktas

Fallbeispiel

- 32-jährige Patientin mit einem invasiv lobulärem Mammakarzinom li. bei 3 Uhr ED 04/2021, ER 90 %, PR 50 %, Her2 neg, G3, Ki67 30 %, cT2, pN1a (Clipeinlage bei CNB)
- 05/2021 Einschluss in die ADAPTcycle Studie und Einleitung einer endokrinen Therapie mit Tamoxifen → Oncotype DX RS 44, zentraler Ki67 lag bei 50 %
- Ovarteilresektion iRd FertiPROTEKT Programms
- 06/2021 BRCA 2 Mutation
- 06/2021–10/2021 Einleitung einer CTX mit 4x EC q2w und 12x Paclitaxel q1w, Ovarprotektion mit einem GnRH Analogon (3 Wochen vor CTX gestartet)
- 11/2021 NSM bds. mit TAD (*targeted axillary dissection*) links
- ypT0, ypN0 (0/5sn), M0

3.9.1 Hintergrundinformation

Bei der Schnittführung einer NSM gibt es zahlreiche Möglichkeiten. Der laterale Zugang bietet über eine eher kurze Strecke die Möglichkeit, alle vier Quadranten sehr gut zu erreichen und eine maximale onkologische Sicherheit zu erzielen. Alle Quadranten und v. a. der retromamilläre Bereich können sehr gut erreicht und ausgedünnt werden. Bei einer kleinen Brust kann die Strecke nur bis zum MAK auch ausreichend sein, sodass eine Umschneidung am MAK nicht erforderlich ist. Ein weiterer Vorteil ist, dass es hier zu keinerlei Einziehungen durch Adhäsionen der Narbe am M. pectoralis kommt, wie es bei der inframammären Schnittführung passieren kann.

3.9.2 Präoperativer Befund

➤ Abb. 3.33

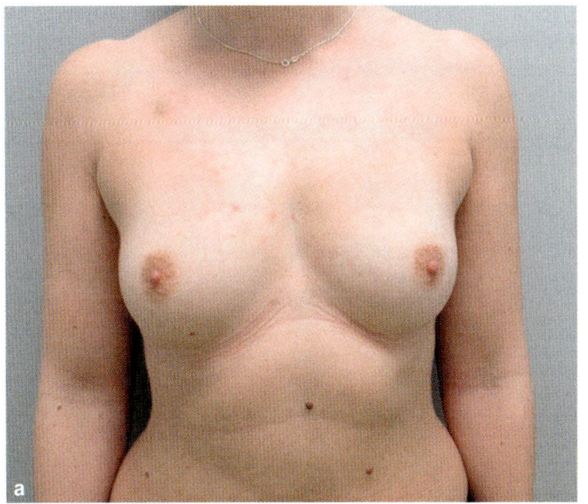

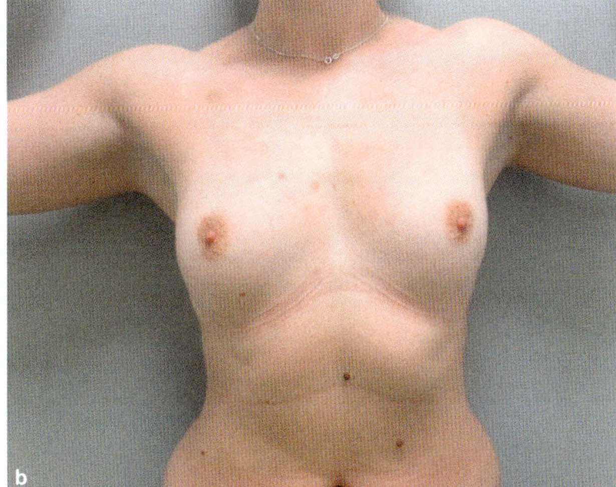

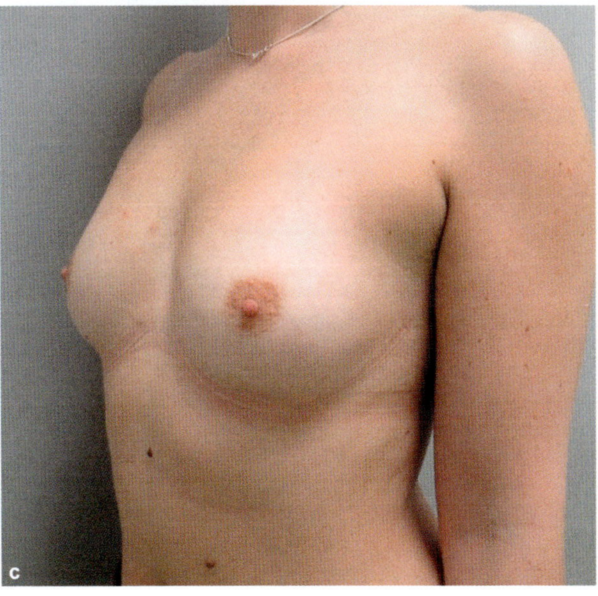

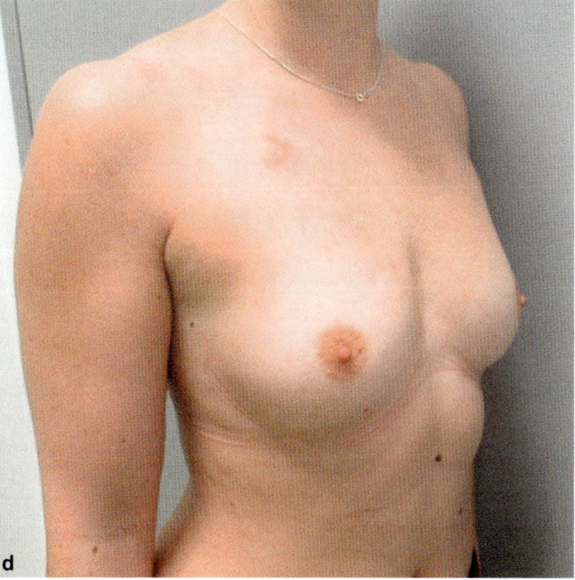

Abb. 3.33 Präoperative Fotodokumentation [P1192]

3.9.3 Operatives Vorgehen

Anzeichnung

Bei der präoperativen Anzeichnung im Stehen (➤ Abb. 3.34) ist es wichtig, die Inframammärfalte und die obere Grenze der Brustdrüse mit anzuzeichnen. Nach Vorbereitung der Patientin, Lagern und Desinfektion, wird die Anzeichnung nachgezogen.

➤ Abb. 3.35, ➤ Abb. 3.36, ➤ Abb. 3.37, ➤ Abb. 3.38, ➤ Abb. 3.39

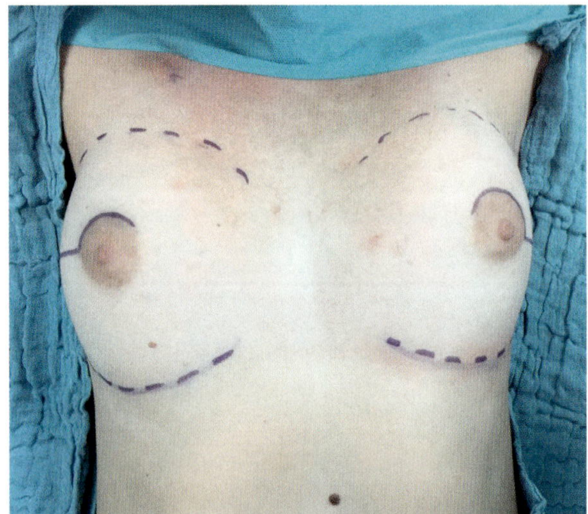

Abb. 3.34 Präoperative Anzeichnung erfolgte an der stehenden Patientin. Die Inframammärfalte und der obere Rand des Drüsenkörpers wurden angezeichnet. [P1192]

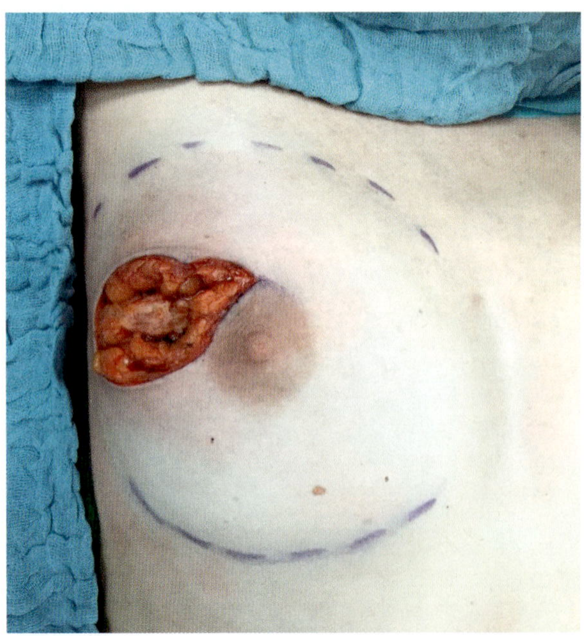

Abb. 3.35 Inzision der Haut und weitere Präparation unter Erhalt der subkutanen Fettschicht [P1192]

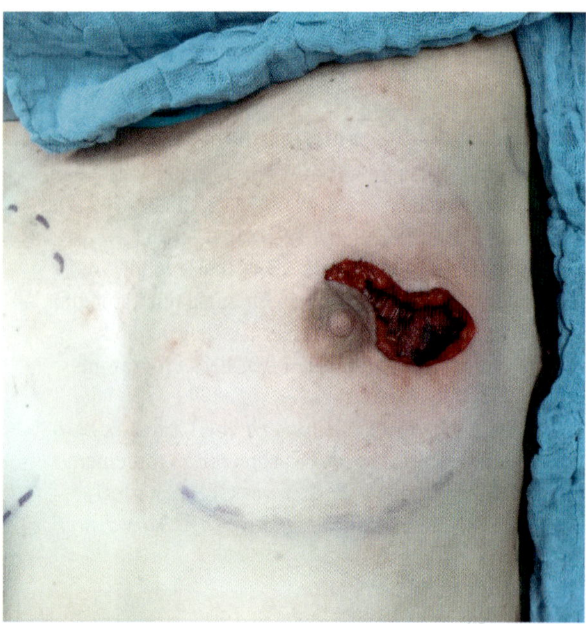

Abb. 3.36 Der komplette Drüsenkörper wurde entfernt. Die TAD über den bestehenden Zugang durchgeführt und die Fascia axillaris nach Drainageeinlage verschlossen, um einen Serumfluss in die Implantathöhle zu vermeiden.
Durch diese Möglichkeit des axillären Zugangs über den lateralen Schnitt kann der Patientin eine weitere Wunde und Narbe in der Axilla erspart werden. [P1192]

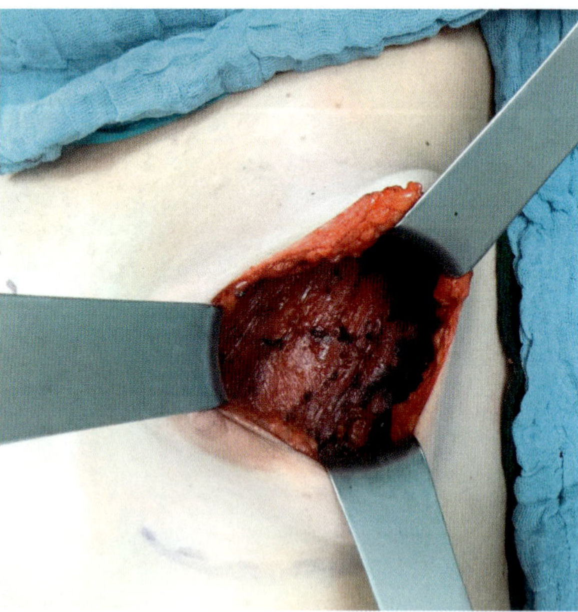

Abb. 3.37 Die Pectoralisfaszie wurde komplett entfernt und die Blutstillung über bipolare Koagulation durchgeführt. [P1192]

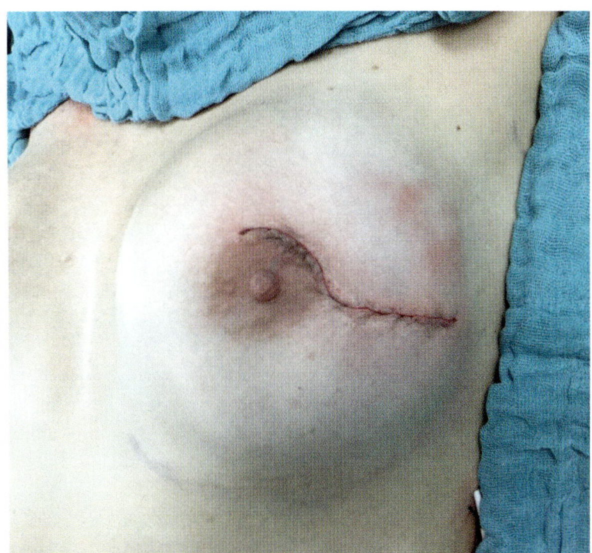

Abb. 3.38 Drainageeinlage in die Wundhöhle, Quadrains sind sehr weich und verursachen weniger Schmerzen an der Austrittsstelle. Nach Spülen der Wundhöhle und Desinfektion der umliegenden Haut erfolgt nach Handschuhwechsel die Einlage des Implantats, hier wurde auf Wunsch der Patientin ein rundes Implantat eingesetzt. Größe und Form können vor Einlage des definitiven Implantats über ein Sizer überprüft werden. Dreischichtiger Verschluss der Wunde: Subkoriale und koriale Einzelknopfnähte mit 3x0 Vicryl sowie Intrakutannaht mit 4x0 Monocryl. [P1192]

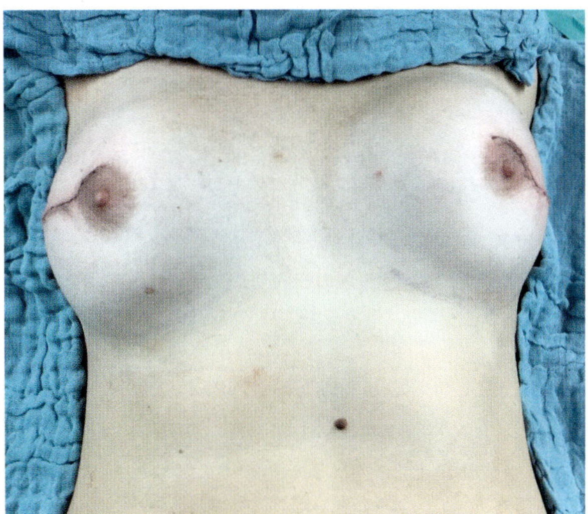

Abb. 3.39 Aufsetzen der Patientin zum Vergleich der Symmetrie, diese sollte ebenfalls in den OP-Bericht diktiert werden. [P1192]

3.9.4 Postoperatives Ergebnis

siehe folgende Seiten, ➢ Abb. 3.40, ➢ Abb. 3.41

TIPP

Tragen eines Kompressions-BHs über 3 Monate – 6 Wochen Tag und Nacht und 6 Wochen dann tagsüber zur unkomplizierten Einheilung der Implantate und Erzielung des endgültigen Ergebnisses.

MERKE

Sollte sich eine Kelloid-Entwicklung im Bereich der Narbe abzeichnen, so kann nach 6–8 Wochen eine Narbenbehandlung mit Narbenpflastern eingeleitet werden.

CAVE!

Die ersten 12 Wochen sollten Bäder (extensive Wassereinwirkung), Sauna und Solarium für eine optimale Narbenbildung gemieden werden.

Die Narbe stellt den geringsten Widerstand dar, sodass sich hier bei insuffizienter Naht das Implantat durchdrücken kann, daher ist die dreischichtige suffiziente Naht unabdingbar.

INFO

Jährliche Implantatkontrollen sollten durch erfahrene Ärzte durchgeführt werden. Eine Implantatruptur kann sonografisch beurteilt werden, eine MRT zur Sicherung der Verdachtsdiagnose ist sinnvoll.

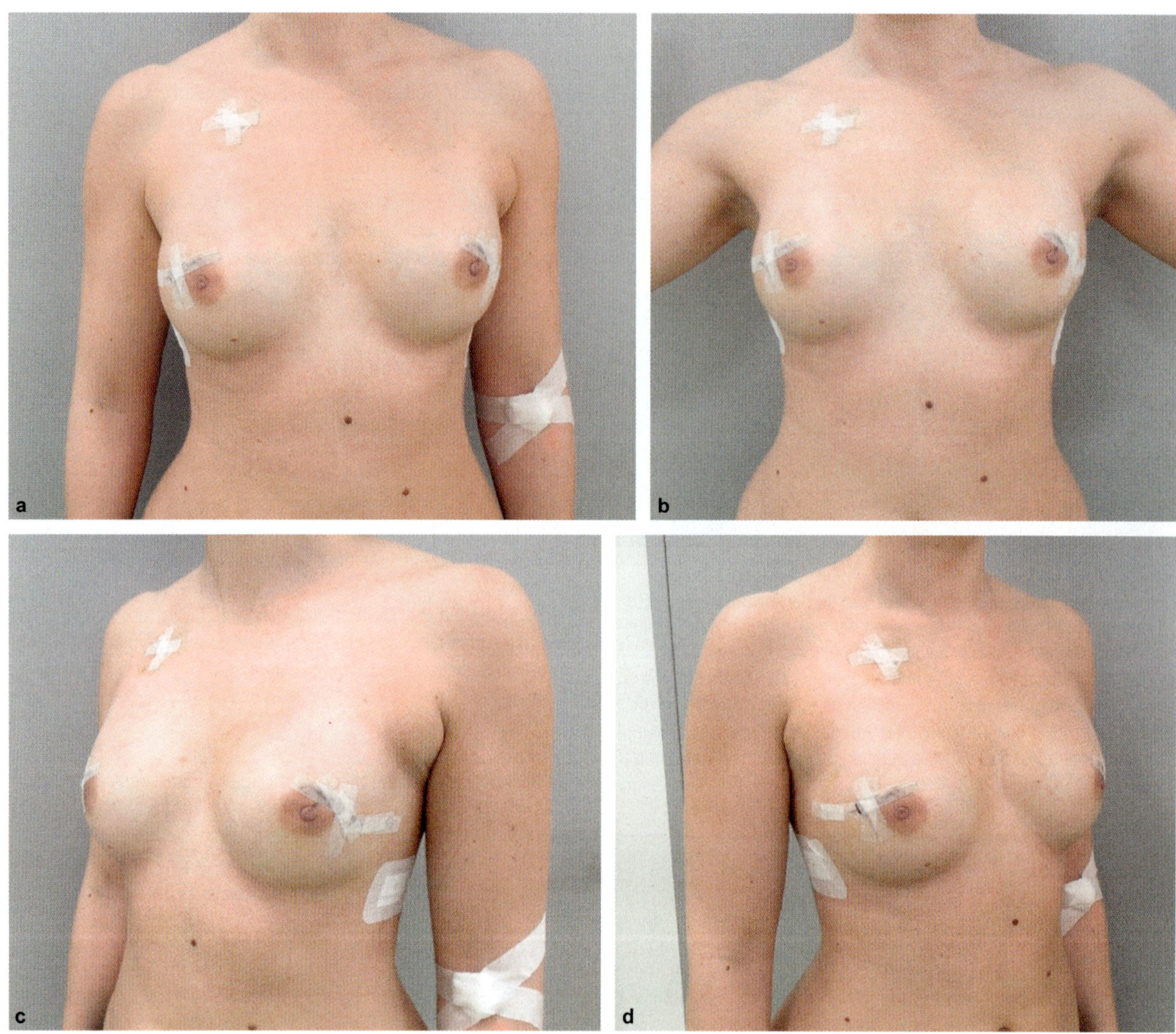

Abb. 3.40 Postoperatives Ergebnis, die Steri Strips werden für 10–14 Tage postoperativ belassen. [P1192]

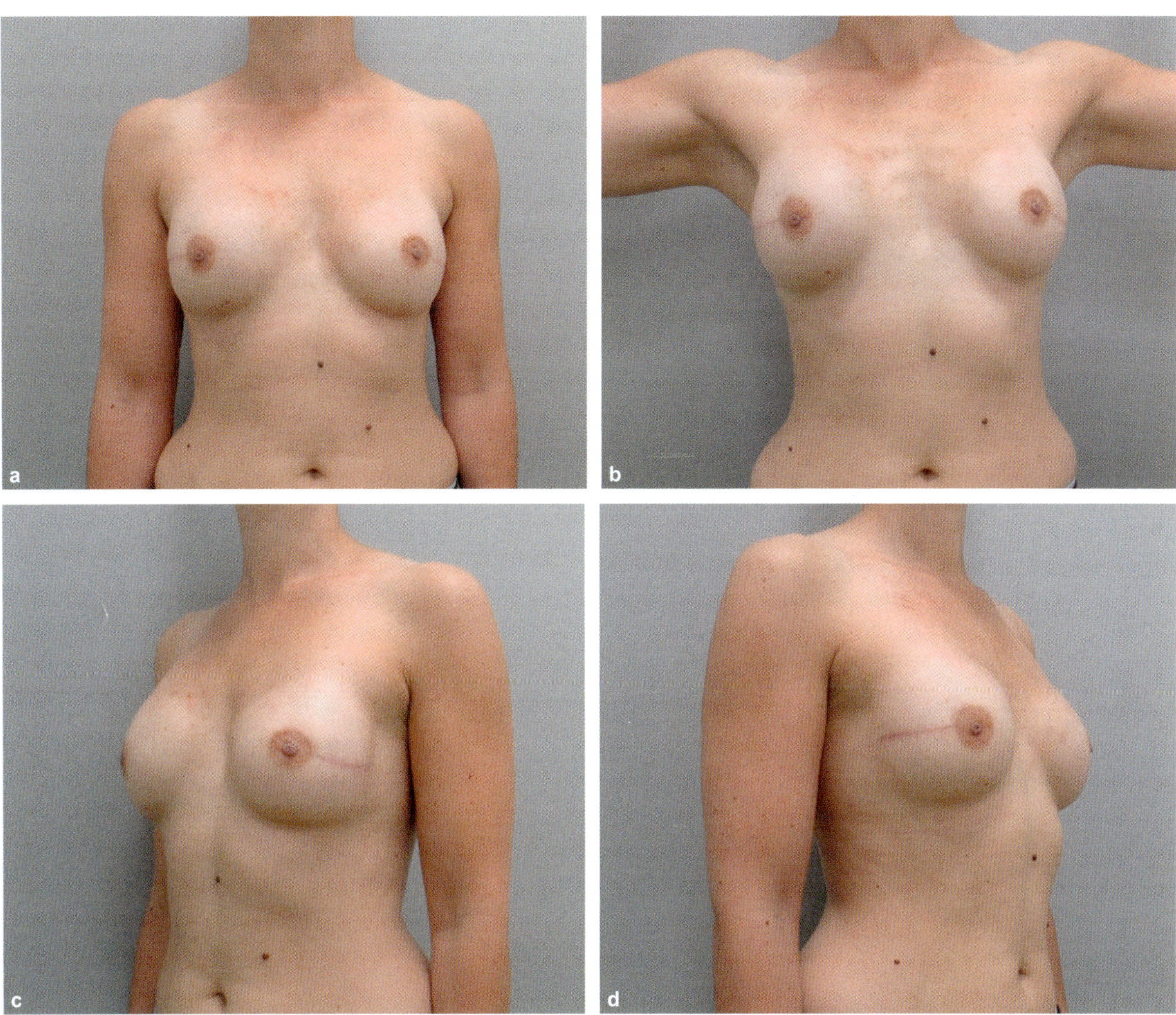

Abb. 3.41 Postoperatives Ergebnis nach 12 Monaten [P1192]

3.10 Wissenschaftlicher Überblick: NSM mit Hautmantelreduktion

Marion van Mackelenbergh

Das kosmetische Ergebnis einer *Nipple-sparing Mastektomie* (NSM) mit Rekonstruktion ist entscheidend vom Habitus der Patientin abhängig. Große Brustvolumina können meist nicht adäquat ersetzt werden, sodass eine Reduktion des Brustvolumens und die Korrektur einer bestehenden Ptose der Mamma notwendig werden. Zu diesem Zweck eignen sich Verfahren der Hautmantelreduktion, die in der Mammareduktion etabliert wurden (invertiertes T). In Zusammenhang mit diesen Operationen sind erhöhte Raten an Ischämien, Hautmantelnekrosen, Wunddehiszenzen, Serombildung und Infektionen beschrieben worden. Entscheidend ist im Zusammenhang mit der Mastektomie eine suffiziente Perfusion des Mamillen-Areola-Komplexes (MAK). Der MAK kann entweder über eine Stielung versorgt oder frei transplantiert werden. Die Patientin muss in jedem Fall über das erhöhte Risiko einer Nekrose des MAK sowie auftretende Sensibilitätsstörungen aufgeklärt werden. Intraoperativ kann die Perfusion der Haut und des MAK über eine Indocyanine Green Angiographie visualisiert werden. Die überschüssige Haut im kaudalen Bereich der Brust kann als deepithelialisierter Corium-Flap zur zusätzlichen Implantatabdeckung genutzt werden. Unter Verwendung dieser Methode wurden Hautmantelnekroseraten von etwa 10 % beschrieben. Darüber hinaus eignen sich azelluläre dermale Matrizes und Netze zur Hautmantelverstärkung, um Druckatrophien der Haut durch großvolumige Implantate zu verhindern.

Es bestehen verschiedene Verfahren zur Reduktion des Hautmantels, die v. a. durch die Stielung des MAK charakterisiert sind. Die Stielung kann von kranial, mediokranial oder aber auch von kaudal erfolgen. Der endgültige Narbenverlauf resultiert bei den meisten Varianten in einem invertierten T. Lediglich bei geringer Ptose und geringer Volumenreduktion kann das Verfahren nach Lejour verwandt werden. Diese Technik resultiert in einem vertikalen Narbenverlauf.

Bei der Wahl der Reduktionsmethode sollten folgende Faktoren berücksichtigt werden:

- Größe der Brust
- BMI
- Länge der Stielung des MAK
- Grad der Ptose
- Tumorlokalisation
- vorbestehende Narben, die die Versorgung des MAK einschränken können
- Rekonstruktionsvolumen
- Risikofaktoren (Rauchen, Diabetes, Radiatio der Brust)

3.11 Nipple sparing-Mastektomie mit Hautmantelreduktion und kaudaler Stielung

Marion van Mackelenbergh

Fallbeispiel

- 53-jährige Patientin im Z. n. einem Mammakarzinom re. mit subkutaner Mastektomie und heterologer Rekonstruktion sowie Hautmantelreduktion und SLNE
- hereditäre Mamma-und Ovarialkarzinombelastung
- ausgeprägte Anisomastie
- Operation: prophylaktische subkutane Mastektomie li. mit heterologer Sofortrekonstruktion und Hautmantelreduktion in Analogie zur rechten Seite

3.11.1 Hintergrundinformation

Bei einer ausgeprägten Ptose der Mamma und einem ablativen operativen Verfahren mit heterologer Rekonstruktion sollte mit der Patientin die Hautmantelreduktion besprochen werden, um ein günstiges kosmetisches Ergebnis zu erreichen. Bei einer Reduktion des Hautmantels muss meist die Mamille versetzt werden. Hier gibt es verschiedene Optionen, die sich nach den anatomischen Gegebenheiten der Mamma richten, um eine optimale Versorgung des Mamillen-Areolakomplexes zu erzielen. Das Risiko der Mamillenenekrose ist im Vergleich zu den reduktiven Operationsverfahren zusätzlich durch die Implantatrekonstruktion erhöht. Eine kaudale Stielung eignet sich bei einem Abstand der Submammärfalte bis zur Mamille von bis zu 15 cm und hat den Vorteil der breiten Stielung.

3.11.2 Präoperativer Befund

➤ Abb. 3.42

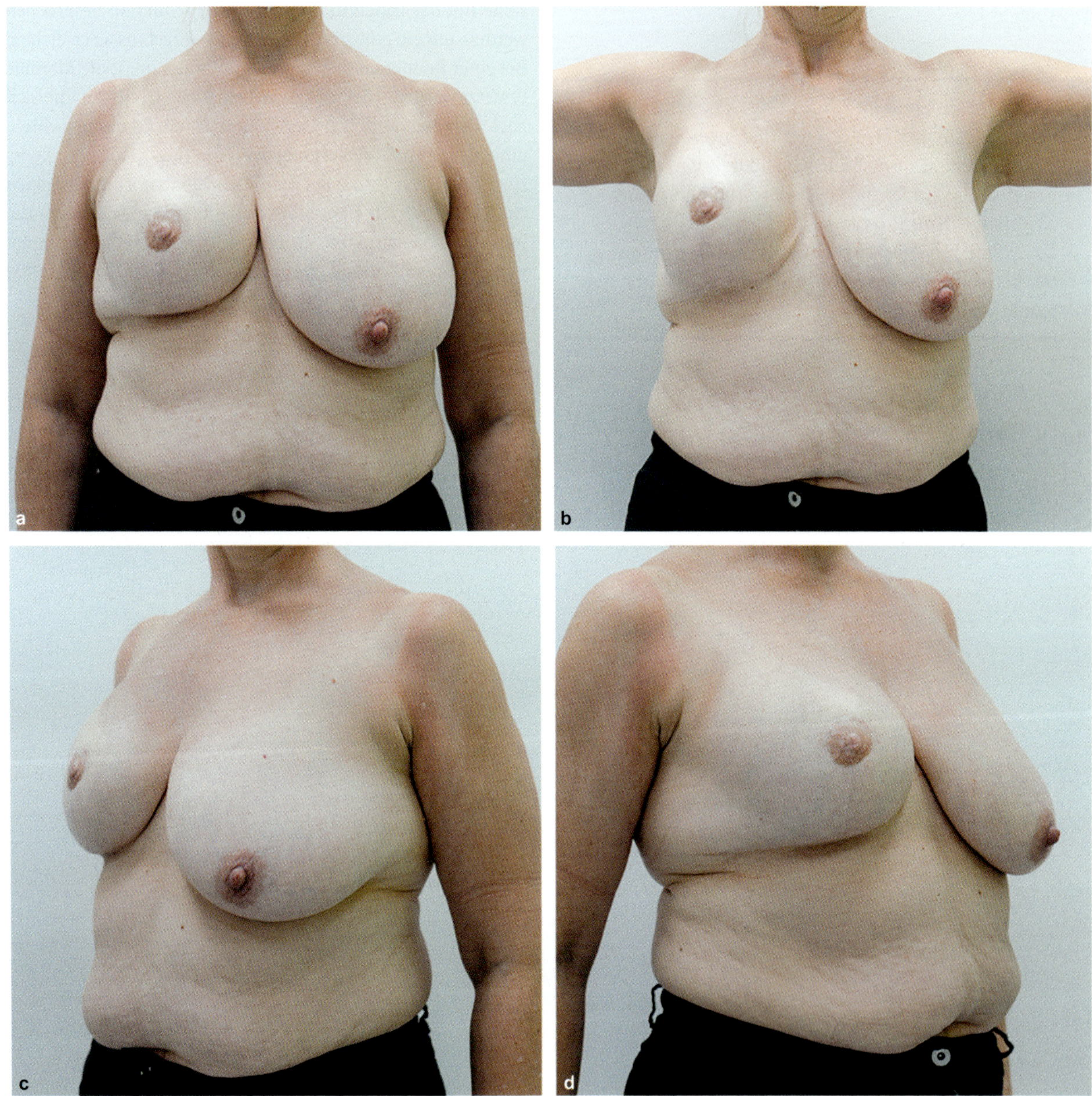

Abb. 3.42 Präoperative Fotodokumentation [P1352]

3.11.3 Operatives Vorgehen

Anzeichnung

➤ Abb. 3.43

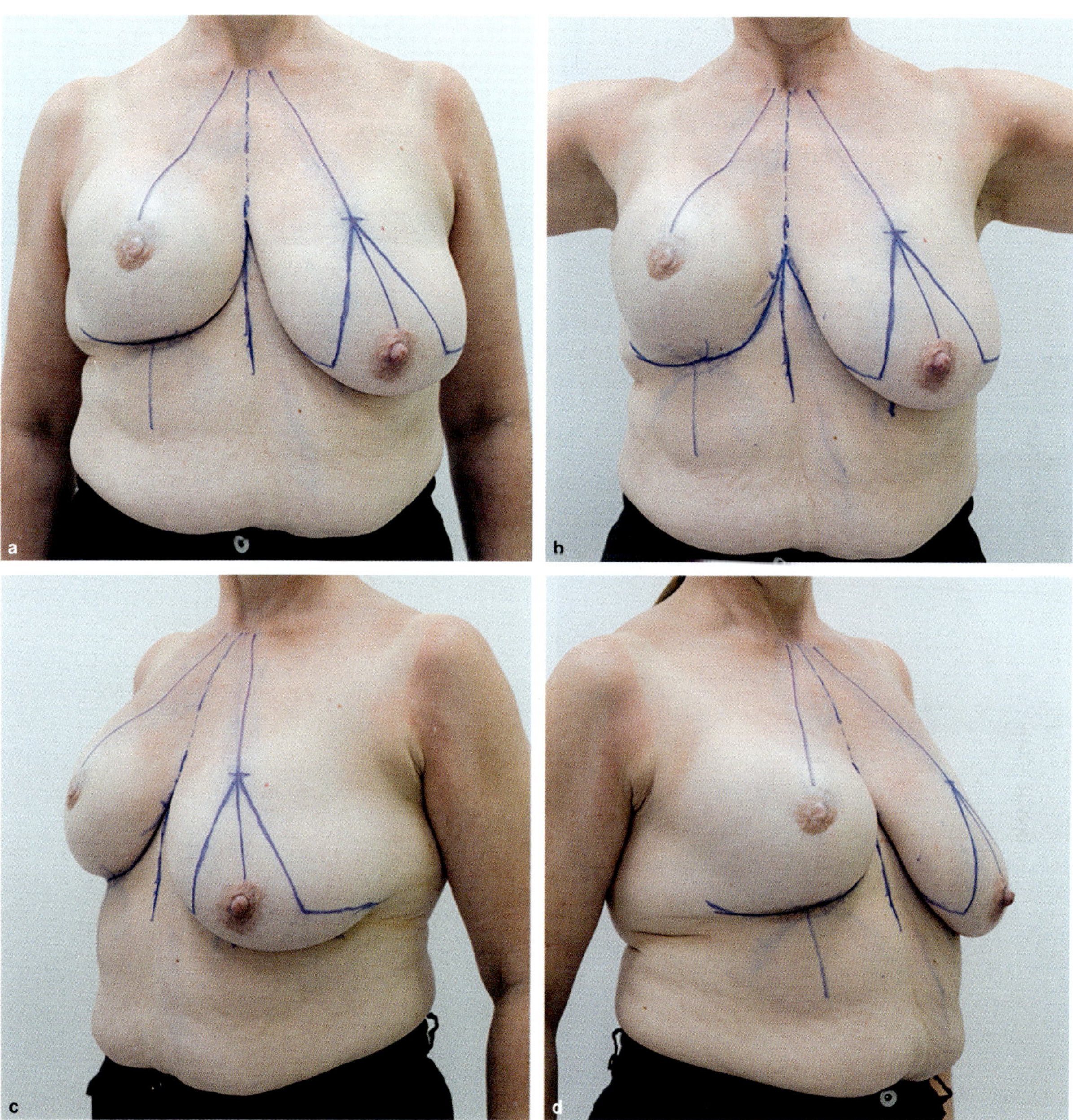

Abb. 3.43 Präoperative Anzeichnung an der stehenden Patientin [P1352]
a) Neuer Jugulum-Mamillen-Abstand 22 cm
b) Steglänge 10 cm
c) Neuer Sternum-Mamillen-Abstand 9 cm
d) Abstand Submammärfalte-Mamille 13 cm

Operationsschritte

➤ Abb. 3.44, ➤ Abb. 3.45, ➤ Abb. 3.46

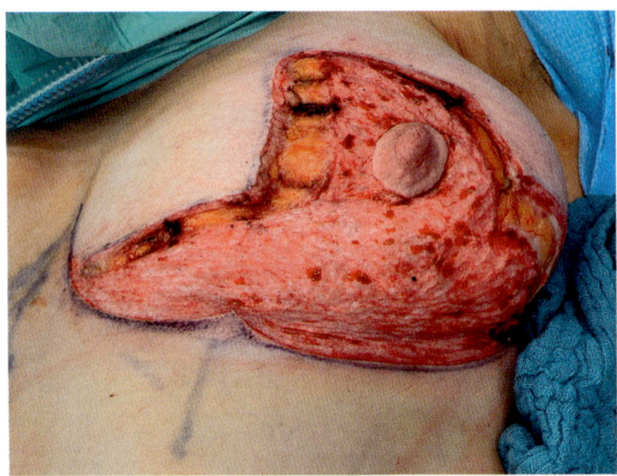

Abb. 3.44 Der kaudale Stiel wird deepithelialisiert und das Korium eingeschnitten unter Belassung der kaudalen Stielung. Zur Festlegung der Inzision periareolär eignen sich die sogenannten Mamillenschneider. [P1352]

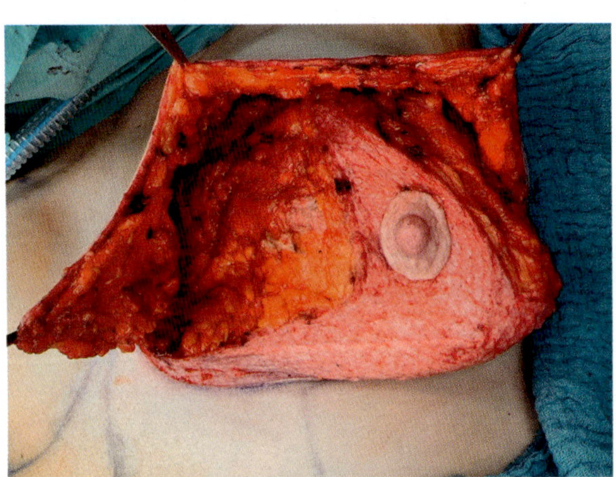

Abb. 3.45 Die Brustdrüse wird zunächst im Bereich der oberen Quadranten von der darüberliegenden Haut abpräpariert. [P1352]

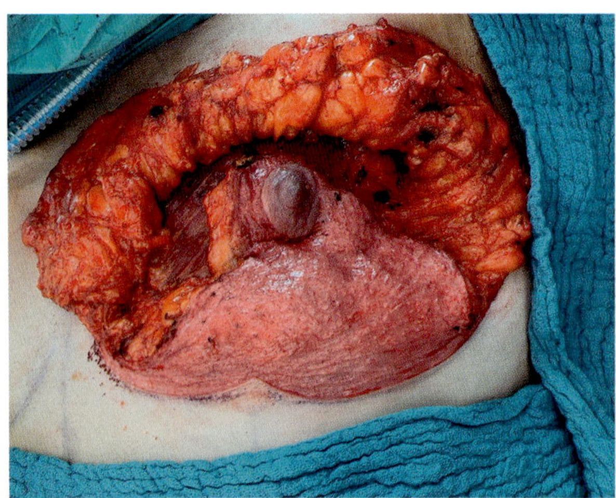

Abb. 3.46 Im nächsten Schritt wird der kaudale Stiel präpariert. Hierfür wird der deepithelialisierte Bereich inklusive Mamillen-Areola-Komplex belassen. Der Drüsenkörper wird vom M. pectoralis abpräpariert und zur histologischen Aufarbeitung abgegeben. [P1352]

CAVE!

Bei der Präparation des kaudalen Stiels, besonders bei adipösen Patientinnen, sollte darauf geachtet werden nicht kaudal der Submammärfalte zu präparieren, um die Gefäßversorgung der Stielung zu gewährleisten.

TIPP

Bei einem malignen Befund ist die retroareoläre Schnellschnittuntersuchung zu empfehlen.

➤ Abb. 3.47, ➤ Abb. 3.48, ➤ Abb. 3.49, ➤ Abb. 3.50

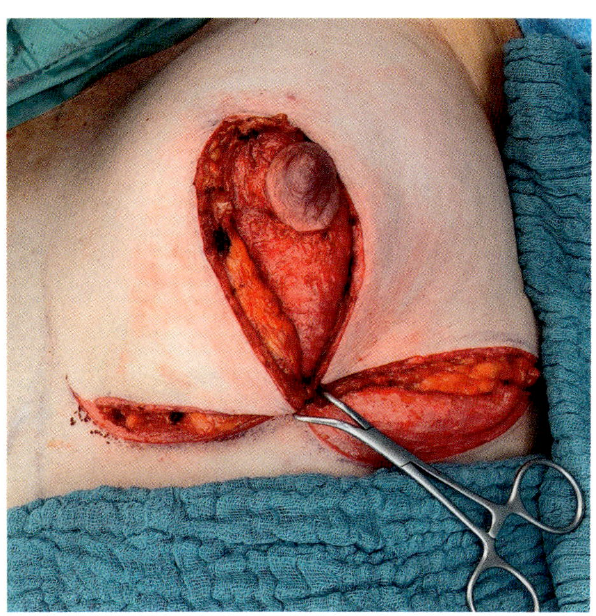

Abb. 3.47 Zusammenführen des Hautmantels nach Protheseneinlage zur Überprüfung der Implantatgröße [P1352]

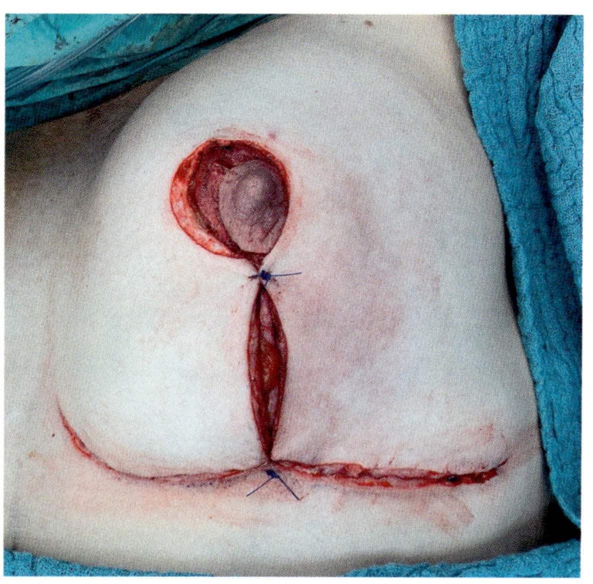

Abb. 3.49 Festlegen der neuen Mamillen-Areola-Komplex-Position, Deepithelialisierung und Exzision von überschüssigem Gewebe. Hervorluxieren der Mamille. [P1352]

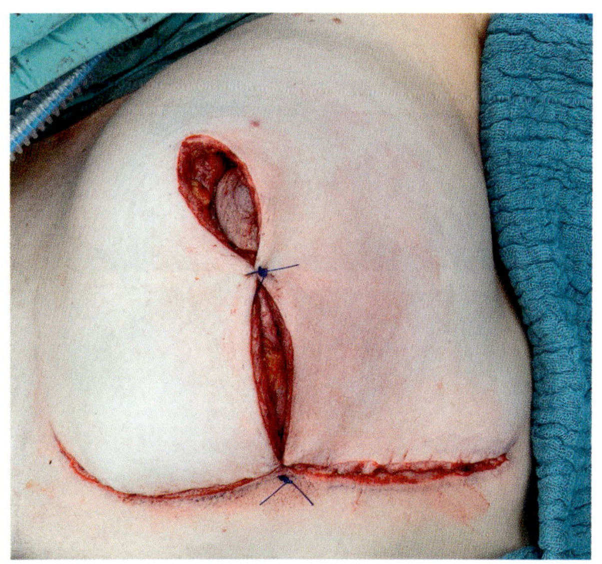

Abb. 3.48 Zusammenführen des Hautmantels über eine nichtresorbierbare Naht und Abmessung des Submammärfalten Mamillen-Areola-Komplex Abstandes mit ca. 7 cm und Setzen einer weiteren nichtresorbierbaren Einzelknopfnaht. Fortlaufende resorbierbare intrakoriale Naht (z. B. Vicryl). [P1352]

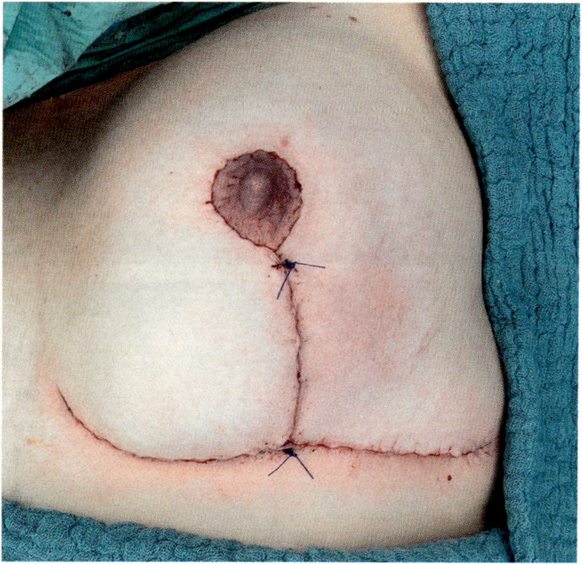

Abb. 3.50 Zunächst Fixation der Mamille mittels Einzelknopfnähten (z. B. Monocryl 4–0) und darauf fortlaufende Einnaht intrakutan [P1352]

3.11.4 Postoperatives Ergebnis

➤ Abb. 3.51

CAVE!
Die Aufklärung der Patientin sollte v. a. das Risiko des Auftretens der Mamillennekrose beinhalten

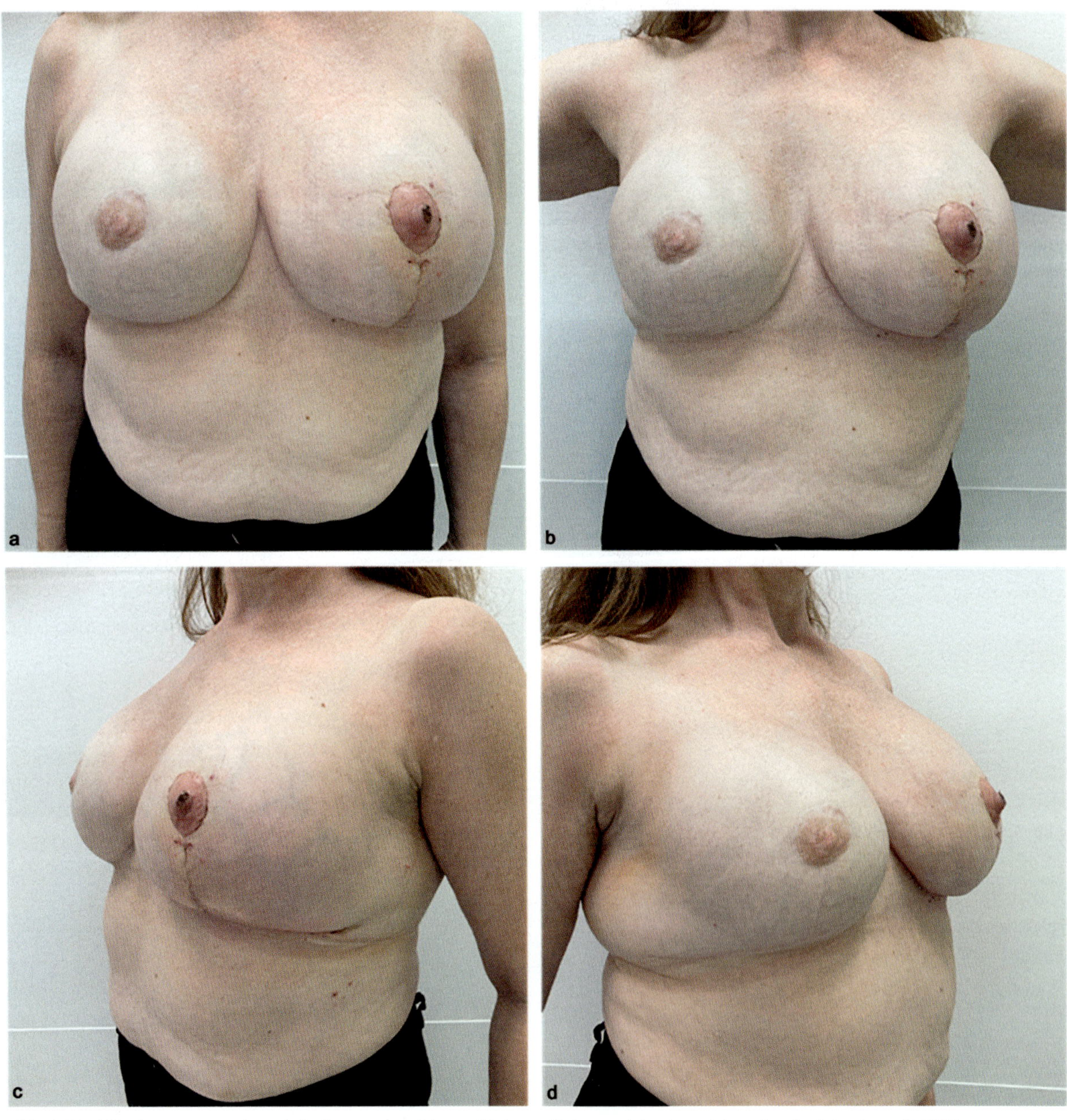

Abb. 3.51 2 Wochen postoperativ nach Entfernung des nichtresorbierbaren Nahtmaterials mit noch bestehender Schwellung [P1352]

3.12 Nippelsparende Mastektomie (NSM) mit freier Brustwarzen-Transplantation

Christine Ankel

Fallbeispiel

- 44-jährige Patientin mit ausgedehntem DCIS, G2, der li. Mamma
- Ausdehnung des DCIS bildgebend bis unmittelbar retromamillär
- Unterhautfettgewebe im Ultraschall und Pinch >1 cm

3.12.1 Hintergrundinformation

Bei ungünstigem Verhältnis von Tumorgröße (im vorliegenden Fall DCIS) zu Brustgröße ist die Mastektomie (mit Sentinellymphknoten-Entfernung) indiziert. Bei gutem subkutanem Fettgewebsmantel (> 1 cm) kann die Implantat-gestützte Rekonstruktion präpektoral erfolgen. Zur Nachbildung einer „natürlich" wirkenden Ptosis soll ein anatomisch geformtes Implantat eingelegt werden. Zur Vermeidung einer Implantat-Malrotation kann das Implantat in ein titanisiertes Netz-Pocket eingelegt werden, das auf der Thoraxwand fixiert wird und somit das Implantat dauerhaft in der korrekten Position hält. Bei freier Brustwarzentransplantation wird die Brustwarze mit Warzenhof als Epidermis-Resektat in toto entnommen. Das Korium der Haut im Areola-Bereich und die intramamillären Drüsengänge werden weitestgehend am Mastektomiepräparat belassen und zusammen mit dem Brustgewebe entfernt. Eine Mamillenspitzen-Nekrose ist häufig, unbedenklich und heilt i. d. R. spontan ab.

INFO

Alle Patientinnen erhalten nach der Implantateinlage eine Antibiotika-Prophylaxe über 24h (üblicherweise mit einem Cephalosporin, falls keine Allergie vorliegt) und ein Kompressions-Bustier für 6 Wochen.

3.12.2 Präoperativer Befund

➤ Abb. 3.52

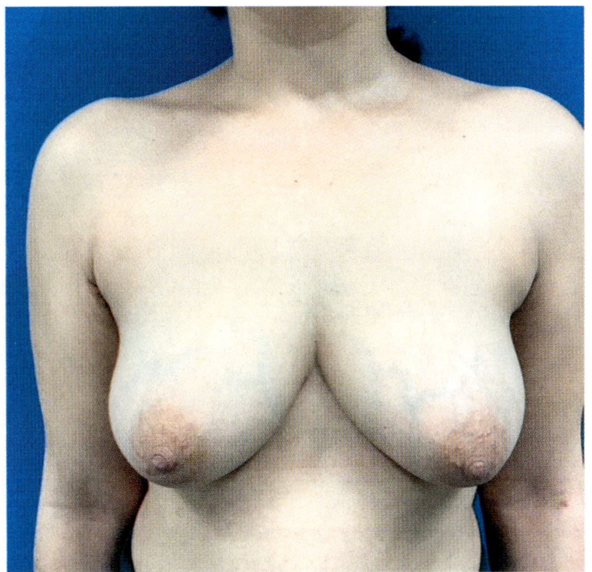

Abb. 3.52 BH Cup C, Ptosis Grad 1 (nach Regnault) [M1263]

Anzeichnung

➤ Abb. 3.53

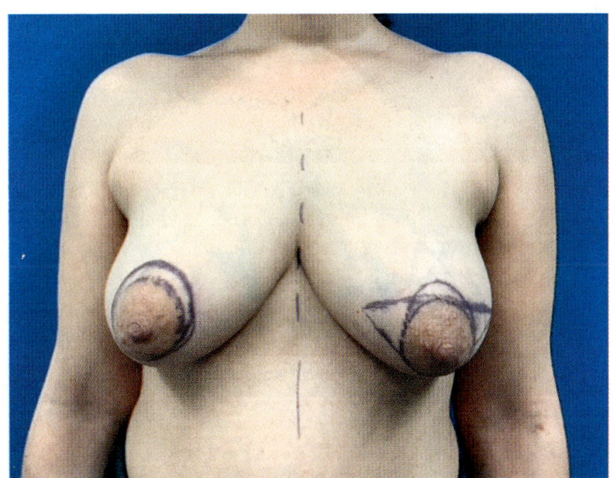

Abb. 3.53 Durch die zu erwartende Hautstraffung infolge der freien Transplantation des Mamillen-Areola-Komplex mit Entfernung einer Hautspindel li. ist eine simultane leichte Anhebung der rechten Areola geplant. Dies kann auch zu einem späteren Zeitpunkt erfolgen (nach 3 Monaten) [M1263]

3

3

Operationsschritte

➤ Abb. 3.54, ➤ Abb. 3.55, ➤ Abb. 3.56, ➤ Abb. 3.57, ➤ Abb. 3.58, ➤ Abb. 3.59, ➤ Abb. 3.60, ➤ Abb. 3.61

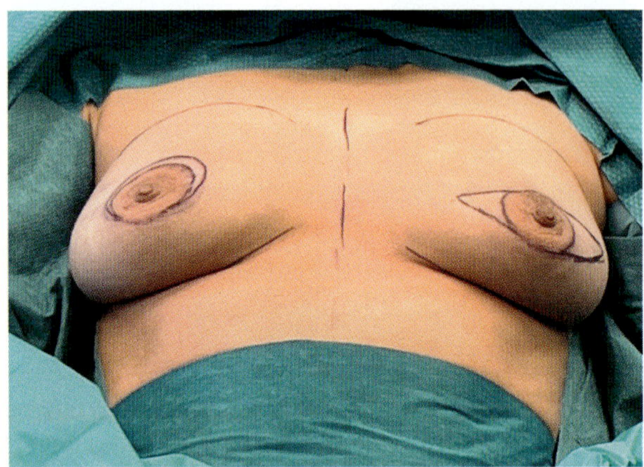

Abb. 3.54 Situs nach Abdecken im OP [M1263]

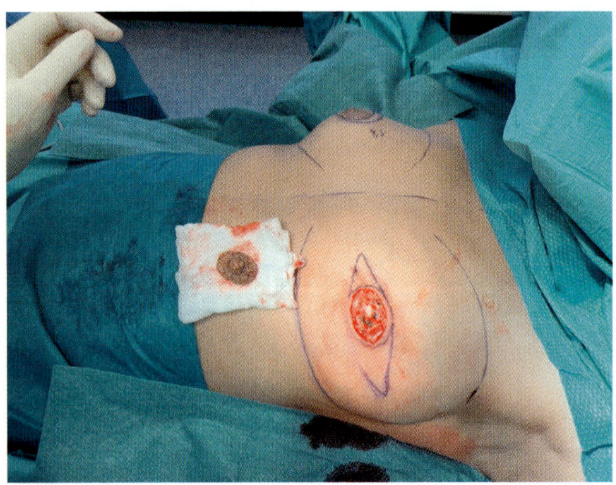

Abb. 3.55 Der Mamillen-Areolakomplex wird als Epidermis Transplantat in toto reseziert und zur späteren Re-Transplantation in einer NaCl-getränkten Kompresse aufbewahrt. [M1263]

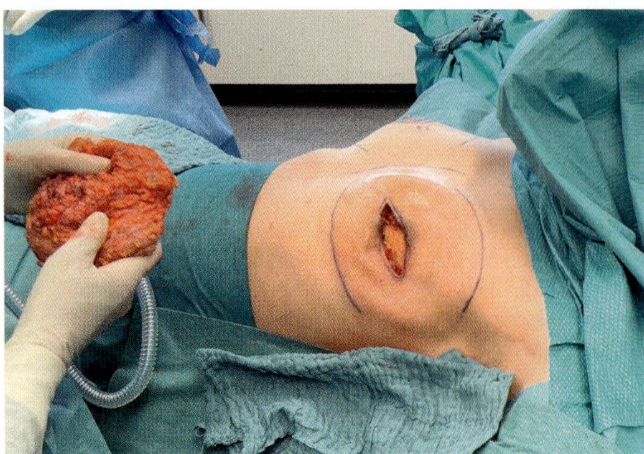

Abb. 3.56 Subkutane Mastektomie. Wiegen und Vermessen des Mastektomie-Präparates. Ausmessen der Basisbreite der Implantathöhle. [M1263]

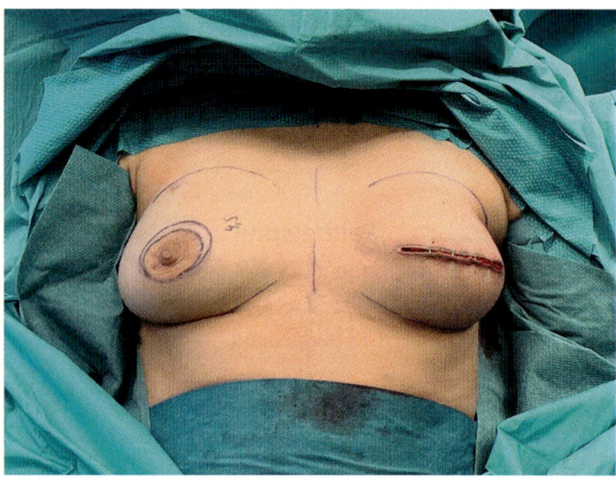

Abb. 3.57 Einlegen eines passenden Probeimplantates (*Sizer*) und Kontrolle in aufgerichteter Position mit an den Körper angelegten Armen. Probeklammerung der Haut. [M1263]

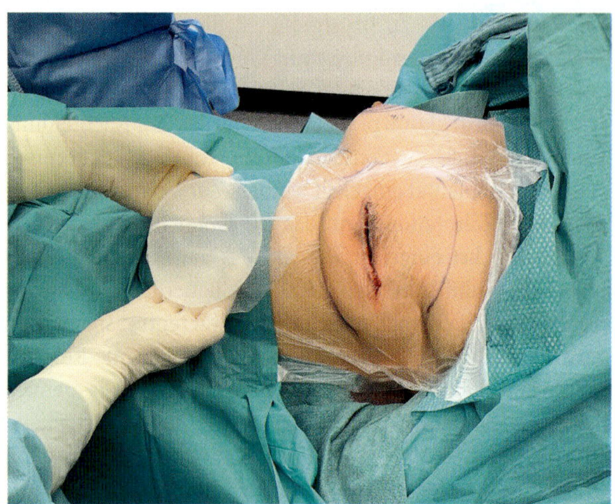

Abb. 3.58 Ersatz des Sizers durch das endgültige Implantat im Netz-Pocket [M1263]

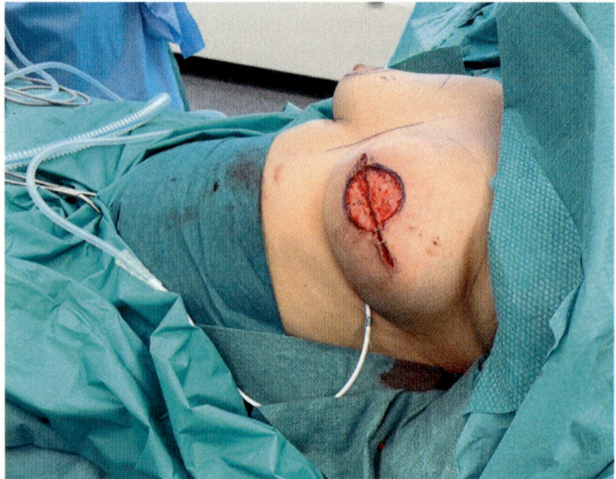

Abb. 3.59 Subkutane Hautnaht. Deepithelisieren eines kreisrunden Areals für die freie Brustwarze li. [M1263]

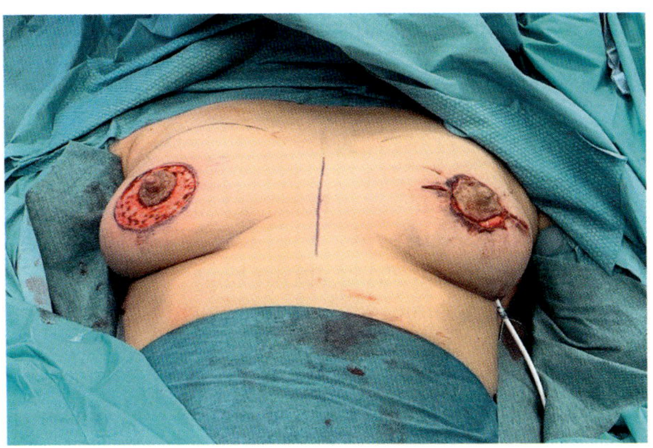

Abb. 3.60 Aufbringen der Brustwarze li. Naht und Bolusdruckverband. Re. Areolarand-Angleichung [M1263]

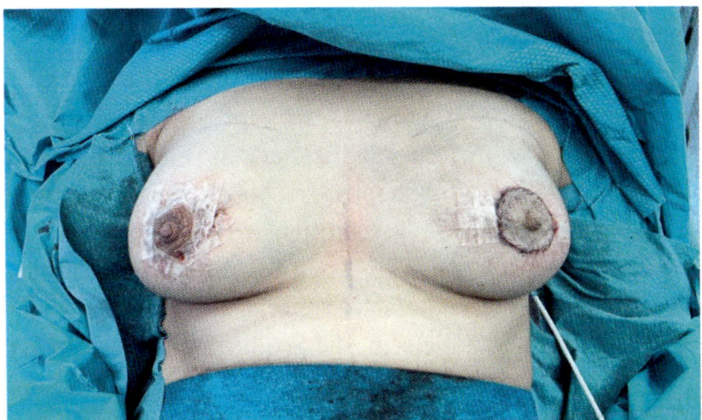

Abb. 3.61 Ergebnis am Ende der OP [M1263]

TIPP

Beide Arme sind mit Stockinetten steril beweglich eingepackt. Somit können sie zur besseren Beurteilung des kosmetischen Ergebnisses intraoperativ an den Körper angelagert werden.

MERKE

Schritte:
- Spülen der Implantathöhle, Handschuhwechsel
- Abkleben der Haut mit steriler Opsite-Folie
- Einbringen von Implantat und Pocket in die Implantathöhle
- Fixieren des Netz-Pocket bei 12 Uhr, 1 Uhr sowie lateral im Bereich der vorderen Axillarlinie (li. bei 3 Uhr, im Falle der Rekonstruktion re. bei 9 Uhr)

TIPP

Das Netz-Pocket kann auch zunächst in der Implantathöhle bei 12 Uhr und 1 Uhr aufgenäht und dann das Implantat retrograd im Pocket platziert werden. Naht des Pockets auf der Thoraxwand mit 4x0 PDS.

3.12.3 Postoperatives Ergebnis

➤ Abb. 3.62, ➤ Abb. 3.63, ➤ Abb. 3.64

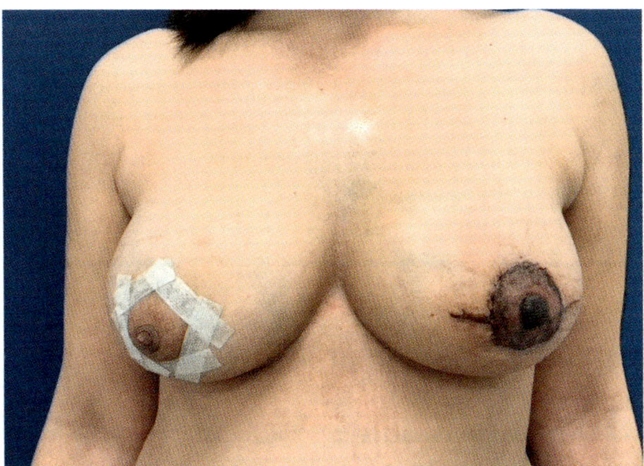

Abb. 3.62 10 Tage nach OP. Brustwarze li. noch in Einheilung und mit Mamillenspitzen-Nekrose [M1263]

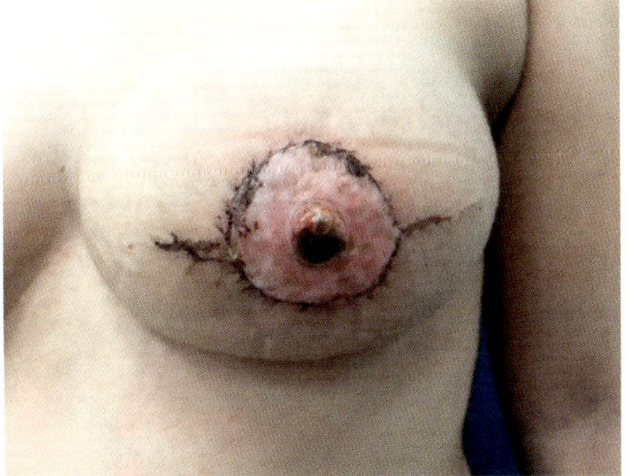

Abb. 3.63 3 Wochen nach OP. Der oberflächliche Schorf der Areola wird abgestoßen. Mamille noch mit Schorf. [M1263]

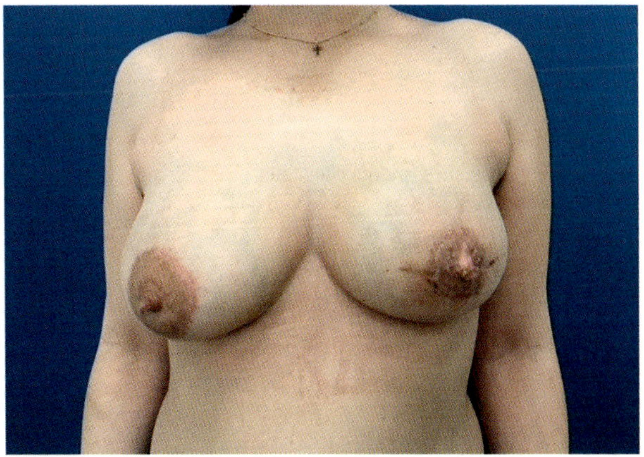

Abb. 3.64 6 Wochen nach OP: nach Abheilung normale spontane Pigmentierung der linken Areola. Keloidbildung rechter Areolarand (ggf. Korrektur re. geplant). [M1263]

3.13 NSM mit Sofortaufbau

Maren Darsow

Fallbeispiel

- 42-jährige Patientin mit BRCA2-Mutation
- Mammakarzinom re. (ED 2008), Z. n. Chemotherapie und multiplen Operationen re. sowie Z. n. Radiatio re.
- Z. n. angleichender Reduktionsplastik li. (Stielung der Mamille unbekannt, 2008)
- BH Cup B, leichte Ptosis li.

3.13.1 Hintergrundinformation

Wahl der Schnittführung: bei Z. n. Reduktionsplastik wird in diesem Fall eine erneute Umschneidung der Areola vermieden, da diese mit einem deutlich erhöhten Mamillennekroserisiko verbunden ist. Bei Hautüberschuss auf der linken Seite wird die kaudale Schnittführung mit Hautresektion gewählt, ohne ein erneutes Versetzen der Mamille.

3.13.2 Präoperativer Befund

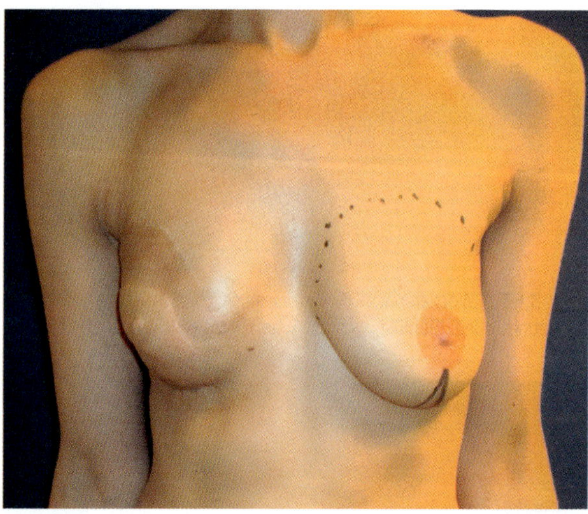

Abb. 3.65 Präoperative Fotodokumentation Anzeichnung [M1267]

3.13.3 Operatives Vorgehen

Anzeichnung

➤ Abb. 3.65

Umrahmung (der kompletten Brust, ist häufig größer als man denkt) durch Schwenken der Brust in alle Richtungen und Anzeichnung der Begrenzung auf der Haut.

In der 6 Uhr-Linie wird das Segment eingezeichnet (➤ Abb. 3.66), das deepithelialisiert wird. Die kaudale Segmentbreite im Bereich der Inframammärfalte hängt vom individuellen Hautüberschuss und von der gewünschten Brustgröße ab. (Lieber anfangs kleiner halten, Nachresezieren geht immer.)

Operationsschritte

➤ Abb. 3.67, ➤ Abb. 3.68

Die Haut wird segmentförmig inzidiert und entfernt. Kaudal ist die Höhe der kontralateralen (rechtsseitigen) Inframammärfalte angezeichnet – geschnitten wird zunächst bis zur vorhandenen ipsilateralen (linksseitigen) Inframammärfalte. Inzision bis zur Fascia thoracica superficialis. Es kann bei der Hautnaht nachher nötig sein, die Schnittführung als L oder inverses T zu erweitern. Dies hängt von der Elastizität der Haut und der Spannung im kaudalen Bereich ab (direkt von der Breite des deepithelialisierten Segments und Implantatgröße abhängig).

Stumpfe und scharfe Mobilisation der Drüse von der Haut. Ein Straffen der Haut durch die Assistenz verringert das Risiko bei Faltenbildung in die Cutis zu schneiden.

Fadenmarkierung vor Ablösung der Drüse von der Thoraxwand (wir markieren kranial und hautwärts [hier Retroareolabereich]), ➤ Abb. 3.69.

Unter dem Nippel-Areolakomplex sollte nach Abschluss der OP so wenig Drüsengewebe wie möglich belassen werden (➤ Abb. 3.70).

Spülung der Wundhöhle, bis keine Fett-/Koagulationsreste mehr auf der Spülflüssigkeit schwimmen (reduziert den Biofilm).

Handschuhwechsel vor Sizereinlage.

Nach *Sizer* Aufsetzen der Patientin zur Symmetriebegutachtung. Drainageeinlage (hier: *Slit-Drain*) nach erneutem Handschuhwechsel. Hautdesinfektion und Abdeckung des Oberbauches mit einem sauberen Bauchtuch. Erneuter Handschuhwechsel und endgültige Implantateinlage (➤ Abb. 3.71).

Naht 3-schichtig fortlaufend (hier mit Monocryl 3.0), zuvor Adaptation des Fettgewebes mit Monocryl-Einzelknopfnähten zur Unterfütterung der Naht.

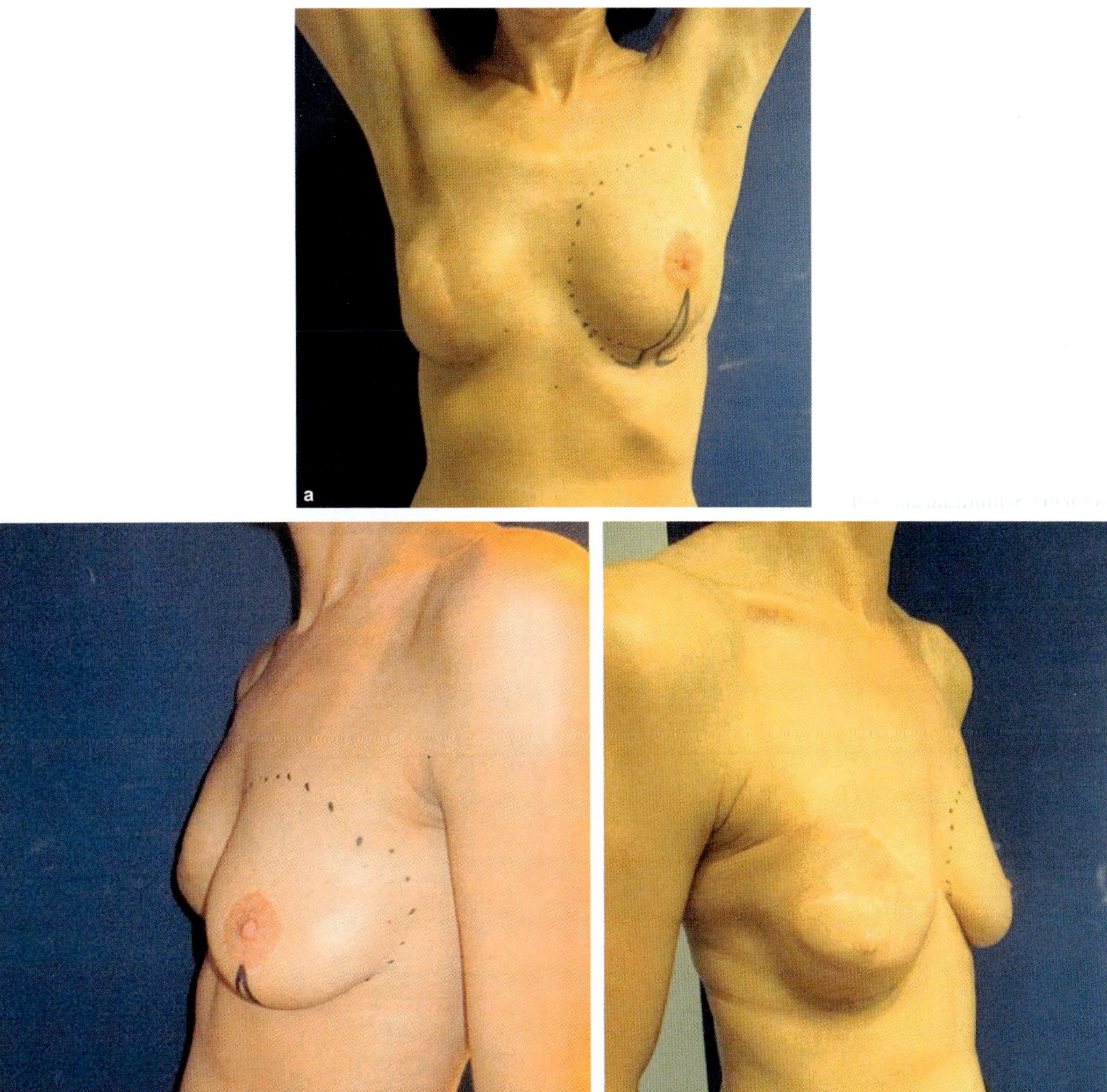

Abb. 3.66 Präoperative Anzeichnung an der stehenden Patientin [M1267]

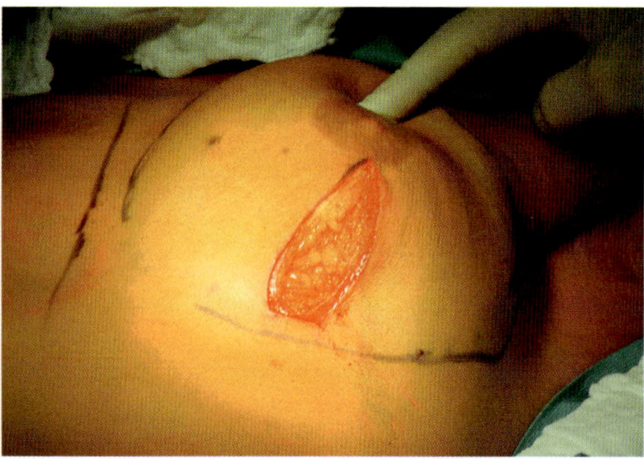

Abb. 3.67 Nach Deepitheliasation Inzision bis zur Fascia thoracica suerficialis [M1267]

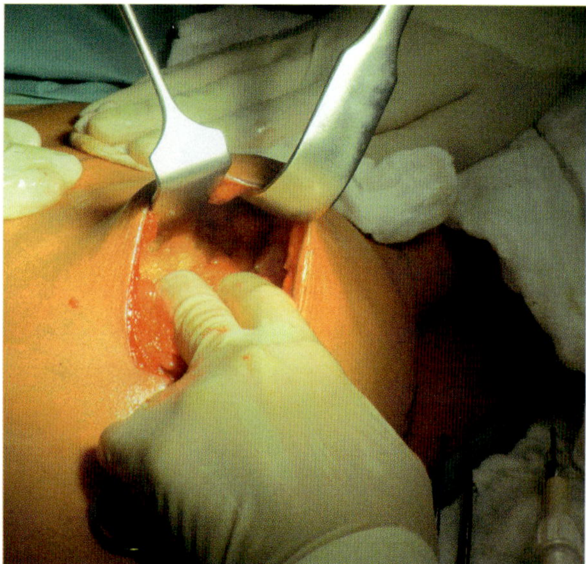

Abb. 3.68 Straffung der Haut von außen erleichtert die Präparation [M1267]

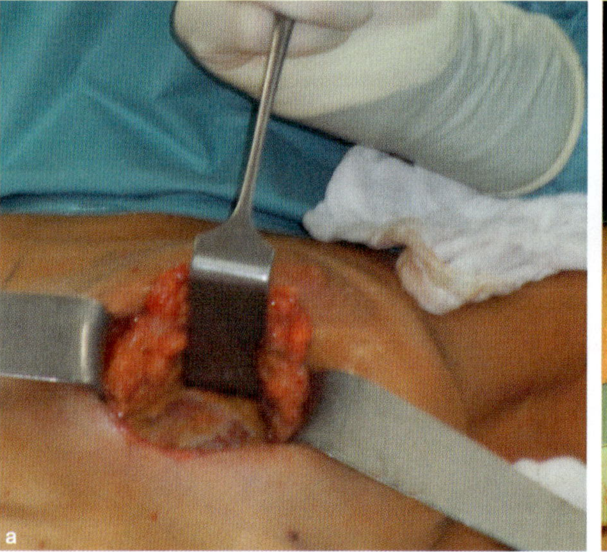

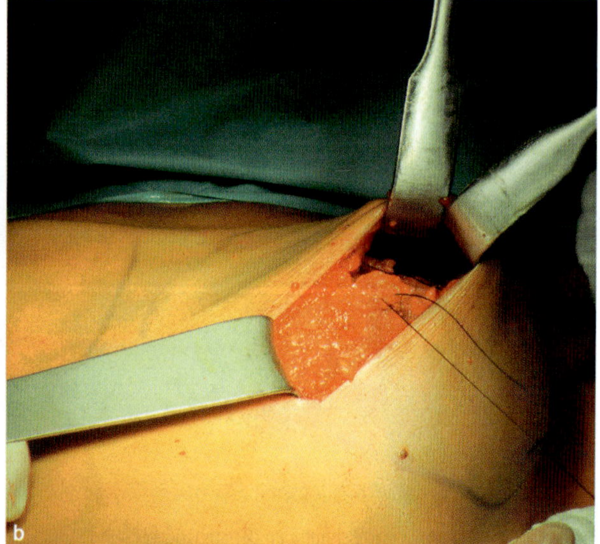

Abb. 3.69 Präparation der Drüse von der Thoraxwand, Fadenmarkierung des Präparates in situ [M1267]

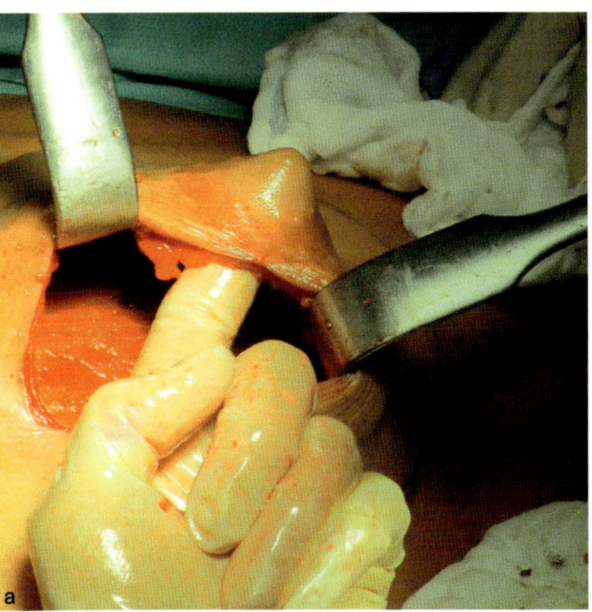

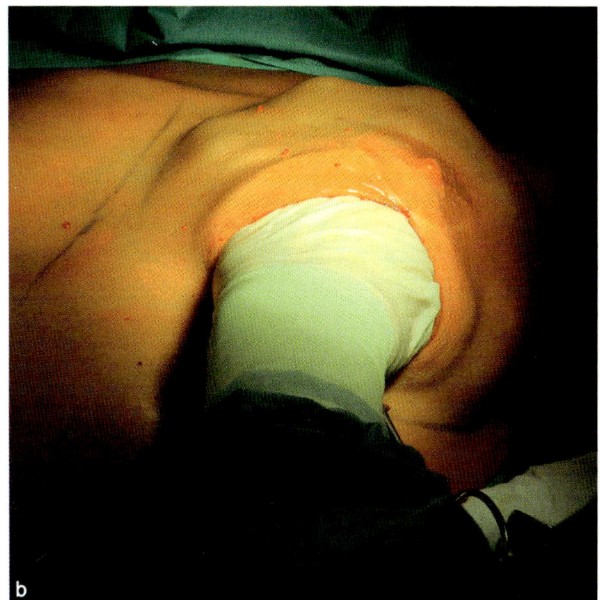

Abb. 3.70 [M1267]
a) Retropapillärer Bereich nach der Entfernung der Drüse
b) Verbleibender Hautweichteilmantel

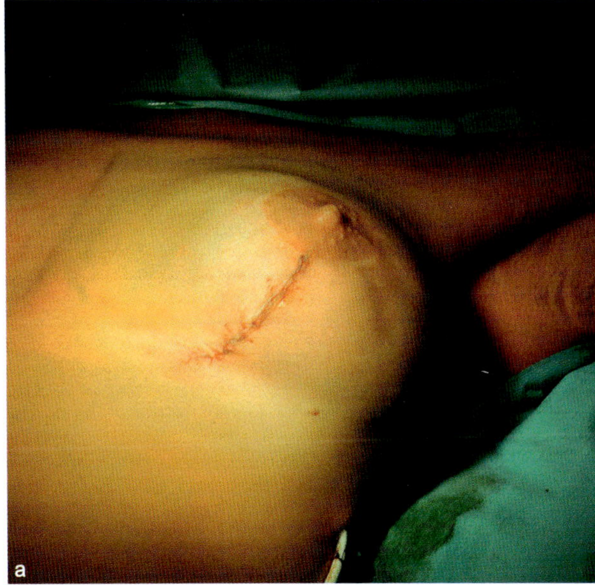

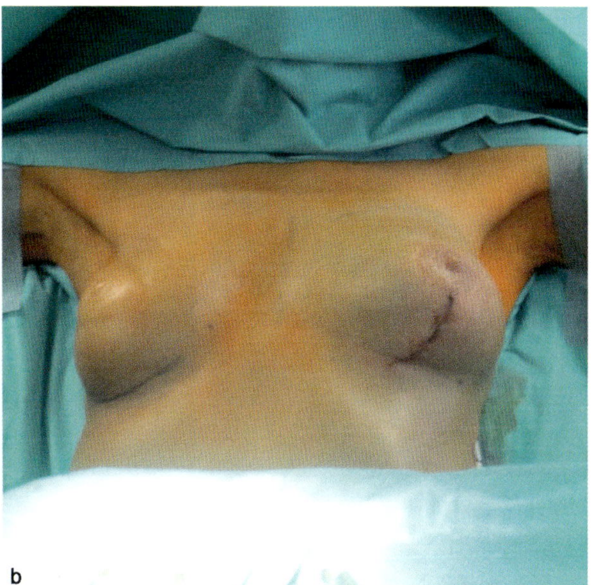

Abb. 3.71 [M1267]
a) Die Drainage wird möglichst weit ausgestochen
b) Postoperatives Bild nach Aufsetzen der Patientin

3

3.13.4 Postoperatives Ergebnis

➢ Abb. 3.72

TIPP

Anfangs unter der Areola etwas Gewebe stehen lassen (schützt die Durchblutung, da der Druck durch die Haken auf den Nippel-Areolakomplex während der kranialen Präparation auf diese Weise verringert wird) und erst am Ende der OP als retromamilläres Nachresektat entfernen.

Wenn mit monopolarem Strom gearbeitet wird, dann nie zu lang an einer Stelle arbeiten (**Cave:** Verbrennungen).

Haken sanft halten lassen, zwischendurch immer wieder entlasten (**Cave:** Hautnekrosen).

MERKE

Die subkutane Mastektomie ist eine Herausforderung zwischen onkologischer Sicherheit und Kosmetik. Die Grenze zwischen Drüsengewebe und subkutanem Fett ist nicht immer gut darstellbar. Die kaudale Schnittführung erlaubt einen guten Zugang und reduziert das Risiko für Mamillennekrosen durch weitgehenden Erhalt der subkutanen Durchblutung.

CAVE!

Immer über das Verbleiben von Restparenchym aufklären. Es geht hier um Risikosenkung.

INFO

Bei inhomogenem Haut-Weichteilmantel gibt es die Möglichkeit mit Lipofilling „auszubessern".

Es gibt – wie immer in der Medizin – verschiedene Überzeugungen. Einige arbeiten mit monopolaren Instrumenten, andere sind überzeugt von der bipolaren Schere, von Argon oder Ultraschall. Genauso lehnen manche Kolleg*innen die Verwendung von Haken ab. Auch die Unterspritzung der Haut ist eine Option, eine möglichst gute Präparationsschicht zu erhalten.

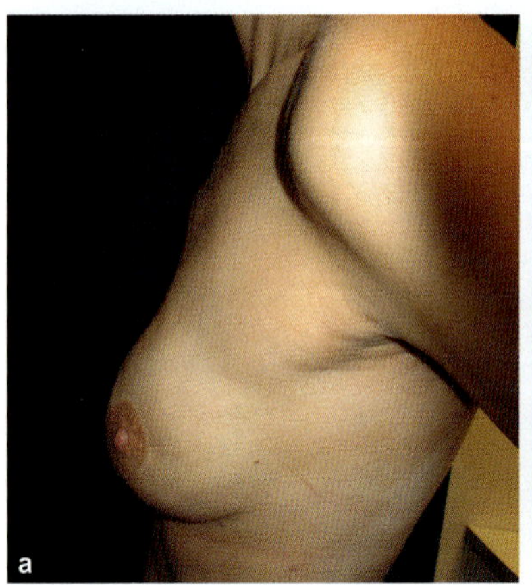

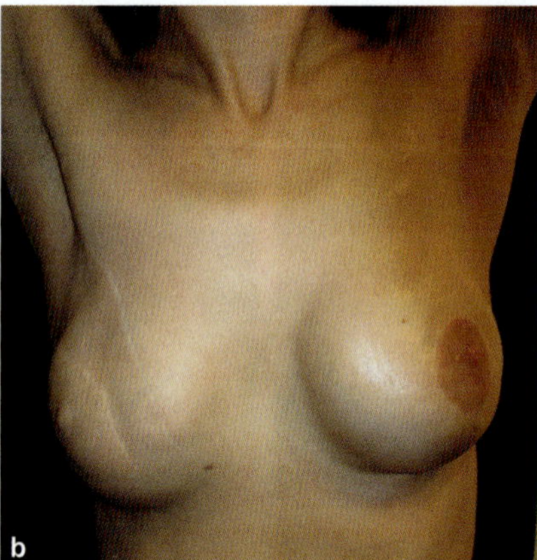

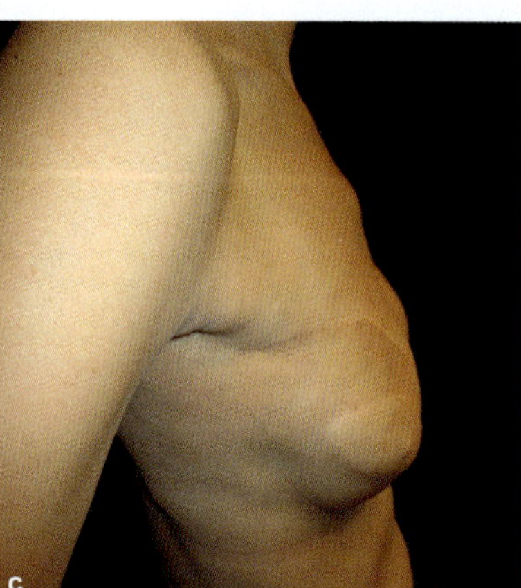

Abb. 3.72 Postoperatives Ergebnis [M1267]

3.14 SSM mit invertiertem T, Dualplane sowie streng subpektoral und Nippelsofortrekonstruktion

Stefanie Buchen

Fallbeispiel

- 56-jährige Patientin
- ausgedehntes DCIS mit Mammillenbeteiligung li. ED 2019
- SSM li., SNL (0/3), rundes Implantat 200cc, moderater Höhe
- Nippelsofortrekonstruktion

3.14.1 Hintergrundinformation

Bei der SSM mit Implantatrekonstruktion muss klinisch das komplette Drüsengewebe einschließlich der Mamille und der Pectoralisfaszie entfernt werden. Dabei gibt es unterschiedliche Methoden, sowohl in Bezug auf den Erhalt des Hautmantels als auch der Implantatabdeckung. Die Entscheidung für die ein oder andere Technik hängt von unterschiedlichen Faktoren ab, z. B. der Hautmantelbeschaffenheit, Größe der Brust, Ptosis, Tumorlage/-größe, des Unterhautfettgewebes, dem Wunsch der Patientin.

Ich versuche nach Möglichkeit immer ohne Fremdmaterial, z. B. Netz oder azelluläre Dermis, auszukommen. Dabei mache ich mir bei der subpektoralen Implantateinlage über den T-Schnitt sowohl den kaudalen deepithelisierten Dermislappen, den Pectoralismuskel als auch die oberflächliche Abdominalfaszie zu nutze. Außerdem verwende ich in der Rekonstruktion – außer bei wenigen Ausnahmen – runde Implantate. Implantate in der Rekonstruktion können sich auch nach Jahren drehen. Mit der entsprechenden Präparation der Implantathöhle und einer korrekten Platzierung des runden Implantats kann man sehr natürliche kosmetische Ergebnisse erzielen.

3.14.2 Präoperativer Befund

➤ Abb. 3.73

3.14.3 Operatives Vorgehen

Anzeichnung

➤ Abb. 3.74

Operationsschritte

Zunächst Umschneiden und Deepithelisieren wie üblich bei der Reduktionsplastik unter Aussparung der drei C-V-Flap Flügel zur Rekonstruktion des Nippels. Weiteres Inzidieren wie bei der Reduktionsplastik und Auslösen sowie Entfernen der gesamten Drüse einschließlich der Brustwarze und Pectoralisfaszie (➤ Abb. 3.75).

Wichtig ist, dass man genau in der Schicht zwischen Drüsen- und Fettgewebe bleibt, der sog. Fascia superficialis. Nur so ist gewährleistet, dass das komplette Drüsengewebe entfernt und eine Hautmantelnekrose vermieden wird.

TIPP

Diese Schicht zeigt sich am besten, wenn man mit einer Hand die Mamma fest nach unten zieht. Hier sieht man dann eine avaskuläre weißliche Schicht. Genau hier schneidet man. Die Blutung ist dementsprechend gering (➤ Abb. 3.76).

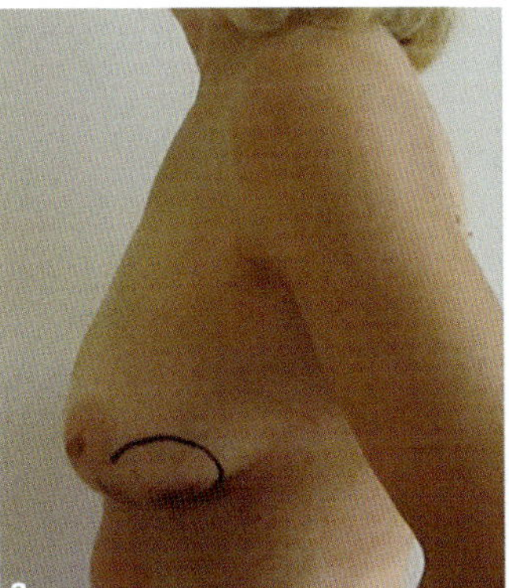

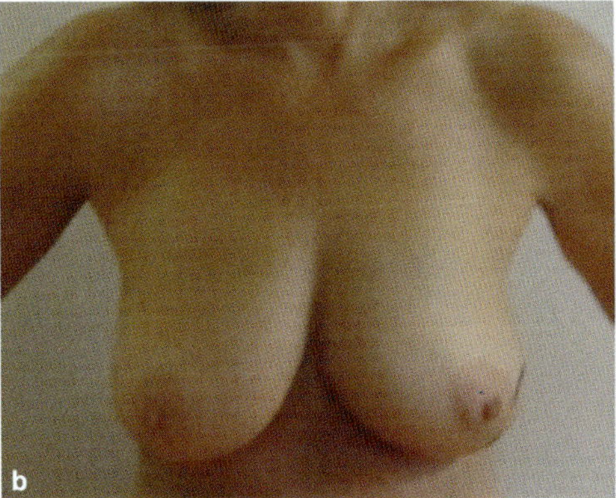

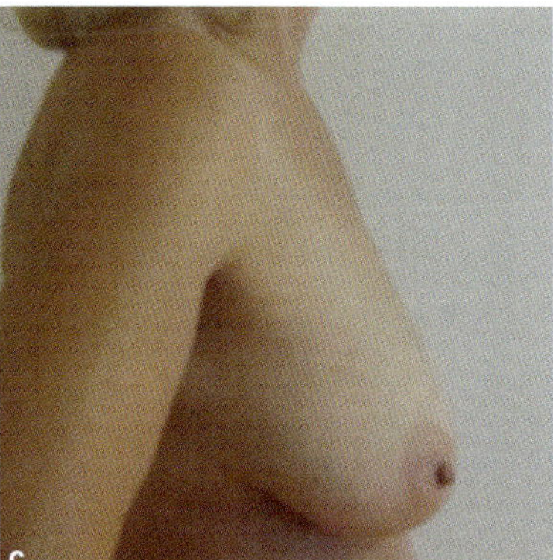

Abb. 3.73 Präoperative Fotodokumentation bei ausgedehntem DCIS mit Mamillenbeteiligung li. [M1266]

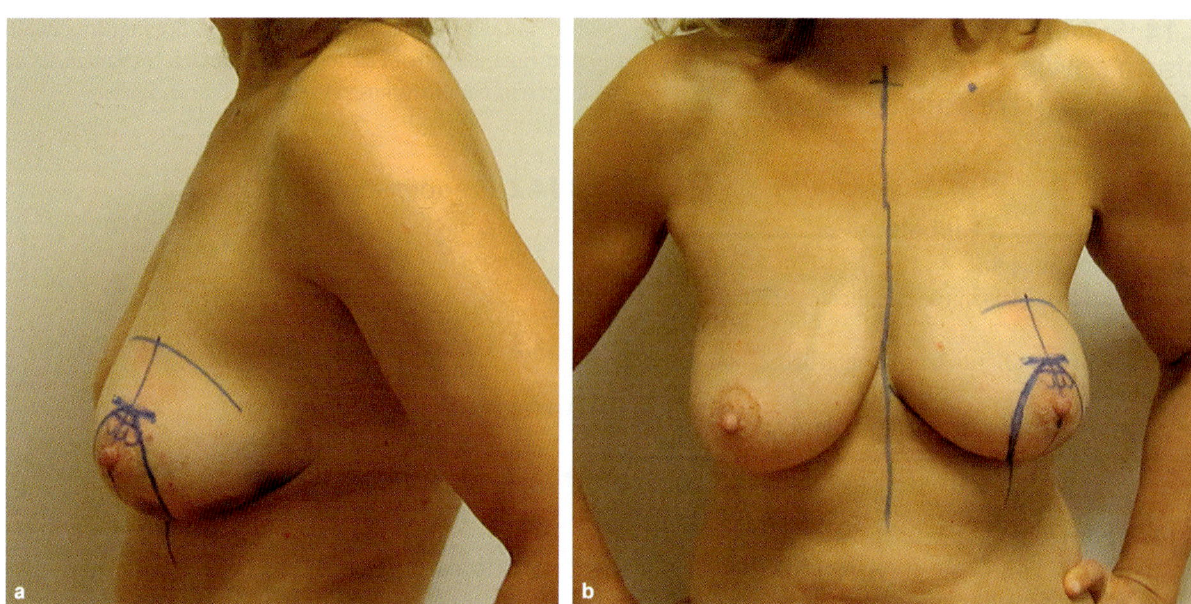

Abb. 3.74 Präoperative Anzeichnung an der stehenden Patientin
Neuer Jugulum-Nippel-Abstand 24 cm, Steglänge 10 cm, neuer Sternum-Nippelabstand 12 cm, Abstand medialer und laterale Hautschenkel 6 cm. [M1266]

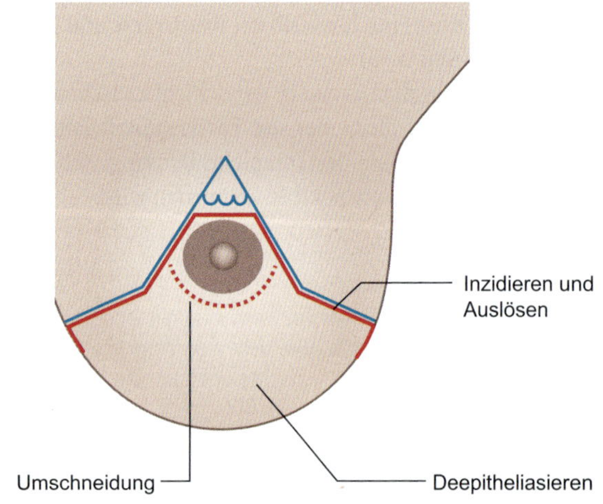

Abb. 3.75 Schematische Darstellung [M1266, L157]

Nach Entfernen der Brustdrüse wird jetzt die streng subpektorale Implantathöhle mit dem Leuchtspatel präpariert.

CAVE!

Dabei muss streng darauf geachtet werden, dass die Präparation der subpektoralen Höhle ohne Verletzen der kaudalen abdominalen oberflächlichen Muskelfaszie erfolgt. Somit wird der M. pectoralis major zwar kaudal und medial durchtrennt, verbleibt aber an der oberflächlichen Abdominalfaszie fixiert. Die anatomische Faszieneinheit bleibt somit erhalten (➤ Abb. 3.77)

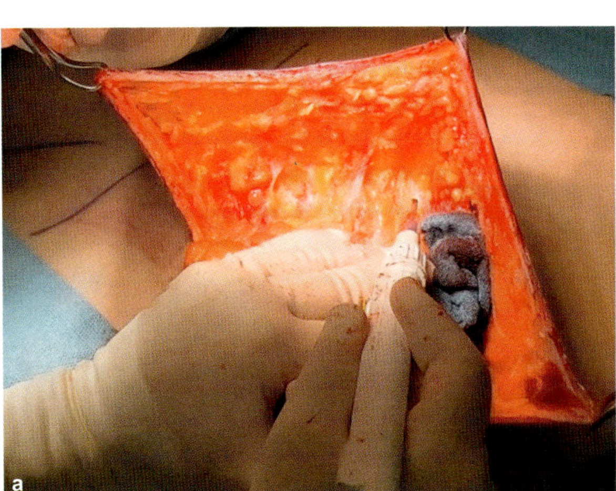

Abb. 3.76 [M1266, L157]
a) Darstellung der Fascia superficialis
b) Schematische Darstellung

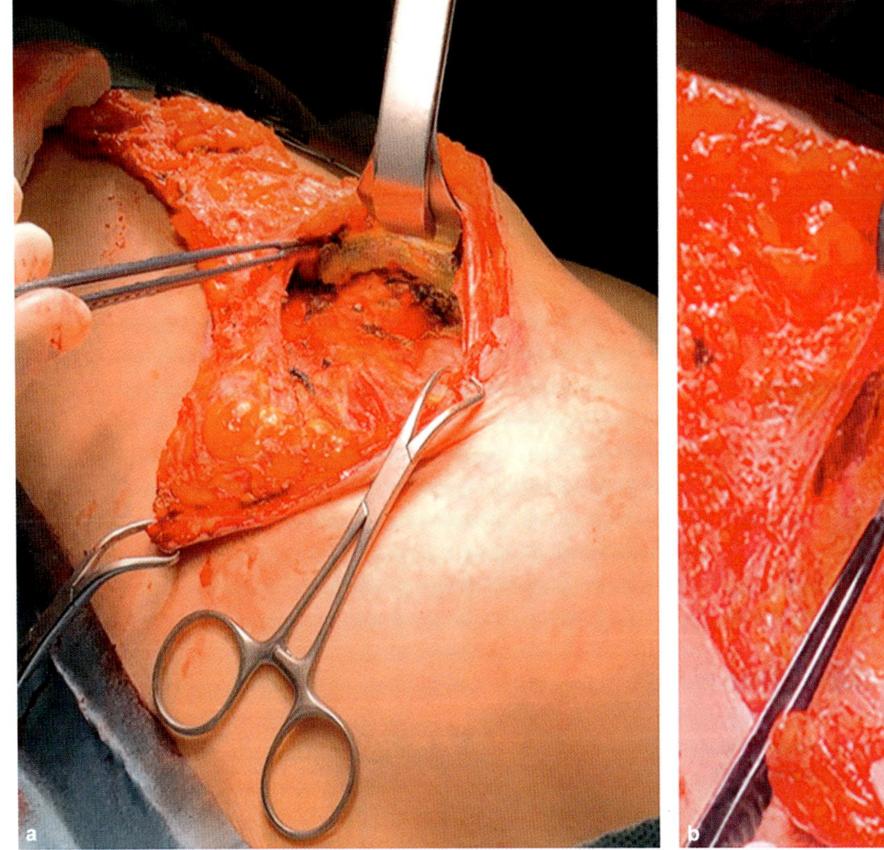

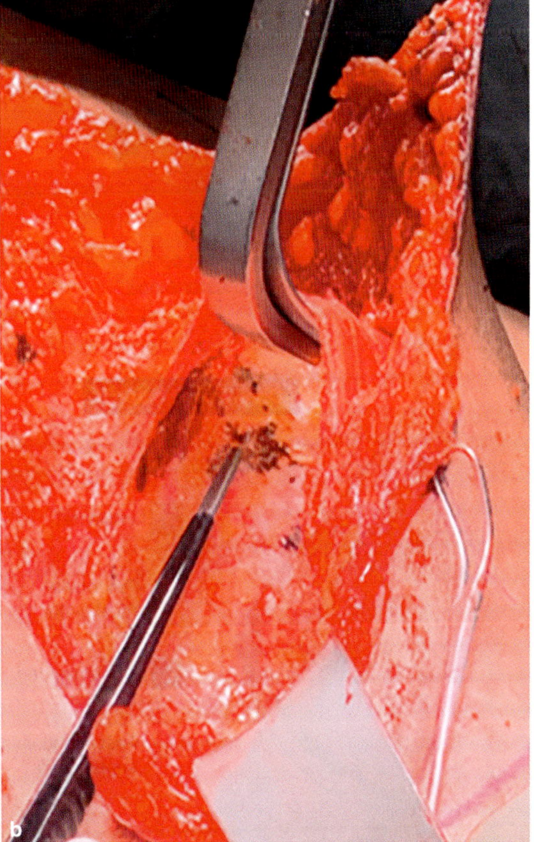

Abb. 3.77 [M1266]
a) Präparation der subpectoralen Höhle ohne Verletzung des M.pectoralis minor
b) Mediokaudale Lösung des M. pectoralis major unter Erhalt der Fascie

Einlage hier eines runden Implantates mit moderaten Profil 200cc. Im Anschluss fixieren des kaudalen Corium-Flaps als zusätzliche Stütze und Abdeckung mit 2/0 Monocryl auf dem Pectoralismuskel. Anpassen des Hautmantels und Wundverschluss mit Subdermal- und Intrakutannähten (➤ Abb. 3.78).

Die Nippelrekonstruktion erfolgt im Sinne eines mod. C-V Flaps mit 5/0 Prolene (➤ Abb. 3.80, ➤ Kap. 5.3, ➤ Kap. 5.5).

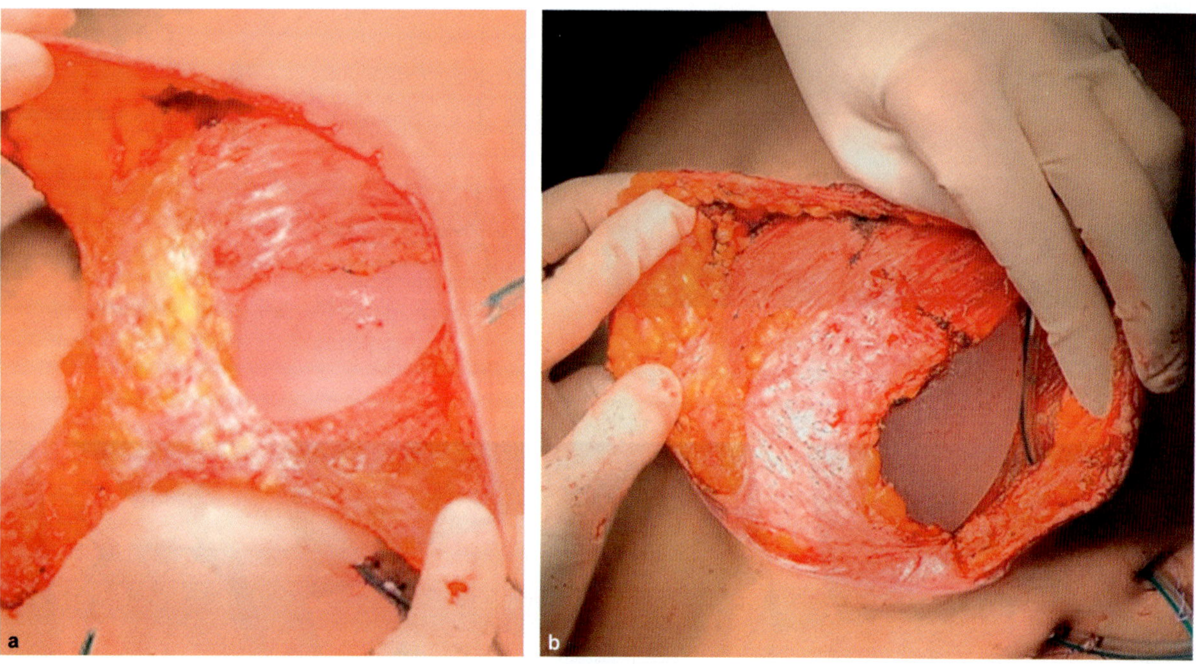

Abb. 3.78 [M1266]
a) Streng subpektorale Einlage unter Erhalt der Abdominalfaszie ohne Fremdmaterial
b) Zusätzliche Verstärkung durch den Koriumlappen

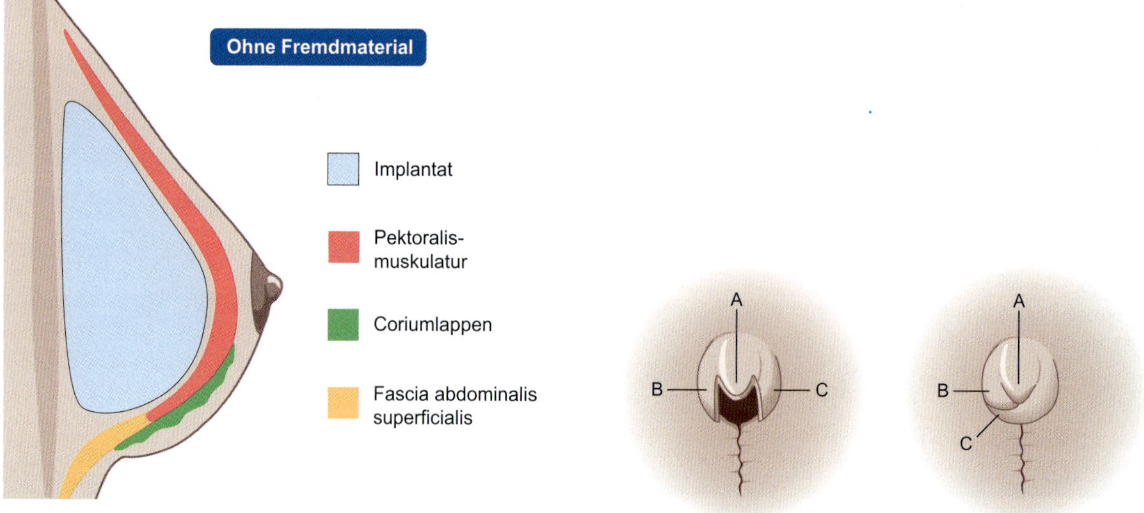

Abb. 3.79 Schema der streng subpektoralen Einlage mit Koriumlappen und Erhalt der Abdominalfaszie ohne Fremdmaterial [M1266, L157]

Abb. 3.80 C-V Flap (modifiziert nach Bostwick) [L157]

3.14.4 Postoperatives Ergebnis

➢ Abb. 3.81, ➢ Abb. 3.82, ➢ Abb. 3.83

TIPP

Durch Mitnahme der ursprünglichen Areoalhaut beim C-V Flap: natürliche Pigmentierung des Nippels (➢ Abb. 3.83).

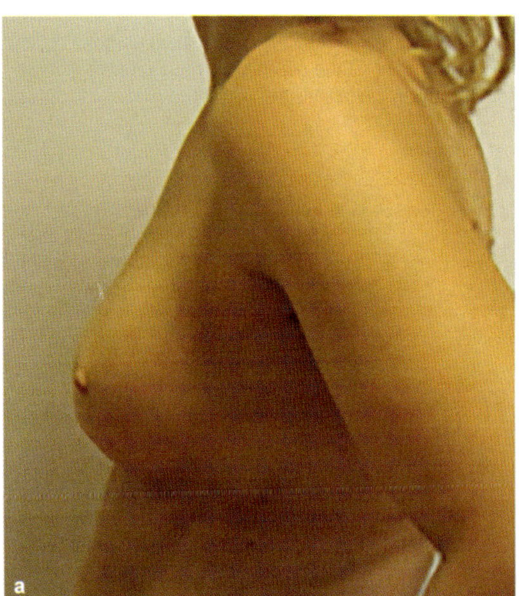

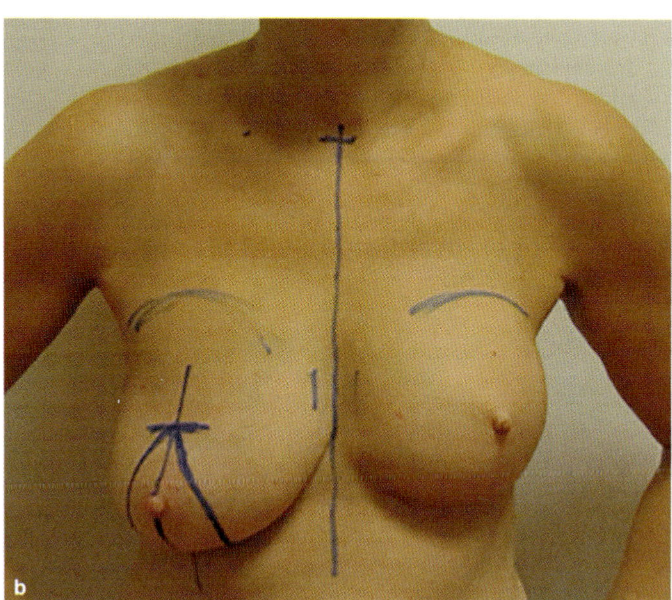

Abb. 3.81 Ergebnis nach 6 Monaten [M1266]

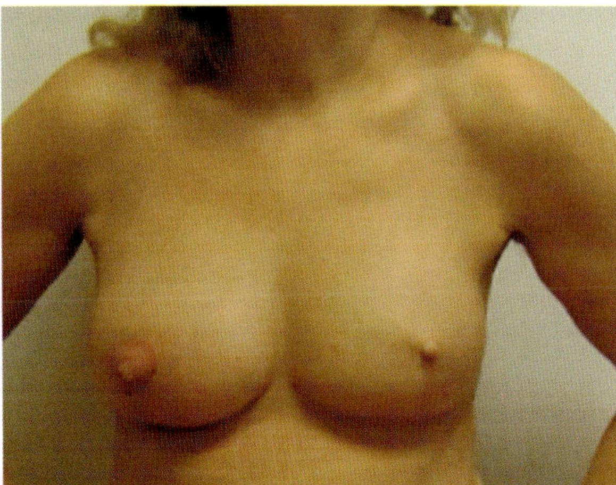

Abb. 3.82 Ergebnis nach 12 Monaten und Angleichung re. [M1266]

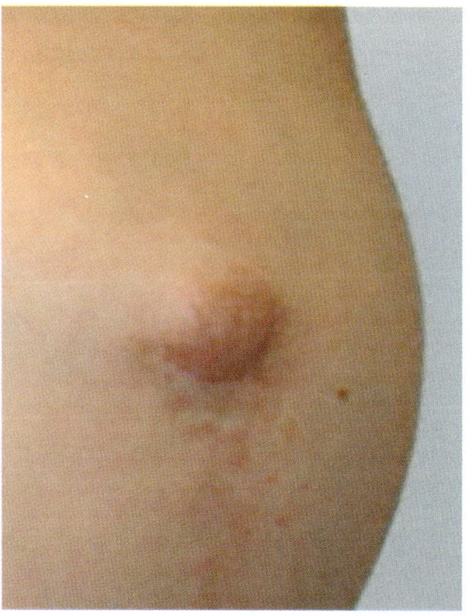

Abb. 3.83 Postoperatives Ergebnis des natürlich pigmentierten Nippels [M1266]

3.15 SSM mit invertiertem T über Dualplane

Nina Ditsch

Fallbeispiel

- 42-jährige Patientin, BH-Größe: 85D
- Primärbefund: beide obere Quadranten-überschreitendes DCIS mit ca. 1 cm großen Mammakarzinom (bis direkt an die Mamille heranreichend) li., unauff. ax. LK
- Operation: hautsparende Mastektomie mit invertiertem T-Schnitt, Implantateinlage und kaudaler Deckung mittels deepithelialisiertem Koriumlappen. SLNE, angleichende Reduktionsplastik mit zentro-inferiorem Stil re.

INFO

Die Operation kann in Anlehnung an eine Reduktionsplastik, hier z. B. mit invertiertem T-Schnitt, durchgeführt werden.

TIPP

Ein deepithelialisierter kaudaler corialer Lappen mit einer breiten Basis ermöglicht eine gute und sichere Platzierung des Implantats ohne zusätzliche Hinzunahme eines ADM oder Netzes.

CAVE!

Es sollte portoperativ auf eine sichere Versorgung mittels Spezial-BH und ggf. Stuttgarter Gürtel geachtet werden, um eine höchstmögliche Stabilität zu gewährleisten.

MERKE

Die Dual Plane-Technik ermöglicht den Verzicht der Hinzunahme eines Netzes oder einer Matrix. Sie kann gute kosmetische Ergebnisse erzielen, wenn auf eine Stabilisierung postoperativ geachtet wird.

3.15.1 Präoperativer Befund und präoperative Anzeichnung

➤ Abb. 3.84

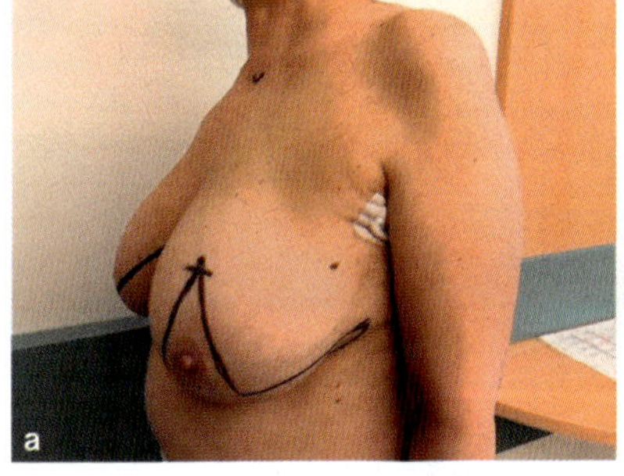

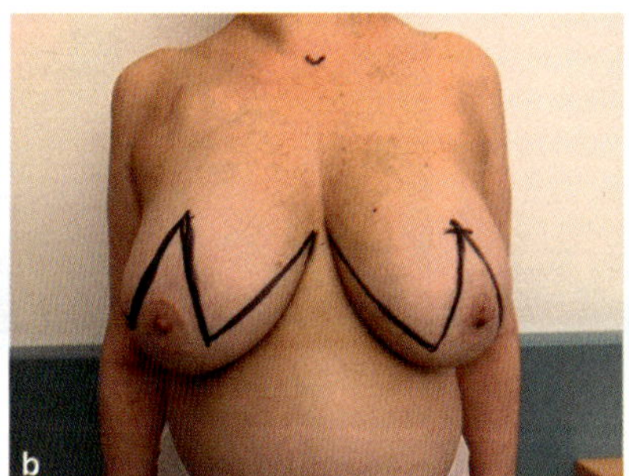

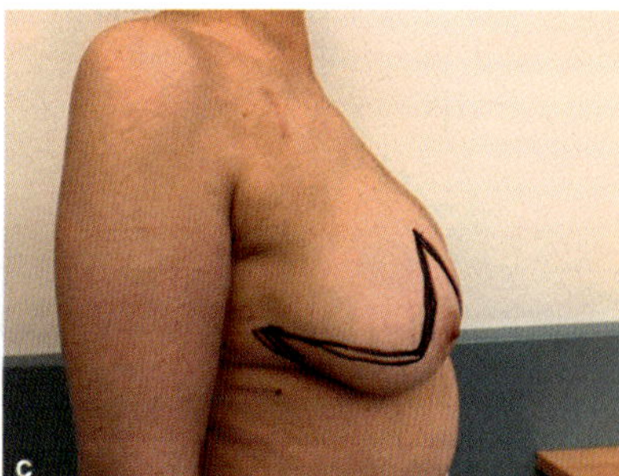

Abb. 3.84 Präoperative Fotodokumentation, Anzeichung präoperativ. Im Stehen im Sinne einer Reduktion mit invertierter T-Schnittfigur bds. [M1260]

3.15.2 Operatives Vorgehen

Operationsschritte

➢ Abb. 3.85, ➢ Abb. 3.86

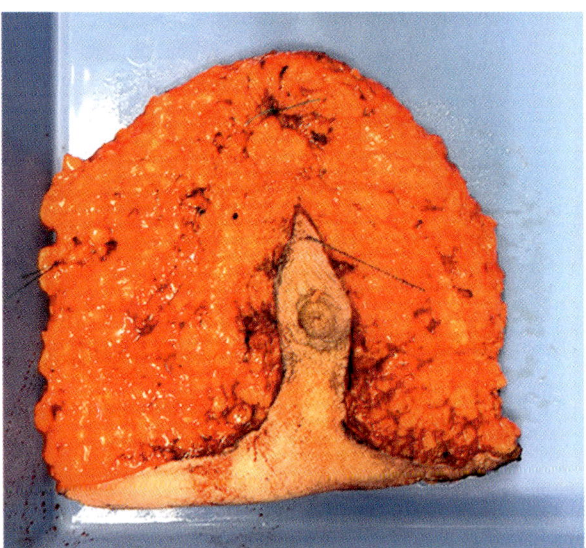

Abb. 3.85 Mastektomie mit Präparation bis auf die Muskelfaszie einschließlich MAK [M1260]

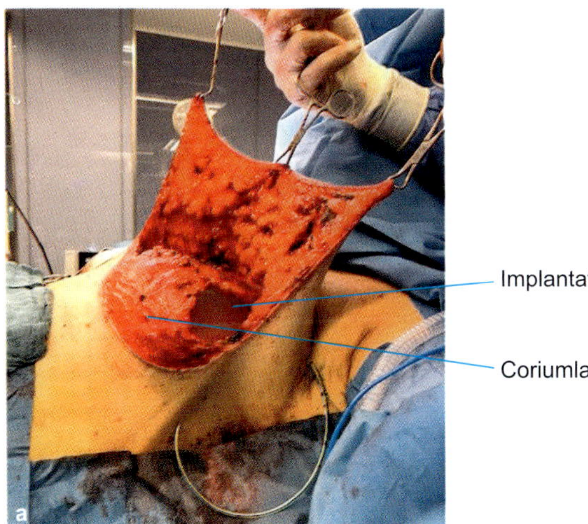

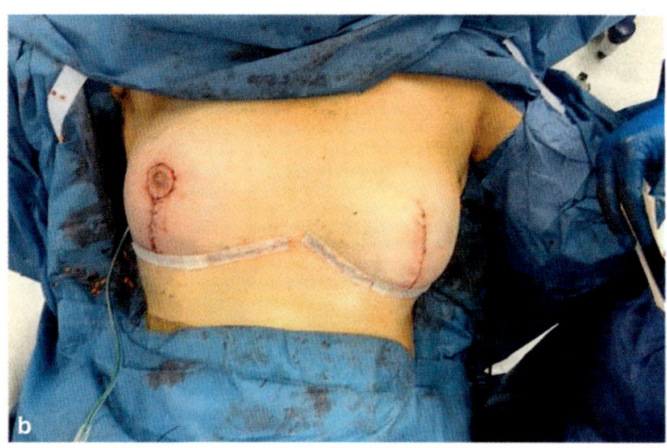

Abb. 3.86 Es erfolgt der Handschuhwechsel zur Implantateinlage. Einlage eines Implantats nach Abheben des M. pectoralis von der Thoraxwand zur kranialen Implantatabdeckung. Der deepithelialisierte kaudale Bereich dient nach Drüsenkörperentfernung als untere Deckung des Implantats. Befestigung über Einzelknopfnähte am M. pectoralis, sodass eine Tasche, in der das Implantat zu liegen kommt, resultiert. Weiteres Vorgehen wie bei der Reduktionsplastik mit invertiertem T (ohne Mamille) [M1260]

3

3.15.3 Postoperatives Ergebnis

➢ Abb. 3.87, ➢ Abb. 3.88

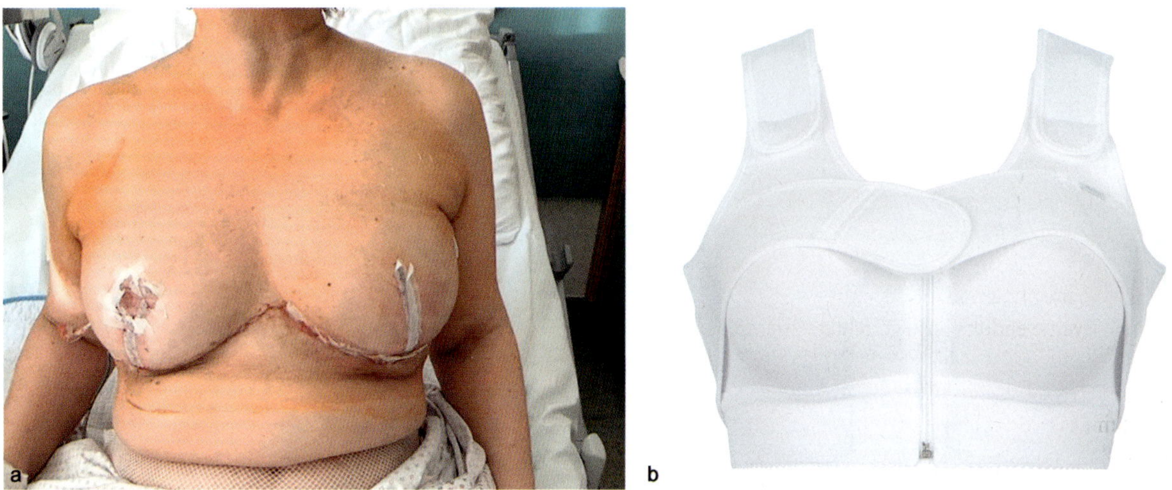

Abb. 3.87 Postoperatives Ergebnis 2 Tage nach der Operation. Spezial-BH nach Maß mit Stuttgarter Gürtel wird portoperativ angepasst. [a) M1260], b) V463]

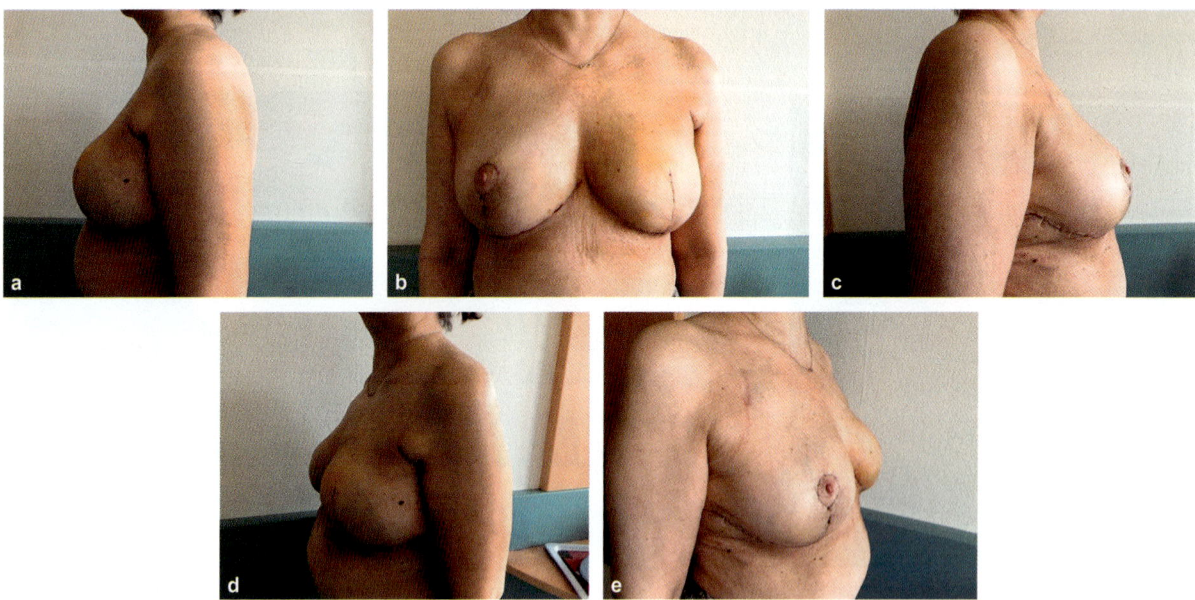

Abb. 3.88 Postoperatives Ergebnis nach 10 Tagen [M1260]

3.16 NSM mit invertiertem T-Schnitt mit Koriumlappen und submuskulärer Implantateinlage

Bahriye Aktas

Fallbeispiel

- Mammakarzinom li.
- CNB Mamma li. oben-außen
- histologisch: invasiv NST G2, ER 100 %, PR 0 %, HER2 negativ (IHC-Score 0), Ki67: 20 %
- CNB LK Axilla linksseitig
- histologisch: invasiv NST G1, ER 100 %, PR 0 %, HER2 negativ (IHC-Score 1+), Ki67: 25 %
- klinisch: mcT1c, mind. pN1a, cM0.
- neoadjuvante endokrin zielgerichtete Therapie in einer Studie und anschließende OP über NSM mit invertiertem T-Schnitt, submuskulärer Implantateinlage mit kaudaler Abdeckung über deepitheliasiertem Corium-Flap
- Revision bei diffuser postoperativer Nachblutung

3.16.1 Hintergrundinformation

Unter den zahlreichen Schnittführungen für eine NSM oder SSM muss eine evtl. vorliegende Ptose berücksichtigt werden. Liegt keine vor, können laterale oder inframammäre Zugänge bevorzugt werden. Bei vorliegender Ptose muss die erforderliche Straffung mit in die Schnittführung einkalkuliert werden. Bei nur geringer Ptose kann ein periareolärer Zugang ausreichend sein. Muss eine längere Strecke überwunden werden, bietet sich der invertierte T-Schnitt optimalerweise an. Hier kann bei einer NSM der MAK mod. nach McKissock von kaudal und kranial gestielt bleiben oder aber auch nur von kranial oder von kaudal. Bei einer SSM kann der MAK einfach mit entfernt und – falls gewünscht – auch ein Nippel rekonstruiert werden.

3.16.2 Präoperativer Befund

➤ Abb. 3.89

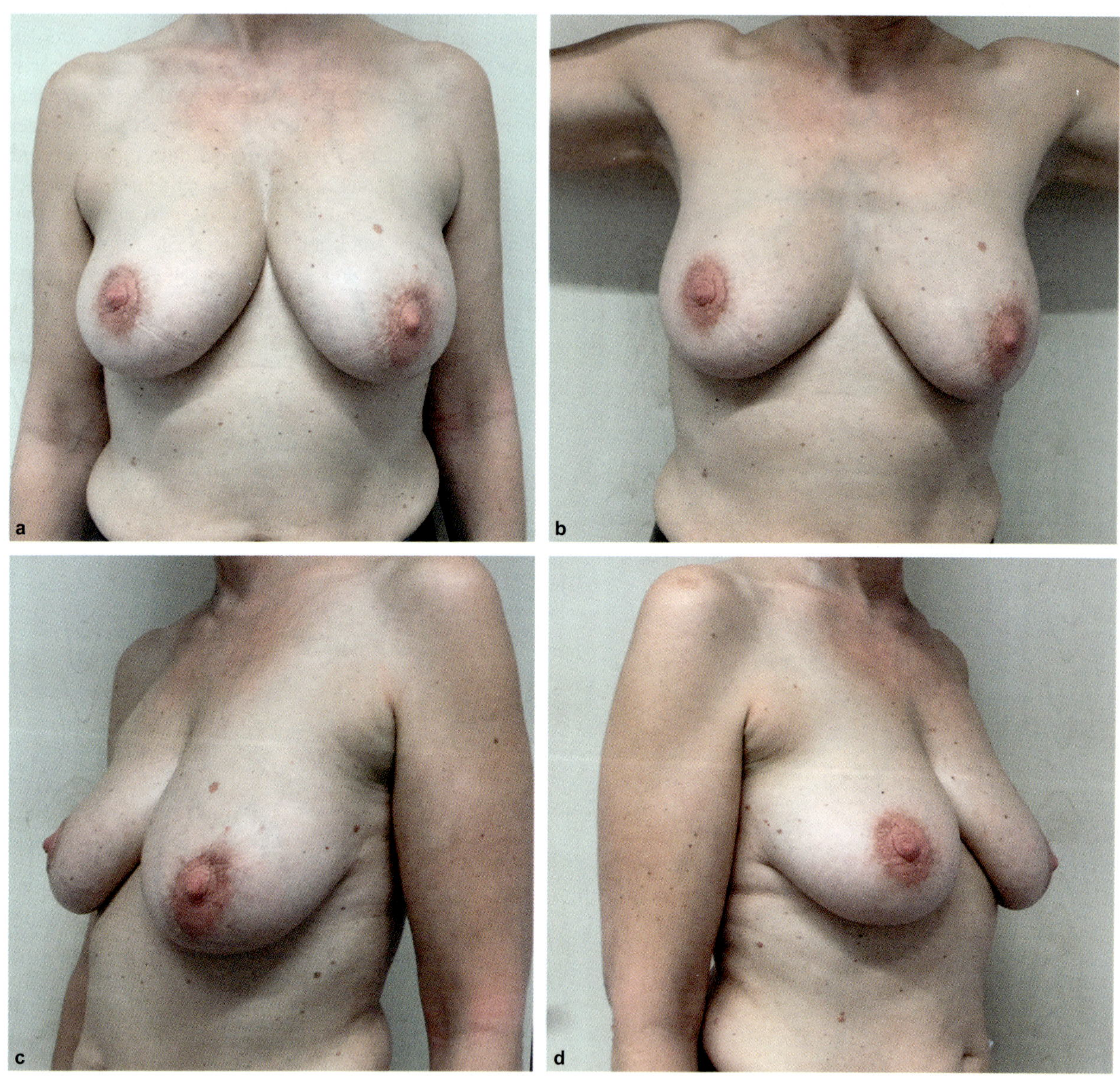

Abb. 3.89 Präoperative Fotodokumentation [P1192]

3.16.3 Operatives Vorgehen

Anzeichnung

➤ Abb. 3.90

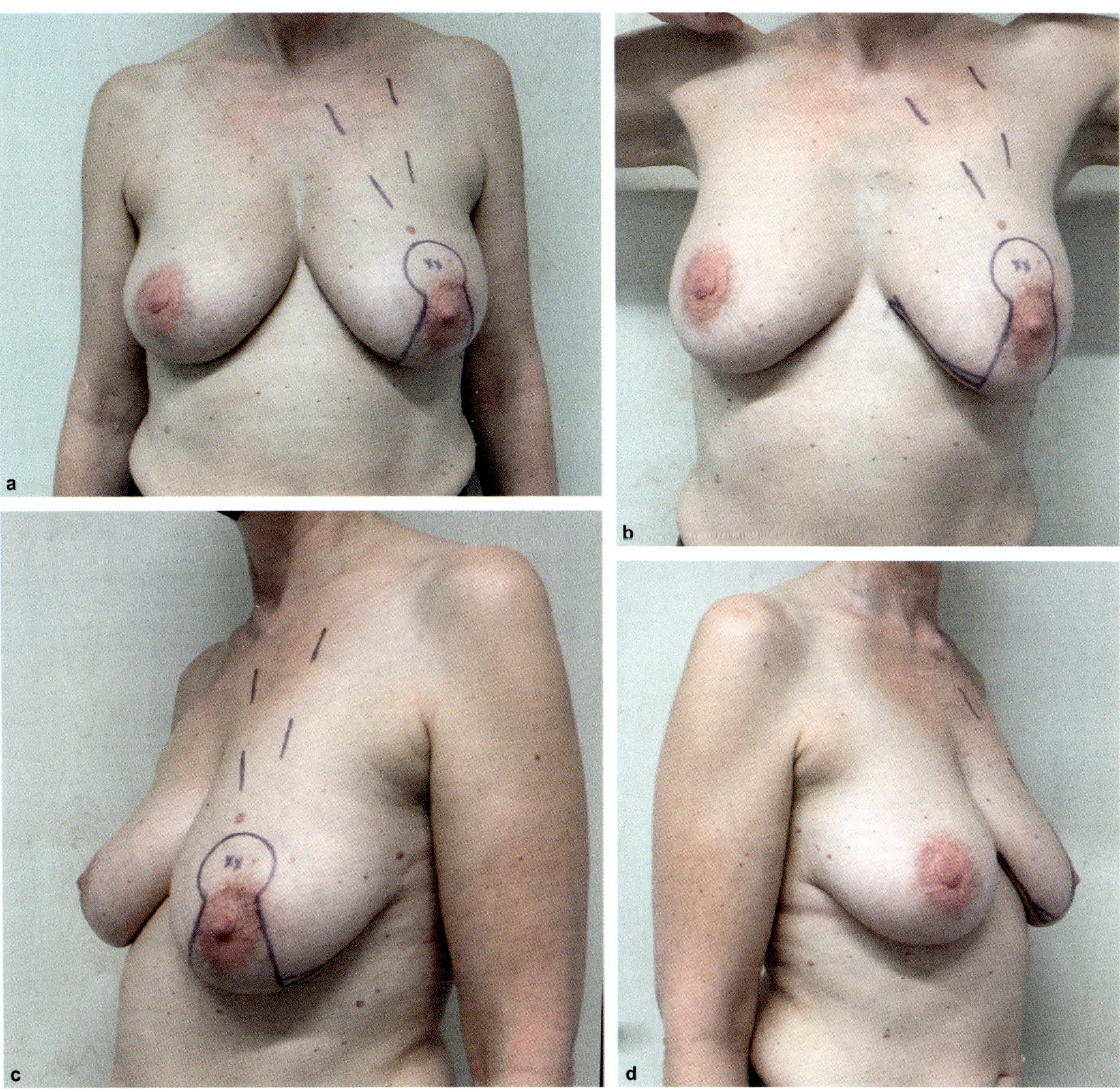

Abb. 3.90 Präoperative Anzeichnung an der stehenden Patientin. Der Jugulum Mamillen Abstand wird von 28 auf 24 cm angezeichnet (mit XX markiert). [P1192]

Operationsschritte

➢ Abb. 3.91, ➢ Abb. 3.92, ➢ Abb. 3.93, ➢ Abb. 3.94, ➢ Abb. 3.95

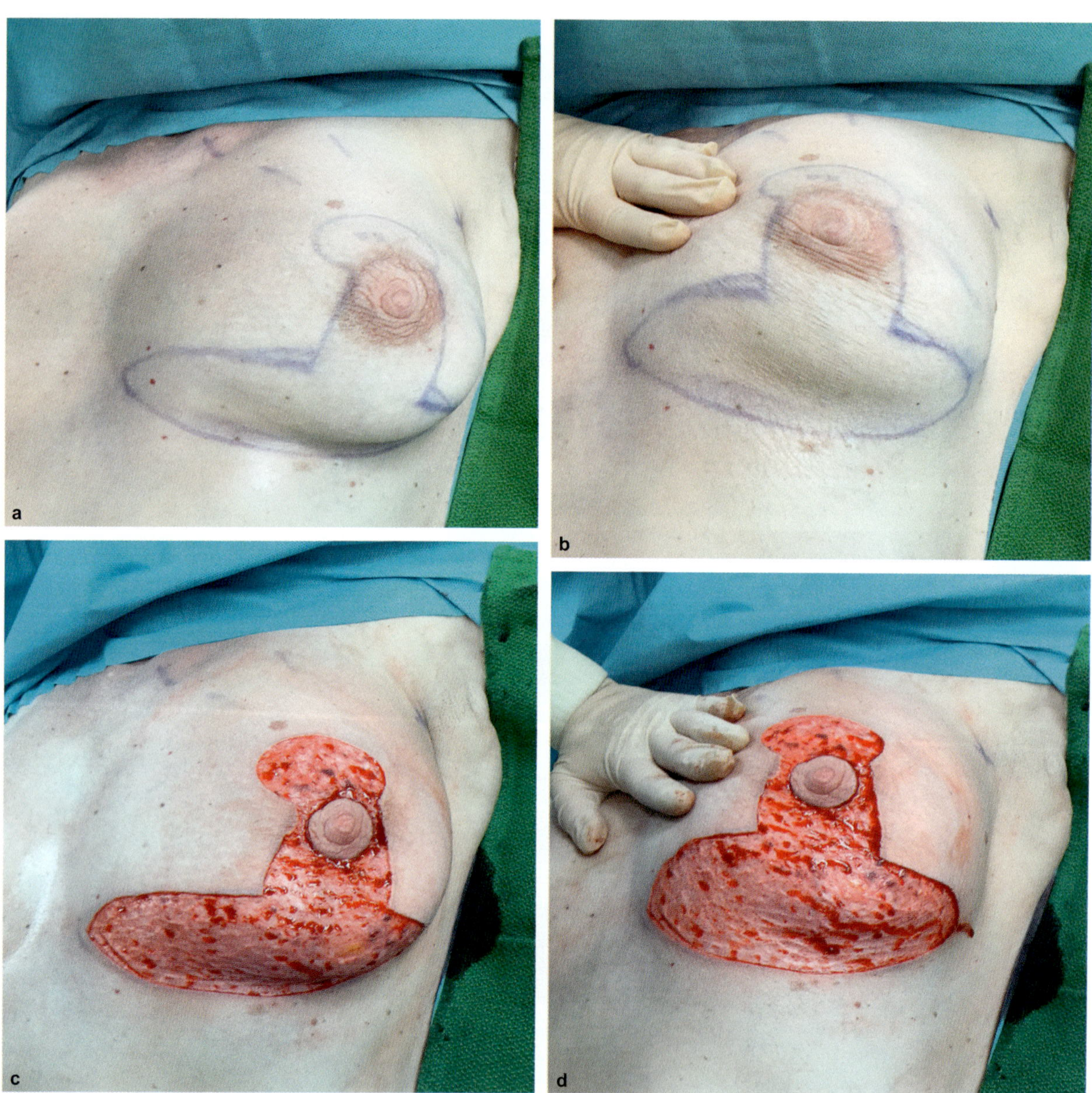

Abb. 3.91 Intraoperative Schritte
Sorgfältige Lagerung der Patientin und Nachzeichnung der Schnittführung. Das Karzinom liegt oben außen. Der Jugulum-Mamillen-Abstand wird durch die OP von 28 auf 24 cm reduziert. Depithelialisierung der in die Figur fallenden Fläche unter Erhalt des MAK, der mit einer Mamillenstanze auf die neue Größe angepasst wurde. Inzision wie dargestellt mit etwa 5 mm Abstand zur Haut. Dieses Areal ist für die abschließende Hautnaht sehr relevant. [P1192]

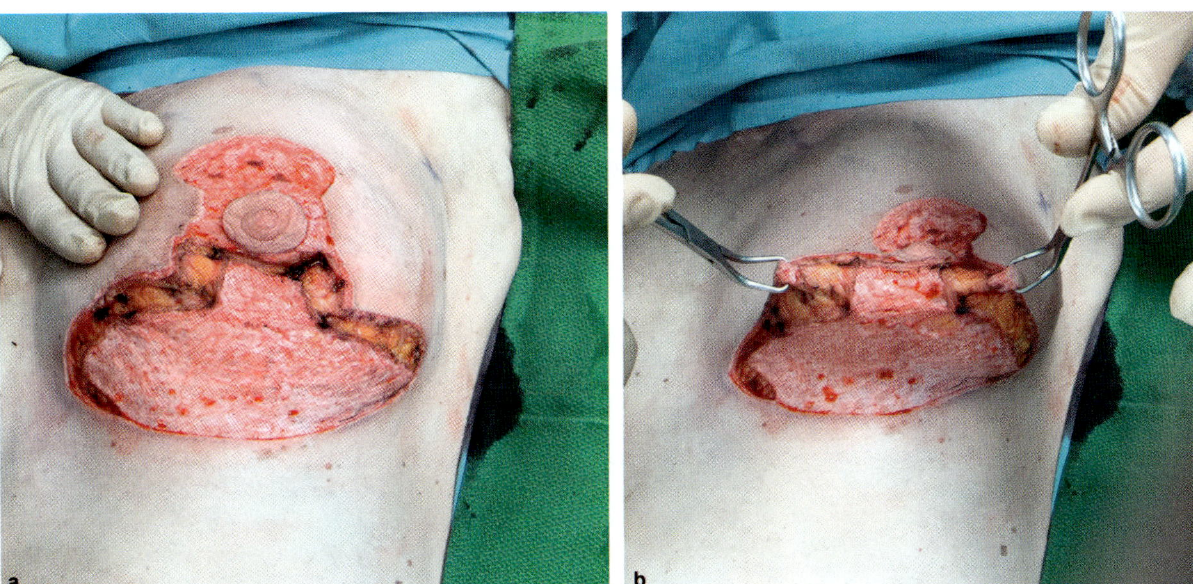

Abb. 3.92 Intraoperative Schritte [P1192]
a) Inzision des Koriums wie dargestellt mit etwa 5 mm Abstand zur Haut und zum unteren Pol des MAK
b) Anschließend tiefes Anhaken der Ecken mit jeweils einer Backhaus. Ein zu oberflächliches Anhaken mit den Instrumenten führt zum Abledern der Haut, was die Durchblutung an dieser Stelle beeinträchtigt

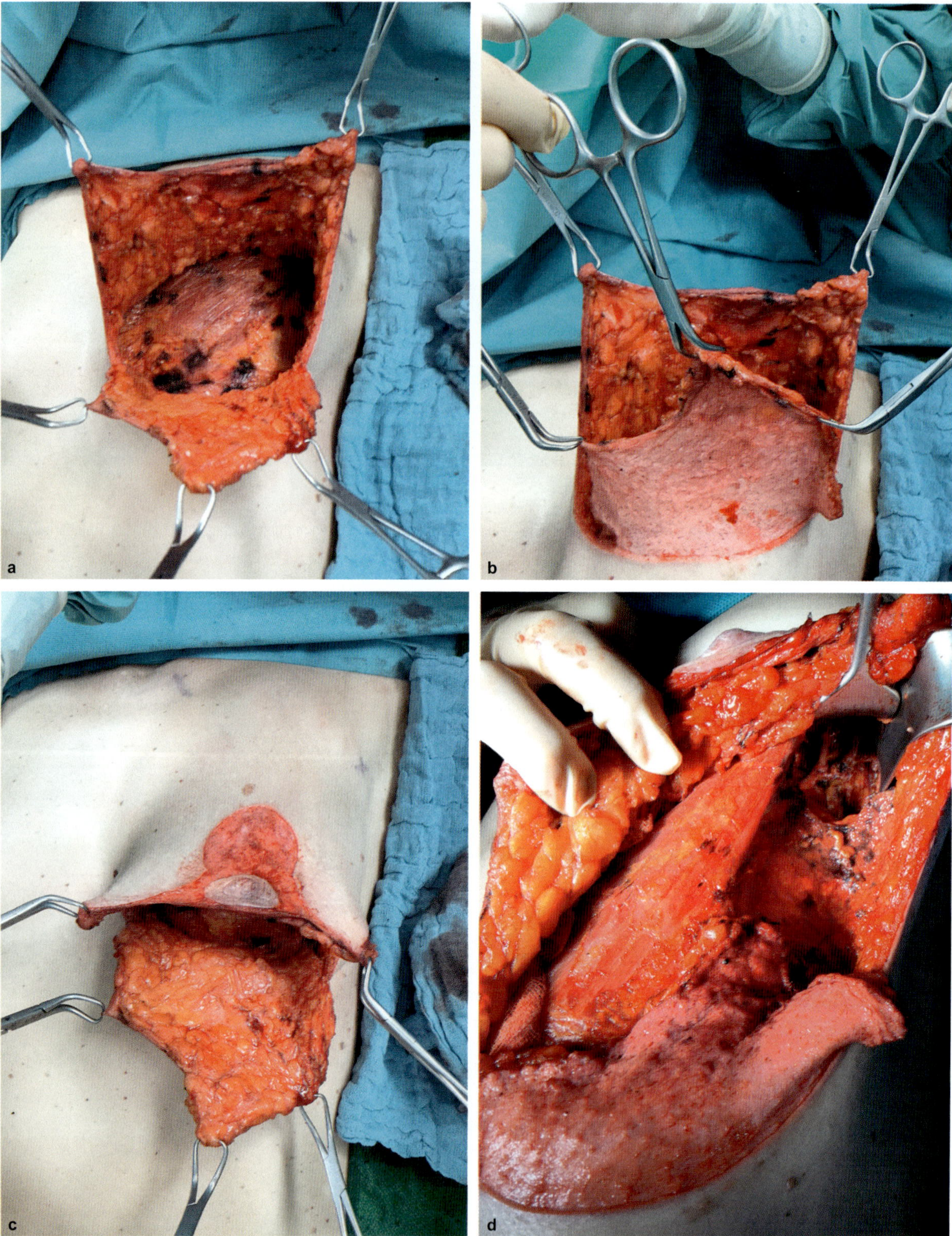

Abb. 3.93 Intraoperative Schritte
Komplette Freipräparation des Drüsenkörpers. Gewährleistung der Versorgung des MAK von kranial. Erhalt des kaudalen Koriumlappens (Corium-Flap). Exzision des Drüsenkörpers unter Mitnahme der Pektoralisfaszie. *Targeted axillary dissection* (TAD) über den Zugang und anschließend Verschluss der Fascia axillaris nach Einlage eines Quadrains in die Wundhöhle der Axilla. Somit kann ein weiterer äußerlich sichtbarer Schnitt vermieden und die Morbidität gesenkt werden. [P1192]

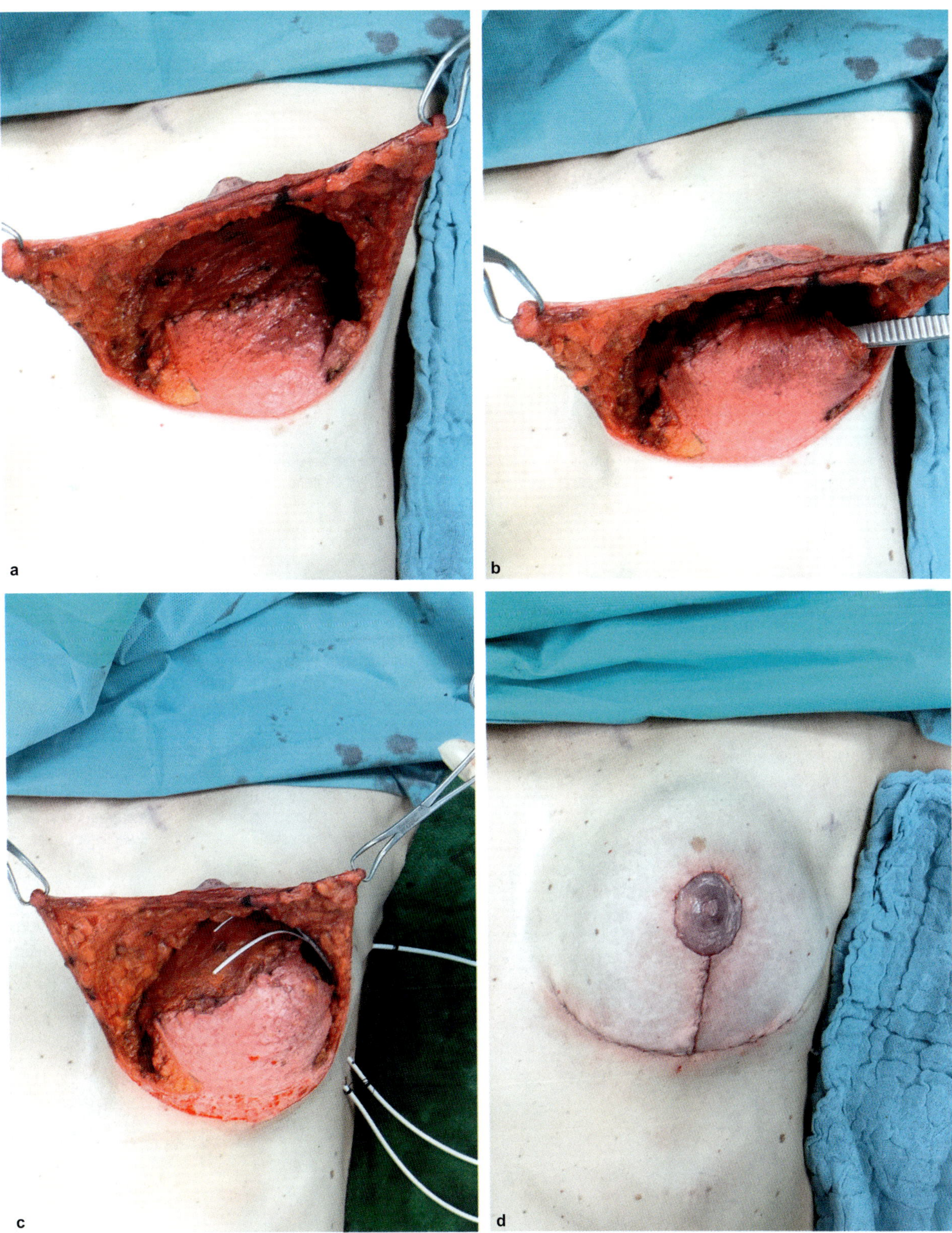

Abb. 3.94 Intraoperative Schritte
Ablösen des M. pectoralis major am Ursprung komplett an den Rippen und etwa 1–2 cm am Brustbein und Freipräparation. Vereinigung des deepithelialisierten Corium-Flaps mit dem M. pectoralis major mit 3x0 Vicryl fortlaufender Naht und Einlage eines Quadrains in die submuskuläre Wundhöhle. Ein weiterer Quadrain wird epipektoral eingelegt. Anschließend erfolgt die Spülung der Wundfläche mit NaCl, eine Desinfektion der umliegenden Hautfläche, Handschuhwechsel und Einlage des Implantats. Hier wurde ein rundes Implantat eingesetzt. Zur Auswahl der Größe und Form können *Sizer* angewendet werden. Anschließend Hautverschluss mit 4x0 Monocryl für die horizontale und vertikale Naht und 5x0 für die Einnaht des MAK. [P1192]

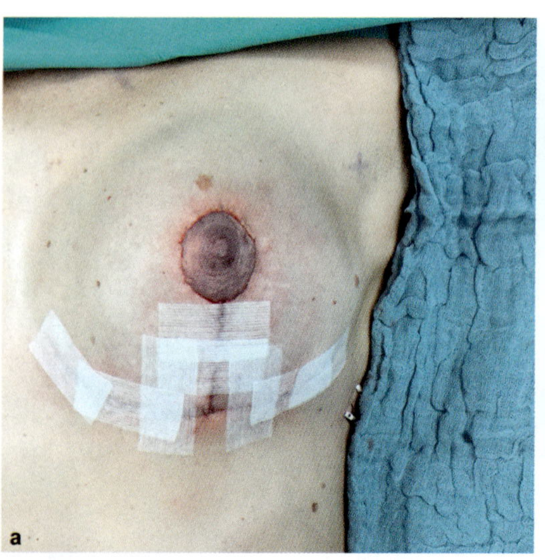

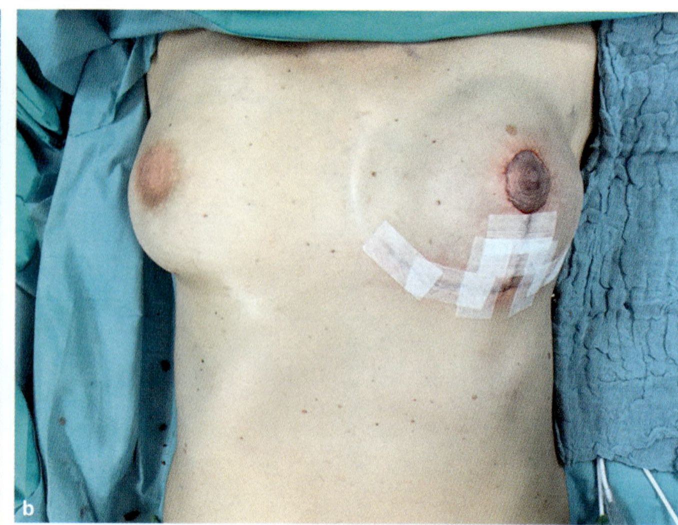

Abb. 3.95 Intraoperative Schritte
Nach erfolgter Hautnaht wird ein stützender Verband mit Steri-Strips angebracht. Die Kummerecke bei 9 Uhr bleibt offen. Periareolär kann ebenfalls ein stützender Verband angebracht werden, dieser kann jedoch bei Durchblutungsstörung eher belastend sein und beim Entfernen zu einer Epithelablösung führen. [P1192]

3.16.4 Postoperatives Ergebnis

➤ Abb. 3.96

TIPP

Der regelmäßige Verzehr von Kurkuma (Kapseln, Tee oder Pulver) sollte bei der OP-Planung erfragt und 2–4 Wochen vorher abgesetzt werden.

MERKE

Das endgültige Ergebnis stellt sich erst mind. nach 3 Monaten dar. Die Brustform erfährt eine leichte Ptose in dieser Zeit.
Aufgrund der Möglichkeit des weiträumigen Zugangs zur Axilla über diese Form der Schnittführung an der Brust kann auf eine weitere äußerliche Inzision und Narbe im Bereich der Axilla verzichtet werden.

CAVE!

Postoperativ sollte die intraoperativ gegebene Antibiotikatherapie bis zur Entfernung der Drainagen fortgesetzt werden. Die Drainagen sollten erst bei einer Fördermenge < 30 ml an zwei aufeinanderfolgenden Tagen entfernt werden.
Die Steri-Strips verbleiben für 14 Tage trocken und sollten nicht gewechselt werden, sofern nicht erforderlich. Nach 14 Tagen werden diese entfernt und die Patientin darf duschen.
Die Patientin sollte postoperativ in regelmäßigen Abständen bis zur definitiven Wundheilung einbestellt werden. Schwimmen, Sauna und Solarium sollten in den ersten 3 Monaten gemieden werden. In dieser Zeit sollte ein angepasster BH oder Sport-BH getragen werden.

INFO

Durch den an den M. pectoralis major adaptierten Corium-Flap wird ein innerer BH für das Implantat geschaffen. Das Auftreten eines Wrinklingphänomens ist bei dieser Methode sehr gering.

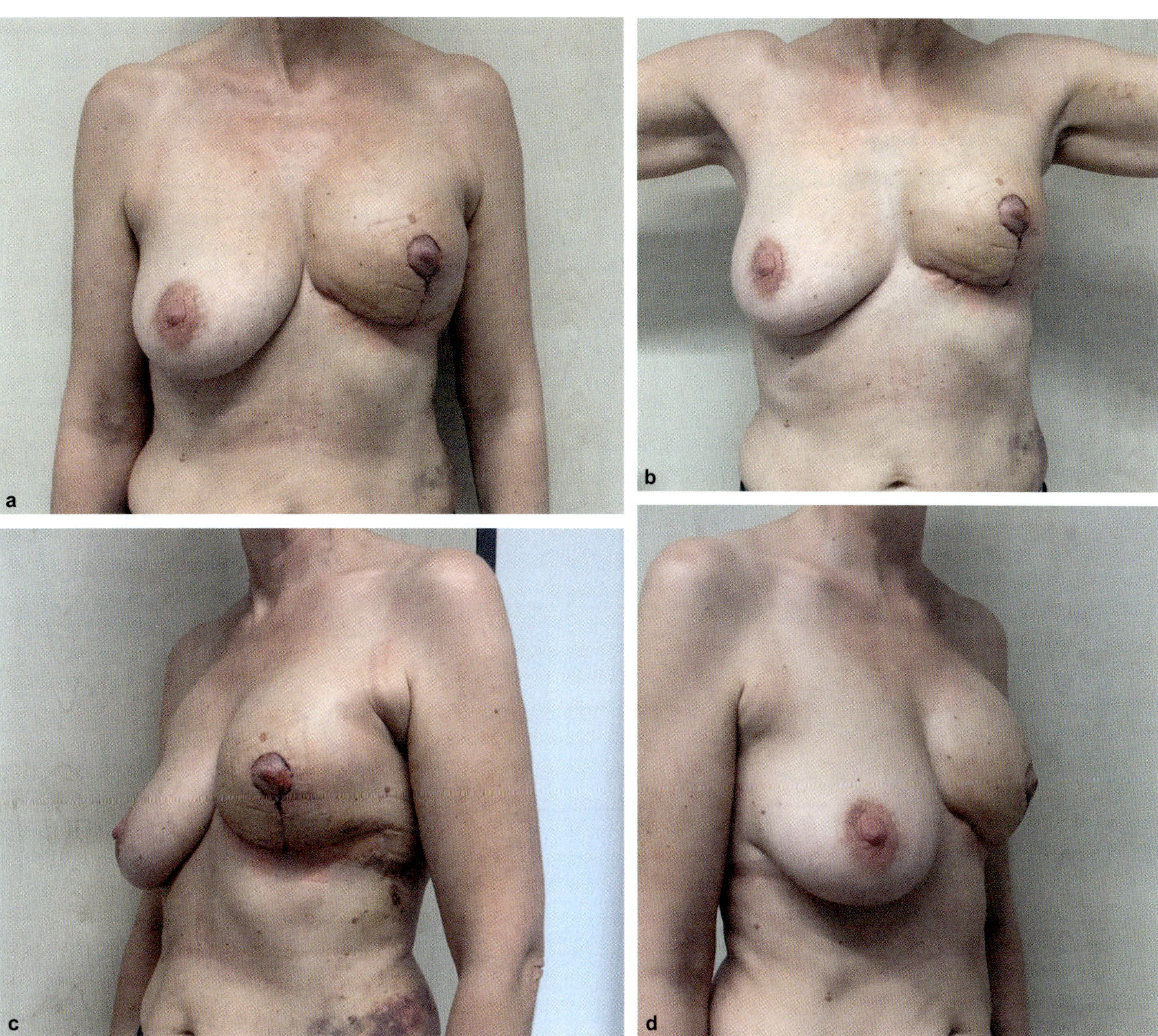

Abb. 3.96 Postoperatives Ergebnis am 14. Tag nach OP und Revision bei Nachblutung, anamnestisch bedingt durch Kurkuma Verzehr, was präoperativ leider nicht erfragt wurde. [P1192]

3.17 Hautsparende Mastektomie (SSM) mit Bildung eines kaudal gestielten Koriumlappens und epipektoraler Implantatrekonstruktion bds.

Maggie Banys-Paluchowski

INFO

Die hautsparende bzw. mamillensparende Mastektomie wird oft mit der Reduktion des Hautmantels verbunden. Dieser Hautüberschuss kann vollständig entfernt oder – in Form eines Koriumlappens – zur besseren Abdeckung der Prothese verwendet werden. Hierfür muss zunächst die gesamte Haut der unteren Quadranten sorgfältig deepithelialisiert werden. Dank der „doppelten Abdeckung" ist das Risiko für Wundheilungsstörungen im unteren Bereich (im „T") geringer, da sich unterhalb der sichtbaren Haut gesundes Korium des Lappens befindet.

Fallbeispiel

- 50-jährige Patientin mit Mammakarzinom und ausgedehntem DCIS li. retromamillär
- abgeschlossene neoadjuvante Chemotherapie
- BRCA1-Mutation
- BH-Größe: 80D, ausgeprägte Ptosis
- Mamillen-Jugulum-Abstand re. 30 cm, li. 31 cm
- Wunsch nach beidseitiger Mastektomie, Mamillenerhalt li. aufgrund der Tumorlokalisation nicht möglich, Entscheidung der Patientin zur Mamillenentfernung der Gegenseite; zusätzlich wird der Sentinel-Lymphknoten li. entfernt

➤ Abb. 3.97, ➤ Abb. 3.98, ➤ Abb. 3.99, ➤ Abb. 3.100, ➤ Abb. 3.101, ➤ Abb. 3.102, ➤ Abb. 3.103, ➤ Abb. 3.104, ➤ Abb. 3.105, ➤ Abb. 3.106, ➤ Abb. 3.107, ➤ Abb. 3.108, ➤ Abb. 3.109

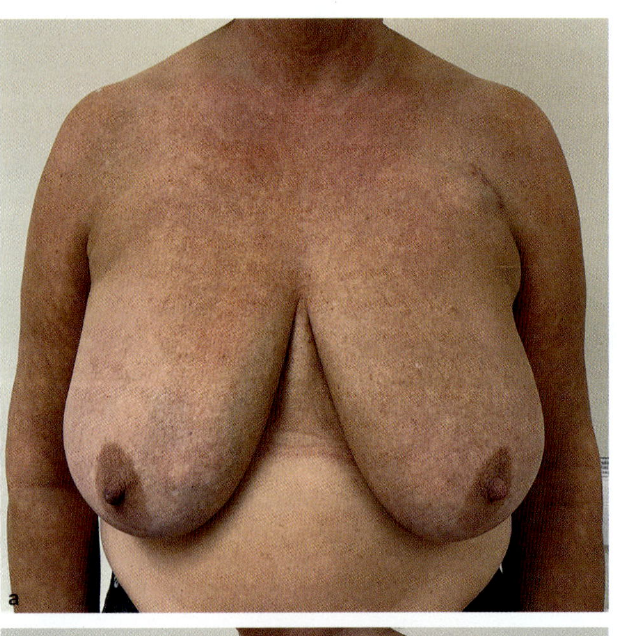

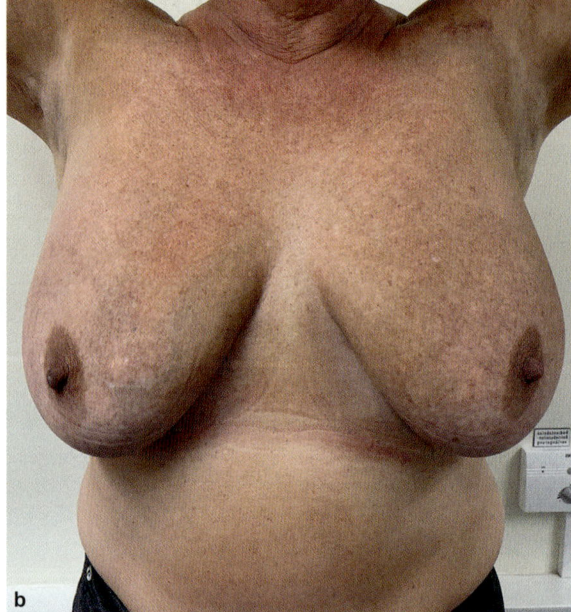

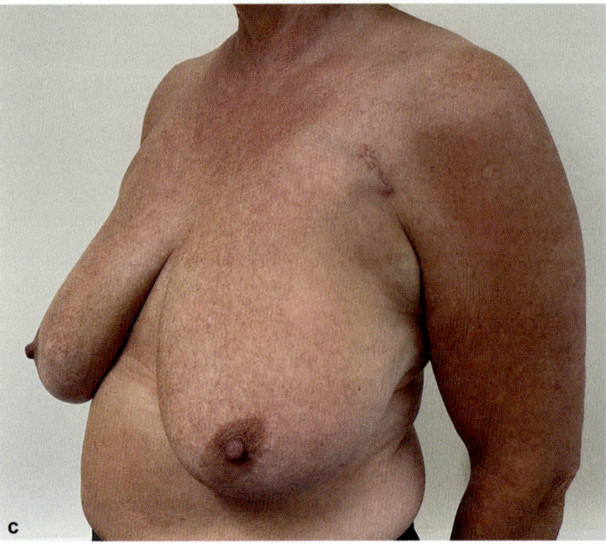

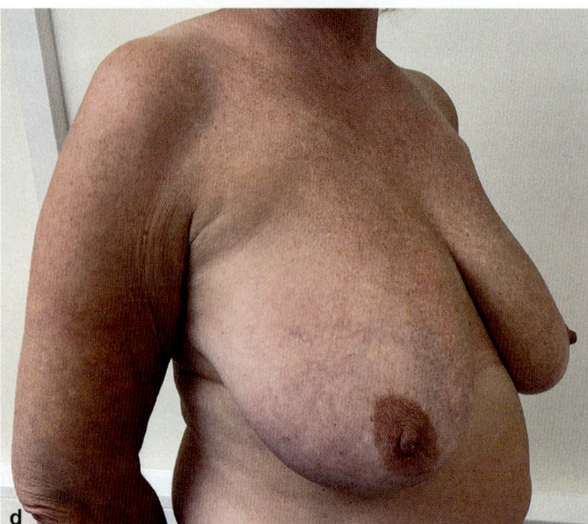

Abb. 3.97 Präoperative Fotodokumentation [M1103]

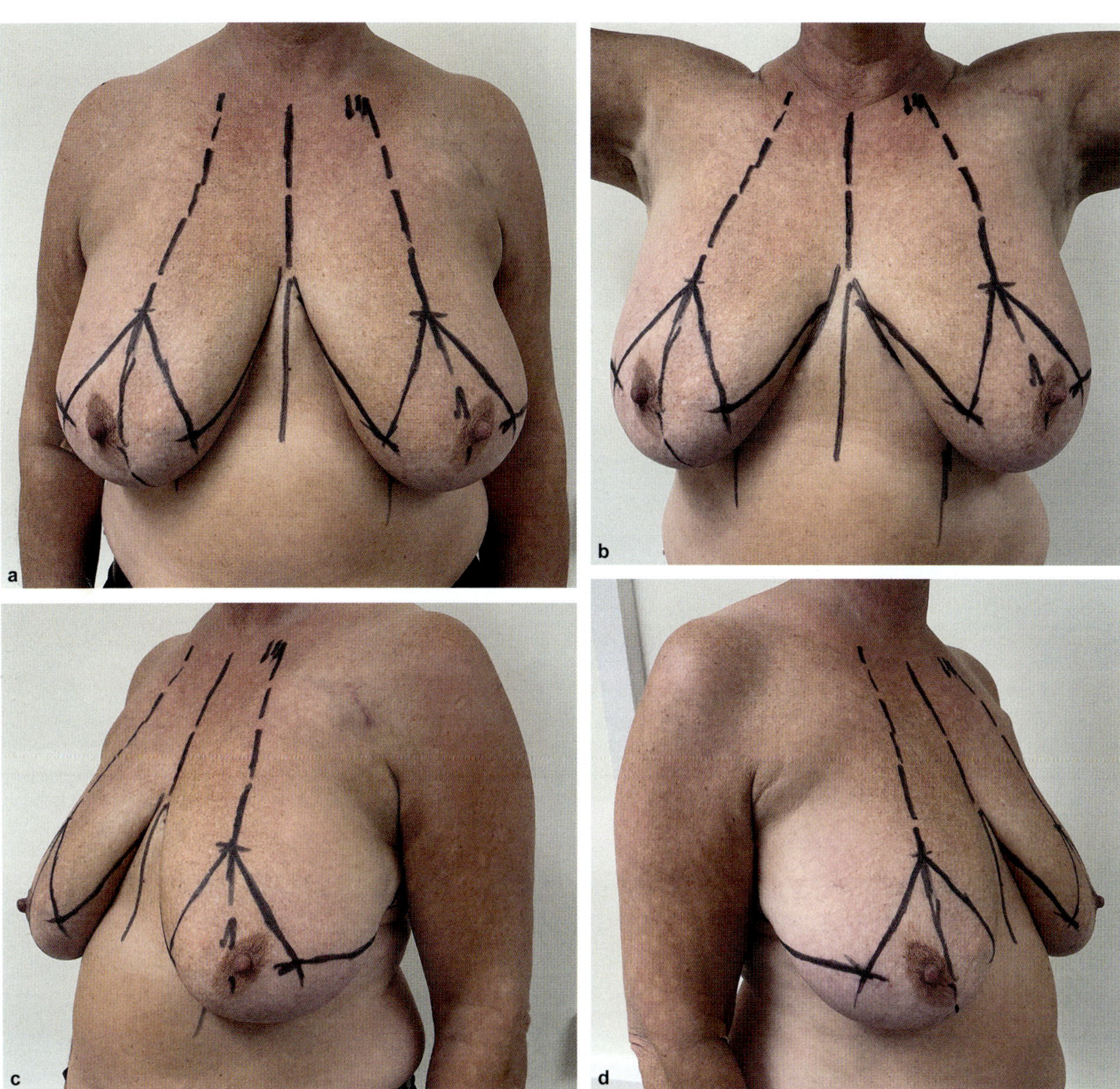

Abb. 3.98 Präoperative Anzeichnung an der stehenden Patientin
Neuer Jugulum-Mamillen-Abstand 21 cm, Steglänge 10 cm, neuer Sternum-Mamillen-Abstand 11 cm, Abstand medialer und lateraler Hautschenkel 10 cm [M1103]

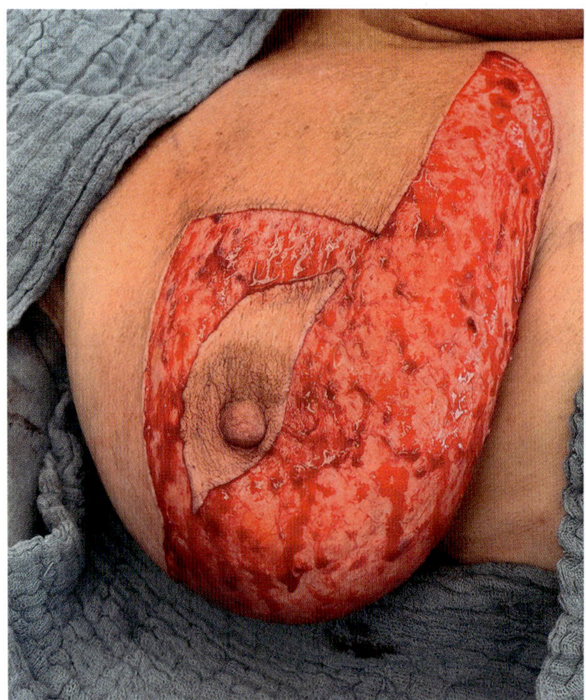

Abb. 3.99 Die Haut innerhalb der Anzeichnung wurde unter Aussparung des Mamillen-Areola-Komplexes, der vollständig entfernt wird, deepithelialisiert. Insbesondere im unteren Bereich, der zur Bildung des Koriumlappens verwendet wird, soll die Deepithelialisierung möglichst sorgfältig erfolgen, um die subkoriale Gefäßversorgung zu schonen. [M1103]

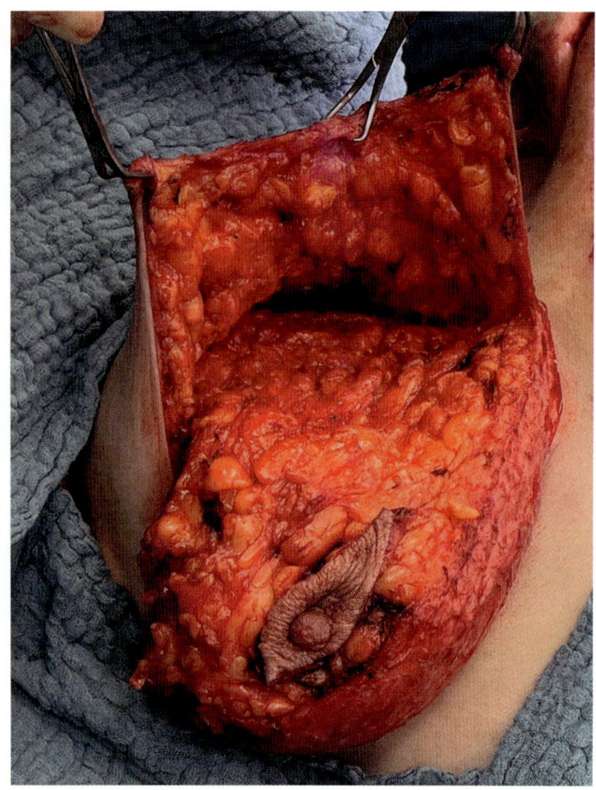

Abb. 3.101 Die gesamte Brustdrüse wurde von der darüberliegenden Haut abpräpariert. Dabei wird darauf geachtet, dass kein Restdrüsengewebe verbleibt. [M1103]

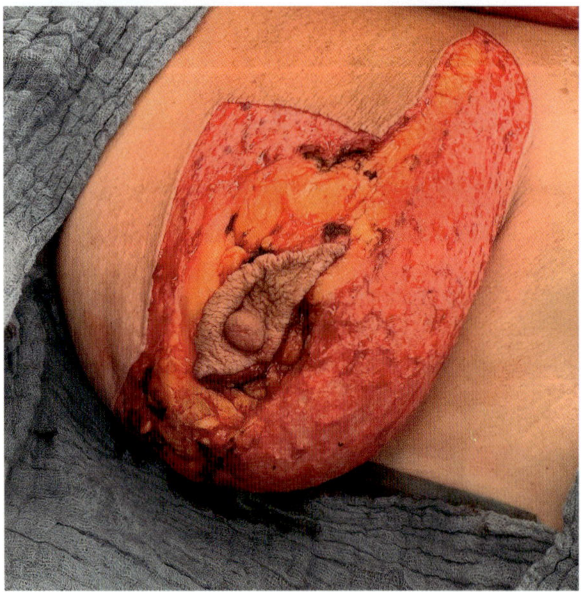

Abb. 3.100 Das Korium wurde um den Mamillen-Areola-Komplex eröffnet. Die Koriumeröffnung wurde nach medial und lateral verlängert. [M1103]

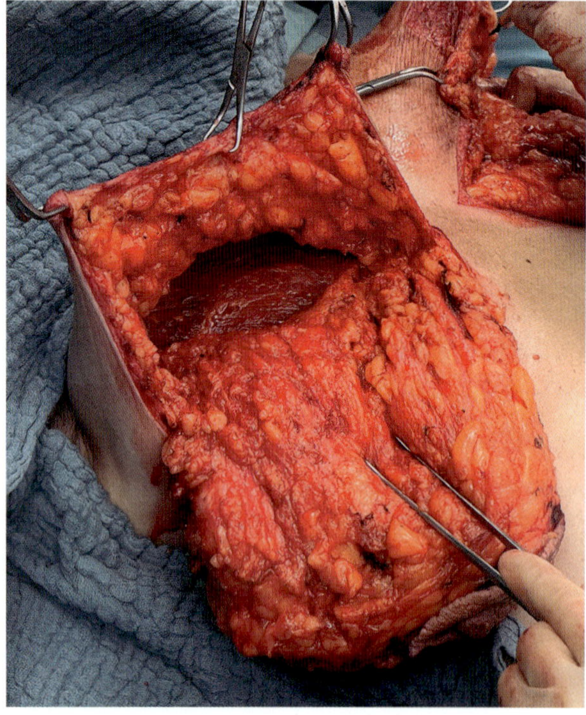

Abb. 3.102 Die Brustdrüse wird von der Muskulatur unter Mitnahme der Pektoralisfaszie abgesetzt. [M1103]

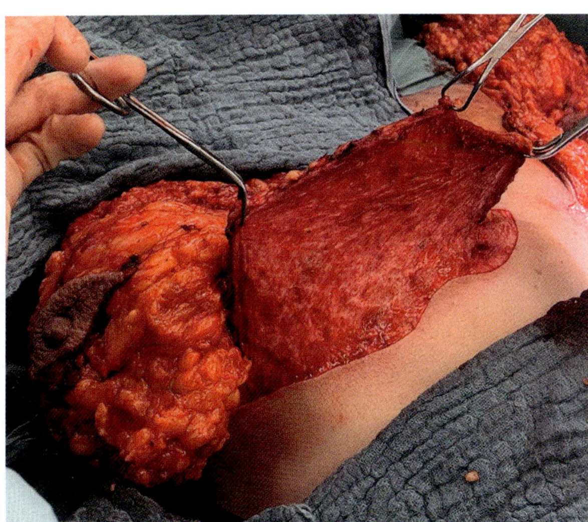

Abb. 3.103 Durch die Entfernung der Brustdrüse im Bereich der unteren Quadranten entsteht im bereits deepithelialisierten Areal der sog. Koriumlappen. Dieser ist von kaudal durchblutet. Ist der Lappen besonders groß, kann er zusätzlich mit Nähten an der Thoraxwand fixiert werden. [M1103]

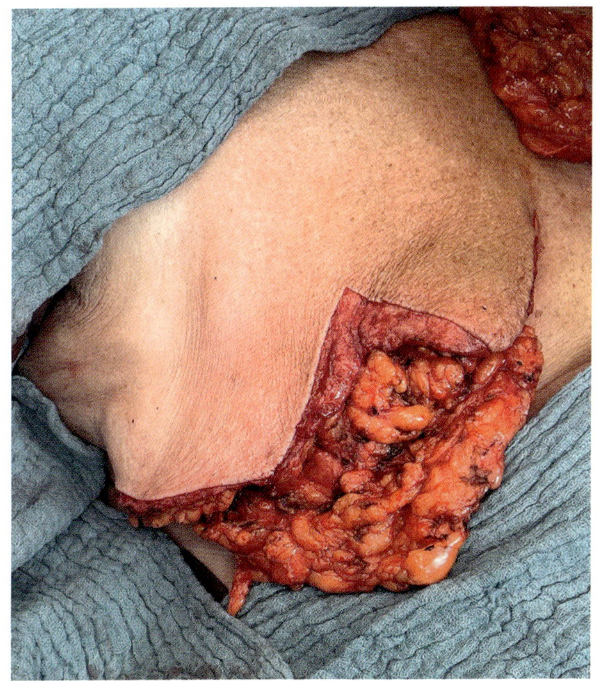

Abb. 3.104 Die Brustdrüse mit dem Mamillen-Areola-Komplex wurde entfernt. Sichtbar ist der freiliegende Koriumlappen. [M1103]

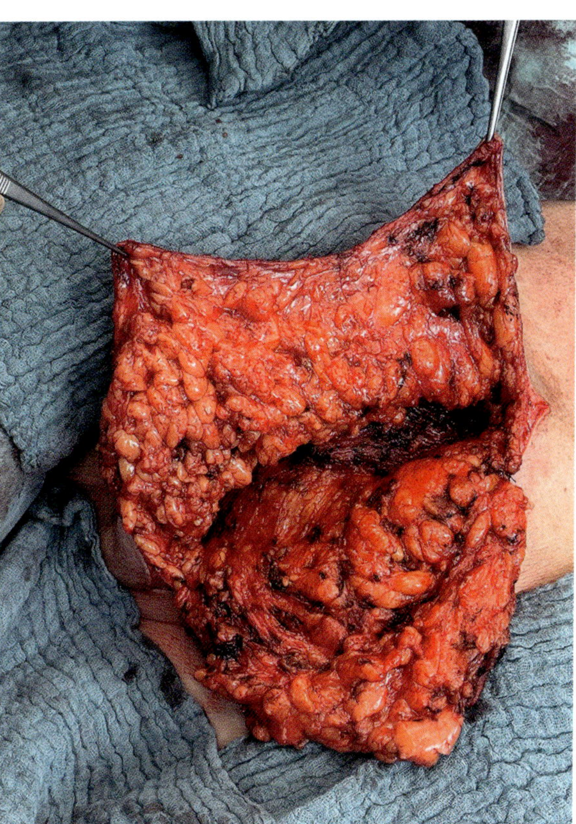

Abb. 3.105 Nach der Mastektomie wird eine gezielte Inspektion des verbliebenen Gewebes vorgenommen, um ggf. kleinere Restdrüsenanteile vollständig zu entfernen. [M1103]

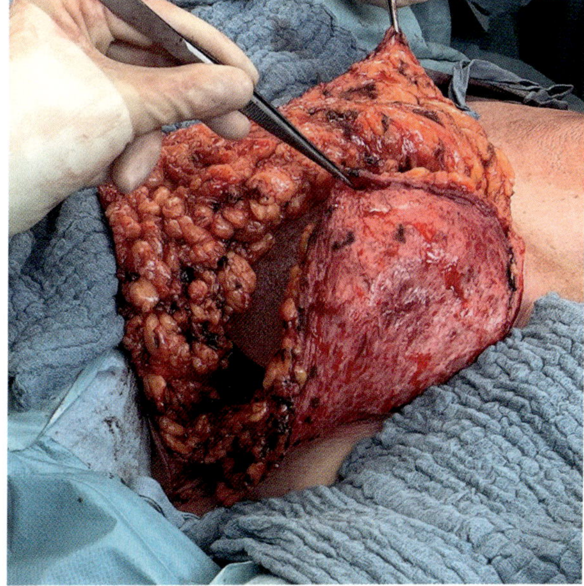

Abb. 3.106 Nach Aufsetzen der Patientin wird die Prothese mit Hilfe der *Sizer* ausgewählt (375 cc, niedrige Höhe, mittlere Projektion). Der Koriumlappen bedeckt den gesamten unteren Teil des Implantats und sorgt für doppelte Abdeckung der Prothese. Optional ist eine zusätzliche Fixierung des Koriumlappens an der Thoraxwand (in dem vorliegenden Fall nicht erfolgt). [M1103]

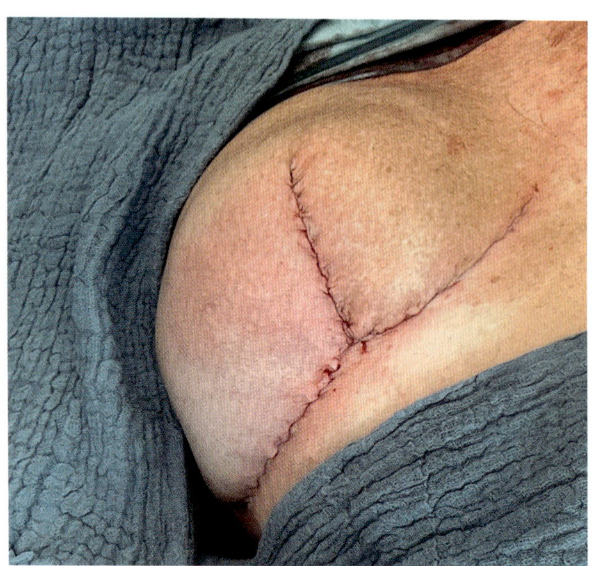

Abb. 3.107 Abschließende intraoperative Fotodokumentation nach der Intrakutannaht [M1103]

CAVE!

In den ersten Wochen nach der Operation imponiert die doppelte Abdeckung sonografisch meist als zwei aufeinanderliegenden dünnen Gewebsschichten, die gut voneinander zu unterscheiden sind (➤ Abb. 3.109). Der Koriumlappen verwächst sich jedoch schnell mit der darüberliegenden Hautschicht und kann im Rahmen der Nachsorge irrtümlicherweise als „zuviel belassenes Gewebe" interpretiert werden. Daher ist eine gute Dokumentation des operativen Vorgehens und die Aufklärung der Patientin wichtig.

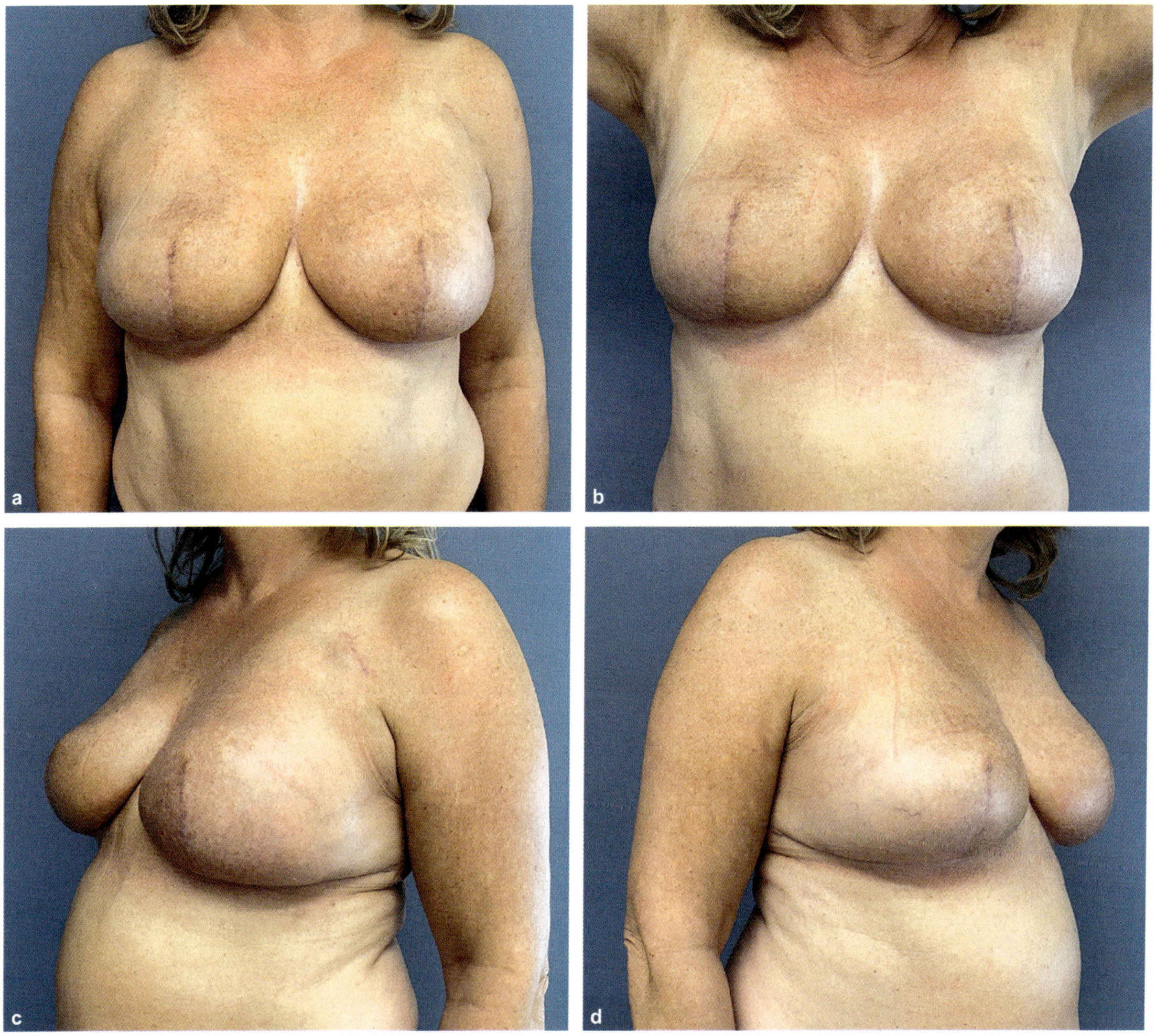

Abb. 3.108 Postoperatives Ergebnis 8 Wochen nach der Operation. Geplant ist eine beidseitige Mamillenrekonstruktion. [M1103]

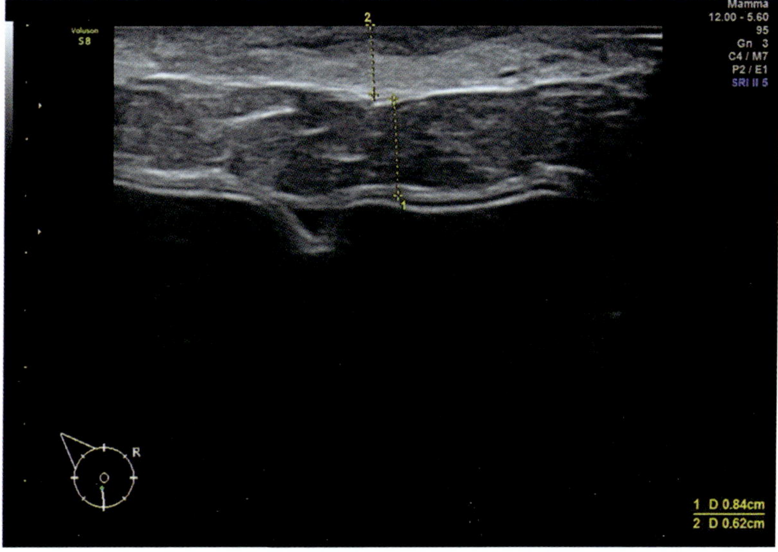

Abb. 3.109 Typisches sonografisches Bild der doppelten Abdeckung durch den Koriumlappen im unteren Bereich der Brust (1: Koriumlappen, 2: Hautmantel) [M1103]

3.18 Expandereinlage und Wechsel auf Implantat

Nina Ditsch

Fallbeispiel

52-jährige Patientin mit einem zwei Quadranten überschreitenden und bis an die Mamille heranreichenden histologisch gesicherten Mammakarzinom re.

3.18.1 Hintergrundinformation

Die Patientin stellt sich mit dem Wunsch einer Rekonstruktion mittels Implantat bei geplanter Ablatio mammae vor.

Die radiologische Diagnostik bestätigt den klinischen Verdacht eines direkt an die Mamille heranreichenden und mehrere Quadranten überschreitenden Mammakarzinoms.

Hintergrund: Expander können zur Haut- und Gewebedehnung genutzt werden, falls ein hautsparendes Verfahren nicht zum Einsatz kommen kann. Sie bestehen meist aus einer Silikonhülle und einem Zugang für das Einbringen von Flüssigkeiten (z. B. Metallventil). Sie sind mit Kochsalzlösung auffüllbar und sollten nur zum temporären Einsatz kommen, um dann sekundär durch Implantate, ggf. auch Eigengewebe, sekundär ersetzt zu werden.

Dieses Verfahren wird heutzutage eher seltener eingesetzt, da (wenn möglich) meist hauterhaltende Verfahren oder Eigengewebeaufbau präferiert werden. Der Expander kann aber z. B. bei Ablatio simplex mit deutlichem Haut- und Mamillenverlust vorteilhaft sein, wenn eine Gewebedehnung erforderlich ist. Das Volumen des Expanders sollte in Anlehnung an das ursprüngliche Brustvolumen mit der Möglichkeit eines über 100ml größeren Zielvolumens gewählt werden.

Zur Vorbereitung der operativen Einlage sollte der Expander luftleer sein und mit z. B. 80–100 ml NaCl befüllt werden.

Die operative Platzierung erfolgt unter den M. pectoralis major und vorderen Anteilen des M. serratus anterior.

Im medio-kaudalen Bereich werden die Ursprünge des M. pectoralis major auf Höhe der 5.–6. Rippe so weit durchtrennt, dass der Expander entsprechend dem Brustansatz der kontralateralen Seite zu liegen kommt Der Muskelbereich wird über dem Expander mit Einzelknopfnähten nach Anlage einer Drainage verschlossen. Die Naht erfolgt sub- und intrakutan. Über das Ventil kann postoperativ, am besten im Abstand von 2–3 Wochen, sekundär die Füllung des Expanders (Bestimmung der Lokalisation z. B. über einen Magneten) mithilfe einer großlumigen Nadel erfolgen.

3.18.2 Präoperativer Befund (vor Expandereinlage)

➤ Abb. 3.110

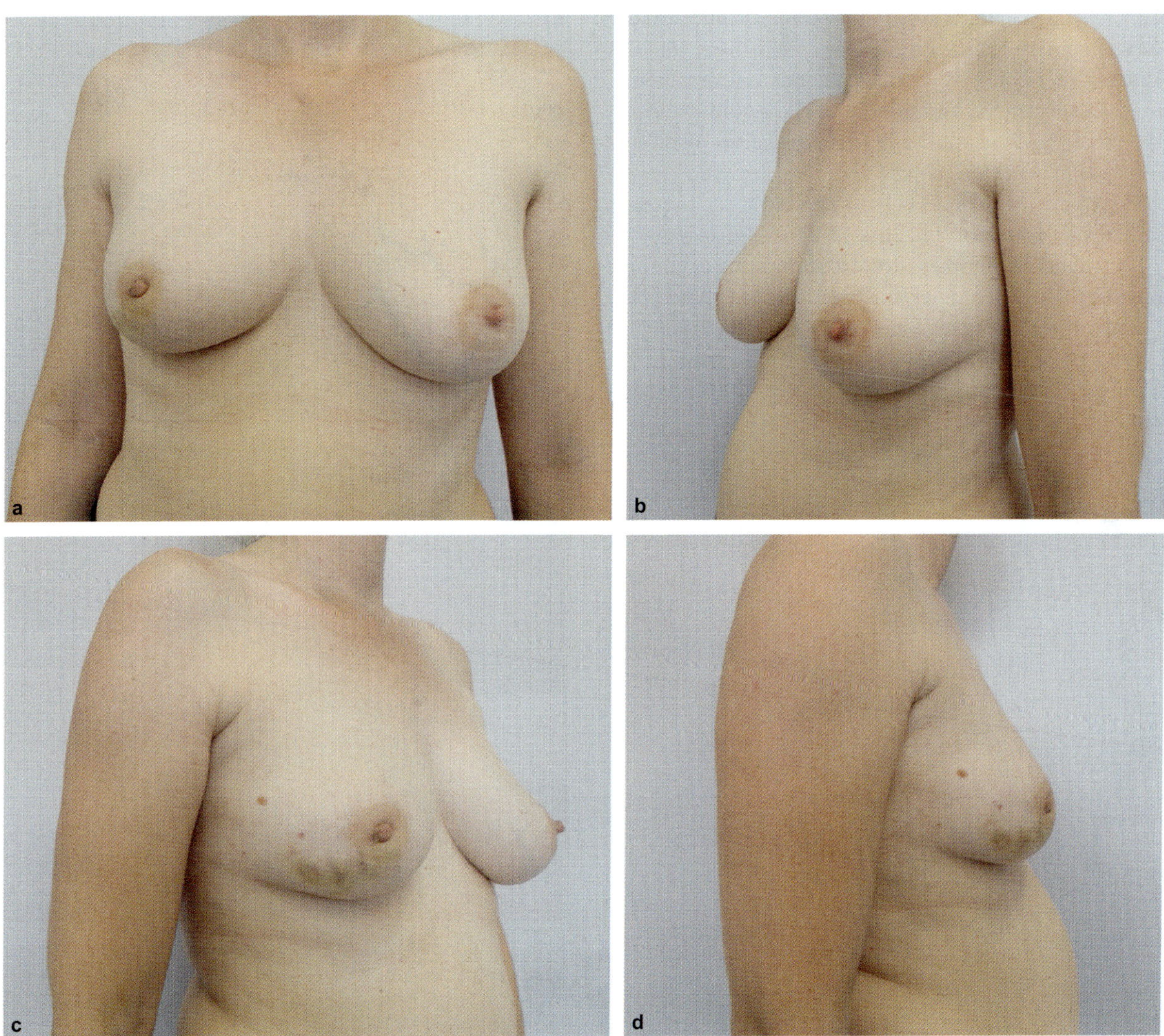

Abb. 3.110 Präoperativer Befund (vor Expandereinlage) [M1260]

3.18.3 Operatives Vorgehen: Expandereinlage

Operationsschritte

Nach Ablatio simplex erfolgt mittels stumpfer und scharfer Präparation das Abheben des M. pectoralis major und des vorderen Anteils des M. serratus anterior von der Thoraxwand. Der Expander wird mittels Kanüle entlüftet und mit 80–100 ml NaCl befüllt. Nach Drainagenanlage Verschluss der Muskeln mit Einzelknopfnähten sowie der Haut.

Dargestellt (➤ Abb. 3.111) ist der intraoperative Situs nach Ablatio simplex re. mit Blick auf den M. pectoralis.

Darstellung des Abhebens des M. pectoralis major und dem anterioren Anteil des M. serratus anterior (➤ Abb. 3.112).

Einlage des entlüfteten und mit 80 ml NaCl gefüllten Expanders (➤ Abb. 3.113).

Muskelverschluss über dem Expander durch Einzelknopfnähte nach Drainagenanlage (➤ Abb. 3.114).

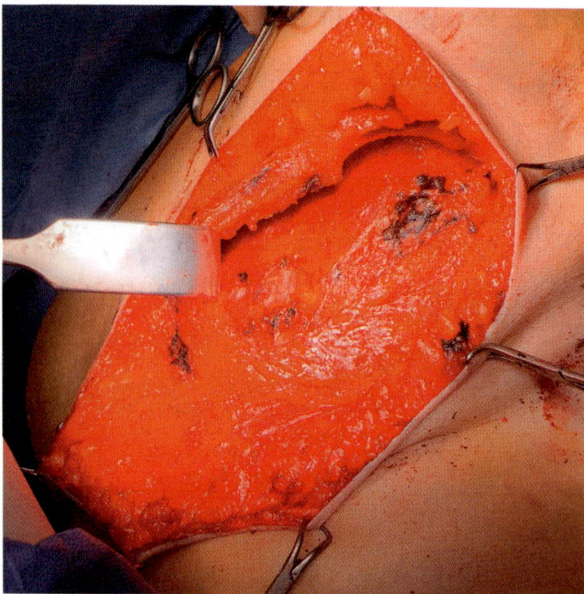

Abb. 3.112 Darstellung des M. pectoralis major und anteriorem Anteil des M. serratus anterior [M1260]

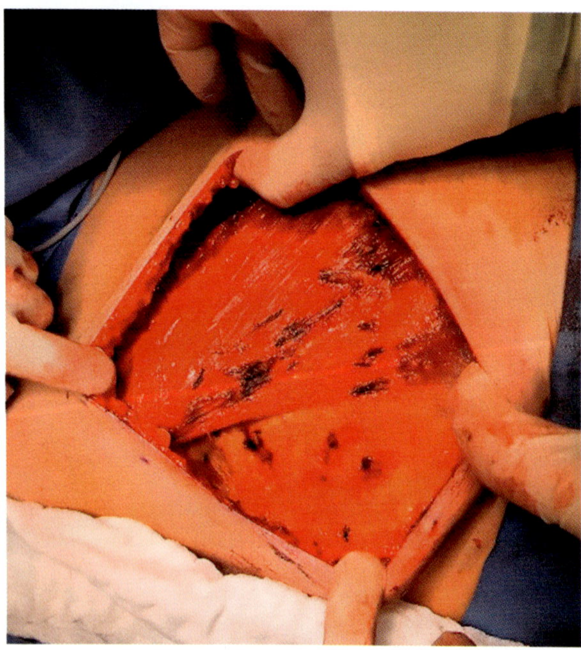

Abb. 3.111 Operatives Vorgehen: Expandereinlage [M1260]

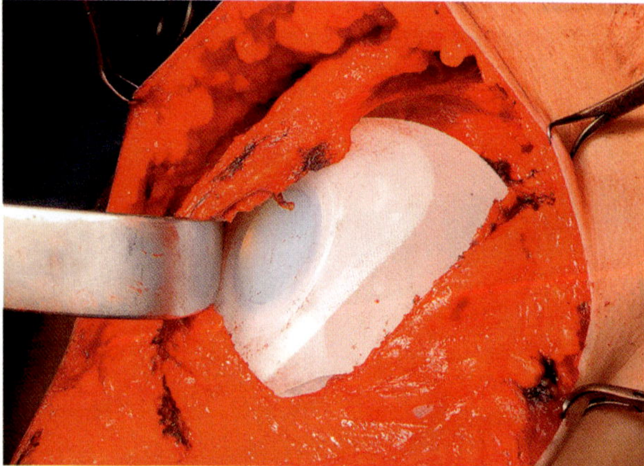

Abb. 3.113 Inzision und Abheben der Muskelbereiche von der Thoraxwand, Einlage des zuvor entlüfteten und mit NaCl gefüllten Expanders, so dass die Metallplatte, über die der Expander befüllt werden kann, nach ventral reicht. [M1260]

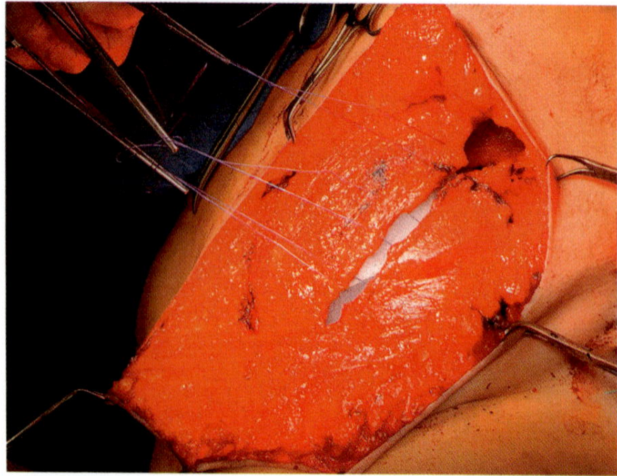

Abb. 3.114 Verschluss der Muskeln mit Hilfe von Einzelknopfnähten über dem Expander [M1260]

3.18.4 Postoperativer Befund nach Expandereinlage

➢ Abb. 3.115

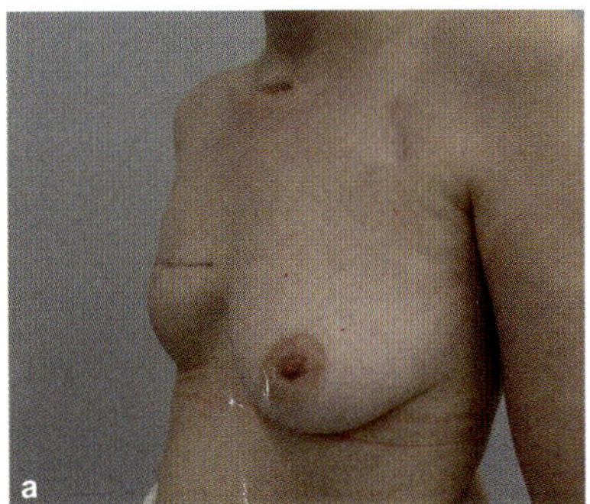
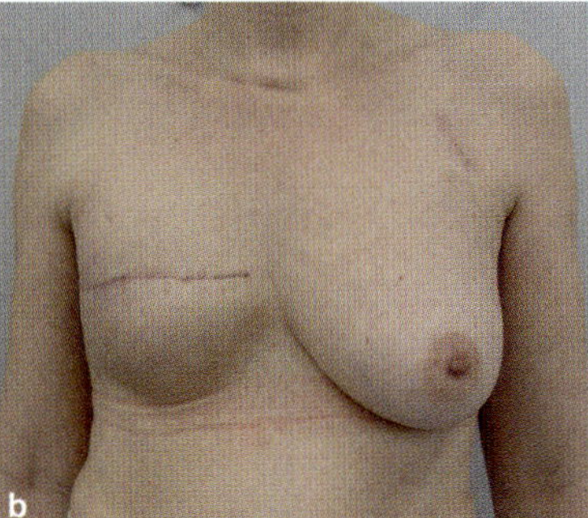
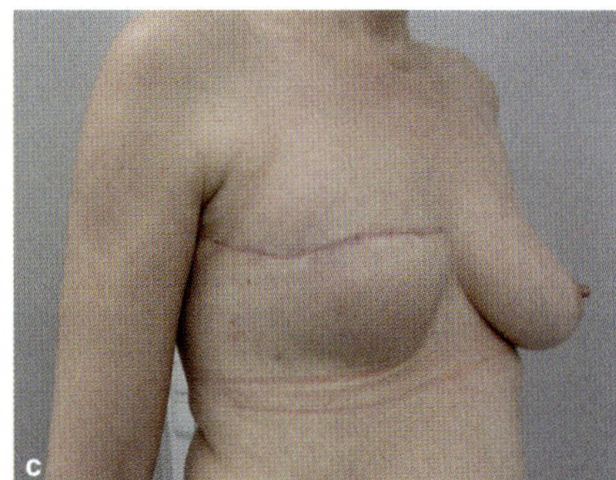
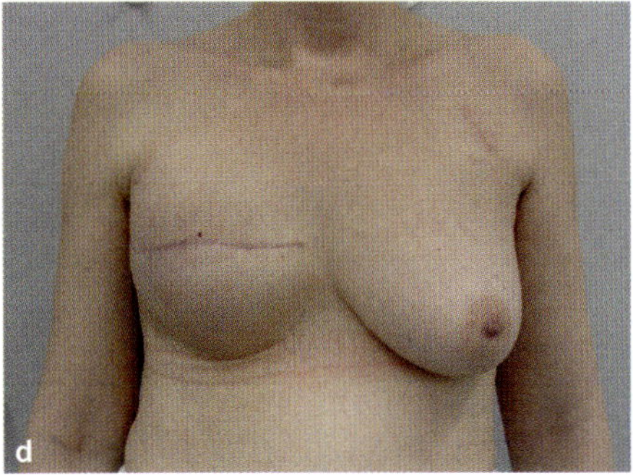
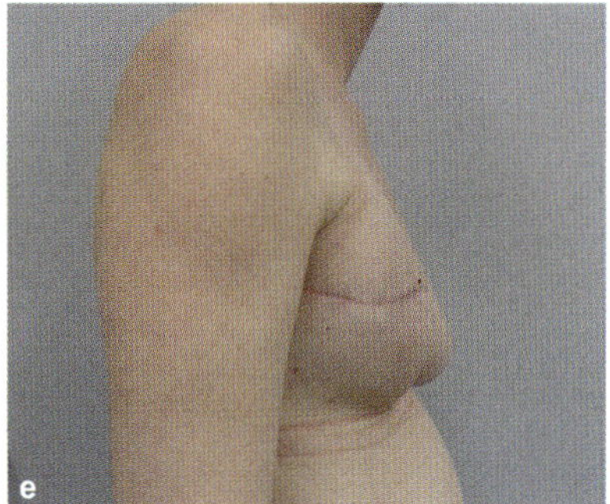

Abb. 3.115 a, b, c: Fotodokumentation mit leerem Expander; d, e: mit aufgefülltem Expander [M1260]

3.18.5 Operatives Vorgehen: Expanderentfernung und Wechsel auf Implantat

TIPP

Um die Basis für den Expander, also die zukünftige Submammärfalte, zu definieren, wird in Anlehnung an die individuellen Voraussetzungen der Patientin der Expander ein paar cm tiefer als die Submammärfalte der Gegenseite gelegt. Das Volumen des Expanders sollte so gewählt werden, dass eine Überdehnung von mind. 100–200 ml gegenüber der Gegenseite erreicht werden kann, um dann sekundär das Implantat locker in die vorgefertigte Höhle einbringen zu können.

MERKE

Die Anlage des Expanders sollte so gewählt werden, dass beim Tausch auf ein Implantat keine weiteren größeren Korrekturen vorgenommen werden müssen. Bei primär korrekt platziertem Expander ist das beste kosmetische Outcome zu erwarten.

CAVE!

Die kontralaterale Brust muss vor der Operation in die Planung miteinbezogen werden. Idealerweise sollt diese eine nicht zu deutliche Ptosis oder ein zu großes Volumen aufweisen. Falls doch, sollte eine angleichende Operation der gesunden Brust bereits in der primären Planung der OP besprochen werden.
Die Patientin muss vor der OP bei Metall enthaltenden Ventilen darüber aufgeklärt werden, dass kein MRT durchgeführt werden sollte, da dies zu Komplikationen führen kann.

INFO

Bei der Anlage eines Expanders werden die Muskeln z. B. mit Einzelknopfnähten im Sinne der Bildung einer Tasche über dem Expander normalerweise wieder verschlossen. Bei stabilen Hautweichteilverhältnissen und ausreichender Subkutanschicht kann auch auf eine komplette muskuläre Abdeckung des Expanders verzichtet werden. Prinzipiell ist auch der Einsatz permanenter Expander-Langzeitimplantate möglich, die nicht ausgetauscht werden müssen. Eine Radiatio ist mit Expander (Cave: in der Zeit der Radiatio ohne Volumenveränderung) oder auch Implantat möglich.

Operationsschritte

➤ Abb. 3.116, ➤ Abb. 3.117, ➤ Abb. 3.118, ➤ Abb. 3.119, ➤ Abb. 3.120, ➤ Abb. 3.121, ➤ Abb. 3.122
Das Kapitel zeigt die Fortsetzung der Patientinnengeschichte aus ➤ Kap. 3.18.4.

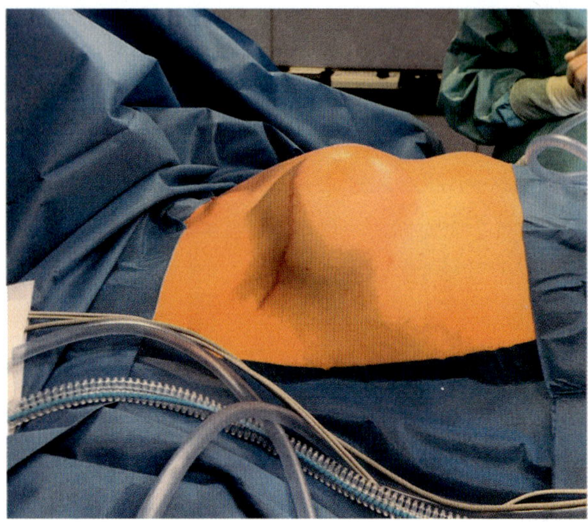

Abb. 3.116 Intraoperativer Befund vor Expanderentfernung [M1260]

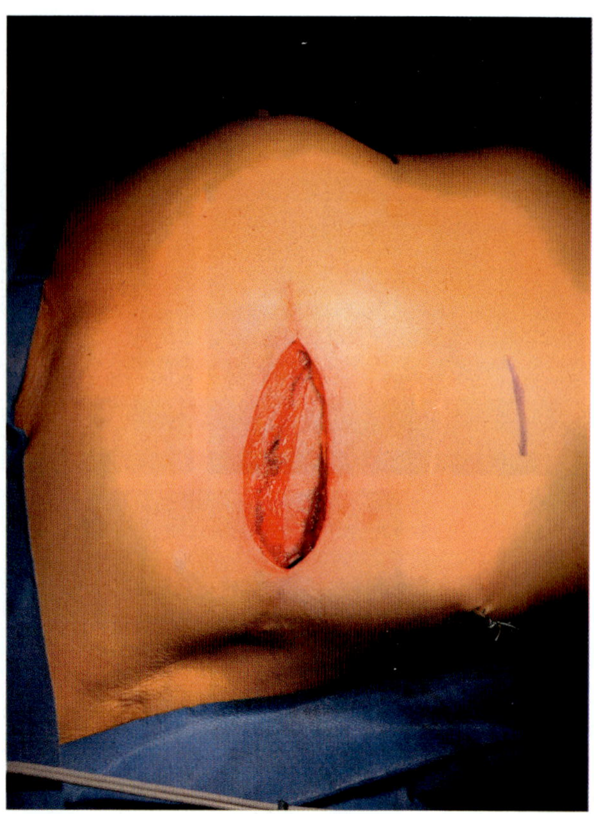

Abb. 3.118 Situs nach Expanderentfernung. Die neu formierte und mehrere cm tiefer liegende Submammärfalte re. kommt gut zur Darstellung (s. Anzeichnung). [M1260]

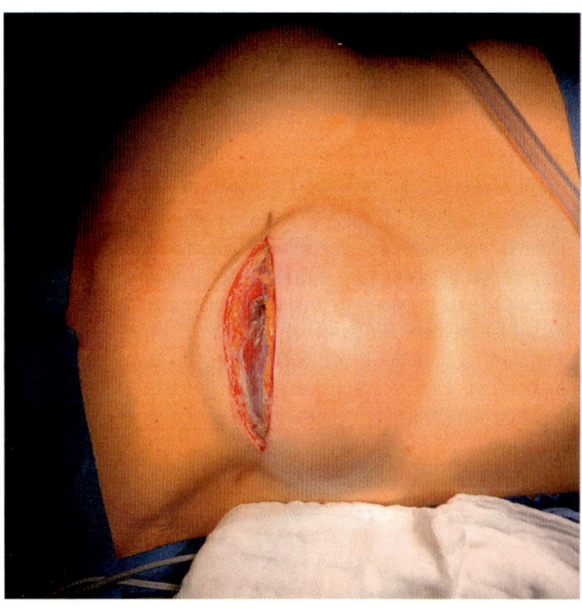

Abb. 3.117 Eröffnen der einzelnen Schichten: Haut, Subkutanschicht, Faszie und Muskel [M1260]

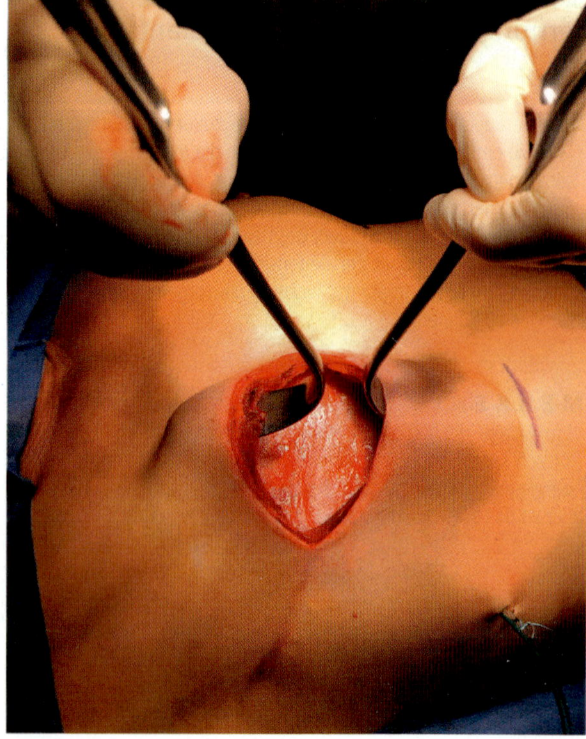

Abb. 3.119 Darstellung der Wundhöhle nach Expanderentfernung, Drainagenanlage [M1260]

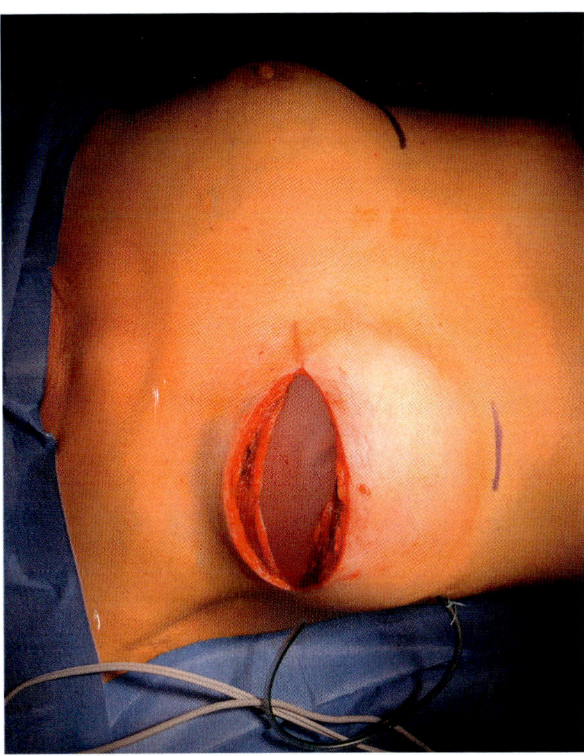

Abb. 3.120 Implantateinlage [M1260]

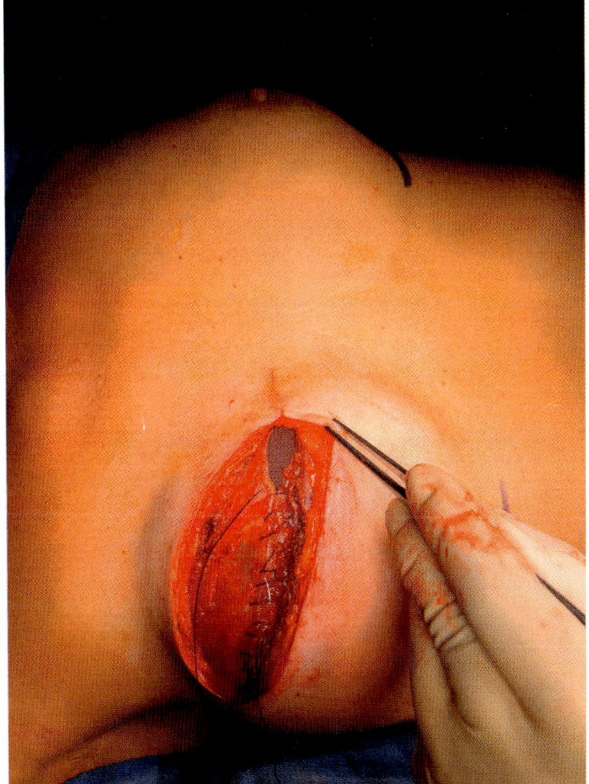

Abb. 3.121 Verschluss der einzelnen Schichten über dem Implantat [M1260]

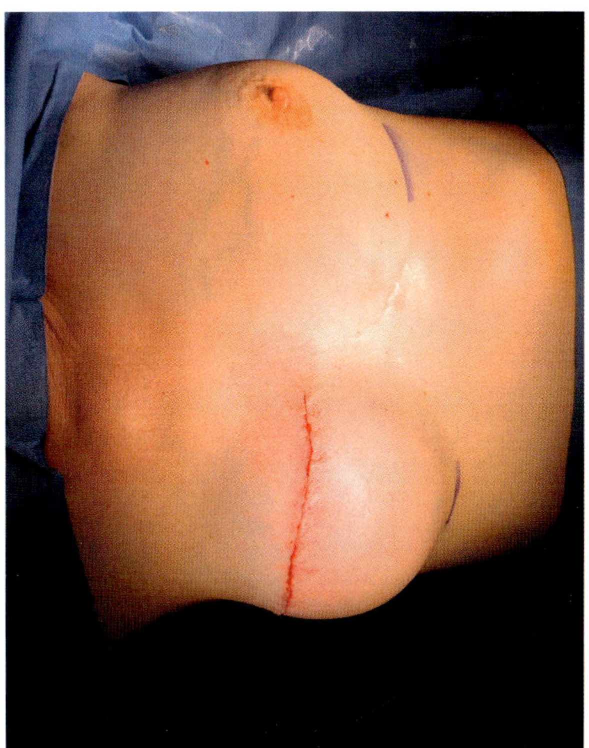

Abb. 3.122 Intraoperatives Endergebnis [M1260]

3.18.6 Postoperatives Ergebnis

➢ Abb. 3.123

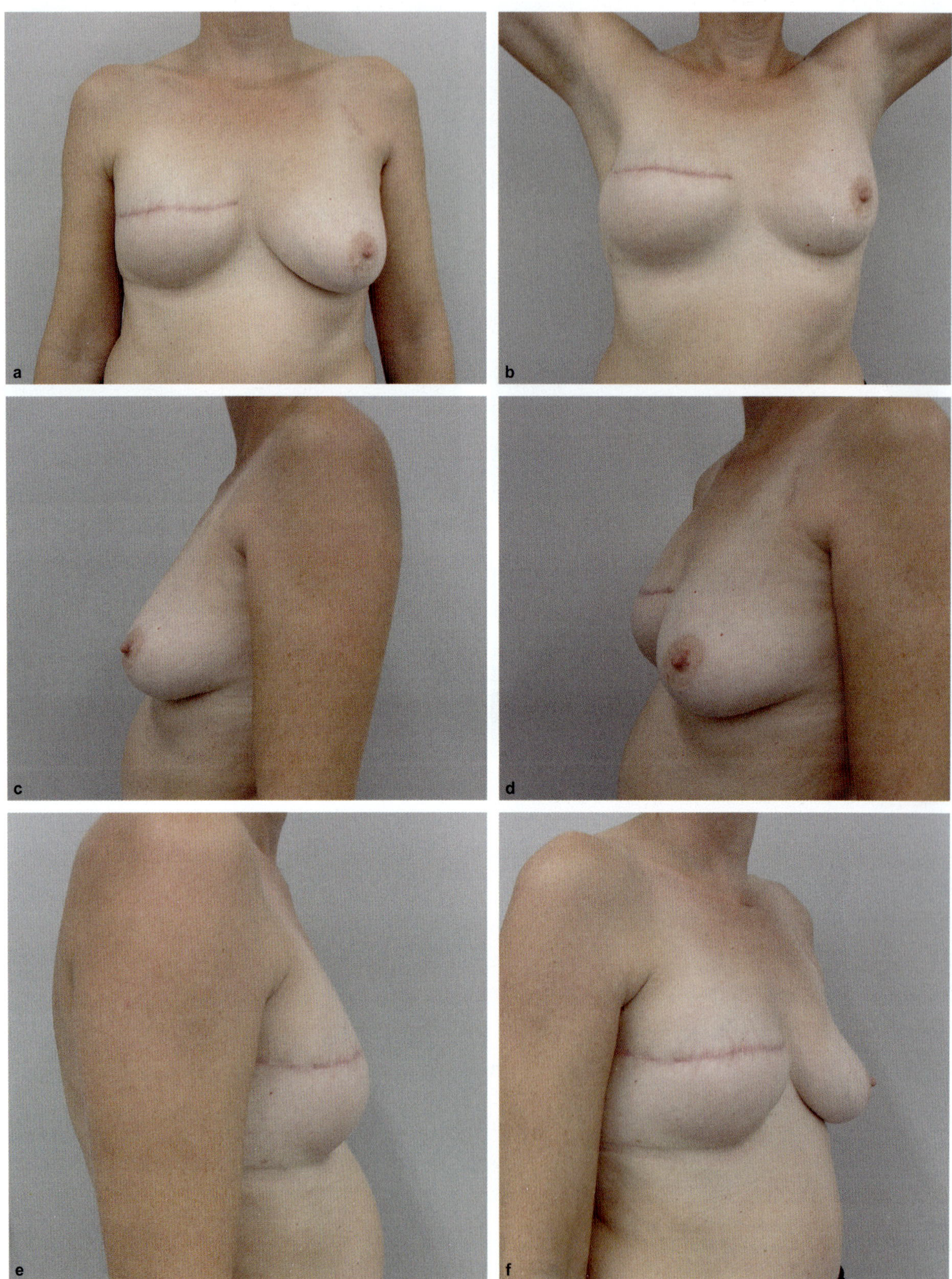

Abb. 3.123 3 Monate post-OP [M1260]

LITERATUR

3.1 Wissenschaftlicher Überblick: Was unterscheidet die heterologe von der autologen Rekonstruktion?

Stefura T, Rusinek J, Wątor J, Zagórski A, Zając M, Libondi G, Wysocki WM, Koziej M.J Plast Reconstr Aesthet Surg. *Implant vs. autologous tissue-based breast reconstruction: A systematic review and meta-analysis of the studies comparing surgical approaches in 55,455 patients.* 2022 Nov 23;77:346–358. doi: https://doi.org/10.1016/j.bjps.2022.11.044. Online ahead of print.

Barry M, Kell MR. Breast Cancer Res Treat. Epub 2011 Feb 20.PMID: 21336948 Review. *Radiotherapy and breast reconstruction: a meta-analysis.* 2011 May;127(1):15–22. doi: https://doi.org/10.1007/s10549-011-1401-x.

U. S. Food and Drug Administration. *Regulatory History of Breast Implants in the U. S. 2006.* 25. September 2013; [zitiert am 01.05.2017]; http://www.fda.gov/MedicalDevices/ProductsandMedicalProcedures/ImplantsandProsthetics/BreastImplants/ucm064461.htm

Statitista: „Was am häufigsten implantiert wird"

Zenn M, MD,[a] Venturi M, MD,[b] Pittman T, MD,[c] Spear S, MD,[d] Gurtner G, MD,[e] Robb G, MD,[f] Mesbahi A, MD,[b] Dayan J, MD[g]. Optimizing Outcomes of Postmastectomy Breast Reconstruction with Acellular Dermal Matrix: A Review of Recent Clinical Data

Gerber B, Marx M, Untch M, Faridi A. Brustrekonstruktion nach Mammakarzinom. Breast reconstruction following cancer treatment. *Dtsch Arztebl Int* 2015; 112: 593–600; DOI: https://doi.org/10.3238/arztebl.2015.0593

3.2 Wissenschaftlicher Überblick: Brustimplantat-assoziiertes anaplastisches, großzelliges Lymphom

Keech JA, Jr., Creech BJ: Anaplastic T-cell lymphoma in proximity to a saline-filled breast implant. Plast Reconstr Surg 1997, 100(2):554–555.

Kricheldorff J, Fallenberg EM, Solbach C, Gerber-Schafer C, Rancso C, Fritschen UV: Breast Implant-Associated Lymphoma. Dtsch Arztebl Int 2018, 115(38):628–635.

Swerdlow SH, Campo E, Pileri SA, Harris NL, Stein H, Siebert R, Advani R, Ghielmini M, Salles GA, Zelenetz AD et al: The 2016 revision of the World Health Organization classification of lymphoid neoplasms. Blood 2016, 127(20):2375–2390.

Ditsch N, Woeckel A, Untch M, Jackisch C, Albert US, Banys-Paluchowski M, Bauerfeind I, Blohmer JU, Budach W, Dall P et al: AGO Recommendations for the Diagnosis and Treatment of Patients with Early Breast Cancer: Update 2022. Breast Care (Basel) 2022, 17(4):403–420.

U. S. Food and Drug Administration. Medical Device Reports of Breast Implant-Associated Anaplastic Large Cell Lymphoma. Content current as of: April, 2022. https://www.fda.gov/medical-devices/breast-implants/medical-device-reports-breast-implant-associated-anaplastic-large-cell-lymphoma. 2022

Möglicher Zusammenhang zwischen Brustimplantaten und der Entstehung eines anaplastischen großzelligen Lymphoms (ALCL). Empfehlungen des BfArM Stand 22.07.2022, https://www.bfarm.de/SharedDocs/Risikoinformationen/Medizinprodukte/DE/Brustimplantate_ALCL_FDA.html.

George EV, Pharm J, Houston C, Al-Quran S, Brian G, Dong H, Hai W, Reeves W, Yang LJ: Breast implant-associated ALK-negative anaplastic large cell lymphoma: a case report and discussion of possible pathogenesis. Int J Clin Exp Pathol 2013, 6(8):1631–1642.

Bizjak M, Selmi C, Praprotnik S, Bruck O, Perricone C, Ehrenfeld M, Shoenfeld Y: Silicone implants and lymphoma: The role of inflammation. J Autoimmun 2015, 65:64–73.

Jones P, Mempin M, Hu H, Chowdhury D, Foley M, Cooter R, Adams WP, Jr., Vickery K, Deva AK: The Functional Influence of Breast Implant Outer Shell Morphology on Bacterial Attachment and Growth. Plast Reconstr Surg 2018, 142(4):837–849.

de Boer M, van Leeuwen FE, Hauptmann M, Overbeek LIH, de Boer JP, Hijmering NJ, Sernee A, Klazen CAH, Lobbes MBI, van der Hulst R et al: Breast Implants and the Risk of Anaplastic Large-Cell Lymphoma in the Breast. JAMA Oncol 2018, 4(3):335–341.

de Boer M, Hauptmann M, Hijmering NJ, van Noesel CJM, Rakhorst HA, Meijers-Heijboer HEJ, de Boer JP, van der Hulst R, de Jong D, van Leeuwen FE: Increased prevalence of BRCA1/2 mutations in women with macrotextured breast implants and anaplastic large cell lymphoma of the breast. Blood 2020, 136(11):1368–1372.

Banys-Paluchowski M, Krawczyk N, Fehm T, Hoffmann J, Esposito I, Solbach C: Brustimplantatassoziiertes Lymphom. Der Gynäkologe 2020, 53(6):363–371.

Thompson PA, Lade S, Webster H, Ryan G, Prince HM: Effusion-associated anaplastic large cell lymphoma of the breast: time for it to be defined as a distinct clinico-pathological entity. Haematologica 2010, 95(11):1977–1979.

Mendes J, Jr., Mendes Maykeh VA, Frascino LF, Zacchi FFS: Gluteal Implant-Associated Anaplastic Large Cell Lymphoma. Plast Reconstr Surg 2019, 144(3):610–613.

Clemens MW, Medeiros LJ, Butler CE, Hunt KK, Fanale MA, Horwitz S, Weisenburger DD, Liu J, Morgan EA, Kanagal-Shamanna R et al: Complete Surgical Excision Is Essential for the Management of Patients With Breast Implant-Associated Anaplastic Large-Cell Lymphoma. J Clin Oncol 2016, 34(2):160–168.

Barbe E, de Boer M, de Jong D: A practical cytological approach to the diagnosis of breast-implant associated anaplastic large cell lymphoma. Cytopathology 2019, 30(4):363–369.

Turton P, El-Sharkawi D, Lyburn I, Sharma B, Mahalingam P, Turner SD, MacNeill F, Johnson L, Hamilton S, Burton C et al: UK Guidelines on the Diagnosis and Treatment of Breast Implant Associated Anaplastic Large Cell Lymphoma (BIA-ALCL) on behalf of the Medicines and Healthcare products Regulatory Agency (MHRA) Plastic, Reconstructive and Aesthetic Surgery Expert Advisory Group (PRASEAG). Eur J Surg Oncol 2021, 47(2):199–210.

NCCN Clinical Practice Guidelines in Oncology (NCC Guidelines): T-Cell Lymphomas, Version 2.2022 - March 7, 2022, nccn.org.

Pro B, Advani R, Brice P, Bartlett NL, Rosenblatt JD, Illidge T, Matous J, Ramchandren R, Fanale M, Connors JM et al: Brentuximab vedotin (SGN-35) in patients with relapsed or refractory systemic anaplastic large-cell lymphoma: results of a phase II study. J Clin Oncol 2012, 30(18):2190–2196.

Pro B, Advani R, Brice P, Bartlett NL, Rosenblatt JD, Illidge T, Matous J, Ramchandren R, Fanale M, Connors JM et al: Five-year results of brentuximab vedotin in patients with relapsed or refractory systemic anaplastic large cell lymphoma. Blood 2017, 130(25):2709–2717.

Prince HM, Kim YH, Horwitz SM, Dummer R, Scarisbrick J, Quaglino P, Zinzani PL, Wolter P, Sanches JA, Ortiz-Romero PL et al: Brentuximab vedotin or physician's choice in CD30-positive cutaneous T-cell lymphoma (ALCANZA): an international, open-label, randomised, phase 3, multicentre trial. Lancet 2017, 390(10094):555–566.

Horwitz S, O'Connor OA, Pro B, Illidge T, Fanale M, Advani R, Bartlett NL, Christensen JH, Morschhauser F, Domingo-Domenech E et al: Brentuximab vedotin with chemotherapy for CD30-positive peripheral T-cell lymphoma (ECHELON-2): a global, double-blind, randomised, phase 3 trial. Lancet 2019, 393(10168):229–240.

3.3 Wissenschaftlicher Überblick: Prä- und subpektorale Implantateinlage

Peled AW, Wang F, Foster RD et al (2016) Expanding the indications for total skin-sparing mastectomy: is it safe for patients with locally advanced disease? Ann Surg Oncol 23(1):87–91

Sisco M, Kyrillos AM, Lapin BR, Wang CE, Yao KA (2016) Trends and variation in the use of nipple-sparing mastectomy for breast cancer in the United States. Breast Cancer Res Treat 160(1):111–120

Jakub JW, Peled AW, Gray RJ et al (2018) Oncologic safety of prophylactic nipple-sparing mastectomy in a population with BRCA mutations: a multi-institutional study. JAMA Surg 153(2):123–129

Yao K, Liederbach E, Tang R et al (2015) Nipple-sparing mastectomy in BRCA1/2 mutation carriers: an interim analysis and review of the literature. Ann Surg Oncol 22(2):370–376

Burdge EC, Yuen J, Hardee M et al (2013) Nipple skin-sparing mastectomy is feasible for advanced disease. Ann Surg Oncol 20(10):3294–3302

Sherman KA, Woon S, French J, Elder E (2017) Body image and psychological distress in nipple-sparing mastectomy: the roles of self-compassion and appearance investment. Psychooncology 26(3):337–345

Weber WP, Haug M, Kurzeder C et al. (2018) Oncoplastic Breast Consortium consensus conference on nipple-sparing mastectomy. Breast Cancer Resarch 172:523–537

Li M, Chen K, Liu F, Su F, Li S, Zhu L. Nipple sparing mastectomy in breast cancer patients and long-term survival outcomes: an analysis of the SEER database. PLoS ONE. 2017;12(8):e0183448. doi: https://doi.org/10.1371/journal.pone.0183448.

Cowell, AS, Taylor EM (2020) Recent Advances in Implant-Based Breast Reconstruction. Plast. Reconstr. Surg., 145, 421e–432e.

Kümmel S, Kümmel A, Hagemann et al. (2018) Jumping Breast Phenomenon Following Subcutaneous Mastectomy: First Description and Grading of a Well-Known Breast Deformity. Breast Care (Basel). 2018 Oct;13(5):354–358.

Tasoulis MK, Iqbal FM, Cawthorn S et al. (2017) Subcutaneous implant based reconstrukction: Time to reconsider? Eur J Surg Oncol. 43:1636–46. doi: https://doi.org/10.1016/j.ejso.2017.04.008

Kobraei EM, Cauley R., Gadd M et al. (2016) Avoiding Breast Animation Deformity with Pectoralis-Sparing Subcutaneous Direct-to-Implant Breast Reconstruction. Plast Reconstr Surg Glob Open 4e708. doi: https://doi.org/10.1097GOX 0000000000000681.

Wu PS, Winocour S, Jacobson St R (2015) Red Breast Syndrome: A Review of Available Literature. Aest. Plast. Surg. Volume 39, pages 227–230

Vidya R, Iqbal FM. Rippling Associated with Pre-Pectoral Implant Based Breast Reconstruction: A New Grading System. (2019) World J Plast Surg. 8(3):311–315. doi: https://doi.org/10.29252/wips.8.3.311.

Berna G, Cawthorn SJ, Papaccio et al. Evaluation of a novel breast reconstruction technique using Braxon® acellular dermal matrix: a new muscle-sparing breast reconstruction. (2017) ANZ J Surg. 87:493–8

Vidya R, Iqbal FM. A guide to prepectoral breast rekonstrction: a new dimention to implant-based breast reconstruction. (2017) Breast Cancer 17:266–71. doi: https://doi.org/10.1016/jclbc.2016.11.009

Bernini M, Calabrese C, Cecconi L et al. (2015) Subcuteneus Direct-to-Implant Breast Reconstruction: Surgical, Functional, and Aesthetic Results after Long-Term Follow-Up. Plast. Reconstr Surg Glob Open. 3:e574. doi:https://doi.org/10.1097/GOX:00000000000002845.

Sobti N, Weitzman RE, Nealon KP et al. (2020) Evaluation of capsular contracture following immediate prepectoral versus subpectoral direct-to-implant breast reconstruction. Scientific Reports. 10:1137. https://doi.org/doi.org/1038/s41598-020-58094-4

3.4 Wissenschaftlicher Überblick: Synthetische Netze und azelluläre dermale Matrizes

de Vita, R., et al., Breast Reconstruction Actualized in Nipple-sparing Mastectomy and Direct-to-implant, Prepectoral Polyurethane Positioning: Early Experience and Preliminary Results. Clin Breast Cancer, 2019. 19(2): p. e358-e363.

Paepke, S., et al., Surgical Studies of Reconstructive Breast Surgery - An Overview of the Topics at the 2019 Annual Meeting of the Working Group for Reconstructive Surgery in Oncology-Gynecology. Geburtshilfe und Frauenheilkunde, 2019. 79(6): p. 584-590.

Mylvaganam, S., et al., Variation in the provision and practice of implant-based breast reconstruction in the UK: Results from the iBRA national practice questionnaire. Breast, 2017. 35: p. 182-190.

Gómez-Modet, S. and L. Tejedor, Synthetic Mesh in Immediate Breast Reconstruction, in Breast Cancer and Breast Reconstruction. 2020, IntechOpen. p. 1-19.

Logan Ellis, H., et al., Biological and synthetic mesh use in breast reconstructive surgery: a literature review. World J Surg Oncol, 2016. 14: p. 121.

Nestle-Krämling, C. and M. Thill, Netz- und matrixgestützte Implantatrekonstruktion, in Der Gynäkologe. 2016, Springer Berlin Heidelberg p. 166-172.

Mangialardi, M.L., et al., Complication Rate of Prepectoral Implant-based Breast Reconstruction Using Human Acellular Dermal Matrices. Plast Reconstr Surg Glob Open, 2020. 8(12): p. e3235.

Dieterich, M., et al., A short-term follow-up of implant based breast reconstruction using a titanium-coated polypropylene mesh (TiLoop(®) Bra). Eur J Surg Oncol, 2012a. 38(12): p. 1225-30.

Becker, H. and J.G. Lind, 2nd, The use of synthetic mesh in reconstructive, revision, and cosmetic breast surgery. Aesthetic Plast Surg, 2013. 37(5): p. 914-21.

Casella, D., et al., TiLoop® Bra mesh used for immediate breast reconstruction: comparison of retropectoral and subcutaneous implant placement in a prospective single-institution series. Eur J Plast Surg, 2014. 37(11): p. 599-604.

Dieterich, M., et al., Implant-Based Breast Reconstruction Using a Titanium-Coated Polypropylene Mesh (TiLOOP Bra): A Multicenter Study of 231 Cases. Plastic and Reconstructive Surgery, 2013. 132(1): p. 8e-19e.

Breuing, K.H. and S.M. Warren, Immediate bilateral breast reconstruction with implants and inferolateral AlloDerm slings. Ann Plast Surg, 2005. 55(3): p. 232-9.

Spear, S.L., S.R. Sher, and A. Al-Attar, Focus on Technique: Supporting the Soft-Tissue Envelope in Breast Reconstruction. Plastic and Reconstructive Surgery, 2012. 130(5S-2): p. 89S-94S.

Sobti, N., et al., Evaluation of Acellular Dermal Matrix Efficacy in Prosthesis-Based Breast Reconstruction. Plast Reconstr Surg, 2018. 141(3): p. 541-549.

Dieterich, M. and A. Faridi, Biological Matrices and Synthetic Meshes Used in Implant-based Breast Reconstruction – a Review of Products Available in Germany. Geburtshilfe und Frauenheilkunde, 2013. 73(11): p. 1100-1106.

Levy, A.S., et al., Poly-4-Hydroxybutyric Acid Mesh Compares Favorably With Acellular Dermal Matrix in Tissue Expander–Based Breast Reconstruction. Annals of Plastic Surgery, 2020. 85(S1).

Cook, L.J. and T. Kovacs, Novel devices for implant-based breast reconstruction: is the use of meshes to support the lower pole justified in terms of benefits? A review of the evidence. Ecancermedicalscience, 2018. 12: p. 796.

De Vita, R., et al., Direct to implant breast reconstruction by using SERI, preliminary report. J Exp Clin Cancer Res, 2014. 33(1): p. 78.

Rodriguez-Unda, N., et al., Low incidence of complications using polyglactin 910 (Vicryl) mesh in breast reconstruction: A systematic review. J Plast Reconstr Aesthet Surg, 2015. 68(11): p. 1543-9.

Pukancsik, D., et al., Clinical experiences with the use of ULTRA-PRO(®) mesh in single-stage direct-to-implant immediate postmastectomy breast reconstruction in 102 patients: A retrospective cohort study. Eur J Surg Oncol, 2017. 43(7): p. 1244-1251.

Vidya, R., Prepectoral Breast Reconstruction or Muscle-Sparing Technique with the Braxon Porcine Acellular Dermal Matrix. Plastic and reconstructive surgery. Global open, 2017. 5(6): p. e1364-e1364.

Wagner, R.D., et al., A systematic review of complications in prepectoral breast reconstruction. J Plast Reconstr Aesthet Surg, 2019. 72(7): p. 1051-1059.

Dieterich, M., et al., Patient-Report Satisfaction and Health-Related Quality of Life in TiLOOP® Bra-Assisted or Implant-Based Breast Reconstruction Alone. Aesthetic Plast Surg, 2015. 39(4): p. 523-33.

Forsberg, C.G., et al., Aesthetic Outcomes of Acellular Dermal Matrix in Tissue Expander/Implant-Based Breast Reconstruction. Annals of Plastic Surgery, 2014. 72(6): p. S116-S120.

Sewart, E., et al., Patient-reported outcomes of immediate implant-based breast reconstruction with and without biological or synthetic mesh. BJS Open, 2021. 5(1).

Colwell, A.S. and E.M. Taylor, Recent Advances in Implant-Based Breast Reconstruction. Plast Reconstr Surg, 2020. 145(2): p. 421e-432e.

Bloom, J.A., et al., <p>Prepectoral Breast Reconstruction: An Overview of the History, Technique, and Reported Complications</p>. Open Access Surgery, 2020. Volume 13: p. 1-9.

Sbitany, H., M. Piper, and R. Lentz, Prepectoral Breast Reconstruction: A Safe Alternative to Submuscular Prosthetic Reconstruction following Nipple-Sparing Mastectomy. Plastic and Reconstructive Surgery, 2017. 140(3).

Reitsamer, R. and F. Peintinger, Prepectoral implant placement and complete coverage with porcine acellular dermal matrix: a new technique for direct-to-implant breast reconstruction after nipple-sparing mastectomy. J Plast Reconstr Aesthet Surg, 2015. 68(2): p. 162-7.

Gschwantler-Kaulich, D., et al., Mesh versus acellular dermal matrix in immediate implant-based breast reconstruction - A prospective randomized trial. Eur J Surg Oncol, 2016. 42(5): p. 665-71.

Schüler, K., et al., Postoperative Complications in Breast Reconstruction With Porcine Acellular Dermis and Polypropylene Meshes in Subpectoral Implant Placement. In Vivo, 2021. 35(5): p. 2739-2746.

Ganske, I., et al., Delayed hypersensitivity reaction to acellular dermal matrix in breast reconstruction: the red breast syndrome? Ann Plast Surg, 2014. 73 Suppl 2: p. S139-43.

Mayer, H.F., M. Perez Colman, and I. Stoppani, RED BREAST SYNDROME (RBS) ASSOCIATED TO THE USE OF POLYGLYCOLIC MESH IN BREAST RECONSTRUCTION: A CASE REPORT. Acta Chir Plast, 2020. 62(1-2): p. 50-52.

Nahabedian, M.Y., Prosthetic Breast Reconstruction and Red Breast Syndrome: Demystification and a Review of the Literature. Plast Reconstr Surg Glob Open, 2019. 7(5): p. e2108.

Avashia, Y.J., et al., Postoperative Antibiotic Prophylaxis for Implant-Based Breast Reconstruction with Acellular Dermal Matrix. Plastic and Reconstructive Surgery, 2013. 131(3): p. 453-461.

Eichler, C., et al., A Retrospective Head-to-head Comparison Between TiLoop Bra/TiMesh(R) and Seragyn(R) in 320 Cases of Reconstructive Breast Surgery. Anticancer Res, 2019. 39(5): p. 2599-2605.

Hansson, E., et al., First-year complications after immediate breast reconstruction with a biological and a synthetic mesh in the same patient: A randomized controlled study. J Surg Oncol, 2021. 123(1): p. 80-88.

Ganske, I., et al., Minimizing complications with the use of acellular dermal matrix for immediate implant-based breast reconstruction. Ann Plast Surg, 2013. 71(5): p. 464-70.

Salibian, A.A., et al., Do We Need Support in Prepectoral Breast Reconstruction? Comparing Outcomes with and without ADM. Plast Reconstr Surg Glob Open, 2021. 9(8): p. e3745.

Dieterich, M., et al., Using a titanium-coated polypropylene mesh (TiLOOP(®) Bra) for implant-based breast reconstruction: case report and histological analysis. Arch Gynecol Obstet, 2012b. 286(1): p. 273-6.

Salzberg, C.A., et al., An 8-Year Experience of Direct-to-Implant Immediate Breast Reconstruction Using Human Acellular Dermal Matrix (AlloDerm). Plastic and Reconstructive Surgery, 2011. 127(2).

Jansen, L.A. and S.A. Macadam, The use of AlloDerm in postmastectomy alloplastic breast reconstruction: part I. A systematic review. Plast Reconstr Surg, 2011. 127(6): p. 2232-2244.

Tessler, O., et al., Beyond Biologics: Absorbable Mesh as a Low-Cost, Low-Complication Sling for Implant-Based Breast Reconstruction. Plastic and Reconstructive Surgery, 2014. 133(2): p. 90e-99e.

Lanier, S.T., et al., The Effect of Acellular Dermal Matrix Use on Complication Rates in Tissue Expander/Implant Breast Reconstruction. Annals of Plastic Surgery, 2010. 64(5): p. 674-678.

Kim, T. and H. Cho, The suitability of absorbable mesh insertion for oncoplastic breast surgery in patients with breast cancer scheduled to be irradiated. J Breast Cancer, 2013. 16(1): p. 84-9.

Pestana, I.A., et al., Factors affecting complications in radiated breast reconstruction. Ann Plast Surg, 2013. 70(5): p. 542-5.

Potter, S., et al., Early complications and implant loss in implant-based breast reconstruction with and without acellular dermal matrix (Tecnoss Protexa®): a comparative study. Eur J Surg Oncol, 2015. 41(1): p. 113-9.

Parks, J.W., et al., Human acellular dermis versus no acellular dermis in tissue expansion breast reconstruction. Plast Reconstr Surg, 2012. 130(4): p. 739-746.

Seth, A.K., et al., Utility of Acellular Dermis–Assisted Breast Reconstruction in the Setting of Radiation: A Comparative Analysis. Plastic and Reconstructive Surgery, 2012. 130(4): p. 750-758.

Moyer, H.R., X. Pinell-White, and A. Losken, The effect of radiation on acellular dermal matrix and capsule formation in breast reconstruction: clinical outcomes and histologic analysis. Plast Reconstr Surg, 2014. 133(2): p. 214-221.

Vardanian, A.J., et al., Comparison of Implant-Based Immediate Breast Reconstruction with and without Acellular Dermal Matrix. Plastic and Reconstructive Surgery, 2011. 128(5): p. 403e-410e.

Hartzell, T.L., et al., The use of human acellular dermal matrix for the correction of secondary deformities after breast augmentation: results and costs. Plast Reconstr Surg, 2010. 126(5): p. 1711-1720.

Johnson, R.K., et al., Cost minimisation analysis of using acellular dermal matrix (Strattice™) for breast reconstruction compared with standard techniques. Eur J Surg Oncol, 2013. 39(3): p. 242-7.

3.5 Wissenschaftlicher Überblick: Nipple sparing-Mastektomie ohne Hautmantelentfernung

Torresan RZ et al. Ann Surg Oncol 2005; 12:1037–44

Romanoff A et al. Ann Surg Oncol 2018; 25: 2909–16

Yoon-Flannery K et al. J Surg Oncol 2018; 118:238–42

3.6 Mamillensparende Mastektomie von inframammär oder über Submammärschnitt

Garstka M, Henriquez A, Kelly BN et al., Ann Surg Oncol. 2021; 28:5657–5662.

Toth BA, Lappert P. Plast Reconstr Surg. 1991;87:1048–53.

Wong SM, Chun YS, Sagara Y et al. Ann Surg Oncol 2019; 26:3194–3203.

Zaborowski AM, Roe S, Rothwell J et al., J Surg Oncol. 2022, doi: https://doi.org/10.1002/jso.27115.
Zhang H, Li Y, Moran MS et al., Breast Cancer Res Treat. 2015; 151:239–49.

3.10 Wissenschaftlicher Überblick: NSM mit Hautmantelreduktion

De Vita R, Pozzi M, Zoccali G, Constantini M, Gullo P, Buccheri EM, Varanese A. Skin-reducing mastectomy and immediate breast reconstruction in patients with macromastia. J Exp Clin Cancer Res. 2015; 34:120.
Heine N, Hoesl V, Seitz S, Prantl L, Brebant V. Implant-based immediate reconstruction in prophylactic mastectomy: is the caudal dermis flap a relible alternative to synthetic mesh or acellular dermal matrix? Arch Gynecol Obstet. 2022; 305(4):937–943
Paepke S, Hanh M, Faridi A. Moderne Brustchirurgie in der Fauenheilkunde, Teil 5: Brustrekonstruktion. Frauenarzt 2021, 12:822–828
Mastronardi M, Fracon S, Scomersi S, Fezzi M, Bortul M. Role of Qualitative and Quantitative Indocyanine Green Angiography to Assess Mastectomy Skin Flaps Perfusion in Nipple/Skin-Sparing and Skin-Reducing Mastectomies with Implant-Based Brest Reconstruction. Breast J. 2022; 5142100

3.14 SSM mit invertiertem T, Dualplane sowie streng subpektoral und Nippelsofortrekonstruktion

Bostwick, J. Jones G. Bostwick's Plastic and Reconstructive Breast Surgery, Third Edition. Thieme Publishers New York, 2009.

3

KAPITEL

4 Lappenchirurgie

4.1 Wissenschaftlicher Überblick: Gestielte Lappen noch en vogue?

Stefanie Buchen

Die moderne Brustchirurgie hat sich über die Jahre von der einfachen Rekonstruktion hin zur anspruchsvollen Chirurgie entwickelt, die nicht nur technische, sondern auch künstlerische Expertise erfordert, um ein exzellentes Ergebnis zu erzielen.

In den frühen 1980er-Jahren wurde die Rekonstruktion an der Brust mit Eigengewebe immer beliebter und v. a. der gestielte TRAM wurde schnell die Basis der Eigengewebsrekonstruktion. Trotz der Weiterentwicklung und der zunehmenden Entwicklung der Mikrochirurgie ist die gestielte Lappenplastik auch heute immer noch eine der meist angewandten Methoden in der Eigengewebsrekonstruktion (ASAPS Statistik).

Obwohl die Implantatrekonstruktion die häufigste Rekonstruktionsart ist, ist die autologe Rekonstruktion hoch etabliert, da sie mit einer hohen Langzeitzufriedenheit und Lebensqualität verbunden ist. Dabei werden immerhin 13 % vom Bauch rekonstruiert (He et al. 2020).

Studien zeigen, dass der freie Lappen eine höhere Fettgewebs- und Lappennekroserate aufweist, während der gestielte Lappen eine höhere Hernienrate zeigt. Sowohl bei freien als auch gestielten Lappen kann eine Bauchwandschwäche auftreten (Aiijia et al 2019; Chun et al. 2010; Momoh et al. 2012; Ireton et al. 2013).

Allerdings existieren keine prospektiv randomisierten Studien im direkten Vergleich zu den unterschiedlichen Eigengewebsrekonstruktionen vom Bauch. Die aktuelle Datenlage zeigt inhomogene Daten mit unterschiedlichen Ausgangssituationen, Fallzahlen, Definitionen der Komplikationen, Zeitintervalle, unterschiedliche Messmethoden mit oft subjektiven Erfahrungsberichten, verschiedenen Operateuren und keine einheitliche Standardisierung der OP-Technik. (Bennett et al. 2018; Jeong et al. 2018). Es fällt allerdings auf, dass sich laut jüngster Daten die Morbidität der gestielten und freien Lappen durch die verbesserten OP-Techniken deutlich verbessert habt (Knox et al.2016; Takahiro et al. 2021).

INFO

Aufgrund dessen untersuchte die AWOgyn die aktuelle Datenlage mithilfe des epidemiologischen Institutes Mainz. Durch diese Literaturrecherche wurde die kontroverse Diskussion zur Wertigkeit der unterschiedlichen Methoden versachlicht und alle Methoden rehabilitiert. Es gab im Ganzen keine statischen Unterschiede. (AWMF Leitlinie, AGO Mamma)

Jedoch ist immer noch die Patientenzufriedenheit das ausschlaggebende Qualitätskriterium. Hier zeigt sich bei allen Techniken nur ein minimaler Einfluss auf die tägliche Aktivität und ebenfalls kein signifikanter Unterschied (AWMF; Yueh 2010; Momoh et al. 2012; Brockhurstet al. 2008). Auch zeigt ein PubMed Search und Review, dass im gebärfähigen Alter hinsichtlich SS und Geburtsmodus der gestielte Tram eine gute Option darstellt (Chai et al. 2015; Fu A et al. 2021).

Zusammenfassend haben sowohl freie als auch gestielte Lappen ihre Berechtigung. Die Zufriedenheit ist bei beiden hoch und letztendlich reicht es nicht aus, nur die durchzuführende Technik zu beherrschen, sondern das Geschick des Einmodellierens des Lappens stellt eine wesentliche Voraussetzung für ein exzellentes Ergebnis dar.

MERKE

Eine Favorisierung einzelner Techniken als Goldstandard ist aufgrund von wissenschaftlichen Daten zum jetzigen Zeitpunkt nicht gerechtfertigt. Der gestielte TRAM bleibt ein wichtigster Vertreter der Eigengewebsrekonstruktion.
(AGO Mamma, aktuelle AWMF; Lee et al. 2017; Jeong et al. 2018)

4.2 Wissenschaftlicher Überblick: Freie Lappenplastiken, der goldene Standard

Eugenia Remmel, Claudia Choi-Jacobshagen

Der freie, mikrovaskuläre Gewebetransfer ist zu einem Hauptbestandteil in der aktuellen rekonstruktiven und plastischen Chirurgie geworden und hat sich auch in der Brustrekonstruktion nach Mastektomie bei Mammakarzinom als Standardverfahren etabliert. Bereits in den 1970er Jahren hat die Rekonstruktion von Defekten mit gestielten Lappenplastiken begonnen, bei denen man jedoch auf die Qualität des lokalen Gewebes angewiesen ist. Durch die technische Weiterentwicklung des Mikroskops, von entsprechenden Instrumenten, des Nahtmaterials und der anatomischen Analyse von arteriellen Versorgungsgebieten konnte sich die Mikrochirurgie entwickeln. Die erste Veröffentlichung hierzu entstand 1973 von Taylor (Taylor et al. 1973), der erstmals ein komplettes Gewebestück mittels Anastomosierung von Arterie und Vene erfolgreich an eine andere Stelle des Körpers transferieren konnte. Seither ist der Name „Freie Lappenplastik" oder „Freier Lappen" gebräuchlich (engl.: *free flap*). Die Mikrochirurgie ist eine wesentliche Technik in der rekonstruktiven Chirurgie. Durch den freien Gewebetransfer können Defekte entsprechend den Bedürfnissen gedeckt werden, weil uns dabei Entnahmestellen fast des gesamten Körpers zur Verfügung stehen. Somit kann zusätzlich zur Defektdeckung auch dem ästhetischen Aspekt in der Wiederherstellung der Körperoberflächen Rechnung getragen werden. Seither hat sich eine Reihe von Variationen von Lappenplastiken entwickelt. In den 1970er- und 1980er-Jahren handelte es sich ausschließlich um reine Muskel- oder Muskel-Haut-Lappen (myokutane Lappen). Inzwischen sind Haut-, Faszien-, Fasziokutane-, Sehnen-, und Knochenlappen, der funktionale Muskeltransfer, innervierte Hautlappen und eine Vielfalt von Kombinationslappen hinzugekommen.

In der Brustrekonstruktion konnte die autologe Eigengewebsrekonstruktion über gestielte Muskellappen in den 1980er- und 1990er-Jahren durch die Einführung freier Lappenchirurgie entscheidend weiterentwickelt werden. In Outcomeanalysen konnte gezeigt werden, dass durch die Weiterentwicklung der chirurgischen Techniken eine nachhaltige Verbesserung der Lebensqualität erlangt werden konnte (Myers et al. 2021). Hierzu gehört z. B. die Neurotisierung freier Lappen, die sowohl aus dem Oberschenkel als auch vom Abdomen (Bijkerk et al. 2020) beschrieben ist. Zur chirurgischen Behandlung des Lymphödems wurden der mikrochirurgische, vaskularisierte Lymphknotentransfer (VLNT) und die lympho-venöse Anastomose (LVA, Ciudad et al. 2020) zur Behandlung von Lymphödemen entwickelt. Dies kann bei Patientinnen mit Mammakarzinom zur Behandlung von Lymphödemen der Extremitäten oder sogar als prophylaktisches Verfahren für Risikopatientinnen (Axilladissektion mit Strahlentherapie) zur Anwendung kommen (33).

Perforatorlappen

Durch die zunehmenden anatomischen Kenntnisse konnten Areale identifiziert werden, die zur Entwicklung der Perforator-basierten Haut-Lappenplastiken – den sog. Perforatorlappen (➤ Abb. 4.1) – geführt haben. Definitionsgemäß handelt es sich um einen Perforatorlappen, wenn das Haut-Fett-Gewebe durch ein **den Muskel perforierendes** (oder intersektional zwischen zwei Muskeln liegendes) Gefäß versorgt wird. Der Perforatorlappen bietet eine zuverlässig definierte Gefäßversorgung. Ein weiterer entscheidender Vorteil ist, dass der Muskel in situ verbleibt und nicht entnommen wird.

DIEP-Lappen (*Deep Inferior Epigastric Artery Perforator*)

Der Goldstandard in der autologen Brustrekonstruktion ist der DIEP-Lappen, ein Perforatorlappen vom Unterbauch, der nach seinen zuführenden Gefäßen **D**eep **I**nferior **E**pigastric Artery **P**erforator benannt ist (Taylor et al. 1973; Fritschen et al. 2020). Ein klarer Vorteil des Perforatorlappens ist die geringe Hebedefektmorbidität mit Erhalt der Muskulatur und seiner Funktionen. Neben einer verkürzten Rekonvaleszenz wurden signifikant weniger Bauchwandhernien im Verlauf beobachtet (Patrick et al. 2006).

Eine Rekonstruktion mit einem DIEP-Lappen ist selbst bei älteren Patientinnen oder mit erhöhtem Risiko möglich (Seidenstuecker et al. 2011).

Es gibt auch Patientinnen, für die eine DIEP-Lappenplastik nicht in Frage kommt, weil es z. B. an der Spenderstelle an Volumen mangelt oder eine vorherige Bauchoperation stattgefunden hat (Fritschen et al. 2020). Für diese Untergruppe von Patientinnen, die eine autologe Brustrekonstruktion

A Drei Varianten der Blutversorgung durch Perforatoren für Lappen

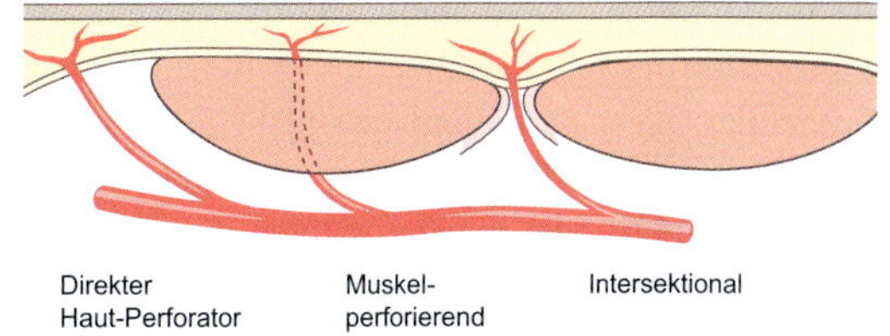

B Insellappen mit Blutversorgung durch myokutanen Perforator (ohne Muskelbeteiligung)

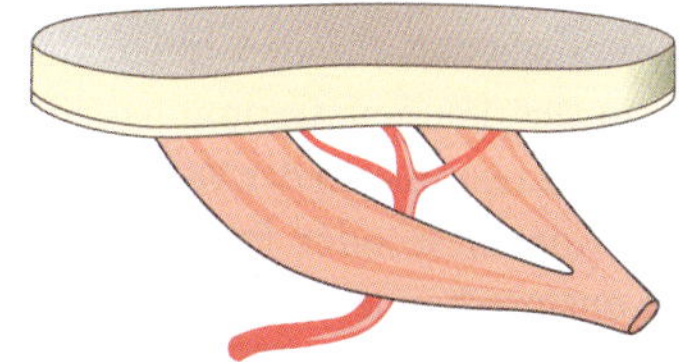

Abb. 4.1 Der Perforatorlappen wird durch ein den Muskel perforierendes oder intersektional zwischen zwei Muskeln verlaufendes Gefäß versorgt (modifiziert nach Zenn 2012) [L157]

...hen, werden alternative Spenderareale genutzt, z. B. ... Rumpf oder vom Oberschenkel. Auf diese alternativen ...lichkeiten wird im Folgenden noch weiter eingegangen ...ers et al. 2021). Die Möglichkeit, mit dem freien Gewe...transfer die Spenderregion frei wählen zu können, ermög...licht eine individuelle Rekonstruktion der Brust in Bezug auf Volumen, Form und Konsistenz. Im Vergleich zu gestielten Lappenplastiken können die OP-Zeiten beim freien Lappen jedoch etwas verlängert sein (Zenn et al. 2012).

Entnahmestelle

Die Entnahmestelle des DIEP-Lappens ist das Haut-Fettgewebe des Unterbauches, das von den tiefen, perforierenden Gefäßen der inferioren, epigastrischen Perforatoren ernährt wird. Der Verschluss der Entnahmestelle entspricht einer Abdominoplastik mit Nabelversatz. Bei den meisten Patientinnen findet sich hier ausreichend Gewebe, sodass ein spannungsfreier Verschluss der Entnahmestelle möglich ist, mit dem (für die meisten Patientinnen) positiven Nebeneffekt einer Unterbauchstraffung.

Indikation

Die Auswahl der Lappenplastik zur Brustrekonstruktion hängt von der Indikation (sekundär, primär, prophylaktisch), der Gewebeverfügbarkeit an den Spenderarealen, vorausgegangenen Operationen oder Bestrahlungen und dem individuellen Risikoprofil der Patientin ab. Am häufigsten werden mikrochirurgische Brustrekonstruktionen mit Gewebe vom Unterbauch als freie DIEP-Lappenplastik bzw. als freie muskelsparende transverse-Rectus-abdominis-myocutane-Lappenplastik (ms-TRAM) durchgeführt. Eine Gewebeentnahme in Rückenlage ist vorteilhaft und die resultierende Bauchdeckenstraffung den meisten Patientinnen willkommen.

Kontraindikationen

Wurde anamnestisch eine Abdominoplastik oder eine extensive Liposuction des Unterbauches durchgeführt, so kommen die Entnahmestellen am Unterbauch nicht mehr in Frage, weil das Gewebe für den Verschluss der Entnahmestelle nicht ausreichend ist oder die Perforatoren u. U. nicht mehr existieren. In diesen Fällen kommen andere Perforator- oder auch Muskellappen aus anderen Körperregionen zum Tragen. Appendektomienarben, Sectionarben oder Narben einer Laparoskopie stellen keine Kontraindikation dar und können teilweise sogar mitentfernt oder einbezogen werden. Relative Kontraindikationen für den freien mikrochirurgischen Gewebetransfer können Gerinnungsstörungen oder thromboembolische Ereignisse in der Vorgeschichte sein. Bei einer auffälligen Anamnese oder Familienanamnese sollte im Vorfeld eine entsprechende Abklärung erfolgen. Ebenso sollten die Vormedikation und Wechselwirkungen überprüft werden. Antikoagulanzien, Thrombozytenaggregationshemmer oder andere thrombogene Medikamente können durch Blutungskomplikationen wie große Hämatome, durch Druck zu Thrombosen und damit zum Verschluss der Anschlussgefäße führen (DeFazio et al. 2019).

Planung

Zur Verbesserung von Effizienz und Sicherheit der DIEP-Lappenplastiken hat die Wahl des Perforators einen entscheidenden Einfluss auf die Perfusion des Lappens und somit auf den mikrochirurgischen OP-Erfolg. Für den DIEP steht die mediale und laterale Reihe der Gefäße zur Verfügung, die den M. rectus abdominis perforieren. Die präoperative Planung erfolgte anfänglich nur mittels Handdoppler. Inzwischen hat sich die zusätzliche Durchführung einer Computerangiografie (CTA) als Standardvorbereitung durchgesetzt. Die aus einer präoperativen CT- oder MRT-Untersuchung gewonnenen Informationen können den Chirurgen helfen, eine Operationsplanung zu erstellen. Damit ist ein zielgerechtes Vorgehen zur Präparation des besten Perforators möglich. Die Sicherheit des Verfahrens kann somit erhöht und die OP-Zeit verkürzt werden (Seng et al. 2010; Ngaage et al. 2018).

Hebemorbidität

Während beim TRAM-Lappen (**Transvers Rectus Abdominis Muskel**) der gesamte Muskel mit entnommen wird, ist es beim muskel-sparenden TRAM (msTRAM) nur eine begleitende Muskelmanschette. Beim DIEP hingegen wird nur die Faszie eröffnet und kann beim Verschluss der Entnahmestelle spannungsfrei wieder verschlossen werden. Bei den OP-Techniken mit Muskelentnahme wird häufig zur Stabilisierung der Bauchwand ein Prolenenetz eingelegt. In zahlreichen Studien konnte gezeigt werden, dass die abdominelle Hebemorbidität mit Bauchwandschwäche und Bauchwandhernien durch die muskelsparenden Techniken deutlich reduziert werden kann. Langzeitstudien zeigen auch, dass in der Langzeit-Morbidität der abdominellen Hebedefekte keine messbaren Unterschiede bestehen (Uda et al. 2017).

Anschlussgefäße

Grundsätzlich haben sich die medialen Arteria und Vena mammaria interna (IMA) als Anschlussgefäße für freie Lappenplastiken zur Brustrekonstruktion etabliert. Alternativ können die Gefäße auch an die Arteria und Vena thoracodorsalis oder an pectorale Gefäße angeschlossen werden. Unterschiede in den Komplikationsraten sind nicht beschrieben. Der Anschluss der Gefäße medial begünstigt die Lappenmodellierung im medialen Bereich, der ästhetisch ansprechender ist. Des Weiteren wird Gewebe, das möglicherweise Fettgewebsnekrosen entwickeln könnte, an den lateralen Bereich positioniert. Auch in bilateralen Fällen werden beide Lappen häufig an die inneren Brustwandgefäße (IMA) auf beiden Seiten des Brustbeins anastomosiert. Die Präparation der axillären Gefäße könnte sich in einem möglicherweise voroperierten oder bestrahlten Gewebe technisch schwieriger gestalten. Zu erwähnen ist, dass die sternalen Gefäße auch die Spendergefäße für die Revaskularisation der koronaren Arterien in der Herzchirurgie darstellen. Das würde gegen die Verwendung der Arteria mammaria interna als Anschlussgefäß sprechen, wenn zusätzlich eine koronare Herzkrankheit besteht. Alternative wäre jedoch auch eine End-zu Seit-Anastomosierung der Gefäße möglich (Bigdeli et al. 2022).

Mikrotechnik

Nach den Optimierungen von Mikroskop, Instrumenten und Nahtmaterial wurden nach Einführung des Venenkopplers weitere Verbesserungen im Outcome erzielt. In der Studie von O'Connor (2016) zeigte sich ein statistisch signifikanter Vorteil bei venöser Anastomosenkopplung bzgl. Anastomosendauer, Revisionsraten und Kosten (Fitzgerald O'Connor et al. 2016). Bei arteriellen Kopplern konnten bisher keine vorteilhaften Unterschiede zur handgenähten Anastomose festgestellt werden.

Postoperativer Verlauf

Das postoperative Monitoring eines DIEP-Lappens durch eine Gewebeoxymetrie kann potenziell zu einer Senkung der Krankenhauskosten beitragen, da die Ärzte durch die Messwerte in der Lage sein können, eine Minderdurchblutung des freien Lappens schon in einem frühen Stadium zu erkennen. So kann frühzeitig mit einer Reoperation eingegriffen werden, was zu einer Minimierung von Komplikationen und Lappenverlusten beitragen kann. Die Gewebeoxymetrie kann evtl. die Notwendigkeit einer speziellen postoperativen Versorgung überflüssig machen. Auf Grundlage der aktuellen Literatur können jedoch noch keine eindeutigen Schlussfolgerungen hinsichtlich der Kosteneffizienz der Standardimplementierung gezogen werden (Bigdeli et al. 2022; Fertsch et al. 2021).

Komplikationen DIEP

Übergewichtige Patientinnen entwickeln im Vergleich zu normalgewichtigen statistisch häufiger Wundinfektionen an der Hebe- und Empfängerstelle. Bei Nikotinabusus zeigten sich häufiger Wundheilungsstörungen und Lappenteilnekrosen. Bei bestehenden Risikofaktoren empfiehlt sich eine dahingehende OP-Aufklärung. Studien belegen, dass jedoch weder Rauchen, Übergewicht noch hohes Lebensalter eine Kontraindikation zur autologen, mikrochirurgischen Brustrekonstruktion darstellen (Bigdeli et al. 2022; Fertsch et al. 2021).

Alternative freie Muskellappenplastiken

Muskellappen haben weiterhin ihren Stellenwert. Grundsätzlich ist die Entnahme von Gewebe zur Brustrekonstruktion in Rückenlage günstiger, um eine Umlagerung der Patientin zu vermeiden und somit OP-Zeit einzusparen. An dieser Stelle soll gezielt auf den freien, mikrovaskulären Gewebetransfer vom Rumpf und vom Oberschenkel eingegangen werden.

Muskellappen vom Rumpf

Muskel sparender TRAM (ms-TRAM) und Transverser Rectus Abdominis Muskel (TRAM)

Bei einer ungünstigen Anatomie der Perforatoren kann eine Muskelmanschette des M. rectus abdominis mitgenommen werden, um so die Sicherheit der Perfusion für den Lappen zu erhöhen. Diese Lappenplastik bezeichnet man als **Muskel sparenden TRAM (ms-TRAM).** Bei Mitnahme des gesamten M. rectus abdominis bezeichnet man ihn als **TRAM (Transverser Rectus Abdominis Muskel).** Die Notwendigkeit, einen TRAM-Lappen mit der Mitnahme des gesamten Muskels durchzuführen, ist aufgrund vieler alternativer Perforatorlappen selten geworden (Seng et al. 2010). Historisch gesehen begann die autologe Brustrekonstruktion mit dem gestielten TRAM, der durch die A. epigastrica superior versorgt wird (➤ Kap. 4.3). Durch die Einführung der Mikrochirurgie konnte der TRAM frei transferiert werden (1989), hierbei werden die deutlich stärker ausgeprägten A. und V. epigastrica inferior für die Anschlüsse genutzt (Koshima et al. 1989). Das Kaliber der Gefäße ist mit einem Durchmesser von 1–2,5 mm und die Länge des Stiels mit 6–10 cm gut passend zu den Anschlussgefäßen am Thorax und ideal für die mikrochirurgische Anastomose. Durch die Entnahme des gesamten transversen Muskels kann es jedoch zu einer funktionellen Beeinträchtigung am Hebedefekt kommen. Um Bauchwandhernien vorzubeugen wird empfohlen, die Bauchwand direkt beim Verschluss der Entnahmestelle durch das Einnähen eines Prolenenetzes zu verstärken (Eisenhardt et al. 2018).

Muskellappen vom Oberschenkel

Transverse myocutane Gracilis Lappenplastik (TMG), Transverse upper gracilis Lappen (TUG), diagonal upper gracilis Lappen (DUG)

Ein etablierter, freier Muskellappen in der Brustrekonstruktion ist die **Transverse myocutane Gracilis Lappenplastik (TMG),** die in der Literatur auch *Transverse Upper Gracilis Lappen (TUG)* oder *Diagonal Upper Gracilis Lappen (DUG)* benannt wird (Myers et al. 2021). Der dominante Gefäßstiel ist der Endast der A. circumflexa femoris medialis oder ein direkter Ast der A. profunda femoris, die mit bis zu sechs Ästen zwischen dem M. adductor longus und M. adductor magnus verlaufen. Es gibt meistens zwei Begleitvenen, die viel kürzer sind und direkt in die V. profunda femoris münden. Die Gefäßanantomie ist sehr konstant und die Lappenhebung technisch relativ einfach möglich. Die Hautinsel kann in transverser Richtung entnommen werden (weil die meisten kutanen Perforatoren im proximalen Drittel zu finden sind), was dem Lappen seinen Namen gibt. Die Hautspindel kann meistens nicht breiter als 6–8 cm sein (Götzl et al. 2022). Von Vorteil ist, wenn die Lappenhebung von ventral erfolgen kann, was ein Umlagern der Patientin erspart und das Operieren in zwei Teams ermöglicht. Der TMG bietet v. a. die Möglichkeit einer bilateralen Brustrekonstruktion, die auch zweizeitig erfolgen kann. Die ideale Patientin dafür ist schlank, hat eine lokale Adipositas im Bereich der medialen Oberschenkel und benötigt nur ein kleines bis mittleres Brustvolumen.

Dennoch hat dieser Lappen einige Nachteile, die seine Verwendung limitieren. Aufgrund der transversalen Ausrichtung des Designs steht nur eine begrenzte Menge an Haut und Weichgewebe zur Verfügung. Außerdem ist der Gefäßstiel mit einer Länge von 5–7 cm eher kurz (23). Die relativ kleine Hautspindel und das geringe Volumen des TMG limitieren die Einsatzmöglichkeiten. Durch den relativ kurzen Gefäßstiel ist die Anastomosierung an die Empfängergefäße technisch anspruchsvoll. Steht die Entnahmestelle nach dem Verschluss unter Spannung, kann es zu einer Wundheilungsstörung oder verbreiterten Narbe kommen. Siegwart et al. (2021) führten eine systematische Untersuchung zur Morbidität an der Entnahmestelle des TMG-Lappens für die Brustrekonstruktion mit 19 Artikeln und einer Gesamtstichprobe von 843 TMG-Lappen durch. Der Gesamtverlust der Lappen lag bei nur 2 %. An der Entnahmestelle fanden sich Wunddehiszenzen (4–16 %), Serome (2–7 %), Hämatome (1–4 %) und Infektionen (0–5 %) (24). Zusätzlich fanden sich sensorische Störungen (0–74 %), und Veränderungen im Genitalbereich durch Verziehungen der Labia majora (0–2 4 %). Ein weiterer Nachteil ist die potenziell funktionelle Beeinträchtigung durch motorische Defizite (0–50 %) wegen der Entnahme eines Muskels. Zusätzlich besteht das Risiko eines Lymphödems der unteren Extremitäten, wenn der Lappen zu weit ventral gehoben wird. Eine weitere mögliche Komplikation ist der Gefühlsverlust, der bei etwa 11 % der Patientinnen auftritt (Pülzl et al. 2011).

Trotz dieser Risiken hat sich der TMG-Lappen als zuverlässige alternative Option für die Brustrekonstruktion erwiesen und ist aktuell der am häufigsten eingesetzte alternative Lappen für die Brustrekonstruktion mit zuverlässigen Ergebnissen und hoher Patientinnenzufriedenheit.

Alternative freie Perforatorlappen

Perforatorlappen aus der Gesäßregion

Profunda Artery Perforator-Lappen (PAP-Lappen)

Der PAP-Lappen wird von den muskulokutanen oder septokutanen Gefäßen des zweiten oder dritten Perforatorastes der A. profunda femoris ernährt. Die Entnahmestelle liegt in der Glutealfalte, in der die Narbe sehr gut und unauffällig positioniert werden kann. Die Hebemorbidität und die Konturveränderungen an der Entnahmestelle sind gering. Es können jedoch postoperative Serome und Missempfindungen beim Sitzen der Patientinnen auftreten. Seitdem der PAP-Lappen 2012 erstmals zur Brustrekonstruktion beschrieben wurde, hat er sich in einigen Zentren als Alternative zum DIEP-Lappen etabliert. Allerdings ist die Hebung des Lappens technisch anspruchsvoll und eine Umlagerung der Patientin ist notwendig (Götzl et al. 2022). In der aktuellen Literatur findet sich eine geringe Lappenverlustrate von 1 %, jedoch mit 23 % eine relativ hohe Komplikationsrate an der Entnahmestelle. Um genauere Aussagen zu den Komplikationen, der Hebemorbidität und der zukünftigen Verwendbarkeit des PAP-Lappen treffen zu können, sind weitere Studien notwendig (Qian et al. 2019).

Gluteal Artery Perforator-Lappen (GAP), Fasziokutane infragluteale Lappenplastik (FCI)

Als Perforatorlappen aus der Gefäßregion können auch der S-GAP mit dem Gefäßstiel aus den superioren Gefäßen (Arteria und Vena glutealis superior) sowie der I-GAP (Arteria und Vena glutealis inferior) verwendet werden. Der FCI-Lappen (Fasziokutane infragluteale Lappenplastik) wird von dem absteigenden Ast der Arteria glutealis inferior und der Arteria cutanaeus femoris posterior ernährt. Sowohl der S-GAP als auch der I-GAP bieten ein gutes Volumen, das zur Rekonstruktion entnommen werden kann. Je nach anatomischen Voraussetzungen kann jedoch keine allzu große Hautspindel entnommen werden. An der Entnahmestelle kann es auch hier (wie beim PAP-Lappen) zu Wundheilungsstörungen, Asymmetrie, Deformitäten oder Sensibilitätsstörungen kommen. Aufgrund der schwierigen Präparation der Lappengefäße bei allen drei Lappen aus der Gesäßregion, mit schwieriger Exposition und fragilen Strukturen, wird empfohlen, die Operation in Bauch- und nicht in Seitenlage durchzuführen. Das hat den Nachteil, dass nicht in zwei Teams parallel operiert werden kann, sondern die Entnahme des Lappen und der Verschluss der Entnahmestelle zuerst erfolgen muss. Erst danach kann die Patientin umgelagert und die Präparation der Anschlussgefäße am Thorax, der mikrochirurgische Anschluss des Lappens und die Lappeneinpassung durchgeführt werden, was mit verlängerten OP-Zeiten einhergeht (20). Diese Lappen haben außerdem einen kurzen Stiel und sind mit einer technisch aufwändigen Präparation des Gefäßstiels verbunden. Die Größe der Gefäße zu den Anschlussgefäßen ist oft unterschiedlich. Das entnommene Gewebe ist im Vergleich zu der noch vorhandenen Brust häufig zu klein, und die Qualität des glutealen Weichgewebes ist fester als das eigentliche Brustgewebe. Beim I-GAP-Lappen besteht außerdem das Risiko, dass der Nervus ischiadicus freigelegt wird.

Es kann zusammengefasst werden, dass Lappen aus dem Gesäß durchaus ihre Indikation haben, sich aber aus verschiedenen Gründen nicht als Standardverfahren bewährt haben. Daher die Empfehlung, dass Lappen aus der Glutealregion nur alternativ zur Brustrekonstruktion verwendet werden, wenn keine anderen Spenderregionen verfügbar sind (Myers et al. 2021).

Zusammenfassung

Die Auswahl der Lappenplastik zur Brustrekonstruktion hängt von der Indikation (sekundär, primär, prophylaktisch), der Gewebeverfügbarkeit an den Spenderarealen, vorausgegangenen Operationen oder Bestrahlungen und dem individuellen Risikoprofil der Patientin ab. Der freie Gewebetransfer von der Unterbauchhaut (DIEP) ist ein Perforatorlappen und ist aktuell der Goldstandard in der autologen Brustrekonstruktion. Er bietet gutes Volumen bei geringer Hebedefektmorbidität ohne die Notwendigkeit der Entnahme eines Muskels. Verschiedene Muskellappen vom Rumpf (TRAM, ms-TRAM) oder den Extremitäten (TMG) haben weiterhin ihren Stellenwert und darüber hinaus gibt es gut untersuchte Perforatorlappen des Rumpfes und des Oberschenkels (Myers et al. 2021). Die Lappen aus der Gesäßregion (SGAP/IGAP, FCI) sind weitere Alternativen, auch wenn sie mit Einschränkungen verbunden sind. Diese Lappen haben kurze Stiele, eingeschränktes Volumen und die Entnahme kann bei einseitiger Rekonstruktion zu Asymmetrien an der Entnahmestelle führen. Darüber hinaus erfordert der Eingriff eine Umlagerung der Patientin während der Operation, was zeitaufwändig ist.

Das Wissen und die klinischen Fähigkeiten der rekonstruktiven Mikrochirurgen vorausgesetzt, bestehen für fast jede Patientin verschiedene Optionen für eine autologe Brustrekonstruktion.

4

4.3 Ipsilaterale pTRAM und Areolarekonstruktion

Stefanie Buchen

Fallbeispiel

- 61-jährige Patientin mit Z. n. SSM li. und SNL bei ausgedehnten DCIS und Platzhaltereinlage sowie Delay
- jetzt ipsilaterale pTRAM li. mit Areolarekonstruktion

4.3.1 Hintergrundinformation

Überlegungen beim gestielten TRAM

Vermeidung der Bauchwandschwäche/Hernie, von Lappennekrosen, Fettgewebsnekrose, epigastrischem Wulst, einer langen OP-Zeit, eines schlechten und unnatürlichen Modellierungsergebnisses sowie von Nabelnekrose und Asymmetrie

Was muss ich bei der Planung beachten:

1. Rekonstruiere ich primär oder sekundär? Zeitmanagement?
2. Wie sieht die Spender- bzw. Empfängerregion aus?
3. Wie sind die allgemeinen und persönlichen Risikofaktoren der Patientin? Adipositas, Nikotin und Diabetes stellen eine relative Kontraindikation dar.
4. Ist eine Delay-Operation notwendig?
5. Wurde eine Radiatio durchgeführt?
6. Entscheidung für ipsilaterale- oder kontralaterale Stielung?
7. Ausführliche Aufklärung und Bedenkzeit für die Patientin mit ggf. mehreren Gesprächsterminen sind essenziell.

Gründe für eine Favorisierung des ipsilateralen gestielten TRAM:

1. Technisch liegt weniger Zug auf dem Muskelstiel, dadurch entsteht eine geringere venöse Stauung beim eingefassten Lappen.
2. Durch die entsprechende Drehung liegt die schlecht durchblutete Zone lateral und im Falle einer Teilnekrose kann diese kosmetisch gut ausgeglichen werden.
3. Durch den Erhalt der Inframammärfalte und Xyphoideinheit kann der kosmetisch störende „midline Bulge" verhindert werden.
4. Hinzu kommt, dass durch diese Modulation mehr Volumen und untere Projektion erzielt werden kann.
5. Die Sicherheit macht zum kontralateralen pTRAM keinen Unterschied.

4.3.2 Präoperativer Befund

➤ Abb. 4.2

4.3.3 Operatives Vorgehen

Anzeichnung

➤ Abb. 4.3

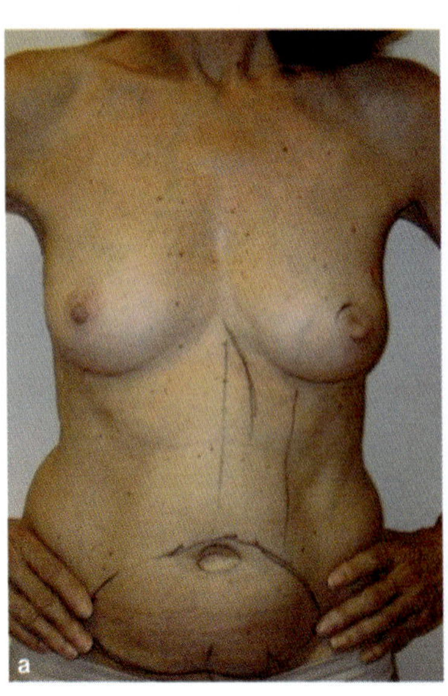

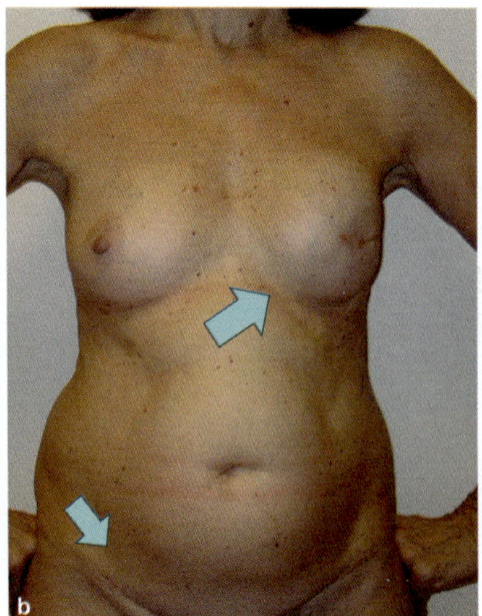

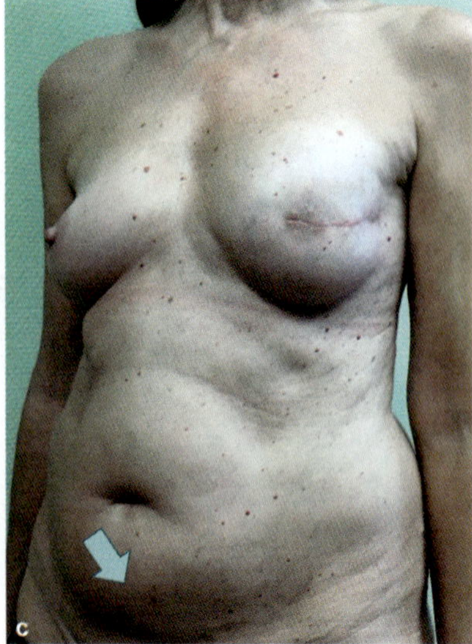

Abb. 4.2 Präoperative Fotodokumentation [M1266]
a) Ursprungsbefund
b) nach Platzhalter nach SSM mit SNL li.
c) und Delay

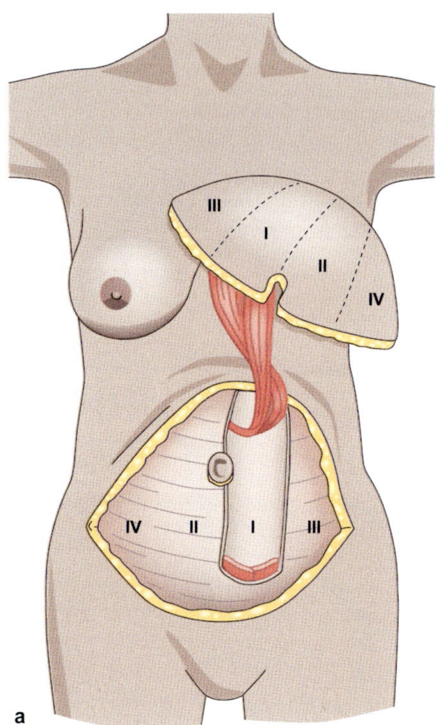

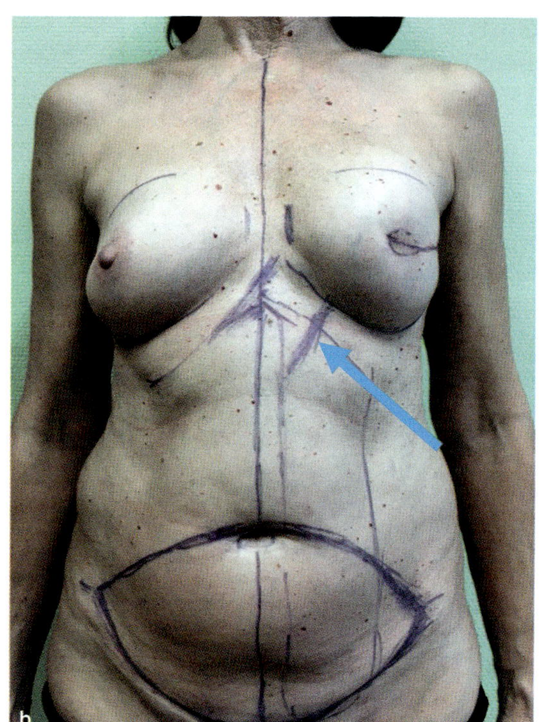

Abb. 4.3 Präoperative Anzeichnung an der stehenden Patientin
a) Geplante OP als Schema (mod. nach Bohmert 1995) [L157]
b) Markierung der Spender- und Empfängerregion sowie des Tunnels [M1266]

Operationsschritte

Tunnelbildung

Nach üblicher Exzision und Eröffnen der alten Narbe an der Thoraxwand Entfernen des Implantates inkl. Kapsel. Das Lager und der Durchzug von kranial für den TRAM wird vorbereitet. Die Tunnelbildung folgt mit Richtung auf das Xyphoid und ohne die Inframammärfalte sowohl ipsi- als auch kontralateral zu tangieren. Wichtig ist es, den Tunnel zu entfetten, um den epigastrischen Wulst und Nekrosen zu vermeiden und später einen spannungsfreien Durchzug des Lappens zu erzielen (➤ Abb. 4.4).

Dann Ausschneiden des Nabels, Präparieren bis zur Faszie und kraniales Abpräparieren der Bauchdecke bis zum Rippenbogen. Hierbei wird eine Verbindung zum Tunnel hergestellt. Anschließend Umschneiden der Bauchdecke (➤ Abb. 4.5).

CAVE!
Bauchdecke nicht zu aggressiv ablösen (v-förmig), damit Perfusionsstörungen im Abdominalbereich vermieden werden.

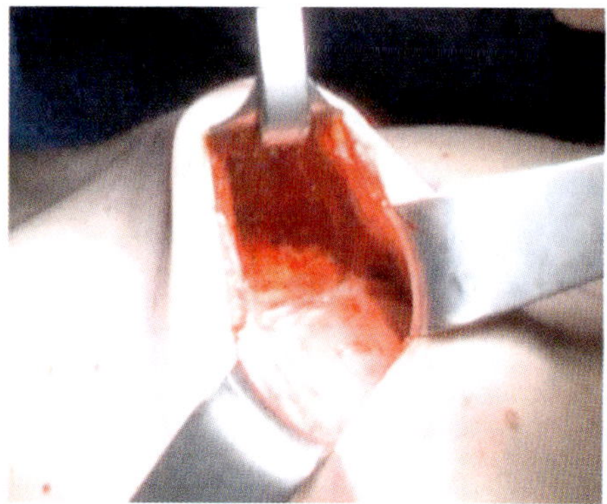

Abb. 4.4 Tunnelbildung von kranial mit dem Leuchtspartel [M1266]

Mobilisieren des Lappens von der Gegenseite

Abpräparieren des Gewebes von rechts lateral bis 1 cm über die Linea alba hinaus. Hierbei wird darauf geachtet, wo die Hauptperforatorgefäße liegen. Diese sind i. d. R. auf beiden Seiten ähnlich. Die Hauptregionen sind um den Nabel sowie zwischen Nabel und der Linea arcuata. (➤ Abb. 4.6).

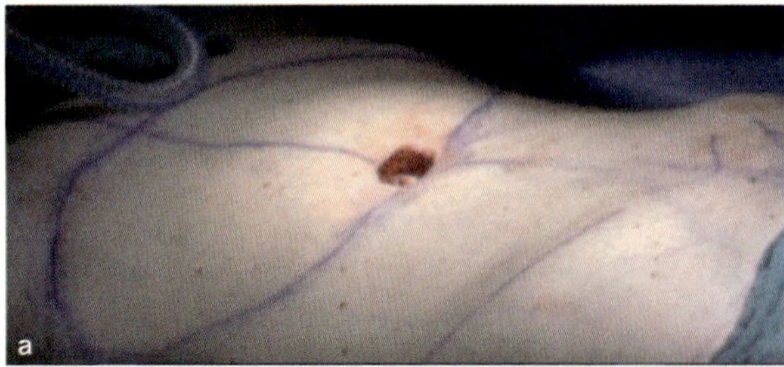

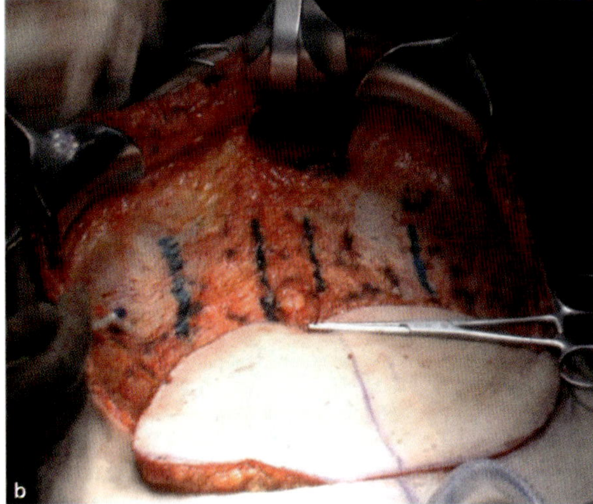

Abb. 4.5 [M1266]
a) Nabelumschneidung
b) V-förmige Bauchdeckenpräparation

MERKE
Dopplern der epigastrischen Gefäße ist bei Kenntnis der Anatomie und sauberer Präparation nicht notwendig.

Mobilisieren des Lappens von ipsilateral

Anheben des Lappens (➤ Abb. 4.7) auf der ipsilateralen Seite bis zu den ersten Perforansgefäßen. Eröffnen der Faszie von kranial nach kaudal, zuerst am medialen, dann am lateralen Anteil des linken Rektus. Abpräparieren der Faszie bis kaudal und weiteres Freilegen des Muskels von kranial. Ein ca. 3 cm Faszienstreifen wird belassen. Dann weiteres Eröffnen der Faszie lateral unter Schonung der Perforatoren und Auslösen des M. rectus abdominus medial und lateral aus seinem Faszienbereich unter Schonung der Gefäßversorgung (➤ Abb. 4.7).

Auslösen des Lappen

Kaudale Dissektion des M. rectus abdominus und Fixieren des Muskelstumpfes am Lappen mit 2/0 Vicryl, ohne das Gefäß zu verletzten (➤ Abb. 4.8).

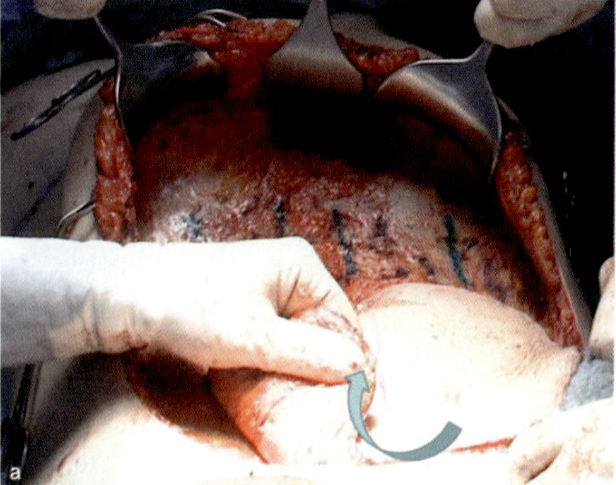

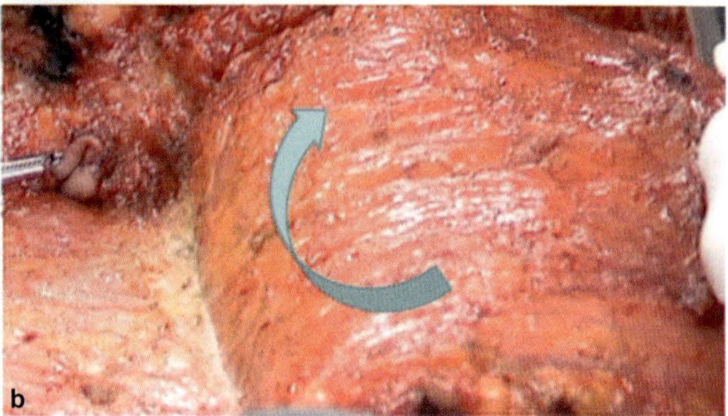

Abb. 4.6 [M1266]
a) Kontralaterale Lappenmobilsierung
b) Bis über Linea alba

Komplettes Auslösen des linken Rektus aus der hinteren Rektusscheide unter Schonung seiner Gefäßversorgung. Dabei wird der 8. Intercostalnerv selektiv durchtrennt., um die gewünschte Muskelatrophie und Denervierung zu erreichen (➤ Abb. 4.9).

MERKE
Die oberen epigastrischen Gefäße müssen nicht unbedingt dargestellt werden. Oft sieht man den Eintritt jedoch nach Dissektion des kranialen Rektus.

Abb. 4.9 [M1266 (rechte Seite)]
a) Komplettes Auslösen des Rektusmuskels bis über die Rippe
b) Schonung der Vasa epigastrica superior

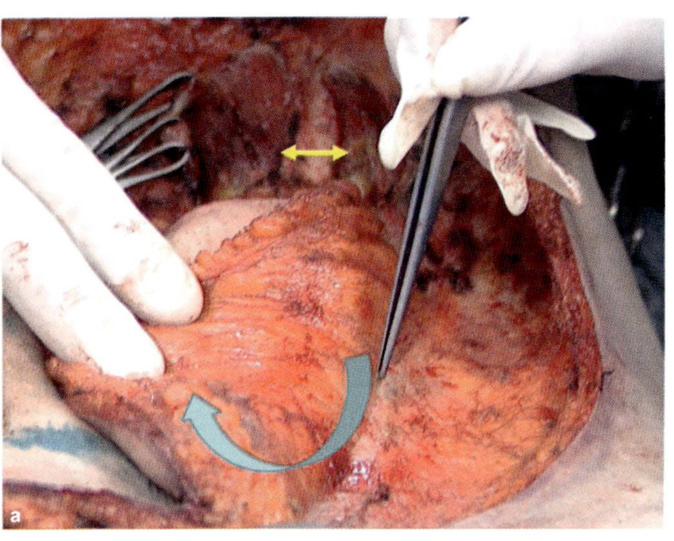

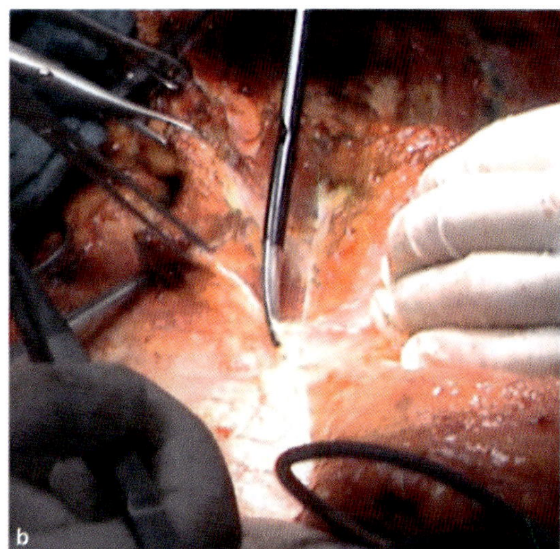

Abb. 4.7 [M1266]
a) Ipsilaterale Lappenanhebung bis zu den Perforansgefäßen
b) Faszienpräparation und Rectusauslösung

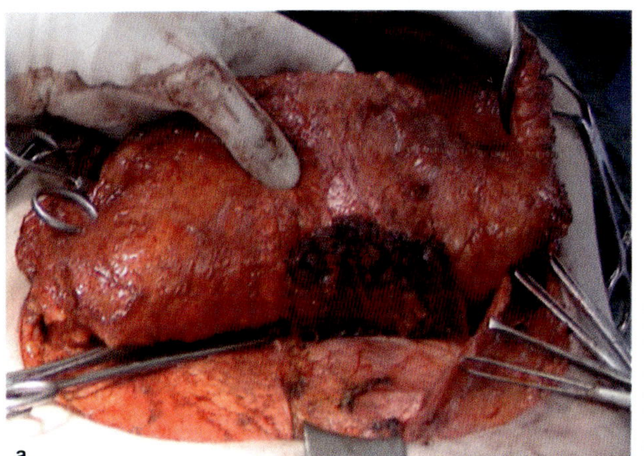

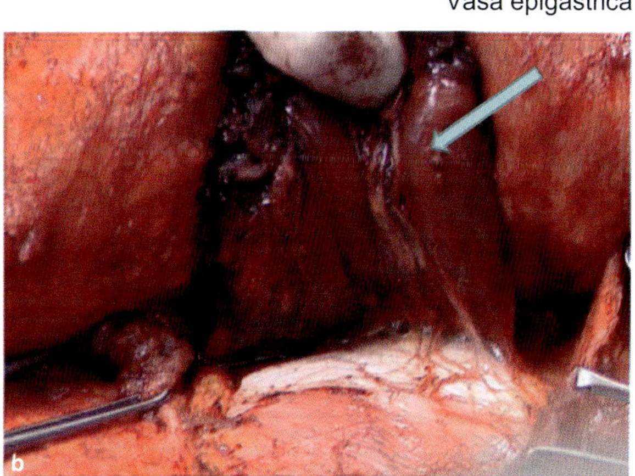

Abb. 4.8 [M1266]
a) Kaudale Muskeldissektion
b) Darstellung der Vasa epigastrica

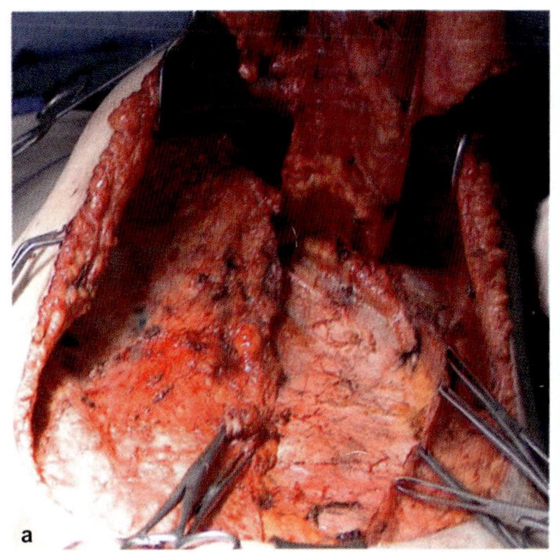

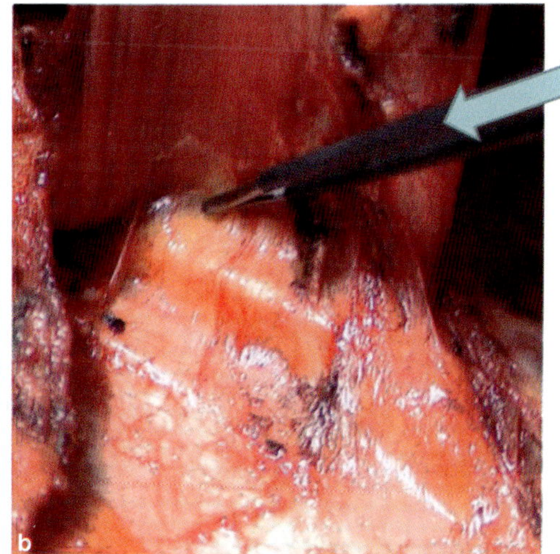

TIPP

Durchtrennen 30 % des lateralen Anteils des Rektus oberhalb des Rippenbogens, um die Rotation und den Durchzug des Lappens zu erleichtern. Die Wulstbildung wird vermieden (➤ Abb. 4.10, ➤ Abb. 4.11).

Lappenentstauung und Reduzierung vor der Hebung

Bevor der Lappen gehoben wird, müssen die schlecht durchbluteten Zonen entfernt werden.

INFO

Dies bitte mit dem Skalpell, damit das venöse Blut zur Entstauung entweichen kann.
Die ipsilaterale Seite ist i. d. R. am besten perfundiert. Mit vielen Methoden hat man versucht, die genaue Perfusion des Hautlappens zu bestimmen, um Lappennekrosen zu vermeiden. Mit dem ICG kann die Perfusion gut dargestellt werden, aber auch diese Methode hat ihr Limit. Ich verlasse mich auf die klinische Methode (Hautkolorit, Kapillarfüllung, Hauttemperatur, Hautdurchblutung). Meist werden die hier angezeigten Bereiche entfernt (➤ Abb. 4.12).

Lappendrehung und Modellierung

Der Lappen wird immer medial über medial, d. h. links gegen den Uhrzeigersinn gedreht (➤ Abb. 4.13). Er muss spannungsfrei liegen.

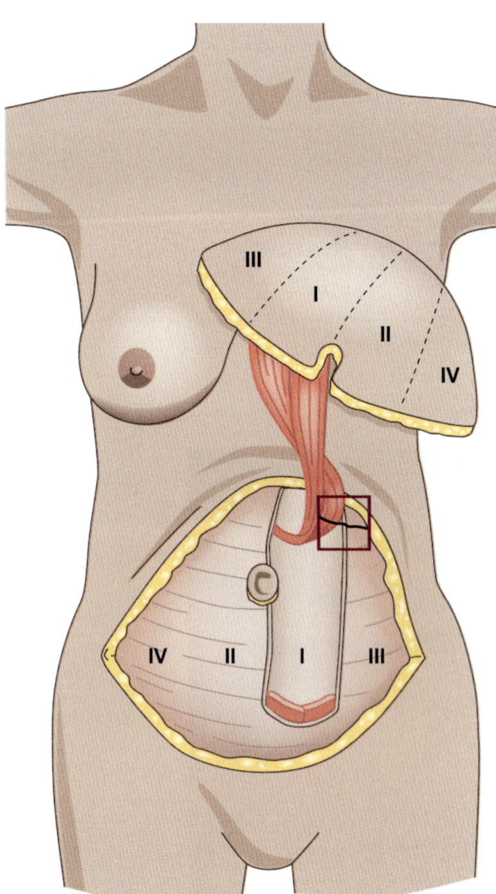

Abb. 4.10 Darstellung der Muskeldurchtrennung zu ⅓ (mod. nach Bohmert 1995) [L157]

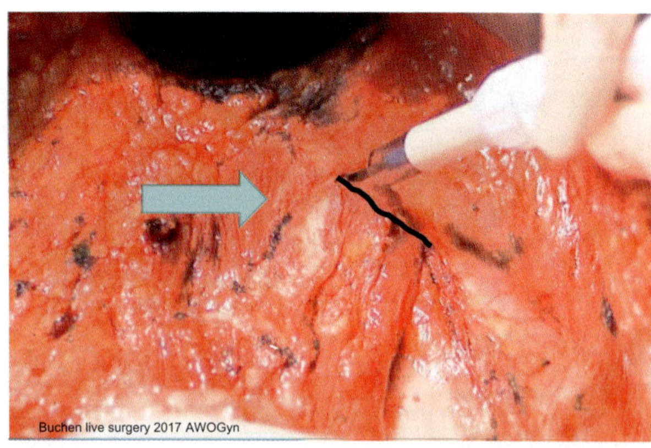

Abb. 4.11 Darstellung der Muskeldurchtrennung zu 1/3 [M1266]

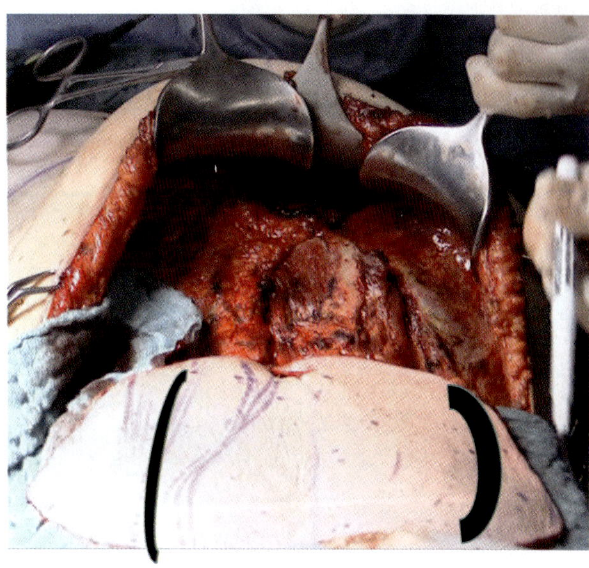

Abb. 4.12 Lappenresektion vor dem Heben [M1266]

Zur Lappenmodellierung wird hier überschüssige Haut deepithelisiert und nur Haut für eine virtuelle Areola belassen (➤ Abb. 4.13). Eine Drainage auf Sog, Subdermal- und Intrakutannaht.

Bauchdeckenverschluss in drei Schichten

INFO

Jetzt folgt der Bauchdeckenverschluss, der sorgfältig in drei Schichten sowie mit den kontralateralen Druckausgleichnähten vollzogen werden muss, um der Hebemorbidität effizient vorzubeugen.

1. **Peritoneum**
Einzelknopfnähte mit 0 Vicryl SH für die Peritonealdoppelung (➤ Abb. 4.14a)
2. **Faszie (Doppelt U/Z Naht) und 3. Faszie Schlinge**
Die Faszie wird zweischichtig sorgfältig mit einer Doppelt U/Z – Naht mit 1 Vicryl und anschließend mit der 1er PDS – Schlinge verschlossen (➤ Abb. 4.14b, ➤ Abb. 4.15a).

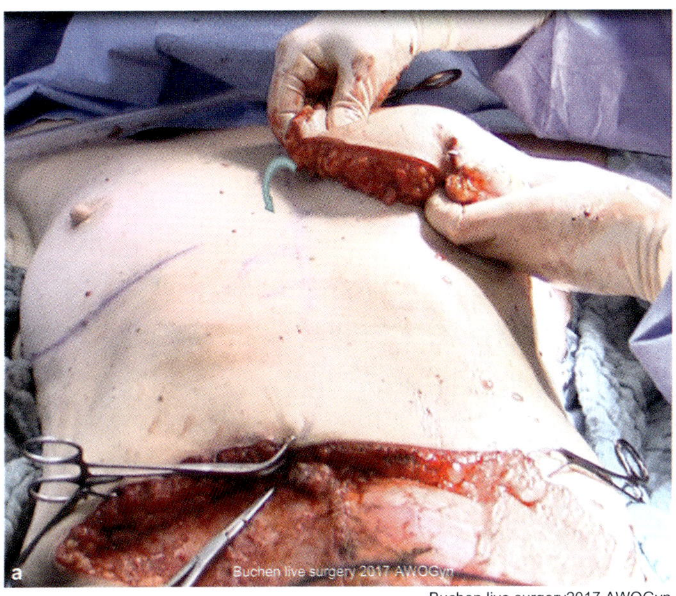

Abb. 4.13 Lappeneinfassung und Areolarekonstruktion [M1266]

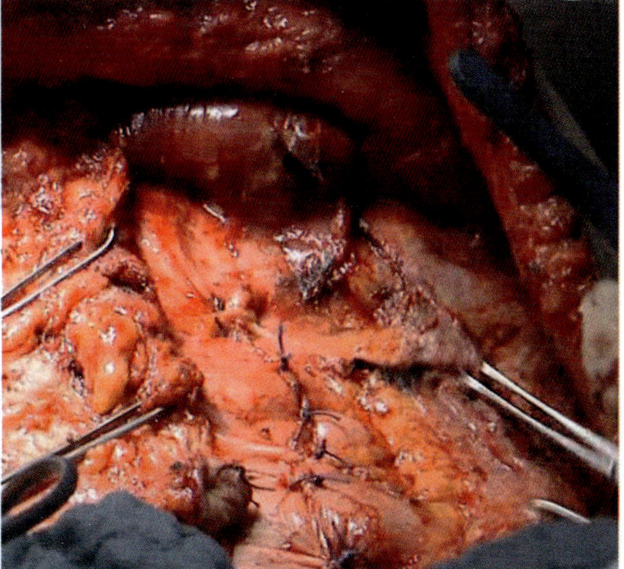

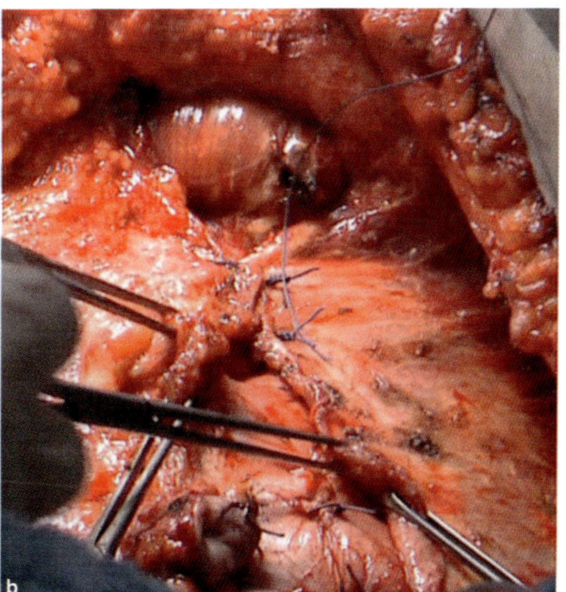

Abb. 4.14 [M1266]
a) Peritoneum
b) Faszie Doppelt U/Z

3. **Faszienraffnähte kontralateral**
Schließlich weitere Fazsienraffnähte auf der kontralateralen Seite zur Medialisierung des Nabels sowie zum Druckausgleich (➤ Abb. 4.15b)

Nabeleinfassung

Einfassen des Nabels und Medialisierung.

INFO

Um die sog. „Champagnerrinne" zu erzielen, wird um die neue Nabelöffnung das Fettgewebe entfernt (➤ Abb. 4.16). Zusätzlich wird eine mögliche Stauung des Nabels mit der Gefahr der Nabelnekrose vermieden.

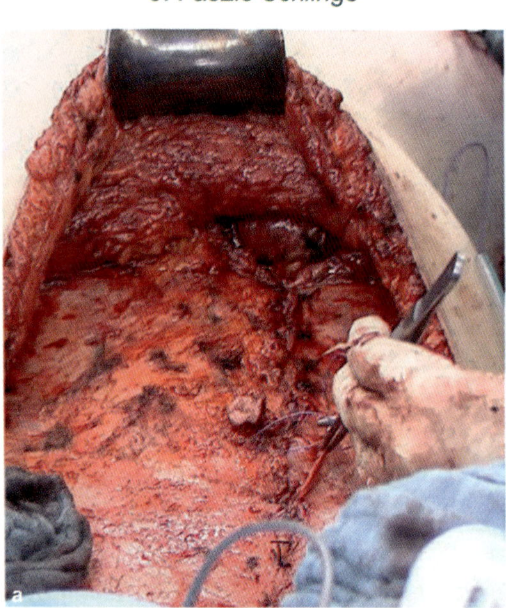

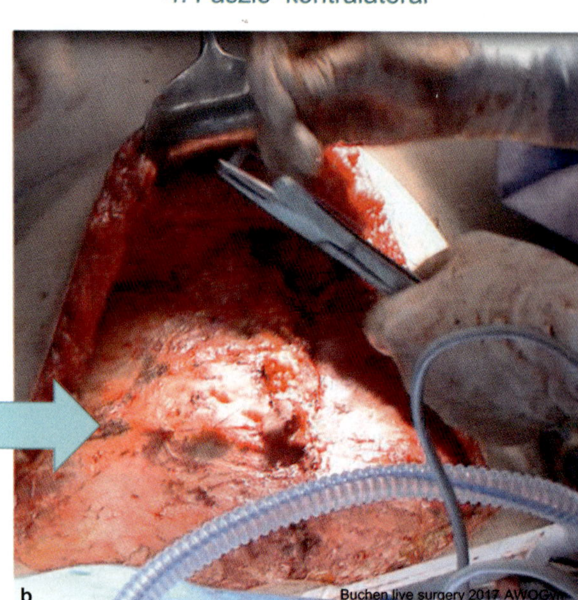

Abb. 4.15 [M1266]
a) Faszie Schlinge
b) Faszie kontralateral

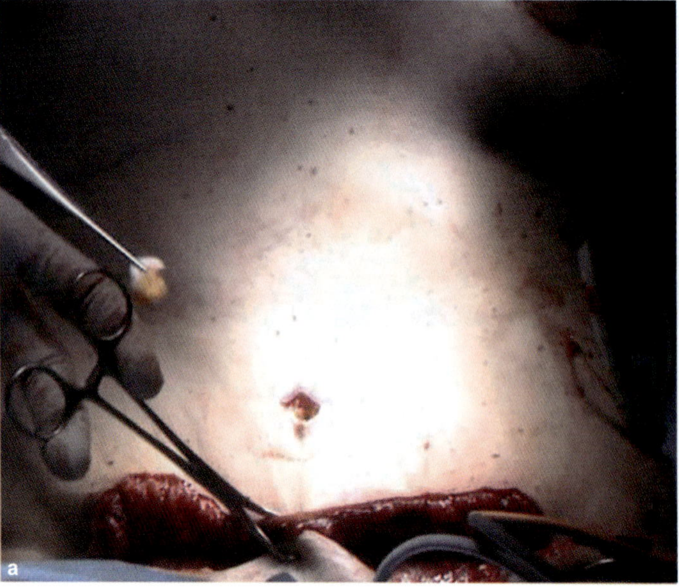

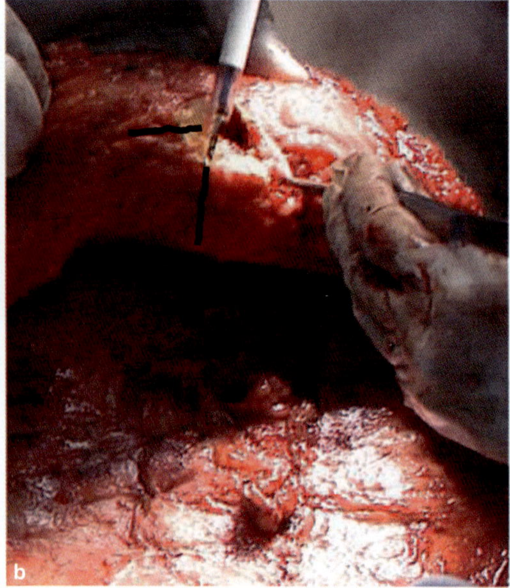

Abb. 4.16 [M1266]
a) Mittige Nabeleposition
b) Kreieren der Champagnerrinne

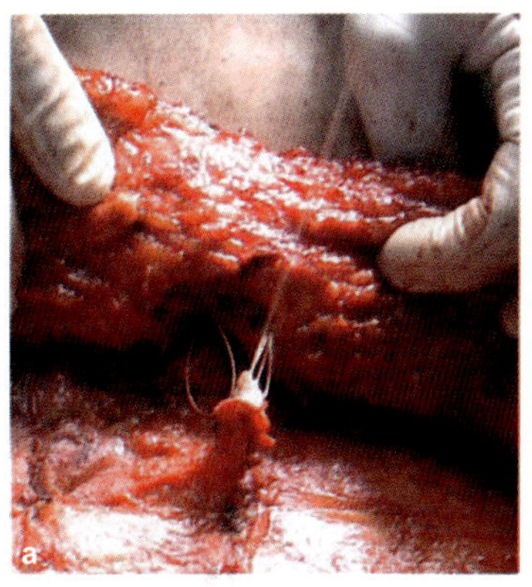

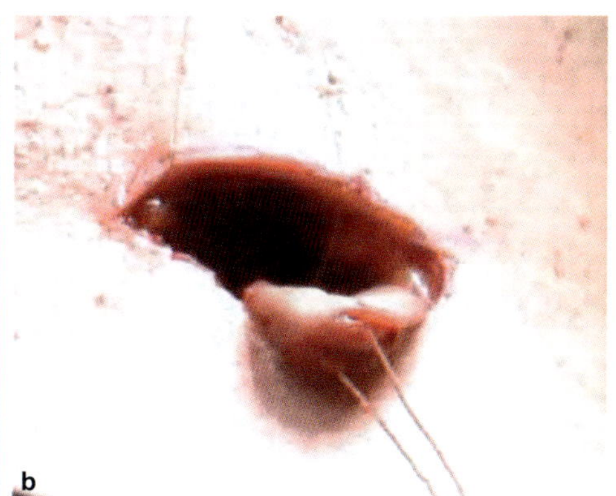

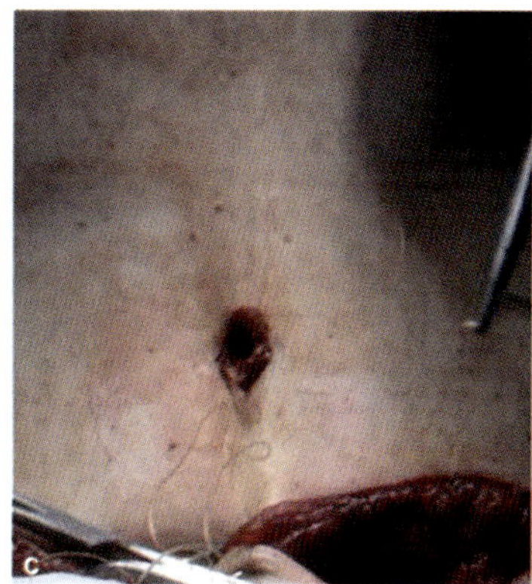

Abb. 4.17 [M1266]
a) 4 Nabelgrundnähte mit Medialisierung
b) Nabelgrundnaht von aussen
c) Intrakutannaht

Mit vier Stichen 2–0 Monocryl wird der Nabel eingenäht und mit einer 4–0 Monocryl Intrakutannaht versorgt (➤ Abb. 4.17).

TIPP

Die Medialisierung kann zusätzlich unterstützt werden, indem der Nabel mit 2–3-Einzelknopfnähten nach medial fixiert wird.

Bauchhautverschluss

Schließlich drei Drainagen auf Sog. Abschließend Verschluss der Bauchdecke mit Subkutan- und Intrakutannähten.

Wichtig dabei ist, dass die Fettfaszie mitgefasst wird (➤ Abb. 4.18).

TIPP

Wenn, wie hier, später eine MAK Rekonstruktion über Skateflap geplant ist, dann sollten überschüssige Hautbürzel rechts und links beim Verschluss der Bauchdecke belassen werden.
Dann steriler Verband. Die Patientin erhält noch intraoperativ eine Bauchbinde.

CAVE!

Dabei darf auf gar keinen Fall Druck auf den Gefäßstiel kommen.

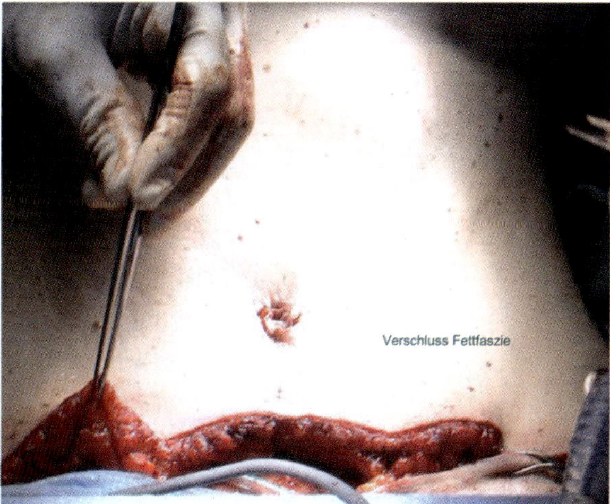

Abb. 4.18 Bauchhaut- mit Fettfaszienverschluss in 2 bis 3 Lagen [M1266]

4.3.4 Postoperatives Ergebnis

Postoperative Versorgung

➤ Abb. 4.19, ➤ Abb. 4.20

- ggf. Prednisolon als Stauungsprophylaxe für max. 2 Tage
- am ersten Tag Bettruhe
- frühzeitig KG und Mobilisierung
- 3 Monate Miederhose und Spezial-BH

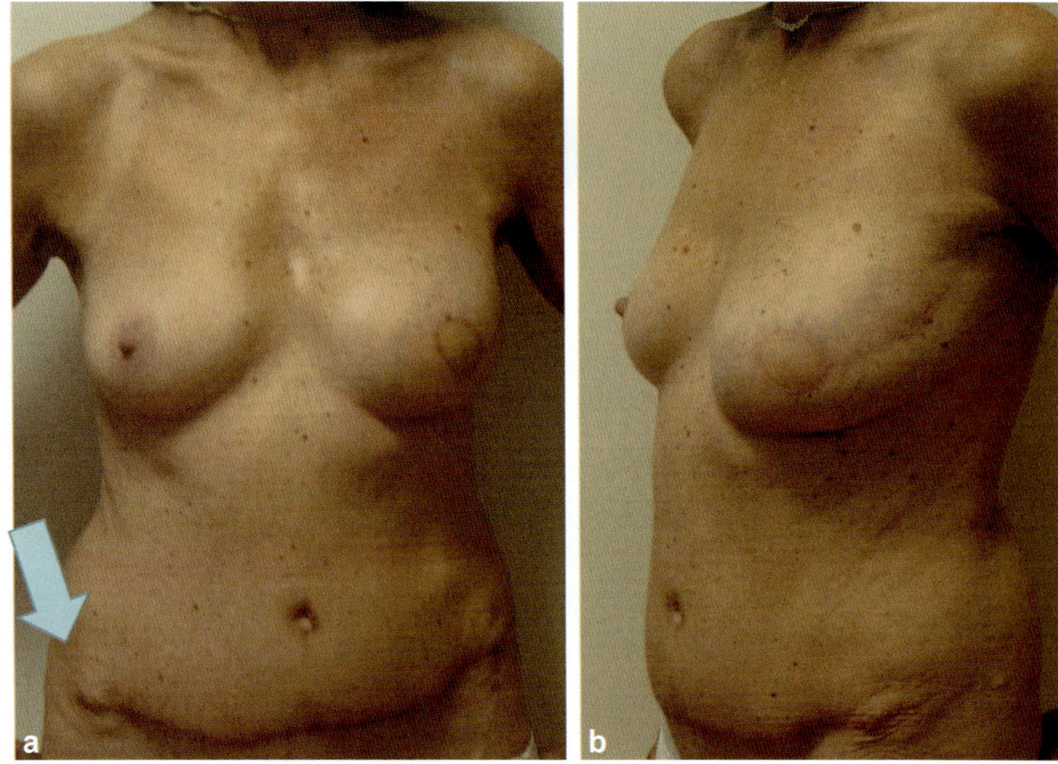

Abb. 4.19 Postoperatives Ergebnis. 3 Monate postoperativ mit Hautbürzel für MAK Rekonstruktion [M1266]

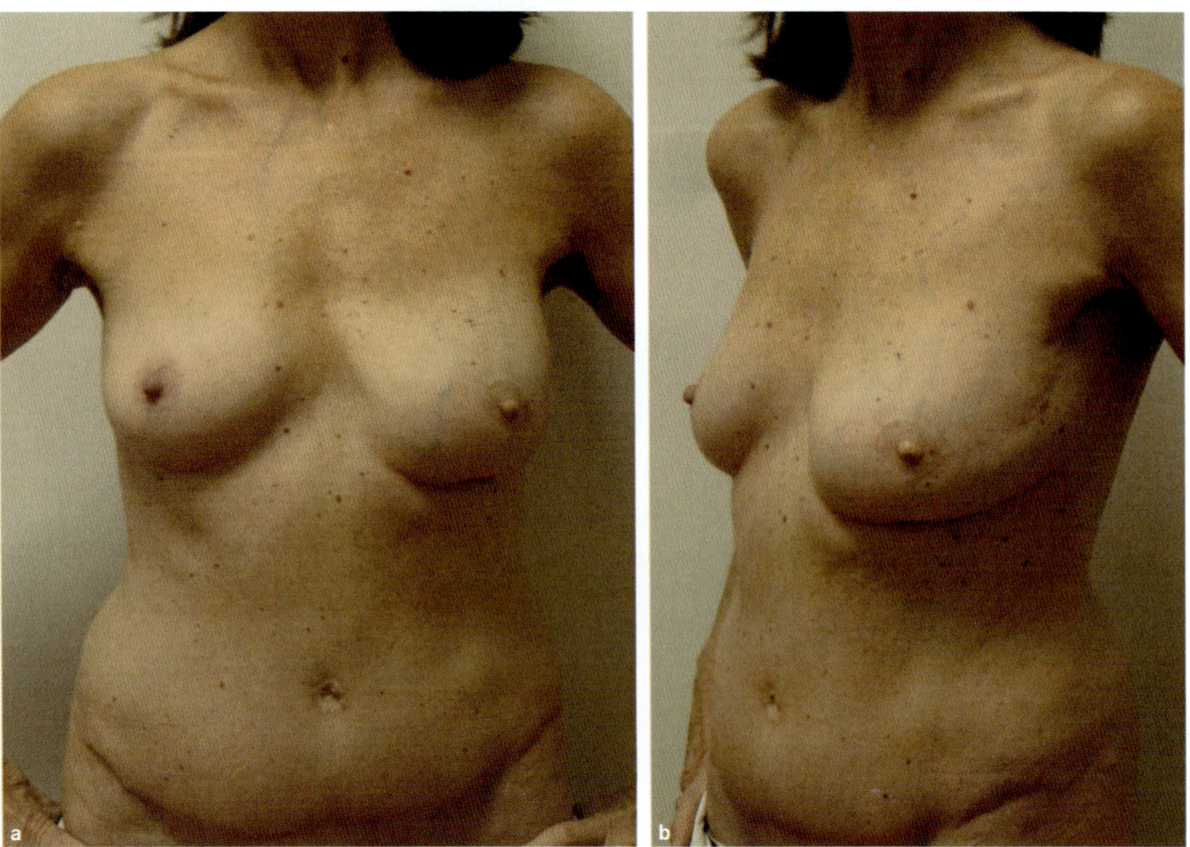

Abb. 4.20 Postoperatives Ergebnis. 12 Monate postoperativ nach MAK Rekonstruktion [M1266]

4.4 Latissimus dorsi Lappen

Maggie Banys-Paluchowski

Fallbeispiel

- 58-jährige Patientin mit einem riesigen (26 cm) exulzerierten Mammakarzinom li., HR+ HER2, keine Fernmetastasen, aber kontralaterale axilläre Lymphknotenmetastasen re.
- sehr gute klinische und bildgebende Remission nach primär systemischer Chemotherapie
- BH-Größe: 85G, starke Ptosis re.
- Mamillen-Jugulum-Abstand 37 cm re., linke Mamille durch Tumorinfiltration nicht identifizierbar
- ausdrücklicher Wunsch nach Mastektomie re. trotz cT0 in der Bildgebung inkl. Mamma-MRT
- Operation: Ablatio mit weiter Exzision des Tumors und der veränderten Haut mit Axilladissektion und Defektdeckung mittels Latissimus-Lappens *links;* hautsparende Mastektomie *rechts* mit Schwenkung der belassenen Haut von rechts nach links zur Defektdeckung mit Axilladissektion (kurativer Ansatz)

4.4.1 Hintergrundinformation

Der Latissimus dorsi Lappen gehört zu den ältesten gestielten Haut-Muskel-Lappen. Erstmalig wurde die Technik 1906 vom italienischen Chirurg Iginio Tansini beschrieben. Der Lappen kann sowohl zur Brustrekonstruktion als auch zur Defektdeckung eingesetzt werden. Im Falle einer Rekonstruktion muss das relativ geringe Volumen beachtet werden: i. d. R. benötigen die Patientinnen zusätzlich eine Implantateinlage. In diesem Fall wird eine sehr gute Abdeckung der Prothese durch den Lappen gewährleistet. In den letzten zwei Dekaden ging der Einsatz des Latissimus dorsi Lappens durch die Einführung freier Lappen stark zurück. Dennoch stellt der Lappen eine wichtige Technik im Repertoire eines senologischen Operateurs dar, die insbesondere zur Deckung nach Entfernung großer Tumore bzw. bei Implantatkomplikationen verwendet werden kann.

Die Lappeninsel besteht aus dem M. latissimus dorsi, dem Fettgewebe und der Haut. Die Gefäßversorgung wird durch die A. und V. thoracodorsalis gewährleistet. Zusätzlich unterstützen die Serratusanastomose und ihre Kollaterale die Durchblutung. Der N. thoracodorsalis, der mit den Gefäßen das thoracodorsale Nervengefäßbündel bildet, kann am Ende der Operation durchtrennt werden. Insbesondere bei Rekonstruktionseingriffen ist die Durchtrennung des Nervs empfehlenswert, um eine für die Patientin unangenehme Muskelkontraktur zu vermeiden. Allerdings kann es in Folge der Durchtrennung zum stärkeren Volumenverlust kommen als bei Belassung des Nervs.

Vorteile:

- robuster Lappen mit geringer Komplikationsrate, auch vor/nach der Bestrahlung möglich
- geringe Lappenverlustrate (in der Literatur ≤ 2 %)
- aufgrund der guten Gefäßversorgung auch im Risikokollektiv geeignet (z. B. Raucherinnen)
- kurze Operationsdauer
- Narbe an der Entnahmestelle für die Patientin nicht sichtbar bzw. bei horizontalem Narbenverlauf durch den BH gut kaschierbar

Nachteile:

- wenig Volumen mit Notwendigkeit einer simultanen Protheseneinlage zur Rekonstruktion bei den meisten Patientinnen
- Einschränkung der Kraft des Arms nicht auszuschließen (**Cave:** Leistungssportlerinnen, professionelle Tennisspielerinnen, Klavierspielerinnen – gute Aufklärung erforderlich!)
- Serombildung bei nahezu allen Patientinnen mit Notwendigkeit einer Serompunktion bei ca. 20 %

4.4.2 Präoperativer Befund

➢ Abb. 4.21, ➢ Abb. 4.22

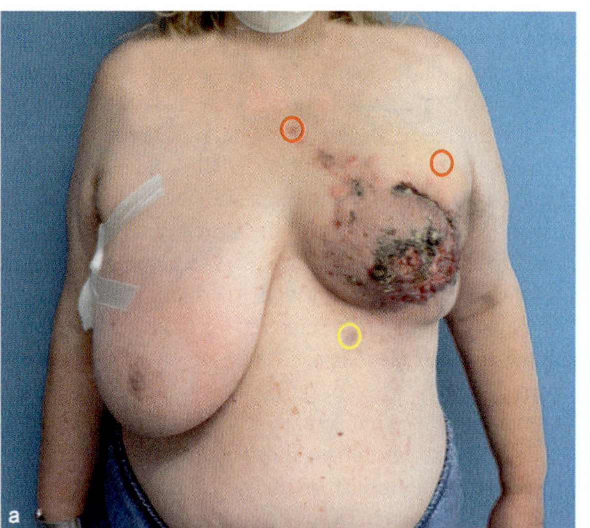

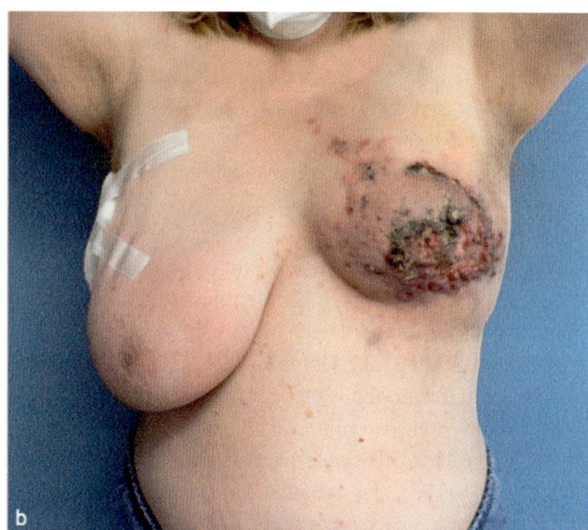

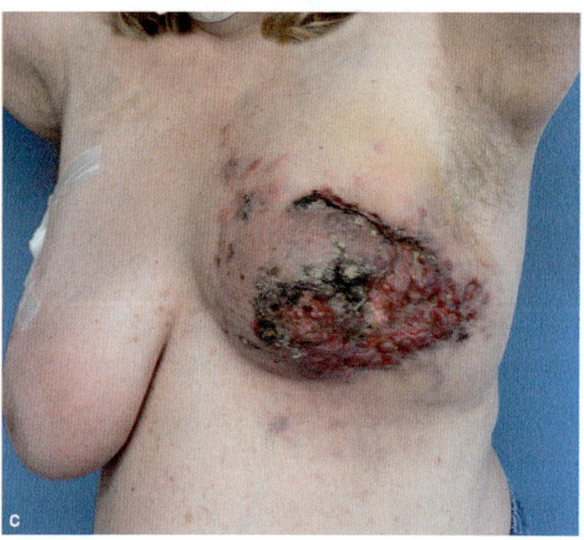

Abb. 4.21 Befund bei Erstdiagnose. Vor Beginn der Chemotherapie wurden multiple Punchbiopsien li. entnommen (rote Kreise: maligne, gelber Kreis: benigne). Zusätzlich wurden Punchbiopsien im Bereich der leicht geröteten rechten Mamma entnommen (benigne), auch MR-tomographisch ergab sich kein Hinweis für einen intramammären Befund re. [M1103]

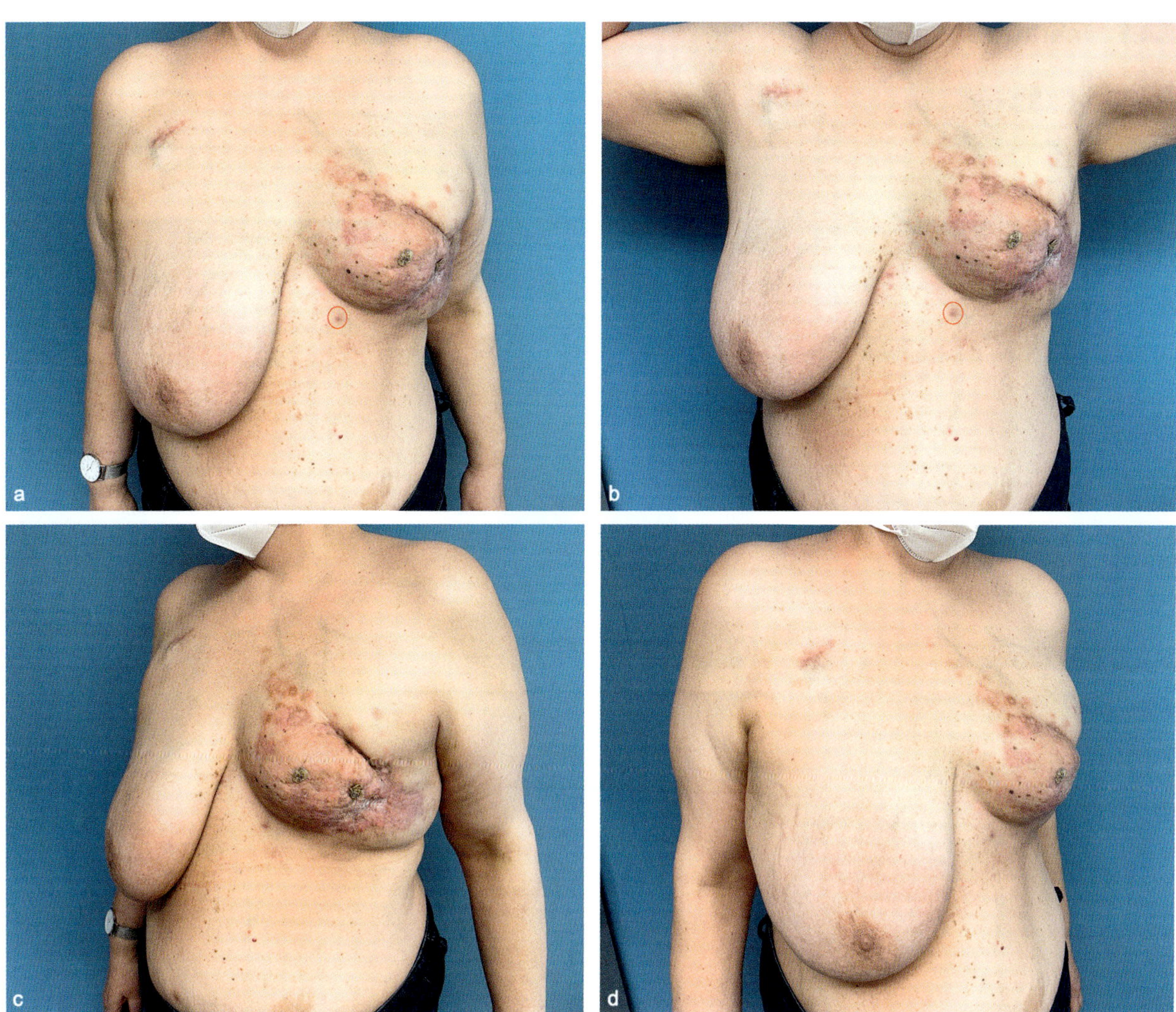

Abb. 4.22 Präoperativer Befund nach Abschluss der Chemotherapie. Roter Kreis markiert eine unklare Hautveränderung, die unmittelbar präoperativ erneut mittels Punchbiopsie als benigne gesichert wurde. [M1103]

4.4.3 Operatives Vorgehen

Anzeichnung

➢ Abb. 4.23

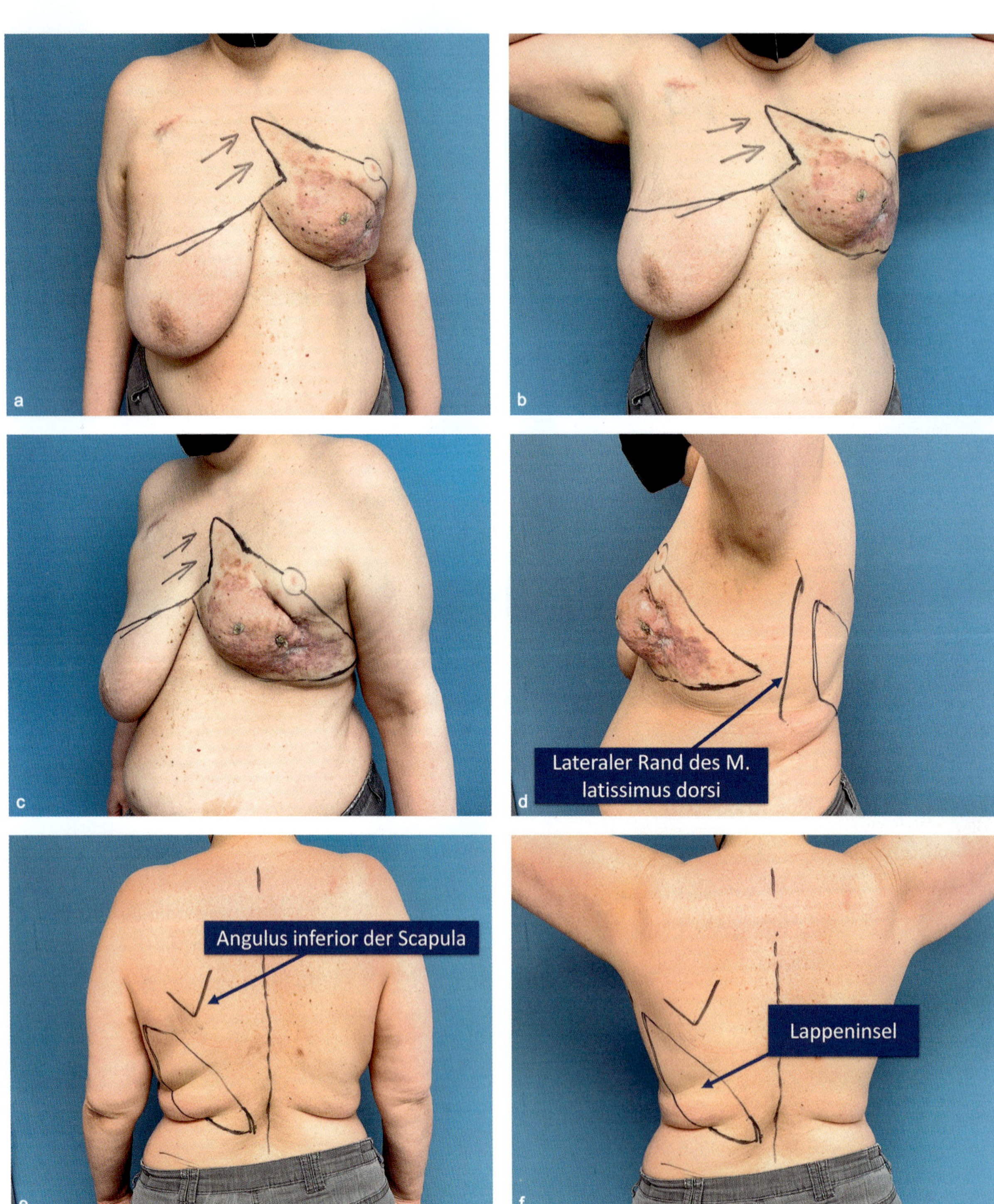

Abb. 4.23 Präoperative Anzeichnung an der stehenden Patientin. Die Pfeile markieren die Richtung der Verschiebung der Haut von rechts nach links. Die von der Patientin gewünschte Mastektomie re. (Seite ohne Tumornachweis in der Bildgebung) wird bewusst hautsparend durchgeführt, um die gesunde Haut zur Defektdeckung zusätzlich zu verwenden [M1103]

Operationsschritte

➤ Abb. 4.24, ➤ Abb. 4.25, ➤ Abb. 4.26, ➤ Abb. 4.27, ➤ Abb. 4.28, ➤ Abb. 4.29, ➤ Abb. 4.30, ➤ Abb. 4.31, ➤ Abb. 4.32, ➤ Abb. 4.33, ➤ Abb. 4.34

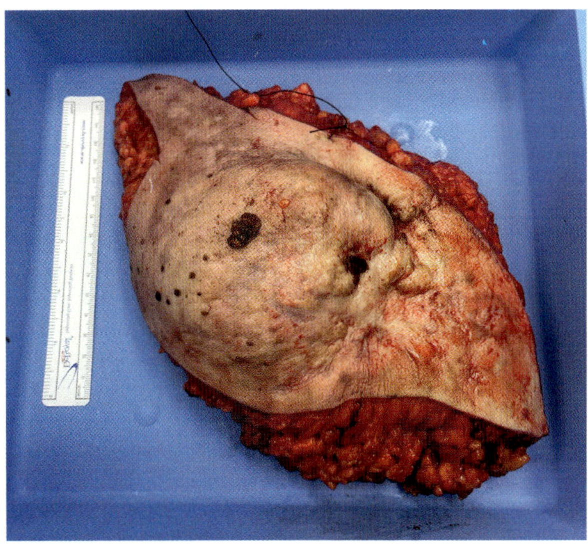

Abb. 4.24 Die Operation wird in Rückenlage begonnen. Simultan wird die Mastektomie mit Entfernung des riesigen Tumors entsprechend der präoperativen Anzeichnung li. sowie hautsparende Mastektomie re. durchgeführt. Das Bild zeigt das Operationspräparat der linken Seite. [M1103]

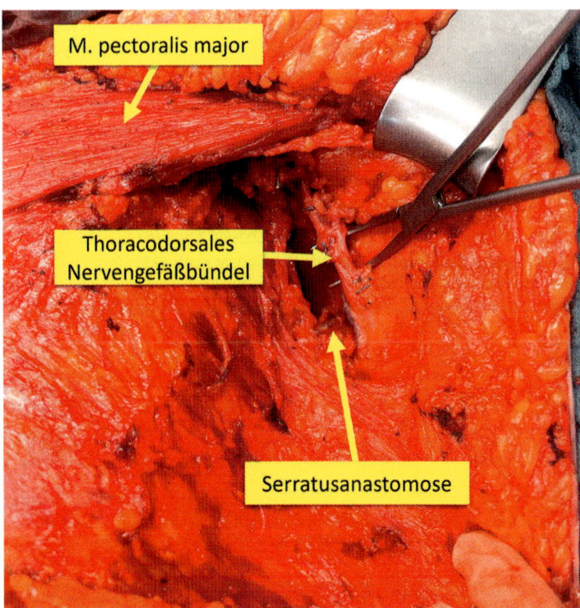

Abb. 4.25 Nach Entfernung des Tumors und Durchführung der systematischen Axilladissektion erfolgt die langstreckige Darstellung des thoracodorsalen Nervengefäßbündels. Von den drei Strukturen (Arterie, Vene, Nerv) ist die Verletzungsgefahr für die Vene am größten. Sollte es zu Blutungen aus den Ästen der Gefäße kommen und eine Koagulation in unmittelbarer Nähe der thoracodorsalen Gefäße notwendig sein, können kleine Gefäßclips als Alternative verwendet werden. [M1103]

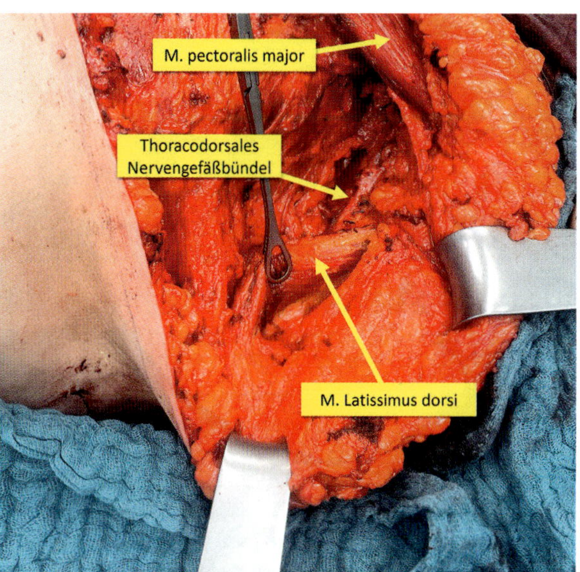

Abb. 4.26 Der laterale Rand des M. latissimus dorsi wird identifiziert (atraumatische Organfasszange). Bereits in Rückenlage kann der dorsale Anteil des Muskels vom darüberliegenden Fettgewebe abpräpariert werden. Dabei soll darauf geachtet werden, auf keinen Fall im Bereich der angezeichneten Lappeninsel das Fettgewebe vom Muskel abzutrennen. Danach kann die Patientin in Seitenlage umgelagert werden. [M1103]

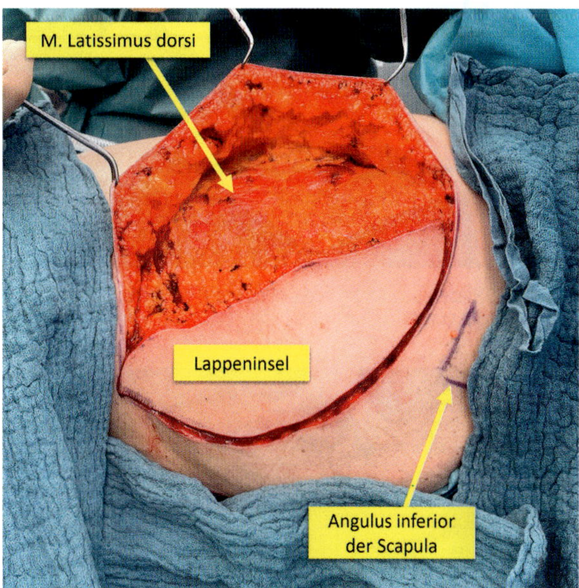

Abb. 4.27 Nach der Umlagerung auf die rechte Seite (Lagerung ➤ Kap. 4.5) wird die Lappeninsel umschnitten. Zunächst wird nach lateral bis zum Muskel präpariert. Wird der Lappen zur Rekonstruktion benötigt, soll darauf geachtet werden, möglichst viel Volumen zu gewinnen, d. h. es wird zunächst schräg unter der Haut präpariert, um das Fettgewebe am Muskel zu belassen. In unserem Fall wird der Lappen zur Defektdeckung eingesetzt. Trotzdem empfiehlt es sich, nicht direkt auf den Muskel zu präparieren, sondern etwas schräg, um eine sichere Gefäßversorgung zwischen Muskulatur und Fettgewebe zu erhalten. [M1103]

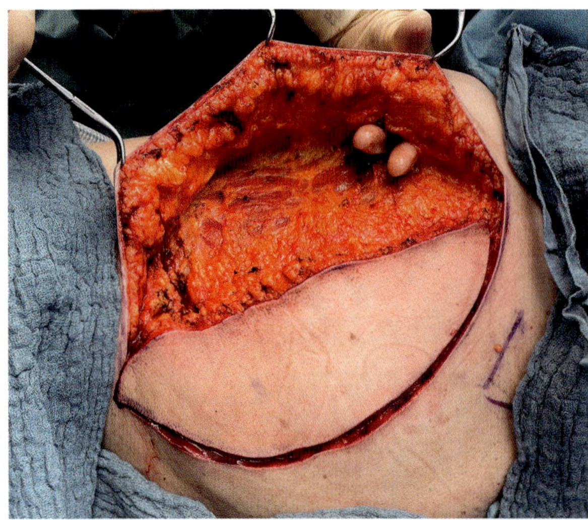

Abb. 4.28 Da bereits in Rückenlage der laterale Rand vom M. latissimus dorsi aufgesucht und das Fettgewebe dorsal des Muskels abpräpariert wurde, kann problemlos ein Tunnel zur Axilla gebildet werden (s. Finger). [M1103]

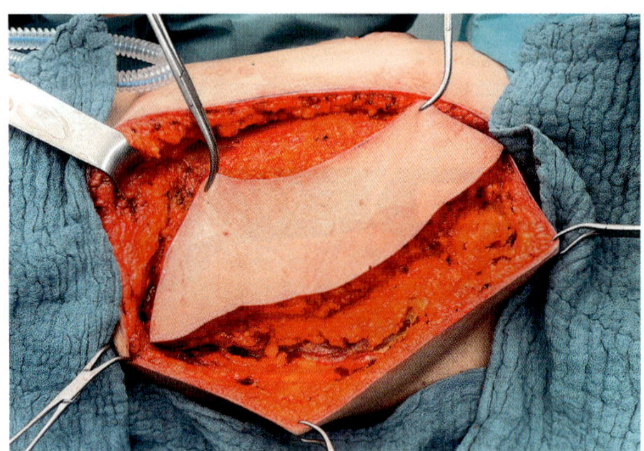

Abb. 4.29 Präparation nach kaudal und medial bis die Lappeninsel gebildet wird [M1103]

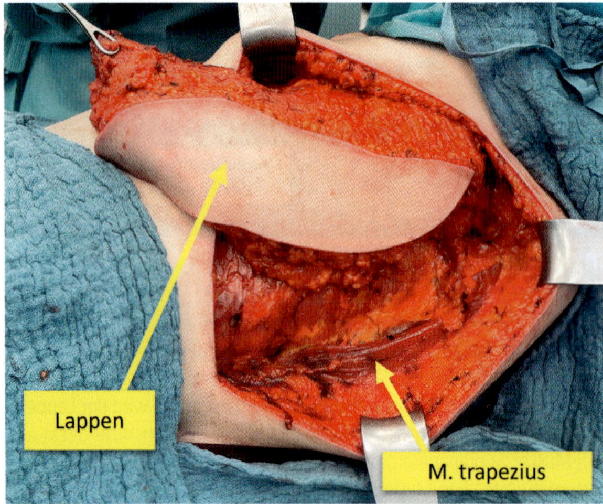

Abb. 4.30 Der Latissimusmuskel wird von den tieferen Schichten abgetrennt und angehoben. I.d.R. nicht sichtbar ist die Muskelgruppe Erector spinae, die aus drei vertikal verlaufenden Muskeln besteht (von medial nach lateral: M. spinalis, M., longissimus, M. iliocostalis). [M1103]

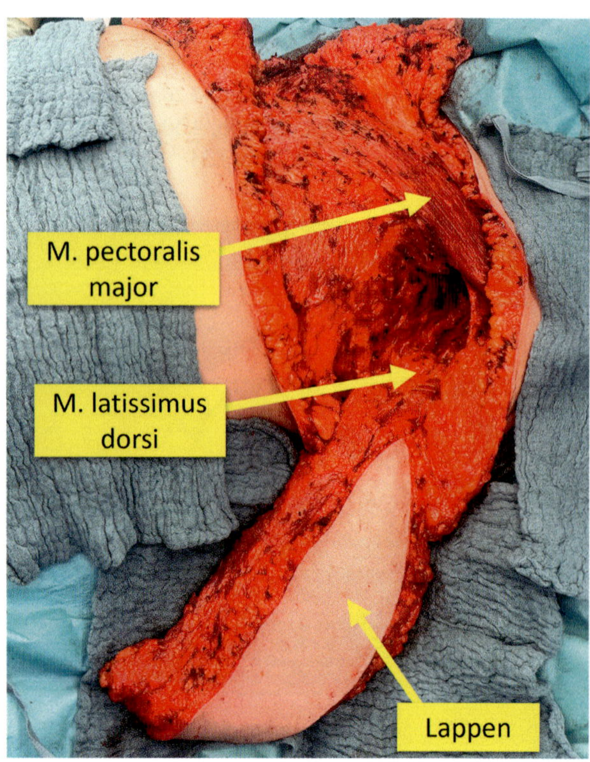

Abb. 4.31 Der Lappen wurde über den zuvor gebildeten Tunnel (➢ Abb. 4.28) an die vordere Brustwand gebracht. Es soll darauf geachtet werden, dass das thoracodorsale Nervengefäßbündel dabei nicht torquiert wird. Der Muskelansatz am Humerus kann komplett abgesetzt werden. Insbesondere bei Lappenplastik zur Brustrekonstruktion ist dies zu empfehlen, um die Bildung einer für die Patientin oft unangenehmen Wulst in der Axilla zu vermeiden. Da der Lappen im vorliegenden Fall zur Defektdeckung verwendet wurde, wurde auf das komplette Absetzen des Muskels an seinem Humerusansatz verzichtet und der Muskelansatz wurde nur stark ausgedünnt. Die lange Wunde am Rücken wird nach Einlage einer Drainage (14er Redon) fortlaufend transkorial verschlossen (z. B. Vicryl 2–0). Danach erfolgt fortlaufende Intrakutannaht (z. B. Monocryl 4–0). Die Drainage kann direkt nach dem Umlagern eröffnet werden. Da sie bei noch offener Wunde an der vorderen Thoraxwand oft den Sog verliert, sind eine Kontrolle der Redonflasche am Ende der Operation und ggf. Wechsel auf eine frische Flasche mit Sog sinnvoll. [M1103]

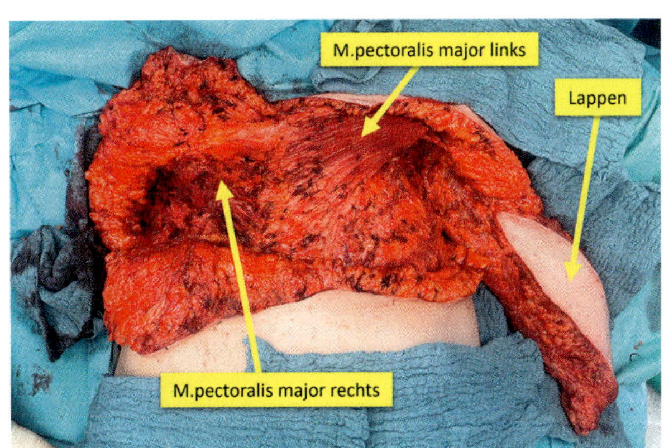

Abb. 4.32 Blick auf die riesige bilaterale Wunde, Patientin liegt auf dem Rücken [M1103]

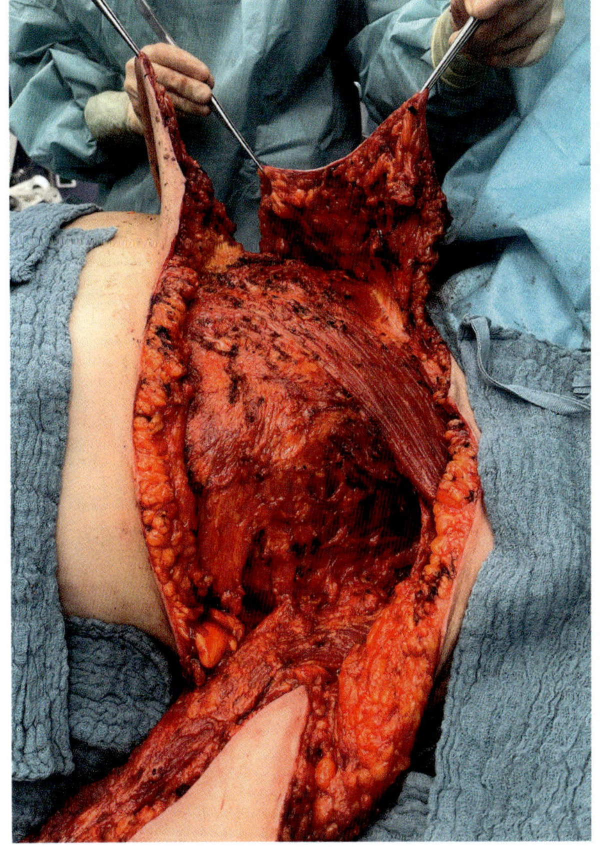

Abb. 4.33 Die Mastektomie der rechten Seite erfolgte teilweise hautsparend, sodass die erhaltene Haut nun wie geplant nach links zur Defektdeckung geschwenkt werden kann. [M1103]

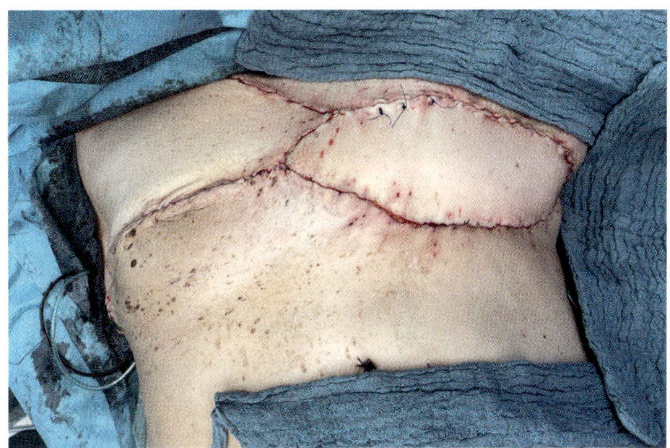

Abb. 4.34 Nach Einbringen des Lappens in seine neue Position wird geprüft, ob die Entnahme von weiteren Nachresektaten möglich ist. Insbesondere bei großen Tumoren ist es empfehlenswert und kann zu diesem Zeitpunkt am besten abgeschätzt werden, wie viel Hautmantel für eine spannungsfreie Adaptation erforderlich ist. In diesem Fall wurde sowohl nach kranial als auch nach kaudal großzügig nachreseziert, diese Nachresektate waren tumorfrei. Wundverschluss erfolgt transkorial in Einzelknopftechnik (z. B. Vicryl 2–0) und fortlaufend intrakutan (z. B. Monocryl 4–0). Zusätzlich wurden drei Rückstichnähte mit einem nicht-resorbierbaren Faden (Ethilon 2–0) kraniomedial des Lappens aufgrund einer leichten Spannung angebracht. [M1103]

4.4.4 Postoperatives Ergebnis

➢ Abb. 4.35, ➢ Abb. 4.36, ➢ Abb. 4.37

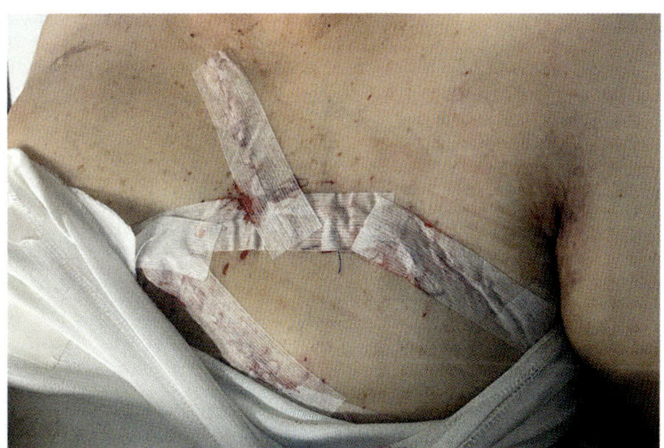

Abb. 4.35 Die Vitalität des Lappens wird regelmäßig überprüft. Dabei soll insbesondere auf eine mögliche Stauung geachtet werden, die sich durch Schwellung und livide Verfärbung äußern würde. Anders als bei freien Lappen sind stündliche Kontrollen der Lappendurchblutung sowie eine routinemäßige intensivmedizinische Überwachung nicht erforderlich [M1103]

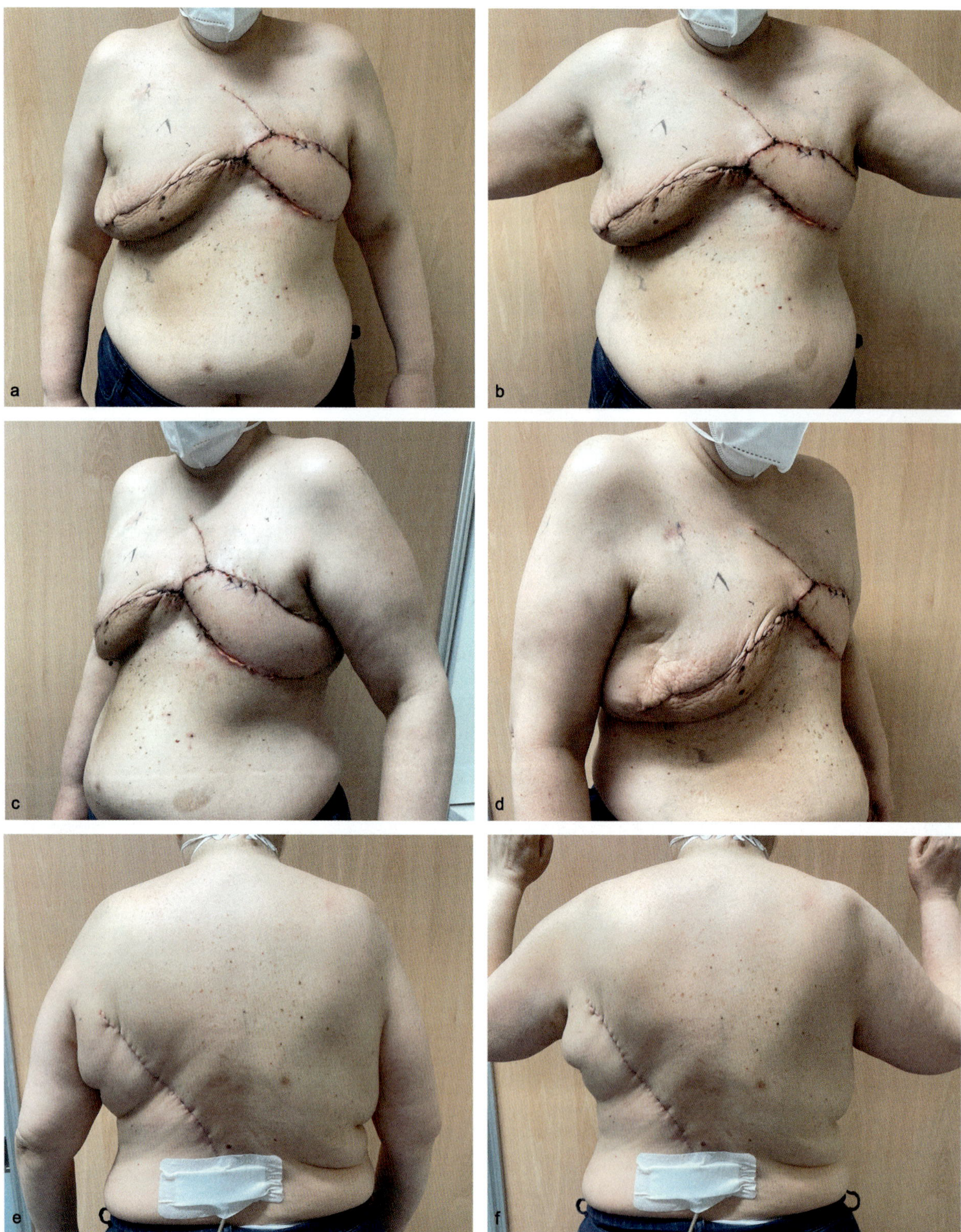

Abb. 4.36 Postoperatives Bild 10 Tage nach der Operation. Es konnte eine R0-Resektion erreicht werden. Empfohlen wurde eine Radiatio und endokrine Therapie. Die Patientin ist im Follow up nach drei Jahren rezidivfrei [M1103]

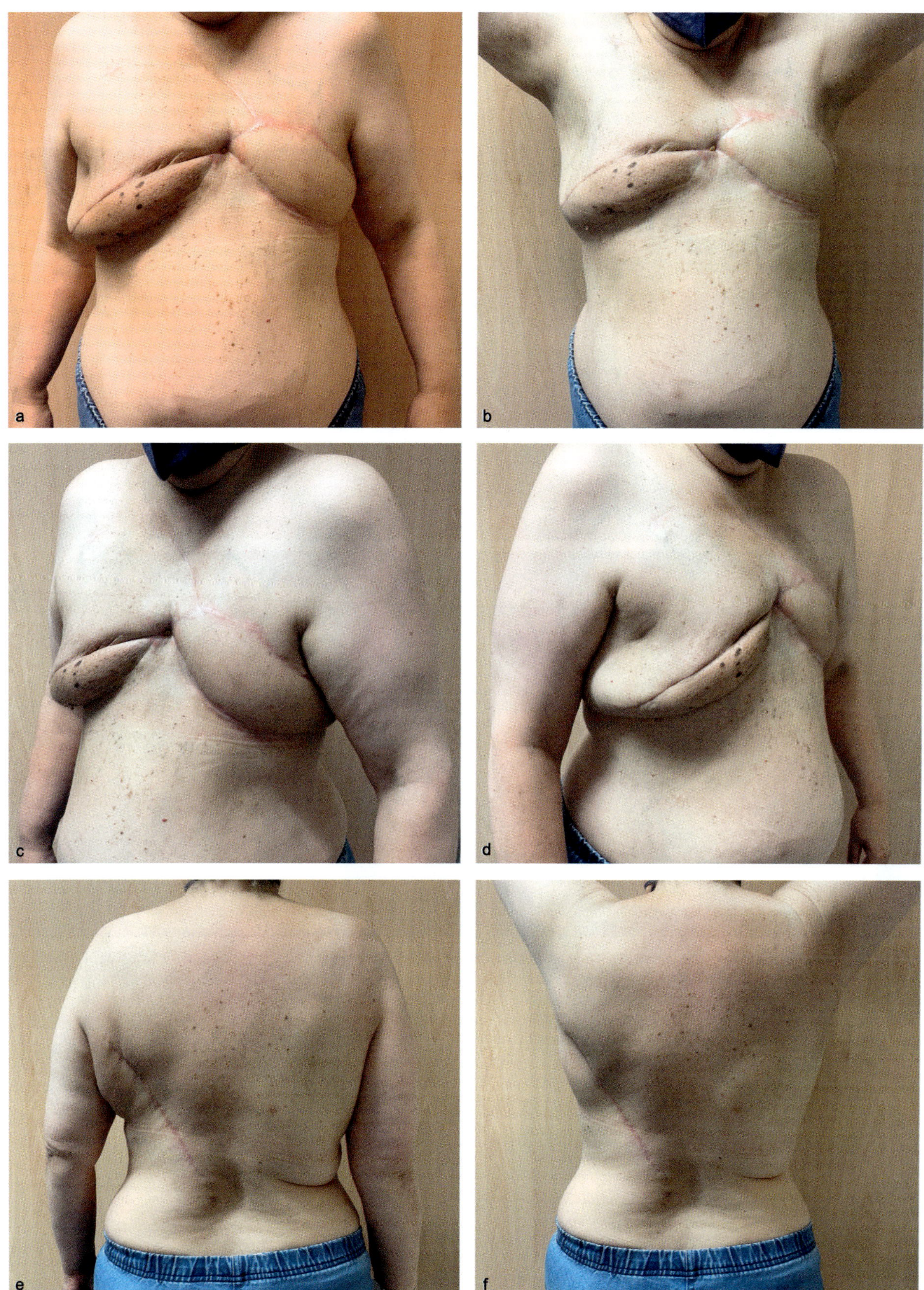

Abb. 4.37 Postoperatives Bild nach Abschluss der Bestrahlung (4 Monate nach OP) [M1103]

4.4.5 Weitere Beispiele

➢ Abb. 4.38, ➢ Abb. 4.39

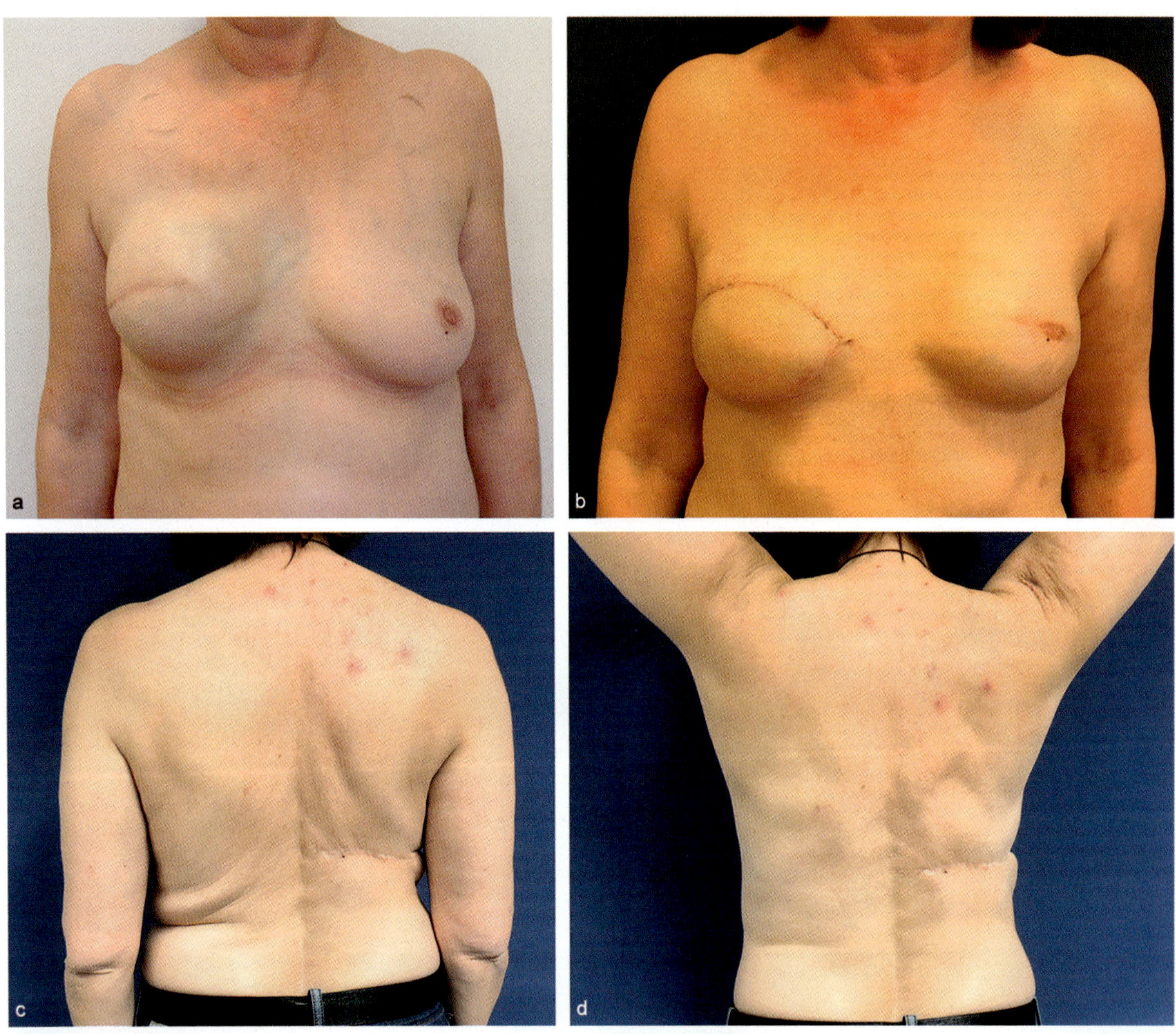

Abb. 4.38 Beispiel einer horizontal ausgerichteten Narbe am Rücken, die sich vollständig unter dem BH-Träger befindet. Die Latissimus-Lappenplastik erfolgte bei ausgeprägter Kapselfibrose nach hautsparender Mastektomie und Bestrahlung rechts. Simultan wurde das Implantat gewechselt. I. d. R. wird bei kombinierter Lappen-Implantat-Rekonstruktion eine Prothese mit weniger Volumen und geringerer Projektion eingesetzt, verglichen mit alleiniger Implantatrekonstruktion. Links erfolgte eine hautsparende Mastektomie bei BRCA1-Keimbahnmutation. Eine alleinige Eigengewebsrekonstruktion der bestrahlten Seite z. B. aus dem Abdominalbereich wurde von der Patientin nach Beratung abgelehnt. Eine erneute Kapselfibrose trat in der Follow up-Zeit von 3,5 Jahren nicht auf. [M1103]

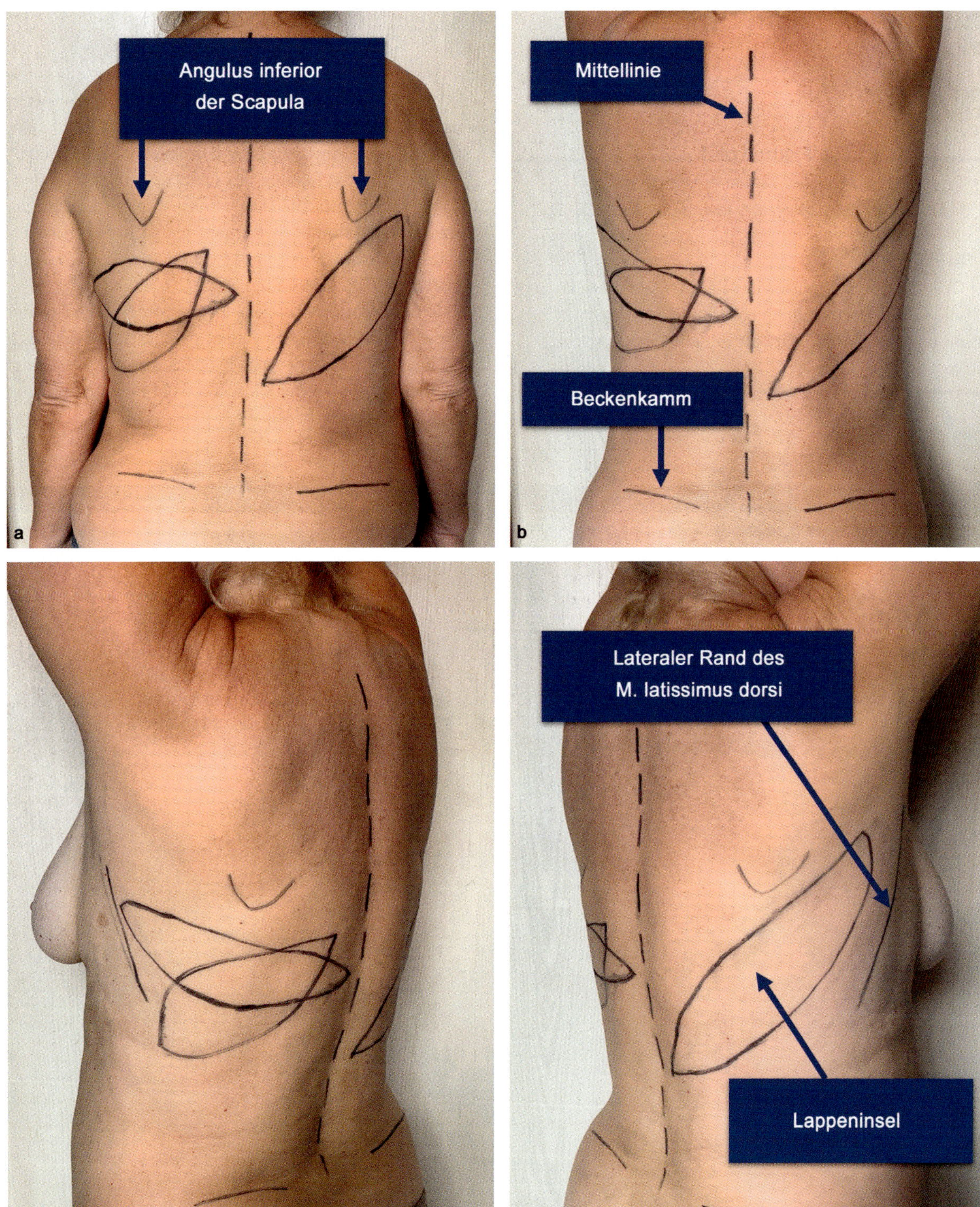

Abb. 4.39 Beispiele unterschiedlicher Lappeninselpositionen. Neben den angezeichneten Figuren sind noch weitere Varianten möglich. Es soll besonders darauf geachtet werden, dass die Lappeninsel nicht über den Latissimusmuskel hinausreicht und mind. 2 cm von der Mittellinie entfernt bleibt. Die Größe der Lappeninsel hängt im Wesentlichen von der Ausdehnung des zu deckenden Defekts ab. Die Autorin des Beitrags wählt zur Rekonstruktion gerne einen horizontal verlaufenden Schnitt (➤ Abb. 4.38) und zur Defektdeckung je nach Größe des Lappens einen schräg ausgerichteten Lappen, wie im vorliegenden Fall. [M1103]

4.5 Latissimus dorsi Lappen: Lagerung

Maggie Banys-Paluchowski

Fallbeispiel

- 71-jähriger männlicher Patient mit einem großen (17 cm) exulzerierten Mammakarzinom re., triple-negativ, keine Fernmetastasen, Ablehnung einer Chemotherapie
- Operation: weite Exzision des Tumors, Axilladissektion und Defektdeckung durch Latissimus-Lappen
- im vorliegenden Fall wird die intraoperative Lagerung vorgestellt

4.5.1 Hintergrundinformation

Der Ablauf der Operation, die intraoperative Lagerung sowie Lagerungswechsel müssen dem gesamten Operationsteam (Operateur/Assistenz, OP-Pflege, Anästhesie) bekannt sein. Eine schriftliche Anweisung in Form einer SOP ist empfehlenswert. Da die Bildung des Lappens immer in Seitenlagerung erfolgt, ist eine Intubationsnarkose sinnvoll. Die Operation kann sowohl in Rücken- als auch direkt in Seitenlage begonnen werden. Beide Optionen haben Vor- und Nachteile (➤ Tab. 4.1).

Nach Verlagerung des Lappens an die vordere Thoraxwand wird die Patientin bzw. der Patient in Rückenlage gebracht. Die genaue Positionierung des Lappens und der Verschluss der vorderen Thoraxwand können sowohl in Seitenlagerung oder in Rückenlage erfolgen.

Tab. 4.1 Vor- und Nachteile unterschiedlicher Lagerungen.

	Vorteile	Nachteile
Beginn in Rückenlage	• Anatomie der Axilla stellt sich in gewohnter Weise dar • sollte das thoracodorsale Nervengefäßbündel durch Voroperationen beschädigt und somit keine Latissimuslappenplastik möglich sein, muss die Patientin gar nicht umgelagert werden	• 2-maliger Lagerungswechsel erforderlich • paralleles Arbeiten vorne und am Rücken nicht möglich
Beginn in Seitenlage	• Lagerungswechsel der steril abgewaschenen Patientin max. nur einmal erforderlich • zwei Operateure können parallel arbeiten: ein Operateur führt die Mastektomie durch, der andere bildet gleichzeitig den Lappen am Rücken	**Cave:** anatomische Verhältnisse der Axilla stellen sich in Seitenlage anders als in Rückenlage dar und das thoracodorsale Nervengefäßbündel verlagert sich nach medial

4.5.2 Präoperativer Befund

➢ Abb. 4.40

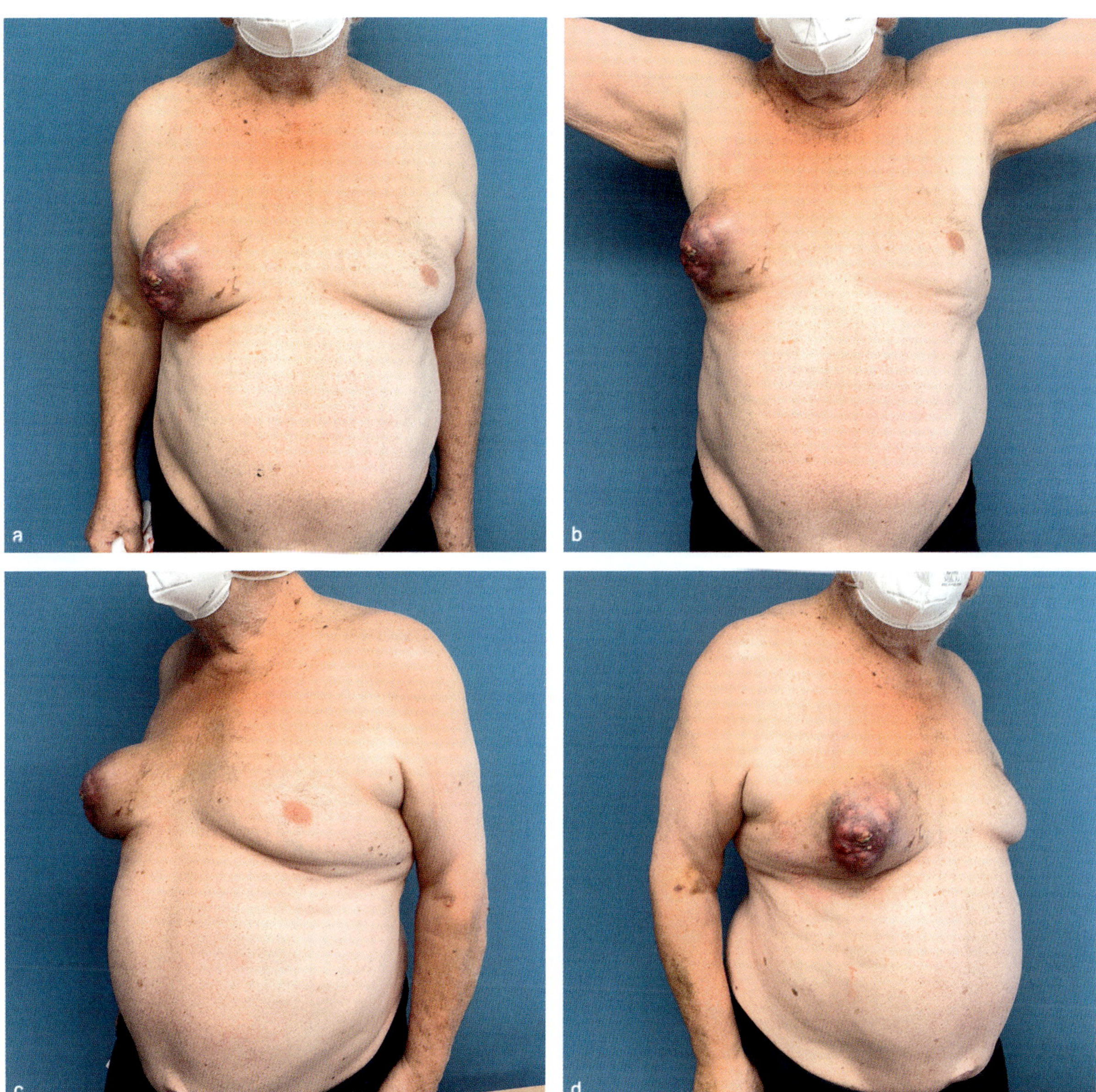

Abb. 4.40 Befund bei Erstdiagnose [M1103]

4.5.3 Operatives Vorgehen

Anzeichnung

➤ Abb. 4.41

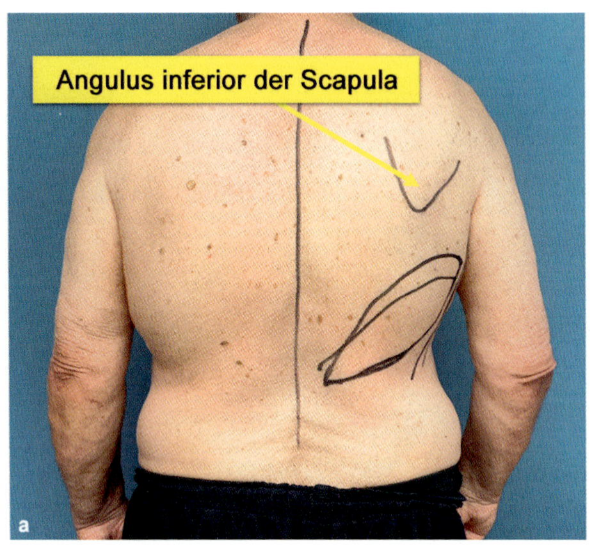

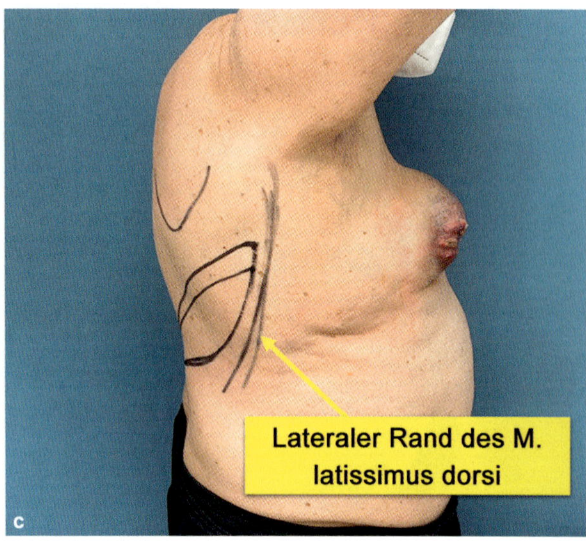

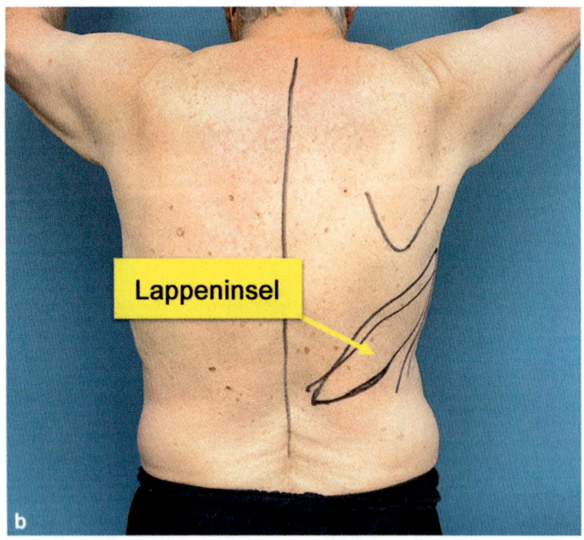

Abb. 4.41 Präoperative Anzeichnung am stehenden Patienten [M1103]

Operationsschritte

➤ Abb. 4.42, ➤ Abb. 4.43, ➤ Abb. 4.44, ➤ Abb. 4.45

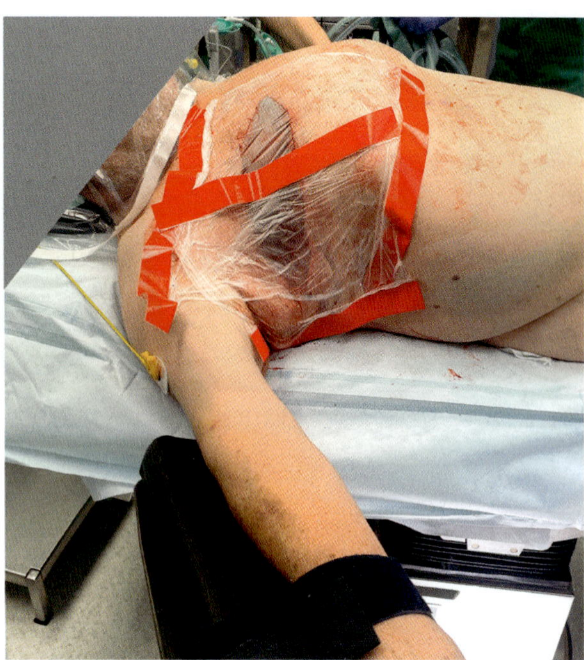

Abb. 4.42 Die Operation wurde in Rückenlage begonnen. Nach Entfernung des Tumors wird das OP-Gebiet mit einer sterilen durchsichtigen Folie abgedeckt. Danach wird die sterile grüne Abdeckung entfernt. [M1103]

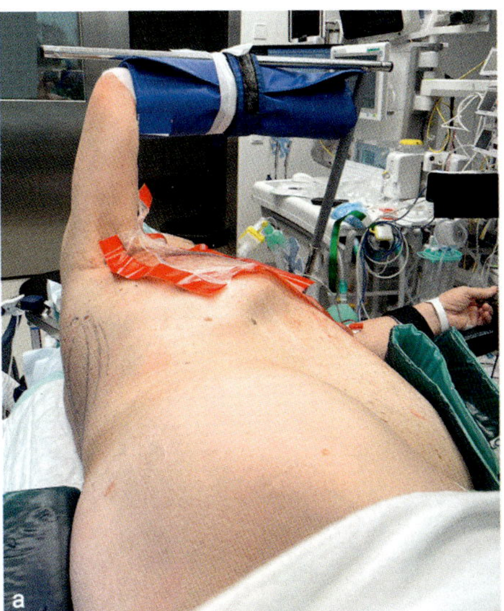
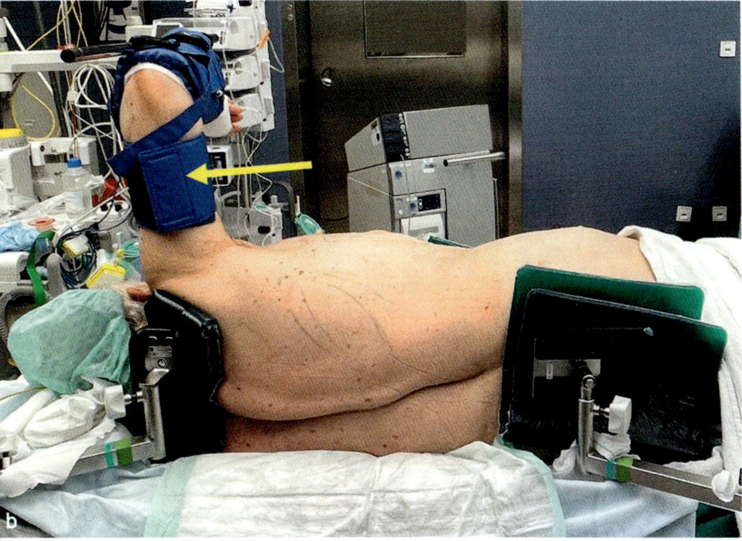

Abb. 4.43 Der Patient wurde auf die linke Seite umgelagert. Der rechte Arm wird mit Watte gewickelt und liegt in einer weichen Schiene, die am Bügel befestigt ist. Es können unterschiedliche Schienen verwendet werden, empfehlenswert sind solche, die zusätzlich den Oberarm fixieren (Bild re.; Bild li.: Beispiel einer einfachen Schiene). Der Oberarm soll mit dem Unterarm einen 90-Grad-Winkel bilden. Der Oberarm und der Rücken befinden sich auf einer geraden Linie (Bild li.). Auf keinen Fall darf der Arm zu stark retrovertiert oder abduziert werden. Um die Lagerung zu stabilisieren, kann entweder eine Vakuummatratze oder Stützen an drei Fixierpunkten (Schulterblatt, Becken, Symphyse) verwendet werden. Bei Verwendung einer Vakuummatratze soll am Rücken die Mittellinie im sterilen Operationsfeld sichtbar sein. Nach Überprüfung der Lagerung wird die sterile Folie entfernt und das gesamte OP-Gebiet (vorne und am Rücken) steril abgewaschen. Besonders bei adipösen Patientinnen kann beim Abwaschen eine zweite Person hilfreich sein, um die Fettmassen am Rücken zu halten. [M1103]

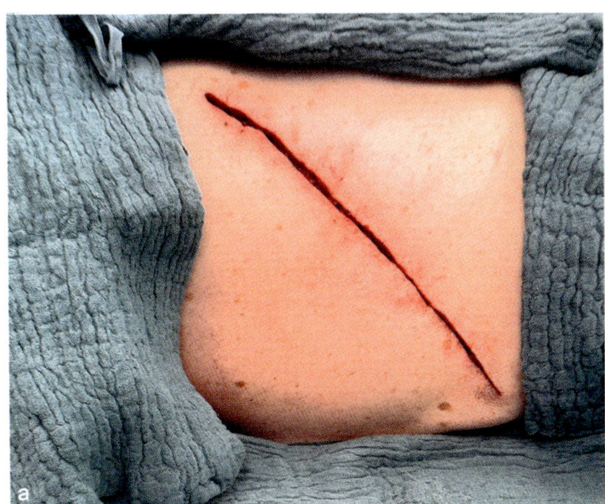
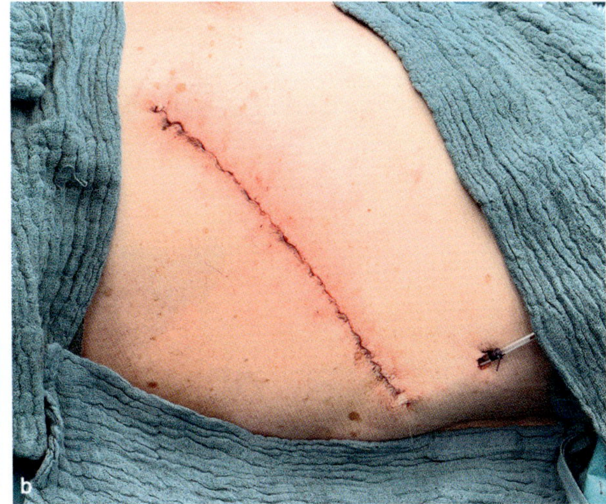

Abb. 4.44 Nach der Verlagerung des Lappens an die vordere Thoraxwand wird die lange Wunde am Rücken fortlaufend zweischichtig verschlossen (transkorial mit z. B. Vicryl 2–0 und intrakutan mit z. B. Monocryl 3–0). Um der Serombildung am Rücken (häufigste Komplikation!) vorzubeugen, wird eine Redondrainage gelegt (z. B. 14er Redon). [M1103]

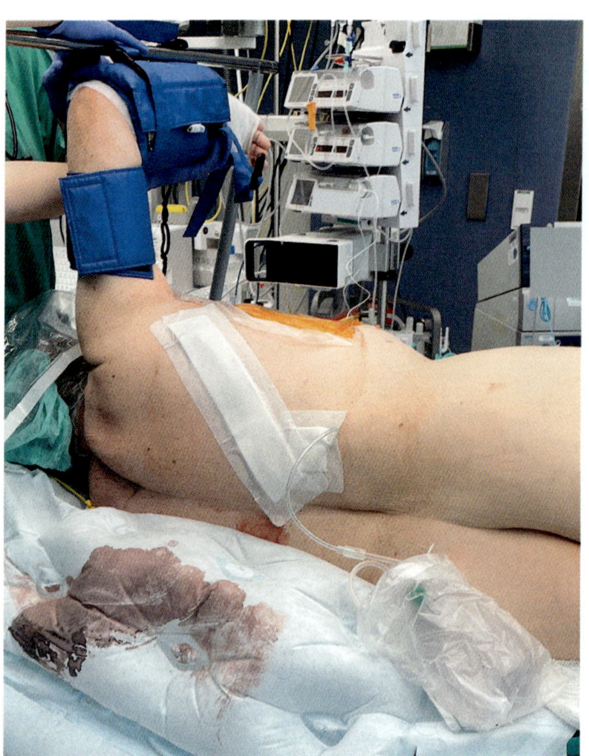

Abb. 4.45 Die Wunde am Rücken wird mit Pflasterverband versorgt. Soll der Lappen in Rückenlage positioniert werden, wird das OP-Gebiet an der vorderen Thoraxwand mit einer sterilen Folie abgeklebt. Die Redondrainage am Rücken kann eröffnen werden (mit Sog). Danach erfolgt die Umlagerung auf den Rücken. Nach Entfernung der sterilen Folie wird das OP-Gebiet erneut steril abgewaschen für die Formung des Lappens und den Verschluss der vorderen Thoraxwand. [M1103]

4.5.4 Postoperativer Befund

➤ Abb. 4.46

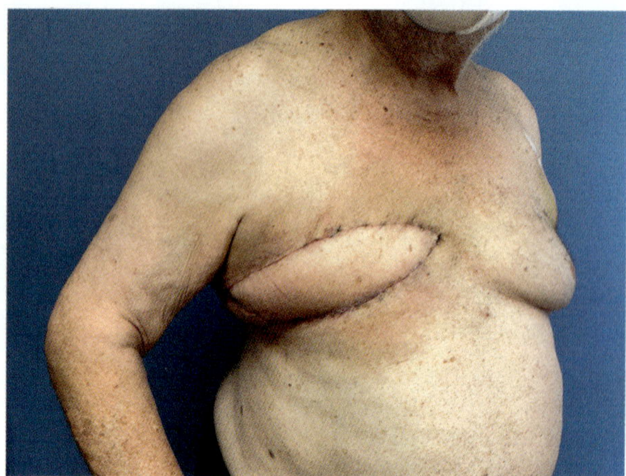

Abb. 4.46 Postoperative Fotodokumentation. Es konnte eine R0-Resektion mit breitem Sicherheitsabstand erreicht werden. [M1103]

4.6 DIEP (Deep Inferior Epigastric Perforator)

Claudia Choi-Jacobshagen, Eugenia Remmel

4.6.1 Hintergrundinformationen

Fallbeispiel

- Patientin 53 Jahre
- Mammakarzinom, invasiv-lobulär
- pT2, pN0, L0, V0, R0, M0, ER+, PR+, Her2Neu neg.
- Ablatio li.
- adjuvante Chemotherapie
- Tamoxifentherapie
- keine systemischen Vorerkrankungen
- Planung einer sekundären Eigengewebsrekonstruktion 1 Jahr nach Ablatio mammae links durch freie die Lappenplastik
- Im Intervall angleichendes autologes Lipofilling rechte Brust bei Asymmetrie

4.6.2 Präoperativer Befund

➤ Abb. 4.47

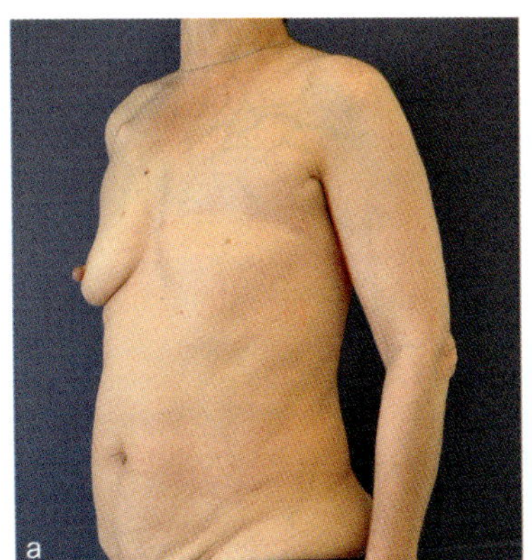

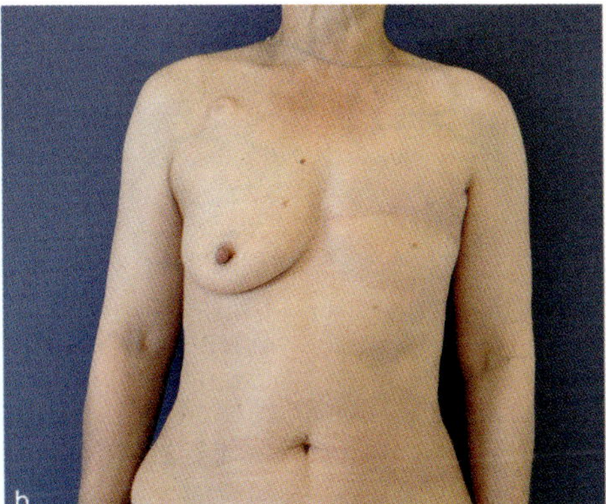

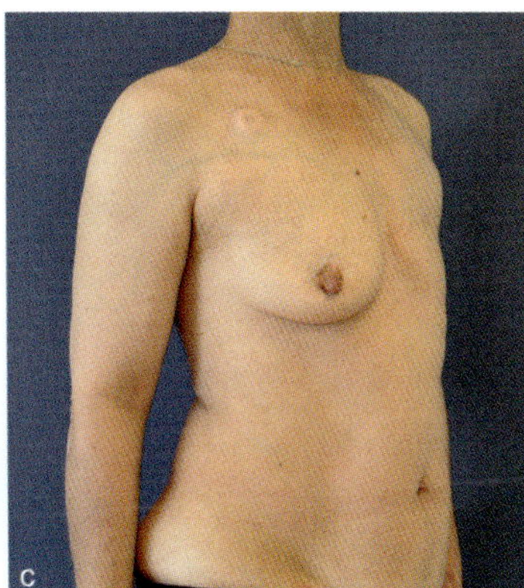

Abb. 4.47 Planung. Z.n. Ablation mammae links vor 1 Jahr [T1331]

4.6.3 Operatives Vorgehen

Definieren der Unterbrustfalte links ➤ Abb. 4.48

➤ Abb. 4.49, ➤ Abb. 4.50

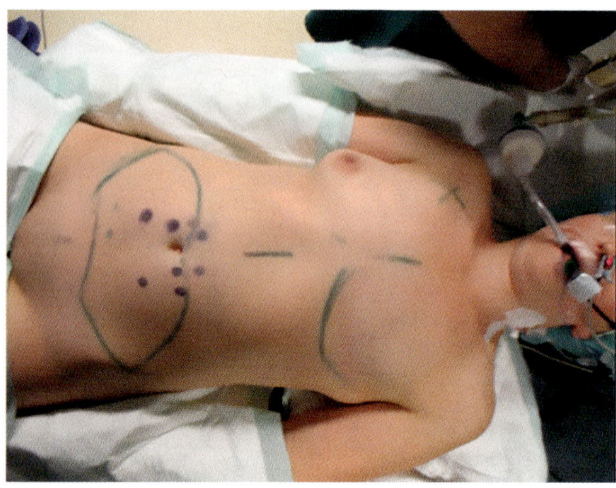

Abb. 4.48 Markierung der Perforatoren des Musculus rectus abdominis mittels Doppler und Planung der Schnittführung im Bauchbereich [T1331]

1. freie DIEP-Lappenplastik
2. Angleichendes Lipofilling contralateral nach 9 Monaten
3. Angleichendes Lipofilling contralateral nach 16 Monaten
4. Rekonstruktion der Mamillen-Areola-Komplex links durch Skate flap und Vollhauttransplantation

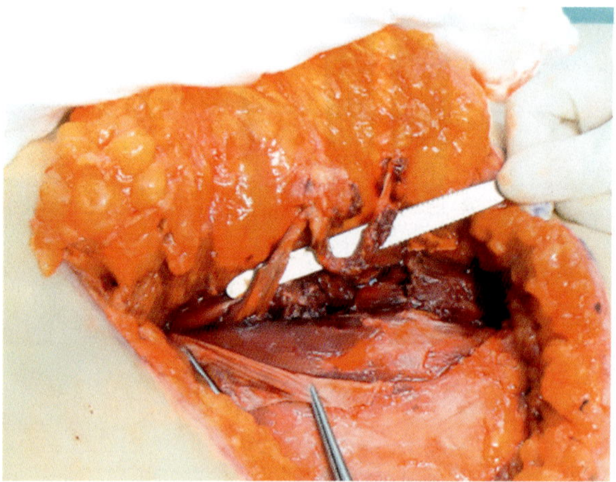

Abb. 4.49 a) Darstellung von Perforatoren des Musculus rectus abdominis rechts
b) End-zu-End Gefäßanastomosen Arteria thoracica interna links/Arteria epigastrica inferior und Vena thoracica interna links/Vena epigastrica inferior [T1331]

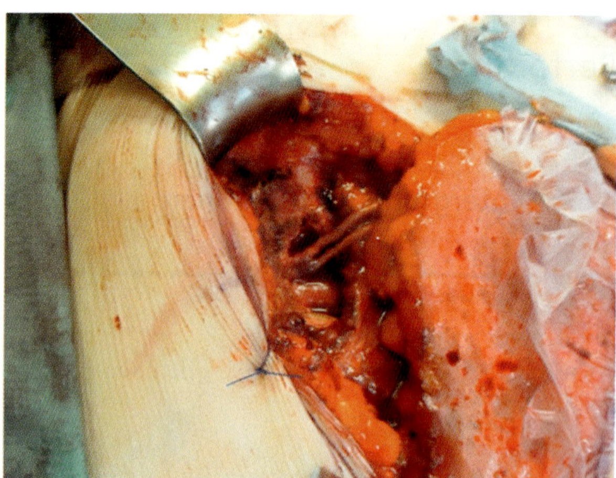

Abb. 4.50 Perforatoren M. rectus abdominis re. [T1331]

TIPP

Wir nutzen gern den Perforatorlappen von kontralateral. Die primäre Resektion der Zone 4 verhindert Fettgewebsnekrosen der letzten Wiese und ermöglicht eine verbesserte Volumenauffüllung des Dekolletés.

MERKE

Eine vorherige Expansion der Haut mittels Expander sollte der Patientin angeboten werden für einen narbensparendes und die Sensibilität erhaltendes Ergebnis.

CAVE!

Nach erfolgter Abdominoplastik ist ein DIEP-Lappen in der Regel nicht mehr möglich. Nach Liposuktion im Bauchbereich oder ausgedehnten abdominellen Eingriffen sollte bei Indikationsstellung der Erhalt der Perforatoren sichergestellt werden.

INFO

Eingeschränkte Indikationsstellung für das autologe Lipofilling bei Patientinnen nach Mammakarzinom. Das Lipofilling ist eine etablierte Technik in der Mamma Chirurgie. Bei Patientinnen mit intra epithelialen Neoplasien, unter Hormontherapie und bei Hochrisikopatientinnen (z. B. BRCA) kann das Rezidivrisiko erhöht sein.

4.6.4 Postoperatives Ergebnis

➤ Abb. 4.51, ➤ Abb. 4.52, ➤ Abb. 4.53

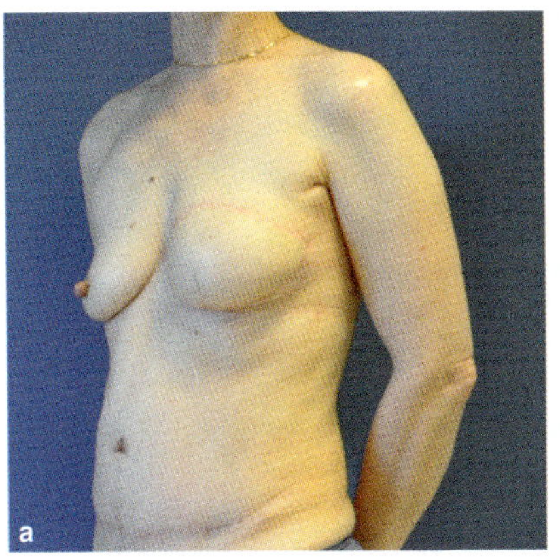

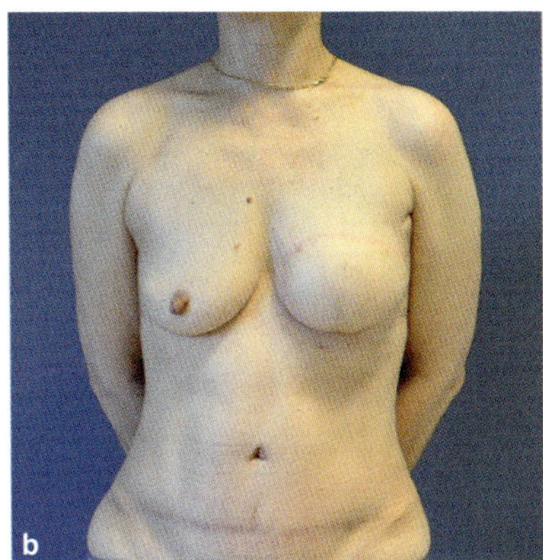

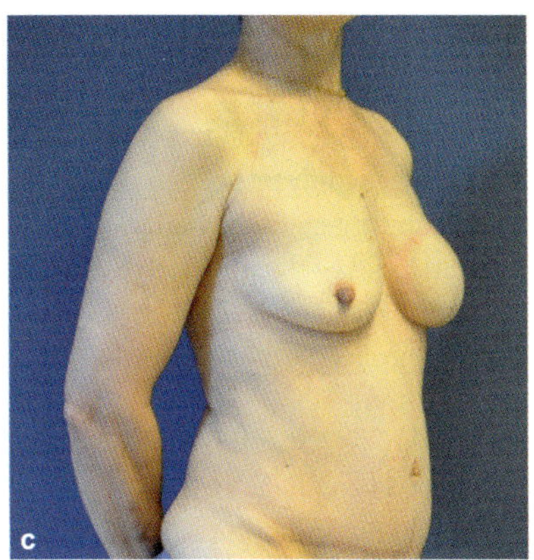

Abb. 4.51 Ergebnis 9 Monate nach DIEP [T1331]

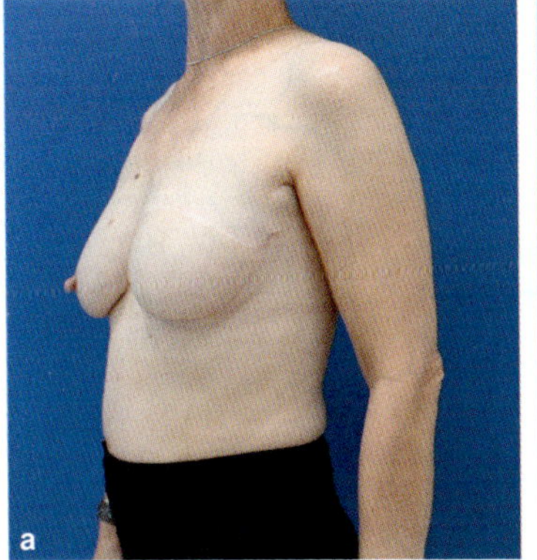

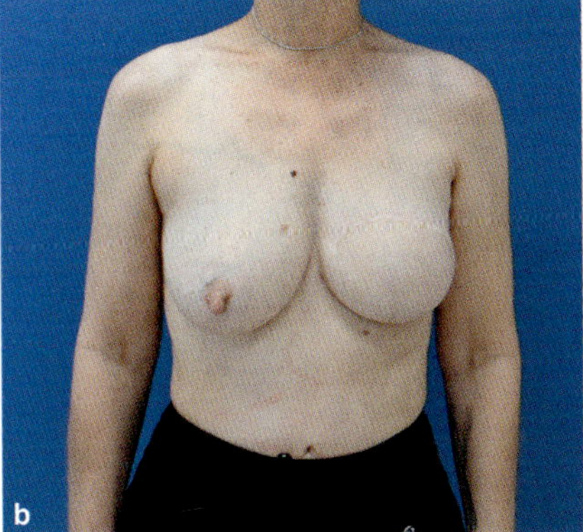

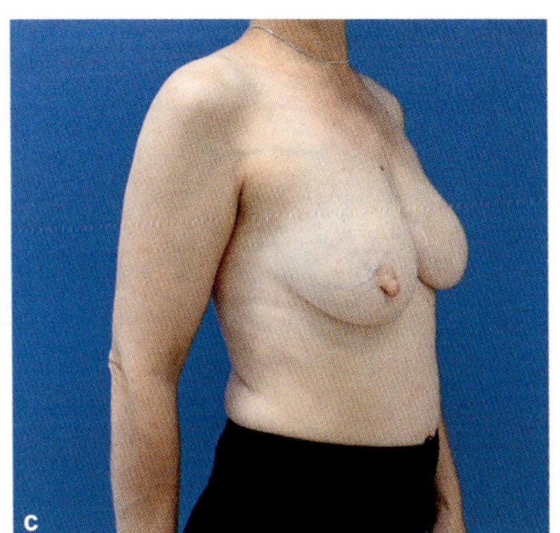

Abb. 4.52 Ergebnis 3 Monate nach 2. Lipofilling [T1331]

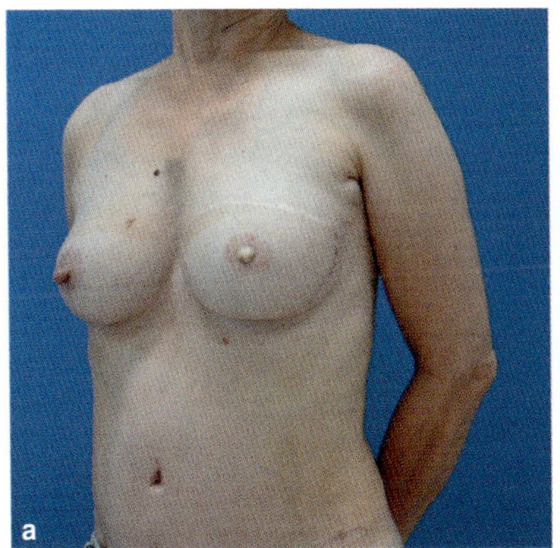

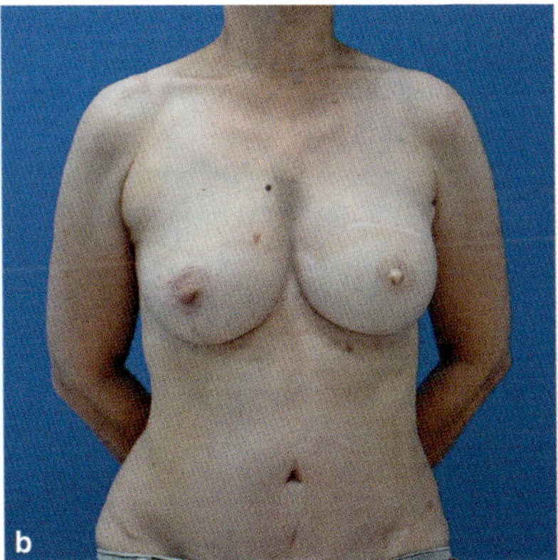

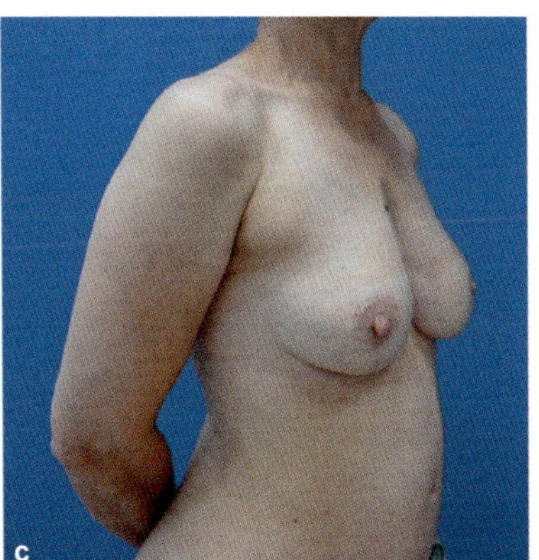

Abb. 4.53 Ergebnis 12 Monate nach Rekonstruktion MAK links [T1331]

4.7 Goldilocks-Mastektomie

Maggie Banys-Paluchowski

Fallbeispiel

- 69-jährige Patientin mit Mammakarzinom re. unten-innen mit bildgebend kompletter Remission nach neoadjuvanter Chemotherapie
- bekannte genetische Mutation mit Wunsch nach beidseitiger Mastektomie nach Beratung im Konsortialzentrum
- sehr große, ptotische Brüste, Z. n. Mamma-PE li. vor 20 Jahren
- BH-Größe: 85G, starke Ptosis, Mamillen-Jugulum-Abstand 34 cm li., 33 cm re.
- Ablehnung einer Implantatrekonstruktion, gleichzeitig großer Wunsch, nicht „ganz ohne Brust" aufzuwachen
- nach umfassender Aufklärung Entscheidung zur sog. Goldilocks-Mastektomie bds. + Sentinel node Biopsie re.

4.7.1 Hintergrundinformation

Die Technik der Goldilocks-Mastektomie gehört zu den hautsparenden Mastektomie-Verfahren und wurde von den Brustchirurginnen Heather Richardson und Grace Ma in Atlanta (Georgia) entwickelt und 2012 publiziert. Die Goldilocks-Mastektomie eignet sich besonders für ältere, adipöse Frauen mit voluminösen Brüsten, die eine aufwändige Rekonstruktion ablehnen, gleichzeitig aber das typische Bild einer klassischen Mastektomie mit der flachen Thoraxwand vermeiden möchten. In diesen Fällen kann der kaudal gestielte Korium-Fett-Lappen erhalten und daraus eine kleinere Brust geformt werden. Die Anzeichnung entspricht dem klassischen „Wise-Pattern" (➤ Kap. 2.14).

INFO

Der Name Goldilocks bedeutet auf Englisch Goldlöckchen. Die Geschickte **„Goldlöckchen und die drei Bären"** gehört zu den populärsten Märchen im englischen Sprachraum. Nachdem das kleine Mädchen Goldlöckchen eine von einer Bärenfamilie bewohnte Hütte entdeckte, kostete sie zunächst den Brei aus der Schale des Bärenvaters. Der war ihr zu heiß. Dann probierte sie den Brei aus der Schale der Bärenmutter. Der war ihr zu kalt. Zuletzt probierte sie den Brei aus der Schale des kleinen Bären. „Dieser Brei ist genau richtig!", sagte sie. So ging es weiter. Als sie müde wurde, ging sie ins Schlafzimmer. Das Bett des Bärenvaters war ihr zu hart, das Bett der Bärenmutter zu weich und schließlich das Bett des kleinen Bären genau richtig. Im englischen Sprachraum wird daher der Begriff „Goldilocks principle" verwendet, um eine Situation zu beschreiben, in der das richtige Mittelmaß zwischen zwei Extremen gewählt wird. Diese Bezeichnung wählten die Chirurginnen Richardson und Ma, um ihre Mastektomie-Technik zu benennen. Sie soll eine Option für diejenigen Frauen darstellen, die sich einen Zwischenweg zwischen einer aufwändigen Rekonstruktion und einer klassischen Mastektomie wünschen.

4.7.2 Präoperativer Befund

➤ Abb. 4.54

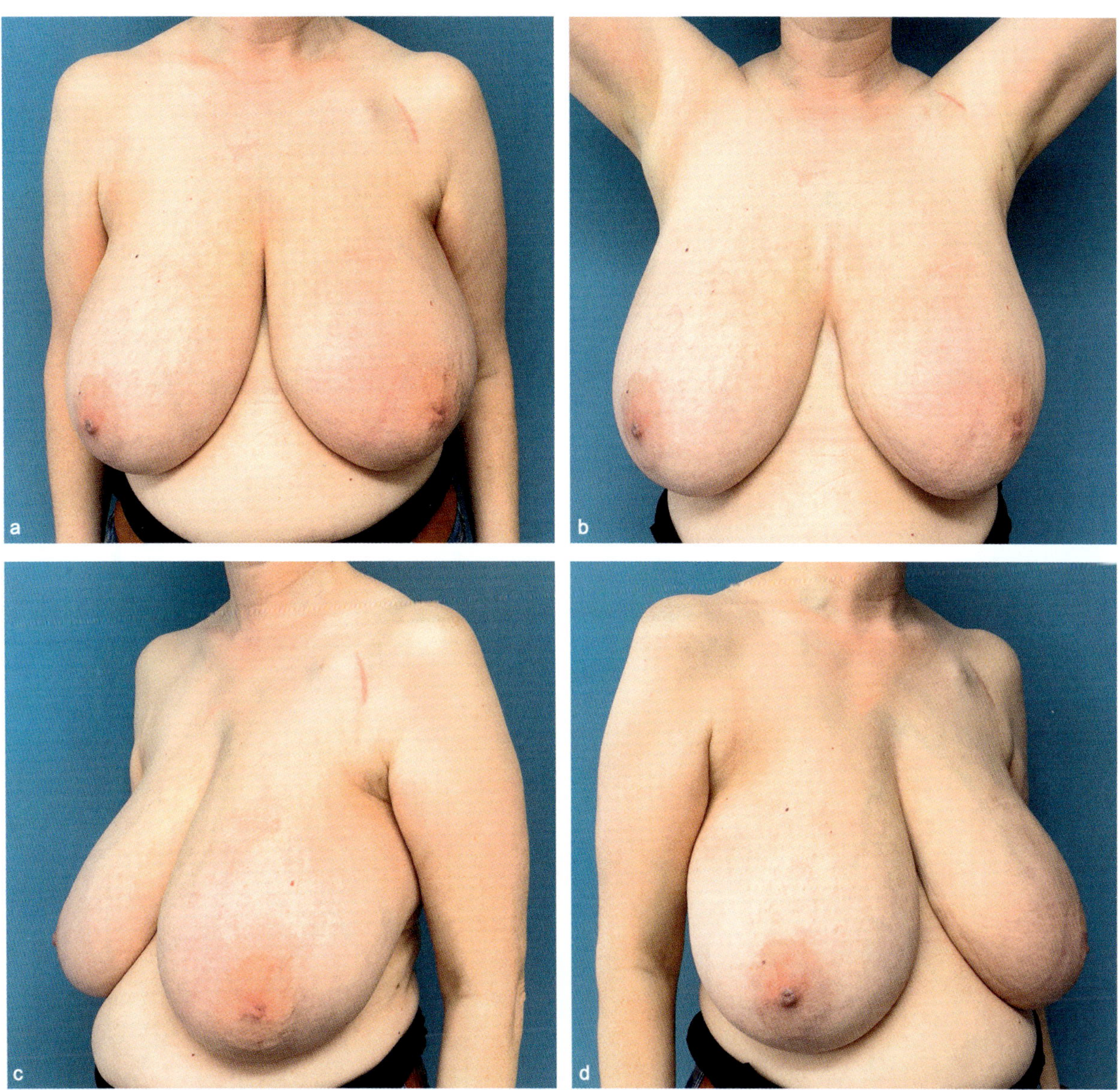

Abb. 4.54 Präoperative Fotodokumentation [M1103]

4.7.3 Operatives Vorgehen

Anzeichnung

➤ Abb. 4.55

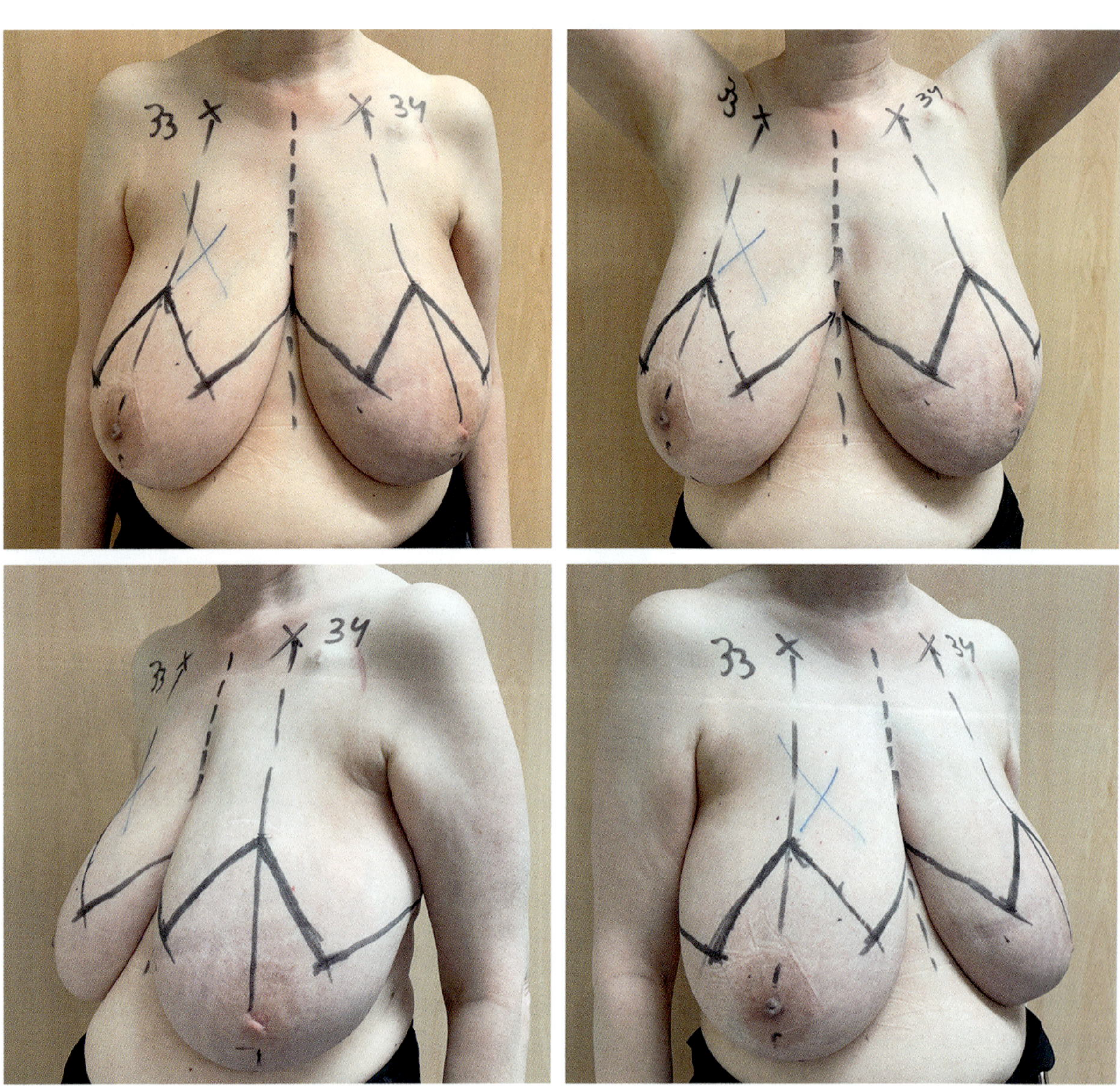

Abb. 4.55 Präoperative Anzeichnung (*Wise-Pattern*) [M1103]

Operationsschritte

➤ Abb. 4.56, ➤ Abb. 4.57, ➤ Abb. 4.58, ➤ Abb. 4.59, ➤ Abb. 4.60, ➤ Abb. 4.61, ➤ Abb. 4.62, ➤ Abb. 4.63, ➤ Abb. 4.64, ➤ Abb. 4.65

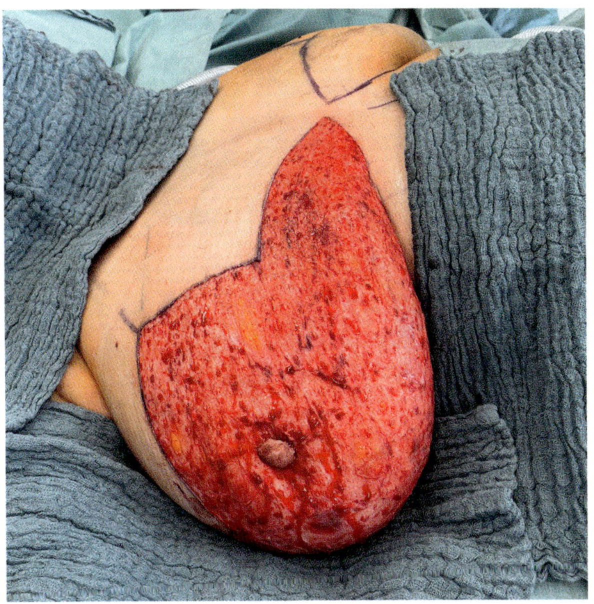

Abb. 4.56 Nach dem Hautschnitt wird das gesamte angezeichnete Areal unter Aussparung des Mamillen-Areola-Komplexes deepithelialisiert. Da aus dem Korium-Fett-Lappen die neue Brust geformt wird, soll dieser Schritt sorgfältig erfolgen, um den subkorialen Gefäßplexus nicht zu gefährden. [M1103]

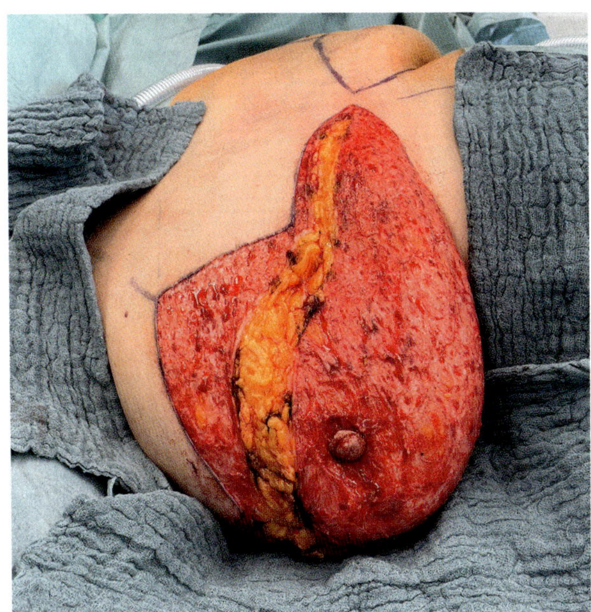

Abb. 4.57 Das Korium wird oberhalb des Mamillen-Areola-Komplexes horizontal durchtrennt. [M1103]

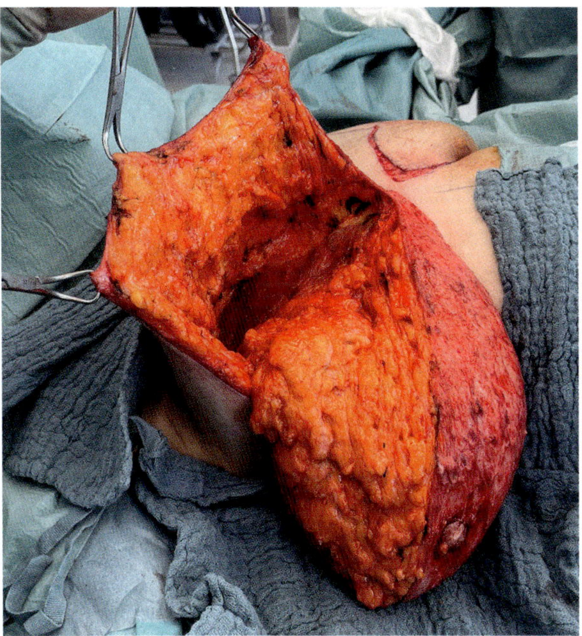

Abb. 4.58 Zunächst wird das Drüsengewebe von der darüberliegenden Haut im kranialen Bereich abpräpariert. Dabei soll darauf geachtet werden, dass kein Restdrüsengewebe in situ verbleibt. [M1103]

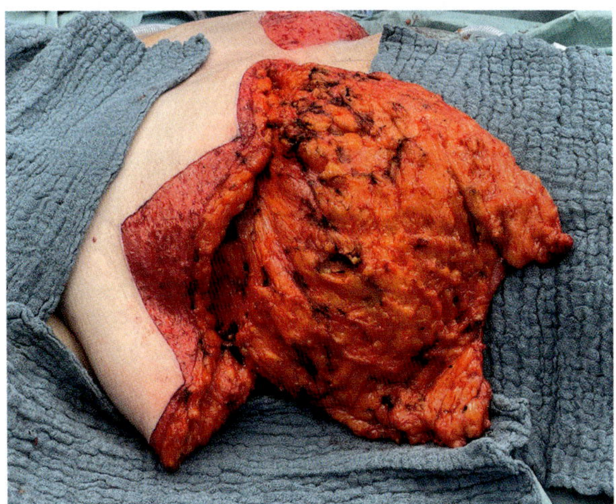

Abb. 4.59 Komplettierung der Mastektomie unter Erhalt des gesamten von kaudal gestielten Korium-Fett-Lappens. Dieser Schritt unterscheidet sich nicht von der Formung des Korium-Fett-Lappens bei einer hautsparenden Mastektomie über inversen T-Schnitt mit simultaner Implantatrekonstruktion (➤ Kap. 3.18). [M1103]

CAVE!

Wie bei jeder Mastektomie steht auch bei der Goldilocks-Technik die onkologische Sicherheit im Vordergrund. Das Drüsengewebe muss vollständig entfernt werden, auch wenn der Korium-Fett-Lappen dadurch stark ausgedünnt werden muss.

4

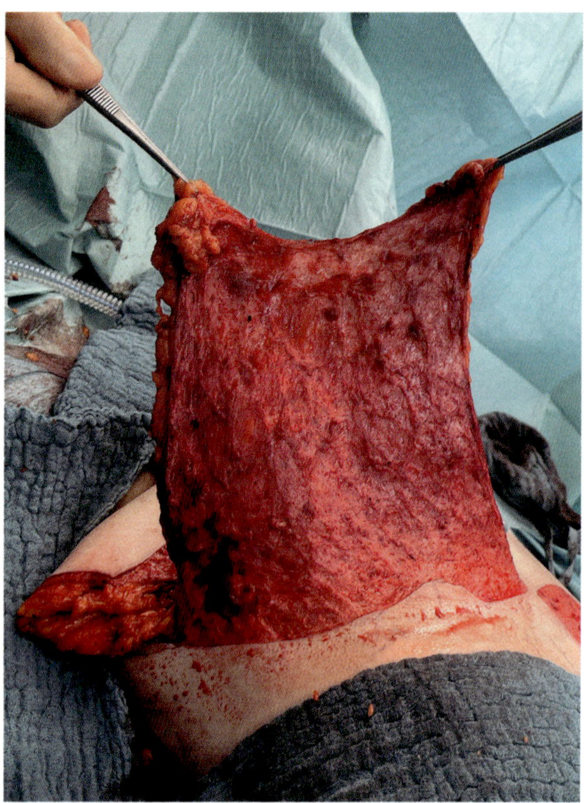

Abb. 4.60 Der gut durchblutete Korium-Fett-Lappen, der als Füllmaterial für die Brustrekonstruktion dienen wird. [M1103]

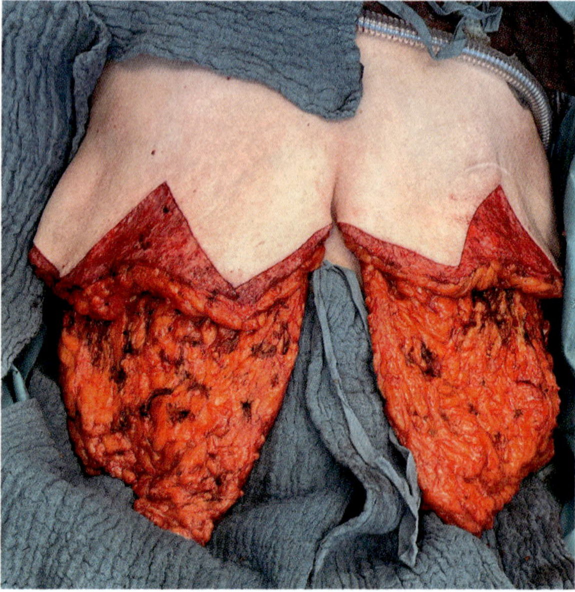

Abb. 4.61 Aufsetzen der Patientin. Beide Korium-Fett-Lappen erscheinen gut durchblutet, es ist kein Restdrüsengewebe sichtbar. Wäre eine Implantatrekonstruktion gewünscht, könnten die großen Lappen die Prothesen vollständig abdecken. [M1103]

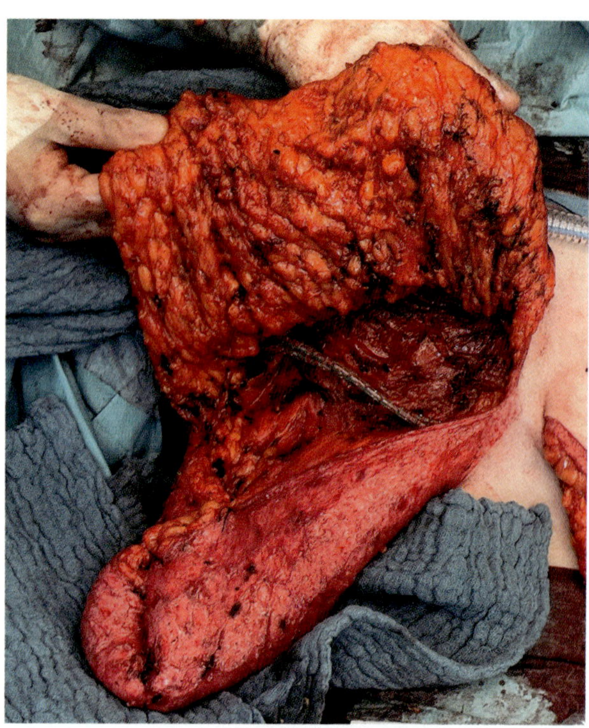

Abb. 4.62 Der Korium-Fett-Lappen wird zunächst mit Einzelknopfnähten (z. B. Vicryl 2–0) formiert. [M1103]

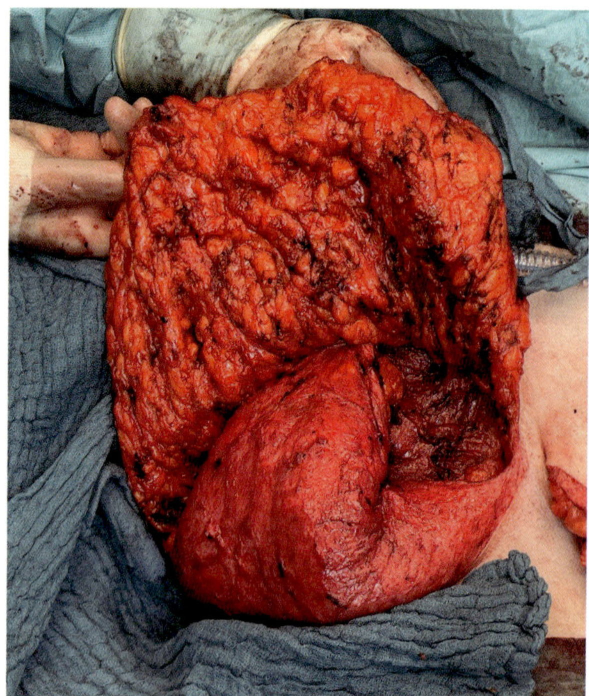

Abb. 4.63 Der Lappen wird am Pektoralismuskel fixiert. Dieser Schritt ist optional und kann je nach intraoperativem Befund auch weggelassen werden. [M1103]

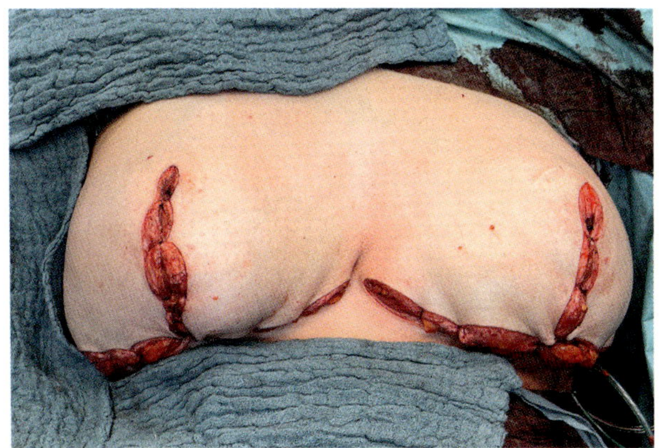

Abb. 4.64 Transkorialer Wundverschluss wie bei einer Reduktionsplastik mit Einzelknopfnähten (z. B. Vicryl 2–0) [M1103]

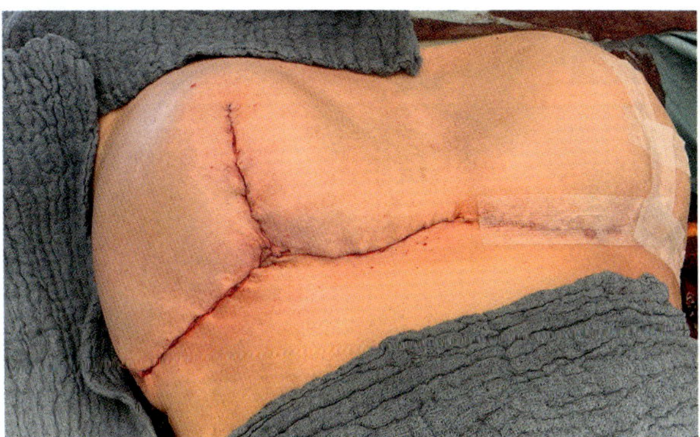

Abb. 4.65 Fortlaufende Hautnaht (z. B. Monocryl 4–0) [M1103]

4.7.4 Postoperatives Ergebnis

➤ Abb. 4.66, ➤ Abb. 4.67, ➤ Abb. 4.68

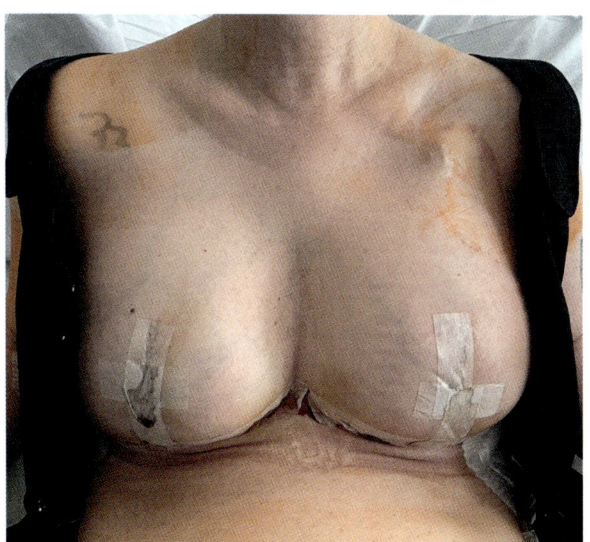

Abb. 4.66 Postoperatives Ergebnis nach 2 Tagen [M1103]

TIPP

Wie bei allen Operationen mit inversem T-Schnitt soll auf die Durchblutung im „T" geachtet werden. Ein Wechsel der Steristrips 2–3 Tage nach der Operation mit Begutachtung der Naht ist empfehlenswert. Bei Minderdurchblutung kann eine Lokaltherapie mit Nitroglycerinsalbe 2× täglich verwendet werden (in Deutschland unter dem Namen Rektogesic 4 mg/g erhältlich). **Wichtig:** über off-label Verwendung aufklären (Tang et al. 2022; Gdalevitch et al. 2015; Wang et al. 2020). Da sich unter der Haut ein gut durchbluteter Korium-Fett-Lappen befindet, sind schwerwiegende Durchblutungsstörungen nicht zu erwarten. Sollte es zur Entwicklung einer Nekrose im kaudalen Bereich der Brust kommen, heilt diese i. d. R. innerhalb von 6–8 Wochen vollständig und ohne größere Komplikationen ab.

4

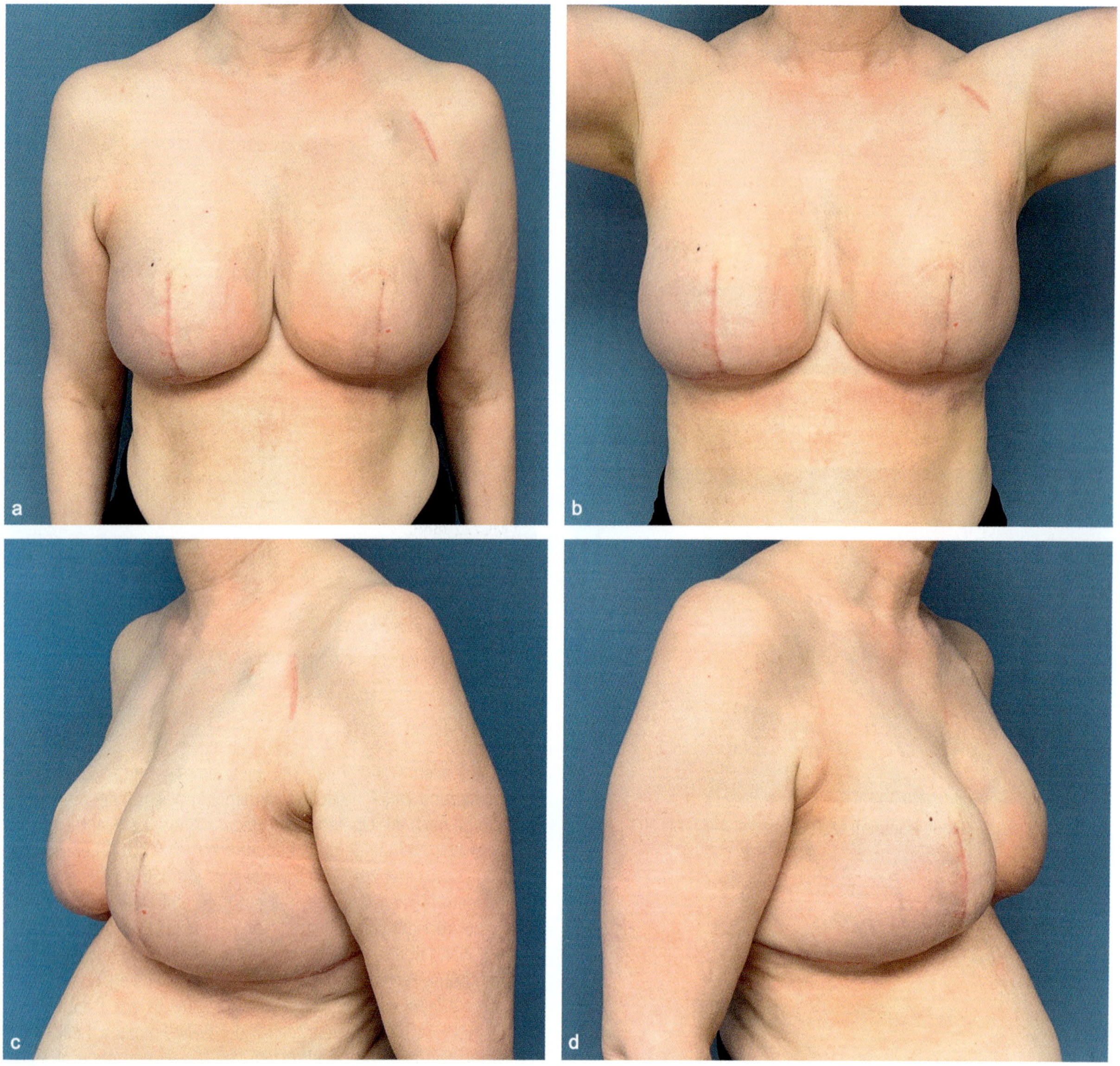

Abb. 4.67 Postoperatives Ergebnis nach 4 Monaten. Geplant ist eine Mikropigmentierung der Mamillen-Areola-Komplexe. [M1103]

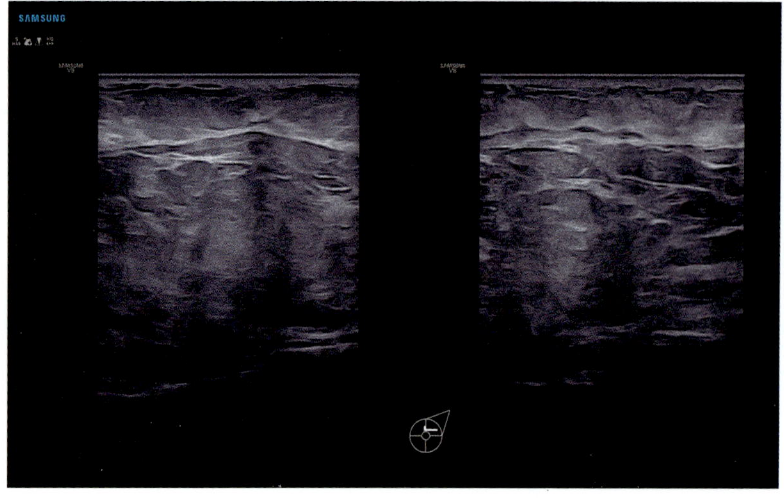

Abb. 4.68 Sonografisches Bild 4 Monate nach der Operation. Gut sichtbar ist die Grenze zwischen dem Hautmantel und dem Korium-Fett-Lappen. Kleine Ansammlungen der Wundflüssigkeit werden oft beobachtet. Diese bedürfen i. d. R. keiner Punktion. Sollte es zu einer Durchblutungsstörung des Lappens kommen, können sich Fettgewebsnekrosen entwickeln. [M1103]

MERKE

Frauen, die sich für eine Goldilocks-Mastektomie entscheiden, sollen realistische Erwartungen hinsichtlich des kosmetischen Ergebnisses haben. Sie müssen darüber aufgeklärt werden, dass die auf diese Weise rekonstruierte Brust oft klein und flach wird. Trotzdem ist das endgültige Ergebnis meistens ansprechender als nach einer klassischen Ablatio.

TIPP

Die Goldilocks-Technik ist für einen gestielten Mamillenerhalt aufgrund der meistens starken Ptosis und der Notwendigkeit der Formung des Korium-Fett-Lappens wenig geeignet. Stattdessen kann eine freie Mamillentransplantation (➤ Kap. 2.19) angeboten werden.

LITERATUR

4.1 Wissenschaftlicher Überblick: Gestielte Lappen noch en vogue?

Aijia C et al. Autologous Breast Reconstruction with Transverse Rectus Abdominis Musculocutaneous (TRAM) or Deep Inferior Epigastric Perforator (DIEP) Flaps: An Analysis of the 100 Most Cited Articles Med Sci 3ce Monit. 2019; 25: 3520–3536

Bennett KG et al. Comparison of 2-Year Complication Rates Among Common Techniques for Postmastectomy Breast Reconstruction. JAMA Surg. 2018 Oct 1;153(10):901–908.

Brockhursta C, Survey assessment of physical function following postmastectomy breast reconstruction, Plast Reconstr Surg 2008Apr;121(4)1108–1115

Chai SC et al. Successful pregnancy during pedicle transverse rectus abdominis musculocutaneousbflap for breast reconstruction with normal vaginal delivery.Indianan J Plast Surg Apr2015;48(1):81–4

Chun SY et al. Comparison of morbidity, functional outcome, and satisfaction following bilateral TRAM versus bilateral DIEP flap breast reconstruction; PRS, 2010 Oct;126(4):1133–1141.

He WY, El Eter L, Yesantharao P, Hung B, Owens H, Persing S, et al. Complications and Patient-reported Outcomes after TRAM and DIEP Flaps: A Systematic Review and Meta-analysis. Plast Reconstr Surg Glob Open. 2020;8(10):e3120.

Fu A et al.Is Pregnancy Following a TRAM or DIEP Flap Safe? A Critical Systematic Review and Meta-analysis Aesthetic Plast Surg. 2021 Dec;45(6):2618–2630. doi: https://doi.org/10.1007/s00266-021-02289-1. Epub 2021 Apr 23.Review

Ireton JE et al. Unilateral und bilateral breast Reconstruction with pedicled TRAM Flaps: an outcome Analysis of 288 consecutive patients. PRS Glob Open. 2013 May; 1(2): 1–7. Published online 2013 Jun

Jeong W et al. Meta-analysis of flap perfusion and donor site complications for breast reconstruction using pedicled versus free TRAM and DIEP flap Breast. 2018 Apr;38:45–51.

Knox AD et al. Comparison of Outcomes following Autologous Breast Reconstruction Using the DIEP and Pedicled TRAM Flaps: A 12-Year Clinical Retrospective Study and Literature Review. PRS, 2016; 138(1):16–28

Lee BT e al. Evidence-Based Clinical Practice Guideline: Autologous Breast Reconstruction with DIEP or Pedicled TRAM Abdominal Flaps. Plast Reconstr Surg. 2017 Nov;140(5):651e–664e.

Momoh AO et al. Analysis of Complications and Patient Satisfaction in Pedicled Transverse Rectus Abdominis Myocutaneous and Deep Inferior Epigastric Perforator Flap Breast Reconstruction. Ann Plast Surg. 2012 Jul;69(1):19–23.

Takahiro U et al. Breast reconstruction using delayed pedicled transverse rectus abdominis muscle flap with supercharging: reports of three cases Gland Surg.2021 Aug; 10(8): 2577–2584.

Yueh JH et al. Patient satisfaction in Postmastectomy breast reconstruction: A comparative evaluation of DIEP, TRAM, Latissimus Flap and Implant technique PRS. 2010 Jun;125(6):1585–1595

4.2 Wissenschaftlicher Überblick: Freie Lappenplastiken, der goldene Standard

Taylor GI, Daniel RK. The free flap: composite tissue transfer by vascular anastomosis. Aust N Z J Surg. 1973 Jul;43(1):1–3. doi: https://doi.org/10.1111/j.1445–2197. 1973.tb05659.x. PMID: 4200573.

Myers PL, Nelson JA, Allen RJ Jr. Alternative flaps in autologous breast reconstruction. Gland Surg. 2021 Jan;10(1):444–459. doi: https://doi.org/10.21037/gs.2020.03.16. PMID: 33634002; PMCID: PMC7882326.

Bijkerk E, van Kuijk SMJ, Lataster A, van der Hulst RRWJ, Tuinder SMH. Breast sensibility in bilateral autologous breast reconstruction with unilateral sensory nerve coaptation. Breast Cancer Res Treat. 2020 Jun;181(3):599–610. doi: https://doi.org/10.1007/s10549-020-05645-y. Epub 2020 Apr 28. PMID: 32346819; PMCID: PMC7220889.

Ciudad P, Manrique OJ, Bustos SS, Vargas MI, Reynaga C, Agko M, Huang TCT, Benites EF, Mayer HF, Forte AJ. Combined microvascular breast and lymphatic reconstruction with deep inferior epigastric perforator flap and gastroepiploic vascularized lymph node transfer for postmastectomy lymphedema patients. Gland Surg. 2020 Apr;9(2):512–520. doi: https://doi.org/10.21037/gs.2020.01.14. Erratum in: Gland Surg. 2020 Jun;9(3):867–868. PMID: 32420286; PMCID: PMC7225469.

Fritschen UV, Grill B, Wagner J, Schuster H, Sukhova I, Giunta RE, Heitmann C, Andree C, Horch RE, Kneser U, Germann G. Qualitätssicherung in der Brustrekonstruktion – Etablierung eines prospektiven nationalen Onlineregisters für mikrochirurgische Brustrekonstruktionen [Quality assurance in breast reconstruction – Establishment of a prospective national online registry for microsurgical breast reconstructions]. Handchir Mikrochir Plast Chir. 2020 Apr;52(2):58–66. German. doi: https://doi.org/10.1055/a-1075–2525. Epub 2019 Dec 20. Erratum in: Handchir Mikrochir Plast Chir. 2020 Jan 27; PMID: 31863450.

Patrick B Garvey 1, Edward W Buchel, Barbara A Pockaj, William J Casey 3rd, Richard J Gray, José L Hernández, Thomas D Samson. Plast Reconstr Surg. 2006 May;117(6):1711–9; DIEP and pedicled TRAM flaps: a comparison of outcomes.

Seidenstuecker K, Munder B, Mahajan AL, Richrath P, Behrendt P, Andree C. Morbidity of microsurgical breast reconstruction in patients with comorbid conditions. Plast Reconstr Surg. 2011 Mar;127(3):1086–1092. doi: https://doi.org/10.1097/PRS.0b013e318205f255. PMID: 21364411.

Zenn, Michale R. Reconstructive surgery: anatomy, technique, and clinical application/Michael R. Zenn, Glyn Jones,2012, ISBN 978-1-57626-324-2

DeFazio MV, Economides JM, Anghel EL, Tefera EA, Evans KK. Lower Extremity Free Tissue Transfer in the Setting of Thrombophilia: Analysis of Perioperative Anticoagulation Protocols and Predictors of Flap Failure. J Reconstr Microsurg. 2019 May;35(4):270–286. doi: https://doi.org/10.1055/s((-))

Seng CY, Lipa JE. Perforator flaps in breast reconstruction. Clin Plast Surg. 2010 Oct;37(4):641–54, vi-ii. doi: https://doi.org/10.1016/j.cps.2010.06.002. PMID: 20816519.

Ngaage LM, Oni G, Di Pace B, Hamed RR, Fopp L, Koo BC, Malata CM. The effect of CT angiography and venous couplers on surgery duration in microvascular breast reconstruction: a single operator's experience. Gland Surg. 2018 Oct;7(5):440–448. doi: https://doi.org/10.21037/gs.2018.07.11. PMID: 30505765; PMCID: PMC6234237

Uda H, Kamochi H, Sarukawa S, Sunaga A, Sugawara Y, Yoshimura K. Clinical and Quantitative Isokinetic Comparison of Abdominal Morbidity and Dynamics following DIEP versus Muscle-Sparing Free TRAM Flap Breast Reconstruction. Plast Reconstr Surg. 2017 Dec;140(6):1101–1109. doi: https://doi.org/10.1097/PRS.0000000000003843. PMID: 28806290.

Bigdeli AK, Momeni A, Kneser U. Erhöhung der Sicherheit in der mikrochirurgischen Brustrekonstruktion – Technik und Technologie [Increasing Safety in Microsurgical Breast Reconstruction – Technique and Technology]. Handchir Mikrochir Plast Chir. 2022 Aug;54(4):314–325. German. doi: https://doi.org/10.1055/a-1858–5214. Epub 2022 Jul 4. PMID: 35785806.

Fitzgerald O'Connor E, Rozen WM, Chowdhry M, Patel NG, Chow WT, Griffiths M, Ramakrishnan VV. The microvascular anastomotic coupler for venous anastomoses in free flap breast reconstruction improves outcomes. Gland Surg. 2016 Apr;5(2):88–92. doi: https://doi.org/10.3978/j.issn.2227–684X.2015.05.14. PMID: 27047776; PMCID: PMC4791359.

Lindelauf AAMA, Vranken NPA, Rutjens VGH, Schols RM, Heijmans JH, Weerwind PW, van der Hulst RRWJ. Economic Analysis of Noninvasive Tissue Oximetry for Postoperative Monitoring of Deep Inferior Epigastric Perforator Flap Breast Reconstruction: A Review. Surg Innov. 2020 Oct;27(5):534–542. doi: https://doi.org/10.1177/1553350620942985. Epub 2020 Jul 23. PMID: 32701027; PMCID: PMC7816549.

Fertsch S, Munder B, Andree C, Witzel C, Stambera P, Schulz T, Hagouan M, Gruter L, Aufmesser B, Staemmler K, Kornetka J, Aldeeri M, Seidenstucker K, Abu-Ghazaleh A, Wolter A. Risk Factor Analysis for Flap and Donor Site Related Complications in 1274 DIEP Flaps – Retrospective Single Center Study. Chirurgia (Bucur). 2021 Mar-Apr;116(2 Suppl):5–15. PMID: 33963690.

Koshima I, Soeda S. Inferior epigastric artery skin flaps without rectus abdominis muscle. Br J Plast Surg. 1989 Nov;42(6):645–8. doi: https://doi.org/10.1016/0007–1226(89)90075–1. PMID: 2605399.

Eisenhardt SU, Momeni A, von Fritschen U, Horch RE, Stark GB, Bannasch H, Harder Y, Heitmann C, Kremer T, Rieger UM, Kneser U. Brustrekonstruktion mit freien TRAM oder DIEP Lappen – Was ist zeitgemäßer Standard? [Breast reconstruction with the free TRAM or DIEP flap – What is the current standard? Consensus Statement of the German Speaking Working Group for Microsurgery of the Peripheral Nerves and Vessels]. Handchir Mikrochir Plast Chir. 2018 Aug;50(4):248–255. German. doi: https://doi.org/10.1055/a-0631–9025. Epub 2018 Aug 21. Erratum in: Handchir Mikrochir Plast Chir. 2018 Aug;50(4):E1. PMID: 30130834

Götzl R, Boos AM, Beier JP. Muss es immer das Abdomen sein? – Alternative Lappen zur mikrochirurgischen Brustrekonstruktion [Does it Always have to be the Abdomen? Alternative Flaps in Autologous Breast Reconstruction]. Handchir Mikrochir Plast Chir. 2022 Aug;54(4):339–348. German. doi: https://doi.org/10.1055/a-1880–0927. Epub 2022 Aug 9. PMID: 35944537.

Siegwart LC, Bolbos A, Tapking C, Seide SE, Diehm Y, Fischer S, Kneser U, Kotsougiani-Fischer D. Safety and donor site morbidity of the transverse musculocutaneous gracilis (TMG) flap in autologous breast reconstruction-A systematic review and meta-analysis. J Surg Oncol. 2021 Sep;124(4):492–509. doi: https://doi.org/10.1002/jso.26559. Epub 2021 Jun 6. PMID: 34091906.

Pülzl P, Schoeller T, Kleewein K, Wechselberger G. Donor-site morbidity of the transverse musculocutaneous gracilis flap in autologous breast reconstruction: short-term and long-term results. Plast Reconstr Surg. 2011 Oct;128(4):233e–242e. doi:

Qian B, Xiong L, Li J, Sun Y, Sun J, Guo N, Wang Z. A Systematic Review and Meta-Analysis on Microsurgical Safety and Efficacy of Profunda Artery Perforator Flap in Breast Reconstruction. J Oncol. 2019 Jul 29;2019:9506720. doi: https://doi.org/10.1155/2019/9506720. PMID: 31467545; PMCID: PMC6699257.

4.3 Ipsilaterale pTRAM und Areolarekonstruktion

Bohmert H. Plastische und rekonstruktive Chirurgie der Brust. Thieme, 1995.

4.6 DIEP (Deep Inferior Epigastric Perforator)

Kronowitz SJ, Mandujano CC, Liu J, Kuerer HM, Smith B, Garvey P, Jagsi R, Hsu L, Hanson S, Valero V. Lipofilling of the Breast Does Not Increase the Risk of Recurrence of Breast Cancer: A Matched Controlled Study. Plast Reconstr Surg. 2016 Feb;137(2):385-393. doi: https://doi.org/10.1097/01.prs.0000475741.32563.50.

Petit JY, Lohsiriwat V, Clough KB, Sarfati I, Ihrai T, Rietjens M, Veronesi P, Rossetto F, Scevola A, Delay E.The oncologic outcome and immediate surgical complications of lipofilling in breast cancer patients: a multicenter study- -Milan-Paris-Lyon experience of 646 lipofilling proceduresPlast Reconstr Surg.2011 Aug;128(2):341-346. PMID: 21502905 DOI: https://doi.org/10.1097/PRS.0b013e31821e713c

Piccotti F, Rybinska I, Scoccia E, Morasso C, Ricciardi A, Signati L, Triulzi T, Corsi F, Truffi M. Lipofilling in Breast Oncological Surgery: A Safe Opportunity or Risk for Cancer Recurrence? Int J Mol Sci. 2021 Apr 3;22(7):3737. doi: https://doi.org/10.3390/ijms22073737. PMID: 33916703

Piffer A, Aubry G, Cannistra C, Popescu N, Nikpayam M, Koskas M, Uzan C, Bichet JC, Canlorbe G. Breast Reconstruction by Exclusive Lipofilling after Total Mastectomy for Breast Cancer: Description of the Technique and Evaluation of Quality of Life. J Pers Med. 2022 Jan 25;12(2):153. doi: https://doi.org/10.3390/jpm12020153. PMID: 35207642

4.7 Goldilocks-Mastektomie

Richardson H, Ma G. The Goldilocks mastectomy. Int J Surg 2012;10(9):522–6, doi: https://doi.org/10.1016/j.ijsu.2012.08.003

Lokaltherapie mit Nitroglycerin:

Tang N et al. Non-operative adjuncts for the prevention of mastectomy skin flap necrosis: a systematic review and meta-analysis. ANZ J Surg 2022, doi: https://doi.org/10.1111/ans.18146

Gdalevitch P et al. Effects of nitroglycerin ointment on mastectomy flap necrosis in immediate breast reconstruction: a randomized controlled trial, Plast Reconstr Surg 2015;135(6):1530–1539

Wang P et al. Efficacy and safety of topical nitroglycerin in the prevention of mastectomy flap necrosis: a systematic review and meta-analysis. Sci Rep. 2020; 10(1):6753

KAPITEL

5 Mamillenrekonstruktion

5.1 Wissenschaftlicher Überblick: Mamillenrekonstruktion

Kristin Baumann

Die Wiederherstellung der Mamille nach Verletzungen, Amputation, Fehlbildungen oder nach onkologischer operativer Therapie stellt den psychologisch überaus wichtigen letzten Schritt der Rekonstruktion der Mamma zur Vervollständigung des Körperbildes dar. Viele verschiedene Techniken werden beschrieben (Nipple-Areola & Reconstruction, 2020). Zusammenfassend kann die Mamillenrekonstruktion in drei verschiedene Gruppen eingeteilt werden. Die Rekonstruktion des Mamillen-Areola-Komplexes (MAK) kann durchgeführt werden (➤ Abb. 5.1, ➤ Abb. 5.2, ➤ Abb. 5.3):

1. rein operativ
2. durch Pigmentierung
3. durch einen Kombinationseingriff beider Techniken

Insgesamt sind die Komplikationsraten einer Mamillenrekonstruktion mit 0–11 % sehr gering (Satteson et al., 2016), die Pigmentierung zeigt jedoch nochmal weniger Komplikationen (Sisti et al., 2018). Eine kompetente Aufklärung über die verschiedenen Techniken und deren individuellen Vor- und Nachteile ermöglicht eine partizipative Entscheidungsfindung mit der Patientin (Paolini et al., 2021).

Bei der operativen Wiederherstellung des MAK werden sehr viele verschiedene Techniken beschrieben (Ferraro et al., 2021; Nipple-Areola & Reconstruction, 2020). Allen gemein ist die Konstruktion eines Neo-Nippels durch Hauttransplantation oder Lappen-Falt-Techniken. Die Technik des *„nipple sharing“* (Gougoutas et al., 2018), bei der ein Teil des Nippels der Gegenseite als Allotransplantat verwendet wird, ist den Lappentechniken gegenüberzustellen, bei denen mittels operativer Falttechniken ein Neo-Nippel an Ort und Stelle konstruiert wird. Bei der Technik des *„nipple sharing“* muss neben den gängigen operativen Risiken das zusätzliche Risiko von Wundheilungsstörungen und ggf. Funktionseinschränkungen der Gegenseite als Nachteil besprochen werden. Dem gegenüber steht eine bessere Konsistenz des Gewebes. Die Falttechniken belassen die andere Brust unversehrt, jedoch

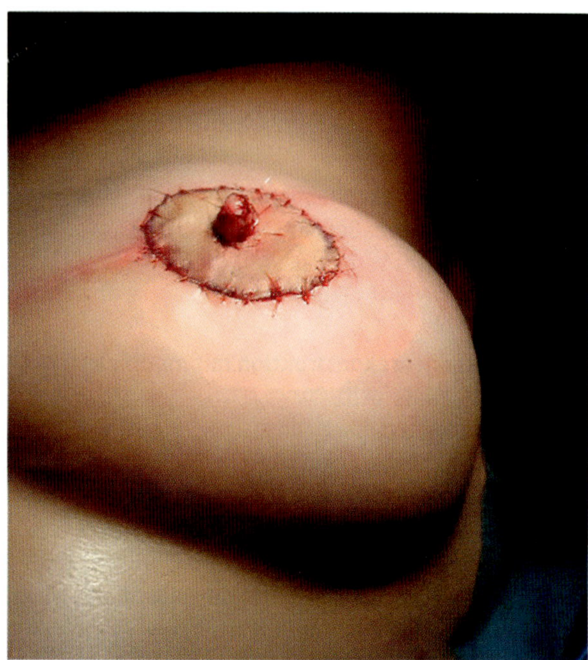

Abb. 5.1 Mamillenrekonstruktion mittels Skate flap-Technik und inguinalem Vollhauttransplantat [M1264]

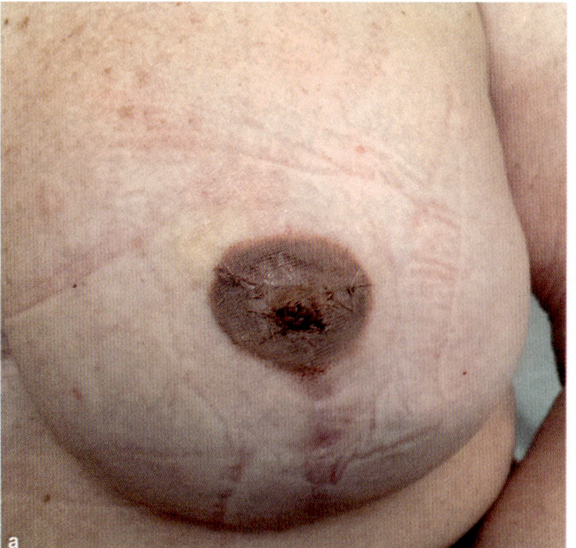

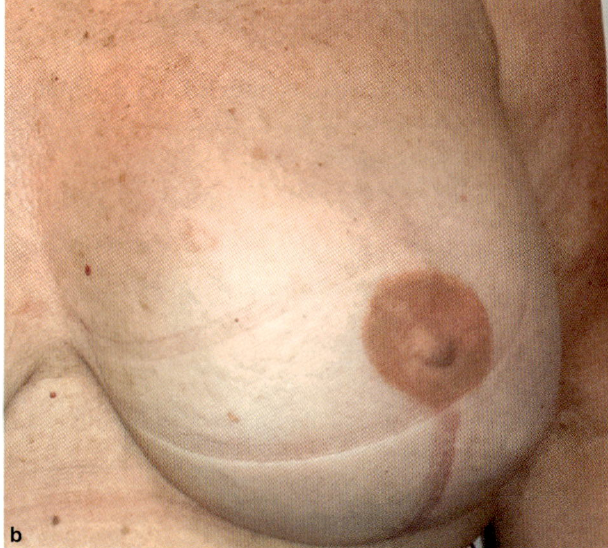

Abb. 5.2 Mamillenrekonstruktion mit Skate flap-Technik und Pigmentierung der Areola [M1264]
a) direkt postoperativ
b) nach 12 Wochen

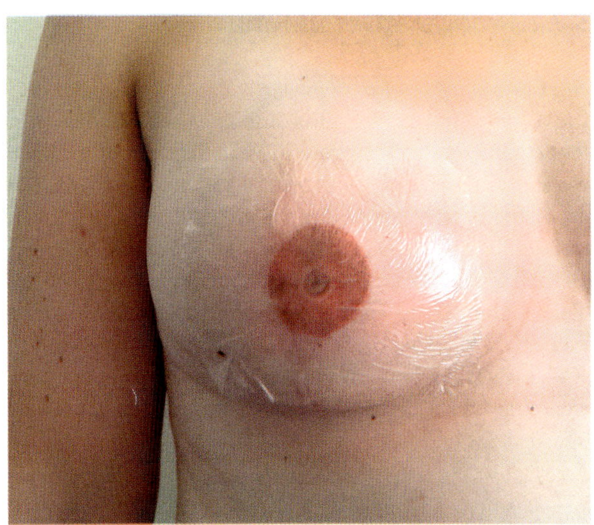

Abb. 5.3 Pigmentierung des Nipple Areolarkomplexes (➤ Kap. 5.1) [M1264]

zeigt sich häufig über die Jahre eine Involution des Neo-Nippels.

Der Involution des Neo-Nippels kann mit Unterstützung von autologen oder heterologen Gewebeeinlagen in den Neo-Nippel entgegengewirkt werden. Hierzu sind zahlreiche unterschiedliche Techniken vorzufinden. Aufgrund niedriger Fallzahlen kann hier jedoch keine Empfehlung für eine besondere Technik ausgesprochen werden (Winocour et al., 2016).

Bei der Rekonstruktion der Areola ist eine Vollhauttransplantation aus den verschiedensten höher pigmentierten Körperarealen möglich. Die Entnahme von einem Vollhauttransplantat aus der Inguinalregion, der Labia majora oder der Axilla-Region ist die am häufigsten verwendete Option. (➤ Abb. 5.1)

Neben den operativen Verfahren existiert die Pigmentierung als komplikationsarme Methode. Hierbei werden Farbpartikel mittels einer Nadel in die Haut eingebracht. Durch dieses Verfahren kann die Areola oder auch der ganze MAK zweidimensional mit einem sog. 3D-Effekt optisch nachgebildet werden. (➤ Abb. 5.2)

Um die operativen Risiken einer Vollhauttransplantation zu umgehen und gleichzeitig einen realen Nippel zu rekonstruieren, ist eine Kombination der beiden Techniken möglich. Hierbei wird der Nippel durch eine operative Methode konstruiert und die Areola pigmentiert. (➤ Abb. 5.3)

Die Vor- und Nachteile sowie operativen Risiken der verschiedenen Techniken ergeben sich aus den technischen Verfahren und sind in ➤ Tab. 5.1 aufgeführt.

In die Entscheidungsfindung der zu wählenden Technik sollte der Patientenwunsch sowie körperliche Gegebenheiten und Hautbeschaffenheit einfließen.

Hohe Patientenzufriedenheiten sind insgesamt über alle Techniken hinweg vorzufinden.

Tab. 5.1 Techniken zur Mamillenrekonstruktion

	Beschreibung	Aufklärung über Risiken
Operative Techniken zur Rekonstruktion	• Lappen-Falttechniken zur Nippel-Rekonstruktion • „*Nipple sharing*" der Gegenseite • Vollhauttransplantation für die Neo-Areola • hohe Patientenzufriedenheit • reale 3D Projektion	• Nekrosen • Projektionsverlust • ggf. Narben an der Entnahmestelle • Wundheilungsstörungen allgemein • Notwendigkeit einer Narkose oder Lokalanästhesie
Rekonstruktion durch Pigmentierung	• paramedizinisches Setting möglich • Anästhesie nicht erforderlich • hohe Patientenzufriedenheit • wenig Komplikationen • 3D-Effekt kann optisch generiert werden	• Hypersensitivitätsreaktionen auf das Pigment • farbliche Disbalance • Dermatitis • Re-Pigmentierung ggf. nötig • keine reale 3D-Projektion
Kombination eines operativen Verfahrens mit einer Pigmentierung	• Kombination der operativen Konstruktion des Neo-Nippels mit einer Pigmentierung	• vgl. beide Verfahren

5

5.2 Mamillenrekonstruktion durch Pigmentierung

Kristin Baumann

Fallbeispiel

- 37-jährige 0G, Mamma-CA re. zentral direkt retromamillär cT2 (43 mm), cN0, G3, ER:80 %, PR:60 % Her2neu: negativ Ki67:60 %
- Z. n. neoadjuvanter Chemotherapie
- Z. n. Sofortrekonstruktion mit Silikonimplantat und MAK Entfernung ypT1c (19 mm), ypN0,R0, L0, V0
- Die Vorstellung der Patientin erfolgte mit dem Wunsch nach einer Mamillenrekonstruktion. Nach ausführlicher Aufklärung über die verschiedenen rekonstruktiven Optionen wurde die ausschließliche Pigmentierung des MAK gewünscht. Ein erneutes operatives Vorgehen zur Rekonstruktion wurde nicht gewünscht.

5.2.1 Hintergrundinformation

Die Mamillenrekonstruktion stellt den letzten Schritt der Brustrekonstruktion dar und ist für die Patientinnen ein wichtiger Schritt zur Wiederherstellung des Körperbildes und damit des eigenen Wohlgefühls. Die Aufklärung über die Rekonstruktion des MAK sollte von der Pigmentierung bis hin zur vollständigen Rekonstruktion durch Vollhauttransplantate in Kombination mit Flap-Verfahren sowie auch das Kombinationsverfahren der operativen Wiederherstellung des Nippels und einer Pigmentierung der Areola beinhalten (➤ Abb. 5.4). In diesem Fall wurde die Patientin über Vor- und Nachteile der jeweiligen Technik informiert und konnte so Ihre Entscheidung mit ausreichend Bedenkzeit treffen.

5.2.2 Präoperativer Befund

➤ Abb. 5.5

Die Vorstellung der Patientin erfolgte nach *Skin sparing-mastectomy* mit MAK-Entfernung und Sofortrekonstruktion vor 8 Monaten. Ein erneutes operatives Vorgehen wurde von der Patientin nicht gewünscht, sodass der Entschluss zur Pigmentierung des MAK gefällt wurde. Die Patientin hatte eine kleine Nippel-Silikonprothese bereits erhalten, um hiermit die Position der neuen Mamille im privaten Umfeld selbst wählen zu können. Hierzu wird der Silikonnippel einfach auf der Haut positioniert. Ein Antrag zur Kostenübernahme wurde zuvor bei der Krankenkasse eingereicht und positiv beschieden.

5.2.3 Operatives Vorgehen

Anzeichnung

Die Anzeichnung sollte nach Desinfektion mit einer sterilen Nadel durch Anritzen erfolgen (➤ Abb. 5.6).

Operationsschritte

Vor Beginn der Mikropigmentierung muss das Areal desinfiziert werden. Die Pigmentierung kann im ambulanten Setting durchgeführt werden. Eine Analgesie ist meist nicht notwendig. Die Pigmentierung sollte mit steriler, für medizinische Pigmentierungen zugelassener Farbe erfolgen (➤ Abb. 5.7, ➤ Abb. 5.8, ➤ Abb. 5.9).

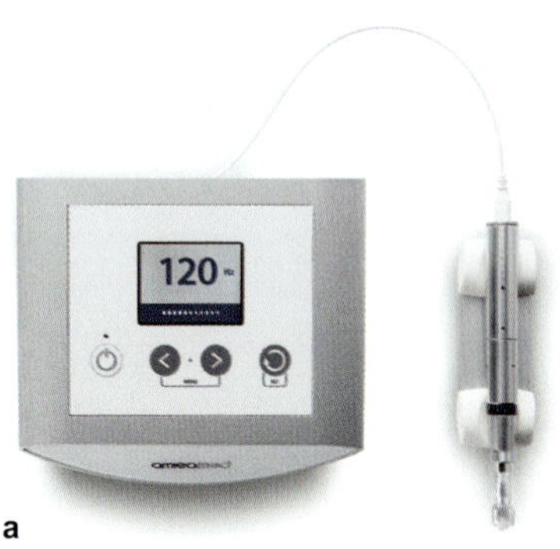

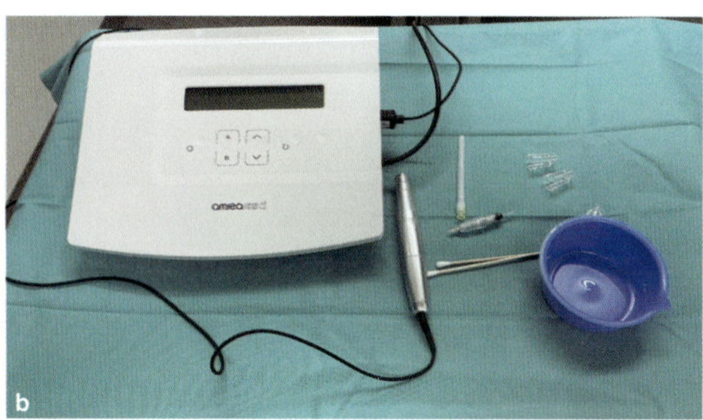

Abb. 5.4 Beispiele von Pigmentiergeräten [V1034]

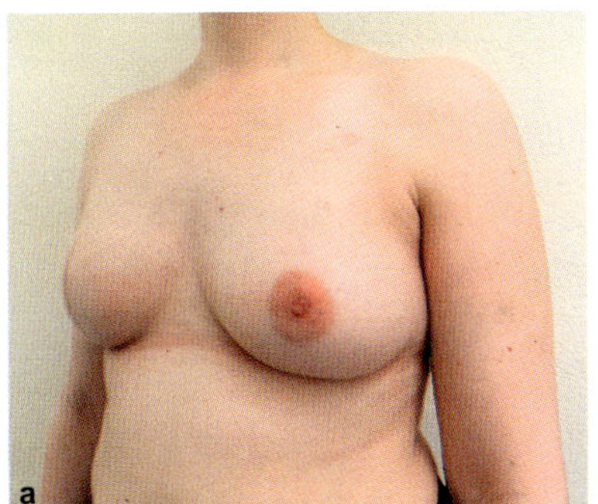
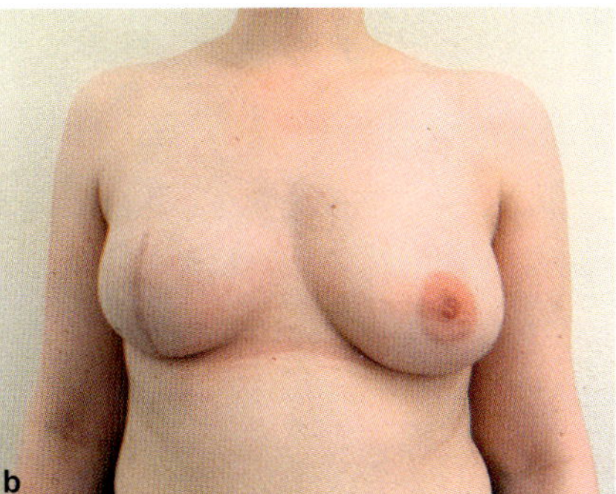
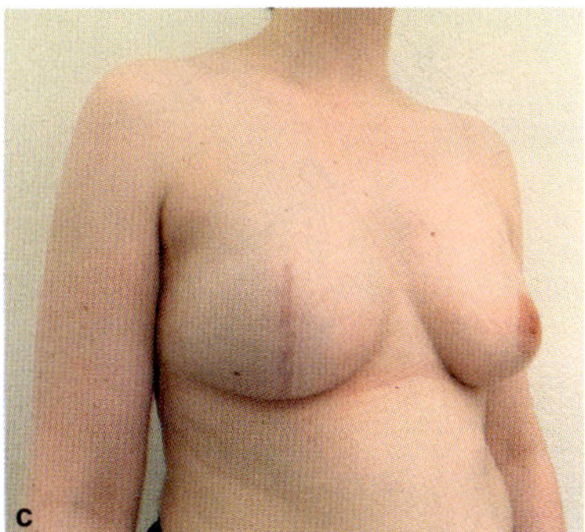

Abb. 5.5 Präoperative Fotodokumentation [M1264]

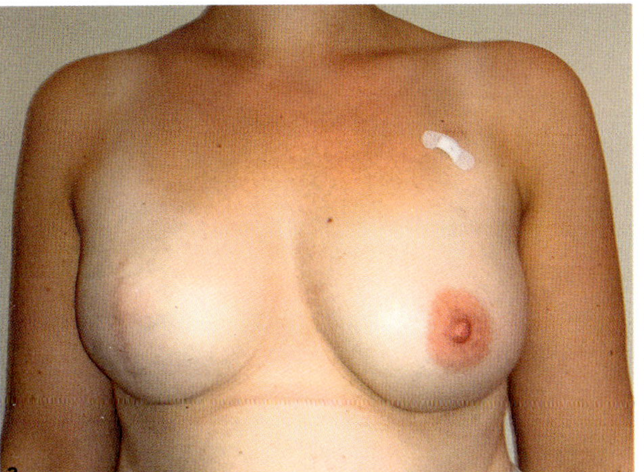
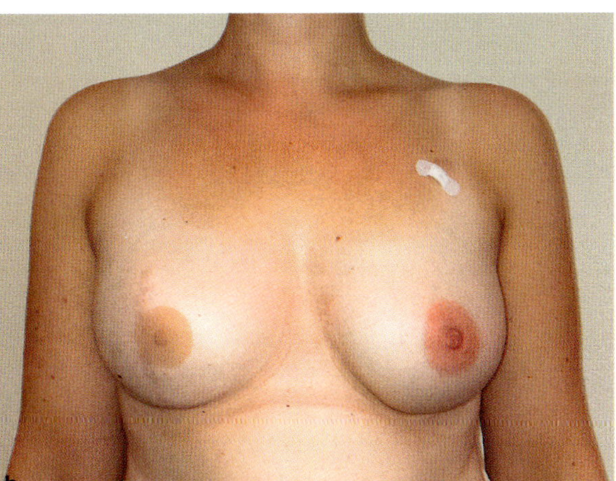

Abb. 5.6 Präoperative Markierung an der stehenden Patientin mit Hilfe einer Nippel-Silikonprothese [M1264]

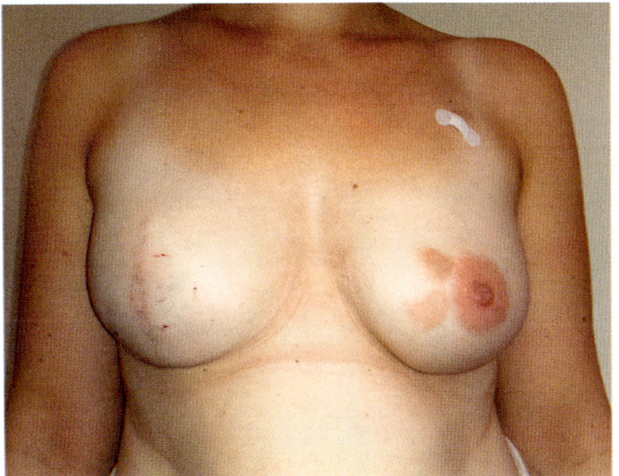

Abb. 5.7 Markierung der Position des zu pigmentierenden Areals mittels einer kleinen Nadel. Auswahl der Farbe für die Pigmentierung [M1264]

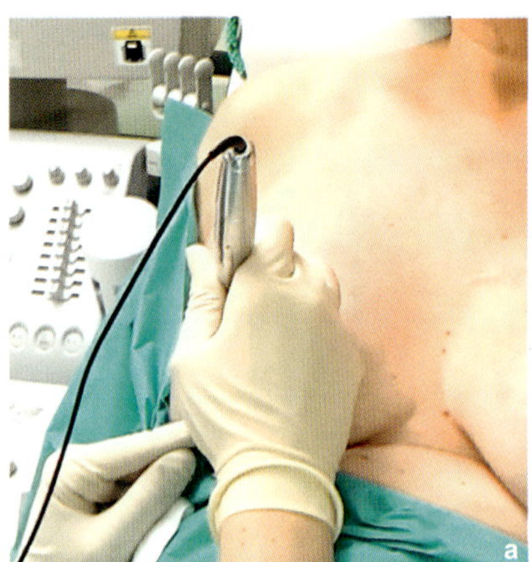

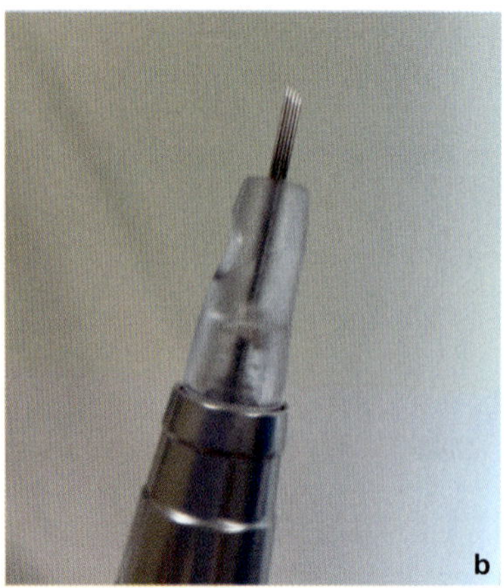

Abb. 5.8 Pigmentierung der Neomamille im ambulanten Setting; Nahaufnahme der Nadel [M1264]

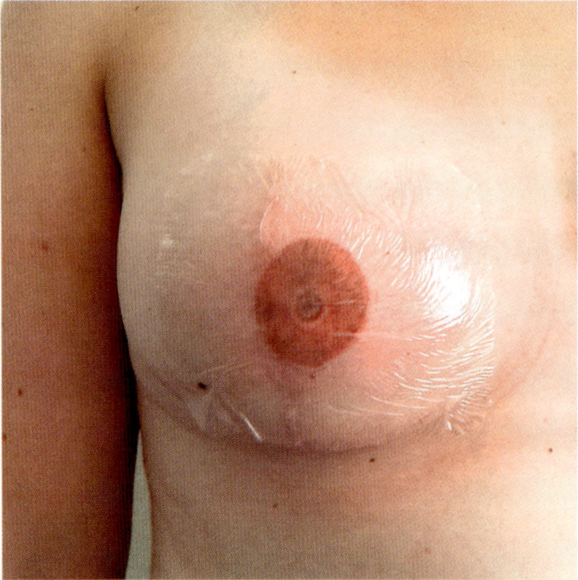

Abb. 5.9 Pigmentierung der Neomamille mit einem hellen Randsaum, der den Nippel umgibt, um einen 3D-Effekt zu erzeugen [M1264]

5.2.4 Postoperatives Ergebnis

➢ Abb. 5.10

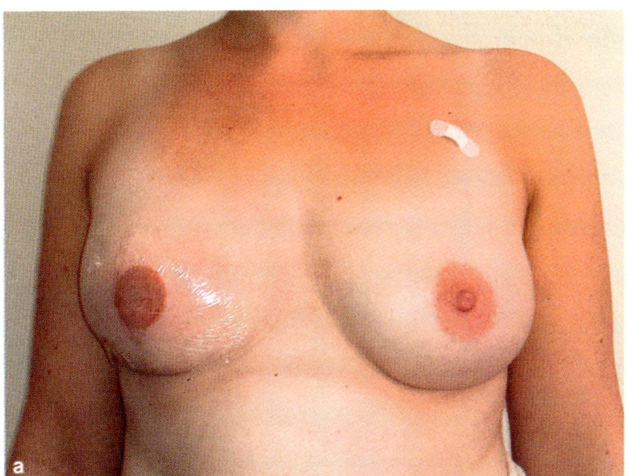
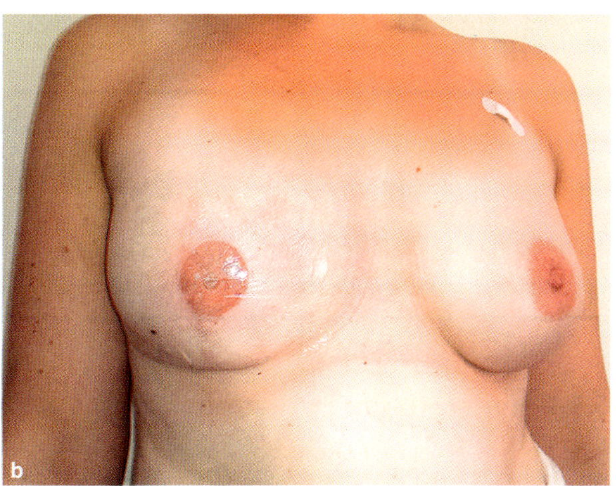

Abb. 5.10 Postoperatives Ergebnis
Das pigmentierte Areal sollte mit einer Schutzfolie (Tegadermfolie) versorgt werden. Diese kann nach 2h vorsichtig entfernt werden. Die pigmentierte Hautstelle sollte von der Patientin mit Octeniseptspray einsprühen und mit einer sterilen Kompresse leicht abgetupft werden. Bei Bedarf kann die pigmentierte Hautstelle mit einer Heilsalbe eingecremt werden. An den ersten 4–5 Tagen sollte 1× täglich Octeniseptspray aufgesprüht und ein Wundverband angelegt werden. Die Empfehlung zu locker sitzender Kleidung sollte ausgesprochen werden. Die frische Wunde sollte keinen Kontakt mit Seife, Duschgel, Lotion oder Parfüm haben. Das Duschen ist erlaubt (pigmentierte Hautstelle jedoch mit einem Stück Frischhaltefolie bedecken). Das Schwimmen (Chlor und Salzwasser) oder Baden ist in den ersten 2 Wochen nach dem Eingriff nicht erlaubt. Das Sonnenbaden und künstliche Sonne sowie enge und synthetische Bekleidung sollten anfangs gemieden werden. [M1264]

TIPP

Das Anzeichnen der Position der neuen Mamille sollte immer im Stehen und mit der Patientin gemeinsam vor dem Spiegel erfolgen. Es ist möglich, der Patientin eine Nippel-Prothese nach Hause mitzugeben, damit sie selbst die für sie richtige Position im privaten Setting wählen kann. Durch die Prothese wird ein leichter Druck ausgelöst, der eine sichtbare Spur hinterlässt, anhand derer die Pigmentierung erfolgen kann.

CAVE!

Das Anzeichnen der Mamillen-Position darf nicht mit einem Hautmarker vorgenommen werden. Farbpigmente werden sonst unter die Haut pigmentiert und verbleiben dauerhaft. Die Kontur kann mittels einer kleinen Nadel angeritzt werden.
Narben nehmen die Pigmentfarbe schlechter an. Hier sollte mehr Pigment eingebracht werden und dennoch könnte eine erneute Pigmentierung erforderlich sein.

MERKE

Die Mamillenrekonstruktion sollte erst nach kompletter Abheilung der Operation, frühestens nach 6 Monaten, erfolgen. Die Pigmentfarben sollten bei einseitiger Pigmentierung an die Gegenseite angepasst werden. Die Farbe des Nippel-Bereiches sollte dunkler gewählt werden. Um einen 3D-Effekt zu erzielen, muss ein nicht pigmentierter kleiner Ring um den Neo-Nippel verbleiben.

INFO

Bei der medizinischen Pigmentierung werden sterile und als Medizinprodukt zugelassene Farben verwendet. Die Patientin muss über das Verblassen der Farben und die ggf. nötige Repigmentierung aufgeklärt werden.
Ein Kostenübernahmeantrag sollte vor der Pigmentierung gestellt werden.

5.3 Mamillenrekonstruktion mit modifiziertem C-V Flap und Vollhauttransplantat-Leiste

Stefanie Buchen

Fallbeispiel

- 45-jährige Patientin
- Z. n. Mammaca re. ED 2005
- Z. n. Implantatrekonstruktion re. und angleichendes Lifting li. 2006
- MAK Rekonstruktion re. mit modifiziertem C-V Flap und Vollhauttransplantat für Areola aus rechter Leiste

5.3.1 Hintergrundinformation

Zur Brustwarzenrekonstruktion existieren unendlich viele verschiedene Techniken:

- **Nippel:**
  a) lokale Lappen: Skate-Flap, C-V Flap, Star-Flap, S-Flap
  b) Nippelsharing
- **Areola:** Vollhauttransplantat, Tätowierung oder Permanent Make-up

Die verschiedensten Techniken hängen sowohl von der Spender- und Empfängerregion sowie vom persönlichen Wunsch der Patientin ab. Bei bestehendem großem Nippel auf der kontralateralen Seite kann z. B. das Nippelsharing eine gute Option sein. Bei der Areolarekonstruktion bieten sich Tätowierung oder Permanent Make-up an, wenn eine Narkose vermieden werden soll. Die Patientin muss jedoch darüber aufgeklärt werden, dass ggf. mehrere Sitzungen bzw. eine Nachpigmentierung notwendig sind.

Die hier vorgestellte Technik erfordert eine einmalige Narkose sowohl für Nippel als auch Areola. Die Leistenregion bietet sich als Spenderregion an, auch im Hinblick auf die erstaunlich gleiche Pigmentierung wie die ursprüngliche persönlich vorhandene Areola.

INFO

Vorteil/Nachteil Vollhauttransplantat aus Genitalbereich
- Vorteil: permanente Farbgebung in 1 Sitzung, ähnliche Pigmentierung wie native Areola
- Nachteil: zusätzliche Narbe in Spenderregion und OP-Narkose

Vorteil/Nachteil C-V Flap
- Vorteil: Prominenz auch im T-Shirt
- Nachteil: zusätzliche OP, dauerhafte Erhabenheit

5.3.2 Präoperativer Befund

➤ Abb. 5.11

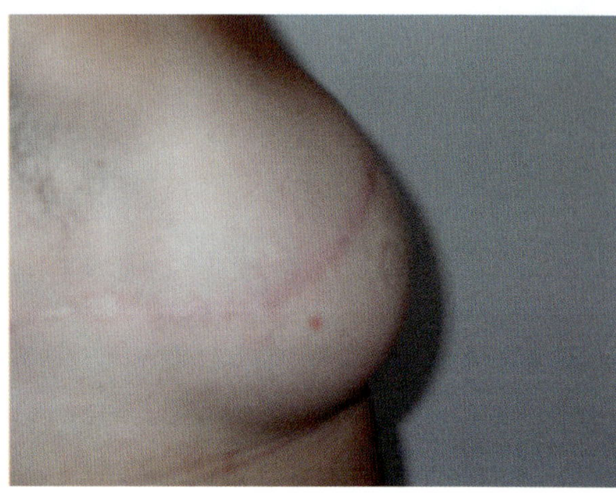

Abb. 5.11 Präoperative Fotodokumentation [M1266]

5.3.3 Operatives Vorgehen

Anzeichnung

Patientin leiht für 2 Wochen selbsthaftende Mamillen (➤ Abb. 5.12) zum Ausprobieren der späteren Lokalisation aus. Sie selbst bestimmt Sitz der Mamille mit. Dieser wird dann am OP-Tag gemeinsam definitiv festgelegt bzw.

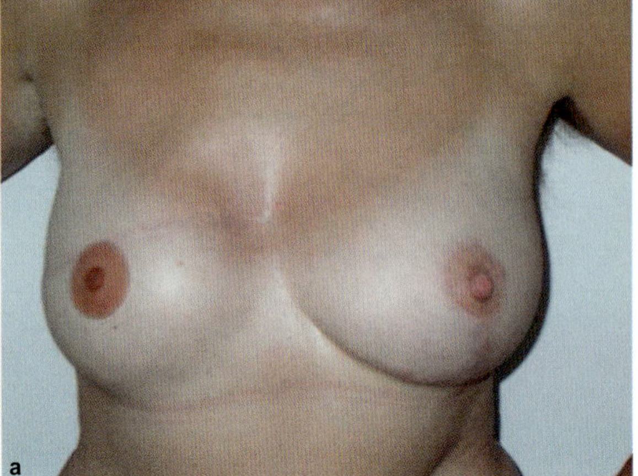

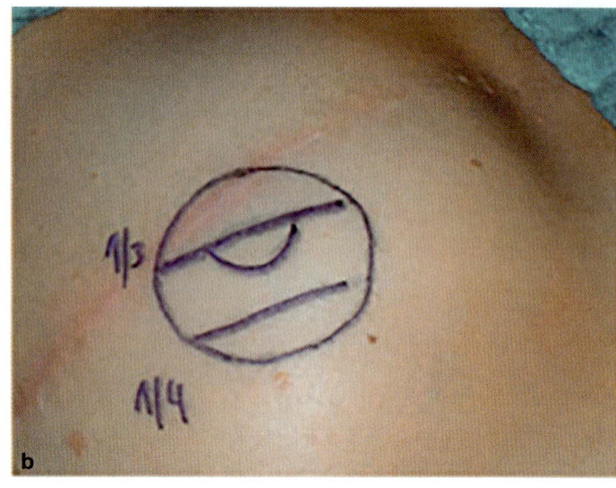

Abb. 5.12 Präoperative Entscheidung über die Lokalisation und Größe der zukünftigen Areola. Hilfreich sind dabei die selbsthaftenden Mamillen. [M1266]

korrigiert. Dies ist wichtig, um ein gutes Augenmaß zu erreichen. Meiner Erfahrung nach ist der optische Blick entscheidend für ein exzellentes Ergebnis und nicht das Ausmessen.

Operationsschritte

Spenderregion

➤ Abb. 5.13

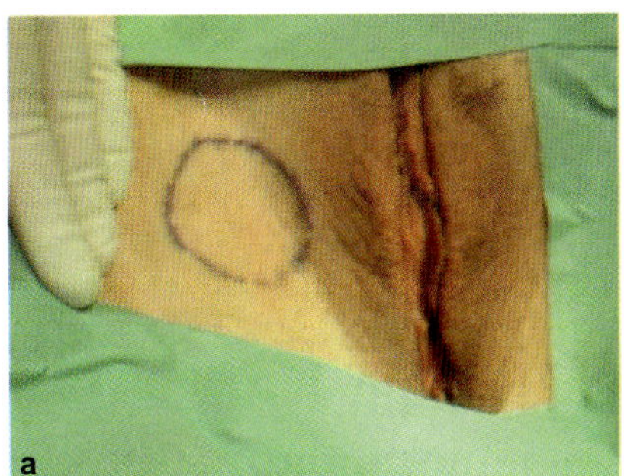
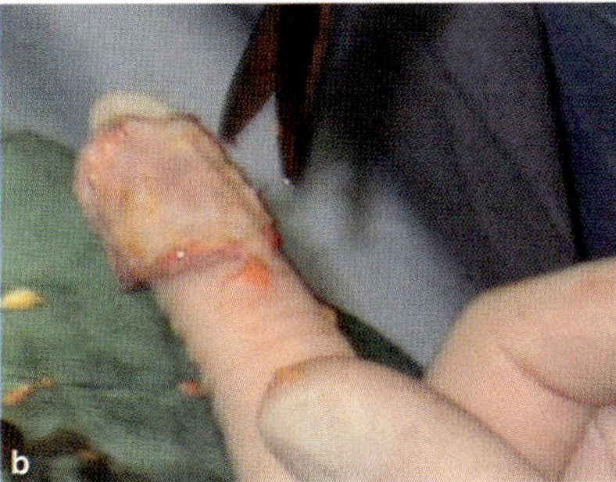
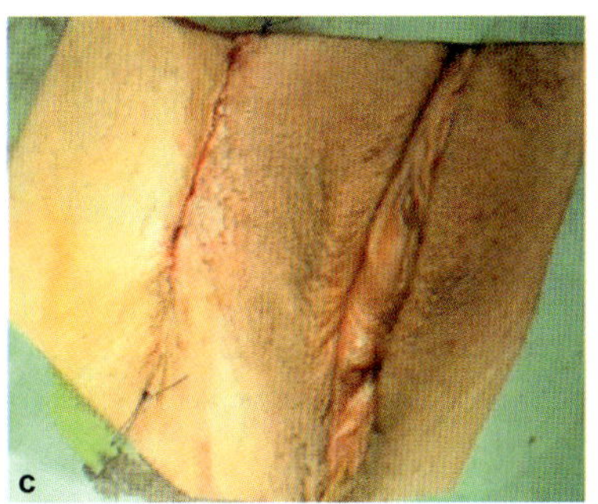

Abb. 5.13 [M1266]
a) Vollhauttransplantat in Größe der neuen Areola in der Leiste ausschneiden
b) Komplette Entfernung von Fettgewebe und Haarwurzeln am Präparat
c) Lagerung in 0,9 %-iges Kochsalz, Verschluss der Wunde

Empfängerregion

➤ Abb. 5.14, ➤ Abb. 5.15, ➤ Abb. 5.16, ➤ Abb. 5.17, ➤ Abb. 5.18

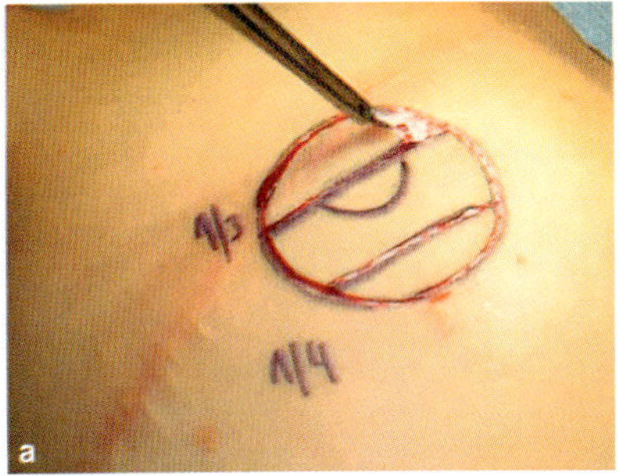
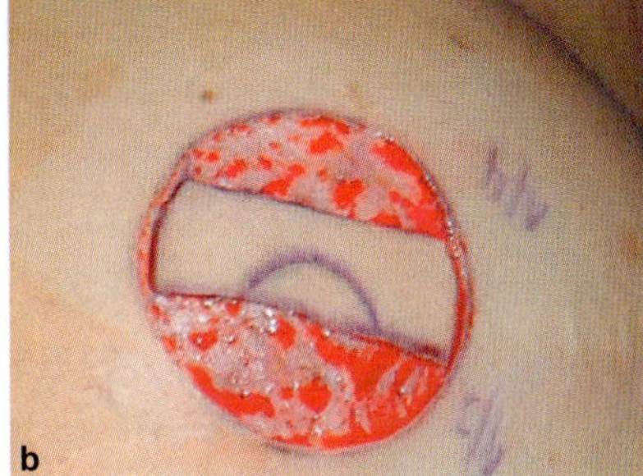
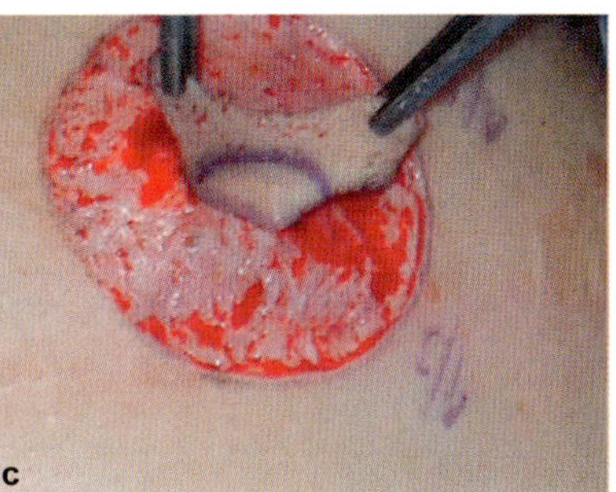

Abb. 5.14 Kreisrunde Größe der zukünftigen Areola. Anzeichnung des mod. C-V Flap, wobei oben ⅓ und unten ¼ Haut entfernt wird. Der Halbmond bildet den Körper. [M1266]
a) Umschneiden
b) Desepithialisieren der Fläche ⅓ und ¼
c) Anheben der Flügel

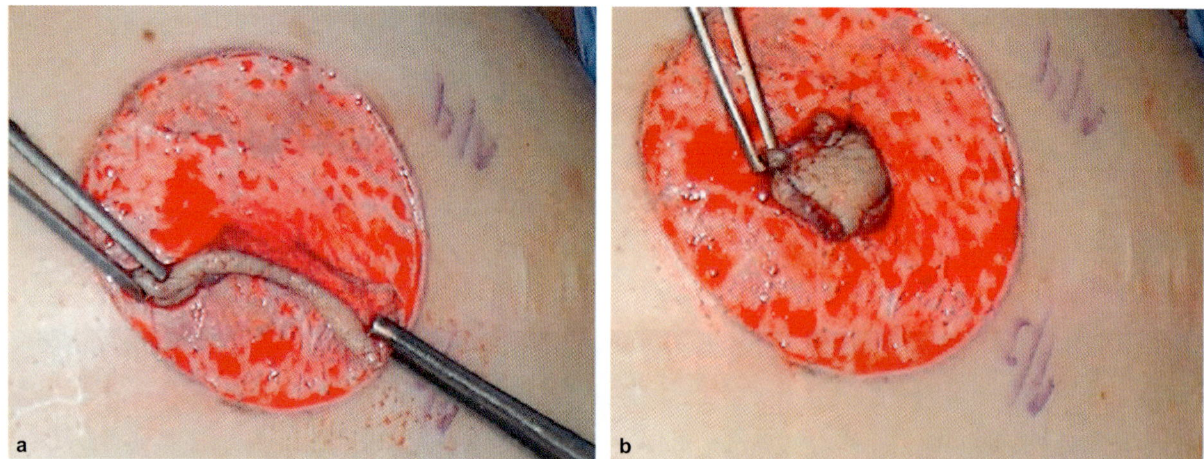

Abb. 5.15 Formierung des Nippels über die Flügel im Sinne eines C-V Flaps und Fixieren mit 5/0 PDS [M1266]

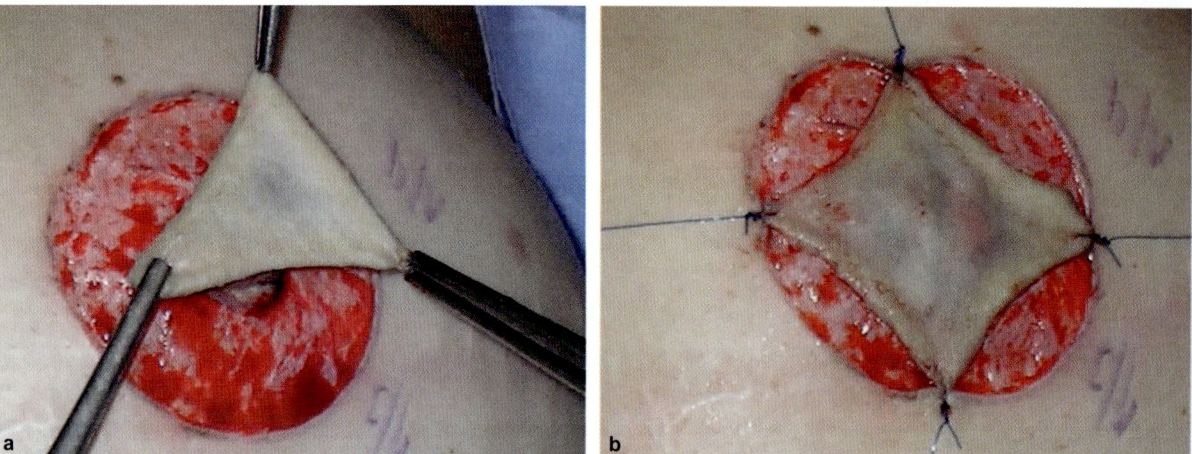

Abb. 5.16 Einfassen des entfetteten Vollhauttransplantats mit insgesamt 8 Nähten 3/0 Prolene, wobei die Fäden lang bleiben für den späteren Verband [M1266]

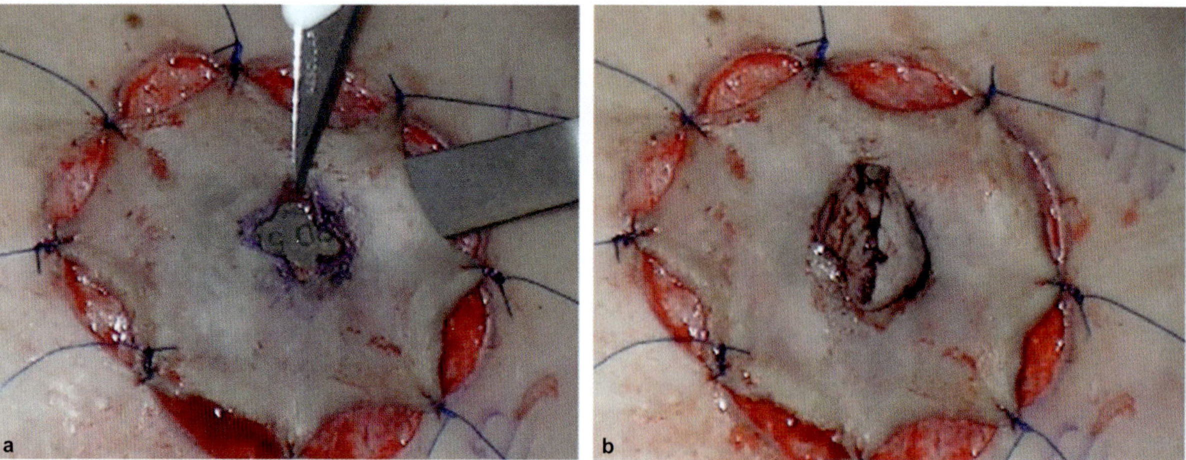

Abb. 5.17 Kreuzförmige Inzision für den Nippel [M1266]

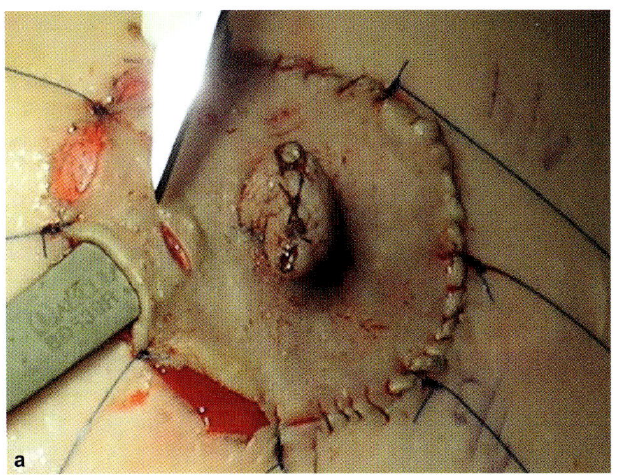

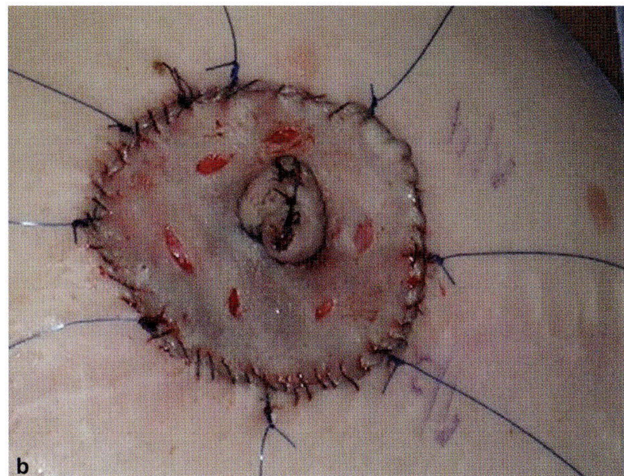

Abb. 5.18 [M1266]
a) Inzision des Vollhauttransplantats zur Druckentlastung
b) Fortlaufende Naht mit 5/0 Vicryl

TIPP

Durch die Inzision können geringe Nachblutungen abfließen. Zusätzlich kann mit einer 2 ml NaCl Spritze überschüssiges Blut entfernt werden.
Außerdem führt die obige Inzision zur Druckentlastung und späteren natürlichen Farbgebung.

Spezialverband

Verband in drei Schichten (➤ Abb. 5.19, ➤ Abb. 5.20):

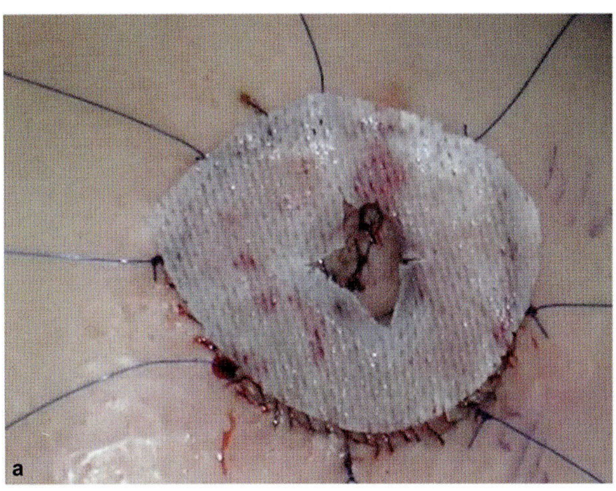

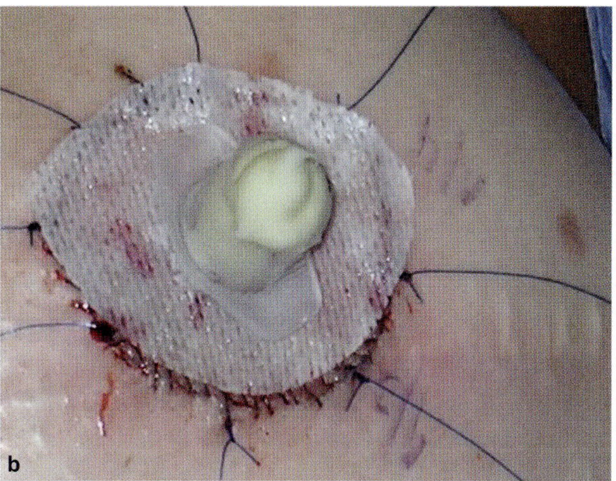

Abb. 5.19 [M1266]
a) Fettgaze
b) 2 cm Spritzenstempel mit Bepanthen Salbe

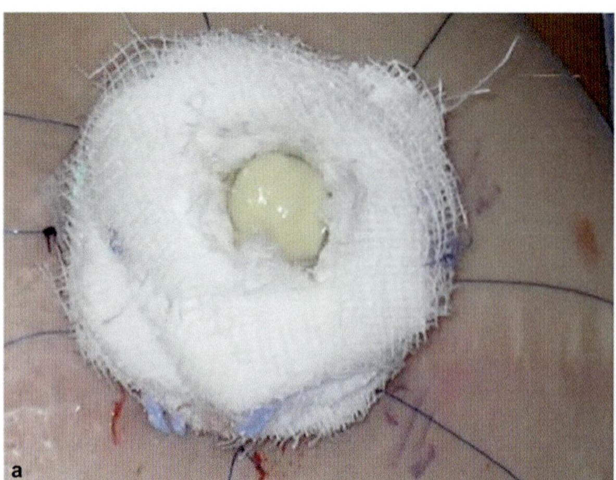

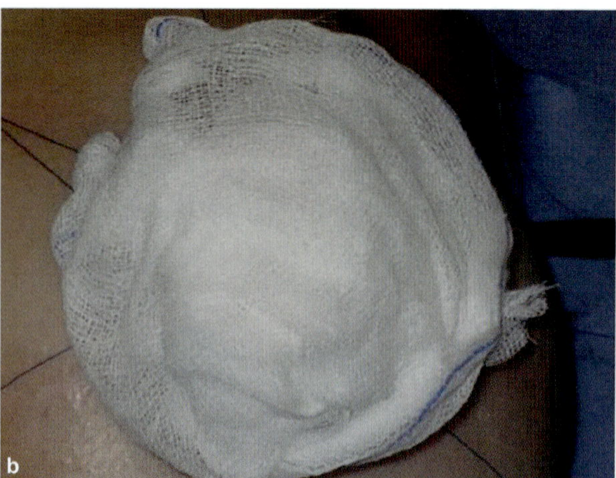

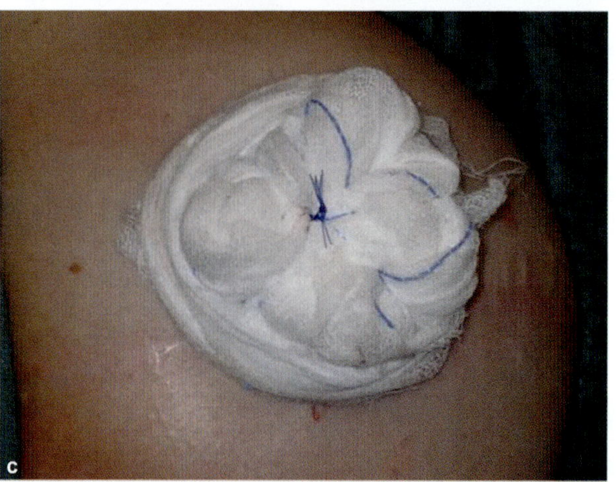

Abb. 5.20 Lochkompressen mit Tupfer, der mit den langbelassenen Fäden verknotet wird [M1266]

Verbandsmaterial

➢ Abb. 5.21

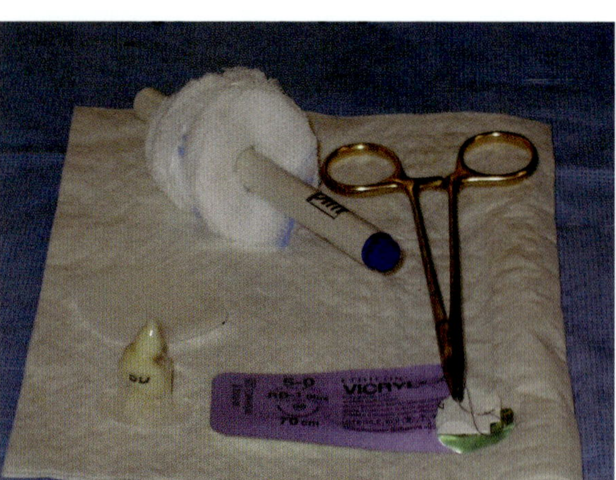

Abb. 5.21 Verbandsmaterial [M1266]

CAVE!

Der Verband wird erstmals nach 10 Tagen entfernt und ggf. wiederholt.

5.3.4 Postoperatives Ergebnis

Postoperative Ergebnisse im Verlauf (➤ Abb. 5.22). Die finale Pigmentierung und das endgültige kosmetische Ergebnis sind frühestens nach 3 Monaten zu erkennen.

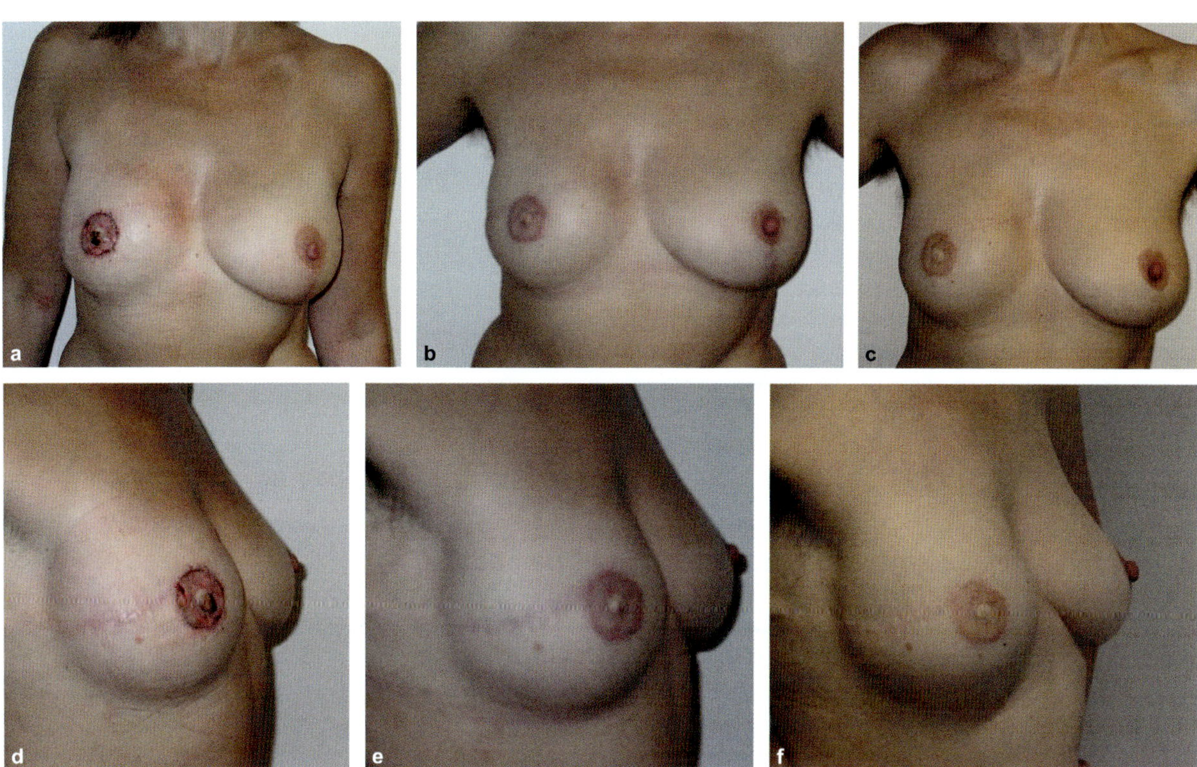

Abb. 5.22 Postoperatives Ergebnis. [M1266]
a + d) Postop. 2 Wochen: vorne und seitlich
b + e) Postop. 6 Wochen: vorne und seitlich
c + f) Postop. 12 Wochen: vorne und seitlich

5.4 Tumoradaptierte Reduktionsplastik mit Mamillenentfernung und simultaner Nippel-Rekonstruktion

Maggie Banys-Paluchowski

Fallbeispiel

- 58-jährige Patientin mit großem (5 cm) DCIS li. retro- und perimamillär, Z. n. brusterhaltender Operation über Areolarandschnitt, R1-Resektion in mehrere Richtungen, Ablehnung einer Mastektomie
- BH-Größe: 90D, Ptosis
- Mamillen-Jugulum-Abstand bds. 26 cm
- Operation: tumoradaptierte Reduktionsplastik mit centrokaudaler Stielung der Brustdrüse, Resektion der alten Wundhöhle mit Mamillen-Areola-Komplex mit simultaner Nippel-Rekonstruktion

5.4.1 Hintergrundinformation

Viele Frauen assoziieren nicht nur die Brust selbst, sondern auch die Mamille mit ihrer Weiblichkeit und erleben den tumorbedingten Verlust der Mamille als ein einschneidendes Erlebnis. Während einer Reduktionsplastik kann i. d. R. genug Gewebe im zentralen Bereich belassen werden, um einen neuen Nippel im Sinne einer lokalen Läppchenplastik zu formen. Die Patientin muss darüber aufgeklärt werden, dass der neue Nippel keine erogene Zone darstellen wird und dass bei Berührung keine Aufrichtung der neuen Brustwarze zu erwarten ist. Wichtig ist auch die Aufklärung über den Verlust der Projektion des neuen Nippels (➤ Abb. 5.39). In den meisten Fällen kommt es zumindest zu einer geringen Abflachung, manchmal bleibt aber nur eine leichte Erhabenheit an der Stelle. Die Frauen empfinden i. d. R. die angedeutete Vorwölbung dennoch als kosmetisch günstig. Um diese kann im Verlauf z. B. mittels Mikropigmentierung die Areola rekonstruiert werden (➤ Abb. 5.40).

5.4.2 Präoperativer Befund

➤ Abb. 5.23

5.4.3 Operatives Vorgehen

Anzeichnung

➤ Abb. 5.24

Operationsschritte

➤ Abb. 5.25, ➤ Abb. 5.26, ➤ Abb. 5.27, ➤ Abb. 5.28, ➤ Abb. 5.29, ➤ Abb. 5.30, ➤ Abb. 5.31, ➤ Abb. 5.32, ➤ Abb. 5.33, ➤ Abb. 5.34, ➤ Abb. 5.35, ➤ Abb. 5.36, ➤ Abb. 5.37

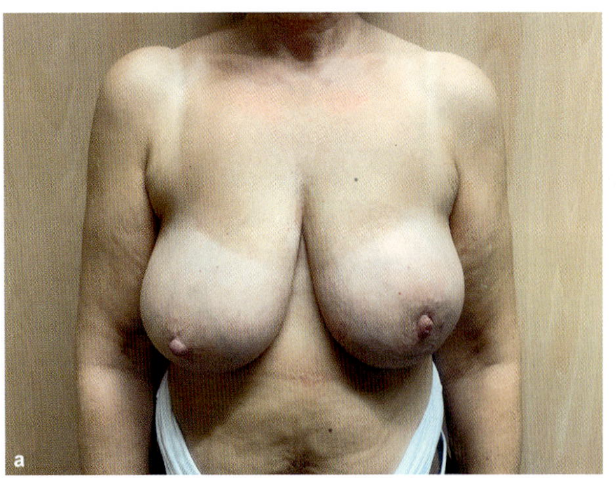

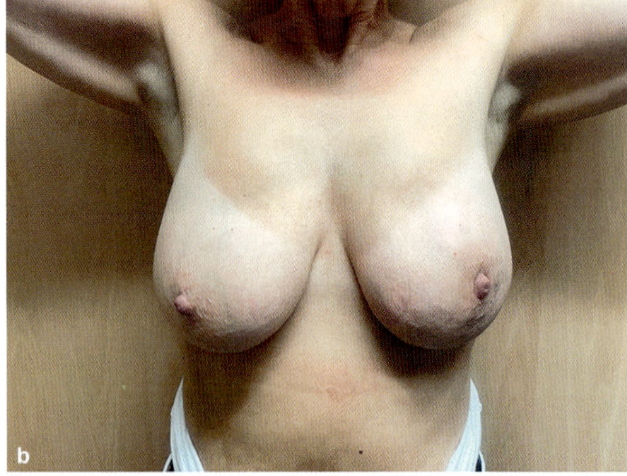

Abb. 5.23 Präoperative Fotodokumentation. Sichtbar ist eine dezente Einziehung kranial der Papille nach der Voroperation. [M1103]

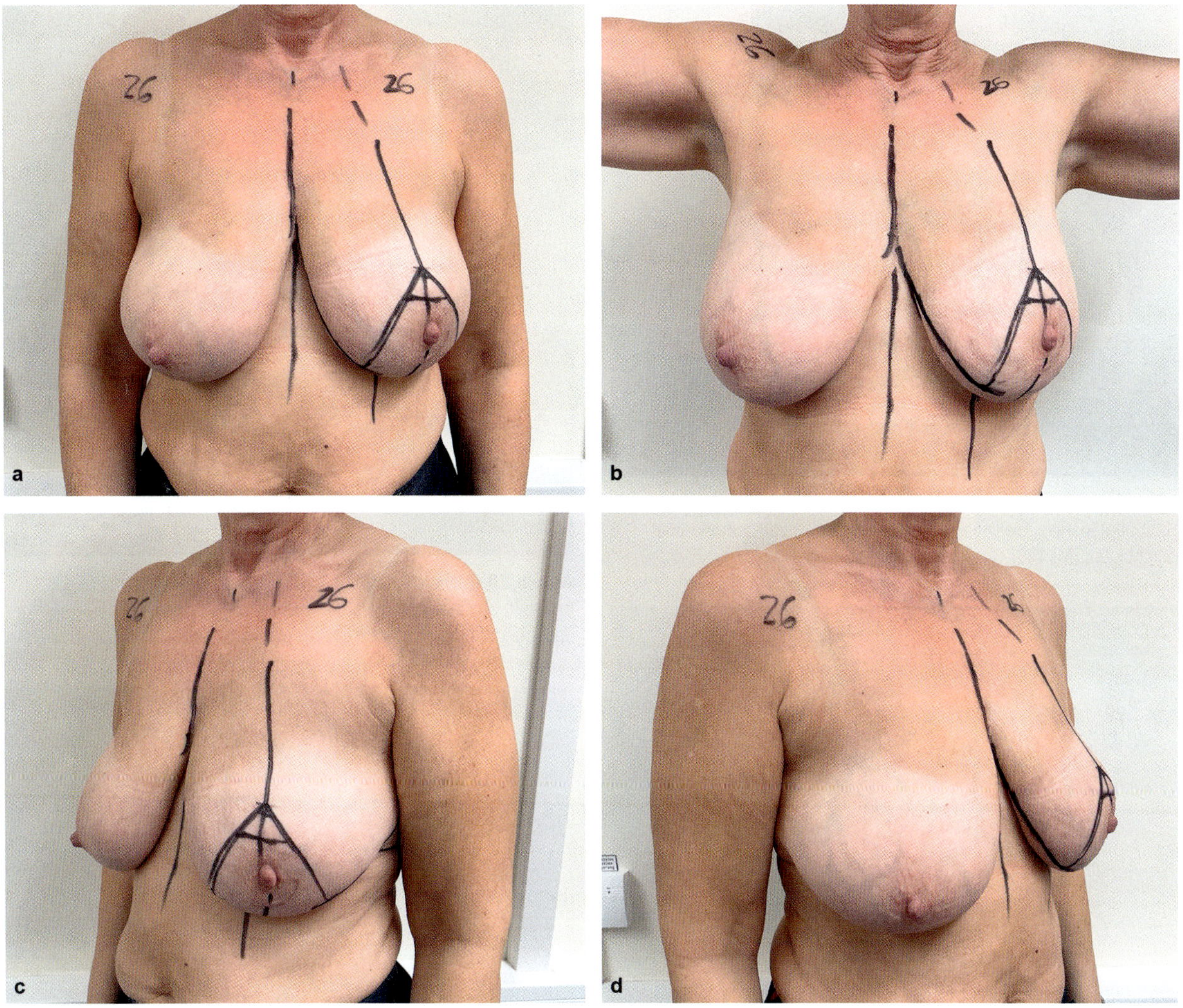

Abb. 5.24 Präoperative Anzeichnung an der stehenden Patientin.
Neuer Jugulum-Mamillen-Abstand 21 cm, Steglänge 10 cm, neuer Sternum-Mamillen-Abstand 11 cm, Abstand medialer und lateraler Hautschenkel 10 cm. Das zu erhaltende Hautareal für die Nippel-Rekonstruktion wurde bereits angezeichnet. [M1103]

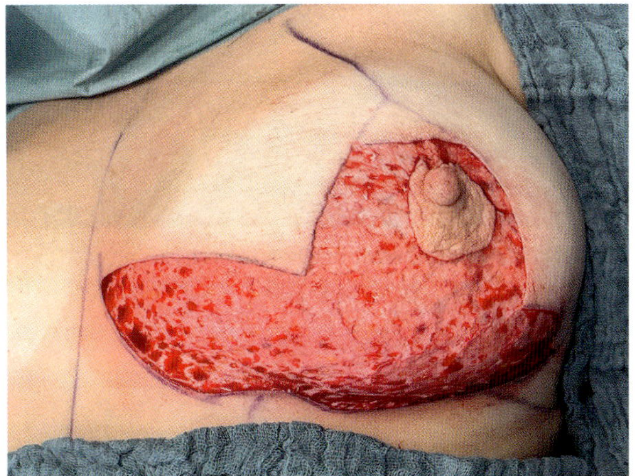

Abb. 5.25 Hautschnitt innerhalb der angezeichneten Linien und Deepithelalisierung des gesamten Areals unter Aussparung des Mamillen-Areola-Komplexes und der Haut kranial, die für die Nippel-Rekonstruktion belassen wird. [M1103]

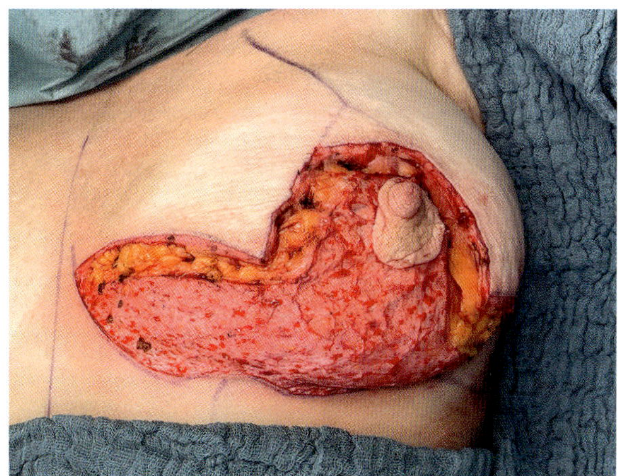

Abb. 5.26 Eröffnen des Koriums entlang der kranialen Anzeichnung [M1103]

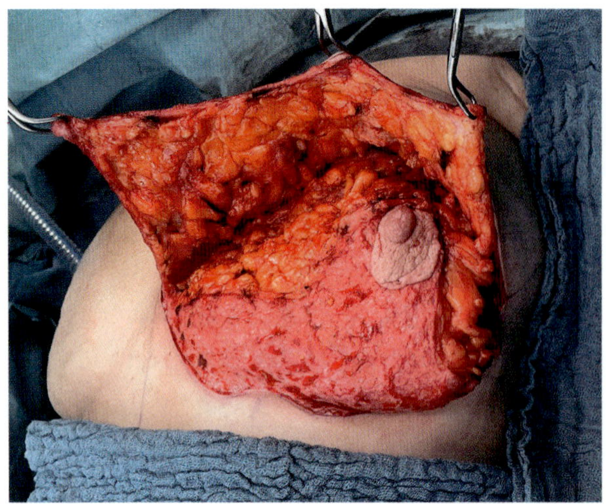

Abb. 5.27 Die gesamte Brustdrüse wird von der darüberliegenden Haut abpräpariert. Die Drüse liegt nun frei und ist von zentrokaudal durchblutet. [M1103]

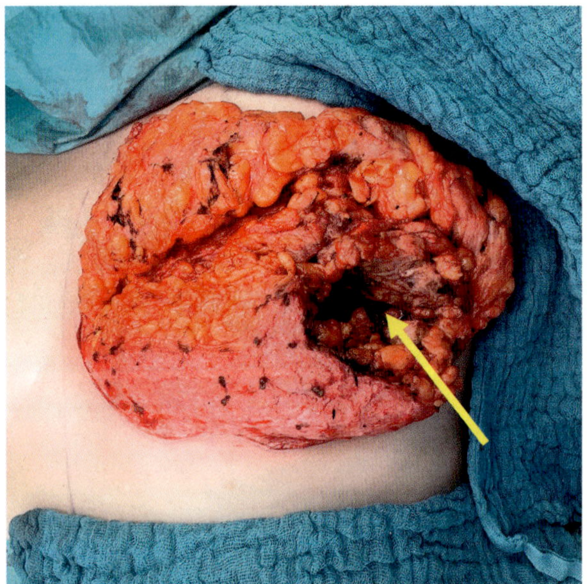

Abb. 5.28 Ansicht nach zentraler Exzision mit Entfernung der gesamten alten Wundhöhle und des Mamillen-Areola-Komplexes. Die neue Wundhöhle (Pfeil) kann mit Adaptationsnähten verschlossen werden, es ist aber nicht zwingend erforderlich. [M1103]

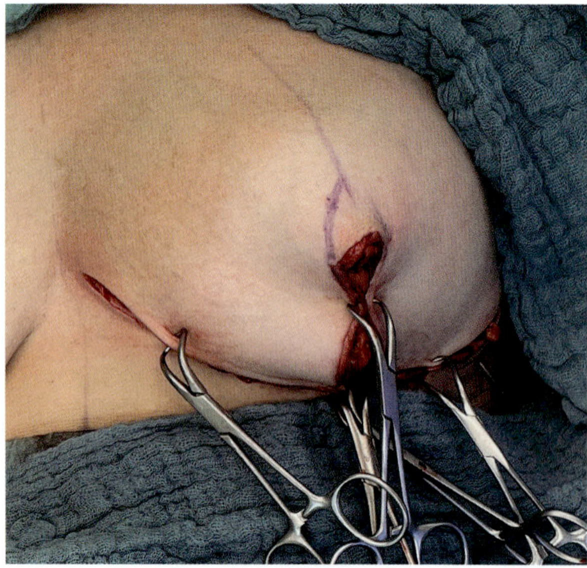

Abb. 5.29 Probeadaptation nach Aufsetzen der Patientin. Hier wird beurteilt, ob eine weitere Volumenreduktion notwendig ist. Eine leichte Spannung des Hautmantels ist akzeptabel. [M1103]

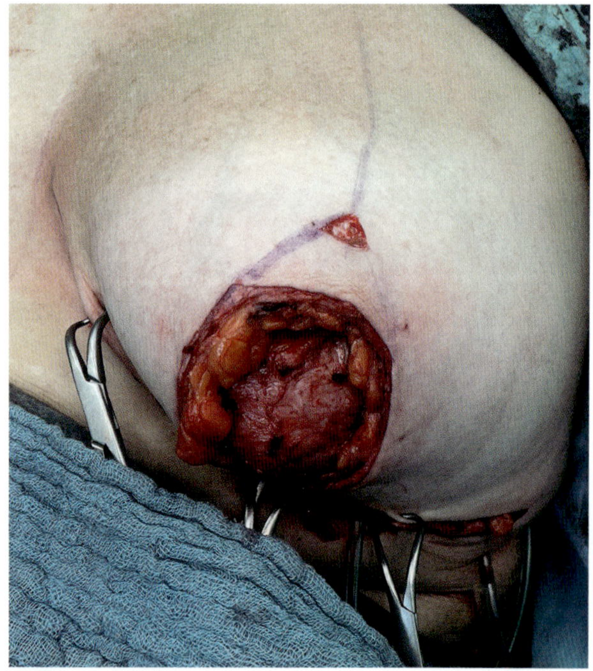

Abb. 5.30 Deepithelialisierung des Dreiecks kranial des neuen Nippels [M1103]

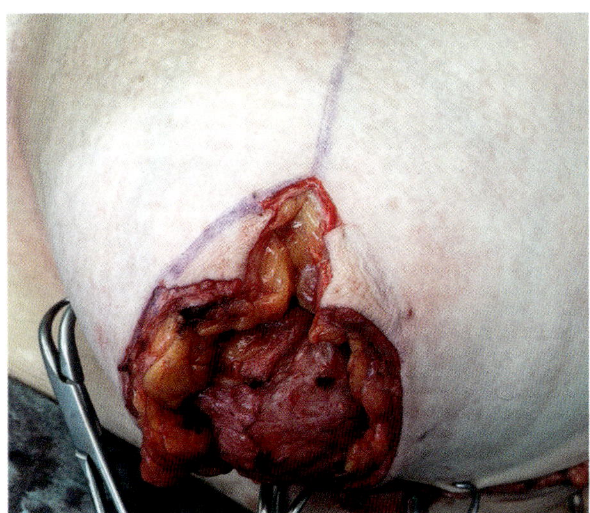

Abb. 5.31 Vertikale Inzision der Hautbrücke [M1103]

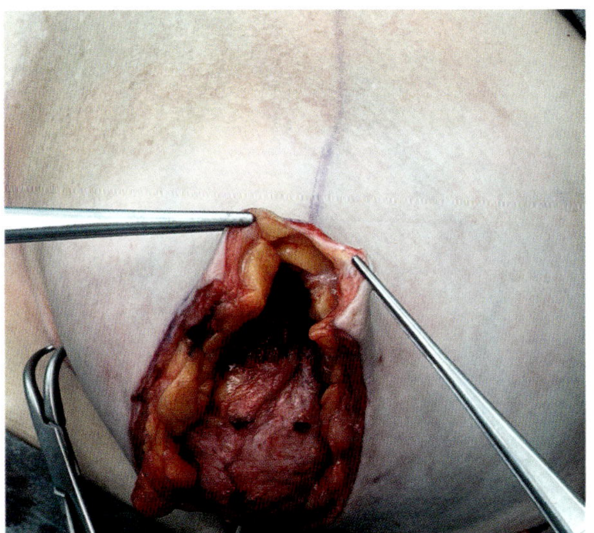

Abb. 5.32 Wie bei allen Techniken der Mamillenrekonstruktion ist es wichtig, dass der neue Nippel nicht nur aus der Haut besteht, sondern auch mit subkutanem Fettgewebe unterfüttert ist. [M1103]

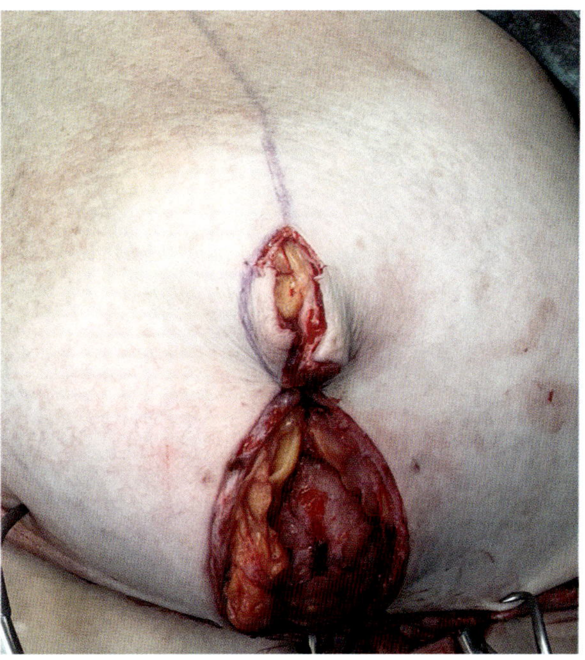

Abb. 5.33 Adaptation des Koriums zunächst kaudal des neuen Nippels in versenkter Einzelknopftechnik (z. B. Vicryl 3–0) [M1103]

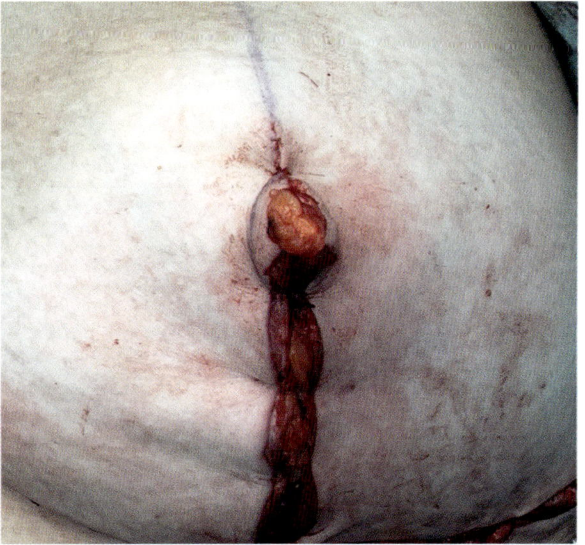

Abb. 5.34 Adaptation des Koriums kranial des Nippels mit Einzelknopfnähten (z. B. Monocryl 4–0) [M1103]

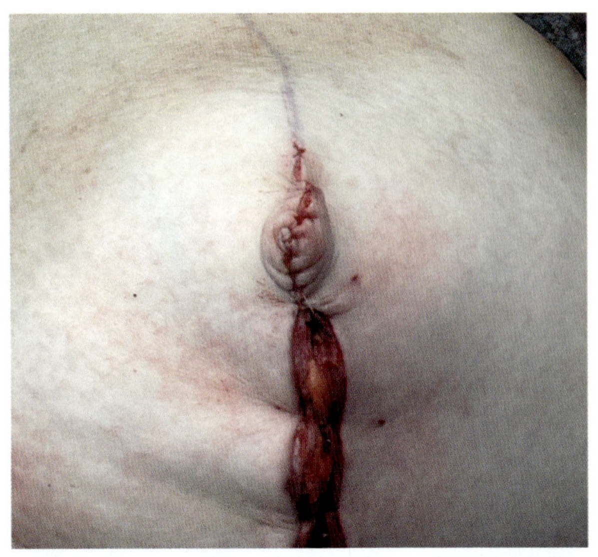

Abb. 5.35 Formung des Nippels mit Einzelknopfnähten (z. B. Monocryl 4–0) [M1103]

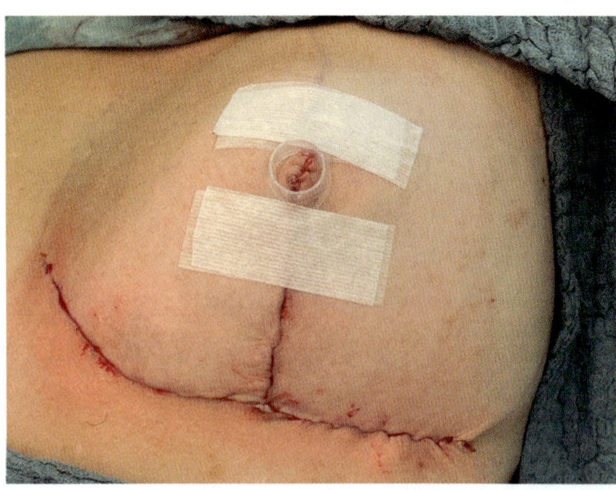

Abb. 5.37 Der rekonstruierte Nippel wird mit einem „Mamillen-Hütchen" geschützt. Hierfür wurde eine 10 ml Spritze genutzt, die mit Steristrips an die Haut beklebt wird. [M1103]

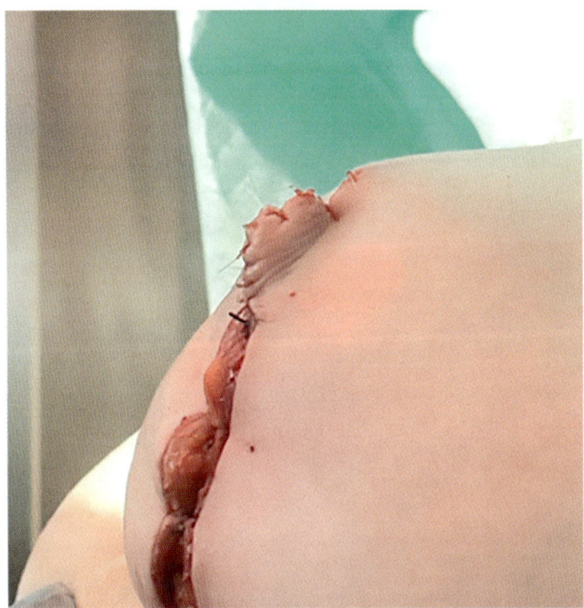

Abb. 5.36 Am Ende der Operation zeigt der neue Nippel eine schöne Projektion. [M1103]

5.4.4 Postoperatives Ergebnis

➢ Abb. 5.38

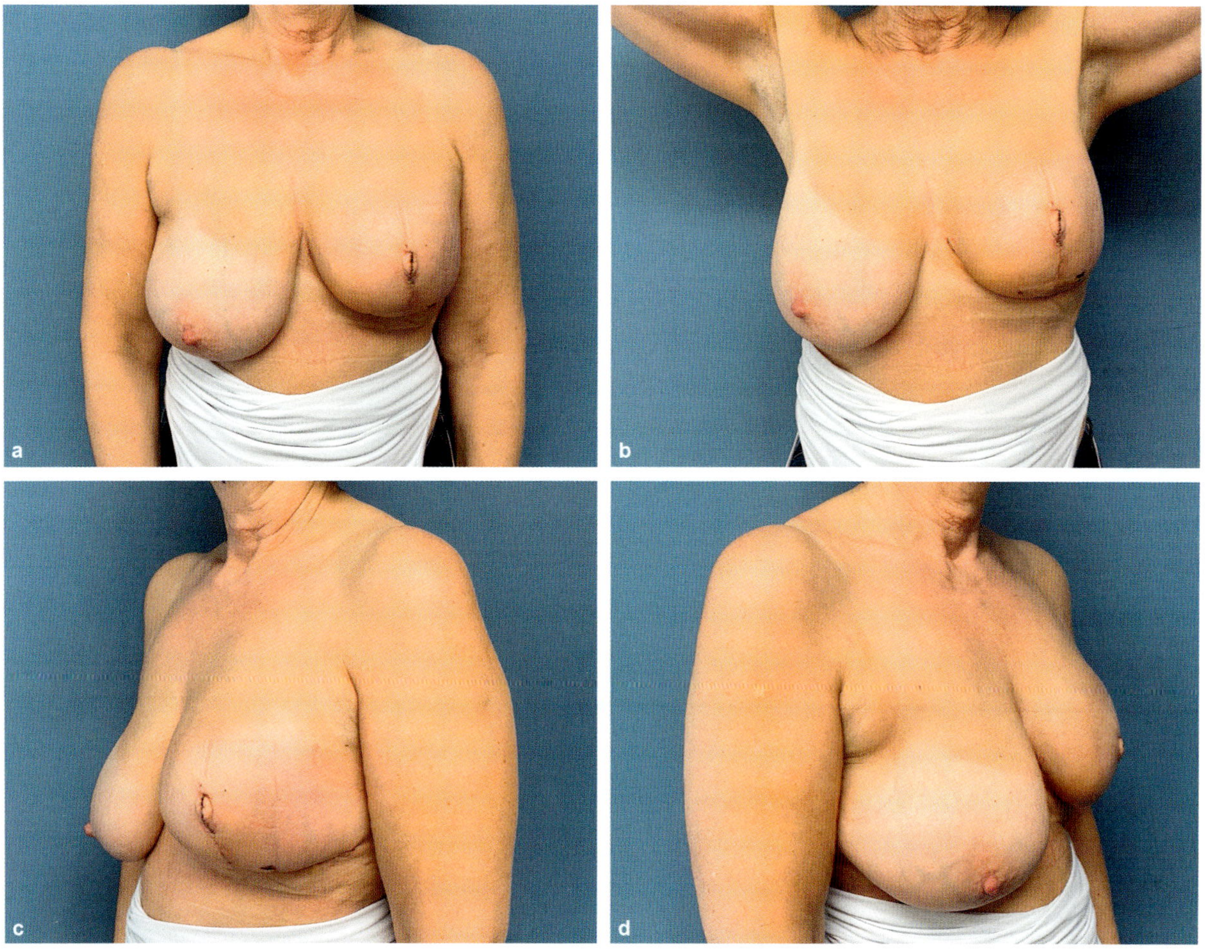

Abb. 5.38 Postoperatives Ergebnis 3 Wochen nach der Operation. Der rekonstruierte Nippel ist vital, hat allerdings etwas von seiner Projektion verloren. Es befindet sich noch relativ viel Volumen im kranialen Bereich der Mamma. Nach jeder Reduktionsplastik ist mit einer Absenkung des Volumens in den ersten 8–12 Wochen postoperativ zu rechnen. [M1103]

Weitere Beispiele: ➢ Abb. 5.39, ➢ Abb. 5.40

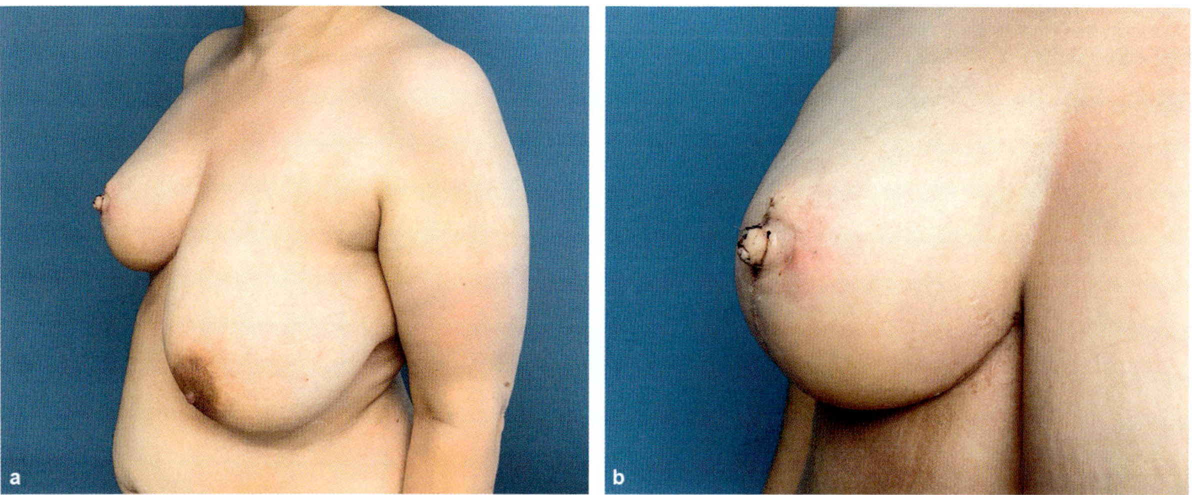

Abb. 5.39 Reduktion der Projektion des rekonstruierten Nippels am Beispiel einer anderen Patientin, die mittels Reduktionsplastik li. operiert wurde. Oben: postoperatives Ergebnis 3 Wochen nach der Operation; unten: nach 12 Wochen. [M1103]—(Forts)

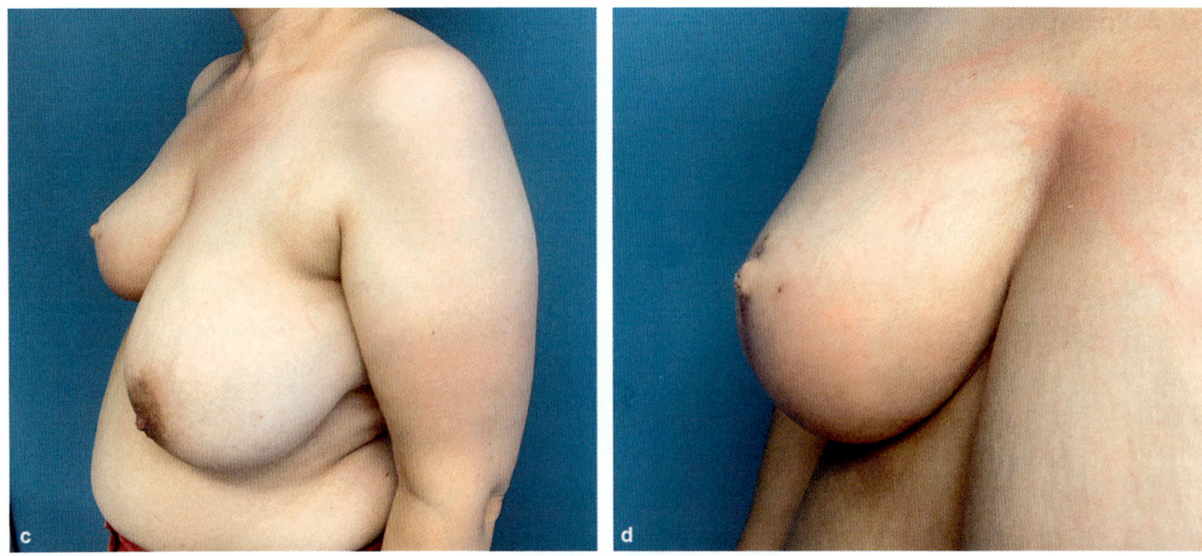

Abb. 5.39 Forts.

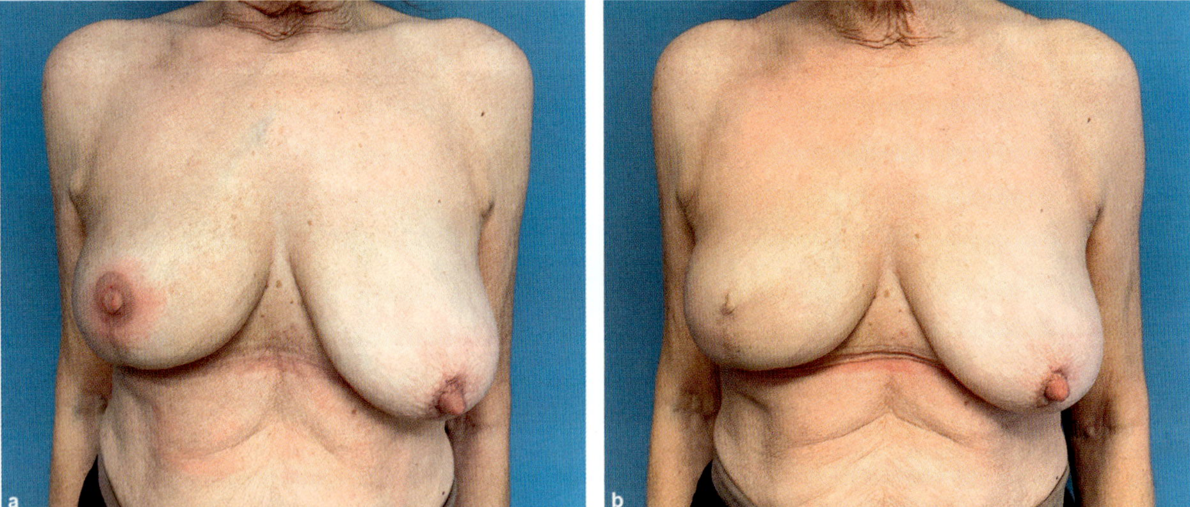

Abb. 5.40 Mikropigmentierung der Areola nach operativer Nippel-Rekonstruktion [M1103]

a) Kosmetisches Ergebnis 4 Monate nach der Reduktionsplastik re. mit Mamillenentfernung und simultaner Nippel-Rekonstruktion mit deutlichem Verlust der Projektion im Verlauf.

b) Kosmetisches Ergebnis unmittelbar nach der Mikropigmentierung (gut zu erkennen ist die reaktive Rötung um die Areola, die innerhalb weniger Stunden verblasst). Die Patientin entschied sich gegen eine angleichende Reduktionsplastik re. und wünschte lediglich die Areolapigmentierung.

5.5 Nippel-Rekonstruktion mittels C-V-Lappentechnik in Kombination mit Mikropigmentierung

Maggie Banys-Paluchowski

5.5.1 Hintergrundinformation

Für die Mamillenrekonstruktion stehen zahlreiche Strategien zur Verfügung. Manche Patientinnen entscheiden sich für eine alleinige Mikropigmentierung und verzichten auf einen operativen Eingriff zum Wiederaufbau des Nippels. Mit der heutigen Pigmentiertechnik ist das Erreichen eines 3D-Effekts möglich. So entsteht beim Blick von vorne zunächst der Eindruck eines erhabenen Nippels. Bei Bewegung und besonders in Seitenansicht wird aber klar, dass es sich nur um die geschickt pigmentierte flache Haut handelt. Um dies zu vermeiden, kann die Mikropigmentierung mit einer operativen Nippel-Rekonstruktion kombiniert werden. Dabei werden unterschiedliche lokale Lappenplastiken oder *Nipple-sharing* eingesetzt. Die dritte Variante besteht in einer rein operativen Rekonstruktion, i. d. R. mit einer Vollhauttransplantation der Areola z. B. aus der Leiste (➤ Kap. 5.3).

Jeder Operateur probiert mit der Zeit verschiedene Techniken aus und bietet schließlich den Patientinnen die an, mit denen er die besten Erfahrungen sammeln konnte. Besonders Patientinnen, die noch unsicher sind, ob sie einen operativen Eingriff überhaupt wünschen, rate ich zu einem sequenziellen Vorgehen:

1. Mikropigmentierung des Mamillen-Areola-Komplexes mit 3D-Effekt, danach Abwarten von 3–4 Monaten; in dieser Zeit soll die Patientin entscheiden, ob sie mit dem Aussehen der Mamillen zufrieden ist oder ob sie den Wiederaufbau des Nippels wünscht; bei Entscheidung gegen einen operativen Eingriff ist die MAK-Rekonstruktion damit abgeschlossen.
2. Bei Entscheidung für eine operative Nippel-Rekonstruktion wird der Nippel mittels C-V-Lappen rekonstruiert. Hierfür wird ein Teil der mikropigmentierten Areola verwendet. Ein Vollhauttransplantat ist nicht erforderlich.
3. Zweite Sitzung der Mikropigmentierung zur abschließenden Rekonstruktion der Areola.

Fallbeispiel 1

- 31-jährige Patientin mit pathogener heterozygoter PALB2-Mutation und hoch belasteter Familienanamnese
- nach Beratung im Konsortialzentrum erfolgte eine hautsparende Mastektomie bds. mit Hautmantelreduktion (inverser T-Schnitt) mit MAK-Entfernung auf Wunsch der Patientin

5.5.2 Präoperativer Befund

➤ Abb. 5.41, ➤ Abb. 5.42, ➤ Abb. 5.43

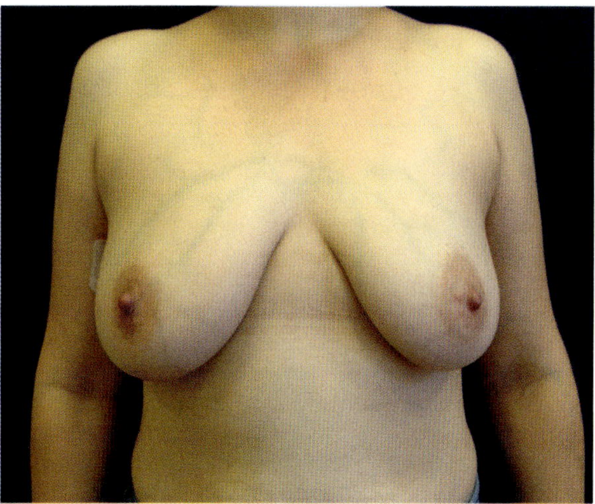

Abb. 5.41 Fotodokumentation vor der Mastektomie [M1103]

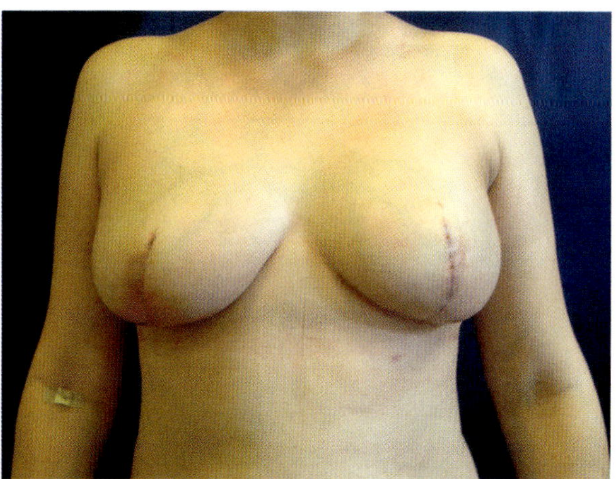

Abb. 5.42 Fotodokumentation nach der Mastektomie mit simultaner Implantatrekonstruktion [M1103]

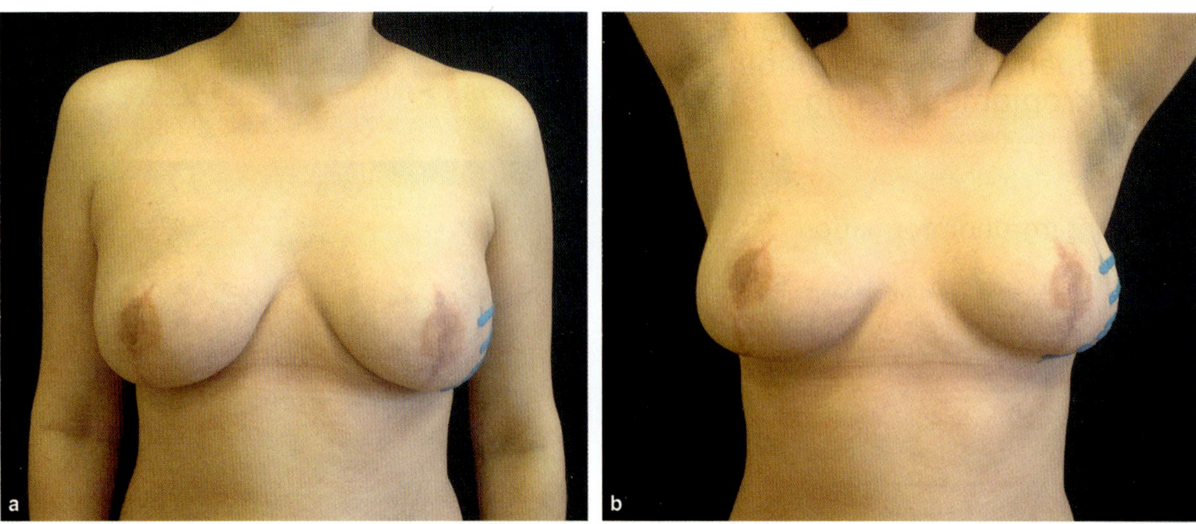

Abb. 5.43 Fotodokumentation nach der ersten Sitzung der Mikropigmentierung. Die Patientin war mit dem Ergebnis sehr zufrieden und hat sich erst 2 Jahre später mit dem Wunsch nach operativer Nippel-Rekonstruktion wieder vorgestellt. [M1103]

5.5.3 Postoperatives Ergebnis

➤ Abb. 5.44, ➤ Abb. 5.45, ➤ Abb. 5.46

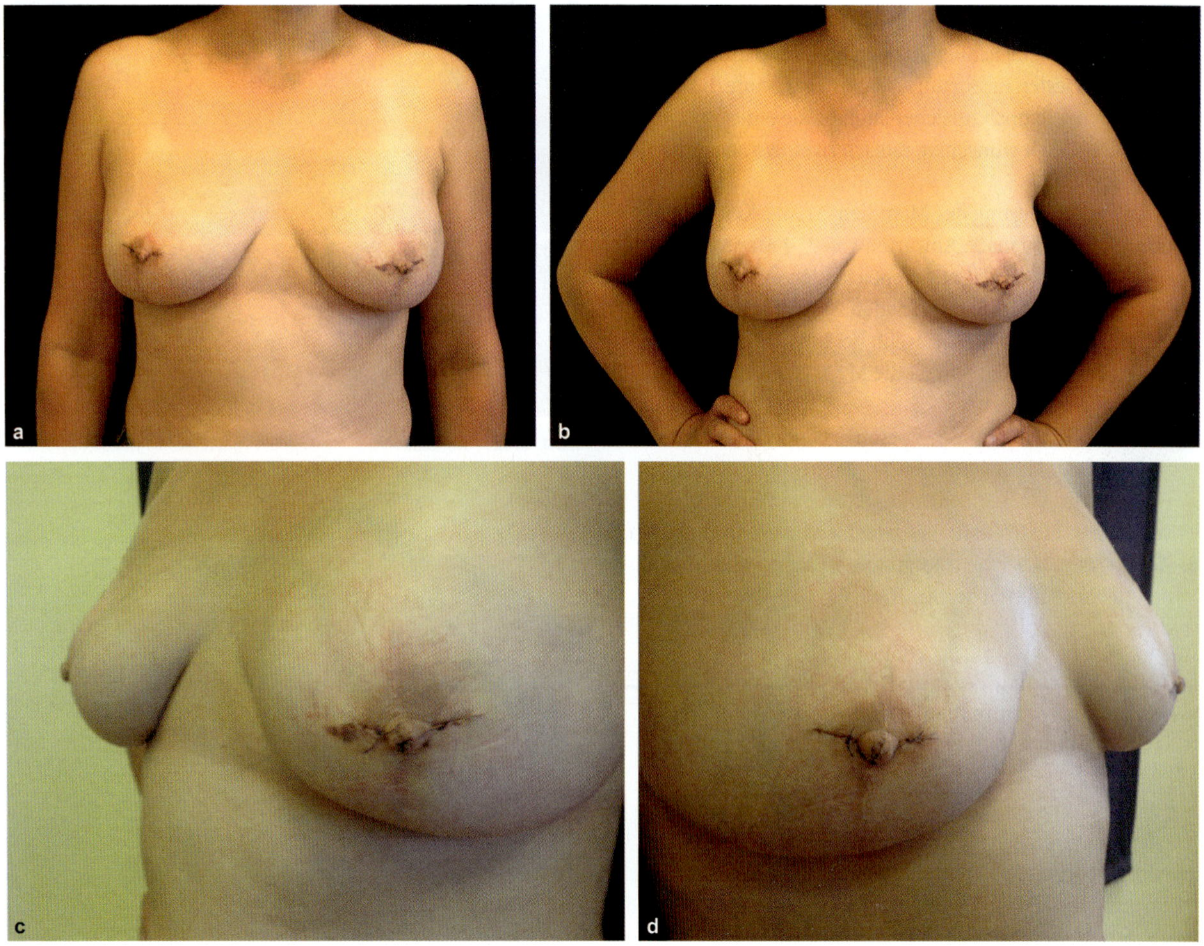

Abb. 5.44 Postoperatives Ergebnis nach der lokalen C-V-Lappenplastik bds. zur Rekonstruktion der Nippel. [M1103]

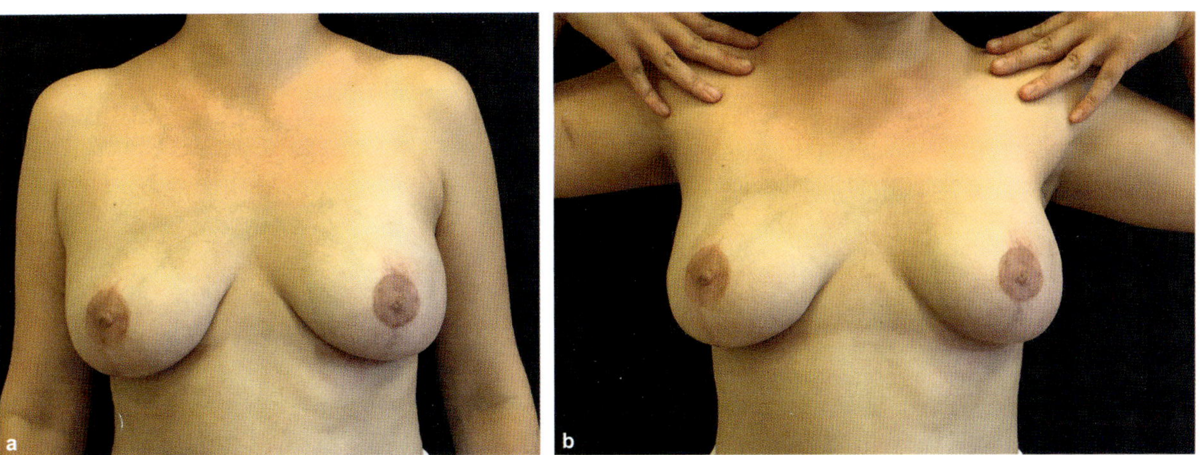

Abb. 5.45 Fotodokumentation nach der zweiten Sitzung der Mikropigmentierung. Die Farbe ist noch recht intensiv. [M1103]

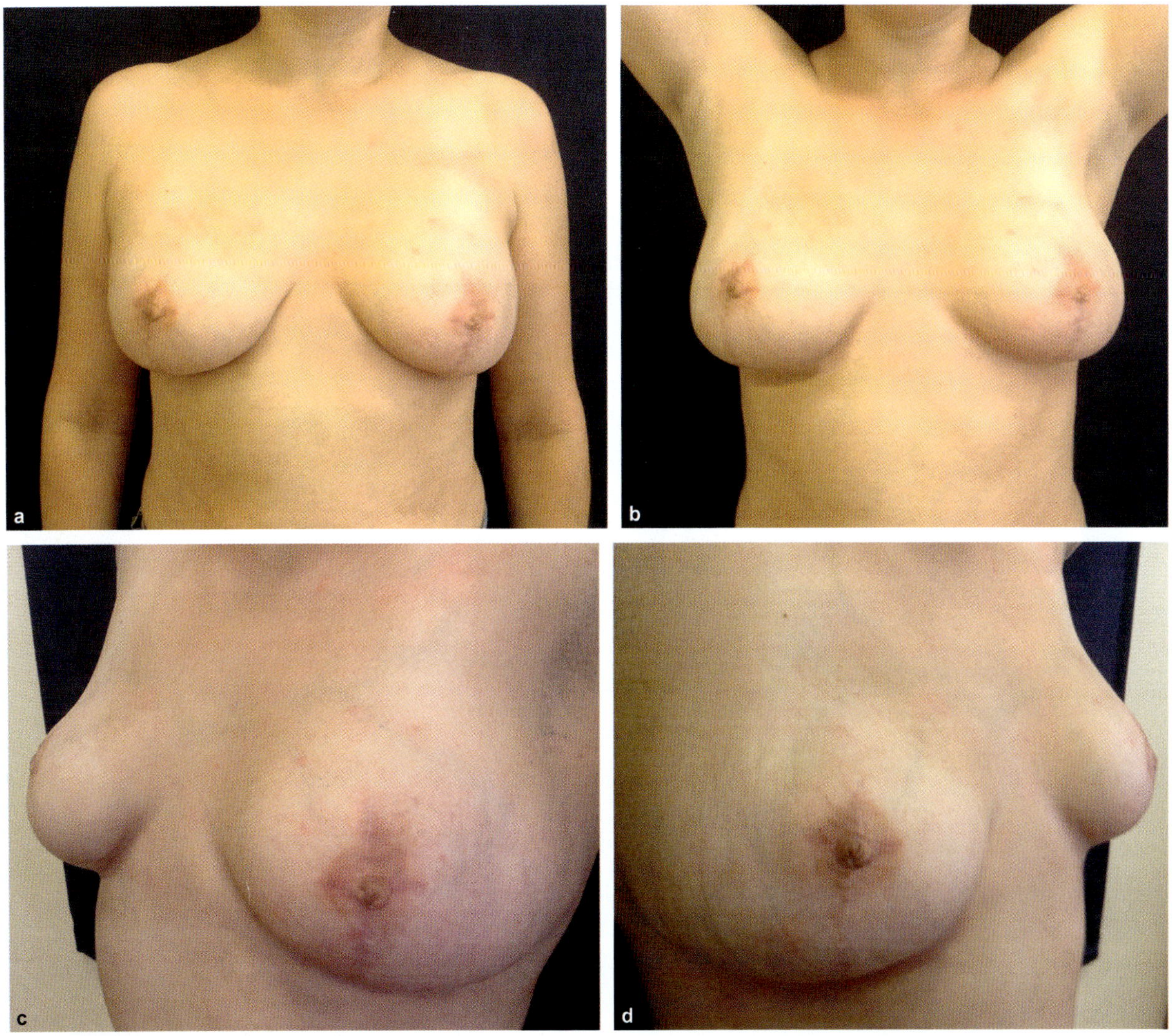

Abb. 5.46 Fotodokumentation 6 Jahre später [M1103]

Fallbeispiel 2

- 49-jährige Patientin mit Mammakarzinom re. retromamillär und hoch belasteter Familienanamnese ohne Nachweis einer genetischen Mutation
- hautsparende Mastektomie bds. mit Hautmantelreduktion (inverser T-Schnitt) und Bildung eines kaudal gestielten Korium-Fett-Lappens mit MAK-Entfernung bds. (rechts aufgrund der Tumorlokalisation, links als risikoreduzierender Eingriff)
- zunächst Wunsch nach alleiniger Mikropigmentierung 2 Jahre nach der Mastektomie
- 1 Jahr nach der Mikropigmentierung Vorstellung zur erneuten Beratung und Entscheidung für eine operative Nippel-Rekonstruktion mittels C-V-Lappen mit anschließender zweiter Sitzung der Mikropigmentierung

5.5.4 Präoperativer Befund

➤ Abb. 5.47, ➤ Abb. 5.48, ➤ Abb. 5.49

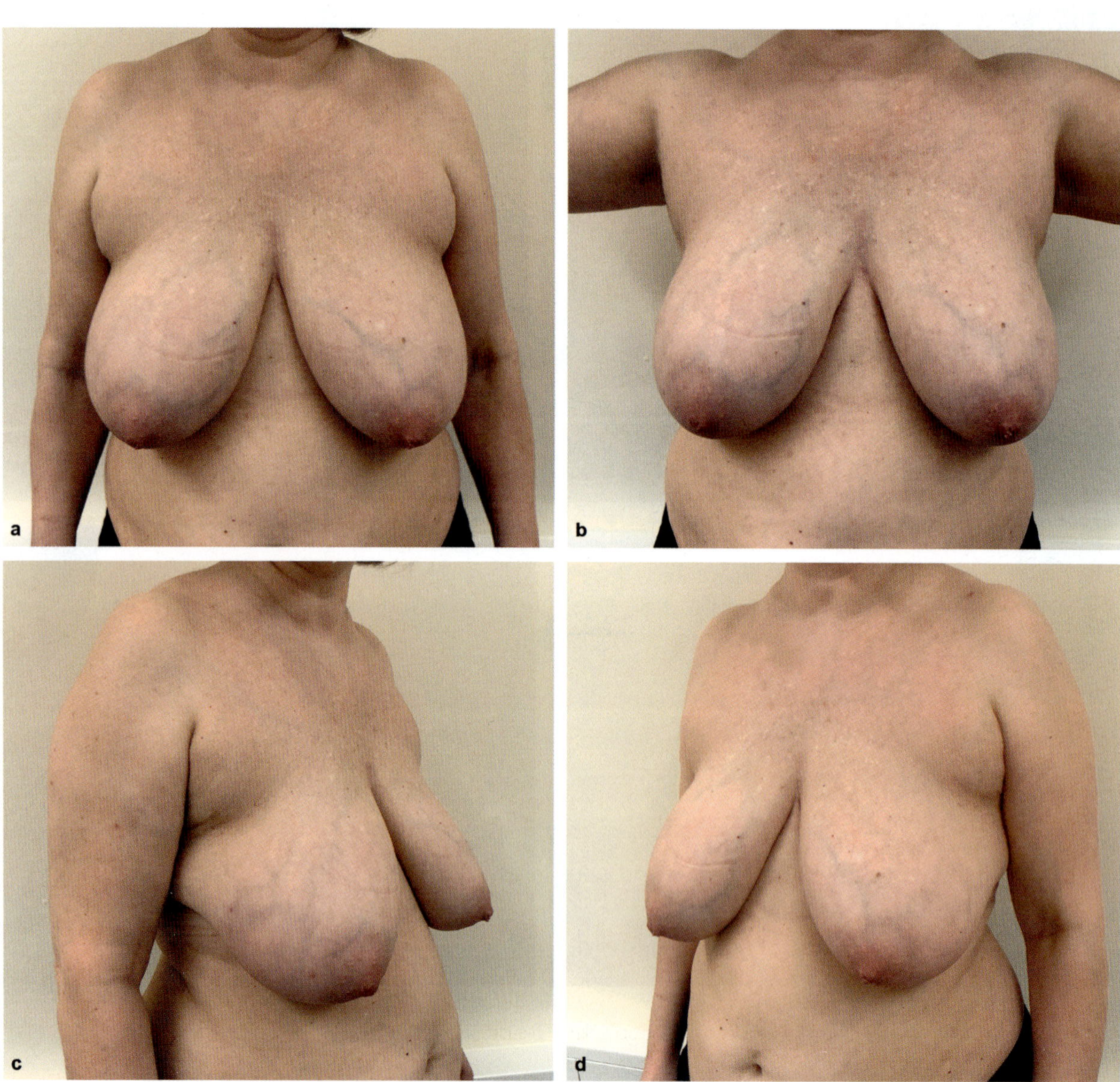

Abb. 5.47 Fotodokumentation vor der Mastektomie [M1103]

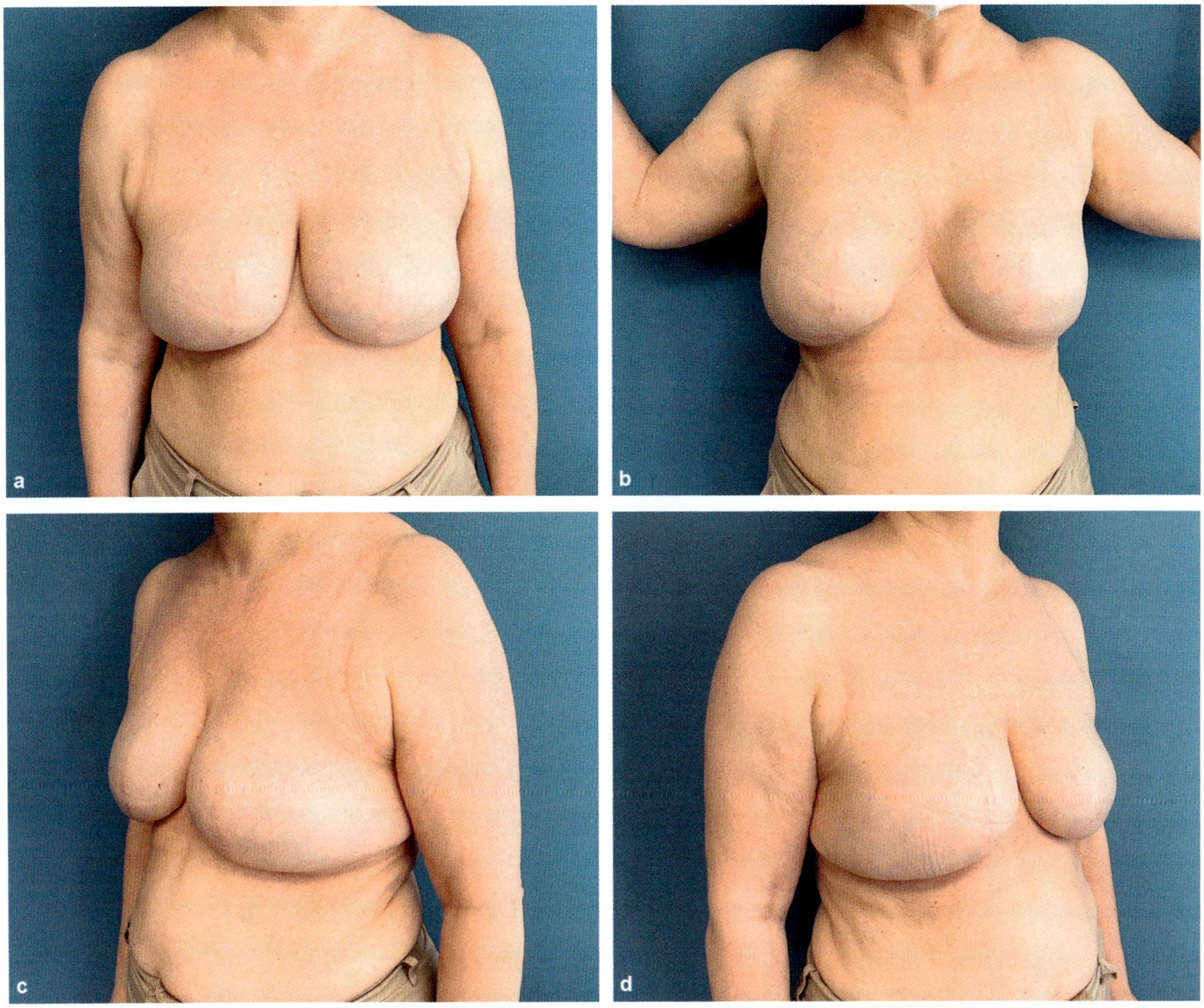

Abb. 5.48 Fotodokumentation nach der Mastektomie mit simultaner Implantatrekonstruktion [M1103]

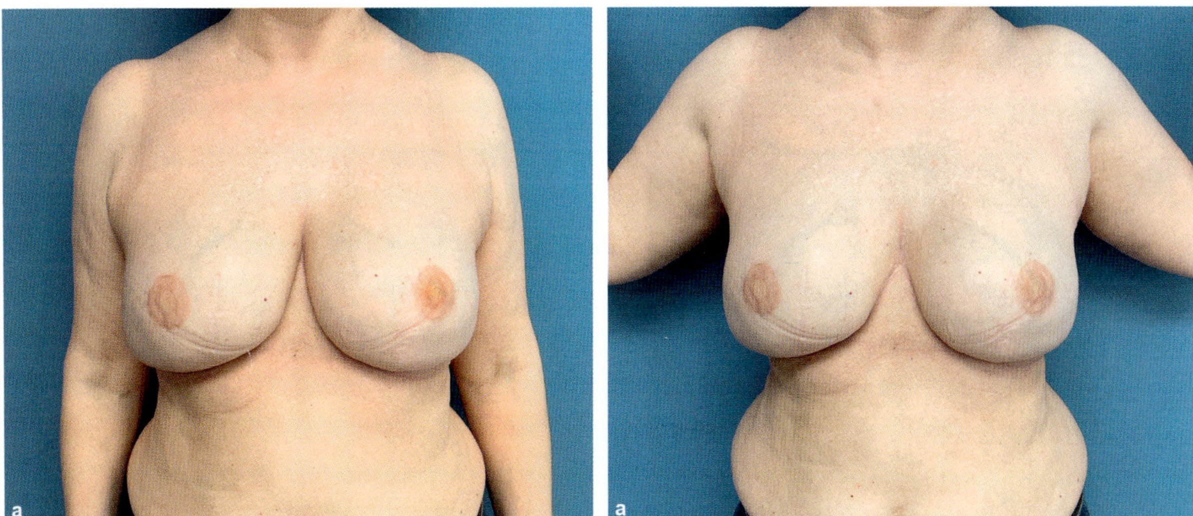

Abb. 5.49 Fotodokumentation 2 Jahre nach der ersten Sitzung der Mikropigmentierung [M1103]

5

5.5.5 Operatives Vorgehen

Anzeichnung

➤ Abb. 5.50

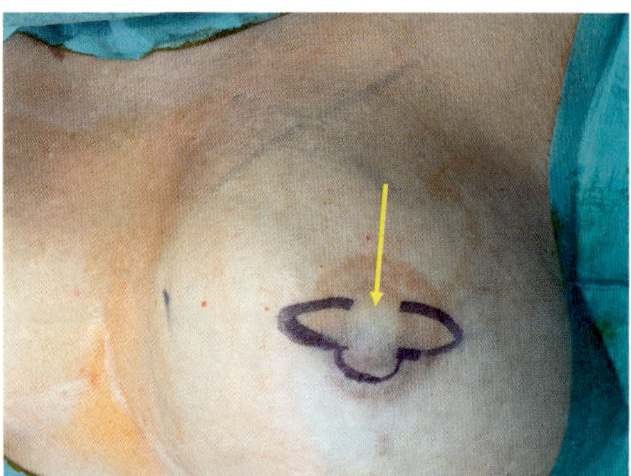

Abb. 5.50 Anzeichnung der Umschneidungsfigur. Der Name der Technik basiert auf der Anzeichnungsfigur, die an zwei Buchstaben – C und V – erinnert. Gelber Pfeil zeigt die Richtung, aus der der rekonstruierte Nippel durchblutet wird. Empfehlenswert ist eine solche Ausrichtung der Anzeichnung, dass der Nippel möglichst aus einem Areal ohne unterbrochenen subkorialen Gefäßplexus die Durchblutung erhalten kann (d. h. im vorliegenden Fall von kranial). [M1103]

Operationsschritte

➤ Abb. 5.51, ➤ Abb. 5.52, ➤ Abb. 5.53, ➤ Abb. 5.54, ➤ Abb. 5.55, ➤ Abb. 5.56

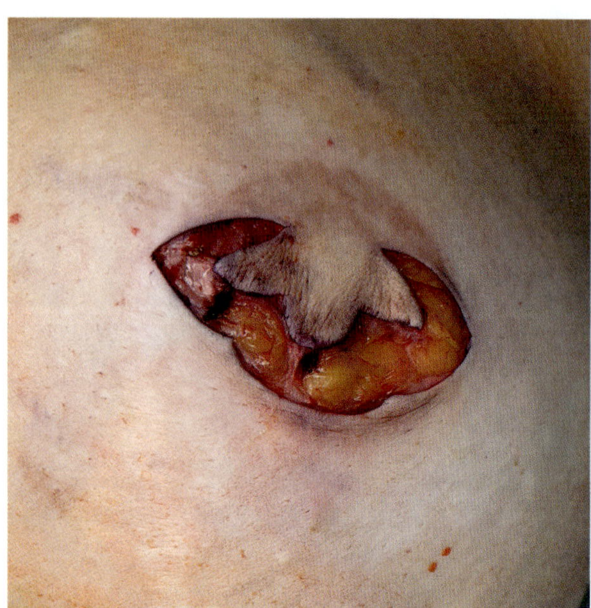

Abb. 5.51 Hautschnitt [M1103]

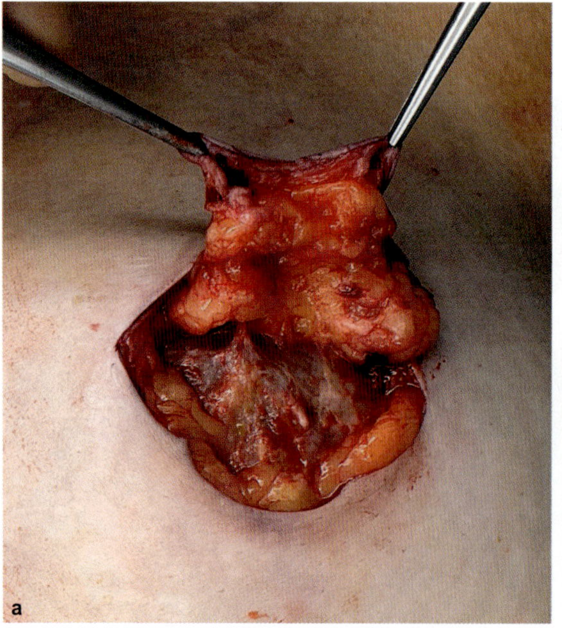

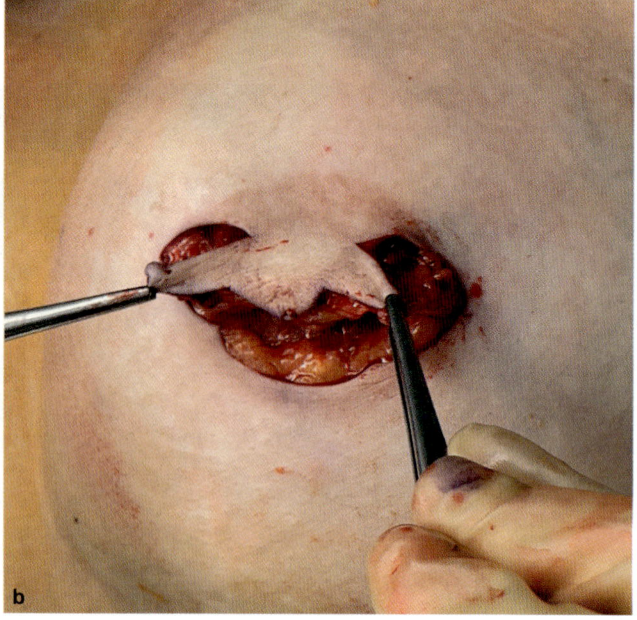

Abb. 5.52 Bildung des Lappens. Dabei wird darauf geachtet, die Implantatkapsel nicht zu eröffnen und genug Fettgewebe für den Lappen zu gewinnen. [M1103]

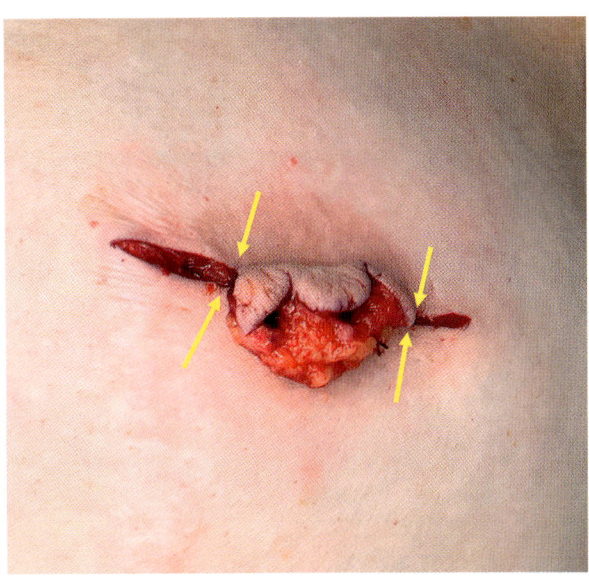

Abb. 5.53 Zwei transkoriale Einzelknopfnähte (z. B. Vicryl 3–0) lateral und medial des künftigen Nippels [M1103]

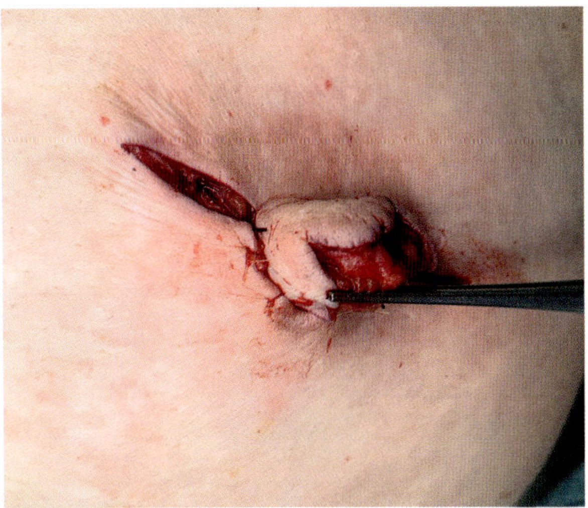

Abb. 5.54 Bildung des neuen Nippels mit Einzelknopfnähten (z. B. Monocryl 4–0) [M1103]

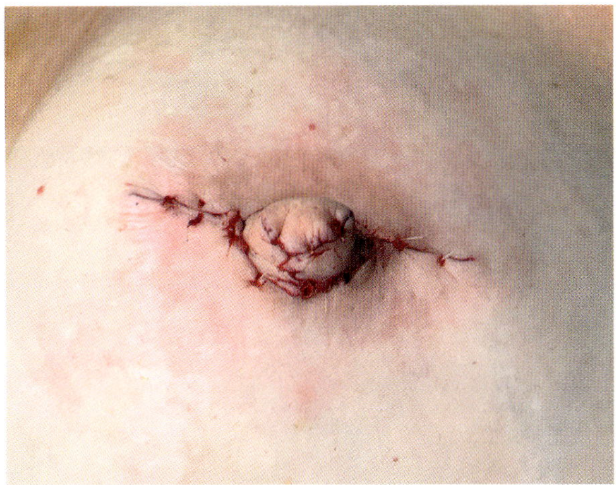

Abb. 5.55 Rekonstruierter Nippel vor Anlage des Verbands [M1103]

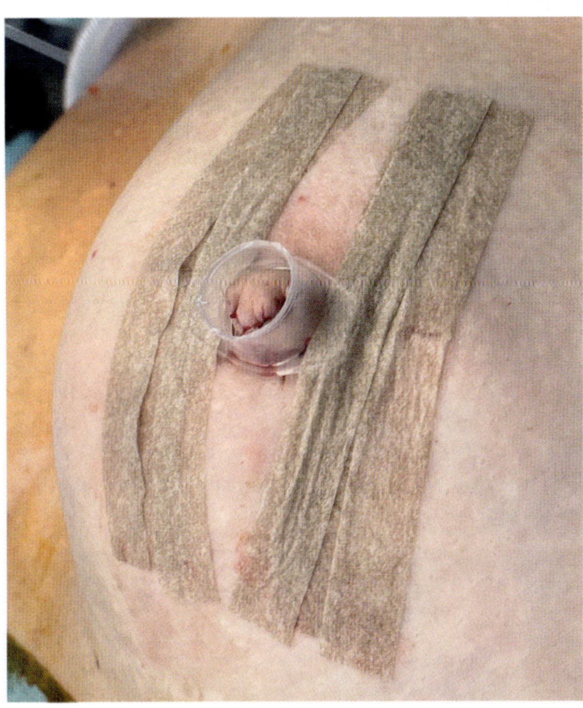

Abb. 5.56 Rekonstruierter Nippel nach Anlage des Verbands [M1103]

5.5.6 Postoperatives Ergebnis

➤ Abb. 5.57, ➤ Abb. 5.58, ➤ Abb. 5.59

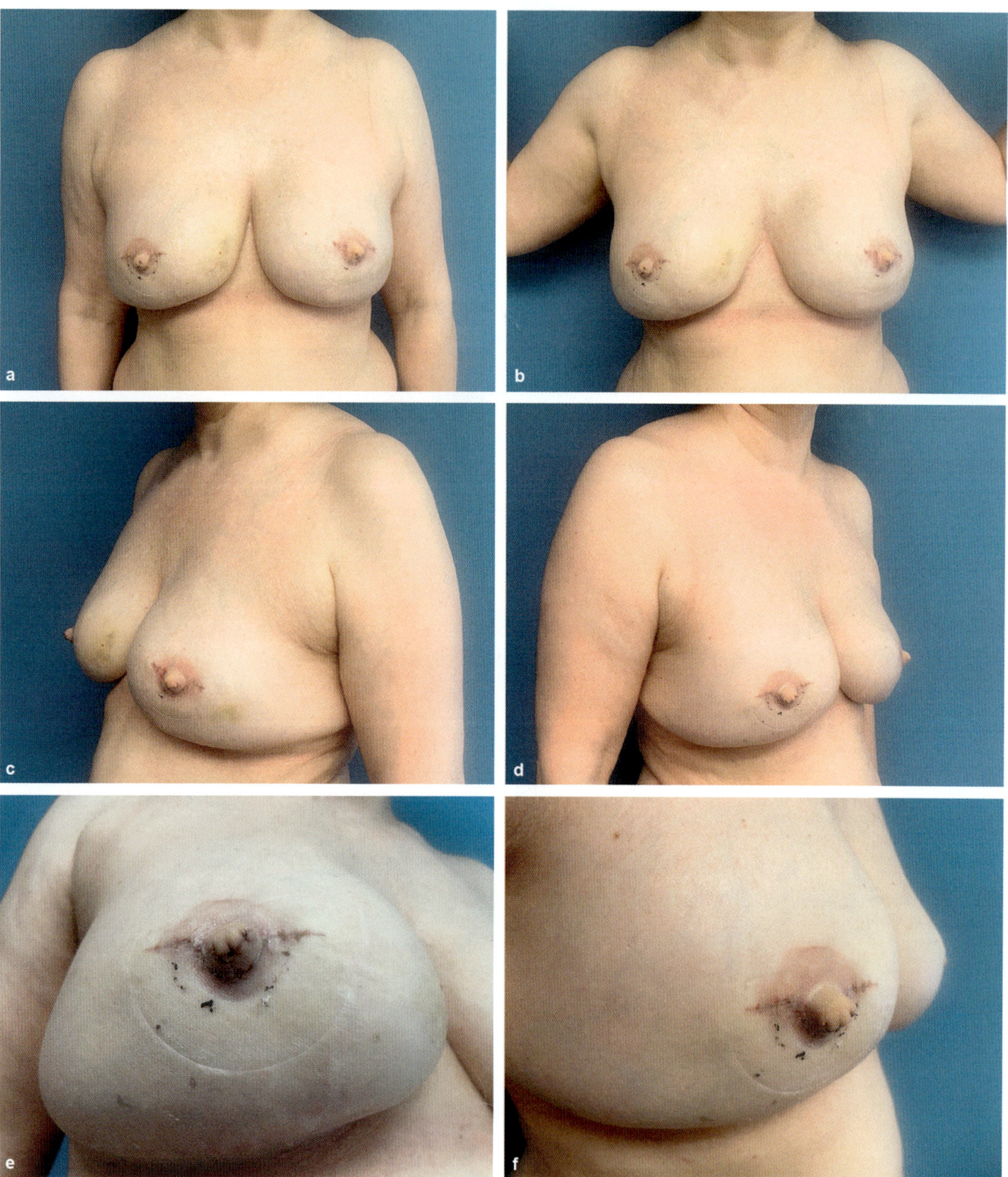

Abb. 5.57 Postoperatives Ergebnis nach 4 Wochen [M1103]

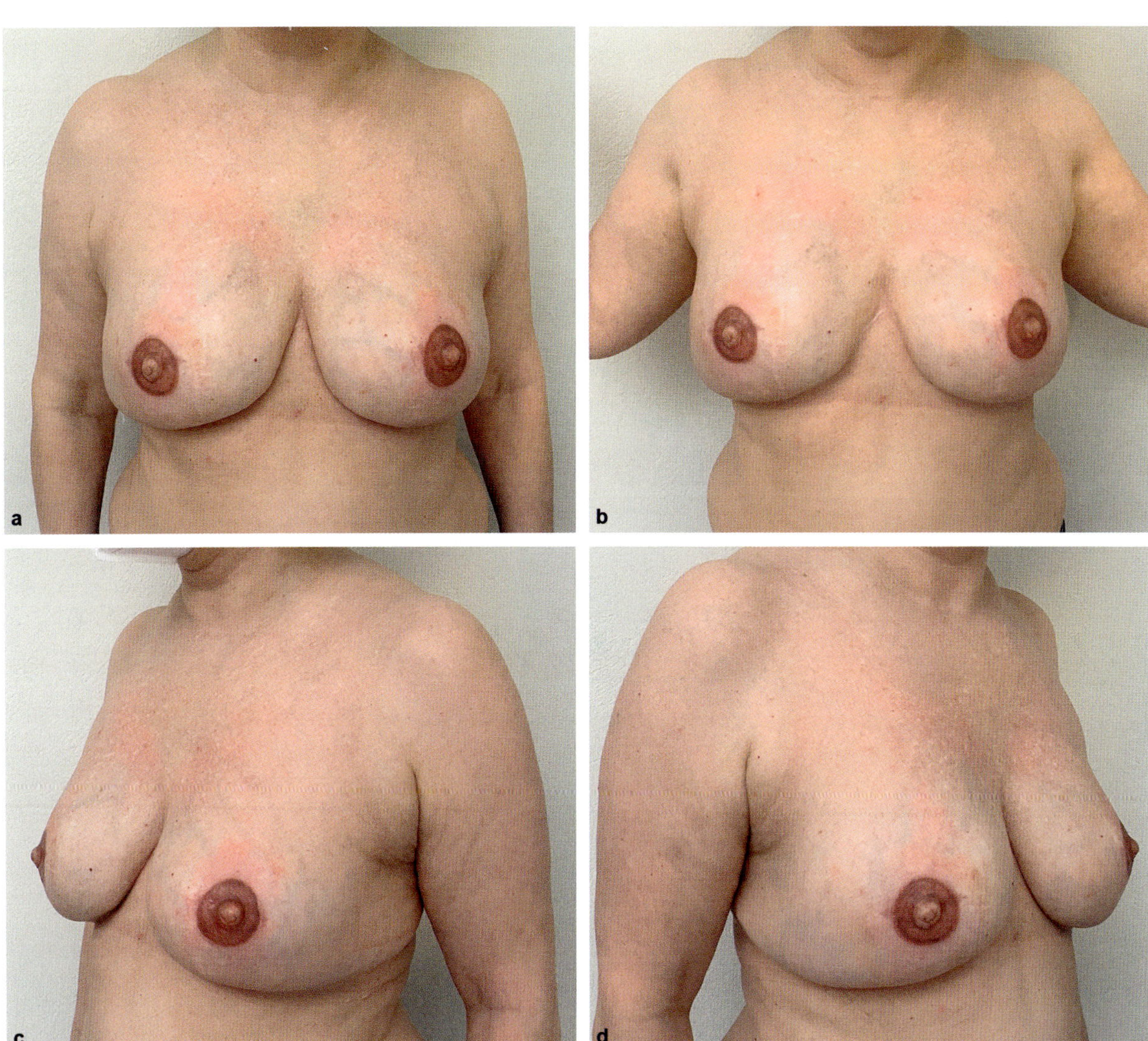

Abb. 5.58 Fotodokumentation direkt nach der zweiten Sitzung der Mikropigmentierung. Die Farbe ist noch sehr intensiv und wird in den nächsten Monaten verblassen. [M1103]

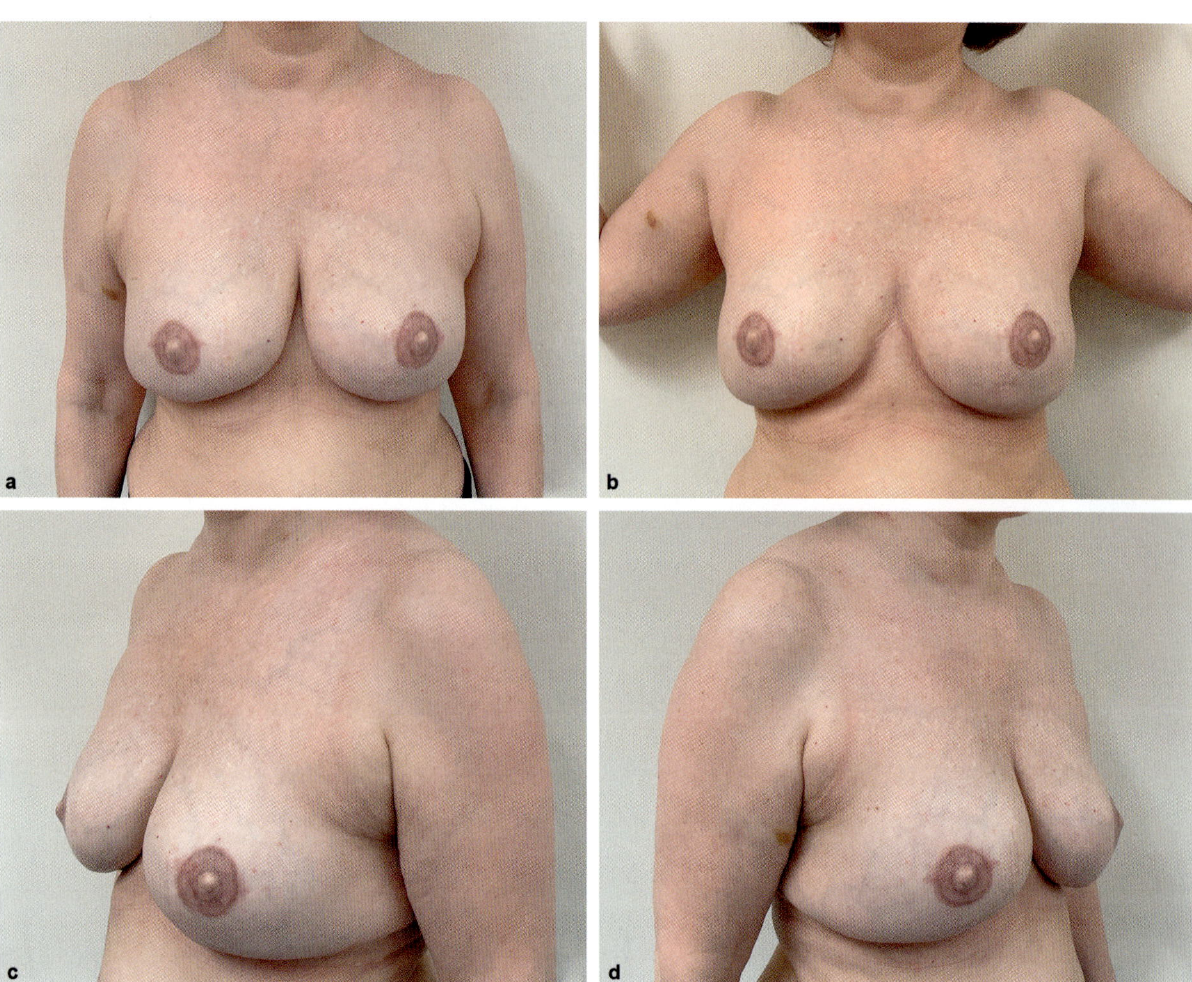

Abb. 5.59 Abschließende Fotodokumentation nach 6 Monaten [M1103]

5.6 Mamilleneversion über einen Mini-Schnitt

Maggie Banys-Paluchowski

Fallbeispiel

- 62-jährige Patientin mit großem Mammakarzinom re. bei 12 Uhr zur geplanten tumoradaptierten Reduktionsplastik nach neoadjuvanter Chemotherapie
- seit Jahren rezidivierende perimamilläre Mastitiden *links* bei stark invertierter Papille
- BH-Größe: 80E, starke Ptosis, vollständige invertierte und nicht sichtbare Papille li.
- Mamillen-Jugulum-Abstand 34 cm bds.
- Operation: Mamilleneversion über einen kleinen Schnitt (3 mm) *links* und synchron Reduktionsplastik mit zentrokaudalem Stiel re.

5.6.1 Hintergrundinformation

Die Prävalenz der invertierten Mamillen wird in der Literatur mit 1–2 % angegeben. Sie wird in der Klassifikation nach Han und Hong (1999) in drei Grade unterteilt:

- **Grad 1:** minimale oder keine Fibrose; die Mamille kann problemlos manuell evertiert werden, z. B. durch leichten Druck periareolär
- **Grad 2:** moderate Fibrose, leicht retrahierte Milchgänge; erschwerte manuelle Eversion, Mamille verliert schnell die Projektion, es kommt zur raschen Retraktion
- **Grad 3:** ausgeprägte Fibrose, verkürzte und stark retrahierte Milchgänge; manuelle Eversion ist deutlich erschwert bis unmöglich

Oft handelt es sich um einen harmlosen Befund, der keiner Behandlung bedarf. Invertierte Mamillen können allerdings auch zu Mastitiden führen, deren Entwicklung durch die erschwerte lokale Pflege begünstigt wird. Daneben kann es zu Stillschwierigkeiten kommen, und sie werden von einigen Frauen als ästhetisch störend empfunden. Während invertierte Mamillen häufig einen seit Jahren bestehenden Befund darstellen, können sie auch neu entstehen bei einer entzündlichen Episode. Ob eine operative Korrektur notwendig ist, wird individuell entschieden. Dabei soll der Wunsch der aufgeklärten Patientin im Vordergrund stehen.

Zur Korrektur der invertierten Mamille stehen unterschiedliche Techniken zur Verfügung. Das Ziel ist i. d. R. die Durchtrennung der fibrosierten Stränge retromamillär, verbunden mit einer Stütznaht (entweder externe Tabaksbeutelnaht oder intern). Die dargestellte Technik erlaubt eine unkomplizierte Korrektur der Mamilleninversion, die nur eine kleine (hier 3 mm) Narbe hinterlässt. Zu den Nachteilen gehört die Durchtrennung der Milchgänge, die zu Laktationsproblemen führen kann.

5.6.2 Präoperativer Befund

➤ Abb. 5.60

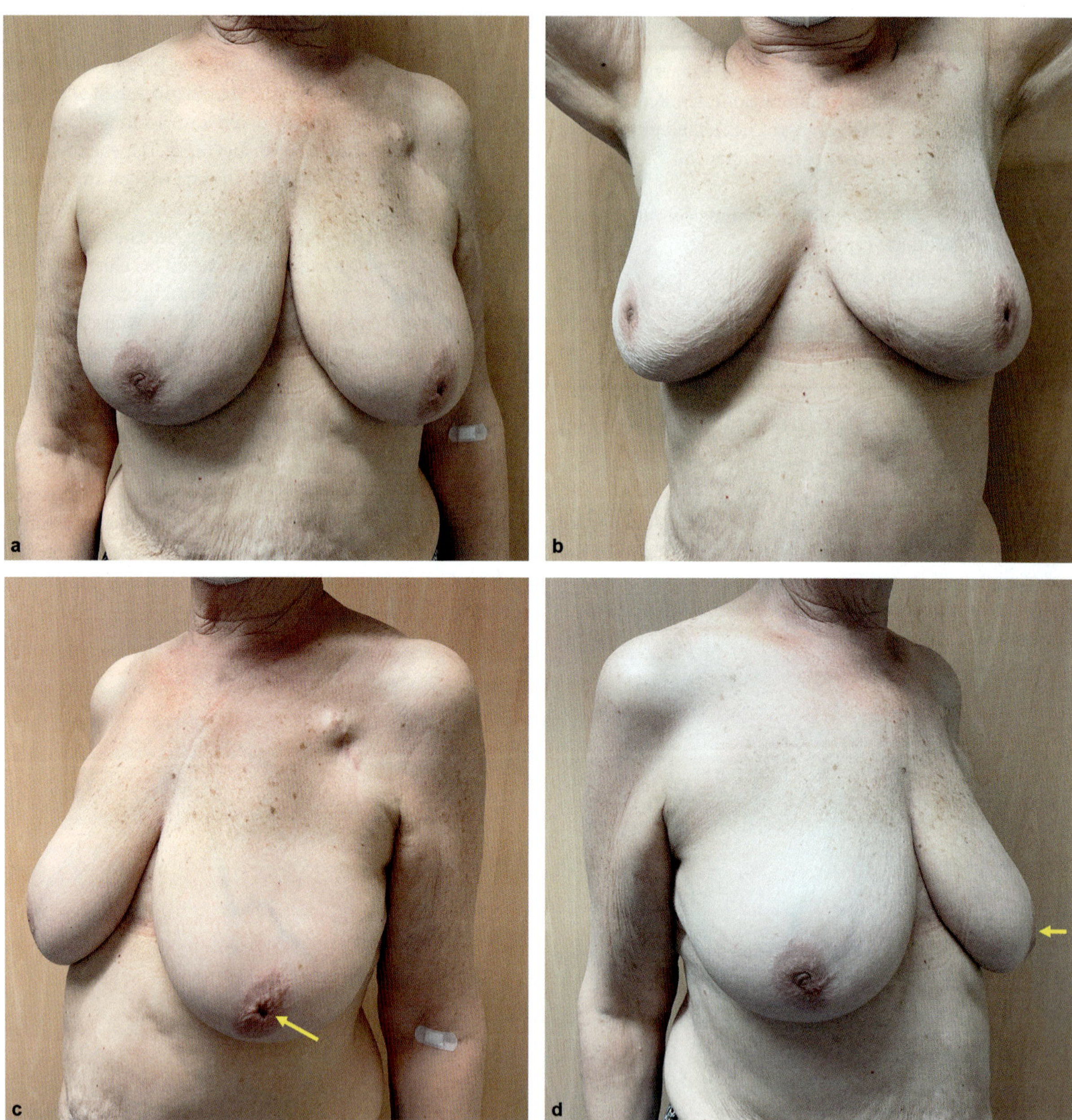

Abb. 5.60 Präoperative Fotodokumentation (gelber Pfeil – vollständig invertierte Papille links). Eine manuelle Eversion der Mamille im Stehen und Liegen war nicht möglich. [M1103]

5.6.3 Operatives Vorgehen

Operationsschritte

➤ Abb. 5.61, ➤ Abb. 5.62, ➤ Abb. 5.63, ➤ Abb. 5.64, ➤ Abb. 5.65, ➤ Abb. 5.66

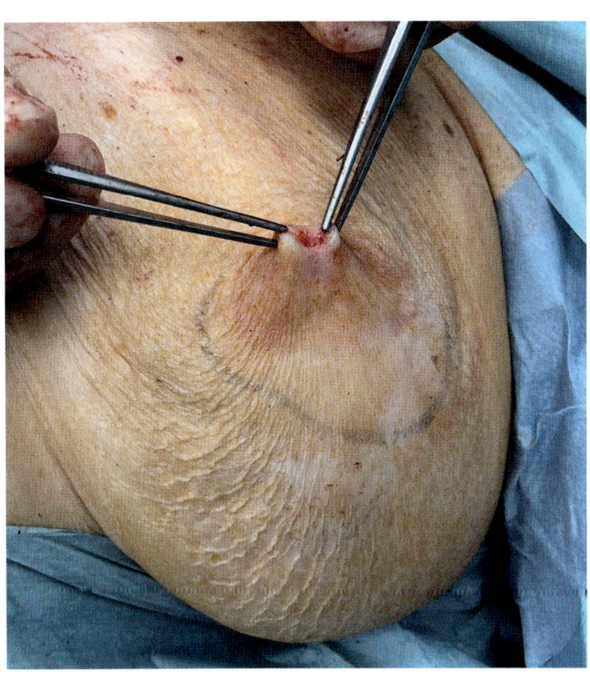

Abb. 5.61 Die Papille wird mit zwei Pinzetten evertiert [M1103]

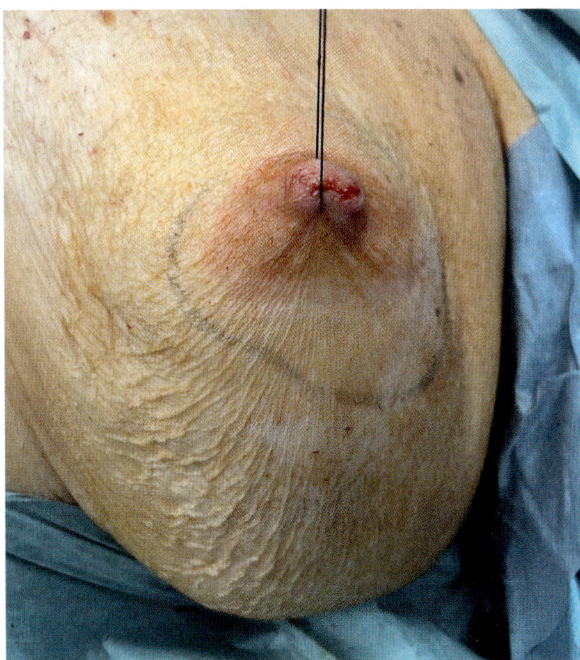

Abb. 5.62 Die evertierte Papille wird durch einen Haltefaden (z. B. Vicryl 3–0) fixiert [M1103]

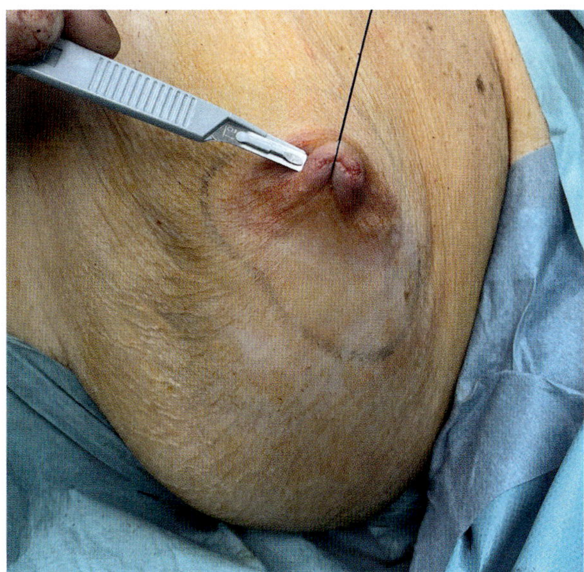

Abb. 5.63 Inzision bei 6 Uhr und Durchtrennung der Stränge sowie Milchgänge direkt retromamillär. Diese Inzision bleibt die einzige bei dieser Operation. Daher soll hierfür ein möglichst schmales Skalpell verwendet werden. [M1103]

MERKE

Nicht jede Mamilleneversion erfordert die Durchtrennung der Milchgänge. Bei geringgradiger Inversion gibt es eine Vielzahl von Techniken, die einen vollständigen bzw. partiellen Erhalt der Milchgänge erlauben. Bei den meisten dieser Techniken werden die Bindegewebsstränge durchtrennt. Insgesamt erscheint das Rezidivrisiko insbesondere bei höhergradig invertierten Mamillen höher, wenn die Milchgänge nicht durchtrennt wurden. Die Wahl der Technik soll mit der Patientin individuell und unter Berücksichtigung ihrer Familienplanung (Stillen geplant?) erfolgen.

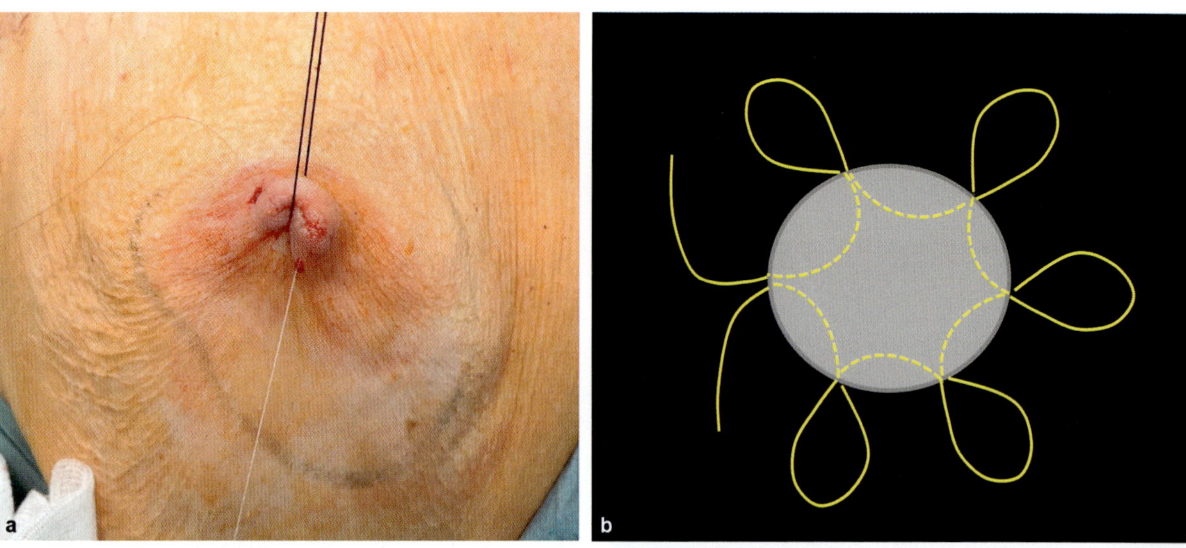

Abb. 5.64 An der Inzision bei 6 Uhr wird eine Tabaksbeutelnaht (z. B. Monocryl 4–0) begonnen, die um die gesamte Papille verläuft. Beim Aus- und Einstechen soll immer möglichst die gleiche Stelle verwendet werden, sodass der Faden von außen unsichtbar ist. [M1103]

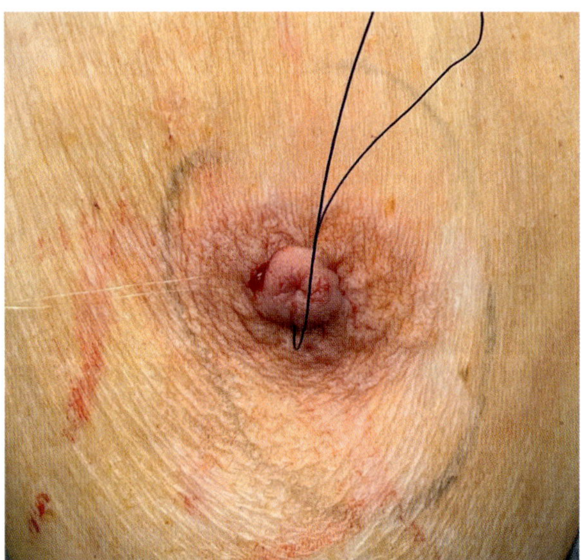

Abb. 5.65 Ausstechen über die vorhandene Inzision bei 6 Uhr [M1103]

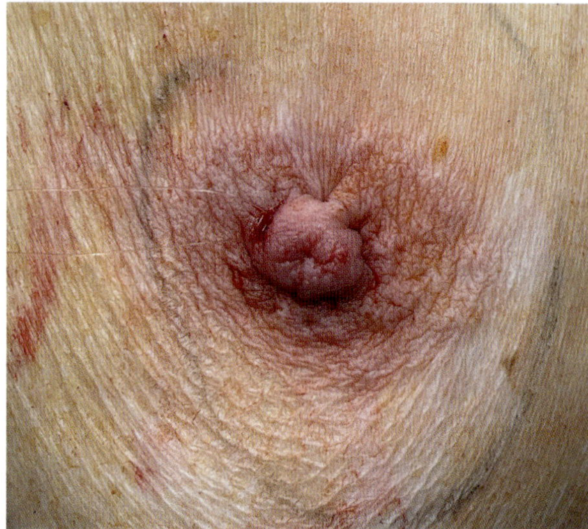

Abb. 5.66 Verknotung und Abschneiden der Fadenenden. Eine zusätzliche Einzelknopfnaht an der Inzision bei 6 Uhr ist optional und kann je nach Blutungssituation gesetzt werden. Der Haltefaden wird entfernt. Zusätzlich wird in diesem Fall aufgrund einer oberflächlichen Ulzeration nach der Mamilleneversion eine kleine PE aus dem Nippel entnommen (histologisch benigne). [M1103]

5.6.4 Postoperatives Ergebnis

➤ Abb. 5.67, ➤ Abb. 5.68

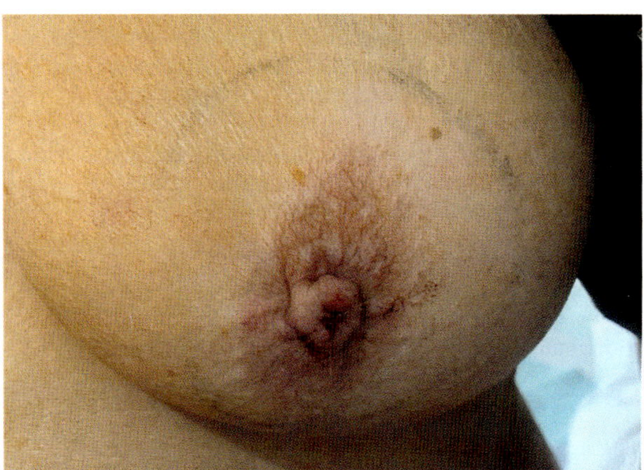

Abb. 5.67 Postoperatives Ergebnis nach 5 Tagen [M1103]

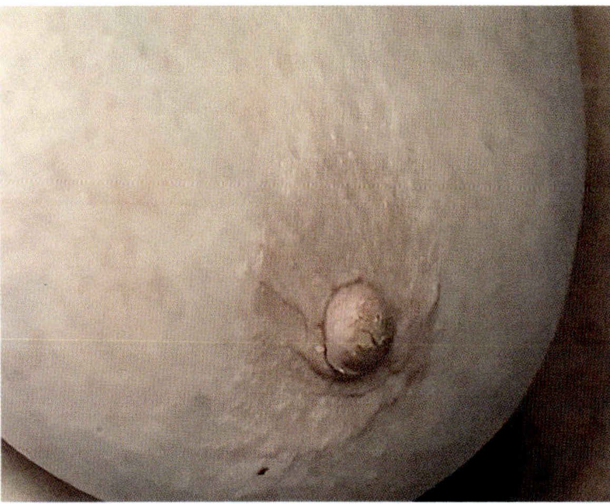

Abb. 5.68 Postoperatives Ergebnis nach 8 Monaten. Die Mamille bleibt evertiert. [M1103]

TIPP

Bei jeder Mamilleneversion soll die Papille sorgfältig inspiziert werden. Durch die invertierte Form ist die Diagnostik des Mamillen-Areola-Komplexes sowohl klinisch als auch sonografisch eingeschränkt. Wirkt die Papille suspekt, kann direkt während der Operation eine kleine PE entnommen werden.

LITERATUR

5.1 Wissenschaftlicher Überblick: Mamillenrekonstruktion

Sisti A. Nipple-Areola Complex Reconstruction. Medicina (Kaunas). 2020 Jun 16;56(6):296. doi: https://doi.org/10.3390/medicina56060296. PMID: 32560062; PMCID: PMC7353867.

Satteson ES, Reynolds MF, Bond AM, Pestana IA. An Analysis of Complication Risk Factors in 641 Nipple Reconstructions. Breast J. 2016 Jul;22(4):379–83. doi: https://doi.org/10.1111/tbj.12591. Epub 2016 Apr 1. PMID: 27038175.

Sisti A, Pica Alfieri E, Brandi C, Nisi G, Grimaldi L. Nipple-Areola Complex Reconstruction. Plast Reconstr Surg. 2018 Nov;142(5):793e. doi: https://doi.org/10.1097/PRS.0000000000004900. PMID: 30222673.

Paolini G, Firmani G, Briganti F, Sorotos M, Santanelli di Pompeo F. Guiding Nipple-Areola Complex Reconstruction: Literature Review and Proposal of a New Decision-Making Algorithm. Aesthetic Plast Surg. 2021 Jun;45(3):933–945. doi: https://doi.org/10.1007/s00266-020-02047-9. Epub 2020 Nov 20. PMID: 33216178; PMCID: PMC8144123.

Ferraro GA, Lanzano G, Gentile C, Izzo S, Grella E, Gubitosi A, Nicoletti GF. The „Five-flap" Technique for Nipple-Areola Complex Reconstruction. Plast Reconstr Surg Glob Open. 2021 Nov 4;9(11):e3917. doi: https://doi.org/10.1097/GOX.0000000000003917. PMID: 34745805; PMCID: PMC8568438.

Sisti A. Nipple-Areola Complex Reconstruction. Medicina (Kaunas). 2020 Jun 16;56:296. doi: https://doi.org/10.3390/medicina56060296. PMID: 32560062; PMCID: PMC7353867.

Winocour S, Saksena A, Oh C, Wu PS, Laungani A, Baltzer H, Saint-Cyr M. A Systematic Review of Comparison of Autologous, Allogeneic, and Synthetic Augmentation Grafts in Nipple Reconstruction. Plast Reconstr Surg. 2016 Jan;137(1):14e–23e. doi: https://doi.org/10.1097/PRS.0000000000001861. PMID: 26710046.

Gougoutas AJ, Said HK, Um G, Chapin A, Mathes DW. Nipple-Areola Complex Reconstruction. Plast Reconstr Surg. 2018 Mar;141(3):404e–416e. doi: https://doi.org/10.1097/PRS.0000000000004166. PMID: 29481412.

5.6 Mamilleneversion über einen Mini-Schnitt

Han S, Hong YG. The inverted nipple: its grading and surgical correction. Plast Reconstr Surg 1999; 104(2):389–95; discussion 396–7. doi: https://doi.org/10.1097/00006534-199908000-00010

KAPITEL 6 Fehlbildungen

6.1 Wissenschaftlicher Überblick: Brustdeformitäten

Isabell Witzel

Eine Unterentwicklung des Brustdrüsenkörpers ist nicht zwangsläufig pathologisch, sondern in vielen Fällen nur eine Formvariante. Selten ist sie Folge einer zugrundeliegenden Erkrankung oder einer echten Fehlbildung. Durch eine körperliche Untersuchung und Anamneseerhebung gelingt die genauere Einordnung. Die Thelarche (Wachstum der Brustdrüse in der Pubertät) beginnt zwischen 8 und 13 Jahren. Die Entwicklung der Brustdrüse dauert mehrere Jahre an und unterliegt im Laufe des Lebens weiteren Veränderungen (Schwangerschaft, Gewichtsveränderung, hormonelle Einflüsse). Indikationen zur operativen Therapie sollten vor der Volljährigkeit nur sehr zurückhaltend gestellt werden.

Ein Ausbleiben des Brustwachstums kann als Formvariante auftreten aufgrund:

- genetischer Faktoren
- adrenogenitalem Syndrom
- Hormonstörungen (wie Hypothyreoidismus, Ovarialinsuffizienz, Hyperandrogenämie)
- Verletzungen der Brustanlage vor Eintritt der Pubertät
- Bestrahlung oder Operationen an der Brust vor Eintritt der Pubertät
- Infektion der Brustdrüse vor Eintritt der Pubertät
- DD: Pubertas tarda
- DD: Brustatrophie: bei Gewichtsverlust durch Essstörungen bzw. chronische Erkrankungen

Eine Unterentwicklung des Brustdrüsenkörpers tritt aufgrund zugrundeliegender Fehlbildungen auf als:

- Athelie (fehlende Brustwarze)
- Amastie/Mammaaplasie (fehlende Brustdrüse)
- Seltene Fehlbildung, die durch Obliteration der Milchleiste in der Embryogenese entsteht. V. a. bei einem bilateralen Auftreten muss an eine kongenitale Anomalie mit Vorliegen anderer Fehlbildungen gedacht werden.
- Eine unilaterale Amastie/Hypoplasie weist auf ein Poland-Syndrom hin, welches aus dem einseitigen Fehlen bzw. der Hypo-/Aplasie des M. pectoralis maior und der seitengleichen Rumpf- oder Armmuskulatur, geringer Pigmentation der Areola, Hochstand der Mamma und unterschiedlich ausgeprägten Hand- und Fingerfehlbildungen (Syndactylie, Brachydaktylie) bestehen kann. Es kann bei Männern und Frauen auftreten.
- Das Poland-Syndrom wird eingeteilt in (Ribeiro et al., 2009)
  - mild: Amastie; Mikromastie oder MAK-Asymmetrie, keine muskuloskelettalen Fehlbildungen oder Fehlbildungen der oberen Extremität
  - moderat: Amastie; Mikromastie oder MAK-Asymmetrie mit ipsilateralen muskuloskelettalen Fehlbildungen (M. pectoralis oder Rippen), keine Fehlbildungen der oberen Extremität
  - schwer: Amastie; Mikromastie oder MAK-Asymmetrie mit muskuloskelettalen Fehlbildungen und mit Extremitätenfehlbildungen
- tuberöse Brust (synonym tubuläre Brust): Variante der Brustentwicklung mit folgenden Kriterien
  - unterentwickelte, straffe, zu kleine Brustbasis
  - Herniation des Brustdrüsengewebes durch den Mamillen-Areola-Komplex, hierdurch resultiert eine Vergrößerung desselben
  - Kranialisierung der Inframammärfalte
  - zusätzliche Variationen der Brusthypoplasie

Therapiemöglichkeiten

Therapeutisch stehen bei Brustdeformitäten angleichende Operationsmethoden zur Verfügung. Methoden der Brustvergrößerung (Mammaaugmentation) durch Einlage von Silikonprothesen subpektoral oder präpektoral oder alternativ durch Lipofilling (Augmentation des Brustdrüsenkörpers durch körpereigenes Fett) oder Eigengewebsrekonstruktionen sowie Methoden der Reduktionsplastiken/Mastopexien dienen der Herstellung der Symmetrie je nach Schweregrad der vorliegenden Brustdeformität. Bei der tuberösen Brust wird eine Mastopexie und ein Unfurling oder die Criss-Cross-Technik angewandt, bei der das Ziel durch eine Durchtrennung von Faszienstrukturen die Entfaltung des fehlentwickelten Brustdrüsengewebes ist. Zeitgleich wird die Verkleinerung des Mamillen-Areola-Komplexes durchgeführt.

6.2 Operation bei tubulärer Brust (ohne Implantate)

Christine Ankel

6.2.1 Hintergrundinformation

Die tubuläre Deformität ist eine angeborene Fehlbildung der Brust mit sehr unterschiedlichen Ausprägungen.

Typische Zeichen sind:

- Konstriktion der Brustbasis, besonders im unteren Brustpol
- Hypoplasie des Brustdrüsenparenchyms
- Mangel an Haut im unteren Brustpol
- Kranialisierung der Brustumschlagsfalte
- Hernierung der Areola
- Asymmetrie beider Brüste

Es gibt verschiedene Einteilungen und Klassifikationen, die gebräuchlichste ist die Einteilung in drei Schweregrade nach Grolleau (> Tab. 6.1).

Je nach Ausgangssituation sind die operativen Herangehensweisen unterschiedlich.

Die Umformung der Brustdrüse ist häufig mit einer zusätzlichen Expander-/Implantateinlage zu kombinieren.

Fallbeispiel

Patientin mit tubulärer Brustdeformität Typ II nach Grolleau ohne zusätzliche Implantateinlage.

Anamnese

Junge, schlanke, gesunde Frau mit konstriktorischem unterem Brustpol, verkürzter Haut, erweiterten Mamillen-Areola-Komplexen und leichter Asymmetrie.

Tab. 6.1 Ausprägung, Merkmal und Klassifikation der tubulären Brustdeformität [F1157-001, L157]

Bild	Merkmal	Klassifikation (n. Grolleau)
	Hypoplasie des medialen unteren Quadranten	**Typ 1:** 54 % der tubulären Brustdeformität, häufig mit schwerer Form auf der Gegenseite kombiniert
	Hypoplasie des medialen und lateralen unteren Quadranten	**Typ II:** 26 % der tubulären Brustdeformität
	Vollbild der tubulären Brust mit schlauchförmiger Deformität, Volumendefizit aller vier Quadranten, schmale vertikale Brustbasis, Ptosis der Brust	**Typ III:** 20 % der tubulären Brustdeformität

6.2.2 Präoperativer Befund

➤ Abb. 6.1

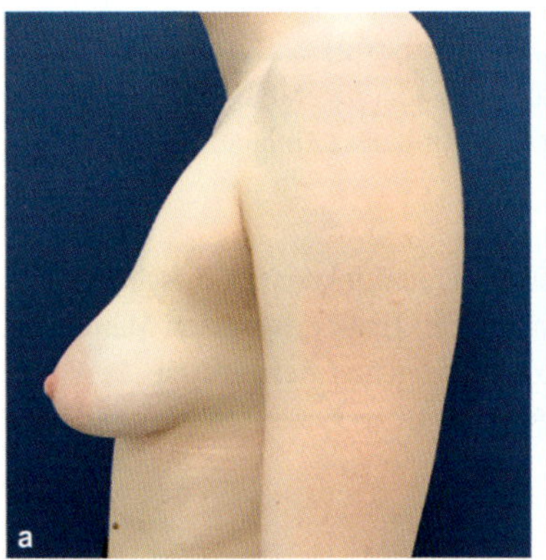
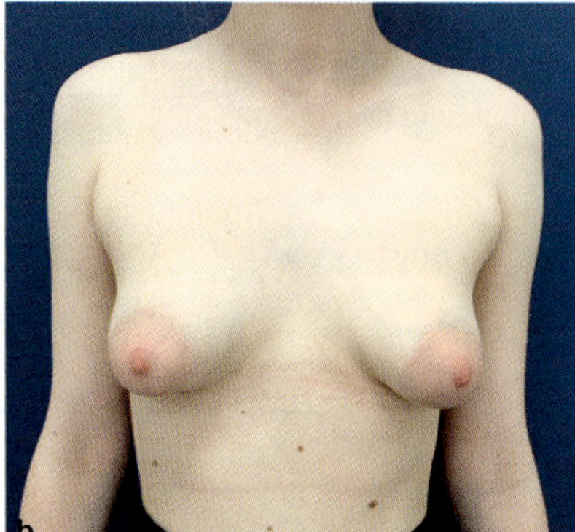
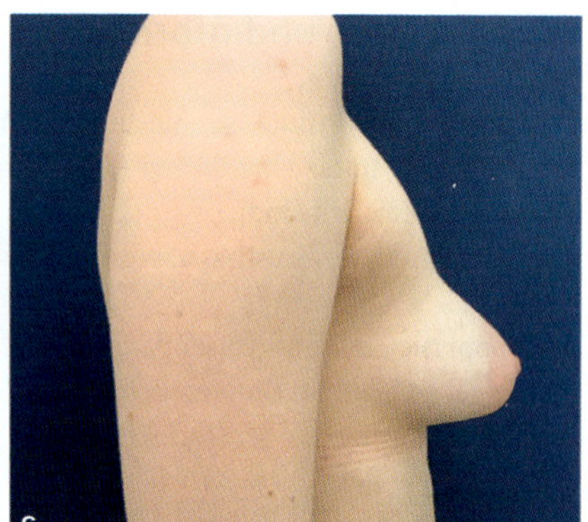

Abb. 6.1 Präoperativer Befund [M1263]

6.2.3 Operatives Vorgehen

6

Das Ziel ist die Abflachung der Hernierung der Brustwarze und Mobilisierung der Brustdrüse unter der Haut, ggf. Neupositionierung der Drüse (bei Bedarf) sowie Verkleinerung der Areola ➤ Abb. 6.2

Abb. 6.2 Operative Schritte [M1263]
a) Deepithelisierung zwischen dem äußeren Rand des Brustwarzenhofes und dem definierten zukünftigen Rand des Brustwarzenhofes, der bei der jungen Frau auf 38 mm festgelegt wurde
b) Zirkuläre Durchtrennung des Koriums am Außenrand der Deepithelisierungszone
Freilegen des gesamten Drüsenkörpers (Ablösen von der Haut)
manuelle Dehnung der Haut im unteren Brustpol nach Ablösen des Drüsenkörpers
c) Das Korium der Areolahaut wird auf den Drüsenkörper gestreckt aufgenäht (Einzelknopfnähte mit 4×0 PDS)
d) Tabaksbeutelnaht am Außenring der Brusthaut (3×0 Monocryl)
e) Intrakutane Hautnaht mit 5×0 Monocryl
f) Operatives Ergebnis in sitzender Position am Ende der OP

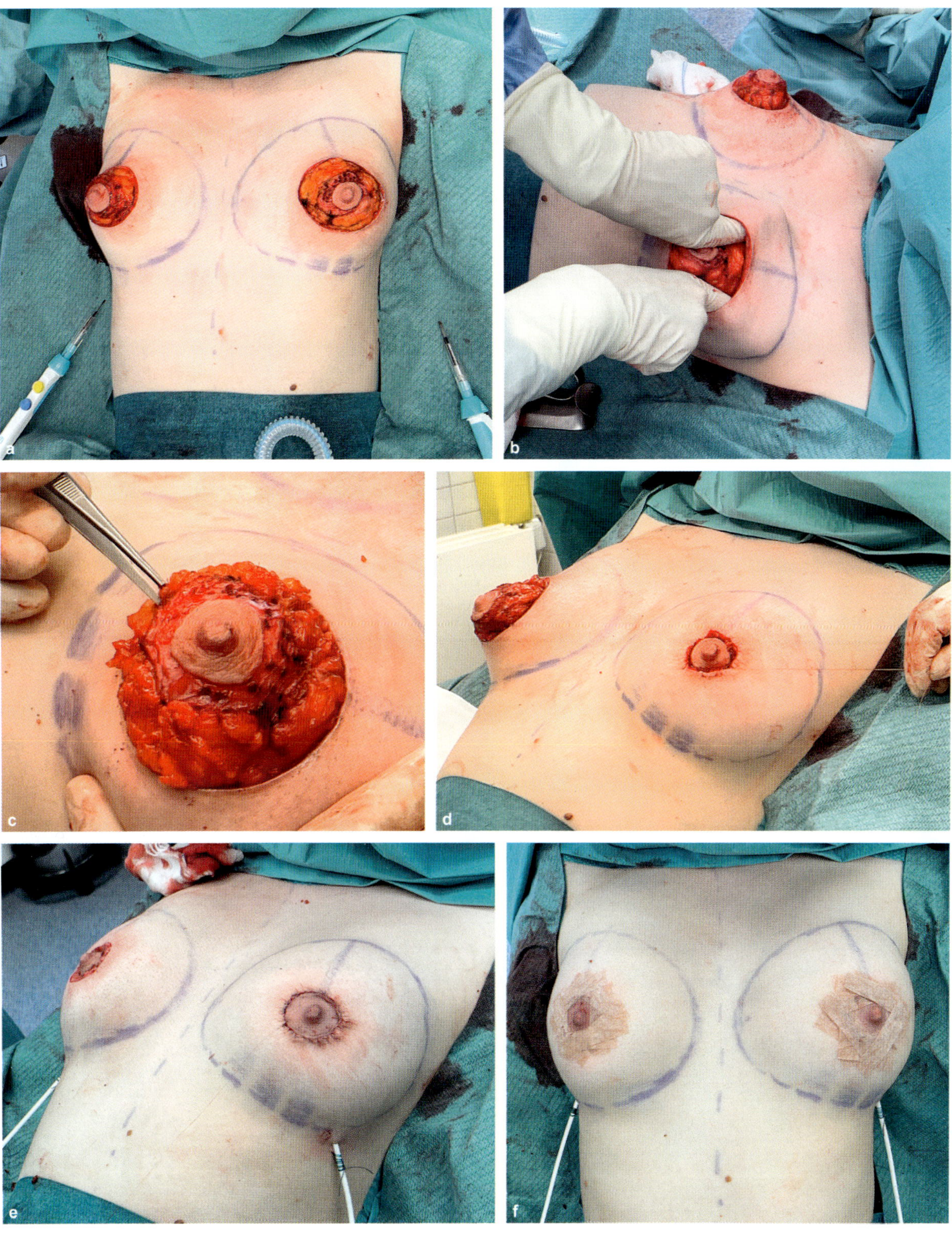
a
b
c
d
e
f

6.2.4 Postoperatives Ergebnis

➢ Abb. 6.3

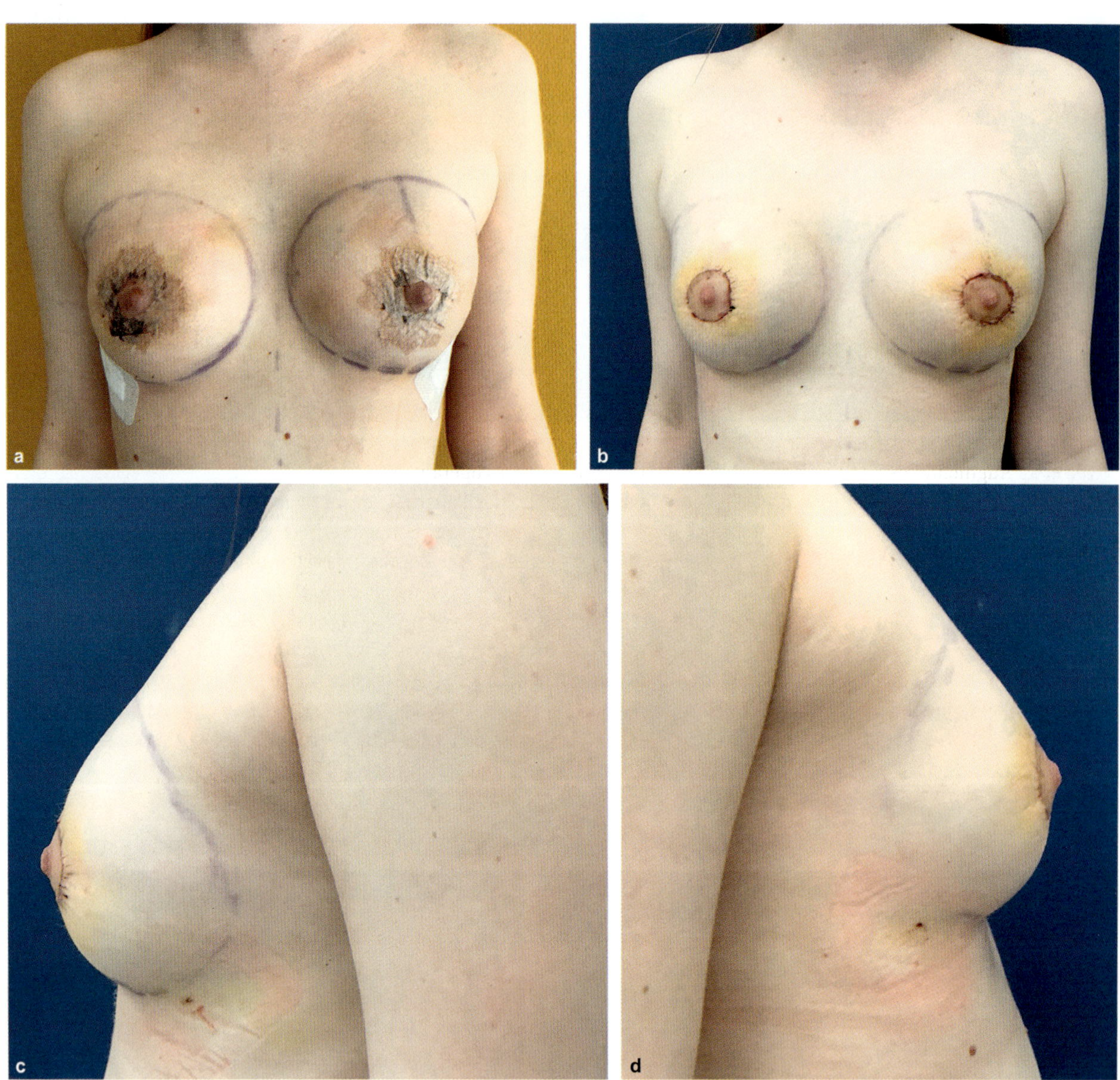

Abb. 6.3 Postoperatives Ergebnis [M1263]
a) 2 Tage nach OP, frontal, noch mit Steristrips
b) 6 Tage nach OP, frontal und seitlich

6.3 Augmentation bei Mikromastie

Daniela Rezek

Fallbeispiel

- 46-jährige Frau mit Mikromastie nach massiver Gewichtsabnahme
- Z. n. Schilddrüsenkarzinom vor >10 Jahren
- Z. n. Magenkarzinom vor 8 Jahren
- Keine familiäre Brustkrebs-Belastung
- keine Allergien
- Wunsch nach Brustvergrößerung

6.3.1 Hintergrundinformation

Der Erfolg einer Brustvergrößerung ist im Wesentlichen von dem eingesetzten Implantat, dem operativen Vorgehen und den Weichteilverhältnissen abhängig.

Die erste Augmentation der Brust erfolgte 1895 mit einem Lipom. Heutzutage kann die Brustvergrößerung mit Eigenfett erfolgen, allerdings ist dieses Verfahren aufwändig und muss mehrfach wiederholt werden, bis das erwünschte Ergebnis erreicht ist. Daher erfolgt die Brustvergrößerung i. d. R. mit Brustimplantaten. Brustimplantate sind Kissen, die mit quervernetztem Silikongel oder Kochsalz gefüllt und von einer mehrschichtigen Silikon-Hülle ummantelt sind. Seit 2001 werden Silikonimplantate nach der EU-Norm geprüft und mit einer CE-Kennung versehen.

Als Füllmaterial der Brustimplantate hat sich quervernetztes kohäsives medizinisches Silikongel durchgesetzt, es gilt als auslaufsicher und verträglich. Trotzdem sollten Brustimplantate entfernt werden, wenn sie defekt sind.

Die Silikon-Hülle kann glatt oder texturiert sein. Die texturierte, raue Oberfläche integriert sich besser ins umliegende Gewebe, damit ist das Fibroserisiko, also die Abstoßungsreaktion geringer. Diese Beschichtung kann allerdings zu einer überschießenden Immunantwort der T-Zellen führen und damit zum *Breast Implant-Associated Anaplastic Large Cell Lymphoma* (BIA-ALCL, ➤ Kap. 3.2). Ein weiteres Krankheitsbild, das als Reaktion des Immunsystems auf Implantate interpretiert wird, ist die *Breast Implant Illness* (BII). Betroffene klagen über Müdigkeit, Gelenkschmerzen, Hautausschläge, Konzentrationsstörungen usw.

Es gibt unterschiedliche Formen von Brustimplantaten, runde oder tropfenförmige. Beide Formen haben unterschiedliche Breiten und Projektionen. Die tropfenförmigen, anatomisch geformten Implantate haben zusätzlich drei unterschiedliche Höhen und gleichen so optimalerweise Asymmetrien aus. Allerding besteht ein hohes Risiko zur Rotation, daher ist die Oberfläche immer rau (texturiert).

Ein Schritt zu mehr Sicherheit ist das Implantatregister-Errichtungsgesetz (EIRD). Ab 01/2025 sollen in Deutschland alle Brustimplantate zentral erfasst werden.

Das operative Vorgehen wird von den Weichteilverhältnissen der Patientin abhängig gemacht. Grundsätzlich können Brustimplantate epi- oder subpektoral eingesetzt werden.

Auch der Zugangsweg, über den die Implantate eingesetzt werden, wird in Abhängigkeit vom Situs der Patientin gewählt. Der transaxilläre Zugang ist sehr risikoträchtig und mit Kohäsivgelimplantaten wird er kaum gewählt. Periareolär können Implantate gut eingesetzt werden, wenn die Areola größer als 5 cm ist und auch verkleinert wird. Der inframammäre Schnitt ist am sichersten und postoperativ am wenigsten sichtbar.

6.3.2 Präoperativer Befund

46-jährige Patientin mit Mikromastie und kachektischem Habitus (➤ Abb. 6.4)

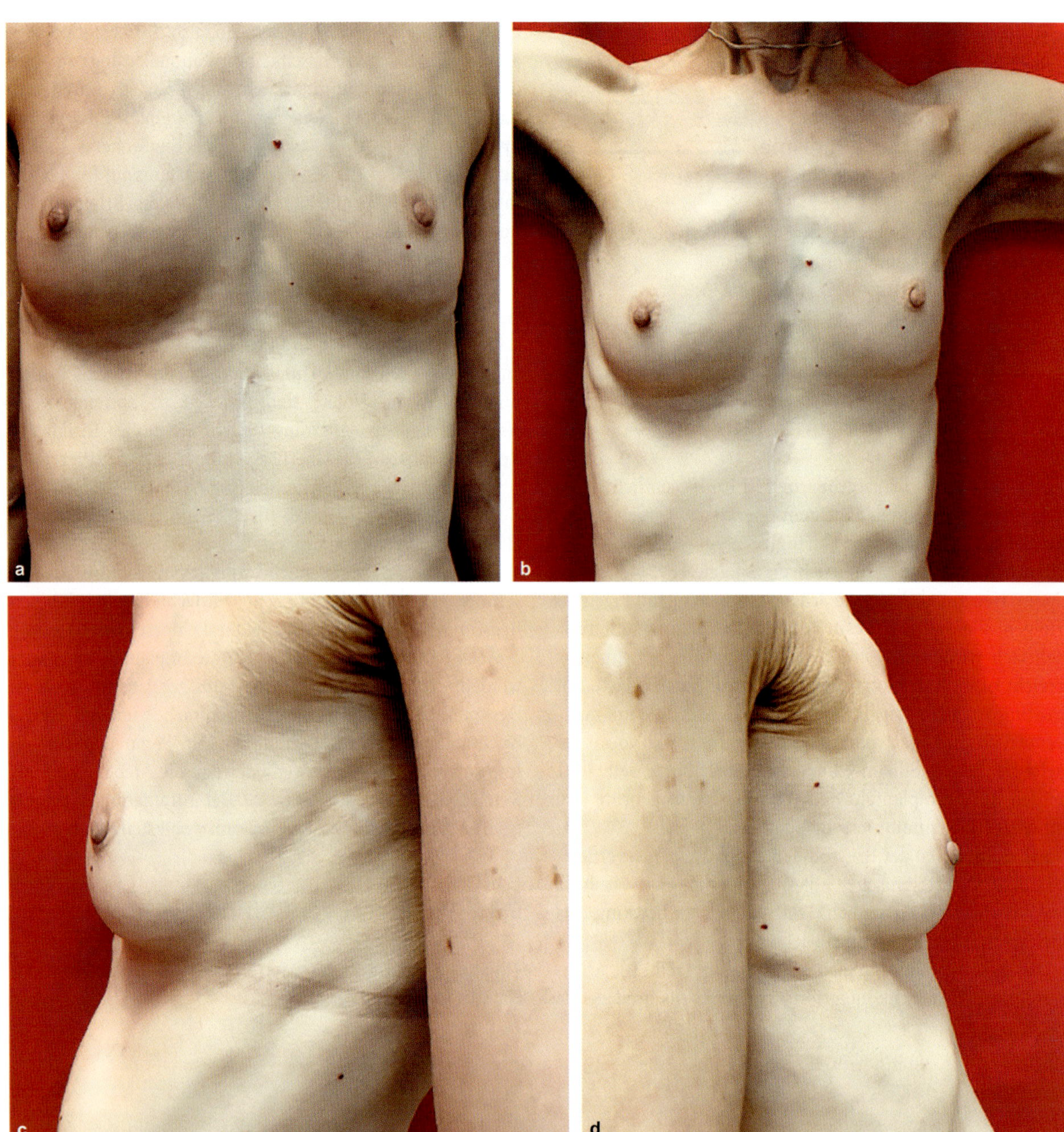

Abb. 6.4 Präoperative Fotodokumentation [M1269]

6.3.3 Operatives Vorgehen

Anzeichnung

➤ Abb. 6.5

Die Implantatgröße und -position wird gemäß der metrischen Analyse nach R. P. Kuner (2015) gewählt. Dabei wird die bestehende Brustbasis gemessen, die gewünschte Brustbasis und die Gewebedicke.

Der Zugang erfolgt über einen Schnitt in der neuen Inframammärfalte, dabei wird ein rundes glattes Implantat 50 % über und 50 % unter dem Mamillen-Areola-Komplex positioniert.

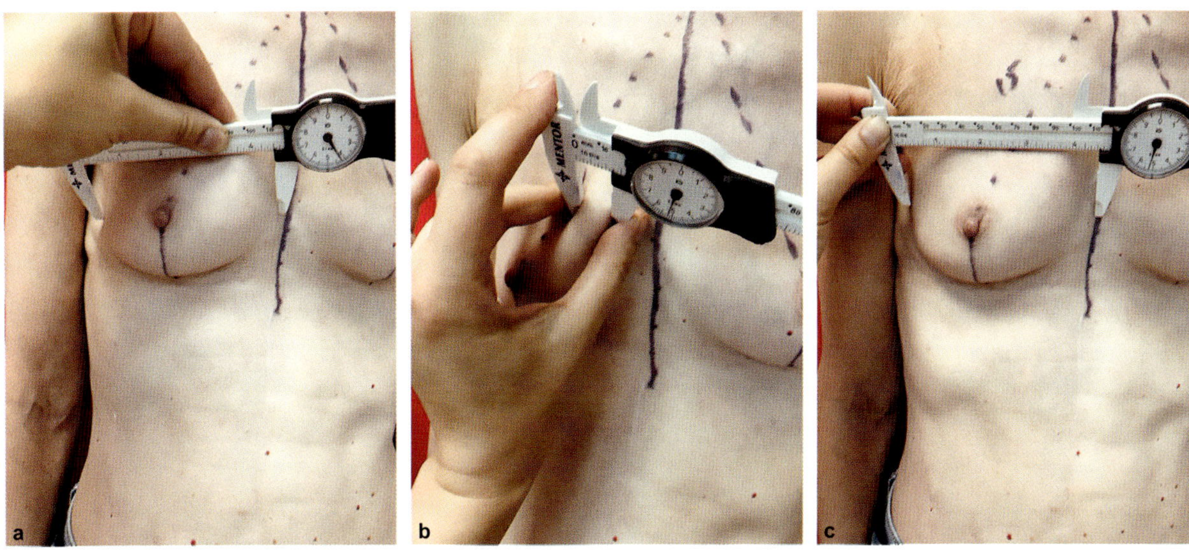

Abb. 6.5 Präoperative Anzeichnung an der stehenden Patientin [M1269]

Operationsschritte

➤ Abb. 6.6, ➤ Abb. 6.7, ➤ Abb. 6.8, ➤ Abb. 6.9, ➤ Abb. 6.10

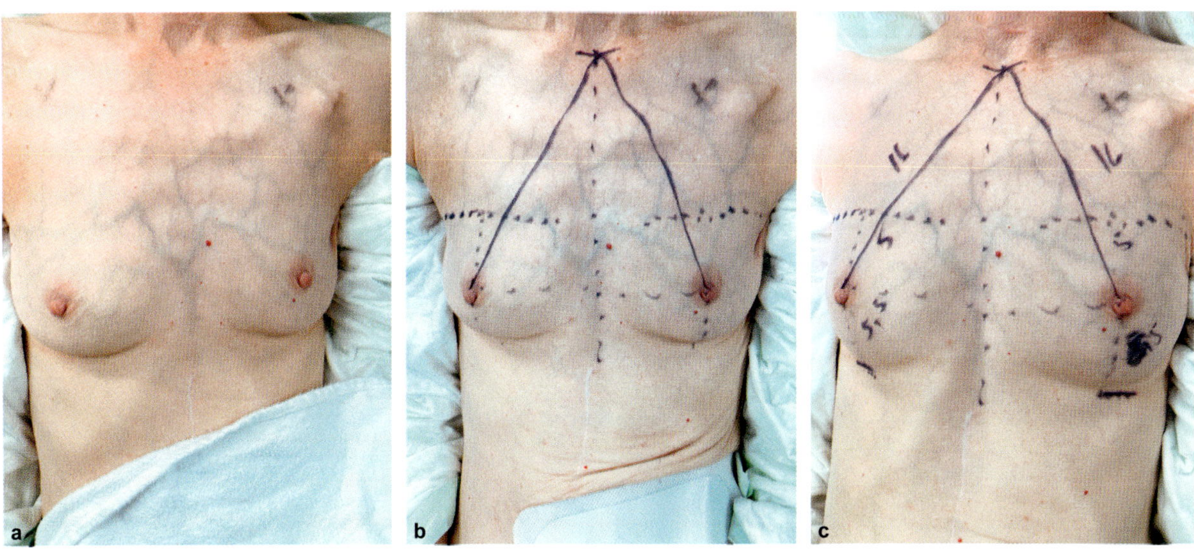

Abb. 6.6 Beach-Chair-Lagerung im OP [M1269]

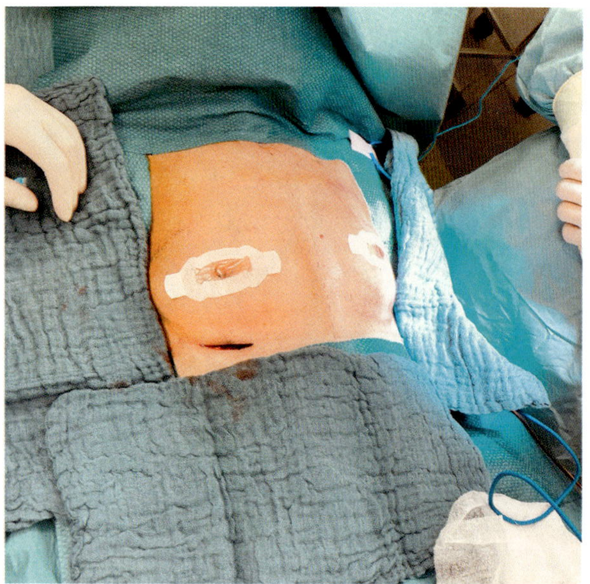

Abb. 6.7 Inzision in der neuen Submammärfalte und angelegte Nipple-Shields zur Prävention der Implantatkontamination [M1269]

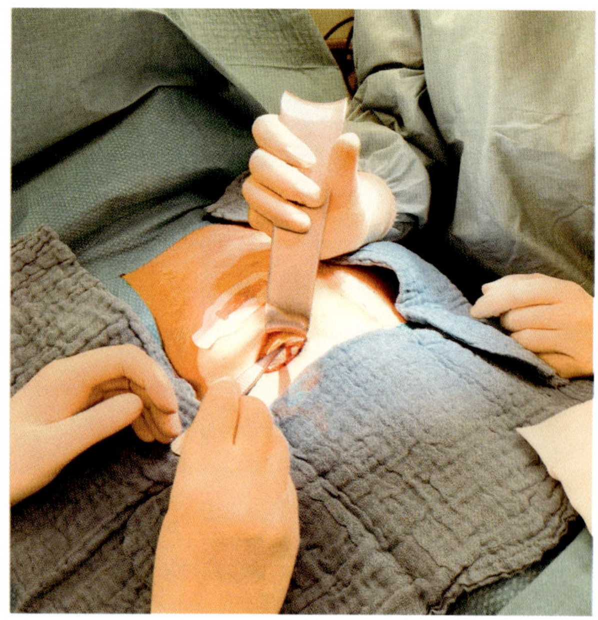

Abb. 6.8 Rand des M. pectoralis [M1269]

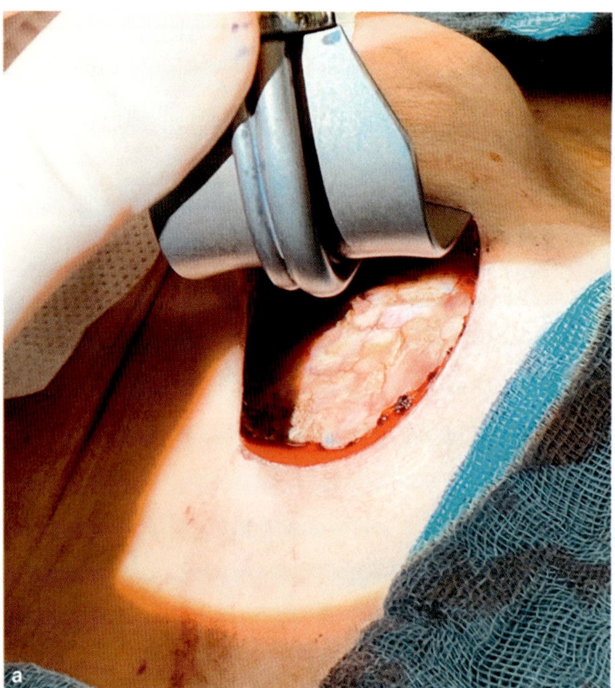

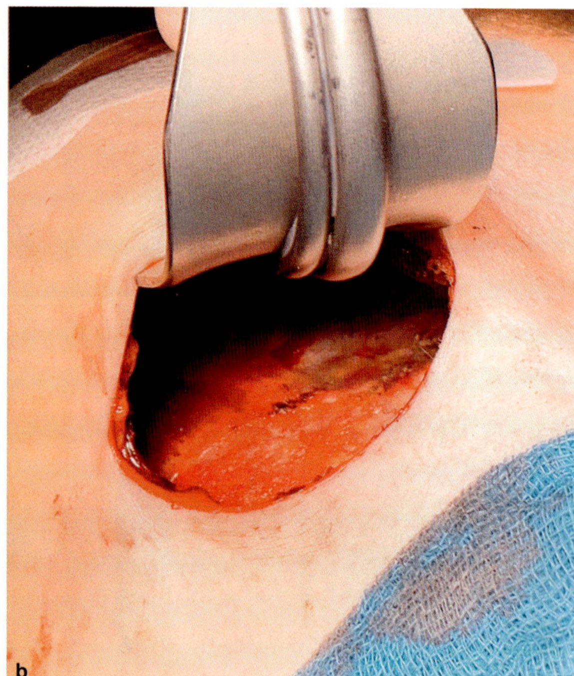

Abb. 6.9 Vorbereitete Prothesentasche [M1269]

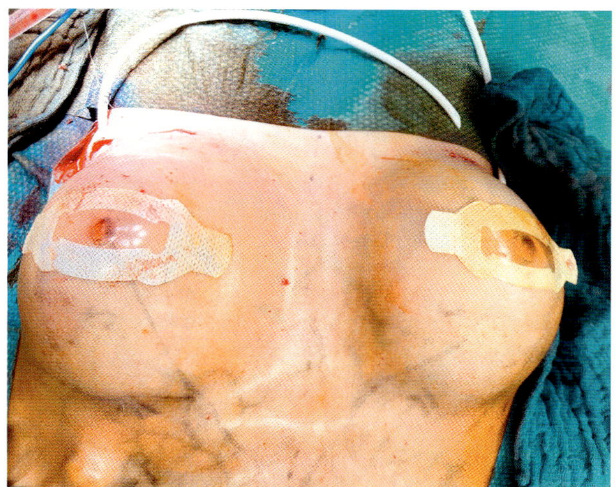

Abb. 6.10 Implantate in situ (Mentor Siltex Round High Profile, 275 cc) am Ende der Operation [M1269]

TIPP

Wünscht eine Patientin nur eine moderate Brustvergrößerung und hat sie eine Problemstelle, z. B. Reiterbeine, ist eine Augmentation mit Eigenfett die Methode mit den geringsten Risiken und dem größten Benefit für die Patientin. Eigenfett wird subkutan oder subglandulär transplantiert, niemals intraglandulär, um die Nachsorge der Brust in der Bildgebung nicht zu beeinträchtigen.

MERKE

- Die präoperative Planung ist abhängig von der Weichteildicke, der Gewebeelastizität, der Größe des MAK und dem Wunsch der Patientin.
- Die Implantatselektion erfolgt unter Kenntnis und Aufklärung der Risiken der jeweiligen Implantatoberflächen und -formen.
- Die Implantatgröße wird gemäß der Brustbasis und der Weichteildicke gewählt.
- Die Implantatposition ist von der Gewebedicke abhängig. Ist der Pinch-Test > 2 cm oder eine Brustptose vorhanden, wird das Implantat epipektoral positioniert. Die epipektorale Implantateinlage hat den Vorteil, dass der Muskel als Funktionseinheit nicht zerstört wird. Bei Komplikationen können die Implantate inkl. Kapsel wesentlich einfacher entfernt werden. Eine subpektorale oder submuskuläre Implantateinlage ist bei sehr dünnem Weichteilmantel indiziert. Der Vorteil besteht in der besseren Abdeckung und geringeren Sicht- und Tastbarkeit. Nachteilig ist, dass die Drüse nach mehreren Jahren, v. a. nach Laktation, über die Implantate gleiten kann und es zum „Double-bubble-Phänomen" kommt.
- Eine prä- und postoperative Fotodokumentation ist obligat, ebenso eine dezidierte Aufklärung über Risiken der Operation und implantimmanenter Komplikationen.
- Infektionsprophylaxe kann durchgeführt werden mittels perioperativer single-shot Antibiotikaprophylaxe, inframammären Zugang, Nipple-Shields, atraumatischer Präparation, Handschuhwechsel, Implantateinführhilfen und Irrigation der Implantatloge mit Antiseptika.
- Bei scharfer Präparation der Loge mit Strom oder Plasmaenergie erfolgt eine Drainageneinlage.

6.3.4 Postoperatives Ergebnis

➢ Abb. 6.11

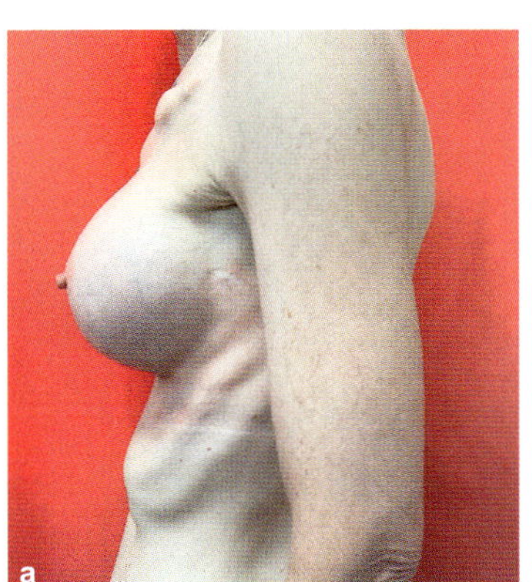

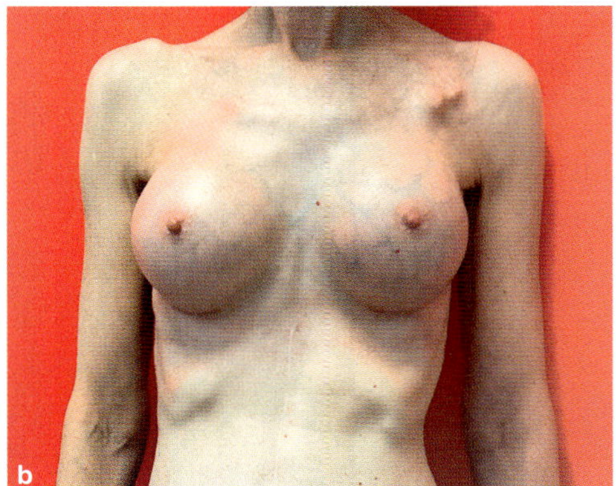

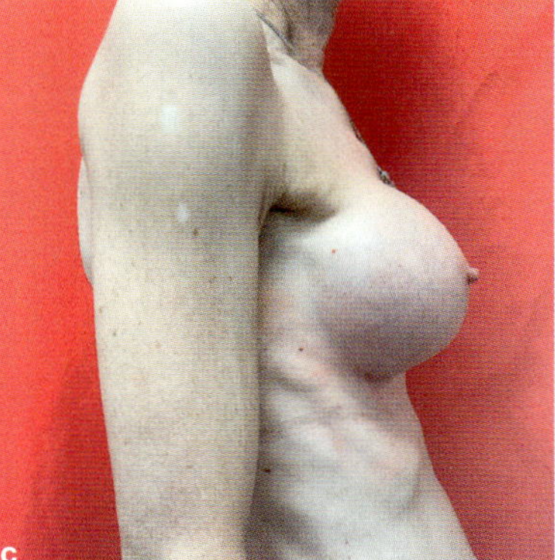

Abb. 6.11 Postoperatives Ergebnis [M1269]

6

CAVE!

- Alle Brustimplantate stellen einen Fremdkörper dar und die Patientinnen müssen aufgeklärt werden, dass nach ca. 10–15 Jahren ein Wechsel erfolgen sollte. Glatte Implantate sind immer rund und haben ein höheres Risiko einer Kapselfibrose. Texturierte anatomische Implantate sehen natürlich aus, integrieren sich gut in das Umgebungsgewebe und haben ein niedrigeres Kapselfibroserisiko. Allerdings belasten texturierte Implantate das Immunsystem und können zur BII und BIA-ALCL führen.
- Patientinnen mit unrealistischen Vorstellungen und Dysmorphophobie sollten sehr streng aufgeklärt und eher nicht operiert werden.

INFO

- **Kapselkontraktur:** eine abnormal verdickte, das Implantat konstringierende Kapsel aus Bindegewebe. Verursacht wird eine Kapselkontraktur durch Infektionen, Implantatdefekt, Hämatome oder Serome. Am häufigsten tritt sie in den ersten zwei Jahren nach der Brustvergrößerung auf.
- **Implantatruptur:** Ein Implantat kann aufgrund einer Krafteinwirkung von außen oder einer Materialermüdung reißen. Auch wenn keine Komplikationen vorliegen, sollte ein defektes Implantat entfernt werden.
- **Brustimplantat-Krankheit:** Brustimplantat-Krankheit (BII) ist ein Begriff, der verwendet wird, um eine Vielzahl von immunbedingten Nebenwirkungen zu beschreiben, die von kognitiven Problemen über chronische Müdigkeit bis hin zu Gelenkschmerzen reichen und mit Brustimplantaten in Verbindung gebracht werden.
- **BIA-ALCL:** Das Brustimplantat-assoziierte anaplastische großzellige Lymphom (BIA-ALCL) ist eine extrem seltene Form des Lymphoms, begünstigt durch makrotexturierte Brustimplantatoberfläche.

6.4 Asymmetrie

Christine Ankel

6.4.1 Angleichung nach Karzinom

Angleichende Reduktion rechts und freie Brustwarzenrekonstruktion links bei Gigantomastie

Anamnese

Mammakarzinom li. bei Gigantomastie und adipositas per magna (➤ Abb. 6.12).

OP-Planung und Einzeichnung

➤ Abb. 6.13

- angleichende Reduktion re. mit freier Brustwarzentransplantation re.
- links Neomamille als freie Hauttransplantation (Vollhauttransplantat) vom Gewebe unterhalb der rechten Mamille (pigmentierte Areola-Haut)
- (Chemotherapie-Port-Entfernung)

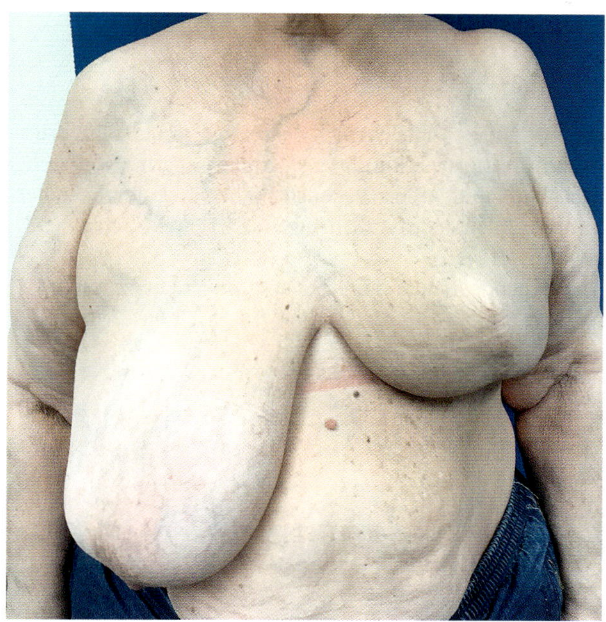

Abb. 6.12 Mammakarzinom li. bei Gigantomastie und adipositas per magna [M1263]

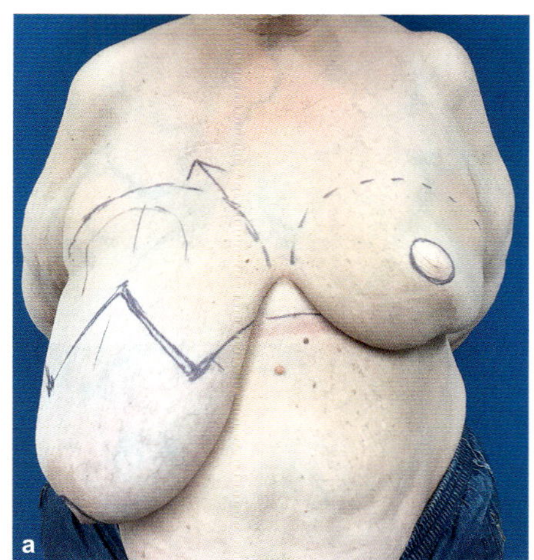

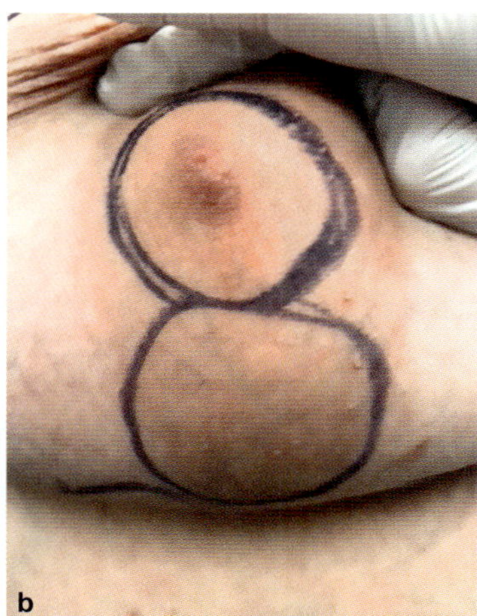

Abb. 6.13 Präoperative Anzeichnung
a) Frontalansicht
b) Nahaufnahme re. mit Anzeichnung des geplanten Vollhauttransplantat (kaudal der eigentlichen Mamille) zur Rekonstruktion der Areola li. [M1263]

Postoperativer Verlauf

➤ Abb. 6.14

Weitere Fälle: Angleichende Reduktion rechts und Brustwarzen-Rekonstruktion links (Mamillen-sharing von rechts nach links und Areola-Rekonstruktion links durch Epidermis-Transplantat des Außenringes der rechten Areola)
➤ Abb. 6.15
Angleichende Reduktion rechts und Implantatwechsel links
➤ Abb. 6.16

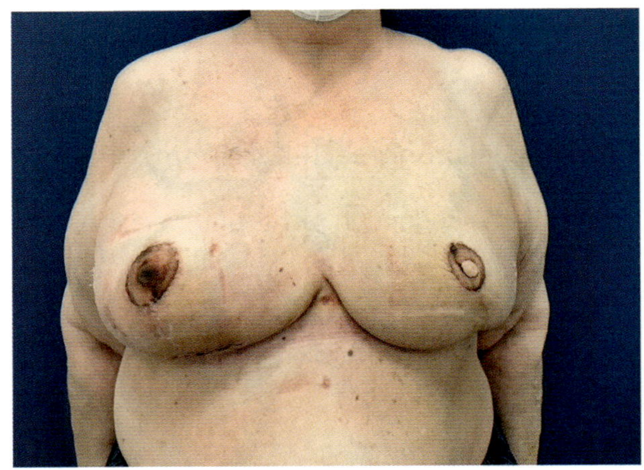

Abb. 6.14 Postoperativer Verlauf [M1263]

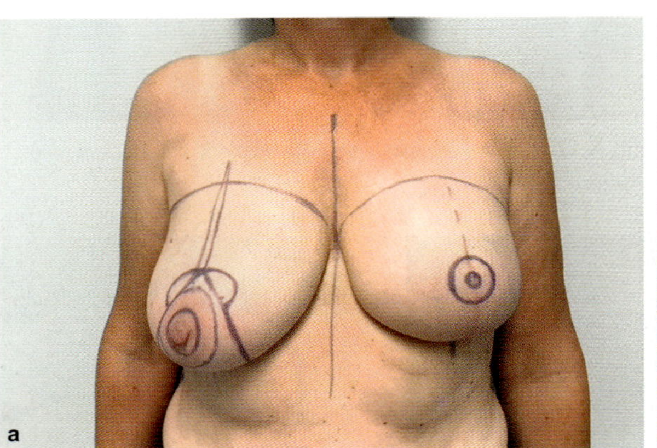

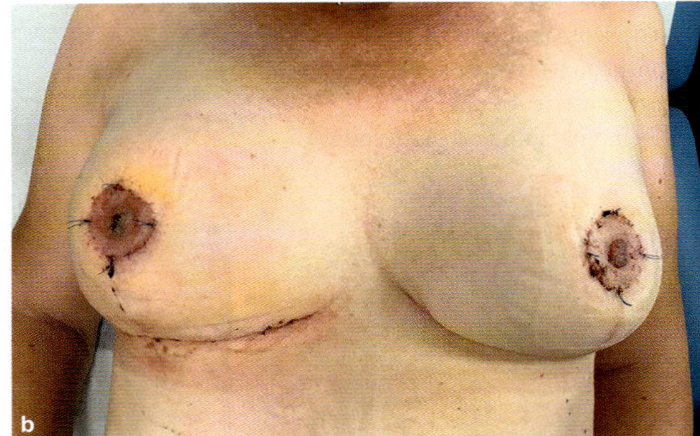

Abb. 6.15 Vorher – nachher [M1263]

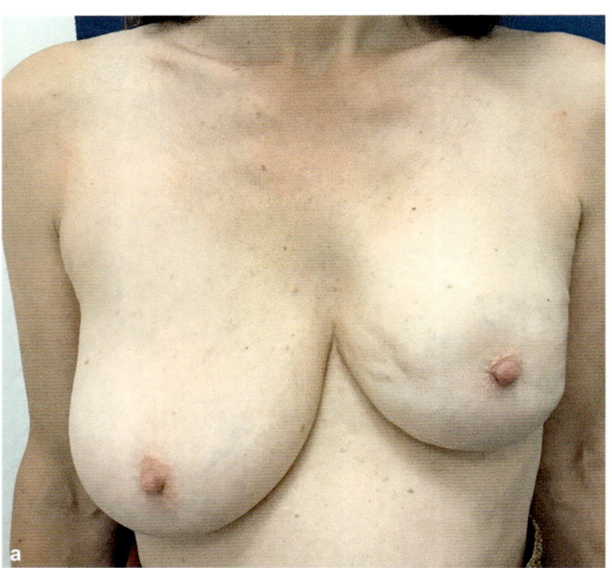

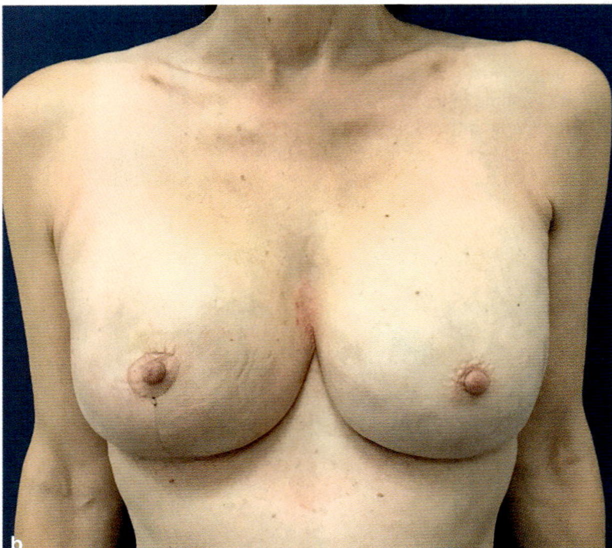

Abb. 6.16 Vorher – nachher [M1263]

6.4.2 Formkorrektur durch Lipofilling

➢ Abb. 6.17
Angleichende Reduktion rechts sowie Implantatwechsel links, in Kombination mit autologer Lipotransplantation (um den Hautmantel links zu verstärken).

6.4.3 Korrektur nach kompliziertem Verlauf

Anamnese

- BRCA 2 Mutation, Z. n. Bilat. SSME mit freier MAK-Rekonstruktion vom Reduktions-Schnittbild der Haut (extern) und partielle subpektorale Implantatrekonstruktion bds.
- Hautnekrosen und Wundheilungsstörungen im Stegbereich bds. und im Bereich der Inframammärfalten

Beschwerden

Chronische Fistel Steg-Bereich links, Schmerzen linke Brust mit Störung der Armelevation (max. 90 Grad möglich), Jumping-breast-Syndrom beidseits

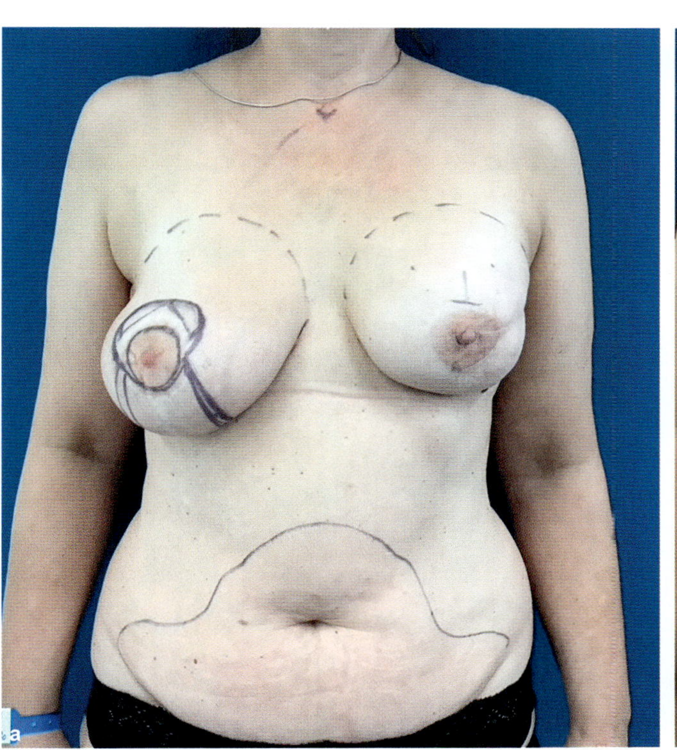

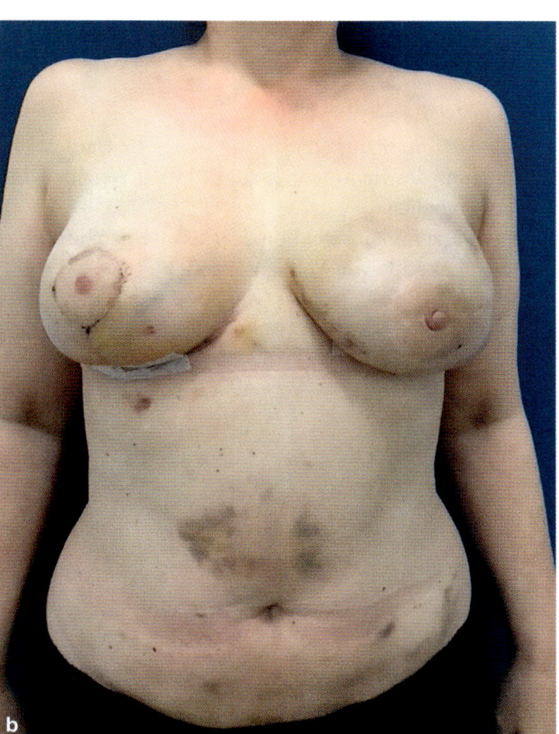

Abb. 6.17 Vorher – nachher [M1263]

OP-Planung

Mehrschrittverfahren:

1. OP:

- Narbenexzision bds. und Implantatentfernung und Kapselentfernung bds.
- Rückverlagerung der Pektoralis-Muskulatur bds. an die Thoraxwand (Ziel: Beheben des jumping-breast-syndroms mit Verbesserung der Mobilität und Armbeweglichkeit bds.).
- Expandereinlage bds.

2. OP:

Entweder Ersatz der Expander durch Implantate oder Ersatz der Expander durch Eigengewebe (z. B. split-DIEP-Flap), mit Brustwarzen-Korrektur bds.

Ausgangsbefund (➤ Abb. 6.18):

Nach 1. OP (➤ Abb. 6.19):

- Rückverlagerung der Pektoralismuskeln erfolgt
- Expander: längsoval, 500 ml max. Volumen, mit 400 ml gefüllt

Planung 2. OP (➤ Abb. 6.20):

- Ziel: BH-Cup B, durch reichlich generierte Haut ist eine Dopplung des Hautmantels zur besseren Weichteilabdeckung möglich
- Brustwarzenrekonstruktion durch skate-flap bds. und freie Transplantation von Vollhaut

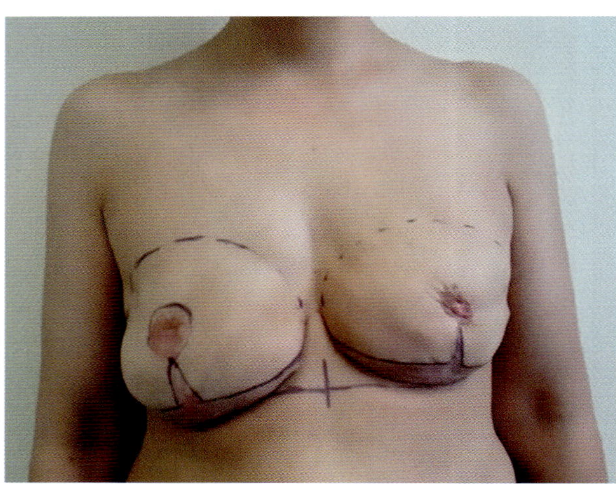

Abb. 6.18 Ausgangsbefund [M1263]

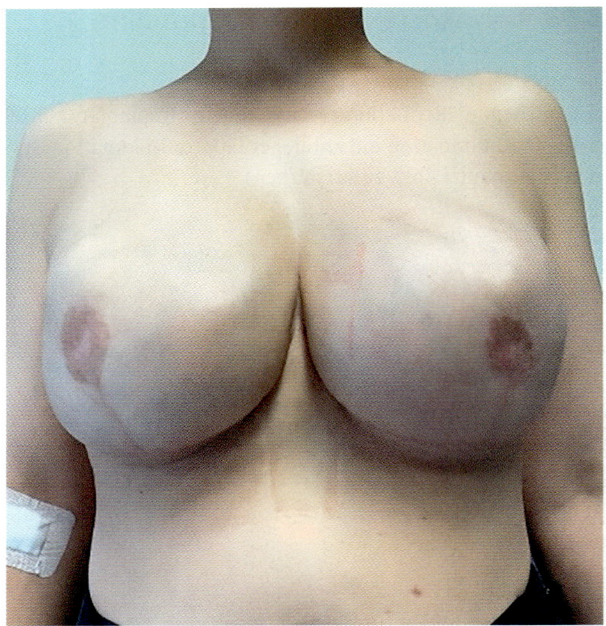

Abb. 6.19 Nach 1. OP [M1263]

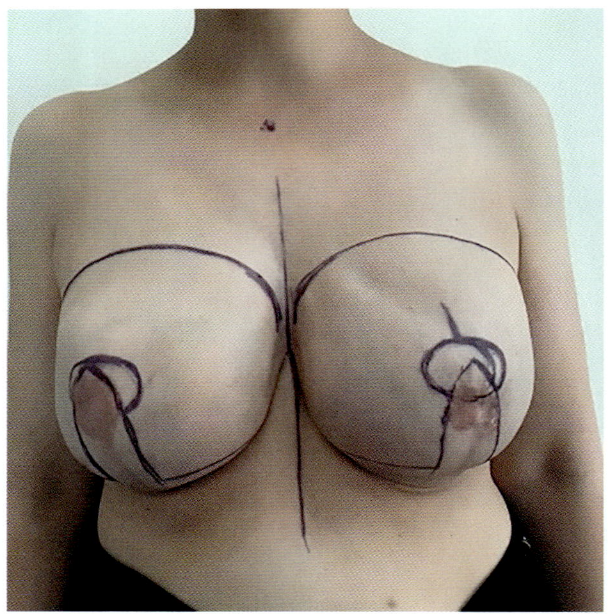

Abb. 6.20 Planung 2. OP [M1263]

6.4.4 Postoperativer Befund

➢ Abb. 6.21, ➢ Abb. 6.22

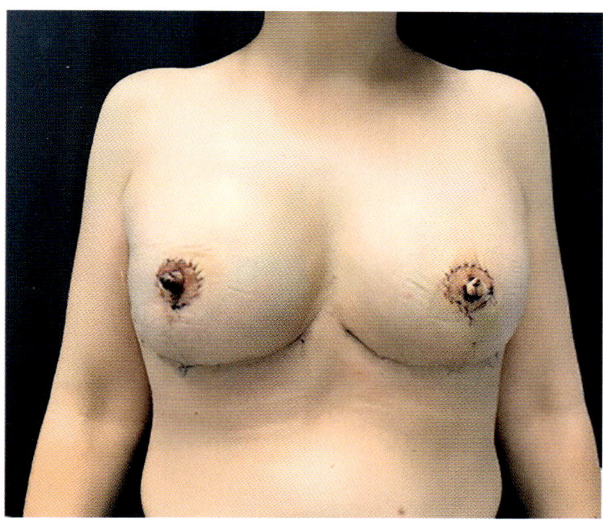

Abb. 6.21 Postoperativ [M1263]

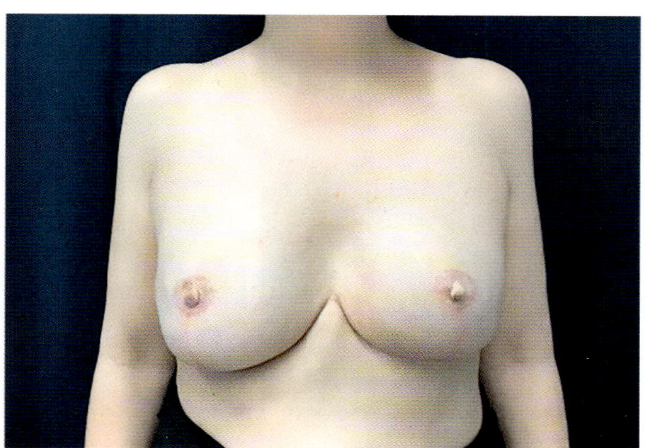

Abb. 6.22 Verlauf nach Abheilung [M1263]

OP-Planung

➤ Abb. 6.23

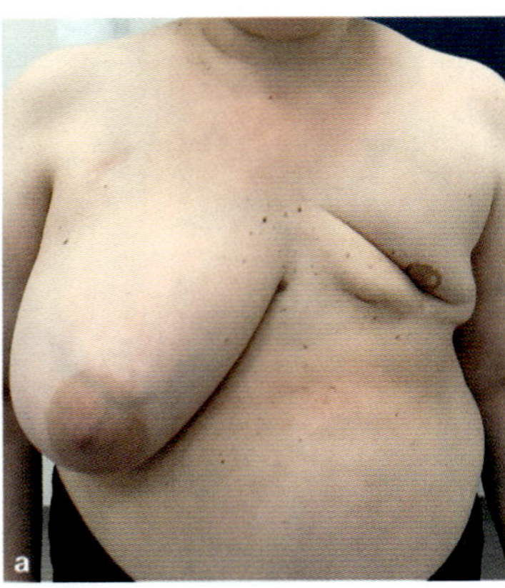
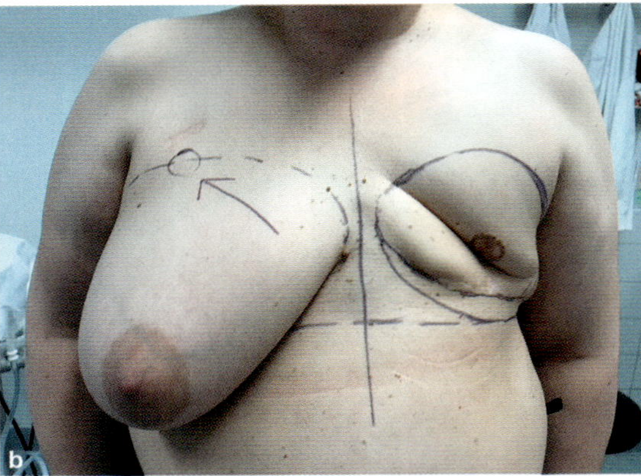
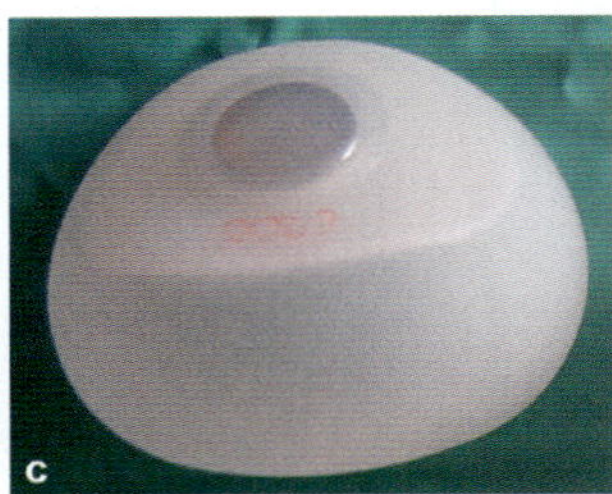

Abb. 6.23 [M1263]
a) Präoperative Fotodokumentation. Bei der Patientin musste nach einer hautsparenden Mastektomie das Implantat entfernt werden
b) Präoperative Anzeichnung
c) Beispiel eines typischen Expanders

Expander-Rekonstruktion

Immer Mehrschrittverfahren:

- sekundärer Brustaufbau durch subpektorale Expandereinlage (➤ Abb. 6.19)
- schrittweises Auffüllen (➤ Abb. 6.24, ➤ Abb. 6.25)
- dann Ersatz des Expanders durch Implantat oder autologes Gewebe
- meist Angleichung der kontralateralen Brust notwendig

Jetzt Planung der Angleichung rechts und Austausch Expander-Implantat links

3. Angleichung nach angeborener Fehlbildung

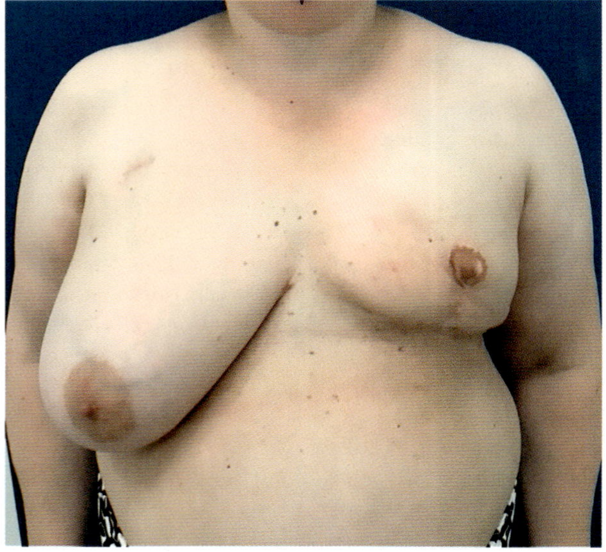

Abb. 6.24 Schrittweises Auffüllen des Expanders (200 ml/600 ml NaCl max. Volumen) [M1263]

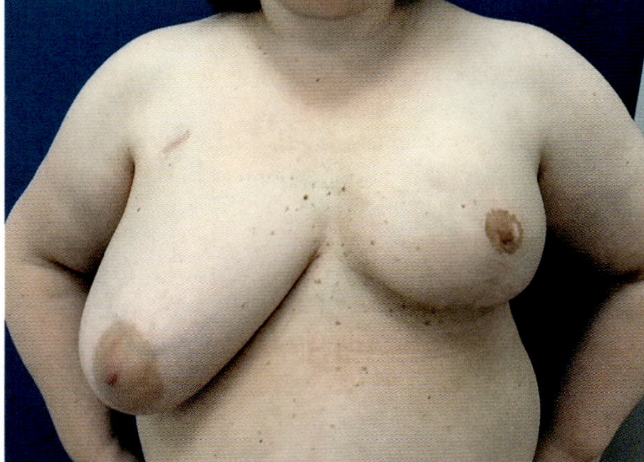

Abb. 6.25 Postoperative Fotodokumentation nach Entfernung des Expanders und Einlage des Implantats. Eine angleichende Reduktionsplastik re. ist geplant [M1263]

6.5 Wissenschaftlicher Überblick: Gynäkomastie

Susanne Briest

Unter einer Gynäkomastie versteht man die Ausbildung einer weiblichen Brustform bei einem Mann. Hierbei wird die echte Gynäkomastie, die Gynaecomastia vera, von einer unechten Gynäkomastie, der Pseudogynäkomastie, unterschieden. Während es bei der Gynaecomastia vera zu einer Vermehrung des Drüsengewebes der Mamma kommt, ist eine unechte oder Pseudogynäkomastie durch eine Vermehrung des Fettgewebes der Mamma gekennzeichnet. Die Veränderungen können ein- und doppelseitig auftreten.

Ursachen und Einteilung

Die **Ursache** einer Gynaecomastia vera (➤ Tab. 6.2) ist ein hormonelles Ungleichgewicht mit einer Verschiebung des Östrogen- und Testosteronverhältnisses Richtung Östrogen. Damit handelt es sich nicht um eine Erkrankung per se, sondern eher um ein Symptom, das verschiedene Ursachen haben kann. Darüber hinaus muss die physiologische Gynäkomastie von der Gynäkomastie als Symptom einer Erkrankung unterschieden werden (➤ Tab. 6.3).
Eine **physiologische Gynäkomastie** kann nach der Lebensphase, in der sie auftritt, benannt werden. Unterschieden werden die *Neugeborenengynäkomastie*, die *Pubertätsgynäkomastie* und die *Gynäkomastie im Alter.* Während bei der Neugeborenengynäkomastie die Ursache in den mütterlichen Hormonen liegt, die über die Plazenta auf das Kind übertreten, scheint für die Pubertätsgynäkomastie der Insulin-like growth factor-1 (IGF-1) verantwortlich zu sein (Mieritz et al., 2015). Mit zunehmendem Alter lässt die Testosteronproduktion in den Testis nach. Zusätzlich kann es zu einer Verschiebung des Muskelmasseanteils zu Körperfett kommen. Resultierend ist eine relative Erhöhung des Östrogenanteils, die sich als eine Gynäkomastie zeigen kann.

Die Ursachen für eine **pathologische Veränderung** der Östrogen-Testosteron-Ratio können vielfältig sein. Es können sowohl endokrinologische als auch medikamentöse Faktoren eine Rolle spielen. Darüber hinaus kommen Tumore und Erkrankungen in Frage, die eine Auswirkung auf die hormonproduzierenden Gewebe und Organe besitzen.

Tab. 6.2 Physiologische Ursachen der Gynäkomastie

Bezeichnung	Ursache
Neugeborenengynäkomastie	mütterliche Hormone
Pubertätsgynäkomastie	Insulin-like growth factor-1 (IGF-1)
Gynäkomastie im Alter	• sinkende Testosteronproduktion • Verschiebung der Ratio Muskelmasse zu Körperfett

Tab. 6.3 Pathologische Ursachen der Gynäkomastie

Ursachen	
endokrinologisch	• Hypogonadismus • Erkrankungen der Schilddrüse • Störungen der Nebenniere • Lebererkrankungen • Erkrankungen der Niere • familiär bedingte Syndrome
medikamentös	• Antacida • Aldosteronantagonisten • Digoxin • Calciumantagonisten • Neuroleptika • Anabolika
Tumore	• Hodentumore • Tumore von Hypophyse/Hypothalamus • Paraneoplastisches Syndrom

Im Rahmen eines Hypogonadismus kann es zu einer Verminderung der Produktion von Testosteron kommen. Der Hypogonadismus wird nach dem Ort der Entstehung eingeteilt. Beim primären oder hypergonadotropen Hypogonadismus liegt eine Insuffizienz der Testis vor, die trotz Stimulation nicht ausreichend Testosteron produzieren. Ein Beispiel hierfür ist das Klinefelter-Syndrom. Beim hypogonadotropen Hypogonadismus ist der Grund eine Störung der Hypophyse (sekundärer Hypogonadismus) bzw. des Hypothalamus (tertiärer Hypogonadismus). Ursächlich hierfür können Tumore oder aber auch selten auftretende Syndrome sein.

Das hormonelle Gleichgewicht kann auch durch eine absolute oder relative Erhöhung der Konzentration an Östrogenen verändert werden. Gründe hierfür können Störungen der Schilddrüse (Hyperthyreose) oder der Nebennieren sein, Erkrankungen der Leber wie eine Leberzirrhose, eine Niereninsuffizienz oder aber auch seltene familiär bedingte Erkrankungen wie das Aromatase-Exzess-Syndrom. (Fukami et al., 2015)

Letztendlich können auch Hodentumore und die daraus folgende Veränderung des Hormonspiegels eine Ursache für eine Gynäkomastie sein. Mögliche Differenzialdiagnosen sind Leydig-Zell-Tumore und hCG-bildende Tumore, z. B. das embryonale Karzinom, das Teratokarzinom, das Chorionkarzinom oder gonadale Mischtumore. Die Gynäkomastie kann auch als paraneoplastisches Syndrom bei z. B. einem Bronchialkarzinom auftreten. (S1 Leitlinie Gynäkomastie im Erwachsenenalter)

Zusätzlich können Phytoöstrogene den Östrogenspiegel beeinflussen. Darüber hinaus kann die Aufnahme von Nahrungsmitteln, die eine hohe Östrogenkonzentration aufweisen, auf das Wachstum der Mammae beim Mann eine Auswirkung haben.

Neben hormonellen Veränderungen können Medikamente als Grund für eine Verschiebung des Östrogen-Testosteron-Gleichgewichts und damit als Auslöser für eine Gynaecomastia vera in Frage kommen. Hier können Präparate aus der Klasse der Antacida eine Rolle spielen, z. B. Cimetidin, Ranitidin und Omeprazol, Spironolacton als Aldosteronantagonist, Medikamente zur Behandlung von Herzerkrankungen wie Digoxin, Calciumantagonisten vom Nifedipin-Typ (Dihydropyridine) oder vom Verapamil-Typ (Phenylalkylaminderivate) sowie Neuroleptika vom Phenthiazintyp. (GYNÄKOMASTIE, 2022)

Die medikamentöse Behandlung der benignen Prostatahyperplasie mit einem selektiven Inhibitor der Steroid-5α-Reduktase kann ebenso zu einer Gynäkomastie führen wie eine hormonablative Therapie mit einem **LH-RH-Analogon** beim Prostatakarzinom, **ggf. in Kombination mit einem Antiandrogen.** Auch die Einnahme von Anabolika kann zur Entwicklung einer Gynäkomastie führen.

Im Gegensatz zur echten Gynäkomastie stellt die Pseudogynäkomastie eine Anomalie dar, die durch eine Zunahme des Fettgewebes gekennzeichnet ist und häufig in Zusammenhang mit Adipositas auftritt.

Symptome

Das führende Symptom sowohl der Gynaecomastia vera als auch der Pseudogynäkomastie ist eine Schwellung der Mammae, die mit einer Mastodynie einhergehen kann. Die Patienten klagen über ein Spannungsgefühl in den Brüsten und eine Hypersensibilität der Mamillen. Inspektorisch finden sich zusätzlich zur Schwellung der Mamma u. U. eine Vergrößerung der Mamille und ein Hautüberschuss. Die Mamma weist möglicherweise strangartige Verhärtungen auf.

Zu den objektivierbaren klinischen Symptomen können psychische Beeinträchtigungen kommen, die der vom Patienten empfundenen Veränderung des Körperbildes geschuldet sind.

Diagnostik

Der Diagnostikumfang sollte sich nach dem Einsetzen und Bestehen der Symptome richten und – individuell abgestimmt – stufenförmig erfolgen. Entsprechend der vielfältigen möglichen Ursachen ist zunächst eine sorgfältige Anamnese notwendig. Zur Abklärung einer Gynäkomastie gehören darüber hinaus die sorgfältige klinische und bildgebende Diagnostik durch eine Sonografie, die ggf. um eine Mammografie ergänzt werden sollte. Die Vorstellung des Patienten beim Endokrinologen gehört ebenso wie die eingehende urologische Evaluation einschließlich klinischer und sonografischer Diagnostik zur Untersuchung dazu. Ziel ist es, ein selten vorkommendes Mammakarzinom von ebenfalls möglichen benignen Mammatumoren wie dem Lipom zu differenzieren und einen Hodentumor auszuschließen (➤ Tab. 6.4).

Therapie

➤ Abb. 6.26 , ➤ Abb. 6.27

Tab. 6.4 Differenzialdiagnosen der Gynäkomastie

Benigne Tumore der Mamma	• Lipom • Fibroadenom
Maligne Tumore der Mamma	Mammakarzinom

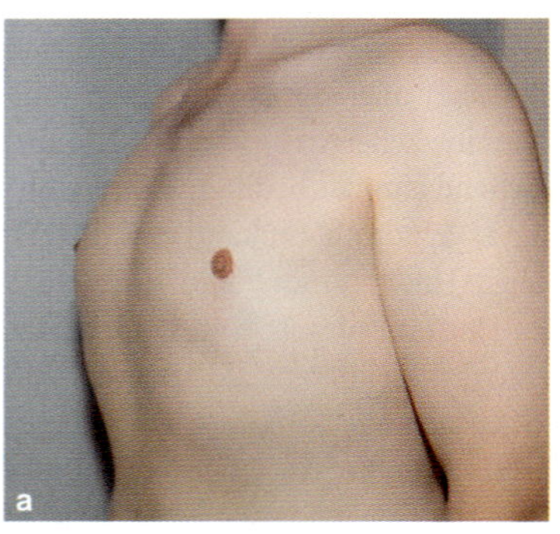

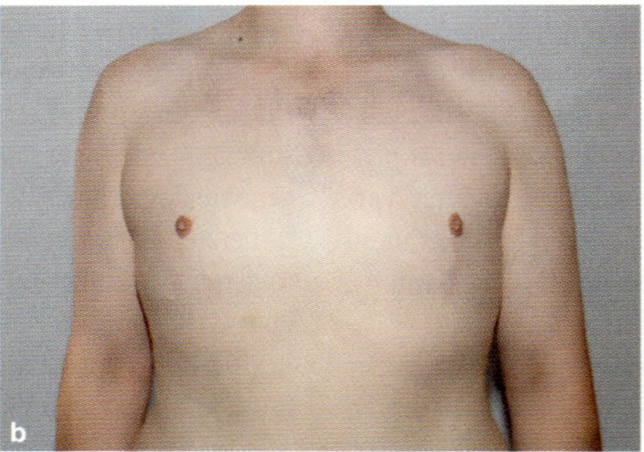

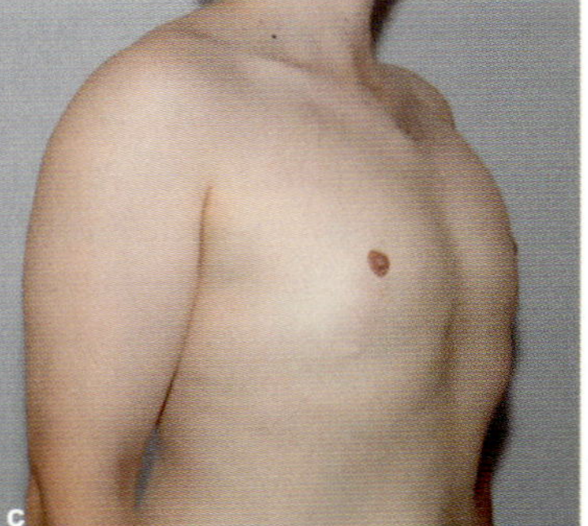

Abb. 6.26 24-jähriger Patient nach Operation einer Gynaecomastia vera mit unauffälliger endokrinologischer und urologischer Diagnostik [P1193]

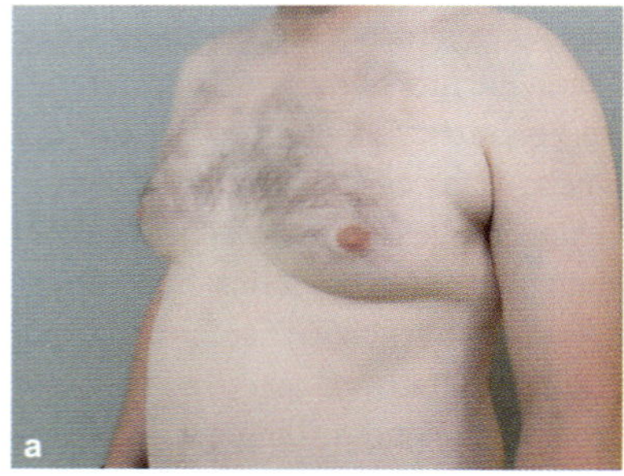

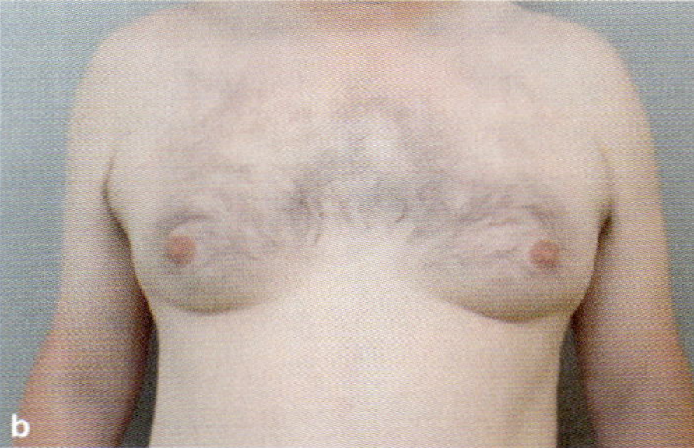

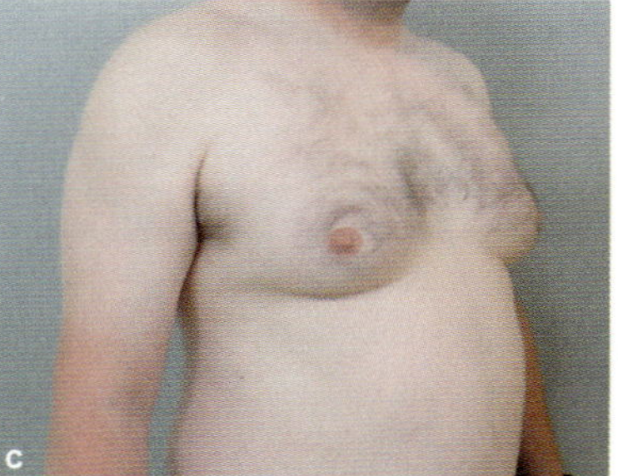

Abb. 6.27 41-jähriger Patient 12 Monate nach Orchidektomie wegen eines klassischen Seminoms mit Hypogonadismus [P1193]

6.6 Gynäkomastie (Gynaecomastia vera)

Nina Ditsch

Fallbeispiel

55-jähriger Patient im Z. n. Prostatakarzinom und antihormoneller Therapie mit Tamoxifen über 3 Jahre, welche vor 4 Monaten abgesetzt wurde.

6.6.1 Hintergrundinformation

Der Patient stellt sich mit im Brustbereich beidseitig bestehender Schmerzsymptomatik vor. Seit über einem Jahr besteht ein deutliches Brustdrüsenwachstum, welches nicht nur ästhetisch ein Problem darstellt, sondern auch nach Absetzen der Tamoxifentherapie weiterhin deutliche Schmerzen verursacht und berührungsempfindlich ist.

Die radiologische Diagnostik bestätigt den klinischen V. a. Gynäkomastie bds., Einstufung als BI-RADS 2.

Da in diesem Fall von einer bleibenden Veränderung (trotz Absetzen der Medikamente, durch die ursprünglich die Gynäkomastie verursacht wurde) auszugehen ist, stellt in diesem Fall die Operation die Therapie der Wahl dar. Über eine Nippel-sparende Mastektomie kann der Mamillen-Areola Bereich erhalten werden. Die Brust wird über eine Hautresektion perimamillär verkleinert und zeitgleich gestrafft.

6.6.2 Präoperativer Befund

➢ Abb. 6.28

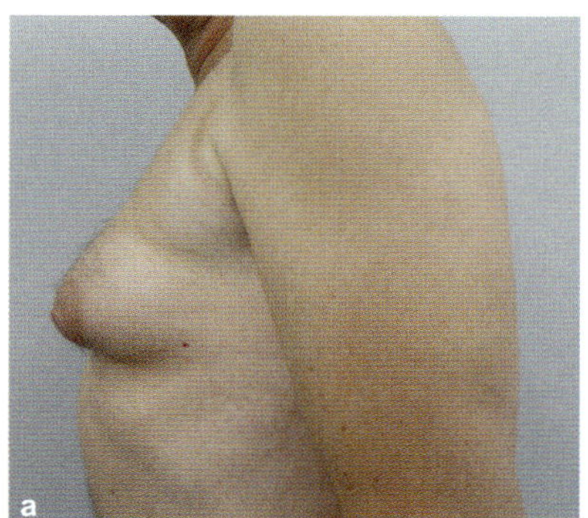

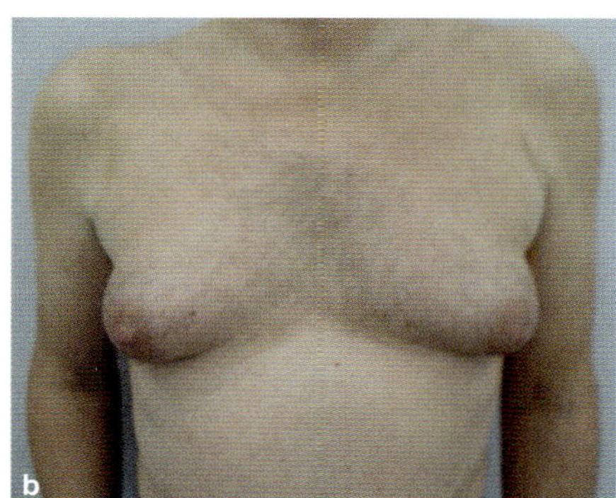

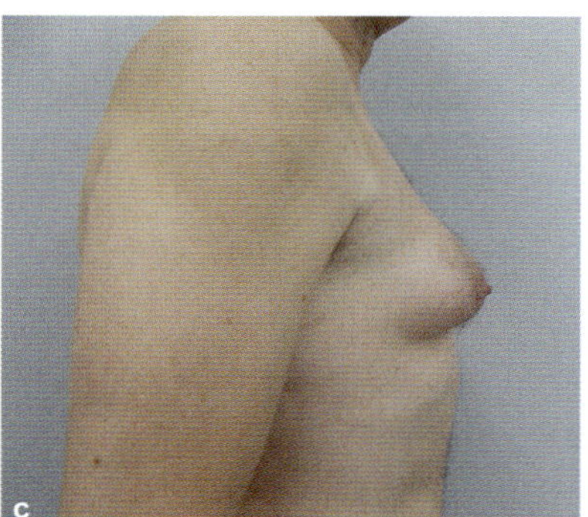

Abb. 6.28 Präoperative Fotodokumentation [M1260]

Präoperative Diagnostik (Bildgebung)

➤ Abb. 6.29

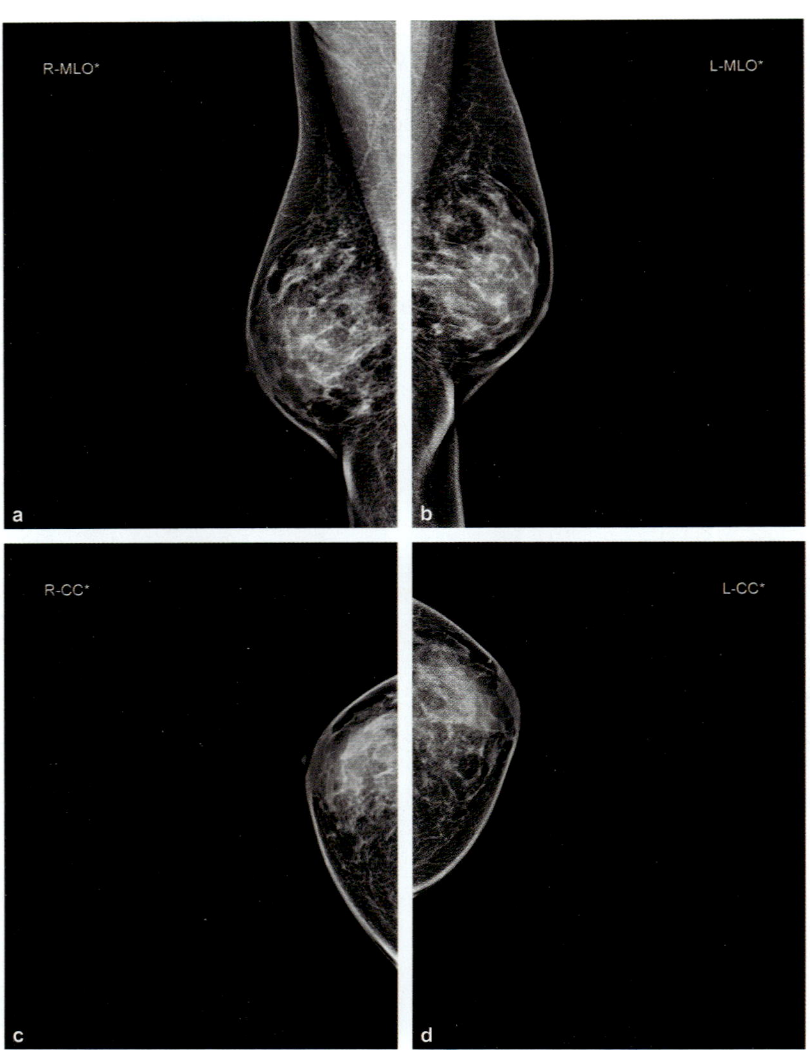

Abb. 6.29 Mammografie [M1260]

6.6.3 Operatives Vorgehen

Anzeichnung

➤ Abb. 6.30

Operationsschritte

➤ Abb. 6.31, ➤ Abb. 6.32, ➤ Abb. 6.33, ➤ Abb. 6.34

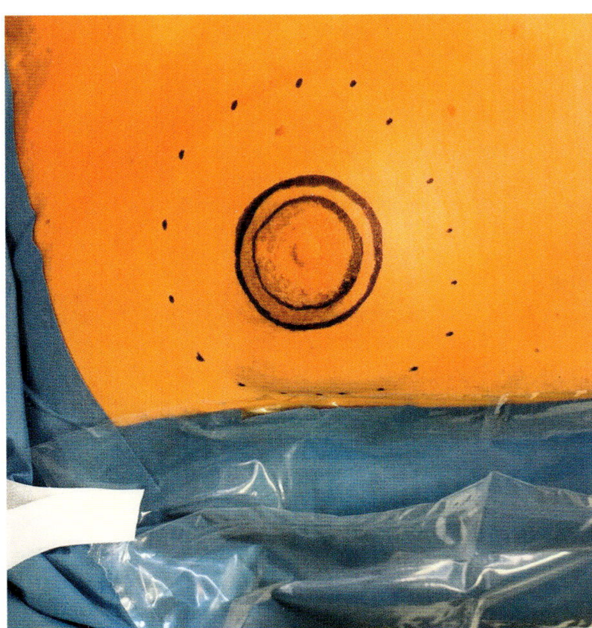

Abb. 6.30 Die Punkte markieren den Bereich der Randbereiche, bis zu denen die Glandula abgetragen wird unter Erhalt der Subcutanschicht. Anzeichnung mit ca. 1 cm großer Hautspindel perimamillär, die deepithelialisiert wird (kraniale Stielung des Mamillen-Areola-Bereichs) [M1260]

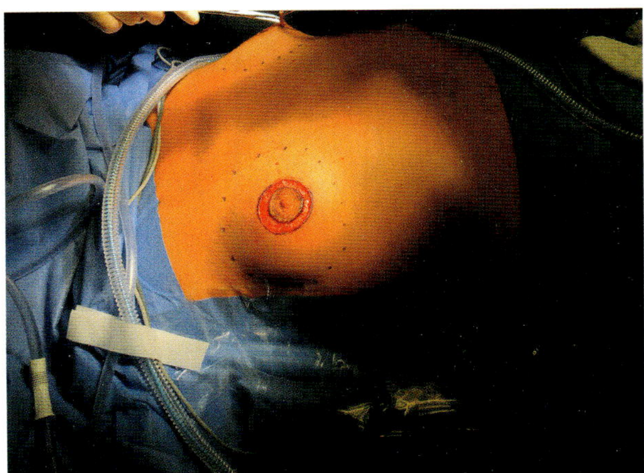

Abb. 6.31 Deepithelialisierung des periareolären Hautbezirks und Verkleinerung der Areola [M1260]

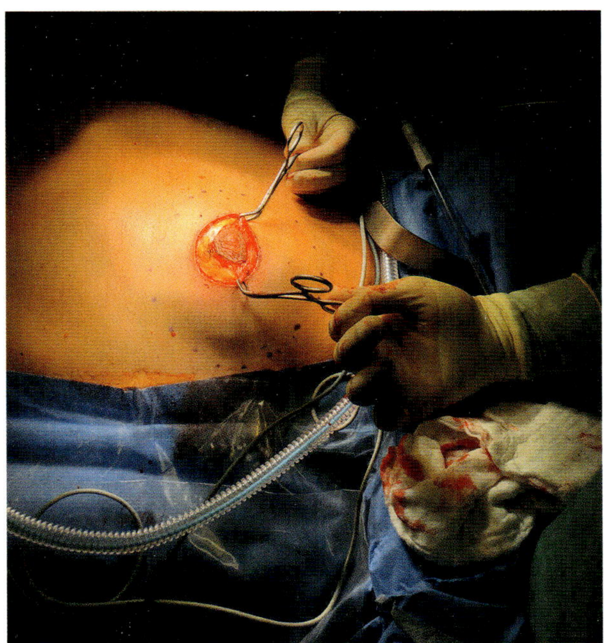

Abb. 6.32 Kraniale Stielung der Mamille [M1260]

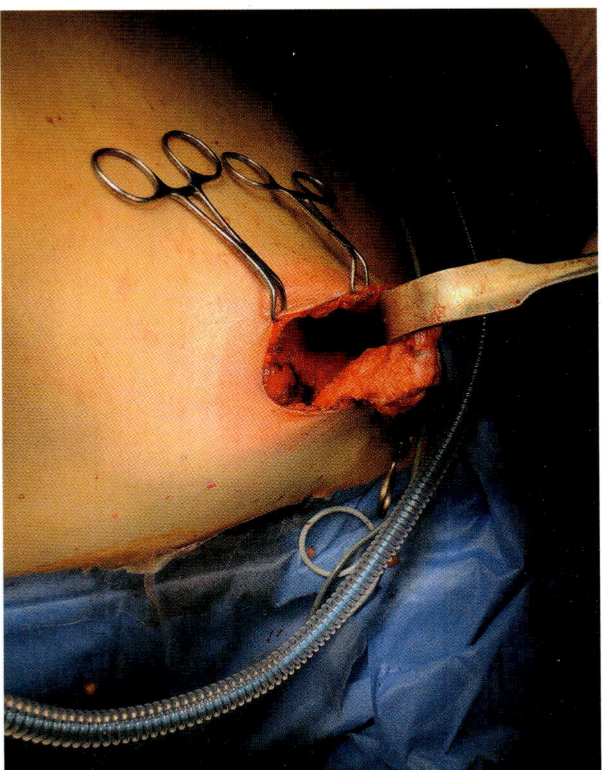

Abb. 6.33 Intraoperativer Situs nach Brustdrüsenentfernung unter Erhalt der Mamille mit kranialer Stielung [M1260]

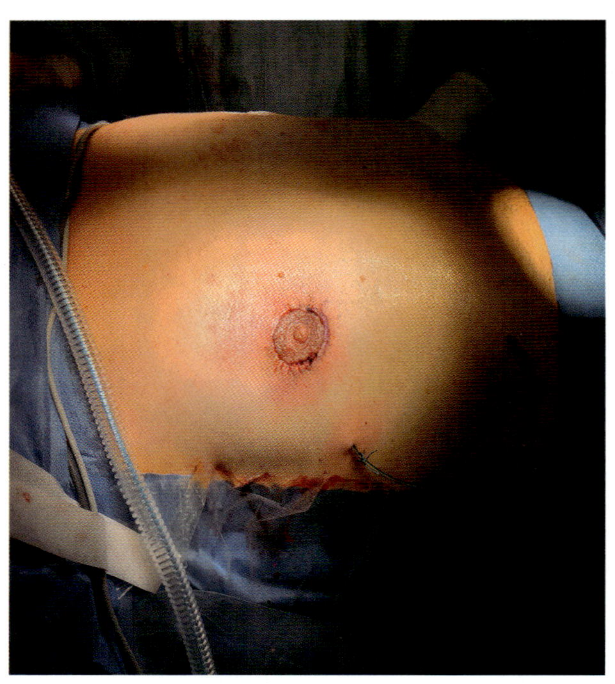

Abb. 6.34 Intraoperatives Endergebnis mit Mamillen-Areolabereich im Niveau des parasternalen Hautmantels [M1260]

TIPP

Die Basis einer guten Behandlung stellt auch hier die Anamnese dar. Ggf. ist auf die Zufuhr bestimmter Medikamente oder Substanzen (**Cave:** Anabolika!), die das Brustdrüsenwachstum fördern, zu verzichten oder es kann ein anderes Präparat verwendet werden.

MERKE

Die Gynäkomastie gilt nicht als eigenständige Erkrankung, sondern als Symptom, das auf eine hormonale Störung hinweisen kann. Je nach Ausprägungszustand sind unterschiedliche Operationsmethoden möglich, ggf. auch bei gering ausgeprägten Formen konservative Methoden zielführend.

CAVE!

In jedem Fall sollte eine Kostenübernahme der Krankenkasse vorliegen, da die Operation derzeit noch nicht im Leistungskatalog des Gynäkologen gelistet ist. Die subcutane Schicht bleibt erhalten, um keine Retraktion des Mamillen-Areolabereichs zu bewirken.

INFO

Es handelt sich bei der Gynäkomastie um eine vergrößerte männliche Brust durch Wachstum des Brustdrüsengewebes, ein- oder beidseitig. Beschwerden bestehen nicht immer. Mitunter kann ein Spannungsgefühl in den Brüsten, Bewegungseinschränkung oder empfindliche Brustwarzen auftreten. Eine echte Gynäkomastie (Gynaecomastia vera) ist von einer Pseudogynäkomastie oder Lipomastie, die durch eine vermehrte Bildung von Fettgewebe geprägt ist, abzugrenzen.

6.6.4 Postoperatives Ergebnis

➤ Abb. 6.35

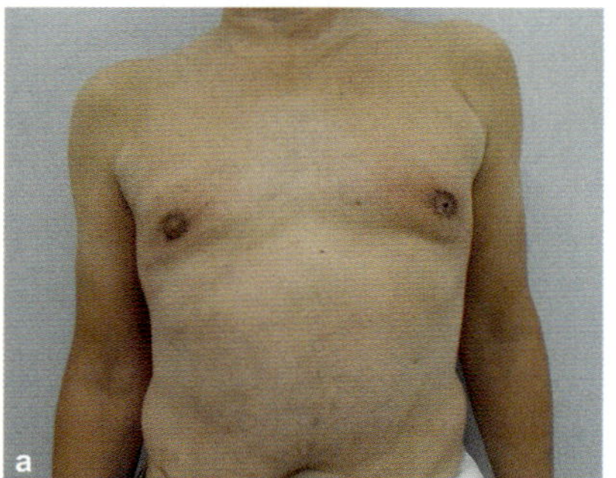

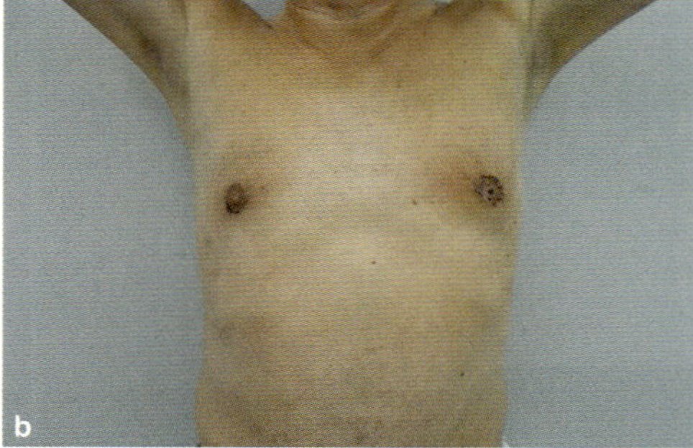

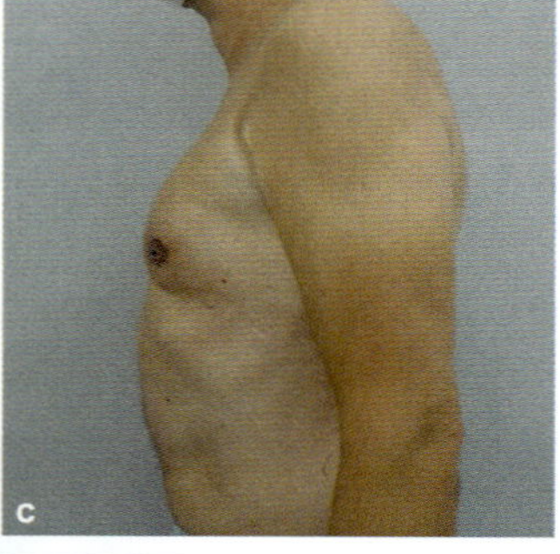

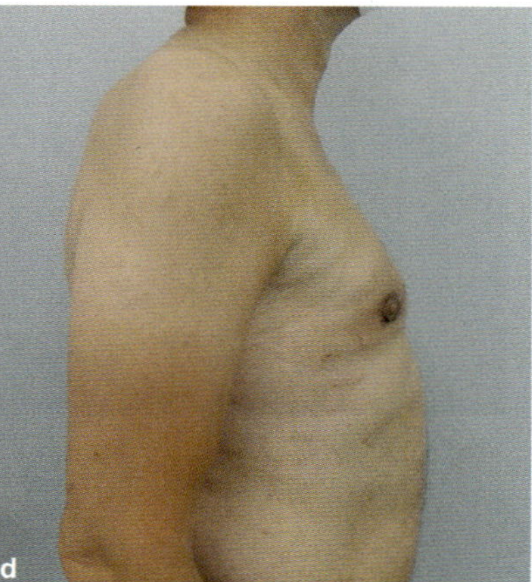

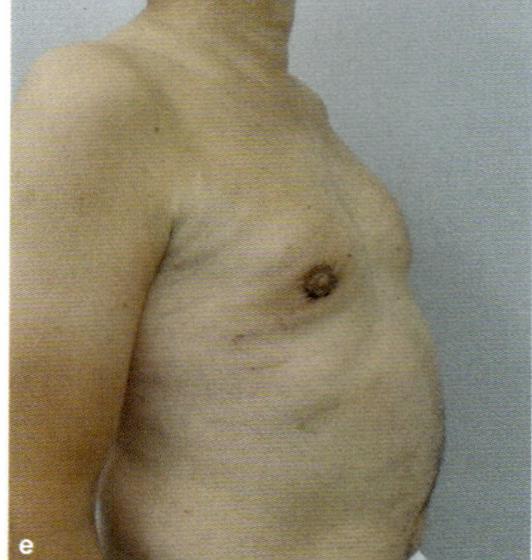

Abb. 6.35 Kontrolle 13 Tage postoperativ [M1260]

6.7 Mastopexie beim Mann

Vesna Bjelic-Radisic

Fallbeispiel

- 31-jähriger Mann
- Wunsch nach Mastopexie im Sinne einer Korrektur-Operation bei Z. n. Gewichtsabnahme (40 kg in 4 Monaten)
- es liegen keine Vorerkrankungen vor
  Der Untersuchungsbefund ergab ptotische asymmetrische Brüste (Mamma virilis), links > rechts bei deutlichem Hautüberschuss und im Zustand nach ausgeprägter Gewichtsabnahme.

6.7.1 Hintergrundinformation

Die Prävalenz des Übergewichts steigt kontinuierlich und stellt eines der größten gesundheitlichen Probleme dar. Die Implikationen des Übergewichts auf die Gesundheit sind in der Literatur gut dokumentiert. Um gesundheitliche Probleme als Folge des Übergewichts zu reduzieren, versuchen viele Menschen das Gewicht durch eine bariatrische Chirurgie oder durch Diäten und Sport zu verlieren. Als Folge des Gewichtsverlusts bleibt überschüssige Haut und subkutanes Gewebe in verschiedenen Regionen des Körpers übrig. Die Korrektur der in diesem Zusammenhang auftretenden Brustdeformitäten hat eine hohe Priorität in der Wiederherstellung des Körperbildes.

Dieses Problem trifft nicht nur Frauen, sondern auch die Männer.

6.7.2 Präoperativer Befund

➢ Abb. 6.36

Diagnostik

Die Brustsonografie zeigte ein homogenes Drüsenparenchym ohne Herdbefunde bds.

Empfehlung: Zur Behebung des Hautüberschusses wurde eine zentrale Mastopexie indiziert. Aufgrund der deutlichen Dominanz von Drüsen- gegenüber Fettgewebe wurde keine Liposuktion empfohlen.

6.7.3 Operatives Vorgehen

Anzeichnung

➢ Abb. 6.37

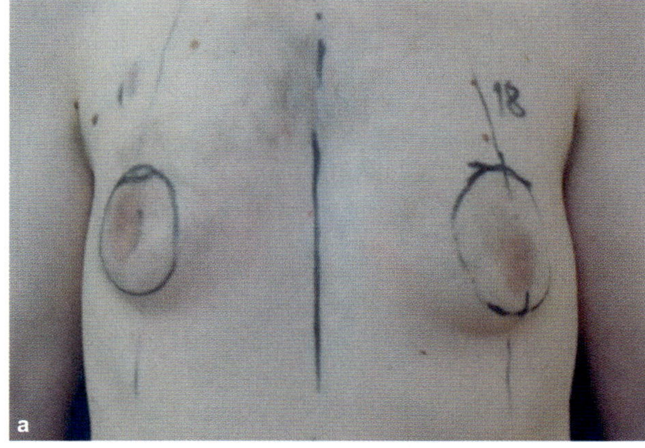

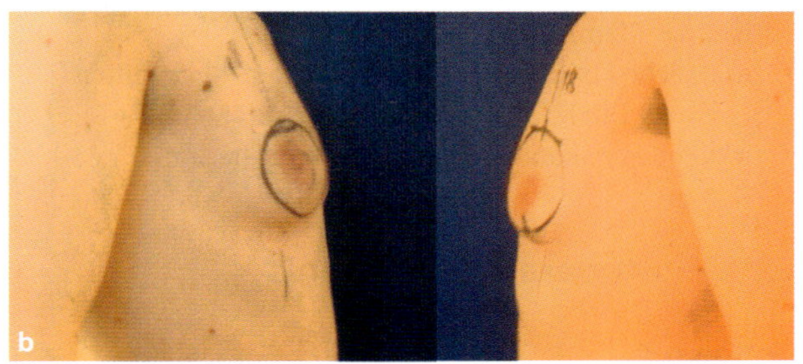

Abb. 6.36 Präoperative Fotodokumentation
Beachte die Asymmetrie und deutlich tiefere Umschlagfalte links. Die „neue" Position des NAC wurde im Abstand von 18 cm zum Jugulum festgelegt. [M1269]

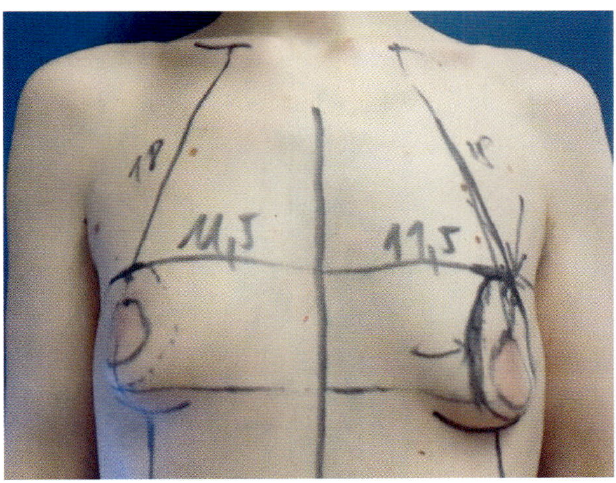

Abb. 6.37 Präoperative Anzeichnung am stehenden Patienten
Lateralisierte Position des NAC mit konsekutiver an die Situation angepasster Seiten-differenter Anzeichnung der periareolären Schnittfigur zum Ausgleich der Asymmetrie. [M1269]

6

Operationsschritte

- Deepithelialisierung der Haut im Periareolarbereich
- Die Inzision der deepitelialisierten Dermis erfolgt zwischen 2 und 10 Uhr, mit ca. 1 cm Abstand zur Areola und peripheren Hautrand, um die Vaskularisation des Areolabereichs und der umgebenden Haut nicht zu beeinträchtigen.
- Die subkutane Dissektion des Brustdrüsengewebes erfolgt unter Beibehaltung der Hautvaskularisation.
- Fixierung der Areola bei 12 Uhr, ca. 5 mm entfernt vom Rand
- Einbringung der Round Block Cerclage Naht
- Anlage der diametralen U-Naht, um eine gleichmäßige Naht der Mamille zu gewährleisten
- zusätzliche Fixierung der Areola mit den 4 Ecknähten (12, 3, 6 und 9 Uhr)
- zirkuläre Intrakutannaht um die Areola herum

6.7.4 Postoperatives Ergebnis

➤ Abb. 6.38

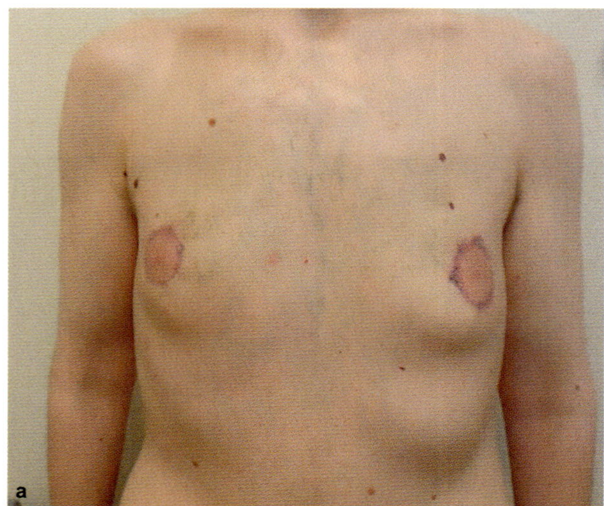

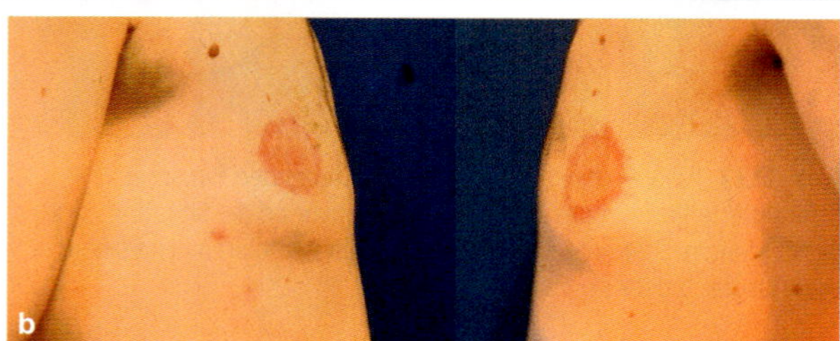

Abb. 6.38 Postoperatives Ergebnis
Darstellung des Ergebnisses 4 Wochen postoperativ [M1269]

TIPP
Die Cerclage Naht mit Mersilene 2.0 ermöglicht die gleichmäßige Einnaht der Arola bei gleichzeitiger Form- und Positionsstabilisierung.

MERKE
Die angestrebte Distanz von Jugulum bis zum NAC liegt bei Männern bei ca. 18 cm. Im Vergleich zu Frauen ist der NAC stärker lateral positioniert.
Je nach Befund kommt als präferierte Methode die Mastopexie mit Reduktion von Gewebe und überschüssigem Hautmantel im Sinne eines perimamillären Liftings in Frage, da ein inverser T-Schnitt bei Männern aufgrund der meist gut einsehbaren Submammärfalte und damit direktem Blick auf Schnittführung und Narben idealerweise vermieden werden sollte.

CAVE!
Die Positionierung des NAC (auf anatomische Höhe von ca. 18 cm vom Jugulum aus) durch eine zentrale Mastopexie kann zur Verbreiterung des NAC führen.

INFO
Die Methode der zentralen Mastopexie mit perimamillärer Liftingsfigur ist besonders bei geringem bis mittlerem Hautüberschuss geeignet.

LITERATUR

6.1 Wissenschaftlicher Überblick: Brustdeformitäten

Ribeiro R. C., Saltz R., Mangles M. G. M., Koch H. Clinical and Radiographic Poland Syndrome Classification: A Proposal. Aesthetic Surg. J. 2009;29:494–504.

6.3 Augmentation bei Mikromastie

Kuner R P. Ästhetische Mammaaugmentationsplastik mit Silikonimplantaten Teil 1: Update 2015-Was hat sich bewährt J Ästhet Chir 2015:8:57–67 DOI https://doi.org/10.1007/s12631-015-0006-3 online publiziert: 23 April 2015 Springer-Verlag Berlin Heidelberg 2015.

6.5 Wissenschaftlicher Überblick: Gynäkomastie

S1 Leitlinie Gynäkomastie im Erwachsenenalter, AWMF Registernummer 013-039, 2017

Mieritz MG, RakêtLL, Hagen CP, Nielsen JE, Talman MM, Petersen JH, Sommer SH, Main KM, Jørgensen N, Juul A. A Longitudinal Study of Growth, Sex Steroids, and IGF-1 in Boys With Physiological Gynecomastia. J Clin Endocrinol Metab 2015; 100(10), 3752–3759. doi.org/10.1210/jc.2015–2836

Fukami M, Shozu M, Ogata T. Molecular Bases and Phenotypic Determinants of Aromatase Excess Syndrome. J Clin Endocrinol Metab, 2015; 100: 3752–3759. doi:https://doi.org/10.1155/2012/584807

GYNÄKOMASTIE DURCH ARZNEIMITTEL – arznei telegramm (arznei-telegramm.de), abgerufen 27.02.2022

KAPITEL

7 Komplikationsmanagement

7.1 Wissenschaftlicher Überblick: Komplikationsmanagement in der Rekonstruktion mit Implantaten

Mariella Schneider, Nina Ditsch

In der rekonstruktiven Brustchirurgie treten die meisten postoperativen Komplikationen früh und damit innerhalb weniger Wochen auf. Hierzu gehören v. a. Infektionen, Serome, Hämatome und Wunddehiszenzen. Es gibt aber auch Spätkomplikationen nach Monaten bis Jahren, z. B. Kapselfibrosen (➤ Kap. 7.2), Hautnekrosen, Implantatruptur oder -dislokation.

Risikofaktoren für Komplikationen sind u. a.:

- Präadipositas (≥25 BMI <30 kg/m^2)
- Adipositas (BMI ≥30 kg/m^2)
- Größe und Gewicht des Resektats
- Texturierung und Gewicht des Implantats
- Verwendung von azellulärer dermaler Matrix (ADM)
- Nikotinabusus
- Alter (>50. Lj.)
- Vorerkrankungen wie Diabetes mellitus, arterielle Hypertonie, Hypercholesterinämie
- Immunsuppression
- Radio- und Chemotherapie
- Bestimmte operative Verfahren, v. a. im Bereich der Rekonstruktion z. B. mit Implantaten

(Ooi & Song, 2016; Alderman et al., 2014)

Zur Komplikationsreduktion und im Optimalfall zur Komplikationsvermeidung sind neben einer genauen Stratifizierung der individuellen Risiken und der Risiken einer bestimmten Methodik der Brustrekonstruktion eine adäquate Prävention und ein Management der Komplikationen bedeutsam.

Serom

Serome treten mit einer **Inzidenz** von 3–85 % nach Mastektomie und von 0,2–20 % nach prothetischer Brustrekonstruktion auf und sind mit Schmerzen, Infektionen, Wunddehiszenzen und Hautnekrosen, wiederholten Aspirationen oder chirurgischen Interventionen assoziiert (de Rooij et al., 2021; Jordan et al., 2016; Nahabedian, 2019). Serome gehen mit einem 4-fach erhöhten Risiko für Infektionen und einem bis zu 7-fach erhöhten Risiko der Explantation des Implantats einher (Nahabedian, 2019). Sie entstehen entweder früh (innerhalb des ersten postoperativen Jahres) oder spät (mehr als ein Jahr postoperativ) (Nahabedian, 2019). Mit der Ausbildung eines Seroms stehen in Zusammenhang:

- Durchführung einer Mastektomie
- Anzahl der entfernten Lymphknoten
- Lymphknotendissektion
- Operationsdauer
- Alter
- Tumorstadium
- neoadjuvante Chemotherapie

(Ebner et al., 2018)

Späte Serome werden durch texturierte Implantate begünstigt, während die Bildung eines frühen Seroms eher nicht mit den Oberflächeneigenschaften zu korrelieren scheint (Nahabedian, 2019). Späte Serome bei texturierten Implantaten können auch in Assoziation mit dem BIA-ALCL (Brustimplantat-assoziiertes anaplastisches großzelliges Lymphom) auftreten (Nahabedian, 2019).

Als potenziell **ursächlich** gelten:

- ein hypovaskularisiertes Milieu, das die Beeinträchtigung der Wundheilung und die Anfälligkeit für eine Infektion begünstigt (Jordan et al., 2016)
- das chirurgische Trauma, das in einem Gewebeschaden, zerstörten Lymphgefäßen, unsichtbaren Zelltrümmern und fetthaltigen Ablagerungen und der Bildung eines geometrischen Totraumkomplexes mündet (Jordan et al., 2016)

Zur **primären Prävention** von Seromen dienen geschlossene Saugdrainagen, die nach ≤30 ml Fördermenge über 24 h an zwei aufeinanderfolgenden Tagen entfernt werden sollten (Jordan et al., 2016). Die Bildung eines Seroms und dessen Volumen kann durch adäquates Zuschneiden der Hautlappen, Fixieren der Hautlappen mit Nähten, z. B. durch „*quilting suture*", „*fascia suture*"-Technik, Ultraschalldissektoren (z. B. *Harmonic scalpel, Thunderbeat*), autologen Fibrinkleber, Drainagen und Kompressionsverbände oder angepasste BHs reduziert werden (de Rooij et al., 2021; Jordan et al., 2016; Cong et al., 2020; Faisal et al., 2018; Lee et al., 2020; Gambardella et al., 2019; Morarasu et al., 2022; Faisal et al., 2021). Zur **Diagnostik** dienen Sonografie und selten auch die MRT. Bei klinisch nachgewiesenen Seromen sollte eine prophylaktische orale Antibiose verordnet werden, um das Risiko einer Superinfektion zu reduzieren (Jordan et al., 2016). Frühe Serome mit geringen Volumina innerhalb der frühen postoperativen Phase können konservativ mittels antibiotischer **Therapie** und Abwarten der Eigen-Resorption therapiert werden (Nahabedian, 2019). Für größere Volumina in der frühen perioperativen Phase eignen sich sonografisch gesteuerte Feinnadelpunktionen oder die operative erneute Einlage einer Drainage (Nahabedian, 2019). Seromflüssigkeit sollte zur mikrobiologischen und zytologischen Diagnostik versandt werden (Nahabedian, 2019). Insbesondere ist eine Abklärung später Serome außerhalb der perioperativen Phase mittels Aspiration und Zytologie relevant, um ein BI-ALCL (➤ Kap. 3.2) auszuschließen (Nahabedian, 2019). Durch Unterdruck-Wundtherapie kann die Seromrate reduziert werden (Cagney et al., 2020). Bei rezidivierenden Seromen, superinfizierten Seromen und periprothetischen Infektionen, die nicht auf eine intravenöse Antibiose ansprechen, müssen eine operative Revision und ggf. eine Kapsulektomie sowie ein Wechsel, z. B. zu glatten Implantaten oder u.U. sogar eine Explantation des Implantates erfolgen (Jordan et al., 2016).

Hämatom

Die **Inzidenz** von Hämatomen nach Brustrekonstruktionen und Revisionsoperationen ist im Vergleich zu denjenigen nach Brustaugmentationen höher (Handel et al., 2006). *Frühe Hämatome* treten in 2–10,3 % nach Implantateinlage in den ersten 12–48 h postoperativ auf und werden meist durch Traumen, medikamenteninduzierte Koagulopathien (Kortikosteroide, Antikoagulanzien) und inadäquate Hämostase verursacht (Grippaudo et al., 2013). *Späte Hämatome* sind selten und treten meist nach mehr als 6 Monate postoperativ auf (Grippaudo et al., 2013). **Ursächlich** sind Kapselkontrakturen, Mikrofrakturen, perikapsuläre Gefäßläsionen, Inflammation und erhöhte Kapillarpermeabilität. Begünstigt werden diese durch texturierte oder Polyurethan-überzogene Implantate, größere Implantatvolumina sowie Koagulopathien, Thrombozytopenien und Traumen (Grippaudo et al., 2013). Hämatome manifestieren sich durch Brustschmerzen, Schwellung, Hautverfärbung, Brustasymmetrie und Druckdolenz (Grippaudo et al., 2013). Zur **Diagnostik** werden Sonografie, ggf. MRT, sonografisch gesteuerte Punktionen mit konsekutiver Zytologie eingesetzt (Grippaudo et al., 2013). Alternativ zur operativen Revision können größere Hämatome durch ultraschallgesteuerte Vakuum-assistierte Punktion entlastet werden (Almasarweh et al., 2020). Bei ausgedehnten Hämatomen ist eine operative Revision mit Hämatomausräumung, ggf. Kapsulektomie und Implantatwechsel, ggf. zu glatten Implantaten, notwendig (Grippaudo et al., 2013).

Infektion

Die **Inzidenz** von Infektionen nach Brustchirurgie variiert zwischen 1–43 % und ist insgesamt nach Brustrekonstruktion und Revisionsoperationen im Vergleich zur Brustaugmentation höher (Ooi & Song, 2016; Nahabedian, 2019; Rubino et al., 2014). Implantatinfektionen führen in 1,5–8 % zu operativen Revisionen und Explantationen (Cohen et al., 2015). Neben allgemeinen **Risikofaktoren** können therapiebedingte Komplikationen ausschlaggebend sein, z. B. die Verwendung azellulärer dermaler Matrices (ADM), Implantat-/Expandergröße sowie v. a. Serome und Hämatome, Hautnekrosen, Traumen und Nippelpiercings, die gehäuft zu sekundären Infektionen des Implantats führen (Ooi & Song, 2016; Nahabedian, 2019; Rubino et al., 2014; Cohen et al., 2015). Die meisten **Implantatinfektionen** werden durch grampositive Bakterien wie Koagulase-negative Staphylokokken, Staphylococcus aureus, Cutibacterium-Spezies und Streptokokken verursacht, seltener durch gramnegative Bakterien wie Pseudomonaden, Peptostreptokokken, Serratia marcescens, Mykobakterien, Enterokokken, E. coli und Pilze (Ooi & Song, 2016; Rubino et al., 2014; Cohen et al., 2015). Es wird zwischen *frühen* (≤ 30 Tage postoperativ) *und späten Infektionen* (> 30 Tage postoperativ) unterschieden (Nahabedian, 2019). Die Infektionsrate ist bei Sofortrekonstruktion mit Implantaten im Vergleich zur zweizeitigen Rekonstruktion mit Expandern 2-fach erhöht (Nahabedian, 2019).

Eine Infektion manifestiert sich typischerweise durch Erythem, Ödem, Schwellung, Überwärmung, Schmerzen, Deformierung, Wunddehiszenz, ggf. Fieber, eitrige Sekretion und Leukozytose (Nahabedian, 2019; Rubino et al., 2014). Hierbei ist das toxische Schocksyndrom (TSS) zu beachten, das durch Bakterientoxine von S. aureus und S. pyogenes verursacht wird und sich innerhalb von 12–24 h nach Implantateinlage mit Fieber >38,9 °C, Hypotension, makulärer Erythrodermie, Übelkeit, Erbrechen, Diarrhoe, Myalgien, Lethargie und RDS, Koagulopathie und Multiorganversagen manifestieren kann und eine sofortige Explantation des Implantats sowie eine intravenöse antibiotische Therapie erfordert (Rubino et al., 2014).

Späte postoperative Infektionen resultieren durch Bakteriämie und sekundäre Kolonisierung des Implantats. Sie werden insbesondere durch grampositive und gramnegative Bakterien, meist durch Koagulase-negative Staphylokokken und Propionibacterium acnes, verursacht und offenbaren sich durch verzögerte Wundheilung, Brustschmerzen, erythematöse, überwärmte und gedehnte Haut, ggf. Seromentwicklung, Dislokation der Prothese, Fatigue, Unwohlsein und Kapselfibrosen (Rubino et al., 2014). Es ist wichtig, zwischen oberflächlichen und tiefen Infektionen zu differenzieren (Nahabedian, 2019). Die **Diagnostik** erfolgt durch Sonografie zur Detektion eines Seroms oder Hämatoms, sonografisch gesteuerte Punktion, Abstrich, Bakterienkultur, Antibiogramm, Blutkultur, Zytologie und Immunhistochemie bei unklaren Fällen zum Ausschluss eines Brustimplantat-assoziierten anaplastischen großzelligen Lymphoms (BIA-ALCL) (Rubino et al., 2014).

Die **Behandlung** bei milden Infektionen erfolgt nach Abstrichentnahme und mikrobiologischer Kultur zunächst durch empirische antibiotische Therapie mit Vancomycin und Breispektrum-Cephalosporinen oder -Penicillinen und bei positiver Bakterienkultur über antibiotische Therapie nach Antibiogramm für 10–14 Tage oral (Rubino et al., 2014). Bei negativer Bakterienkultur sollte die empirische antibiotische Therapie für 10–14 Tage verabreicht und eine Kultur auf atypische Mykobakterien angelegt werden (Rubino et al., 2014). Persistierende milde Infektionen, schwere oder systemische Infektionen erfordern den zügigen Einsatz einer intravenösen antibiotischen Therapie nach Antibiogramm für 10–14 Tage, eine operative Revision, insbesondere bei ausbleibender Regredienz innerhalb von 24–48 h nach intravenöser Antibiose, eine gezielte Abstrichentnahme und Bakterienkultur (Ooi & Song, 2016; Nahabedian, 2019).

Möglicherweise ist nur eine operative Sanierung mit einem Débridement, einer Kapsulektomie, Pocket-Kürettage und Wundspülung mit antiseptischer Lösung und ein Austausch mit Logenwechsel des Implantats zielführend (Ooi & Song, 2016; Nahabedian, 2019; Sue et al., 2017). Im Vergleich zu alten Verfahren ist mittlerweile der sofortige Wechsel auf ein neues Implantat in den meisten Fällen möglich. Das Risiko einer postoperativen Infektion wird durch die Gabe einer perioperativen intravenösen antibiotischen Prophylaxe single dose von Cephalosporinen der ersten oder zweiten Generation 30–60 min vor Hautinzision reduziert, bei Operationszeiten über 3 h sollte eine zusätzliche intraoperative Gabe erfolgen (Ooi & Song, 2016; Rubino et al., 2014). Operationen mit Implantat- bzw. Expanderanlage sollten eine antibiotische Prophylaxe intraoperativ und erweitert über 24 h nach sich ziehen (Ooi & Song, 2016). Bei Allergien gegen Betalaktam-Antibiotika kann Clindamycin oder Cotrimoxazol, bei MRSA-Trägern sollte Vancomycin perioperativ intravenös verabreicht werden (Ooi & Song, 2016; Rubino et al., 2014).

Zudem wird das Risiko einer perioperativen Infektion durch steriles Abwaschen des OP-Gebietes mit 95–100%-igen alkoholischen Lösungen wie Chlorhexidin oder Povidon-Iod, sterile Abdeckungen, Abkleben des Mamillen-Areola-Komplex und der Wundränder, Handschuhwechsel vor Einlage eines Implantats, kurzen Operationszeiten, atraumatisches Vorgehen, Begrenzung des Füllvolumens eines Expanders auf <300 ml, Hautverschluss mit resorbierbaren monofilen Fäden sowie zügige Entfernung eingelegter Drainagen (spätestens nach 21 Tagen) minimiert (Ooi & Song, 2016; Sue et al., 2017).

Wunddehiszenz und Hautnekrose

Die **Inzidenz** von Wunddehiszenzen bei der Implantat-basierten Brustrekonstruktion nach Mastektomie beträgt 3,8–7 % (Rudolph et al., 2019; Inbal et al., 2017). Adipositas potenziert insbesondere das Risiko für Wunddehiszenzen um das 2,51-fache, pro 100 g Brustgewebe resultiert eine 18%-ige Risikoerhöhung für Komplikationen, die Revisionen erfordern (Inbal et al., 2017; Panayi et al., 2018). Die Inzidenz für Hautnekrosen variiert zwischen 0–8 % und das Risiko wird durch Nikotinabusus, BMI und Bestrahlung erhöht (Friedrich et al., 2021). Neben allgemeinen **Risikofaktoren** sind für die Entstehung von Wunddehiszenzen und Hautnekrosen auch die Dicke und Länge der verbleibenden Haut, die subdermale Blutversorgung und die Spannung nach Naht maßgeblich (Sue et al., 2017; Inbal et al., 2017). Hautnekrosen nach Mastektomie treten meist 2 Wochen postoperativ auf (Sue et al., 2017). Prädisponierte Stellen für Nekrosen und Wunddehiszenzen sind die Nähte bei Mamillen-erhaltender und hautsparender Mastektomie und die invertierte T-Naht bei Mammareduktionsplastik. Kleine Wunddehiszenzen <2 cm^2 und lokale Nekrosen können mit lokaler Wundversorgung behandelt werden, Defekte >2cm^2 oder sichtbare Implantate ziehen ein Débridement und einen operativen spannungsfreien Verschluss, ggf. aber auch Wechsel oder Entfernung des Implantats bzw. einen Wechsel zur autologen Brustrekonstruktion nach sich (Sue et al., 2017; Rudolph et al., 2019; Thuman et al., 2019). 55 % der <10 cm^2 Nekrosen können ohne operative Sanierung abgetragen werden (Sue et al., 2017). Durch Unterdruck-Wundtherapie (VAC-Therapie) wird die Rate an Wunddehiszenzen und Wundnekrosen reduziert (Cagney et al., 2020).

Implantatruptur

Die Rupturrate von Silikongel-Implantaten nach Brustrekonstruktion ist abhängig vom Hersteller und variiert zwischen 3,8–26,3 % nach 6 bis 10 Jahren (Nahabedian, 2019). **Ursachen** für eine Implantatruptur können iatrogen, z. B. chirurgische Instrumente oder stumpfe Traumen, Kontusionen oder Kompressionen durch starke Kapselkontrakturen sowie Implantatalter sein (Nahabedian, 2019; Handel et al., 2013). Meist bleiben Implantatrupturen unbemerkt, da das kohäsive Silikongel aufgrund seiner viskoelastischen Eigenschaften i. d. R. intrakapsulär verbleibt (Nahabedian, 2019). Bei einer Implantatruptur sollten eine Explantation des defekten Implantats, die Entfernung des Silikongels, ggf. eine Kapsulektomie und eine Implantatneueinlage erfolgen (Nahabedian, 2019; Handel et al., 2013).

Implantatdislokation

Die **Inzidenz** für eine Implantatdislokation beträgt bis zu ca. 5 % (Stevens et al., 2018). Das Risiko für eine Dislokation des Implantats steigt durch präpektorale Implantation von runden, glatten, hoch kohäsiven Silikongel-Implantaten, wobei eine Stabilisierung durch den Einsatz von Netzen oder ADM erreicht wird. Durch bimanuelle Manipulation kann ein disloziertes Implantat teilweise in die ursprüngliche Position gebracht werden (Nahabedian, 2019). Gelingt dies nicht, ist die Kapsulorrhaphie, ein Wechsel zu größeren, kohäsiveren oder texturierten Implantaten oder zu weniger kohäsiven oder profilierten Silikonimplantaten möglich (Nahabedian, 2019). Geringer profilierte, kohäsive, runde, glatte Silikongel-Implantate scheinen weniger zu Lageänderungen zu neigen (Nahabedian, 2019).

Zusammenfassung

Zur Risikoreduktion von Komplikationen bei der Brustchirurgie sollte eine Einschätzung des individuellen Risikos anhand von Anamnese und körperlichen Merkmalen erfolgen, um das für die jeweilige Patientin am besten geeignete Operationsverfahren zu empfehlen und im *informed consent* eine optimale Entscheidung treffen zu können. Eine Aufklärung über die Vor- und Nachteile der jeweiligen Operationsmethode stellt die Basis der operativen Planung dar und trägt nachweislich zu einer höheren Zufriedenheit der Patientin bei (Ditsch et al., 2013; Langewitz, 2012).

7.2 Wissenschaftlicher Überblick: Kapselfibrose

Maggie Banys-Paluchowski

Als **Kapselfibrose** (engl.: *capsular contracture,* ➤ Abb. 7.1, ➤ Abb. 7.2, ➤ Abb. 7.3) wird eine harte **Verdickung** der die Prothese umgebenden Bindegewebskapsel bezeichnet. In Abhängigkeit der Ausprägung geht sie mit Schmerzen, Spannungsgefühl, Veränderung der Brustform und Dislokation des Implantates einher. Sie stellt mit einer Inzidenz von bis zu 50 % die **häufigste langfristige Komplikation** in der Implantatchirurgie dar und ist gleichzeitig die Hauptursache für operative Revisionen.

Kapselfibrosen treten häufiger nach Brustrekonstruktion und Revisionsoperationen als nach Brustaugmentation auf. Die **Entstehung** von Kapselkontrakturen ist multifaktoriell bedingt (Arbeitsgemeinschaft Gynäkologische Onkologie e. V. 2023; Headon et al. 2015; Malahias et al. 2016; Luvsannyam et al. 2020). **Ursächlich** sind nach derzeitigem Wissensstand überschießende Immunreaktionen auf Fremdkörper sowie bakterielle Infektionen, insbesondere mit Staphylococcus (S.) epidermidis, seltener S. aureus, S. lugdunensis, Klebsiella pneumonia, Candida albicans und die Bildung eines Biofilms, die zu chronischer Inflammation führen. Eine ipsilaterale Bestrahlung gilt als ein wichtiger Risikofaktor.

Die **Inzidenz** von Kapselkontrakturen kann reduziert werden durch:

- inframammäre Inzision
- Verwendung von texturierten oder Polyurethan-überzogenen Implantaten
- atraumatisches Vorgehen
- sorgfältige Hämostase
- weitestgehendes aseptisches Vorgehen unter Verwendung von Brustwarzenabdeckungen und Handschuhwechsel vor der Implantateinlage
- Einsatz von Cephalosporinen der dritten Generation wie Ceftriaxon

Kapselfibrosen werden nach Baker klassifiziert (➤ Tab. 7.1).

Tab. 7.1 Klassifikation nach Baker

Baker I	eine weiche Kapsel umgibt das Brustimplantat, palpatorisch ist keine Veränderung feststellbar
Baker II	das Bindegewebe ist leicht verhärtet, es treten leichte Spannungsgefühle auf
Baker III	das Bindegewebe ist mäßig verhärtet, klinisch ist eine beginnende Implantatverformung feststellbar
Baker IV	das Bindegewebe um das Brustimplantat ist geschrumpft, klinisch treten offensichtliche Verformungen der Brust auf, die von starken Schmerzen begleitet sind

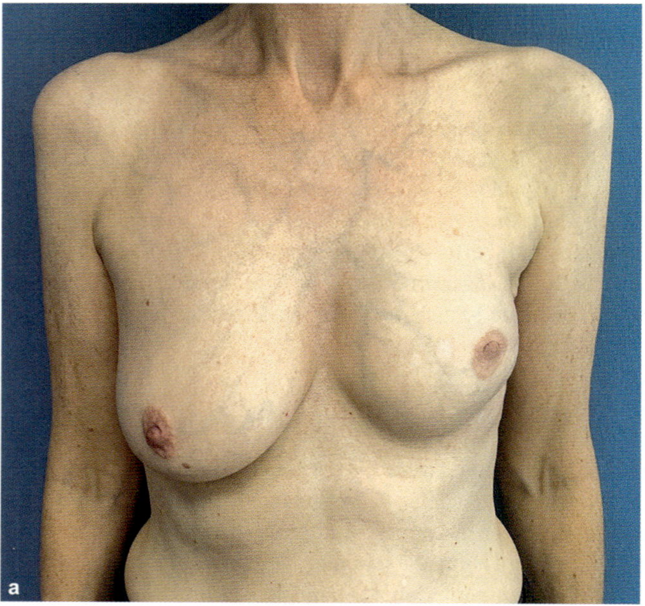

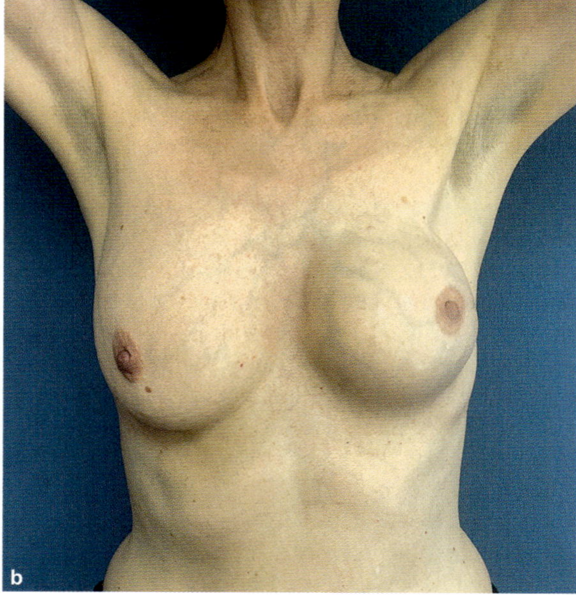

Abb. 7.1 Beispiel einer symptomatischen Kapselfibrose Baker Grad IV mit starker Verformung der linken Brust 7 Jahre nach einer mamillensparenden Mastektomie mit Implantatrekonstruktion [M1103]

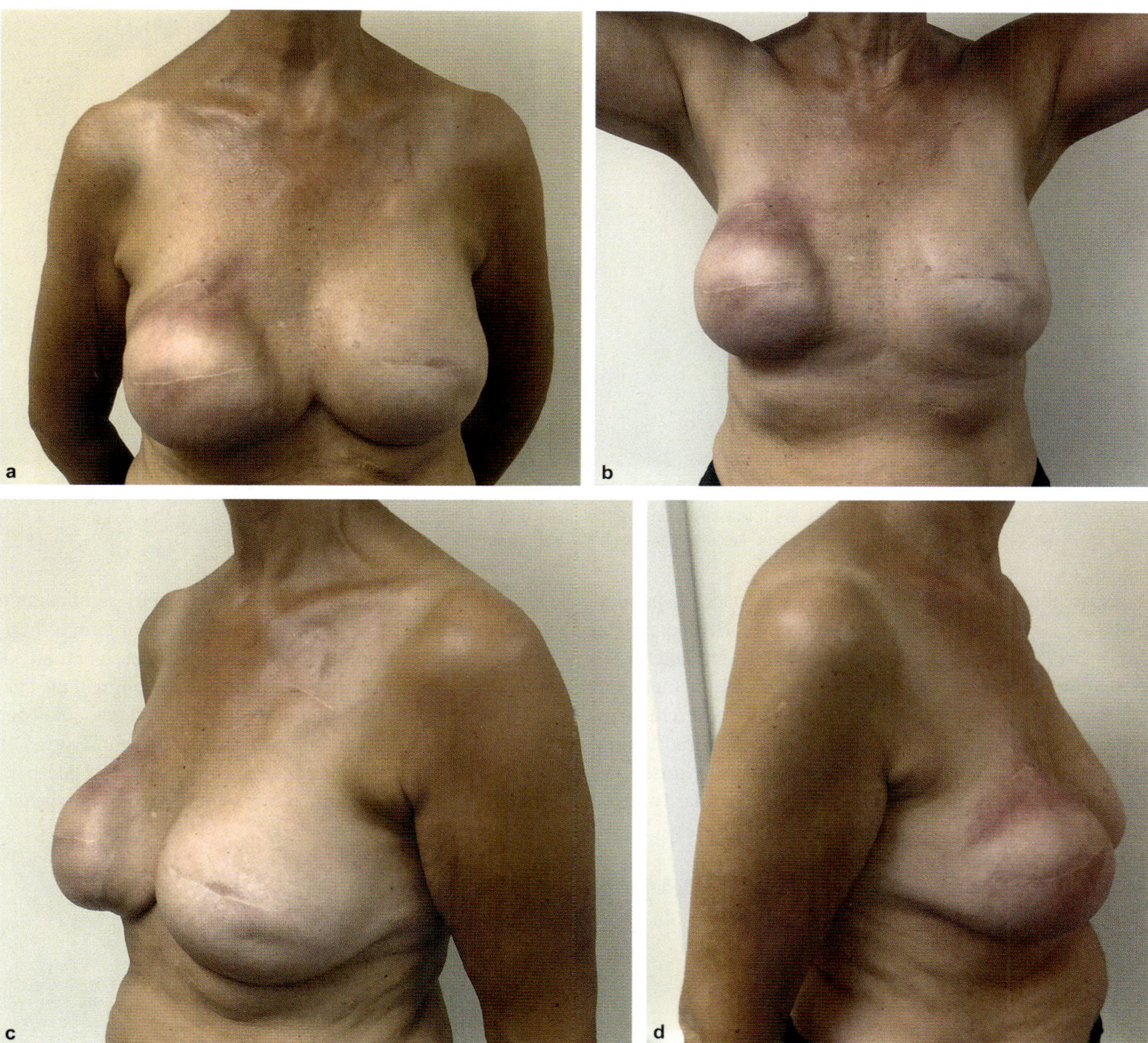

Abb. 7.2 Fortgeschrittene Kapselfibrose der rechten Mamma 4 Jahre nach hautsparender Mastektomie mit Implantatrekonstruktion bds. Rechts erfolgte eine Radiatio. Sichtbar ist die Lateralisierung des Implantates und Rötung im Rahmen einer chronischen Radiodermatitis. [M1103]

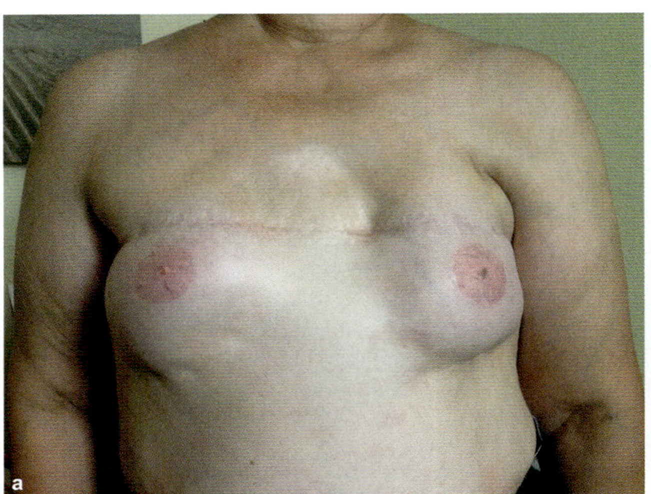

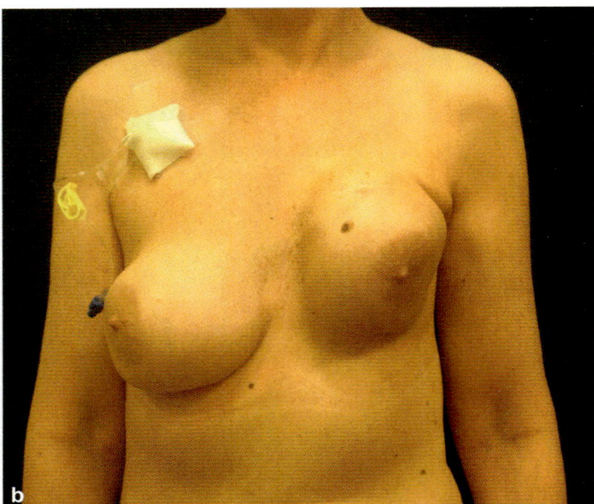

Abb. 7.3 Beispiele einer beidseitigen fortgeschrittenen Kapselfibrose [M1103]
a) 30 Jahre nach einer sekundären Expander-zu-Implantat-Rekonstruktion (kein Implantatwechsel seit der Operation)
b) 42 Jahre nach einer Implantataugmentation bds.; keine Mammakarzinomanamnese

Kapselfibrosen Grad III/IV entstehen nach Expander- bzw. Implantatrekonstruktionen mit einer Häufigkeit von 10,3–15,8 %. Sie treten in mehr als der Hälfte der Fälle in den ersten zwei Jahren postoperativ auf, wobei die Inzidenz mit zunehmender Dauer der Tragezeit zunimmt. Die **chirurgische Behandlung** ist bei Kapselfibrosen Baker Grad III und IV und als individuelle Entscheidung je nach Wunsch der Patientin auch bei Grad II indiziert. Als Goldstandard dienen:

- offene Kapsulotomie oder Kapsulektomie
- Implantatwechsel mit Lagekorrektur
- Explantation ohne Ersatz bzw. Umstellung auf Eigengewebe

Die chirurgische Behandlung ist mit einem signifikanten Rezidivrisiko in 25 % im ersten postoperativen Jahr verbunden. Die mittlere Zeit bis zum Implantataustausch beträgt 3,4 Jahre. Als potenziell **alternative Methoden** kommen die Formierung eines submuskulären Neopocket und ggf. autologer Fetttransfer mittels Lipofilling oder Fat grafting in Frage. Die Kombination mit azellulärer dermaler Matrix (ADM) bzw. synthetischem Netz kann das Kapselfibroserisiko möglicherweise reduzieren.

7.3 Kapselfibrose

Melitta B. Köpke, Nina Ditsch

Fallbeispiel

- 71-jährige Patientin
- Z. n. Implantateinlage aus rein ästhetischen Gründen vor 34 Jahren
- kosmetische Einbußen durch Verhärtung und deutliche Verziehung der Brust bds. bei Kapselfibrose Baker IV
- deutliche Schmerzsymptomatik im Bereich der Mammae bds. seit mehreren Jahren
- Vorstellung aufgrund der Wunde im Bereich der rechtsseitigen Submammärfalte
- freie Implantatruptur bds.

7.3.1 Hintergrundinformation

Bei einem Grad IV einer Kapselfibrose mit deutlicher kosmetischer Einbuße und ausgeprägter Schmerzsymptomatik besteht die klare Indikation zur operativen Sanierung mit Implantatentfernung, bei Patientinnenwunsch ggf. auch Austausch gegen ein neues Implantat. Die Kapselbildung wird verursacht durch den bindegewebigen Umbau und das Auftreten fokaler Kalzifikationen und führt zu einer ausgeprägten Verhärtung mit einer deutlichen Brustverformung. Daher muss nicht nur das Implantat, sondern auch die Kapsel zu einer erfolgversprechenden Sanierung hinsichtlich Kosmetik und v. a. zur Behebung einer Schmerzsymptomatik entfernt werden. Sie wird zur histopathologischen Untersuchung gesandt.

Nachdem meist eine deutliche Ptosis nach Implantat- und Kapselentfernung resultiert, sollte die präoperative Planung individuelle Strategien hinsichtlich einer Straffung/eines Liftings der Brust beinhalten, um ein ästhetisch adäquates Ergebnis erzielen zu können.

7.3.2 Präoperativer Befund

Die Patientin stellt sich mit im Brustbereich beidseitig bestehender Schmerzsymptomatik vor. Seit Jahren bestehen zunehmend kosmetische Einbußen durch Verhärtung und sekundär deutliche Verziehung der Brust beidseits. Es zeigt sich zudem eine livide verfärbte Raumforderung der Submammärfalte rechts. Diese ist zum Zeitpunkt der Vorstellung rupturiert, es entleert sich bräunlich tingierte Flüssigkeit. Die Implantate waren 34 Jahre zuvor bei einer Brust-Augmentation gelegt worden.

Klinische Diagnosestellung einer Kapselfibrose Baker IV. Kapselfibrose Baker IV, mit Implantatruptur und Hautdurchbruch (➤ Abb. 7.4).

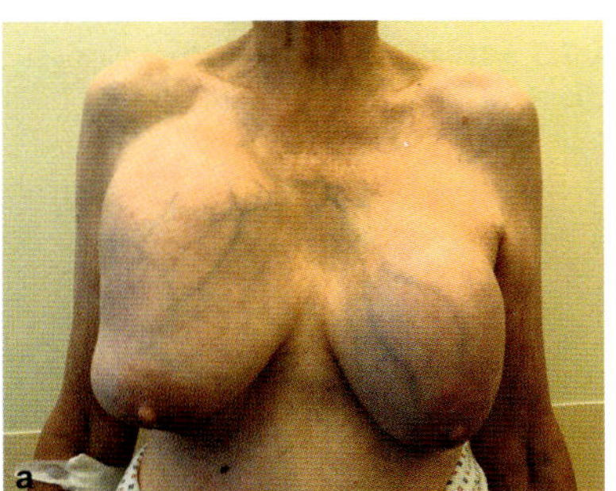

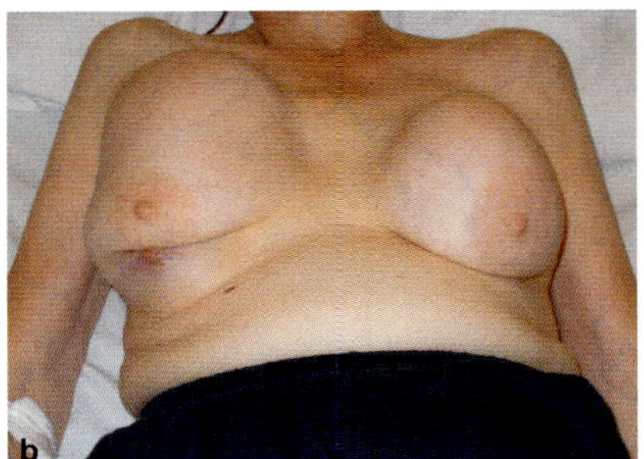

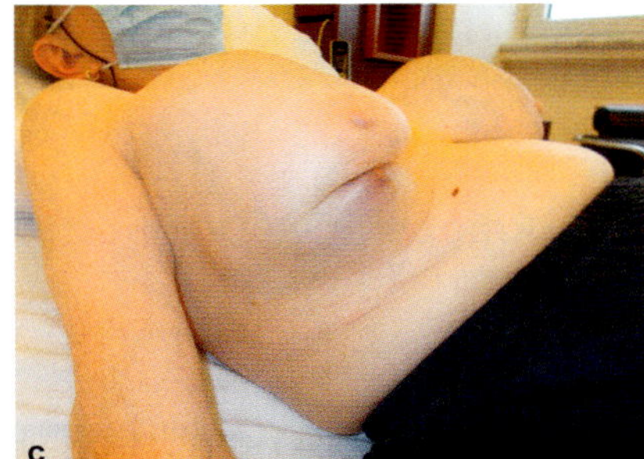

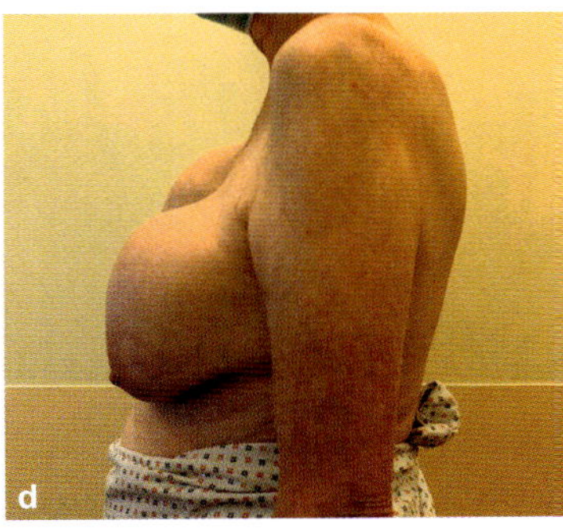

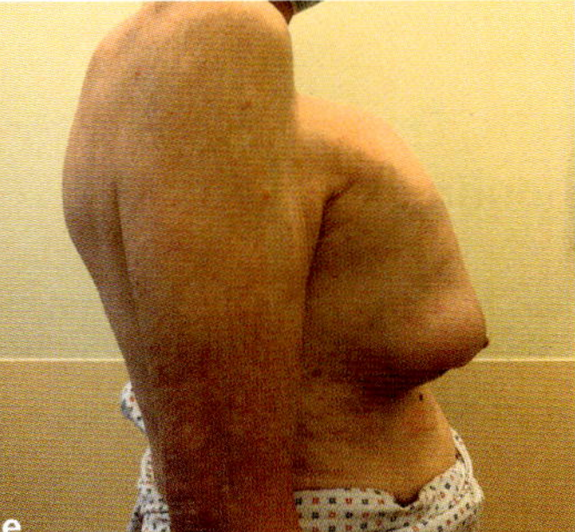

Abb. 7.4 Präoperative Fotodokumentation [M1260]

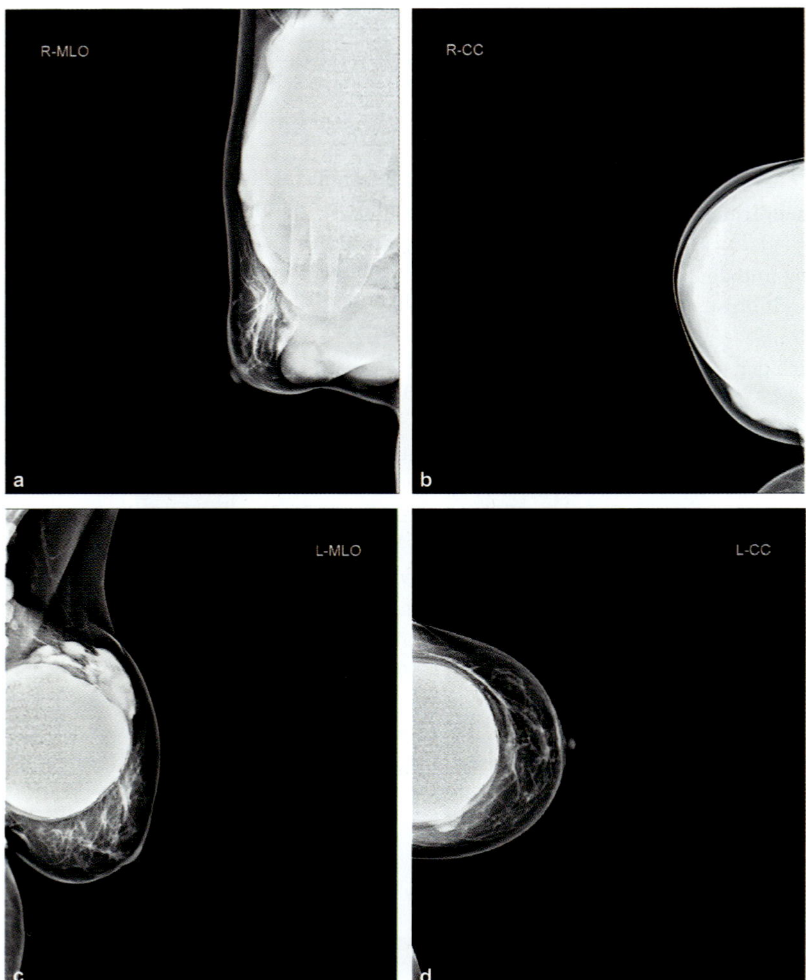

Abb. 7.5 Mammografie mit Darstellung Implantatruptur [M1260]

7.3.3 Präoperative Diagnostik (Bildgebung)

➢ Abb. 7.5
Die Bildgebung bestätigt den Nachweis von frei rupturierten Implantaten bds. Der Befund wird mammografisch als BI-RADS 2 klassifiziert. Zusätzlich besteht der V. a. Silikonome der axillären Lymphknoten bis Level 3.

Präoperative Anzeichnung

Die Patientin wünschte keine Neueinlage von Implantaten, daher wird aufgrund der starken Überdehnung des Hautmantels eine Reduktionsplastik empfohlen (➢ Abb. 7.6).

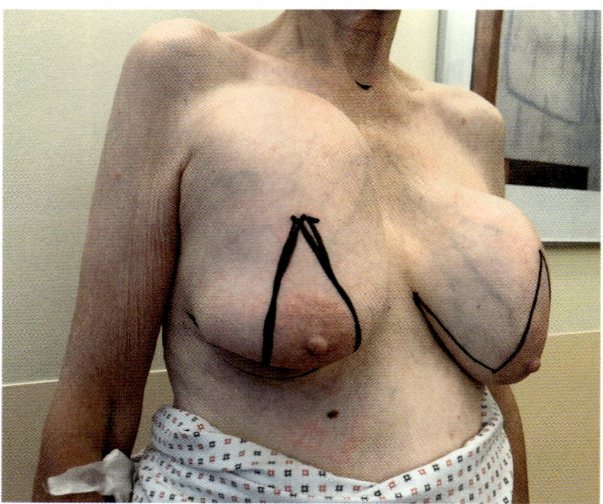

Abb. 7.6 Präoperative Anzeichnung der Reduktionsfigur (cranio-inferiore Stielung) [M1260]

7.3.4 Operatives Vorgehen

Operationsschritte

➢ Abb. 7.7, ➢ Abb. 7.8

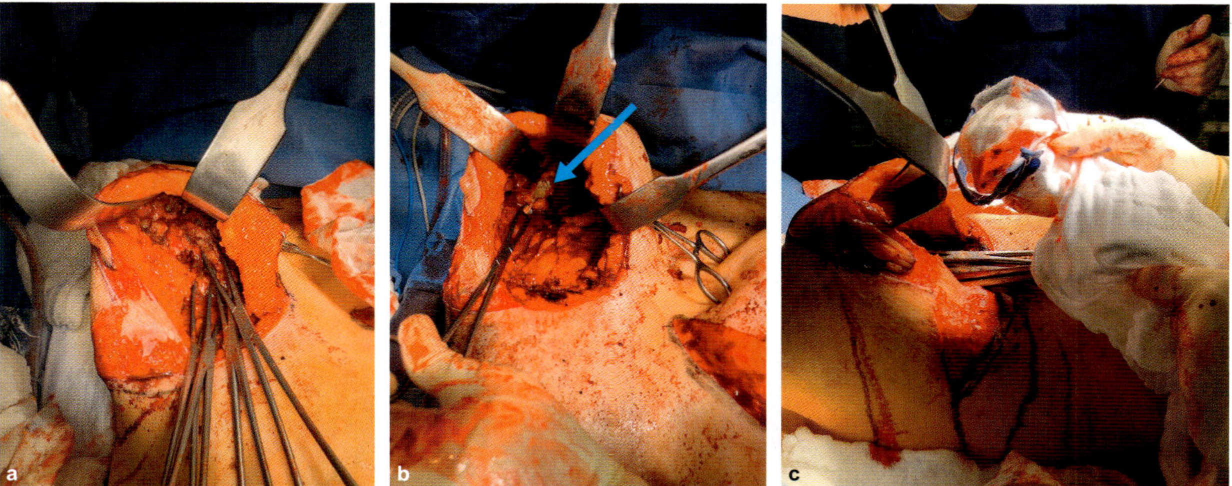

Abb. 7.7 [M1260]
a) Intraoperativer Situs vor Kapselentfernung
b) Intraoperativer Situs nach Kapselentfernung, Blick auf einen axillären Lymphknoten, aus dem Silikon austritt
c) Entfernen von freiem Silikon (Silikonfäden)

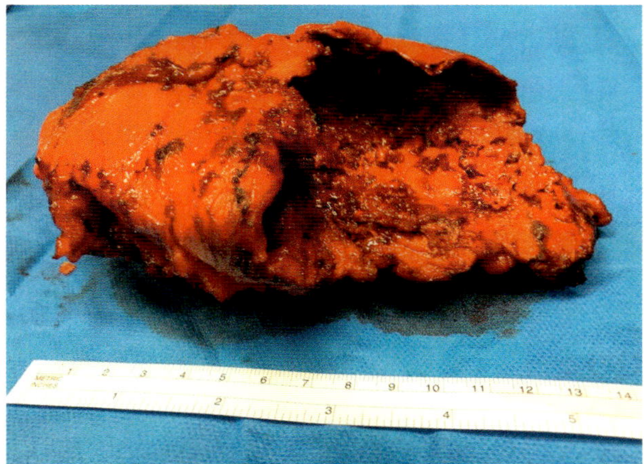

Abb. 7.8 Darstellung der fibrosierten Kapsel [M1260]

INFO

Die Kapselfibrose ist die häufigste Langzeitkomplikation bei Anwendung von Brustimplantaten. In bis zu ⅓ der Fälle ist diese Komplikation nach bis zu 30 Jahren zu erwarten.

MERKE

Bei primärer Anlage eines Brustimplantats sollte zu der Komplikation einer Kapselfibrose ausführlichst inkl. deren Folgen (meist erforderliche operative Zweit- und Folgeeingriffe) aufgeklärt werden.

TIPP

Schwerwiegende Kapselfibrosen erfordern einen operativen Eingriff mit einer Entfernung der Kapsel. Falls keine erneute Implantatanlage gewünscht wird, sollte die geeignete OP-Technik z. B. im Sinn einer Reduktions-/Straffungsfigur zuvor mit der Patientin festgelegt werden.

CAVE!

Silikon kann sich auch ohne Implantat- und Kapsel-Ruptur im lokalen Gewebe und in den axillären Lymphknoten befinden. Eine zwingende Entfernung aller Silikonome ist heutzutage nicht mehr erforderlich.

7.3.5 Postoperatives Ergebnis

➢ Abb. 7.9, ➢ Abb. 7.10

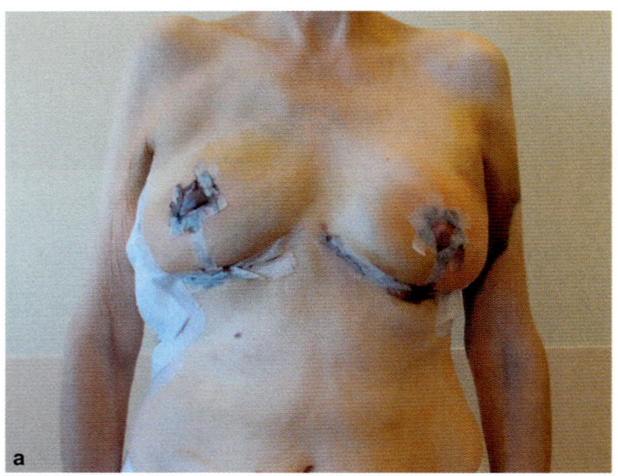

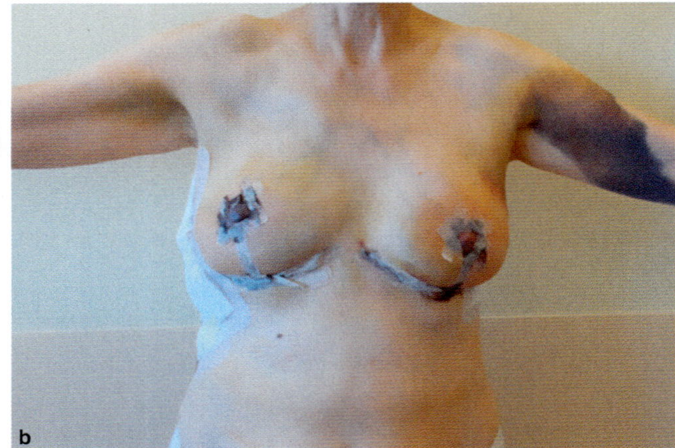

Abb. 7.9 Befund 4 Tage post-operativ [M1260]

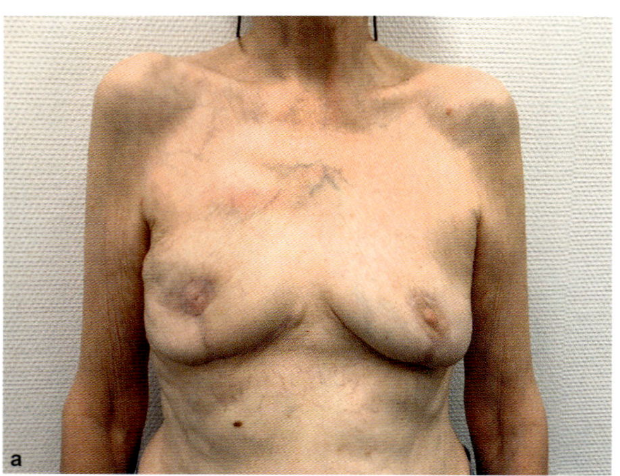

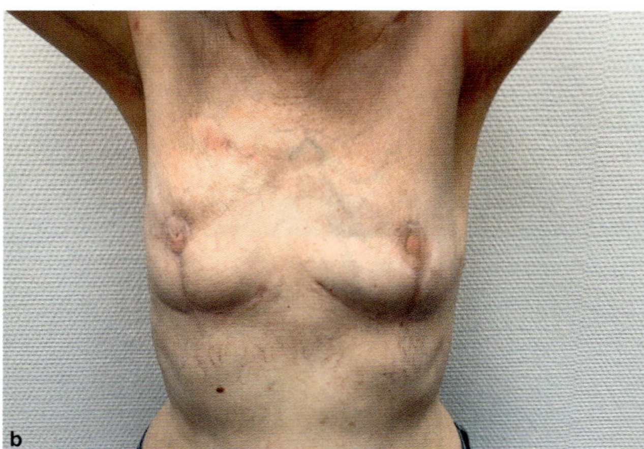

Abb. 7.10 Befund 7 Monate post-operativ [M1260]

7

7.4 Serom

Nina Ditsch

Fallbeispiel

- 58-jährige Patientin mit Erstdiagnose eines invasiv lobulären Mammakarzinoms li.
- Erstvorstellung im Z. n. 2× Vor-OP e. m. (Brust-erhaltende Verfahren mit perimamillärer Schnittführung) mit jeweils non-in sano Resektion, da Darstellung des Primärtumors in Bildgebung in deutlich geringerer Ausdehnung
- pT2 pN1a ER 100 % PR40 % Her2/neu 0 G1 Ki67 10 %
- Patientinnenwunsch: Nippel-sparende Mastektomie und Implantateinlage

sekundäre Indikation zur Mastektomie, bei unklarer Bildgebung Versuch des Hauterhalts: subkutane ME, Implantat-und Titannetz-Einlage; ax. LNE bei 3/3 positiven SLN

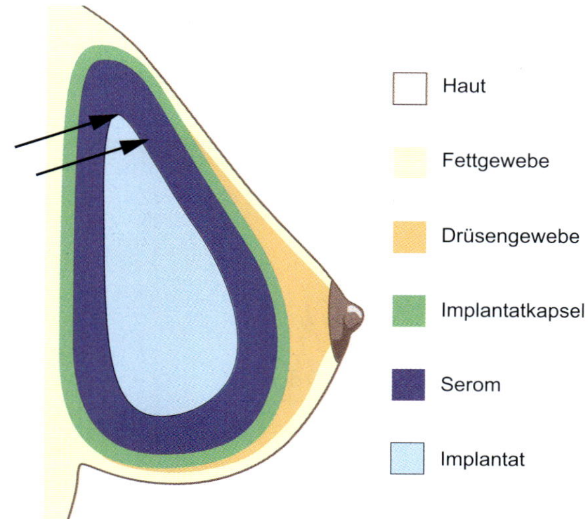

Abb. 7.11 Exemplarische Abbildung eines Seroms [L157]

7.4.1 Hintergrundinformation

Unter einem Serom (➢ Abb. 7.11) versteht man einen nicht vorgebildeten Hohlraum im Bereich von Wunden, der mit Wundsekret/Lymphe gefüllt ist und sich im Anschluss an eine Operation entwickeln kann. Serome treten häufig nach Brustoperationen auf, hierbei gehäuft nach Mastektomien, aber gerade auch im Zusammenhang mit Implantat-basierten Brustrekonstruktionen. Sie gehen mit einem bis zu 4-fach erhöhten Infektionsrisiko und einem bis zu 7-fach erhöhten Risiko einer Implantatexplantation und damit einem sekundären Brustverlust einher. Für die Serom-Entstehung werden auto-/immunologische, inflammatorische und infektiologische Ursachen angenommen. Diese stehen wiederum in signifikantem Zusammenhang mit weiteren Komplikationen bei Implantatträgern, z. B. der Entwicklung von Kapselfibrosen, und gelten als primär verantwortlich für einen Implantatverlust.

Klinisch zeigt sich meist eine Schwellung, die nicht verfärbt und selten druckdolent ist. Bei massiver Bildung und dadurch Druck auf Naht-bzw. Narbenbereich kann es zu einer Wundheilungsstörung kommen.

Therapie der Wahl ist bei geringen Mengen die Kompression, bei größeren Mengen die sterile Punktion/sek. Drainagenanlage. Zur Prophylaxe und bei Rezidiven ist es sinnvoll, bei allen größeren Wundhöhlen eine Redondrainage einzulegen.

7.4.2 Operatives Vorgehen:

Das operative Vorgehen zu Nippel- (NSM) und Haut-sparenden (SSM) Verfahren ist in ➢ Kap. 3 beschrieben.

7.4.3 Postoperatives Ergebnis

➢ Abb. 7.12, ➢ Abb. 7.13, ➢ Abb. 7.14, ➢ Abb. 7.15

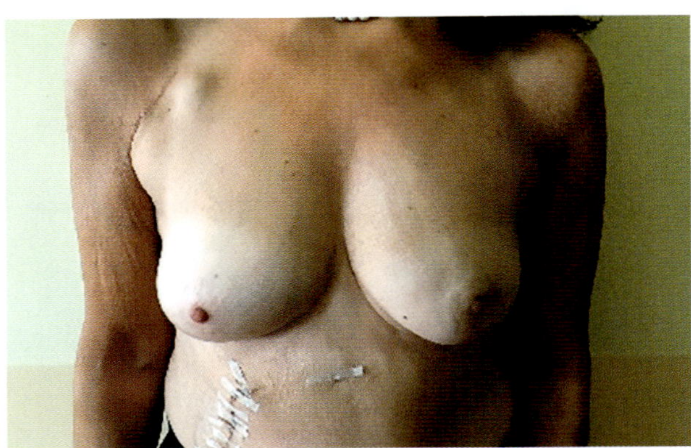

Abb. 7.12 4 Tage nach NSM und Implantatrekonstruktion (epipectorale Implanateinlage und Fixierung mittels TiLoop [Titannetz] li.) [M1260]

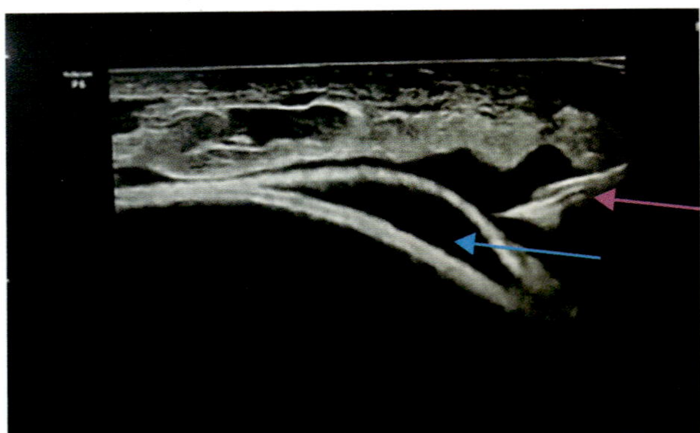

Abb. 7.14 Utrasonografische Darstellung eines Seroms (Pfeil pink: sterile Serompunktion mit Punktionsnadel unter sonografischer Kontrolle; Pfeil blau: durch Serombildung Abheben des Titannetzes vom Implantat) [M1260]

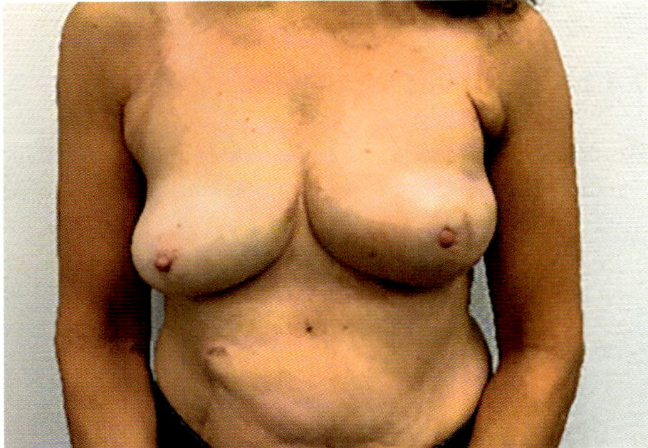

Abb. 7.13 Postoperative Vorstellung nach 3 Wochen mit dem klinischen Bild in Form einer Schwellung der li. Brust [M1260]

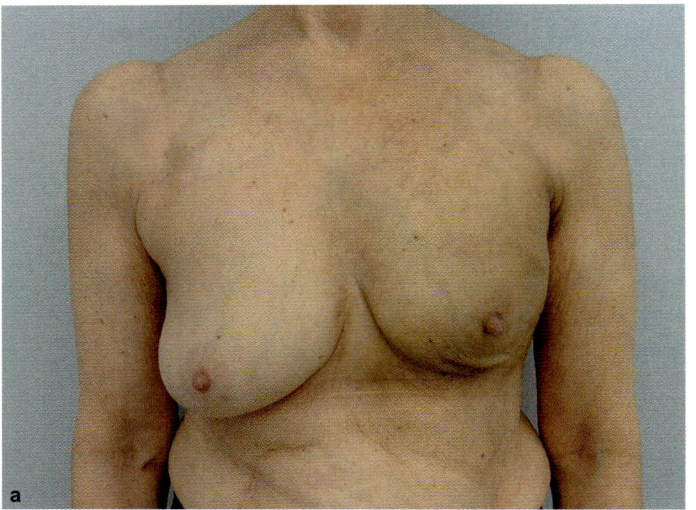

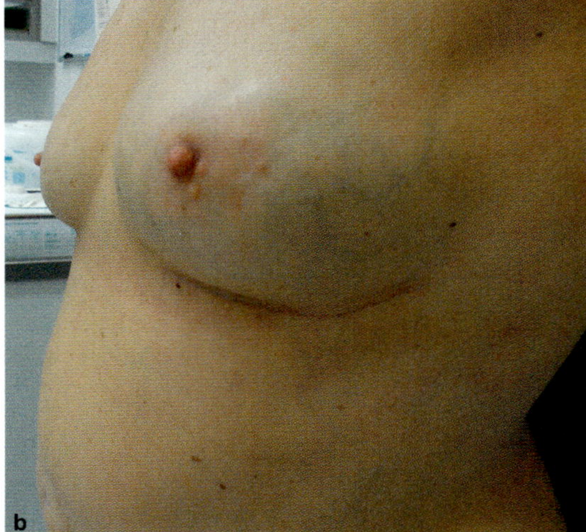

Abb. 7.15 Klinischer Befund postpunktionell
Es besteht keine Schwellung mehr, Kranialisierung des Implantats. [M1260]

TIPP

Drainagen sollten großzügig belassen werden bis zu einer täglichen Fördermenge von 20 ml.

MERKE

Bei deutlicher und klinisch in Erscheinung tretender Serombildung, die zu konsekutiven Komplikationen führen kann, ist die sterile Punktion indiziert. Ggf. ist diese auch mehrmals bei rezidivierender Problematik bei einer Patientin notwendig.

CAVE!

Ein frühes Entfernen von Drainagen bei einer täglichen Förderrate von über 20 ml kann eine Seromentwicklung begünstigen. Bei großen Volumenmengen sollte die Indikation zur Punktion frühzeitig gestellt werden, da es zu Komplikationen mit Wunddehiszenz (➤ Abb. 7.16) kommen kann, die weitere operative Eingriffe bis hin zum Implantatverlust verursachen können.

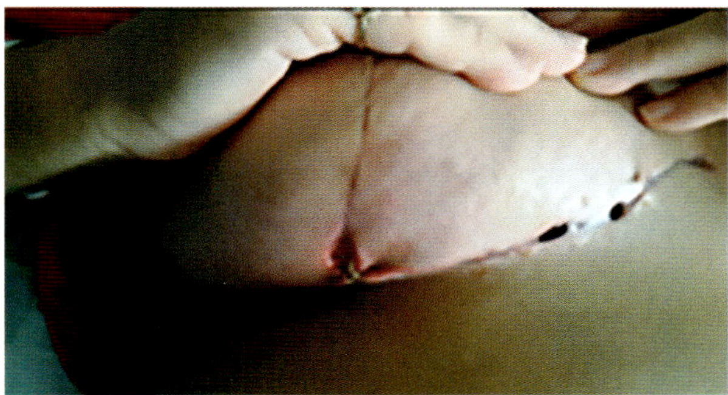

Abb. 7.16 Beispiel einer Wunddehiszenz als Komplikation eines Seroms [M1260]

INFO

Derzeit ist die Ursache von Seromen noch nicht bekannt. Mögliche Zusammenhänge bestehen mit Infektionen und immunologischen Faktoren. Serom-Punktionen können mit Punktionsnadeln/Kanülen unterschiedlicher Größe und Durchmesser, ggf. auch mit Abocath/Braunüle durchgeführt werden. Letztere haben den Vorteil einer Implantat-schonenden Punktion, da lediglich der Kunststoffkatheter verbleibt.

7.5 MAK-Nekrose nach NSM mod. nach McKissock

Bahriye Aktas

Fallbeispiel

- 47-jährige Patientin mit einem multizentrischem DCIS re. zur nipple-sparing Mastektomie mit Implantateinlage bds. und SLNE re. → pTis, pN0 (0/2 sn) G1 M0 R0 mit Wundheilungsstörung MAK bds. bei Reduktionsgewicht von 1120 g re. und 1000 g li.
- Z. n. TMMR (Totale mesometriale Resektion) bei Plattenepithelkarzinom der Zervix pT2b, pN1 (1/43) pM0 (0/27), L1, V0 → Narbenhernie
- Ovarielle Sex-Cord-Tumore bds. pT1b, pN0 (0/70), M0, R0
- ED Peutz-Jeghers-Syndrom (PJS)

7.5.1 Hintergrundinformation

Bei der Patientin erfolgte eine NSM mod. nach McKissock sowie eine epipektorale Implantateinlage bds. bei ausgedehntem DCIS rechts und bekanntem PJS. Rechts wurde bei geplantem ablativem Verfahren eine SLNE indiziert. Aufgrund des erhöhten Risikos für bösartige Tumore und insbesondere auch das erhöhte Risiko für ein Mammakarzinom von bis zu über 50% wünschte die Patientin die beidseitige Operation. Das Lebenszeitrisiko für das Auftreten einer PJS-assoziierten Tumorerkrankung wird auf 55-85% geschätzt.

7.5.2 Präoperativer Befund

Präoperative standardisierte Fotodokumentation. Bei der Patientin besteht eine Mammahyperplasie bds. mit einer BH Größe 85G ➤ Abb. 7.17

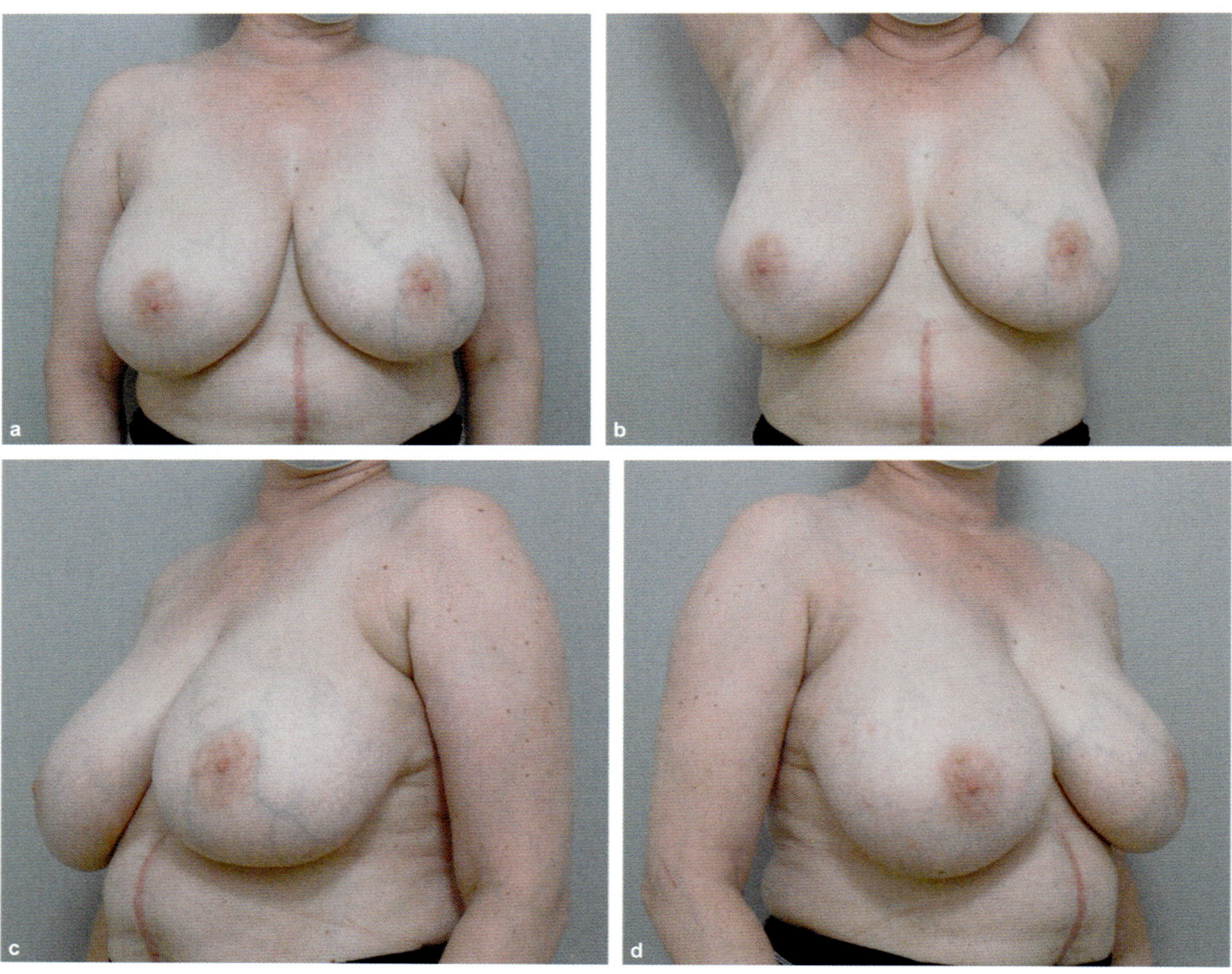

Abb. 7.17 Präoperative Fotodokumentation [P1192]

7.5.3 Operatives Vorgehen

Anzeichnung

➤ Abb. 7.18
Die Patientinnen werden immer präoperativ im Stehen angezeichnet. Siehe hierzu auch ➤ Kap. 3.16.

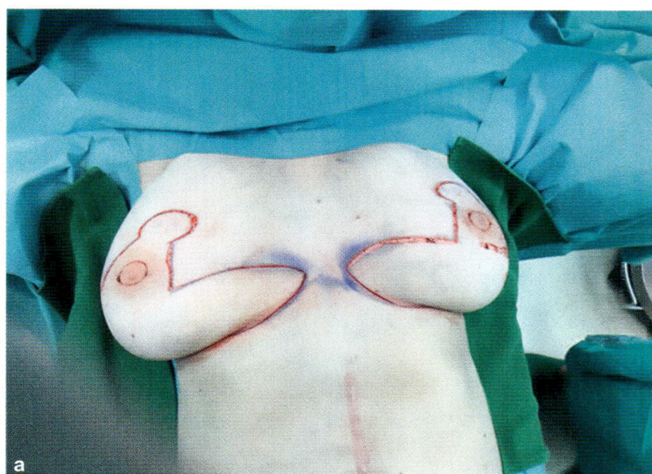

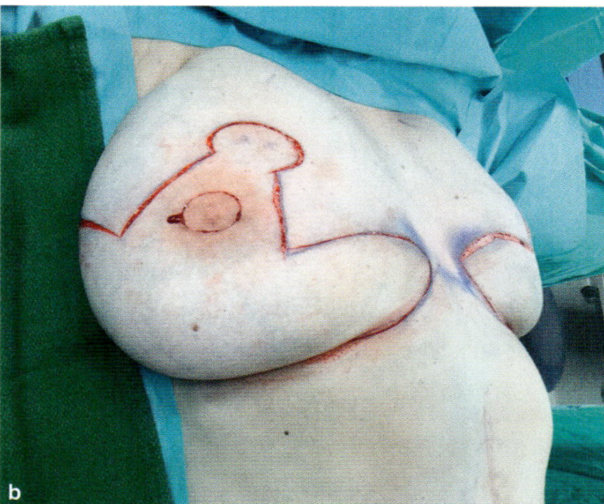

Abb. 7.18 Präoperativ wurde die Patientin im Stehen angezeichnet. a) und b) Inzision der Haut entlang der angezeichneten Figur [P1192]

Operationsschritte

➤ Abb. 7.19

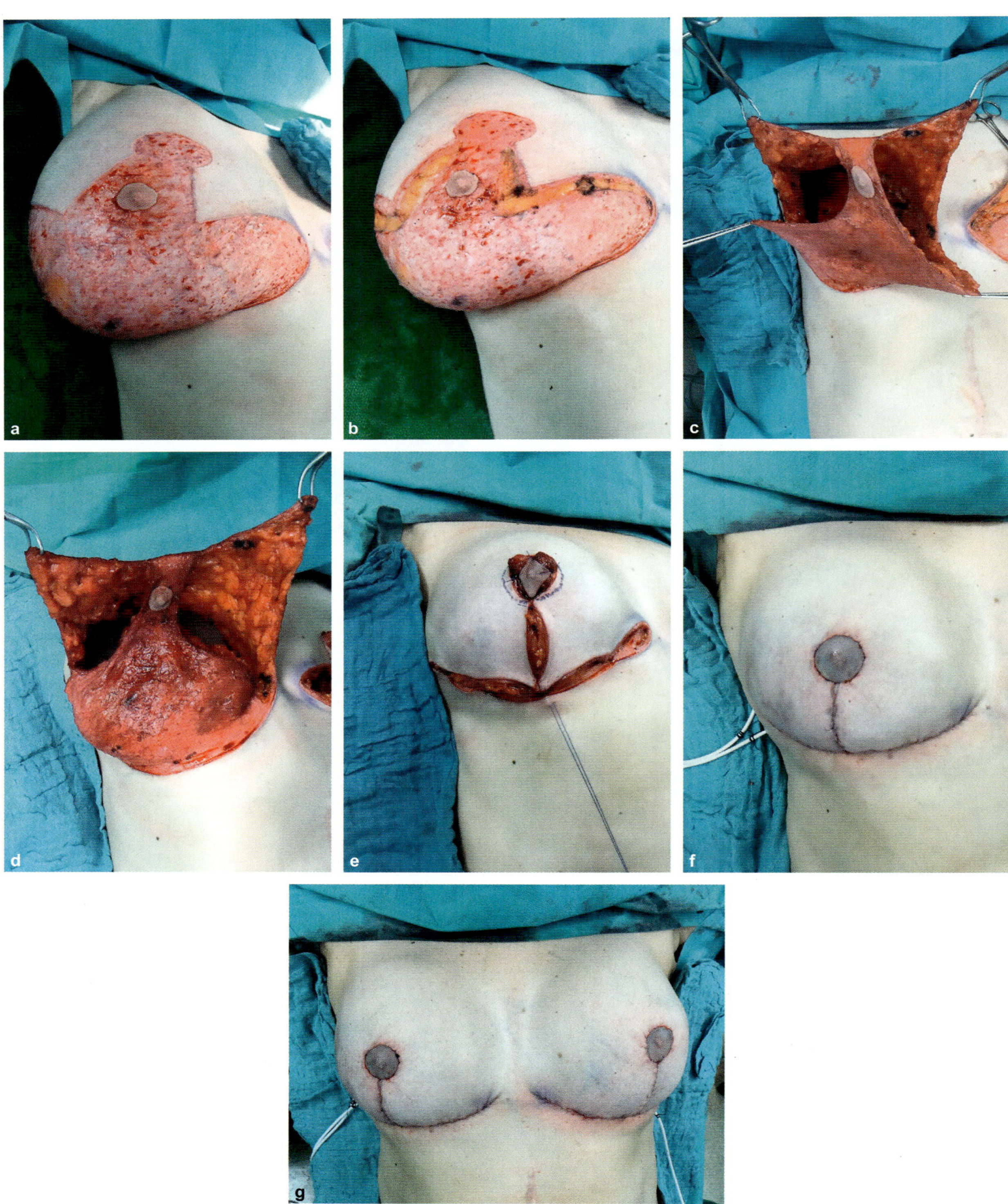

Abb. 7.19 Intraoperative Schritte. a) Deepithelialisierung der in die Figur fallenden Haut mit Aussparung des MAKs b) Inzision entlang der vertikalen und horizontalen Ebene gemäß der Abbildung c) Durchführen der subkutanen Mastektomie d) Einlage des Implantats in das gebildete Pocket nach Einlage des Quadrains (diese sind aus Silikon und sehr weich) [Die SLNE ist bereits über den Zugang nach Eröffnung der Axilla durchgeführt, ein Quadrain eingelegt und die Faszia axillaris wieder verschlossen.] e) Setzen der Situationsnähte gemäß der Abbildung mit Prolene 2x0 f) Verschluss des horizontalen und vertikalen Zugangs mit 4x0 Monocryl und Einnaht des MAKs mit 5x0 Monocryl g) Ergebnis postoperativ vor dem Verband [P1192]

7.5.4 Postoperatives Ergebnis

➢ Abb. 7.20, ➢ Abb. 7.21, ➢ Abb. 7.22, ➢ Abb. 7.23, ➢ Abb. 7.24

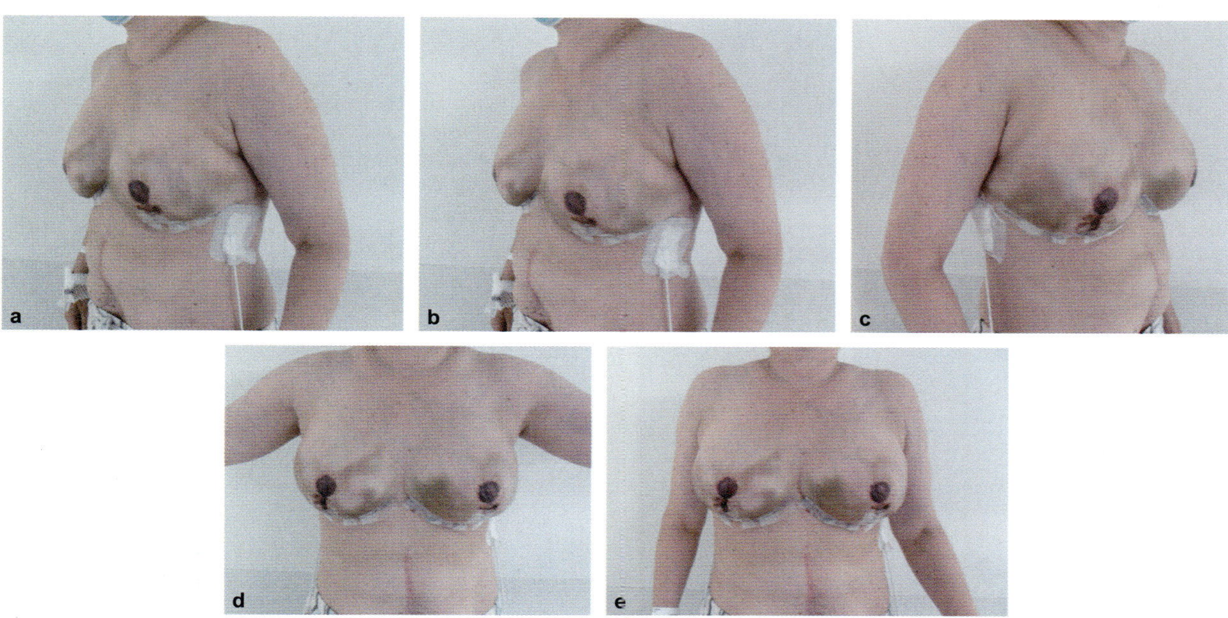

Abb. 7.20 Postoperatives Ergebnis am ersten Tag nach der OP [P1192]

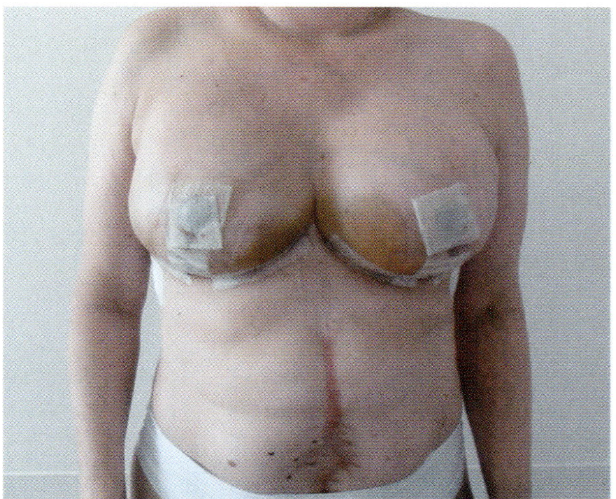

Abb. 7.21 Vor Entlassung zeichnet sich bereits eine Durchblutungsstörung der MAK ab. Diese werden mit einer **Fettgaze,** die mit einer dünnen Paraffinschicht überzogen ist, abgedeckt, was die Haftung der Kompressen am Wundgrund weitestgehend verhindert. Der Verband muss 1–2× täglich erneuert werden. [P1192]

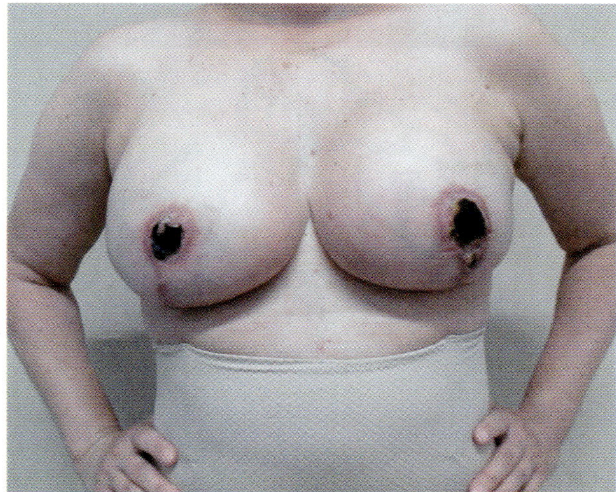

Abb. 7.22 Einen Monat nach der OP zeigen sich trockene Nekrosen am MAK bds. Als Verband werden nur trockene Kompressen in den BH vorgelegt. [P1192]

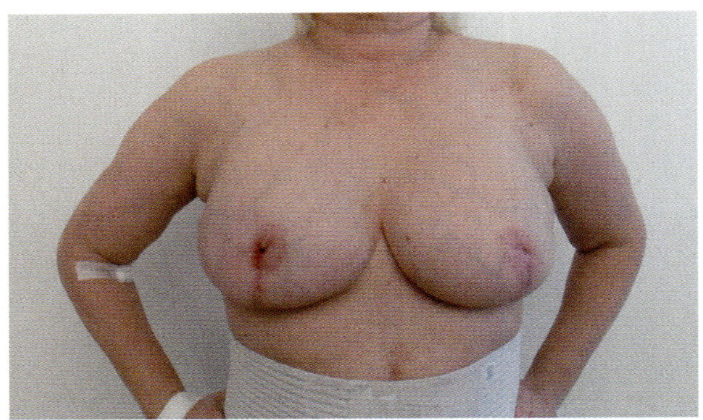

Abb. 7.23 Drei Monate postoperativ sind die Nekrosen abgefallen und die Sekundärheilung abgeschlossen. [P1192]

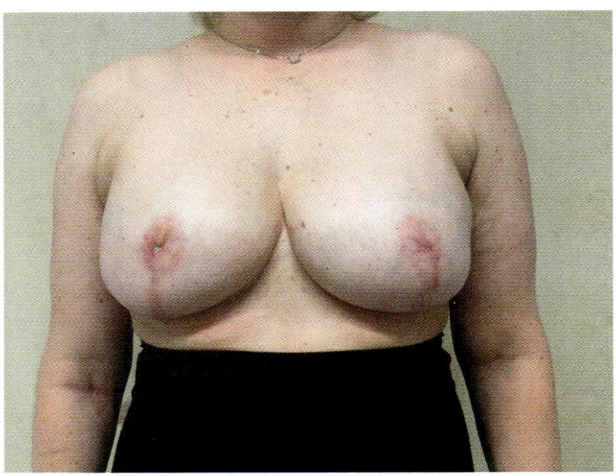

Abb. 7.24 Ergebnis 12 Monate postoperativ. Patientin zufrieden mit dem Ergebnis der Sekundärheilung, wünscht keine Korrekturoperationen. [P1192]

TIPP

Patientinnen in der ersten Phase engmaschig einbestellen, um sicher zu sein, dass die Wundpflege optimal umgesetzt wird. Auch die weitere Betreuung und Beratung der Patientin ist wichtig. Es braucht viel Geduld und Compliance der Patientin in der Zeit der Sekundärheilung

MERKE

Die Compliance der Patientin ist sehr wichtig. Die geschätzte Zeit der Sekundärheilung sollte nicht zu kurz angegeben werden. Bei Anzeichen einer Infektion (Rötung, Schwellung oder Überwärmung) muss die Patientin stationär aufgenommen und eine intravenöse Antibiotikatherapie eingeleitet werden.

CAVE!

Eine Implantatinfektion kann zu einem Implantatversagen führen. In solchen Fällen muss das Implantat entfernt werden.

7.6 Implantatverlust nach Implantatwiederaufbau

Visnja Fink

Fallbeispiel

- 40-jährige Patientin mit familiärer Karzinombelastung (BRCA 1 Mutation) und Mammakarzinom li.
- cT1c, cN0, M0, G3, Östrogenrezeptor negativ, Progesteronrezeptor negativ
- Her2neu 1+
- primäre Systemtherapie mit 4× EC und 12× Paclitaxel
- Wunsch nach einer prophylaktischen Mastektomie bds. im Z. n. BEO und Sentinellymphonodektomie mit Komplettremission
- Mamillen-Jugulum Abstand von 24 cm bds.
- BH-Größe 80C
- Ptosis Grad II
- Gewichtszunahme unter der Systemtherapie von 8 kg
- Risikofaktoren: vorausgegangene Systemtherapie, Gewichtsverlust, Rauchen bis vor der Diagnosesicherung

7.6.1 Hintergrundinformation

Aufgrund des hohen durchschnittlichen kontralateralen Mammakarzinomrisikos von bis zu ca. 40 % bei Vorliegen einer pathogenen BRCA1-Mutation kann den Patientinnen die risikoreduzierende Mastektomie (ME) der Gegenseite leitlinienkonform angeboten werden.

Bei der Planung einer brusterhaltenden Therapie sollte daher im Hinblick auf die bestehenden Risiken und die sich daraus ergebenden Präventionsmöglichkeiten aufgeklärt werden. Wird auf der erkrankten Seite eine BEO geplant, erfolgt die Strahlentherapie postoperativ. Soll im Fall einer risikoreduzierenden OP die Gegenseite z. B. hautsparend mastektomiert werden, wäre im Hinblick auf ein seitenausgewogenes Ergebnis möglicherweise auch auf der erkrankten Seite die ME durchzuführen. Eine BEO mit konsekutiver Strahlentherapie und erst sekundärer ME mit Implantateinlage sollte vermieden werden, um unnötige Nebenwirkungen der Strahlentherapie zu vermeiden. Die Implantrekonstruktion ist die häufigste Rekonstruktion nach prophylaktischer Mastektomie.

Die nippelsparende Mastektomie ist die onkologisch sichere und ästhetisch bevorzugte Methode. Die unterschiedliche Schnittfigur ergibt sich aus der anatomischen Voraussetzung, welche die Patientin mitbringt.

Im konkreten Fall war die Patientin bei der präoperativen Vorstellung 4 kg schwerer als bei der Operation. Sie hatte eine Ptosis, die mit einer perimamillären Straffung gleichzeitig ausgeglichen werden sollte.

7.6.2 Präoperativer Befund

➤ Abb. 7.25, ➤ Abb. 7.26

Geplant wurde ein inframämmerer Schnitt mit zirkulärer perimamillärer Straffung.

Zur Stabilisierung und Bedeckung wurde ein ADM eingesetzt.

Die Patientin hatte li. bereits einen perimamillären Schnitt. Die Durchblutung der Mamille war unauffällig.

Die Schnittführung wurde so gewählt, dass die Mamillen-Durchblutung nicht kompromittiert werden sollte.

Präoperativ wurde der Haut-Fett-Mantel als ausreichend bewertet.

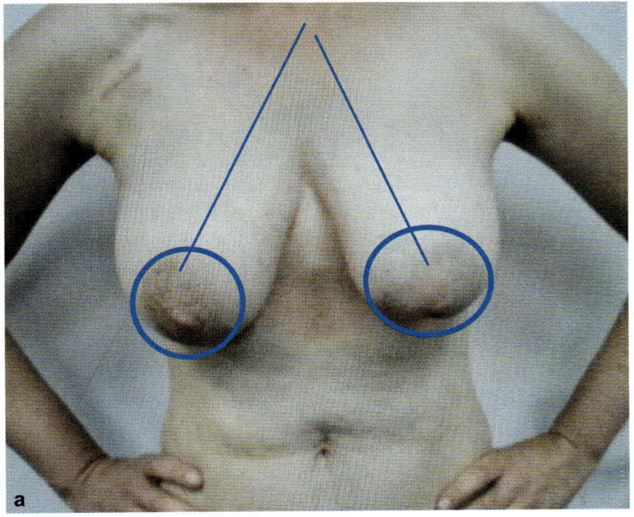

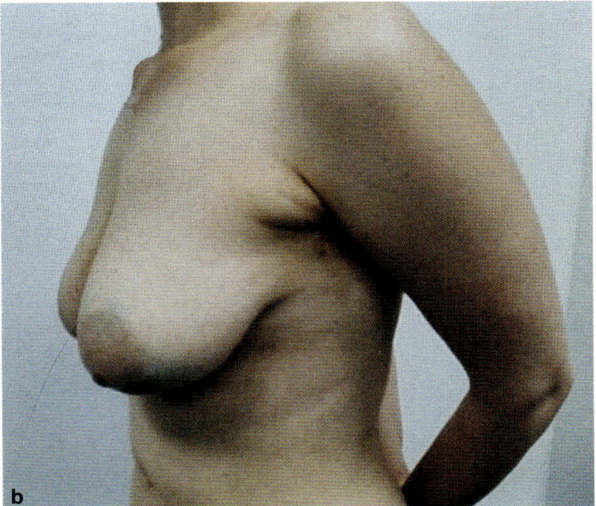

Abb. 7.25 Präoperativer Befund [M1261]

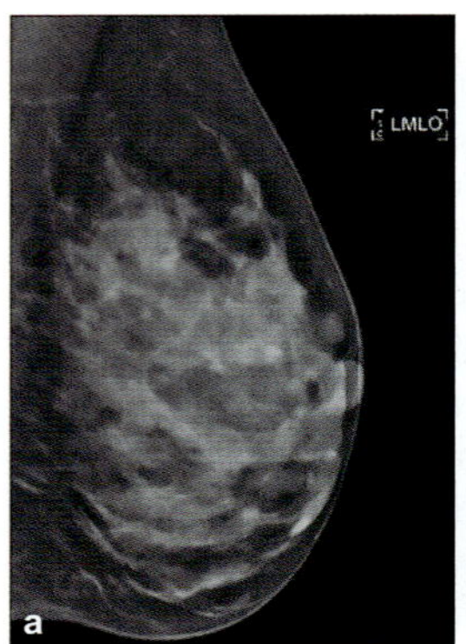

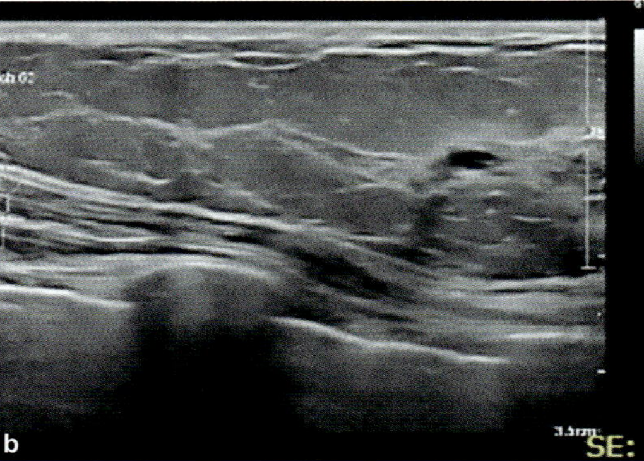

Abb. 7.26 Präoperativer Befund [M1261]

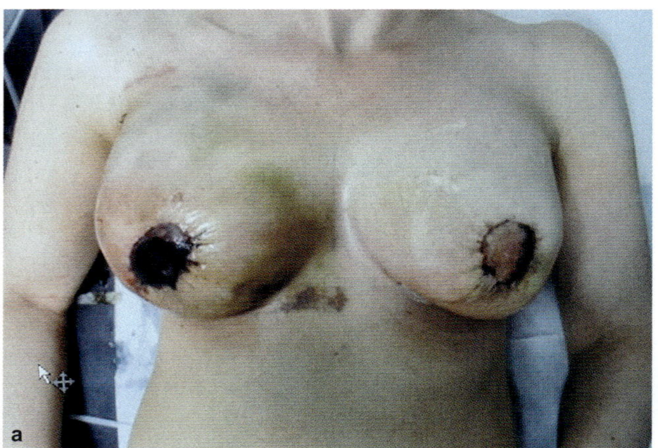

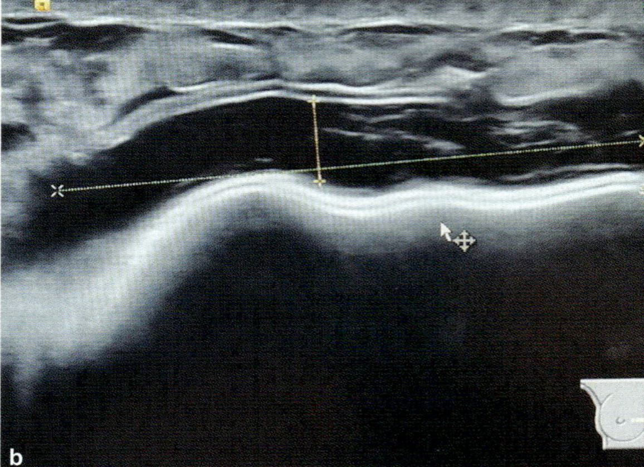

Abb. 7.27 2 Wochen postoperativ a) Hämatom und Mamillennekrose re > li b) Serom [M1261]

Perimamillär wurde intraoperativ bds. 3 cm Haut deepithelisiert. Das Korium wurde dabei nicht eröffnet.

Der postoperative Verlauf war zunächst unauffällig. Die Patientin konnte nach Drainagenzug mit Fördermenge unter 30 ml am 7. postoperativen Tag entlassen werden.

Wegen der Pandemie hat sich die Patientin zur postoperativen Kontrolle bei dem niedergelassenen Kollegen vorgestellt.

2 Wochen nach der primären Operation wurde die Patientin mit Hämatom und V. a. Mamillennekrose überwiesen.

CAVE!

Mehrere Risikofaktoren für eine Wundheilstörung und Nekrose wurden offensichtlich nicht antizipiert:

1. vorausgegangene Systemtherapie mit anschließendem Gewichtsverlust, dadurch noch dünnerer Haut-Fett-Mantel
2. Risiko-Schnittfigur perimamillär in neuer anatomischer Situation
3. ADM als Risiko für eine Seromentwicklung und dadurch zusätzlichem Druck auf das kompromittierte Gewebe

Klinisch wie in ➤ Abb. 7.27 sichtbar, zeigt sich ein Hämatom und Serom bds. Rechts Mamillennekrose. Sonografisch konnte noch eine Durchblutung festgestellt werden, deshalb wurde zunächst ein konservativer Versuch gestartet.

Die Serome bds. konnten vollständig abpunktiert werden (250 ml je Seite). Zusätzlich wurde ein Teil des Aspirats in die Mikrobiologie geschickt.

Die rechte Seite wurde trocken verbunden.

TIPP

Trockene Wunden sollen trocken verbunden werden, feuchte mit Hydrations-Verband.

Im Verlauf kam es im kaudalen Bereich zur Perforation, Entleerung des Seroms ➤ Abb. 7.28.

Der Abstrich war negativ, somit konnte eine Revision mit Nekroseentfernung und Expandereinlage stattfinden (➤ Abb. 7.29). Postoperativ wurde ein Vakuum-Verband für 7 Tage angelegt. Einen Eigengewebsaufbau lehnte die Patientin ab.

Die erste Auffüllung erfolgt erst nach vollständiger Abheilung der Wunde nach 7 Tagen.

Erst nach 6 Monaten und bei inzwischen stabiler Gewichtssituation der Patientin wurde der Expander entfernt, die Kapsel angefrischt und das Implantat eingesetzt. Intraoperativ wurde zur Blutungsprophylaxe Kartoffelstärke verwendet.

Dadurch erhoffte man sich eine gewisse Reduktion der Serombildung.

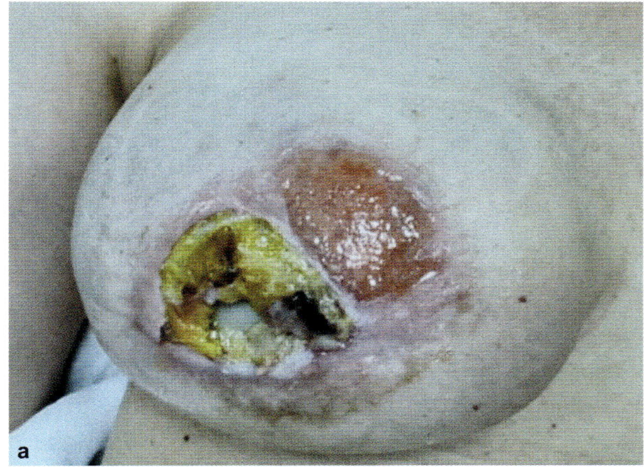

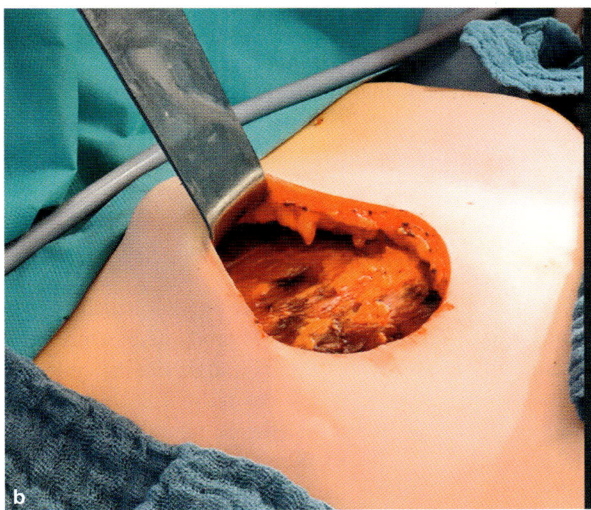

Abb. 7.28 a) Perforation im Verlauf im kaudalen Bereich und Entleerung des Seroms b) Revision mit Nekroseentfernung und Expandereinlage [M1261]

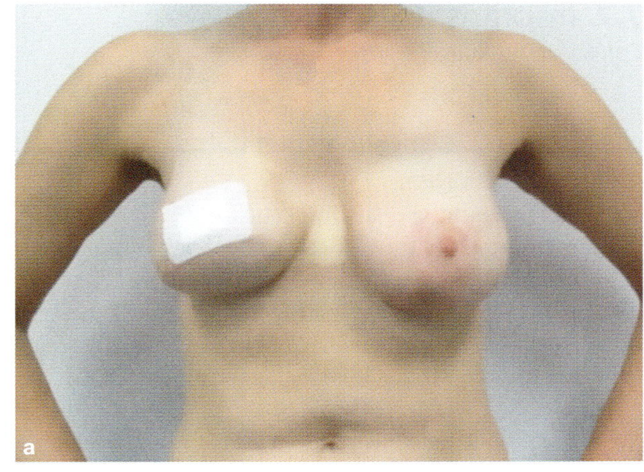

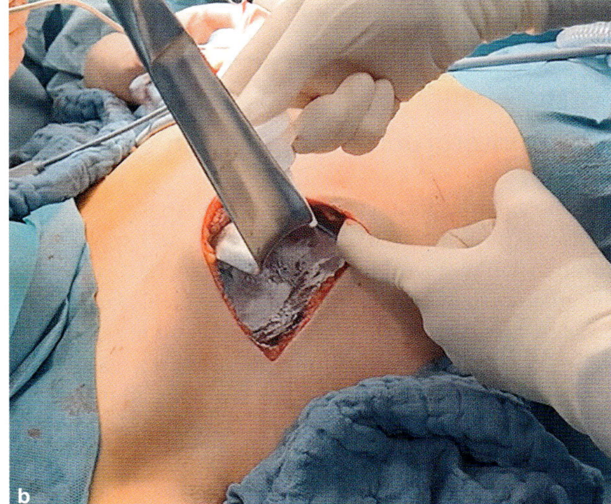

Abb. 7.29 a) Postoperatives Ergebnis b) Nach 6 Monaten Expanderentfernung, Anfischung der Kapsel und Einlage des Implantats. Intraoperativ wurde zur Blutungsprophylaxe Kartoffelstärke verwendet. [M1261]

7.6.3 Postoperative Kontrolle mit Fotodokumentation nach 3 Monaten

Mit dem postoperativen Ergebnis (➤ Abb. 7.30) war die Patientin zufrieden. Symmetrie und Volumen konnten trotz Implantatverlust und katastrophalem Verlauf erreicht werden. Eine Nippelrekonstruktion möchte die Patientin nicht. Sie hat auch 2 Jahre nach der letzten Operation kein Serom und keine Kapselfibrose entwickelt. BMI, Rauchen in der Vorgeschichte, Mastektomievolumen über 500 g, perimamilläre Schnittfigur sind weiterhin die wichtigsten Risikofaktoren für die Komplikation einer Mamillennekrose. Inwieweit die vorausgegangene Systemtherapie den Heilungsverlauf auch beeinflusst, bleibt offen.

Eine gründliche präoperative Anamnese und Risikoabschätzung ist die beste Prophylaxe gegen die Wundkomplikationen.

Falls bei der Patientin mind. zwei Risikofaktoren bestehen, wird die Wunde postoperativ prophylaktisch für 7 Tage mit Wundvakuum-Verband versorgt.

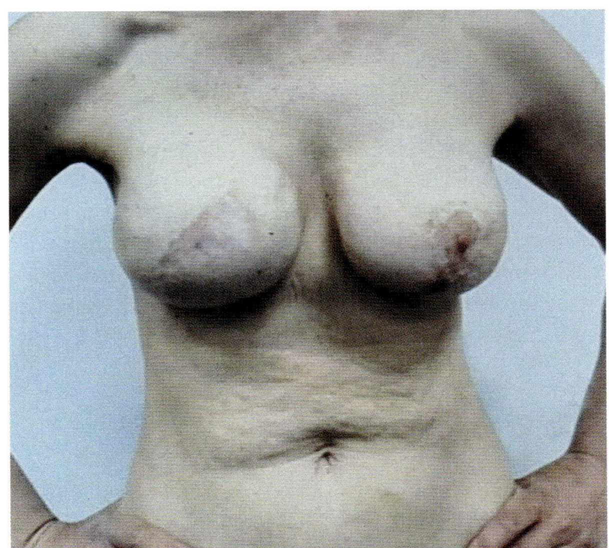

Abb. 7.30 Postoperatives Ergebnis [M1261]

7

7.7 Implantatdislokation

Carolin Nestle-Krämling

Fallbeispiel

- 64-jährige Patientin
- symptomatische laterale Dislokation li. mit wechselndem Implantat-Flip 12 Monate postoperativ, diskrete Anisomastie
- Z. n. unilateraler Nipple-sparing Mastektomie li. mit epipektoraler Implantateinlage eines runden glattwandigen Implantates vor 16 Monaten wegen DCIS-Rezidiv
- Z. n. BET mit konsekutiver Bestrahlung vor 6 Jahren wegen DCIS
- Ptosis Mammae

7.7.1 Hintergrundinformationen

Die Implantatmalposition ist eine der häufigsten Gründe für Revisionschirurgie nach Augmentation oder Implantatrekonstruktion und wird in etwa 2–13 % innerhalb von 5–10 Jahren nach Implantatchirurgie diagnostiziert. Auch wenn gerade bei runden Implantaten eine Rotation um die Querachse (dorsal nach ventral, „Implantatflip") u. U. ästhetisch nicht unmittelbar auffällt, klagen die Patientinnen über unangenehme und dauerhaft nicht akzeptable Sensationen durch die hohe Implantatmobilität. Die multifaktorielle Ätiologie lässt sich durch das Zusammenwirken unterschiedlicher Faktoren wie Weichteilqualität (gegenläufig Bindegewebsschwäche oder Kapselfibrose), Nebenwirkungen der Therapie (bes. Strahlentherapie), operative Technik (Einsatz von ADM oder synthetischen Netzen, Auswahl und Präparation der Implantatloge) und Implantatauswahl (Oberfläche, Gewicht, Projektion) erklären. Dabei sind die häufigsten Dislokationen insbesondere bei der rekonstruktiven Brustchirurgie nach kaudal oder lateral orientiert.

Zur Korrektur kommen neben der Wiederherstellung der adäquaten Implantatloge durch Neuanlage oder Verstärkung von Inframammärfalte und/oder der lateralen Brustkontur durch Kapselgewebe, Nähte mit resorbierbaren oder nicht resorbierbaren Nähten auch die Auswahl einer höhergradig texturierten Implantatoberfläche oder Anpassung der Implantatbasis bzw. Implantatgröße in Frage.

7.7.2 Präoperativer Befund

Nach primär komplikationslosem Verlauf (➤ Abb. 7.31, ➤ Abb. 7.32) stellte sich die Patientin etwa 12 Monate nach einer mamillensparenden Mastektomie mit Sofortrekonstruktion durch ein epipektoral platziertes rundes Implantat mit glatter Oberfläche wieder vor, da ausschließlich im Liegen eine erhebliche Dislokation nach lateral eintrat (➤ Abb. 7.33). Ästhetisch gutes Ergebnis nach einseitiger NSM mit rundem Implantat mit moderater Projektion 400 ml mit allerdings symptomatischer Lateraldislokation im Liegen und wechselndem Implantat-Flip (dorsal nach ventral).

Im Stehen fand sich ein ästhetisch sehr gutes Ergebnis mit einer akzeptierten leichten Anisomastie zugunsten der größeren gesunden rechten Seite. Sonografisch zeigte sich bei unterschiedlichen ambulanten Vorstellungen teils eine orthotope Lage des Implantates, teils ein Implantat-Flip mit der sonografisch eindeutig ventral-lokalisierten Rückseite des Implantates. Im Rahmen der initialen Operation mit einem Mastektomiegewicht von 420 g war neben einer zusätzlich vertikalen und periareolären Hautmantelanpassung an das 400 ml Implantat eine Wiederherstellung der lateralen Brustkontur mit Vicryl 2–0 Einzelknopfnähten erfolgt, die offenbar im Zusammenhang mit rezidivierender Serombildung und Punktion und nach Resorption der Vicrylnähte zu einer Erweiterung der Implantatloge nach lateral geführt hatte.

7.7.3 Operatives Vorgehen

Geplant wurde nun die Einlage eines ggf. zusätzlich angleichend etwas größeren und Microthane-beschichteten Implantates zur Ausfüllung kranial und da die Patientin die gewisse Anisomastie zugunsten der rechten Seite stört, der Zugang sollte über die vorbestehende inferolaterale Narbe erfolgen (➤ Abb. 7.33a-b). Klinisch stand die Lateralisierung im Liegen und der damit verbundene Diskomfort im Vordergrund (➤ Abb. 7.33c).

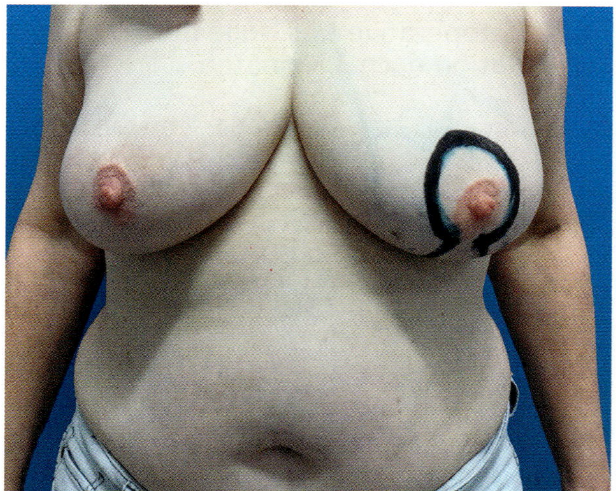

Abb. 7.31 Präoperative Planung bei invasivem Rezidiv 6 Uhr nach DCIS und Radiatio vor 5 Jahren. Die BET-Narbe ist in der Inframammärfalte lokalisiert [P1353]

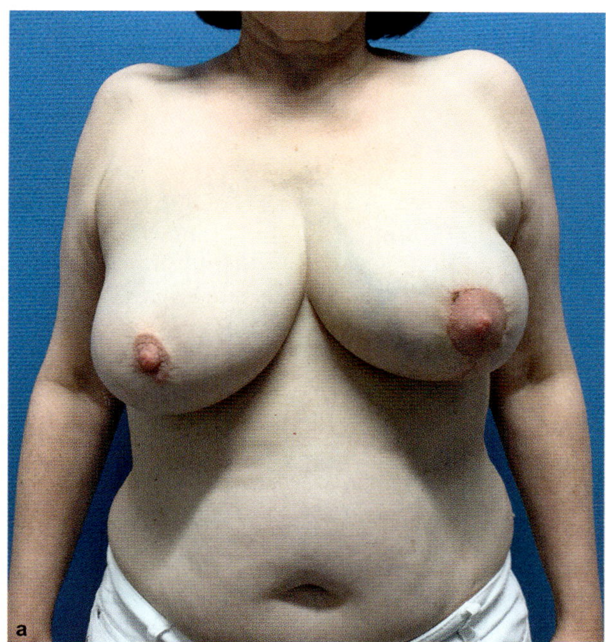

Abb. 7.32 a) Z. n. NSM li. mit Implantatrekonstruktion (400 ml, rund, moderate Projektion) und Hautmantelanpassung über invertiertes T 3 Wochen postoperativ frontal [P1353]

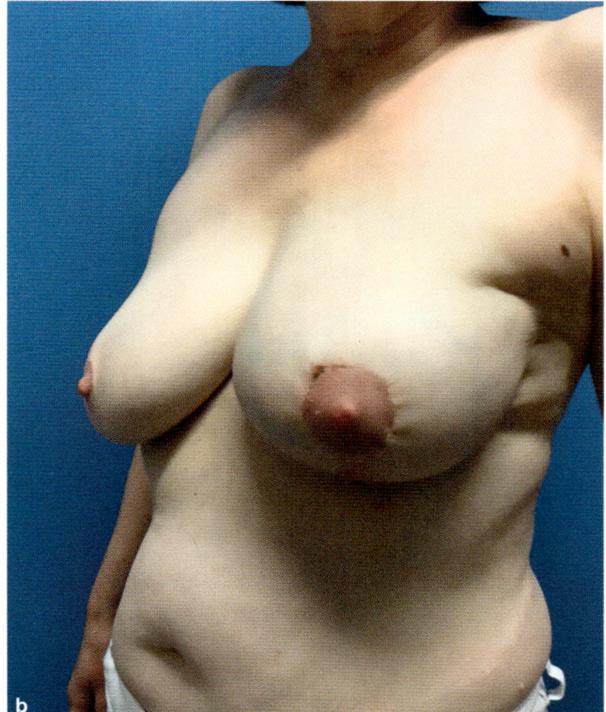

Abb. 7.32 b) Z. n. NSM links mit Implantatrekonstruktion und Hautmantelanpassung über invertiertes T 3 Wochen postoperativ lateral mit sichtbarer Wiederherstellung der lateralen Brustkontur [P1353]

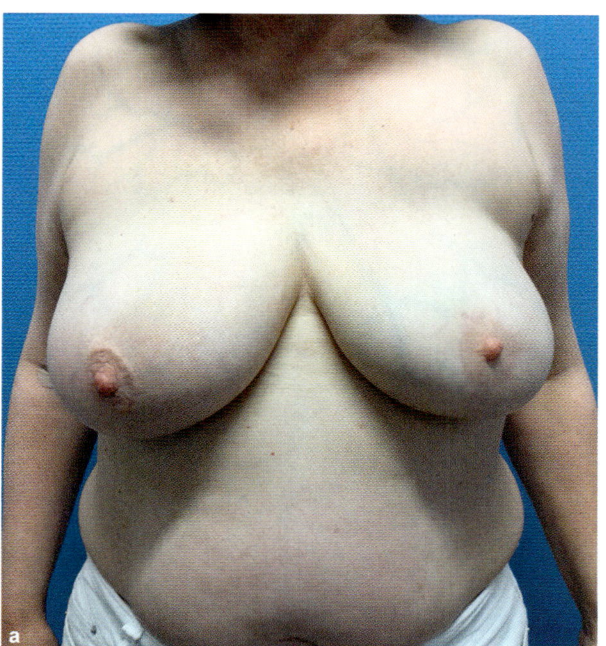

Abb. 7.33 a) Z. n. NSM mit einliegendem runden glattwandigem Implantat (400 ml moderate Projektion) bei gutem ästhetischem Ergebnis. Spontan wechselnder „Implantat-Flip" (dorsal nach ventral, sonografisch darstellbar) mit Beschwerden 1 Jahr nach NSM [P1353]

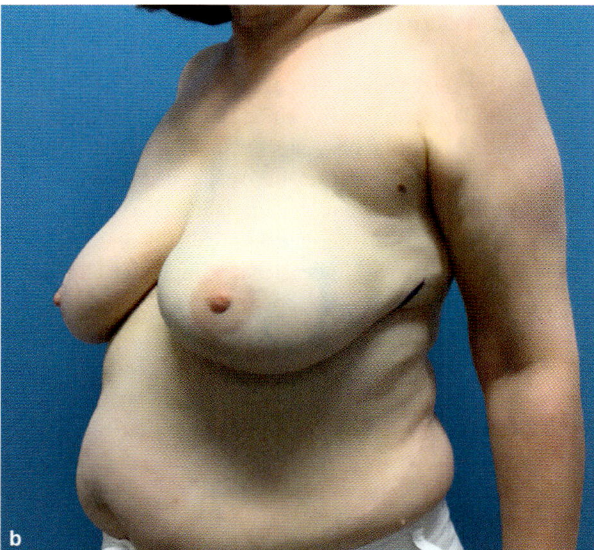

Abb. 7.33 b) Im Stehen mäßige Dislokation nach kaudal und leicht nach lateral sichtbar [P1353]

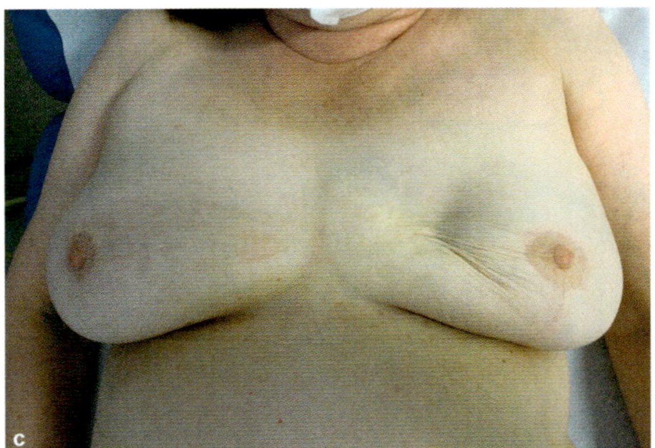

Abb. 7.33 c) Besonders im Liegen sichtbare und schmerzhafte Dislokation nach lateral [P1353]

Anzeichnung

Die Anzeichnung erfolgt nur im Bereich der vorbestehenden inferolateralen Narbe. Die vorbestehende periareoläre und/oder vertikale Narbe (➤ Abb. 7.33b) wird nur bei Notwendigkeit einer weiteren Straffung intraoperativ vorgenommen und – da eher unwahrscheinlich – nicht angezeichnet.

Operationsschritte

Intraoperativ zeigt sich die zu extreme Mobilität des nicht adhärenten glattwandigen Implantates von medial nach lateral (➤ Abb. 7.34). Knappes Ausschneiden und Deepithelisieren der inferolateralen Narbe zur Weichteilverstärkung und senkrechte Präparation auf die Implantatloge. Das intakte glattwandige und erwartungsgemäß nicht adhärente Implantat wird entfernt. Hierbei findet sich der Implantat-Flip bestätigt (➤ Abb. 7.35).

Die Inspektion der Implantatloge ergibt allseits eine unauffällige und eher zarte Kapselbildung, die nach kaudal, medial und kranial optimal, nach lateral aber bis fast zur mittleren Axillarlinie durchgesackt ist. Es erfolgt die partielle Kapsulektomie in Bahnen mit der bipolaren Schere v. a. in dem nach lateral zu verschließenden Bereich sowie zur optimalen Integration des Microthane-beschichteten Implantates in den kaliberstärkeren Weichteilarealen, kranial, medial sowie dorsal (➤ Abb. 7.36a).

Zur Wiederherstellung der lateralen Brustkontur werden zwei bis drei Vicryl 2–0 Einzelknopfnähte von kranial nach kaudal platziert und insbesondere bei Revisionschirurgie mit zwei bis drei nicht resorbierbaren Ethibond-Nähten gesichert (➤ Abb. 7.36b). Das Ergebnis zeigt von außen die Wiederherstellung der lateralen Brustkontur (➤ Abb. 7.36c).

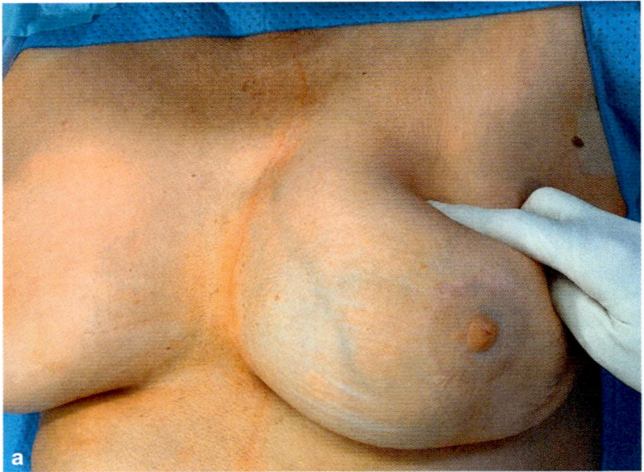

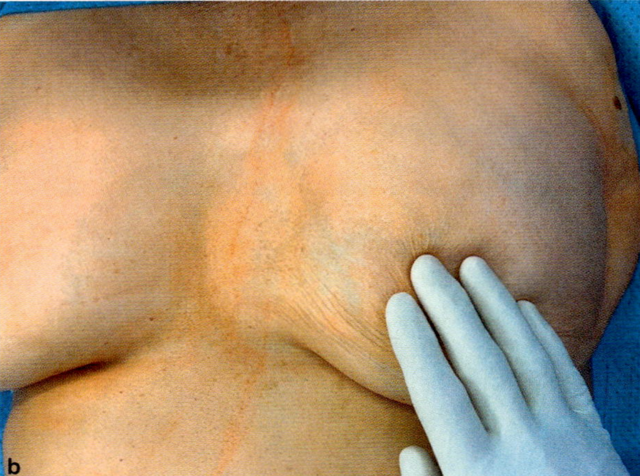

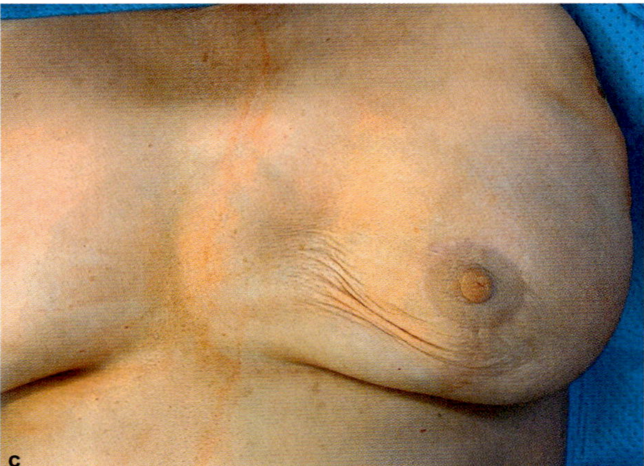

Abb. 7.34 Intraoperative Implantatmobilität von medial nach lateral [P1353]

7

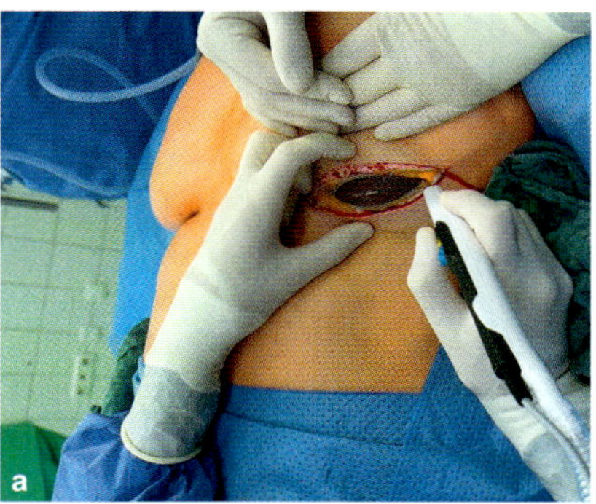
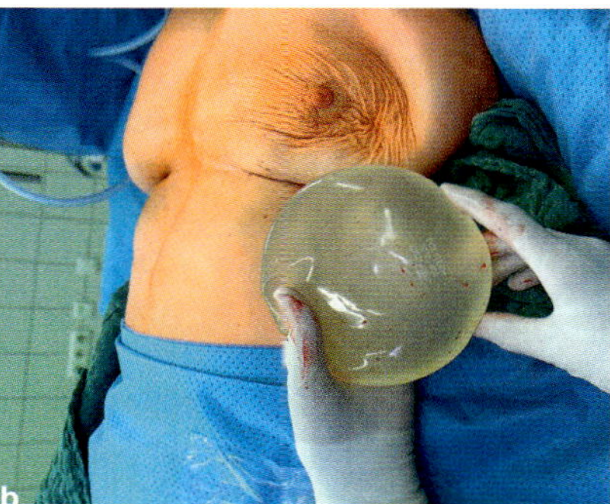
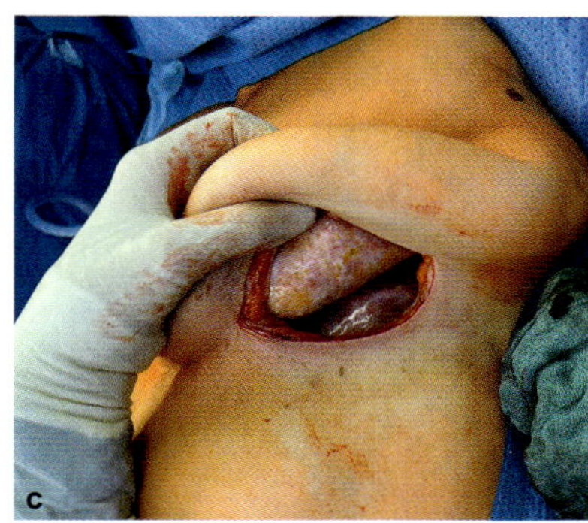

Abb. 7.35 [P1353]
a) Eröffnung der Implantatloge nach knapper Narbenexzision und Deepithelisierung
b) Entfernung des erwartungsgemäß nicht adhärenten glattwandigen Implantates mit Implantat-Flip von dorsal nach ventral
c) Allseits zarte Kapsel

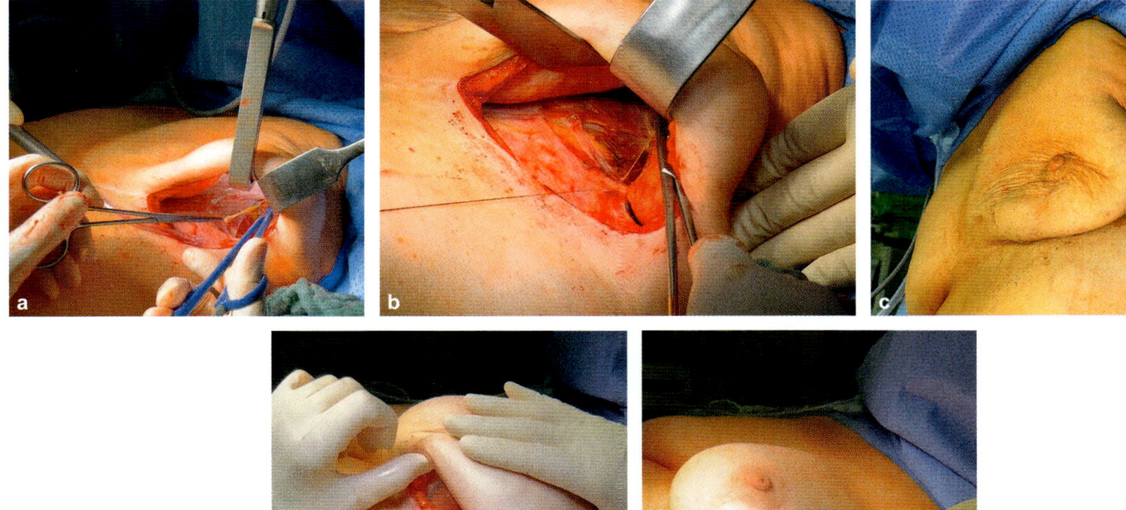

Abb. 7.36 [P1353]
a) Vicryl 2–0-Einzelknopfnaht zur Kapsulorhaphie und Wiederherstellung cer lateralen Brustkontur nach partieller, streifenförmiger Kapsulektomie
b) Sicherung durch 2 bis 3 Ethibond 2–0 Einzelknopfnähte
c) Die Fixationsnähte zur Implantatlogenkorrektur von außen
d) Einlage des PU/Microthane-beschichteten Implantates (595 ml) und korrekte Positionierung nach kaudal
e) Abschlussbild am Ende der Operation

TIPP

Bei der lateralen Kapsulektomie wird darauf geachtet, dass die verbleibenden Kapselränder exakt in Höhe der neuen angestrebten lateralen Brustkontur erhalten werden und so eine Kapsulografie und einen stabilen Verschluss nach lateral ermöglichen.
Einlage von Probeimplantaten unter Aufsetzen der Patientin. Zur optimalen Ausfüllung von Hautmantel und Brustbasis sowie auf Wunsch der Patientin entscheidet man sich für ein größeres Implantat.

CAVE!

Bei PU/Microthane-beschichteten Implantaten ist besonders die kraniale Kante zu beachten und eher tiefer als bei makrotexturierten Implantaten zu platzieren, da das Implantat nicht absinken wird. In unserem Fall wurde daher bei größer gewähltem Implantat die Inframammärfalte hierzu noch um 2 cm nach kaudal korrigiert.

7

TIPP

Bei Implantatmalposition anatomischer makrotexturierter Implantate z. B. durch Pseudokapselbildung kommt sowohl die Einlage runder glattwandiger als auch PU-/Microthane-beschichteter Implantate zur Korrektur in Frage. Grundsätzlich kann auch wieder die gleiche Implantatart verwendet werden, wenn eine Korrektur ausschließlich über Stabilisierung der Weichteilschicht als erfolgreich eingeschätzt wird. Dabei müssen jeweils Vor- und Nachteile der unterschiedlichen Implantatformen und Oberflächen abgewogen werden. Falls kein zuverlässig stabiles körpereigenes Gewebe wie Kapsel- oder Narbengewebe zur Verfügung steht, kann in mehrfach rezidivierten Fällen die Verwendung von biologischer Matrix oder synthetischem nicht resorbierbarem Netzmaterial zur Gewebeverstärkung und Wiederherstellung der lateralen Brustkontur oder Verhinderung eines *„Bottoming out"* in Erwägung gezogen werden.

7.7.4 Postoperatives Ergebnis

Erwartungsgemäß besteht aufgrund der rechtsseitigen Ptosis mammae weiterhin eine gewisse Form-Asymmetrie, die ggf. je nach Wunsch der Patientin nach 6–12 Monaten durch angleichende Mastopexie re. korrigiert werden kann (➤ Abb. 7.37). Die Patientin ist angehalten über mind. 6 Wochen einen Kompressions-BH zu tragen. Symptomatische Serome sind bei PU-/Microthane-beschichteten Implantaten seltener, können aber bei makrotexturierten oder glattwandigen Implantaten bis zu 20 % betragen und sollten unter sonografischer Kontrolle punktiert werden.

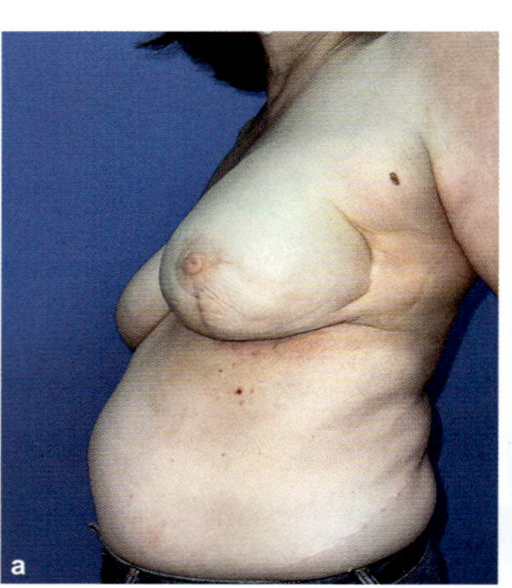

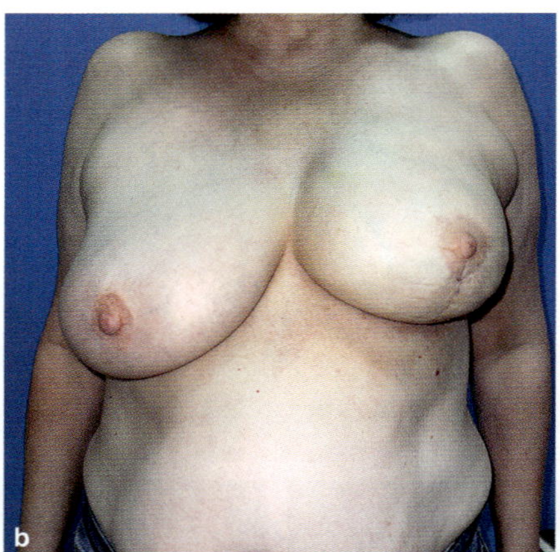

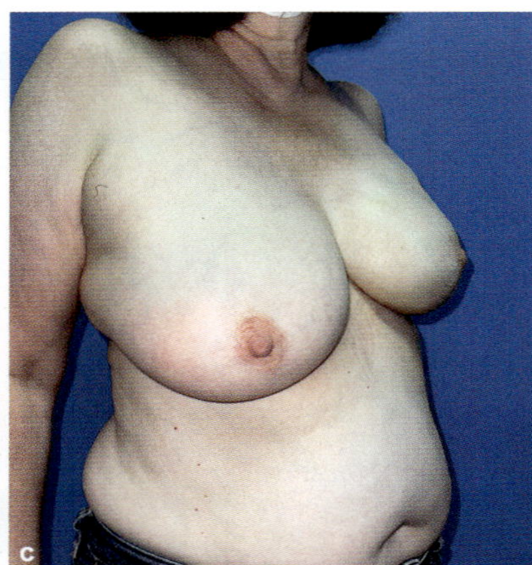

Abb. 7.37 Postoperatives Ergebnis nach 2 Wochen mit dauerhaft geliftetem Ergebnis durch Microthane-beschichtetes Implantat und noch sichtbarer lateraler Brustkontur [P1353]

7.8 Prothesenentfernung mit Mastopexie

Maggie Banys-Paluchowski

7.8.1 Hintergrundinformation

Viele Frauen, die in den ersten Jahren mit dem kosmetischen Ergebnis der Augmentation zufrieden waren, merken im Verlauf eine zunehmende Formveränderung der Brüste. Zudem verändert sich der eigene Körper: Während die natürliche Ptosis zunimmt, bleiben die Prothesen auf der ursprünglichen Höhe, was zu einem unnatürlichen Erscheinungsbild führt. Die Prothesenexplantation mit gleichzeitiger Straffung, die manchmal als autologe Konversion bezeichnet wird, gehört zu den technisch anspruchsvollsten und komplikationsreichsten Operationen der plastisch-ästhetischen Brustchirurgie. Insbesondere muss über eine mögliche Mamillennekrose aufgeklärt werden.

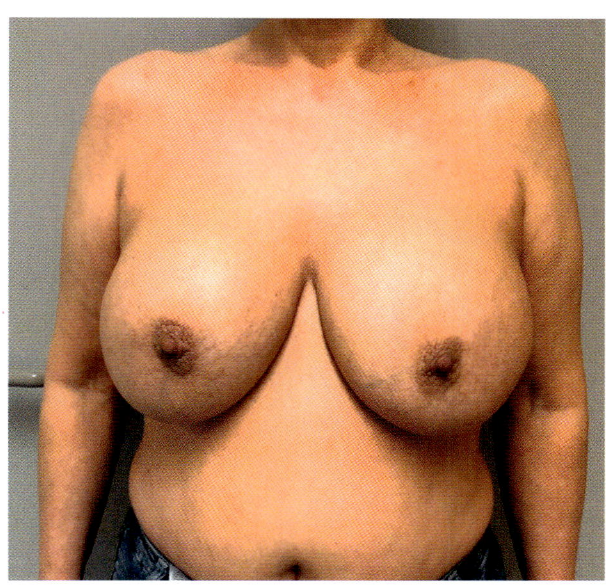

Abb. 7.38 Präoperative Fotodokumentation [M1103]

7.8.2 Präoperativer Befund

➤ Abb. 7.38

Fallbeispiel

- 43-jährige Patientin mit Implantatruptur und Kapselfibrose Baker III bds.
- Z. n. Augmentation mit Silikonimplantaten (450 cc rund) über submammären Zugang vor 20 Jahren, kein Implantatwechsel
- BH-Größe: 85D, ausgeprägte Ptosis
- Jugulum-Mamillen-Abstand: re. 28 cm, li. 29,5 cm

7.8.3 Operatives Vorgehen

Anzeichnung

➢ Abb. 7.39

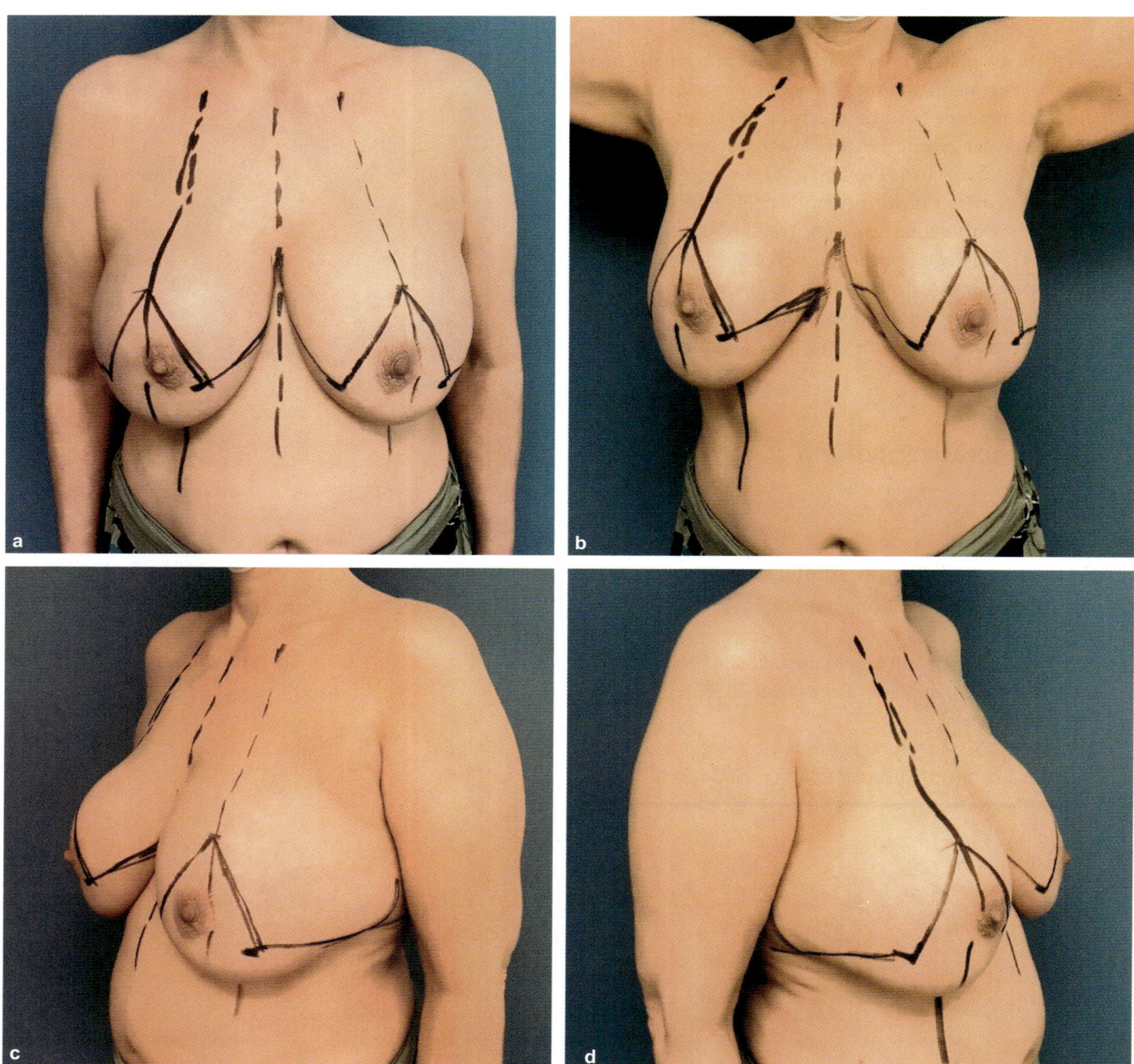

Abb. 7.39 Präoperative Anzeichnung an der stehenden Patientin
Beachte die typische „turmartige" Form der Brüste in seitlicher Projektion.
Neuer Jugulum-Mamillen-Abstand 21 cm, Steglänge 9,5 cm, neuer Sternum-Mamillen-Abstand 11 cm, Abstand medialer und lateraler Hautschenkel 9 cm [M1103]

Operationsschritte

➢ Abb. 7.40, ➢ Abb. 7.41, ➢ Abb. 7.42, ➢ Abb. 7.43, ➢ Abb. 7.44, ➢ Abb. 7.45, ➢ Abb. 7.46

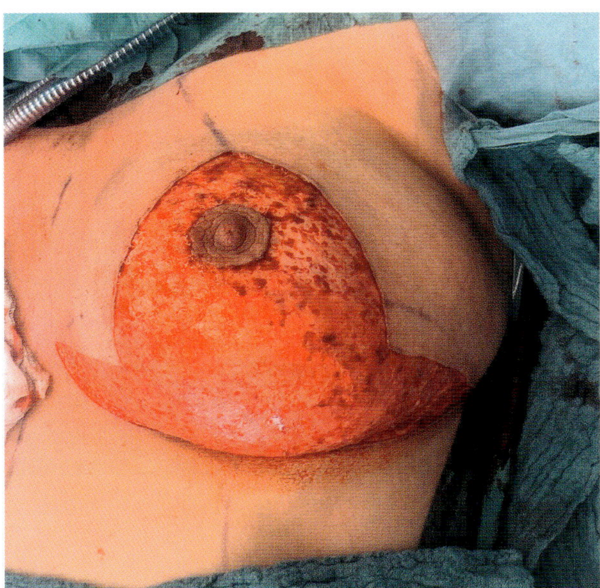

Abb. 7.40 Die Haut innerhalb der Anzeichnung wurde unter Aussparung des Mamillen-Areola-Komplexes deepithelialisiert. Die horizontale Anzeichnung wurde im Vergleich zur geplanten Schnittführung 1 cm nach kaudal korrigiert [M1103]

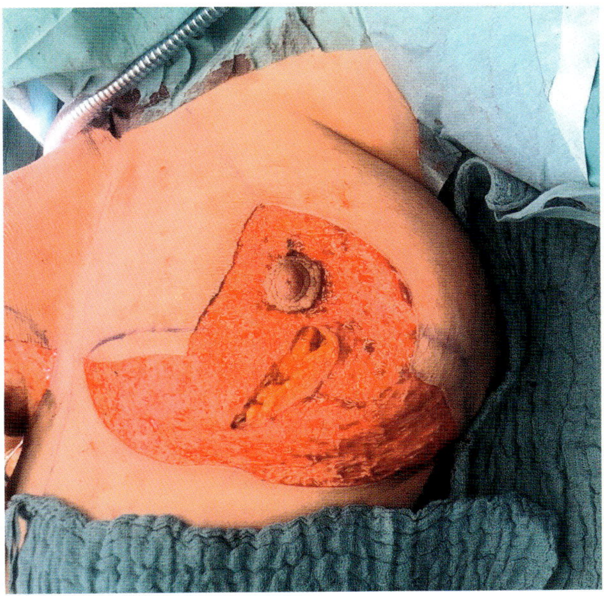

Abb. 7.41 Das Corium wurde vertikal eröffnet. Über diesen Zugang wurden die Prothese und die Kapsel entfernt [M1103]

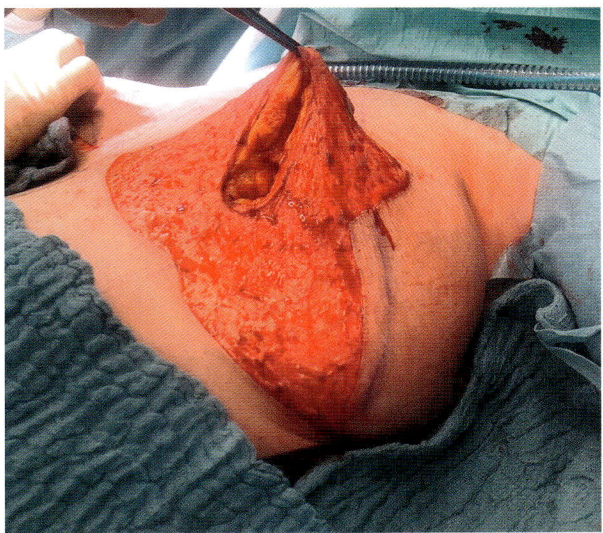

Abb. 7.42 Die rupturierte Prothese und die deutlich verdickte Kapsel wurden entfernt [M1103]

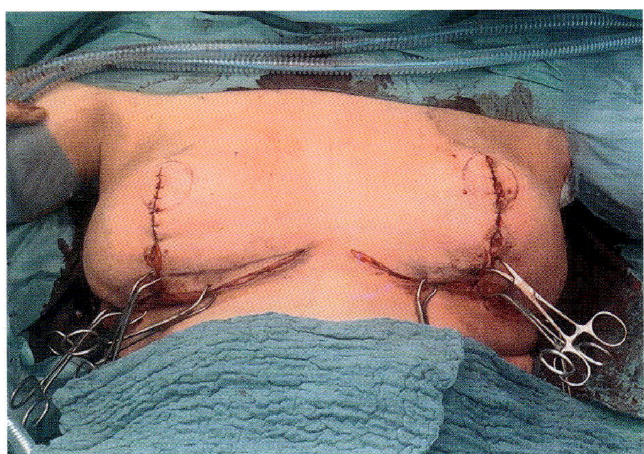

Abb. 7.43 Nach Aufsetzen der Patientin wurde die neue Position der Mamille aufgesucht und angezeichnet [M1103]

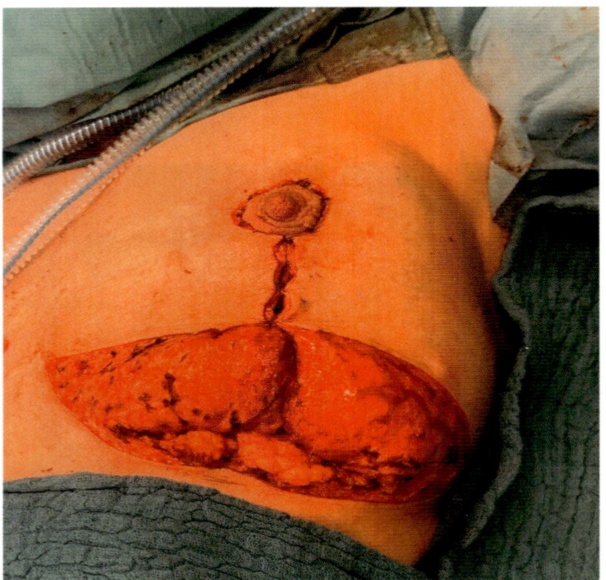

Abb. 7.44 Die Mamille wurde auf dem mediokranialen Stiel in die neue Position rotiert und mit acht transkorialen Einzelknopfnähten fixiert (kraniomediale Mamillenstielung step-by-step ➤ Kap. 2.18). Das Korium wurde entlang der Submammärfalte eröffnet, um eine spannungsfreie Adaptation zu ermöglichen [M1103]

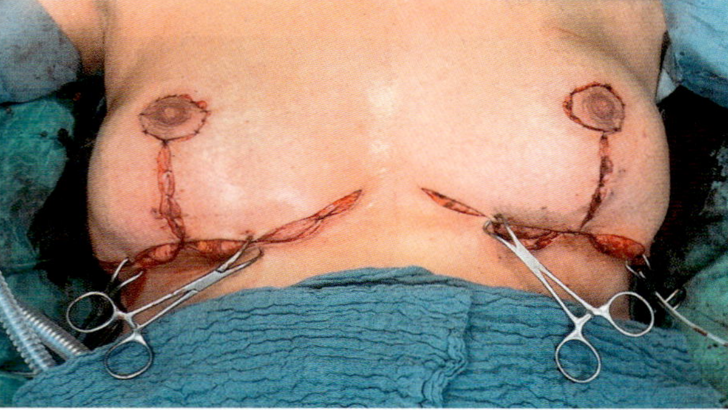

Abb. 7.45 Die Wunde wurde transkorial in Einzelknopftechnik verschlossen [M1103]

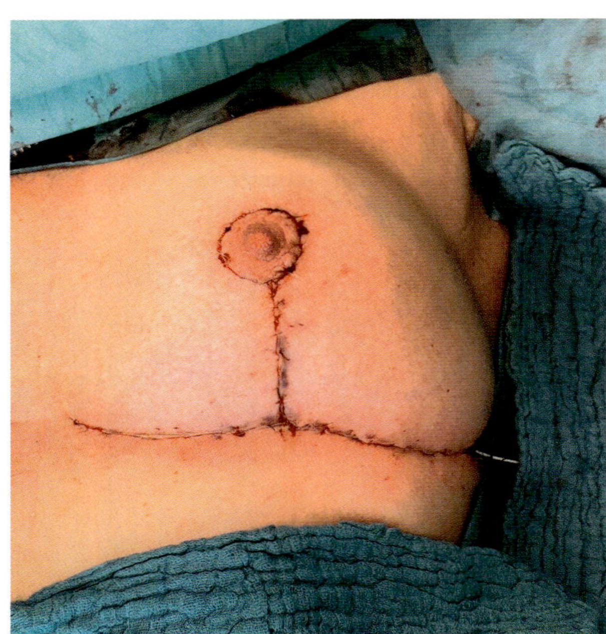

Abb. 7.46 Nach fortlaufender Intrakutannaht und Drainageneinlage erfolgte die abschließende intraoperative Fotodokumentation

7.8.4 Postoperatives Ergebnis

➤ Abb. 7.47, ➤ Abb. 7.48

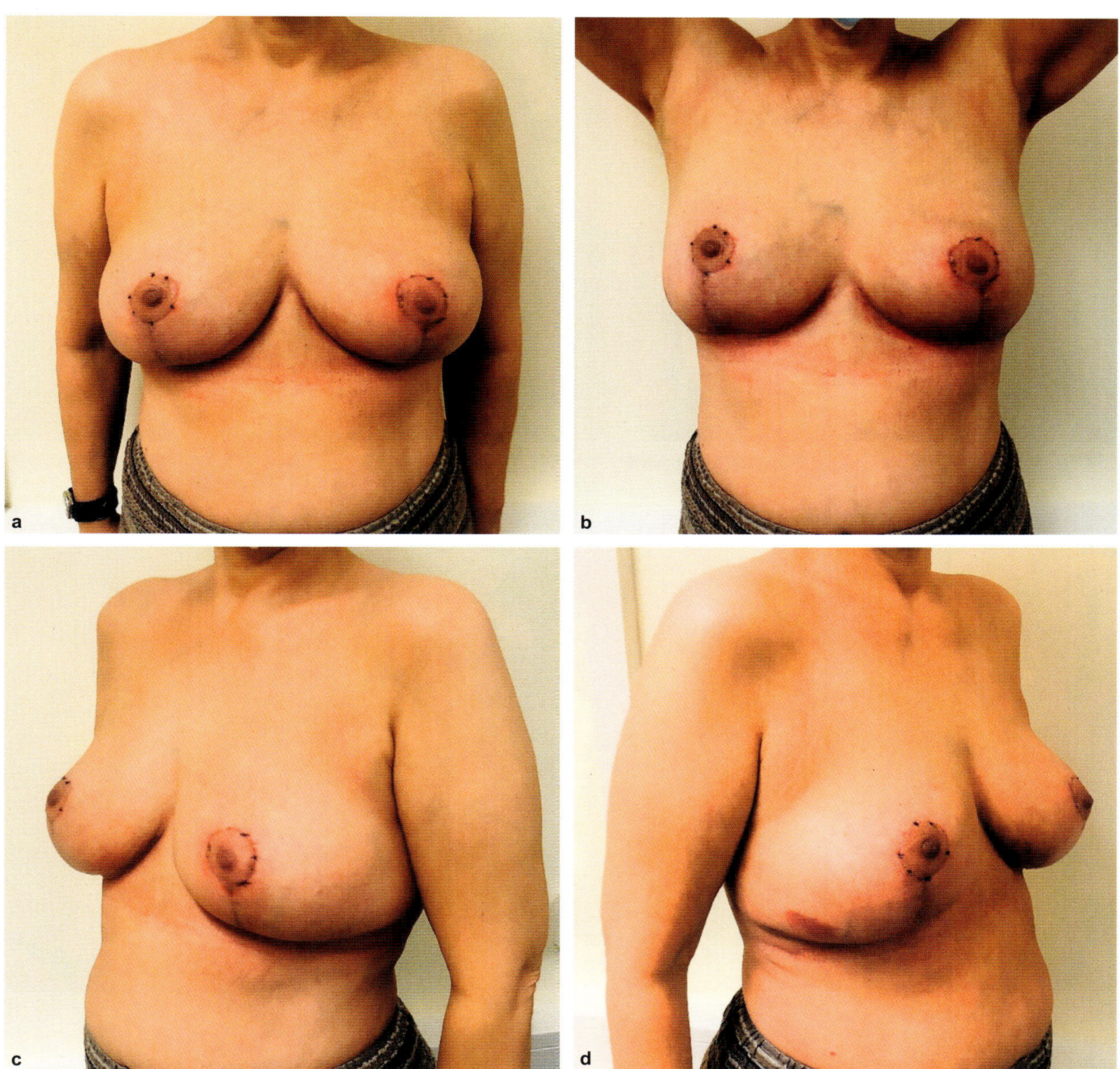

Abb. 7.47 Postoperatives Ergebnis 8 Wochen nach der Operation mit einzelnen noch sichtbaren Fäden [M1103]

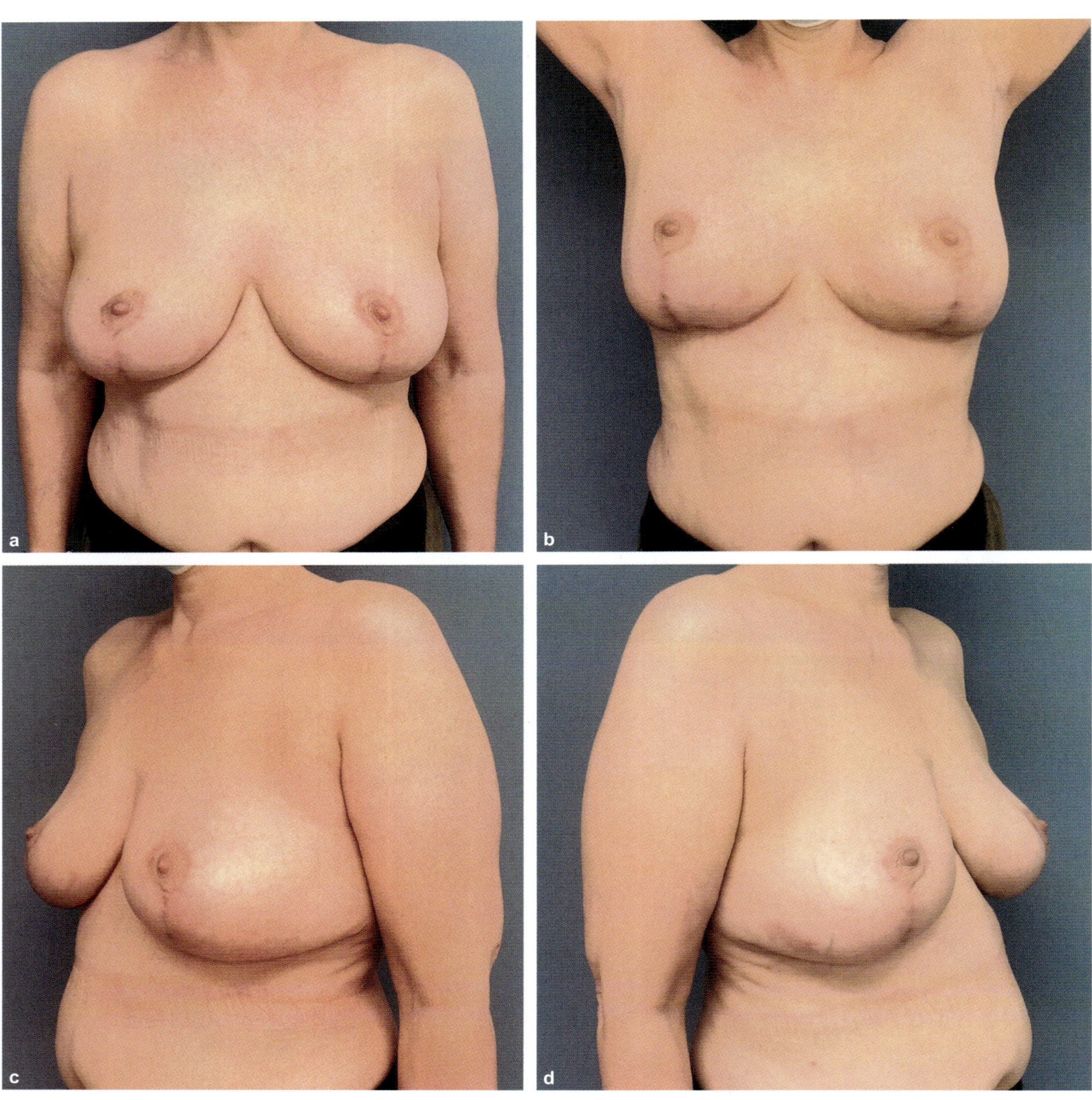

Abb. 7.48 Postoperatives Ergebnis 5 Monate nach der Operation [M1103]

LITERATUR

7.1 Wissenschaftlicher Überblick: Komplikationsmanagement in der Rekonstruktion mit Implantaten

Ooi, A. and D. H. Song, Reducing infection risk in implant-based breast-reconstruction surgery: challenges and solutions. Breast Cancer (Dove Med Press), 2016. 8: p. 161–72.

Alderman, A., et al., ASPS clinical practice guideline summary on breast reconstruction with expanders and implants. Plast Reconstr Surg, 2014. 134(4): p. 648e–55e.

de Rooij, L., et al., Reducing Seroma Formation and Its Sequelae After Mastectomy by Closure of the Dead Space: A Multi-center, Double-Blind Randomized Controlled Trial (SAM-Trial). Ann Surg Oncol, 2021. 28(5): p. 2599–2608.

Jordan, S. W., N. Khavanin, and J. Y. Kim, Seroma in Prosthetic Breast Reconstruction. Plast Reconstr Surg, 2016. 137(4): p. 1104–16.

Nahabedian, M. Y., Round Form-Stable Breast Implants: Diagnosis and Management of Complications. Plast Reconstr Surg, 2019. 144(1S Utilizing a Spectrum of Cohesive Implants in Aesthetic and Reconstructive Breast Surgery): p. 73S–81S.

Ebner, F., et al., Seroma in breast surgery: all the surgeons fault? Arch Gynecol Obstet, 2018. 298(5): p. 951–959.

Cong, Y., et al., Fascia Suture Technique Is a Simple Approach to Reduce Postmastectomy Seroma Formation. J Breast Cancer, 2020. 23(5): p. 533–541.

Faisal, M., et al., A novel technique of harmonic tissue dissection reduces seroma formation after modified radical mastectomy compared to conventional electrocautery: a single-blind randomized controlled trial. Patient Saf Surg, 2018. 12: p. 8.

Lee, D., et al., Ultrasonic dissection versus electrocautery for immediate prosthetic breast reconstruction. Arch Plast Surg, 2020. 47(1): p. 20–25.

Gambardella, C., et al., Advanced hemostasis in axillary lymph node dissection for locally advanced breast cancer: new technology devices compared in the prevention of seroma formation. BMC Surg, 2019. 18(Suppl 1): p. 125.

Morarasu, S., et al., Impact of Quilting Sutures on Surgical Outcomes After Mastectomy: A Systematic Review and Meta-Analysis. Ann Surg Oncol, 2022.

Faisal, M., et al., Effect of autologous fibrin glue on seroma reduction after modified radical mastectomy for breast cancer: A randomized controlled trial. Ann Med Surg (Lond), 2021. 63: p. 102135.

Cagney, D., et al., The Efficacy of Prophylactic Negative Pressure Wound Therapy for Closed Incisions in Breast Surgery: A Systematic Review and Meta-Analysis. World J Surg, 2020. 44(5): p. 1526–1537.

Handel, N., et al., A Long-Term Study of Outcomes, Complications, and Patient Satisfaction with Breast Implants. Plastic and Reconstructive Surgery, 2006. 117: p. 757–767.

Grippaudo, F. R., et al., Late unilateral hematoma after breast reconstruction with implants: case report and literature review. Aesthet Surg J, 2013. 33(6): p. 830–4.

Almasarweh, S., et al., The feasibility of ultrasound-guided vacuum-assisted evacuation of large breast hematomas. Radiol Oncol, 2020. 54(3): p. 311–316.

Rubino, C., et al., Infections in breast implants: a review with a focus on developing countries. J Infect Dev Ctries, 2014. 8(9): p. 1089–95.

Cohen, J. B., et al., Breast Implant-Associated Infections: The Role of the National Surgical Quality Improvement Program and the Local Microbiome. Plast Reconstr Surg, 2015. 136(5): p. 921–9.

Sue, G. R., C. Long, and G. K. Lee, Management of Mastectomy Skin Necrosis in Implant Based Breast Reconstruction. Ann Plast Surg, 2017. 78(5 Suppl 4): p. S208-S211.

Rudolph, M., C. Moore, and I. A. Pestana, Operative risk stratification in the obese female undergoing implant-based breast reconstruction. Breast J, 2019. 25(6): p. 1182–1186.

Inbal, A., et al., Optimizing Patient Selection for Direct-to-Implant Immediate Breast Reconstruction Using Wise-Pattern Skin-Reducing Mastectomy in Large and Ptotic Breasts. Aesthetic Plast Surg, 2017. 41(5): p. 1058–1067.

Panayi, A. C., et al., Impact of Obesity on Outcomes in Breast Reconstruction: A Systematic Review and Meta-Analysis. J Reconstr Microsurg, 2018. 34(5): p. 363–375.

Friedrich, M., et al., Difficulties of Breast Reconstruction – Problems That No One Likes to Face. Anticancer Res, 2021. 41(11): p. 5365–5375.

Thuman, J., et al., Prepectoral Wise-Pattern Staged Implant-Based Breast Reconstruction for Obese or Ptotic Patients. Annals of Plastic Surgery, 2019. 82: p. S404-S409.

Handel, N., M. E. Garcia, and R. Wixtrom, Breast implant rupture: causes, incidence, clinical impact, and management. Plast Reconstr Surg, 2013. 132(5): p. 1128–37.

Stevens, W. G., et al., Ten-year Core Study Data for Sientra's Food and Drug Administration-Approved Round and Shaped Breast Implants with Cohesive Silicone Gel. Plast Reconstr Surg, 2018. 141(4S Sientra Shaped and Round Cohesive Gel Implants): p. 7S–19S.

Ditsch, N., et al., A retrospective investigation of women's experience with breast reconstruction after mastectomy. Archives of Gynecology and Obstetrics, 2013. 287(3): p. 555–561.

Langewitz, W., Zur Erlernbarkeit der Arzt-Patienten-Kommunikation in der Medizinischen Ausbildung. Bundesgesundheitsblatt – Gesundheitsforschung – Gesundheitsschutz, 2012. 55(9): p. 1176–1182.

7.2 Wissenschaftlicher Überblick: Kapselfibrose

Diagnostik und Therapie früher und fortgeschrittener Mammakarzinome. Herausgegeben von der Kommission Mamma (vertreten durch: Wolfgang Janni) der Arbeitsgemeinschaft Gynäkologische Onkologie e. V. in der Deutschen Gesellschaft für Gynäkologie und Geburtshilfe e. V. sowie in der Deutschen Krebsgesellschaft e. V. 2022, Version 1, www.ago-online.de.

Headon H, Kasem A, Mokbel K.: Capsular Contracture after Breast Augmentation: An Update for Clinical Practice. Arch Plast Surg. 2015; 42:532–43.

Malahias M, Jordan DJ, Hughes LC et al.: A literature review and summary of capsular contracture: An ongoing challenge to breast surgeons and their patients. International Journal of Surgery Open 2016; 3: 1–7.

Luvsannyam E, Patel D, Hassan Z et al.: Overview of Risk Factors and Prevention of Capsular Contracture Following Implant-Based Breast Reconstruction and Cosmetic Surgery: A Systematic Review. Cureus 2020; 12: e10341.

7

KAPITEL

8 Lipofilling

Vesna Bjelic-Radisic, Daniela Rezek

8.1 Wissenschaftlicher Überblick: Autologe Fetttransplantation in der Senologie

Die autologe Fetttransplantation (AFT), auch bekannt als *Lipofilling,* ist eine minimal-invasive Technik, die ihre Anwendung in der ästhetischen und rekonstruktiven Brustchirurgie gefunden hat. In der ästhetischen Brustchirurgie wird Lipofilling primär zur Brustaugmentation und Korrektur von angeborenen Fehlbildungen der Brust eingesetzt. In den letzten 10 Jahren zeigt sich ein steigender Trend der Anwendung der autologen Fetttransplantation in der onkologischen Brustchirurgie, v. a. zur Sekundärrekonstruktion.

Fett eignet sich nicht nur zur Verstärkung des Weichteilmantels, zum Volumenausgleich und zur Verbesserung der Kontur, sondern auch zur Korrektur von Narben und Verbesserung der Hautperfusion. Vorteil dieser Methode ist, dass es sich um autologes Gewebe handelt, das meistens ausreichend vorhanden ist, relativ leicht und komplikationsarm zu gewinnen und sich der Umgebungsform gut anpasst. Neben füllenden, verfügt das Fett auch über regenerative Eigenschaften. Fettgewebe ist metabolisch aktives Gewebe, das aus einer heterogenen Zellpopulation besteht. Im Hinblick auf die onkologische Sicherheit sind die wichtigsten Zellen die *adipose-tissue derived stem cells* (ADSC), die ca. 10 % der gesamten Zellpopulation ausmachen. Diese Zellen haben die Fähigkeit, sich in verschiedene funktionelle Zellen zu differenzieren. Sie stimulieren die Angiogenese und Gewebsregeneration, und sezenieren Wachstumsfaktoren und Zytokine. Daher kommt es immer wieder zu Diskussionen um die onkologische Sicherheit der Fetttransplantation. Vor allem unter der Vorstellung, dass die Transplantation dieser pluripotenten Stammzellen in ein ehemaliges Tumorbett das Rezidivrisiko steigern könnte.

Experimente in immundefizienten Mäusen mit einem aktiven Tumor zeigten, dass die zusätzliche Injektion von Fettgewebe zum Tumorwachstum führt. Bis jetzt wurden diese experimentellen Ergebnisse in der klinischen Praxis nicht bestätigt.

In der Metaanalyse publiziert in 2018 wurden die Daten aus 49 Studien und insgesamt 4292 Patienten eingeschlossen. Die Resultatanalyse aus diesen Studien, 19 Kohortstudien, davon sieben mit den gematchten Daten und 40 Fallserien, zeigten nach einer medianem Nachbeobachtungszeit von 5.7 Jahre ab dem Datum der primären Krebserkrankung kein statistisch signifikant erhöhtes Risiko für ein Rezidiv (p=0.419). Die durchschnittliche Zeit zwischen dem Fetttransfer und der primären Operation betrug im Schnitt 2,7 Jahre.

Seit 2015 haben wir in Deutschland interdisziplinär konsertierte S2k Leitlinien, in denen die Anwendung der Fetttransplantation frühestens 2 Jahre nach der lokalen Therapie von Brustkrebs empfohlen wird. In dieser Leitlinie wird nicht nur die Indikation, sondern auch die Kontraindikation und die konzertierte Durchführung beschrieben.

Die AFT ist **indiziert** als sekundär rekonstruktives Verfahren, z. B. zum Defektausgleich nach brusterhaltender Therapie, zur Verstärkung des Weichteilmantels nach epipektoraler Implantateinlage als *„Hybrid Operation"* oder *„Composit-Graft"* und zur Konturverbesserung bei ablativen Verfahren.

Aber auch eine Konversion nach Implantat- oder Expanderentfernung und alleiniger Aufbau mit Eigenfett ist in mehreren Schritten möglich.

Lipofilling ist **kontraindiziert** bei aktiver maligner Grunderkrankung des Spender- oder Empfängersitus, Schwangerschaft und Stillzeit, akuten Infektionen, therapeutischer Antikoagulation oder schwerwiegender Gerinnungsstörung.

Besonders vorsichtig soll diese Methode bei den BRCA-Trägerinnen bzw. bei familiärer Belastung angewendet werden.

Methode

Das operative Prozedere umfasst vier Schritte. Wie bei allen anderen operativen Methoden ist das Wichtigste die richtige Patientenselektion (ausreichende Fettdepots, Nikotinkarenz, gute Compliance der Patientin und gesunder Lebensstil), um die Komplikationsrate zu minimieren.

Die **operativen Schritte** sollten unter sterilen Kautelen durchgeführt werden.

1. Die **Fettgewinnung** ist der erste operative Schritt. Die Entnahme des Fettes erfolgt schonend bei kontinuierlichem Sog zwischen 0.50 und 0.55 Bar in einem geschlossenem System, um so viel überlebensfähige Fettzellen wie möglich zu gewinnen. Dazu haben sich die wasserstrahlassistierten (WAL) Techniken und Tummeszenz-Technik etabliert. Dabei wird die Tumeszenzlösung (Tumeszenz = Anschwellung), die aus 3 l NaCl 0,9 % und 1A Adrenalin besteht, in die Spenderregion infiltriert.
2. Der zweite operative Schritt ist die **Aufbereitung oder auch Prozessierung des aspirierten Fettes.** Das entnommene Fett wird von Blut und Zelldetritus gereinigt durch Sedimentierung, danach können weitere Schritte wie die Zentrifugierung oder Filtration erfolgen. Diese Schritte dienen dazu, besonders reines und dichtes Fett zu gewinnen.
3. Die **Transplantation** in die Brust erfolgt subkutan und/oder subglandulär. Eine Injektion in die Brustdrüse ist zu vermeiden, um die Nachsorge dieser Patientinnen (s. Nachsorge) nicht zu erschweren bzw. um das Infektionsrisiko zu minimieren. Milchgänge sind mit Mikroorganismen besiedelt, eine Injektion von Fettgewebe kann zu Infektionen/Abszessen führen. Die Injektion oder auch Transplantation des aufbereiteten Fettes erfolgt langsam, retrograd und mit wenig Druck in Microdropplettechnik,

8

Bolusinjektionen sind zu vermeiden, denn diese können zu Perfusionsproblemen und damit zu Nekrosen führen. Bei dem „Composit-Graft"-Verfahren wird das Eigenfett über die Implantatkapsel transplantiert. Die Transplantatmenge soll den lokalen Eigenschaften angepasst werden. Wichtig zu bedenken ist, dass das Fett die ersten 48 Stunden lediglich per Diffusion ernährt wird.

4. Auch das **postoperative Management** spielt eine wichtige Rolle. Das transplantierte Areal sollte die ersten 2 Wochen nicht komprimiert werden, damit die Versorgung des Transplantates gewährleistet bleibt bis die Kapilarisierung erfolgt ist. Die Spenderstelle dagegen wird mit einem Kompressionsmieder über mind. 3 Wochen versorgt.

Die in der Literatur beschriebenen **Komplikationen** umfassen Abszesse, Infektionen, Pneumothorax, Fettgewebsnekrose, Serome, Ölzyste, Mikro- und Makrokalk, Hämatome und Knotenbildung (systematisches Review mit 18 Fallserien, 4 retrospektiven Kohortstudien, eine prospektive Kohortstudie, Daten von 2419 Patientinnen). Bekannt ist, dass diese Patientinnen öfter eine Biopsie haben, beschrieben sind unterschiedliche Raten, zwischen 1 und 24 % als Folge der Abklärung (Fettgewebsnekrose, Ölzysten).

Die häufigste Komplikation ist jedoch die inkonsistente Volumenpersistenz, die v. a. vor der sorgfältigen Durchführung aller Operationsschritte, der gewählten Aufbereitungsmethode und der Erfahrung der Operateur*in und der Compliance der Patientin abhängig ist. Sind große Volumina erforderlich, um das gewünschte Ergebnis zur erzielen, z. B. bei einer Konversion-Operation von Implantat zu Fett, oder zum Brustaufbau nach Mastektomie, sind mehrere Lipofillings erforderlich.

Die **Nachsorge** dieser Patientinnen kann mit den verschiedenen bildgebenden Methoden erfolgen. In systematischen Reviews wurden verschiedene bildgebende Methoden in Bezug auf die Biopsierate verglichen. 1711 Patientinnen, die insgesamt 2261 Fettgewebstransfer hatten, wurden mit dem Ultraschall (US; 33 %), Mammographie (MG; 43 %), US und MG und MG-Magnetresonanz (MRT; 16 %) und US und MG (2 %) nachgesorgt. Die Biopsierate betrug zwischen 1.5 (MG) und 24 % (MG und US). Die Malignität wurde in 0.3 % (MG), 0.4 % (US) und 0.7 % (MG, US und MRT) gefunden.

Zusammenfassend zeigt sich diese Methode als sekundärrekonstruktives Verfahren sicher. Der minimale empfohlene Abstand zur lokalen Therapie der Brustkrebserkrankung beträgt 2 Jahre. Die richtige Patientenselektion und adäquate Aufklärung der Patientin über das Risiko einer erhöhten Biopsierate sowie mögliche Komplikationen der Operationen, möglichen Volumenverlust von 10–60 % und damit die Notwendigkeit der Wiederholung der Operation muss ein fixer Bestandteil des Aufklärungsgespräches sein.

Der Erfolg dieser Methode ist von profunden Kenntnissen der Methode und einer sorgfältigen Ausführung jedes einzelnen Behandlungsschrittes abhängig, gemessen wird er an Parametern wie unbeeinträchtigte Beurteilbarkeit der Brust in der Bildgebung, Volumenstabilität und onkologische Sicherheit.

8.2 Fallbeispiel

8.2.1 Präoperativer Befund

Fallbeispiel

- 28-jährige Patientin mit sehr dünnem Weichteilmantel über den Implantaten, diese liegen epipektoral
- im Stehen zeichnet sich der Implantatrand ab und der Abstand zwischen den Brüsten ist groß (➤ Abb. 8.2a)
- im Liegen oder bei Rückbeugung gleiten die Implantate zur Seite und die Lücke zwischen den Brüsten wird noch größer (➤ Abb. 8.2b)
- Patientin hat geringe, aber ausreichende Fettdepots an den Oberschenkeln außen und Hüfte

8.2.2 Operatives Vorgehen

Anzeichnung

➤ Abb. 8.2

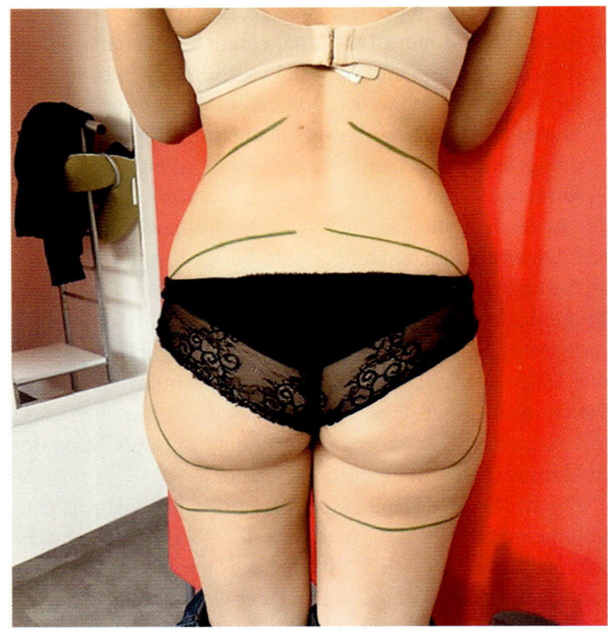

Abb. 8.1 Präoperative Anzeichnung an der stehenden Patientin [M1269]

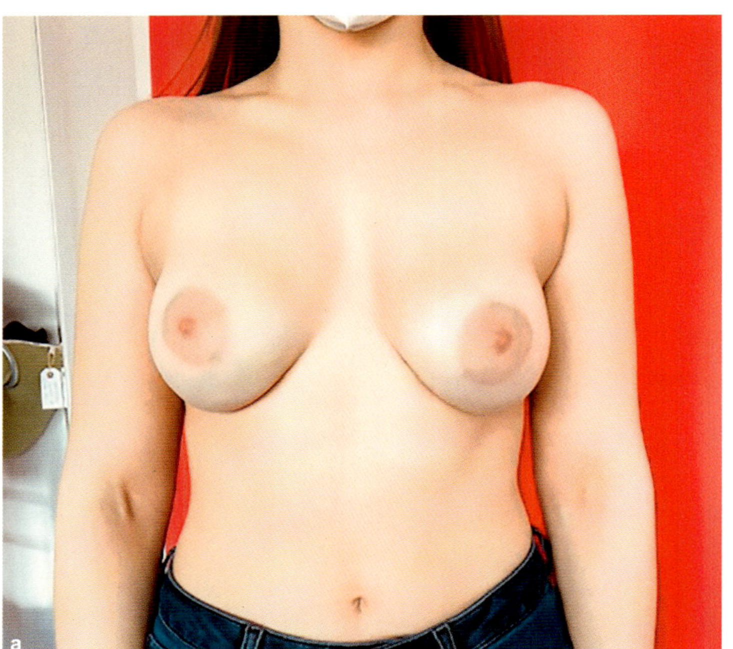

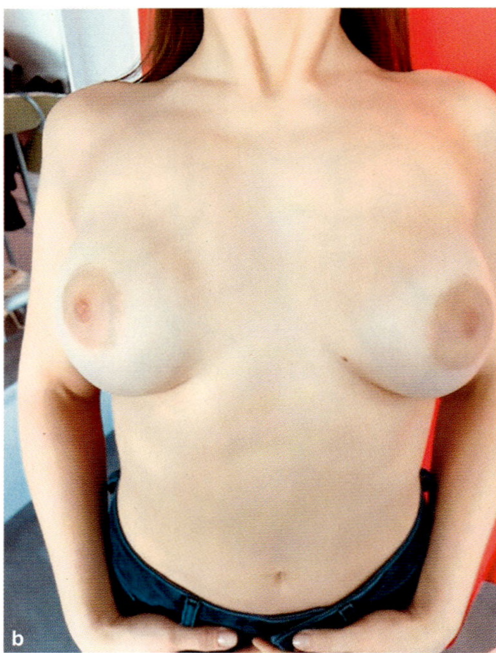

Abb. 8.2 Präoperative Fotodokumentation [M1269]
a) Patientin in aufrechter Position
b) Patientin in Rückbeugung

Operationsschritte

1. Anzeichnung des Spenderareals im Stehen und des Empfängerareals (➤ Abb. 8.1)
2. Infiltration mit Tumeszenzlösung (➤ Abb. 8.3)
3. Aspiration mit stumpfen Multihole-Kanülen von 3–4 mm und konstantem Druck von –0,5–0,55 bar (➤ Abb. 8.4). Insgesamt wird aus dem posterioren Bereich beider Oberschenkel und der Hüften pro Seite 370 ml Fett in das Revolve-System aspiriert
4. Aufbereitung: Verwendung des „Revolve"-Systems, es ist ein geschlossenes System. 350 ml Fett werden mit 2×350 ml Ringerlaktat gewaschen, gefiltert und zentrifugiert (➤ Abb. 8.5). Das Instrumentenkitt für die Infiltration, Aspiration und Transplantation
5. Transplantation (➤ Abb. 8.6) Das aufbereitete Fett wird mit 2 mm dicken Transferkanülen langsam, retrograd und mit wenig Druck in Microdropplettechnik injiziert. Rechte Mamma: 220 ml aufbereitetes Fett, linke Mamma: 200 ml aufbereitetes Fett

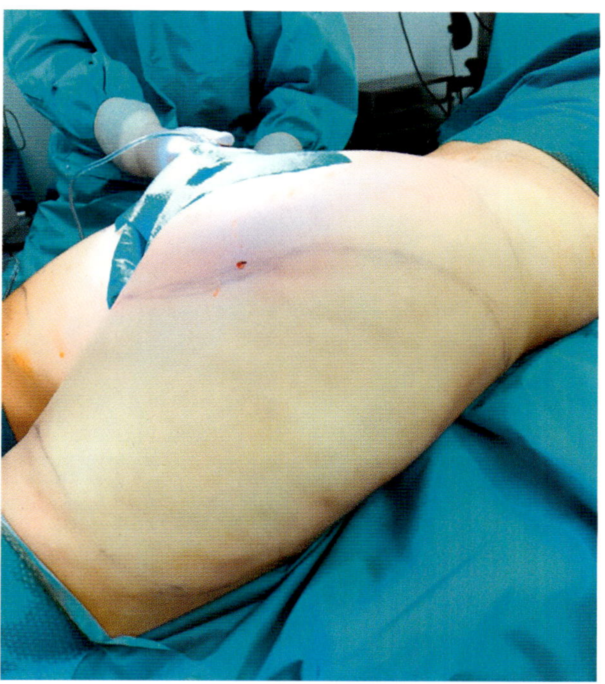

Abb. 8.3 Infiltration mit Tumeszenslösung [M1269]

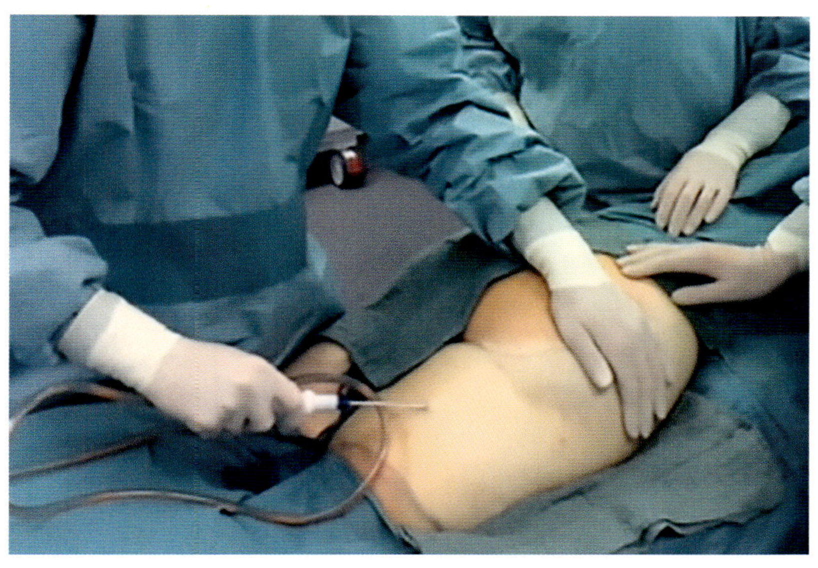

Abb. 8.4 Aspiration Multihole-Kanülen [M1269]

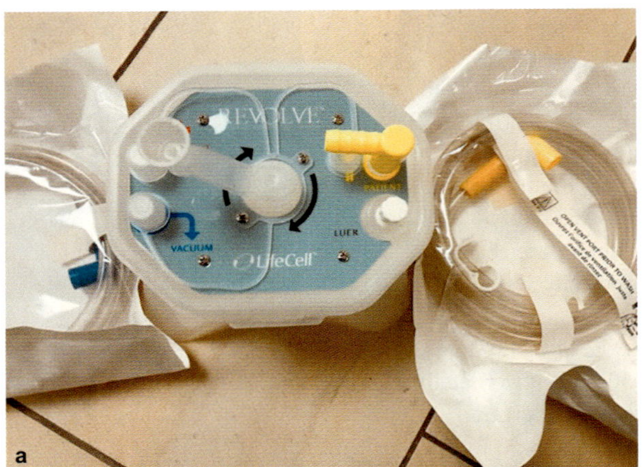

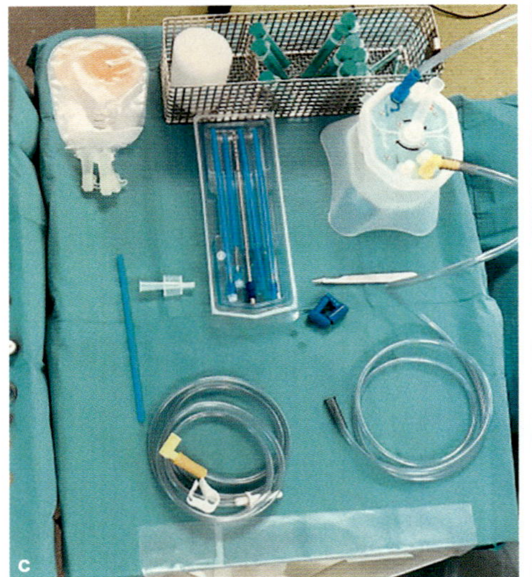

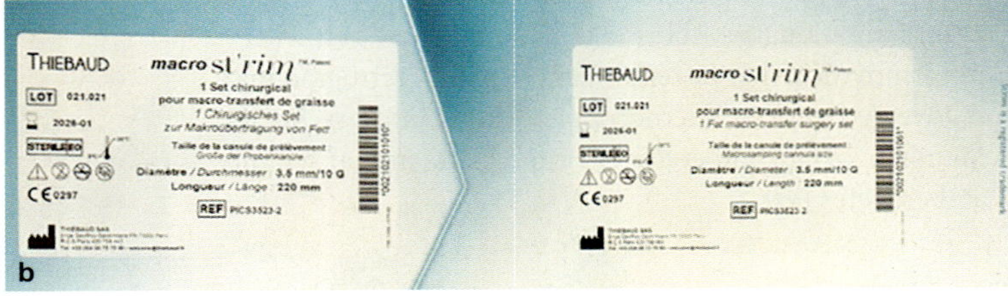

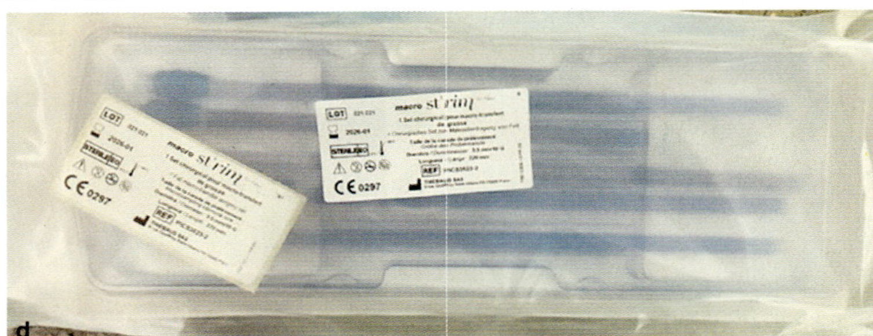

Abb. 8.5 Einmal-Instrumente und Aufbereitungskitts [M1269]

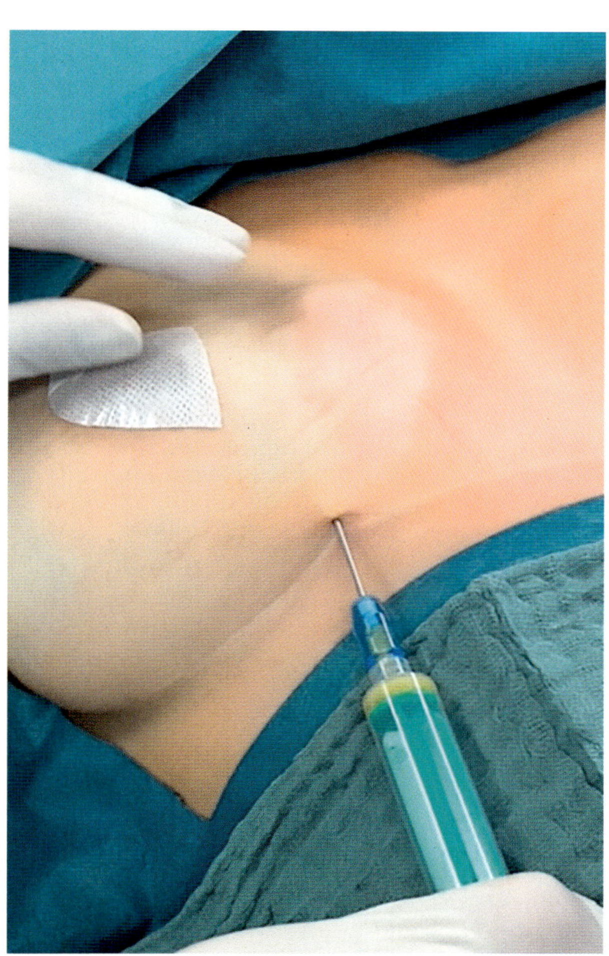

Abb. 8.6 Transplantation des Eigenfetts [M1269]

8.2.3 Postoperatives Ergebnis

➢ Abb. 8.7

TIPP

Benötigen Sie kleinere Mengen von weniger als 100 ml Fett, dann können Sie manuell mit 10 ml Luer-Lock-Spritzen infiltrieren und aspirieren, das Fett sedimentieren und ggf. mit einer Handzentrifuge aufbereiten.

MERKE

Die autologe Fetttransplantation ist eine Operation und erfolgt immer unter sterilen Bedingungen mit Einmalinstrumenten!

CAVE!

Bei Lipofilling über Brustimplantaten besteht die Gefahr, das Fett in das Implantat zu injizieren. Nutzen Sie die intraoperative Sonografie und bleiben Sie über der Implantatkapsel!

INFO

I. d. R. wird ca. die doppelte Menge der zu transplantierenden Menge aspiriert.

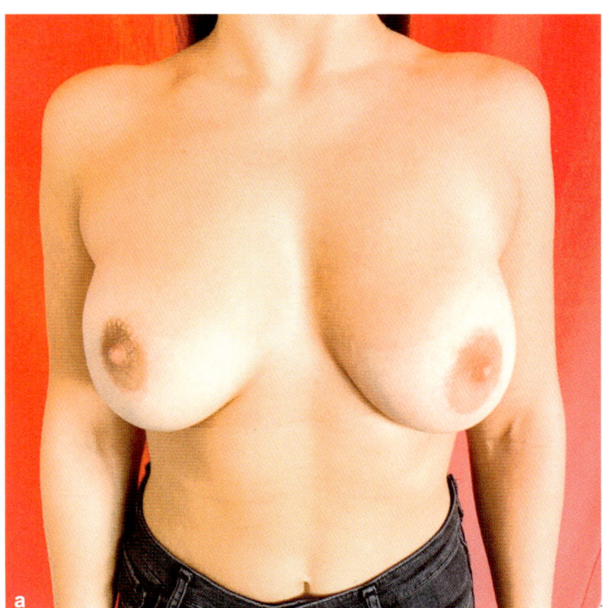

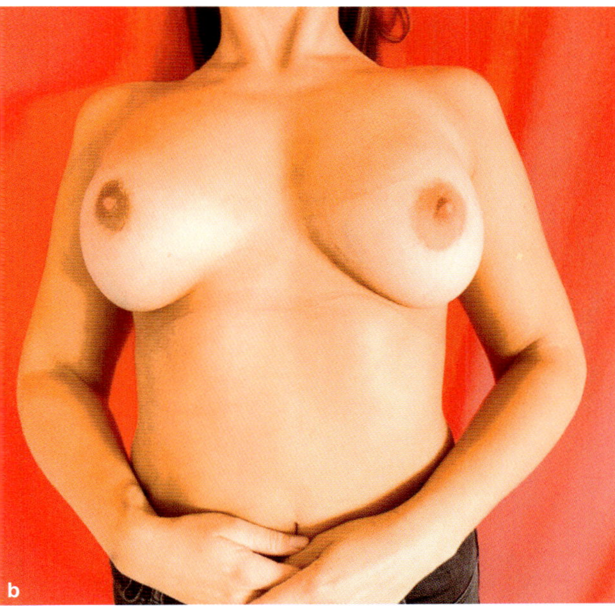

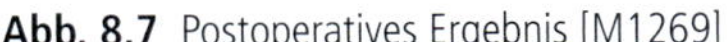

Abb. 8.7 Postoperatives Ergebnis [M1269]

LITERATUR

8.1 Wissenschaftlicher Überblick: Autologe Fetttransplantation in der Senologie

Brown SA, Levi B, Lequeux C,Wong VW, Mojallal A,Longaker MT. Basic science review on adipose tissue for clinicians. Plast Reconstr Surg 2010; 126: 1936–1946.

T. K. Krastev, S. J. Schop1, J. Hommes1, A. A. Piatkowski1, E. M. Heuts2 and R. R. W. J. van der Hulst1.Meta-analysis oft he oncological safety of autologous fat transfer after breast cancer. Br J Cancer 2018; 105, 1082–1097 Bertolini F, Petit JY, Kolonin MG. Stem cells from adipose tissue and breast cancer: hype, risks and hope. Br J Cancer 2015; 112: 419–423.

Eterno V, Zambelli A, Pavesi L, Villani L, Zanini V, Petrolo G et al. Adipose-derived mesenchymal stem cells (ASCs) may favour breast cancer recurrence via HGF/c-Met signaling. Oncotarget 2014; 5: 613–633.

Zimmerlin L, Donnenberg AD, Rubin JP, Basse P, Landreneau RJ, Donnenberg VS. Regenerative therapy and cancer: in vitro and in vivo studies of the interaction between adipose-derived stem cells and breast cancer cells from clinical isolates. Tissue Eng Part A 2011; 17: 93–106.

S2k Leitlinie „Autologe Fetttransplantation", AWMF-Registernummer: 009/017, Version 2015

Mojallal A, Auxenfans C, Lequeux C, et al. (2008) Influence of negative pressure when harvesting adipose tissue on cell yield of the stromal-vascular fraction. Biomed Mater Eng. 18: 193–197

Yoshimura K, Mashiko T (2015) How does fat survive and remodel after graftig? Clin Plastic Surg 42: 181–190

Yoshimura K, Sato K, Aoi N, et al. (2008) Cell-assisted lipotransfer for cosmetic breast augmentation: supportive use of adipose-derived stem/stromal cells. Aesthetic Plast Surg 32:48–55; discussion 56–47

De Decker M, De Schrijver L, Thiessen F, Tondu T, Van Goethem M, Tjalma WA. Breast cancer and fat grafting: efficacy, safety and complicationens – a systematic review. Eur J Obstet Gyneccol 2016; 100–108

Osswald R, Boss A, Lindenblatt N, Vorburger D, Dedes K. Does lipofilling after oncologic breast surgery increase the amount of suspicious imaging and rrequired biosies? Ameta-analysis . The Breast 2019; 26:847–859 .

KAPITEL

9 Intraoperative Radiotherapie (IORT)

9.1 Wissenschaftlicher Überblick: Intraoperative Radiotherapie

Kerstin Pfister, Brigitte Rack

Die brusterhaltende Therapie (BET) ist als brusterhaltende Operation (BEO) mit adjuvanter Strahlentherapie definiert und stellt den aktuellen Standard in der operativen Therapie des invasiven Mammakarzinoms dar. Um das Risiko für ein Lokalrezidiv an das eines ablativen Verfahrens anzupassen, muss die BEO mit einer Strahlentherapie der Brust kombiniert werden. Dies ist herkömmlicherweise die perkutane Ganzbrustbestrahlung (*whole breast irradiation,* WBI) in einer Dosis von 50–60 Gy mit Boost von 16–20 Gy, mit einhergehenden Nachteilen bzgl. der Therapiedauer (5–6 Wochen), Verfügbarkeit und Strahlentoxizität. Hypofraktionierte Konzepte (26–40 Gy; [1]) und Teilbrustbestrahlungen (*accelerated partial breast irradiation,* APBI), im Besonderen die intraoperative Radiotherapie (IORT), sind ein Konzept der Deeskalation und unitemporären Behandlungsmöglichkeit.

Die standardisierte Dosis der IORT beträgt 21 Gy, was einer etwa 1,5 bis 2,5-fachen (mit/ohne Boost) lokalen Bioverfügbarkeit entspricht [2]. Für die IORT stehen verschiedene physikalische Modalitäten zur Verfügung:

- Linearbeschleuniger, auch Elektronenbeschleuniger mit 50 kV (durch mobile Endgeräte zur Anwendung im OP-Trakt wie der Novac7® [Hitesys Srl, Latina, Italien], der Liac [Info&Tech, Rom, Italien] oder das Mobetron device [IntraOp Medical Corporation, Sunnyvale CA, USA])
- niederenergetische Röntgenstrahlung (wie das INTRABEAM-System; Carl Zeiss, Oberkochen, Deutschland)
- hochdosis-Brachytherapie (wobei dieses Verfahren typischerweise über mehrere Tage angewandt wird und somit nur bedingt zu den Techniken der IORT gezählt werden kann)

Die IORT wird angewandt als:

a) definitive adjuvante Radiotherapie (Einzeitbestrahlung) oder

b) Boost mit anschließender WBI

Die TARGIT-IORT Studie sollte als Nicht-Unterlegenheit-Studie zeigen, dass die einzeitige IORT der perkutanen Bestrahlung (*external beam radiation therapy,* EBRT) gleichwertig ist. Hierfür wurden 2300 Patientinnen mit invasiv-duktalen Karzinomen, Tumorgröße unter 35 mm (bei den meisten Patientinnen unter 20 mm) und cN0 bzw. cN1 eingeschlossen [3]. Nach der standardisierten Operation (BEO + Sentinel node Biopsie bzw. Axilladissektion bis mind. Level II) erhielten die Patientinnen entweder die herkömmliche EBRT oder eine IORT von 20 Gy des Tumorbetts mit 50 kV-Röntgenstrahlung. In Hochrisiko-Fällen (invasiv-lobuläres Karzinom, G3, R1/2, pN+ oder lymphovaskuläre Invasion sowie weitere Risikofaktoren, bei etwa 25 % der Patientinnen) schloss sich an die IORT eine EBRT an. Nach 5 Jahren zeigte sich ein leicht erhöhtes Risiko für Lokalrezidive (3,3 % bei IORT vs. 1,3 % EBRT), welches aber unter der Nicht-Unterlegenheits-Marke von 2,5 % Differenz lag. Im Langzeit-Follow-Up (median 8,6 Jahre) zeigte sich kein Unterschied bzgl. der Rate an Mastektomien und des Rezidiv- sowie metastasenfreien Überlebens, und in der IORT-Gruppe gab es weniger nicht-brustkrebsbedingte Todesfälle [4].

Auch die ELIOT-Studie, eine unizentrische Äquivalenzstudie mit etwa 1300 Patientinnen (Tumorgröße ≤ 25 mm, cN0, größtenteils ER pos., Her2 neg.) wollte zeigen, dass die IORT von 2 Gy (mittels Elektronenstrahlung, auch IOERT) der EBRT bezogen auf das lokale Rezidivrisiko nicht unterlegen war [5]. Auch hier erhielten Patientinnen mit vier oder mehr positiven Lymphknoten in der IORT-Kohorte die anschließende ERBT (bei 31 Patientinnen der Fall). Obwohl das Patientenkollektiv ähnlich der TARGIT-Studie war, zeigte sich hier eine Überlegenheit der EBRT gegenüber der IORT mit lokalen Rezidivraten von 0,5 % (EBRT) vs. 4,2 % nach 5 Jahren und 1,1 % vs. 8,1 % nach 10 Jahren [6]. Eine Subgruppe von Patientinnen mit kleinem (< 1 cm), gut differenzierten (G1) Luminal A-Tumoren (Ki-67 unter 14 %) hatte ein sehr niedriges intrinsisches Risiko für Lokalrezidive, hier zeigte sich kein signifikanter Unterschied der Rate an Lokalrezidiven nach 15 Jahren von 8,1 % (95 % CI 2,1–19,4) mit IORT und 3,1 % (95 % CI 0–9,7) mit EBRT; $p = 0,45$. Bei der Analyse der Überlebens- und Fernmetastasierungsraten zeigten sich über die Subgruppen hinweg ebenso keine Unterschiede. Die Autoren summierten, dass bei Zutreffen der Niedrigrisiko-Kriterien (s. o.) eine Einzelfallentscheidung pro/contra IORT notwendig ist [6].

Mehrere große Meta-Analysen hatten zuletzt das 5-Jahres-Outcome nach beiden radiotherapeutischen Regimen überprüft und dechiffriert, dass zwar die lokale Rezidivkontrolle erniedrigt ist (96,3 % in der IORT-Gruppe vs. 98,0 %), dies aber (im kurzen Nachbeobachtungszeitraum von 5 Jahren) keine Auswirkungen auf das Überleben (94,1 vs. 94,9 %) oder die Freiheit an distalen Metastasen (96,6 vs. 94,9 %) hatte [7], [8]. Eine dritte Metaanalyse zeigt den gleichen Effekt ((()) höheres Lokalrezidivrisiko nach IORT ohne Verschlechterung des Gesamt- oder brustkrebsassoziierten Überlebens auch bei einem längeren Nachbeobachtungszeitraum (neben 5 auch 7 und 10 Jahre) [9].

Bezüglich der Lebensqualität untersuchte eine Studie mit 1512 Patientinnen zuletzt die Brust- und Allgemeinsymptome nach IORT vs. extrakorporale Teilbrustbestrahlung sowie extrakorporale Ganzbrustbestrahlung mit und ohne Boost [10]. Während sich bei der gesundheitsbezogenen Lebensqualität (*health-related quality of life,* HRQL) kein Unterschied zeigte, war die Einzeit-IORT bei den brustspezifischen Symptomen (Schmerz, Schwellung, Übersensitivität und Hautprobleme) den anderen Modalitäten überlegen. Auch der gesundheitsökonomische Faktor mit einer schnelleren Rückkehr an den Arbeitsplatz nach IORT ist zu berücksichtigen [11]. In der TARGIT-Studie zeigte sich in dem großen Kollektiv eine vergleichbare Anzahl an Komplikationen – mit einem Unterschied bzgl. der Anzahl an notwendigen Serom-Aspirationen (2,1 % in der IORT-Kohorte vs. 0,8 %, $p = 0{,}012$) [3]. Zwei kleinere deutsche Studien (retrospektiv mit 153 Patientinnen [12]) und prospektiv mit 37 Patientinnen [13] zeigten keine erhöhte Inzidenz an Seromen und keine verlängerte Liegedauer der Drainagen.

Die Leitlinien der AGO Mamma empfiehlt daher aktuell (2023) die IORT mit 50 kV als alleinige Brustbestrahlung bei pT1 pN0, G1–2, hormonrezeptorpositiven, nicht-lobulären Mammakarzinomen ohne extensivem DCIS bei über 50-jährigen Patientinnen mit einem „+/–", bei über 70-jährigen Patientinnen mit einem „+" [14]. Sollten sich nach einer erfolgten IORT Merkmale einer Hochrisikokonstellation (Tumorränder < 1 mm, ausgedehntes DCIS-Areal, invasiv-lobuläres Karzinom, lymphovaskuläre Invasion oder pN+) zeigen, so sollte sich eine WBI anschließen [4]. Dass dies ohne die Inkaufnahme von großen Einbußen bei Verträglichkeit oder Kosmetik möglich ist, konnte zuletzt eine kleine Studie mit 26 Teilnehmerinnen zeigen: 88 % der Patientinnen zeigten ein gutes/moderates kosmetisches Ergebnis und die Mastodynie war bei allen Patientinnen mild (<= Grad 2) und somit vergleichbar mit einer WBI [15]. Auch nach einer Chemotherapie zeigten sich ähnliche Ergebnisse [16]. Der intraoperative Boost ist eine weitere Anwendungsmöglichkeit der akzelerierten Teilbrustbestrahlung (APBI). Der generelle Boost bei einer EBRT hatte sich seit der Studie von Bartelink et al. bei jungen Patientinnen zur verbesserten lokoregionären Tumorkontrolle (ohne Verbesserung des Gesamtüberlebens) etabliert, mit Inkaufnahme eines erhöhten Risikos für die Ausbildung von Fibrose im Vergleich zur herkömmlichen Strahlentherapie ohne Boost [17]. Die Vorteile einer intraoperativen Anwendung liegen hier auf der Hand: durch die direkte Applikation wird die Haut geschont, es kann eine exaktere Applikation erfolgen, das Tumorbett wird durch einen onkoplastischen Eingriff nicht verdeckt und die Dauer der adjuvanten Bestrahlung reduziert sich. Zudem erfolgt die Anwendung auch sehr zeitnah, da insbesondere bei adjuvanter Chemotherapie die Radiotherapie erst mit großer zeitlicher Verzögerung appliziert werden kann. Währenddessen konnten mehrere retrospektive Analysen zeigen, dass die Raten an Lokalrezidiven mit dem extrakorporalen Boost vergleichbar sind [18–21]. Auch hinsichtlich der Kosmetik zeigten sich keine Einbußen im kurzfristigen Follow-Up [22]. Aktuell untersuchen zwei große Studien die Wertigkeit des IORT-Boosts im Vergleich zum extrakorporalen Boost (TARGIT-B [NCT01792726] und HIOB [NCT01343459]). Die AGO empfiehlt den generellen Boost des Tumorbetts mit „++" bei prämenopausalen Frauen, bei postmenopausalen Frauen mit „+" bei Vorliegen eines der folgender Faktoren: > T1, G3, Her2 positiv, triple-negativ, extensive intraduktale Tumorkomponente (EIC) [14].

Bei der praktischen Anwendung muss beachtet werden:

1. richtige Applikatorengröße auswählen
2. Bleiabdeckung zum Schutz von Lunge und Herz richtig positionieren
3. Bildung eines ausreichenden Haut-Fett-Mantels – zur Befestigung des Applikators leistet eine Tabaksbeutelnaht gute Hilfe
4. Strahlenschutz des OP-Teams

Die verschiedenen operativen Schritte können in ➤ Abb. 9.1 nachvollzogen werden.

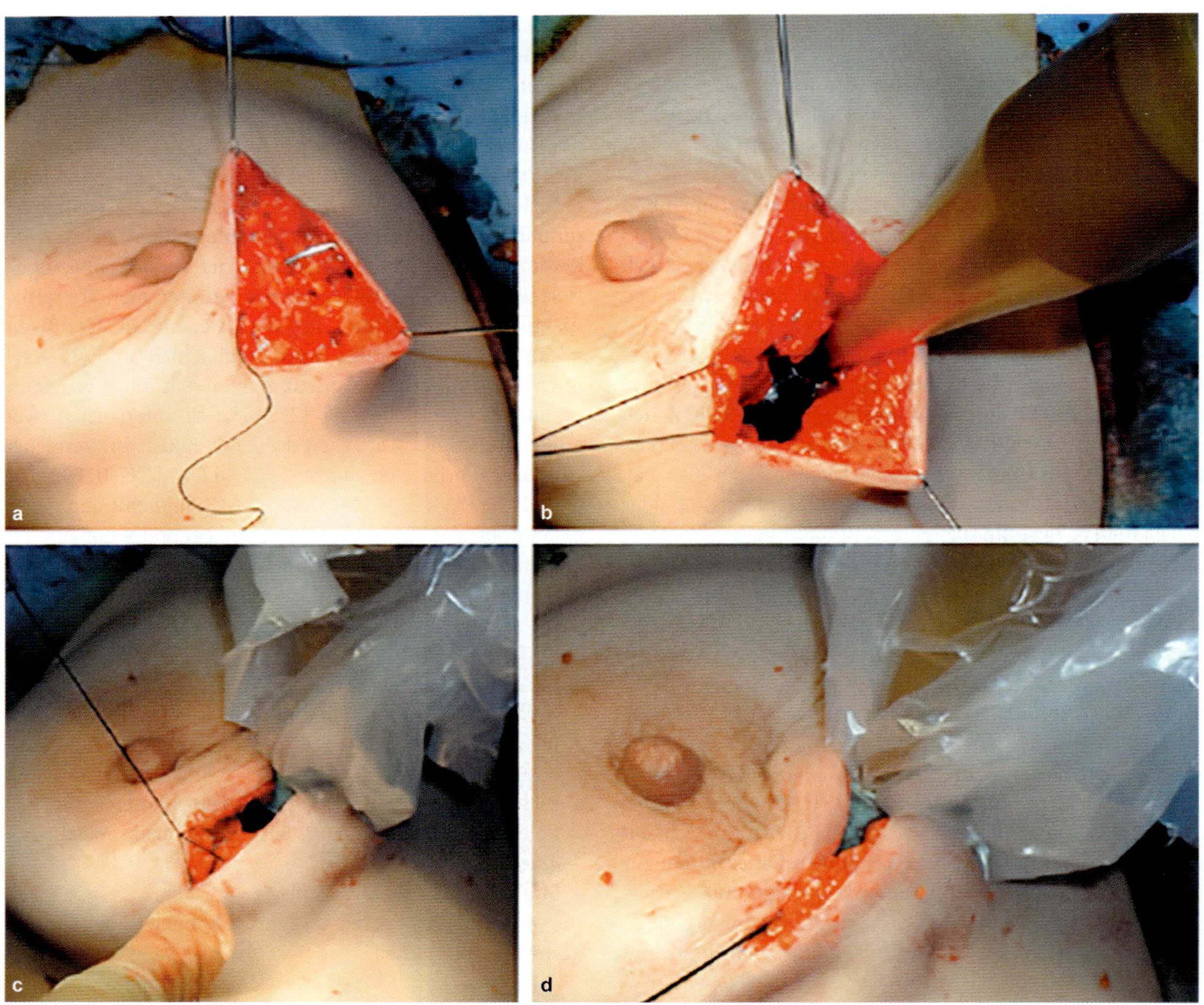

Abb. 9.1 Verschiedene Schritte der intraoperativen Radiotherapie [P1370]
a) Vorlegen der Tabaksbeutelnaht
b) Auswahl des passenden Applikators
c) Zuziehen der Tabaksbeutelnaht
d) Durchführen der intraoperativen Bestrahlung

9.2 Intraoperative Radiotherapie

Kerstin Pfister, Brigitte Rack

Fallbeispiele

- 79-jährige Patientin mit Mammakarzinom (NST) li. (➤ Abb. 9.2)
- cT1c, cN0, M0, ER 80 %/IRS 10, PR IRS 0, Her2 neg (0), Ki-67 35 %
- Brustgröße C, multiple Vorerkrankungen (Leberzirrhose Child B im Z. n. Hepatitis A und B, hepatische Enzephalopathie, Z. n. oberer GI-Blutung 2019, chronisch-myeloische Leukämie ED 2013, Z. n. TVT 2014, Z. n. LAE 1975); großer Wunsch nach Brusterhalt; Z. n. neoadjuvanter endokriner Therapie mit Letrozol bei ECOG 3 und primärer Zurückhaltung gegenüber einer Operation → nach 17 Monaten progredienter Lokalbefund der Brust mit cT2

Die interdisziplinäre Tumorkonferenz empfahl die brusterhaltende Operation nach sonografischer Nadelmarkierung und die Sentinel node Biopsie sowie die IORT als Einzelfallentscheidung bei multiplen Vorerkrankungen. Nach Freigabe durch die Anästhesie konnte die OP komplikationslos durchgeführt werden, es erfolgte die intraoperative Applikation von 50 kV Röntgenstrahlung über einen 3,0 cm Tubus, Einzeitdosis 20 Gy (➤ Abb. 9.3).

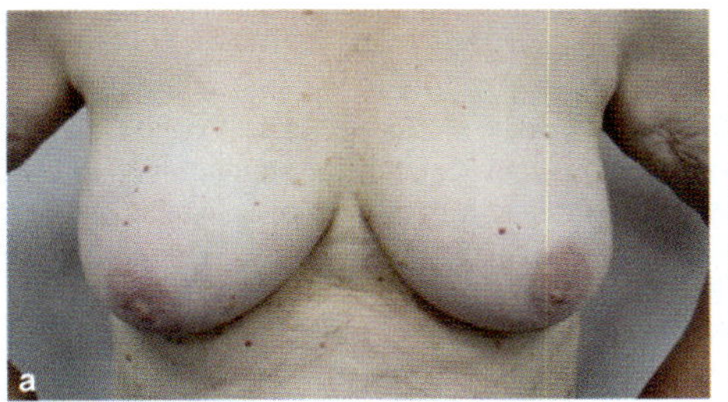

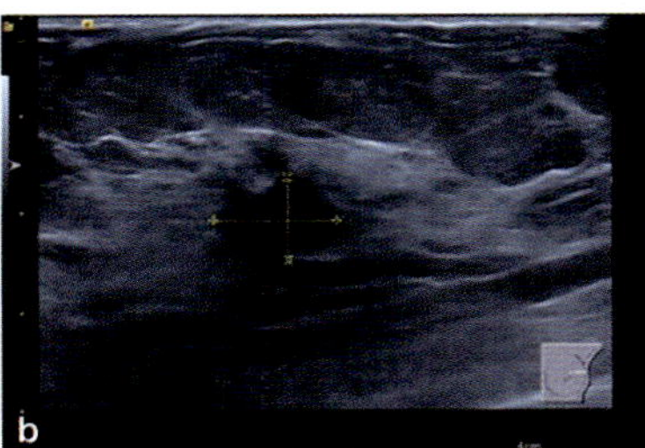

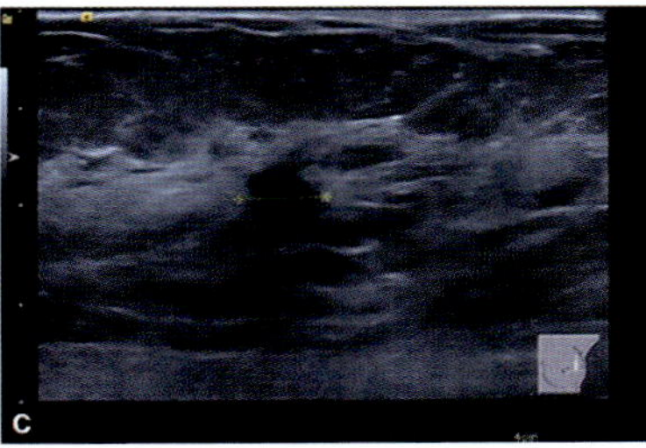

Abb. 9.2 Klinische Darstellung bei Erstdiagnose [P1370]
a) Foto der Brust
b und c) Sonografie des BIRADS VI Befundes

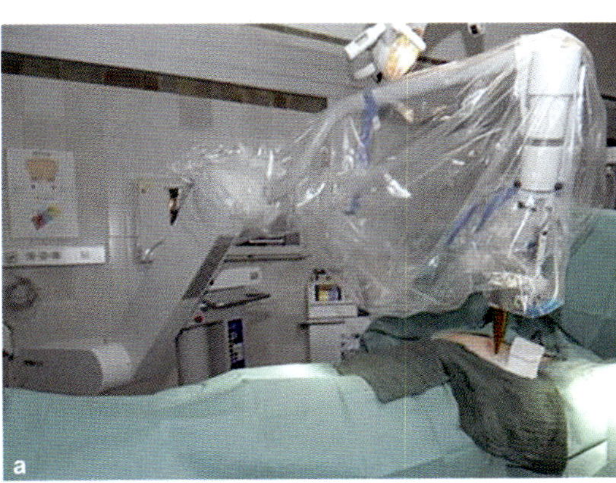

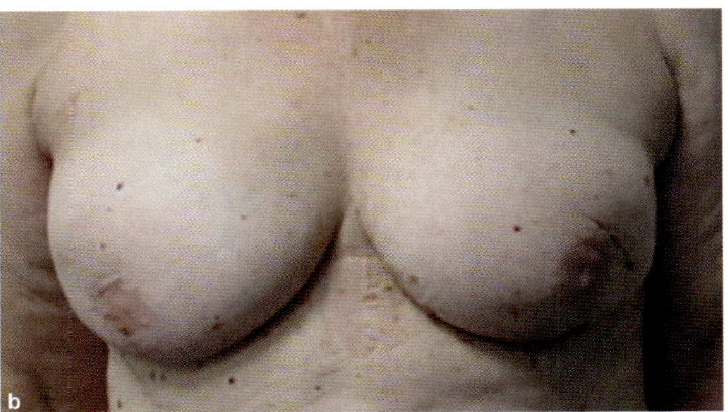

Abb. 9.3 [P1370]
a) Intraoperativer Setup bei IORT
b) Postoperatives Ergebnis

Postoperativ zeigte sich ein zufriedenstellendes kosmetisches Ergebnis ohne zeitnah aufgetretene Komplikationen der IORT.

In der endgültigen Histologie des OP-Präparats zeigte sich ein 52 mm großes pT3, pN1a (1/1 sn), M0, R0, L0, Vn0 Mammakarzinom NST (ER 0, PR 0, Her2 neg.) und somit neben einem deutlich größeren Befund ein Verlust der endokrinen Sensitivität. In der postoperativen Tumorkonferenz erfolgte daher die Empfehlung zur adjuvanten WBI sowie zur adjuvanten Chemotherapie mit Paclitaxel in Dosisreduktion in enger Zusammenarbeit mit den internistischen Kollegen nach vorausgehendem Re-Staging.

LITERATUR

9.2 Intraoperative Radiotherapie

Bartelink, H., P. Maingon, P. Poortmans, C. Weltens, A. Fourquet, J. Jager, D. Schinagl, B. Oei, C. Rodenhuis, J. C. Horiot, H. Struikmans, E. Van Limbergen, Y. Kirova, P. Elkhuizen, R. Bongartz, R. Miralbell, D. Morgan, J. B. Dubois, V. Remouchamps, R. O. Mirimanoff, S. Collette, L. Collette, R. European Organisation for, O. Treatment of Cancer Radiation and G. Breast Cancer (2015). "Whole-breast irradiation with or without a boost for patients treated with breast-conserving surgery for early breast cancer: 20-year follow-up of a randomised phase 3 trial." Lancet Oncol **16**(1): 47–56.

Burgos-Burgos, J., V. Vega, D. Macias-Verde, V. Gomez, M. Travieso-Aja, J. Travieso, E. Vicente, C. Murias, C. Santana, J. Ospina and P. C. Lara (2021a). "Hypofractionated whole breast irradiation after IORT treatment is safe in patients receiving adjuvant chemotherapy." Clin Transl Oncol **23**(12): 2579–2583.

Burgos-Burgos, J., V. Vega, D. Macias-Verde, V. Gomez, M. Travieso-Aja, J. Travieso, E. Vicente, C. Santana, J. Ospina and P. C. Lara (2021b). "Hypofractionated whole breast irradiation after IORT treatment: evaluation of acute toxicity and cosmesis." Clin Transl Oncol **23**(1): 179–182.

Ebner, F., A. Schramm, D. Bottke, T. W. Friedl, T. Wiegel, V. Fink, K. Lato, I. Bekes, W. Janni and N. de Gregorio (2016). "Comparison of seroma production in breast conserving surgery with or without intraoperative radiotherapy as tumour bed boost." Arch Gynecol Obstet **294**(4): 861–866.

Fastner, G., R. Reitsamer, B. Urbanski, P. Kopp, D. Murawa, B. Adamczyk, A. Karzcewska, P. Milecki, E. Hager, J. Reiland, A. Ciabattoni, C. Matuschek, W. Budach, K. Nowell, C. Schumacher, A. Ricke, V. Fusco, C. Vidali, M. Alessandro, G. B. Ivaldi, I. Ziegler, C. Fussl, F. Zehentmayr, B. Grambozov, A. Sir, W. Hitzl, U. Ricardi and F. Sedlmayer (2020). "Toxicity and cosmetic outcome after hypofractionated whole breast irradiation and boost-IOERT in early stage breast cancer (HIOB): First results of a prospective multicenter trial (NCT01343459)." Radiother Oncol **146:** 136–142.

Fastner, G., R. Reitsamer, I. Ziegler, F. Zehentmayr, C. Fussl, P. Kopp, F. Peintinger, R. Greil, T. Fischer, H. Deutschmann and F. Sedlmayer (2015). "IOERT as anticipated tumor bed boost during breast-conserving surgery after neoadjuvant chemotherapy in locally advanced breast cancer – results of a case series after 5-year follow-up." Int J Cancer **136**(5): 1193–1201.

Hanna, G. G. and A. M. Kirby (2015). "Intraoperative radiotherapy in early stage breast cancer: potential indications and evidence to date." Br J Radiol **88**(1049): 20140686.

He, L., J. Zhou, Y. Qi, D. He, C. Yuan, H. Chang, Q. Wang, G. Li and Q. Shao (2021). "Comparison of the Oncological Efficacy Between Intraoperative Radiotherapy With Whole-Breast Irradiation for Early Breast Cancer: A Meta-Analysis." Front Oncol **11:** 759903.

Jacobs, D. H. M., R. K. Charaghvandi, N. Horeweg, J. H. Maduro, G. Speijer, E. M. A. Roeloffzen, M. Mast, E. Bantema-Joppe, A. L. Petoukhova, D. van den Bongard, P. Koper, A. P. G. Crijns, C. A. M. Marijnen and H. M. Verkooijen (2021). "Health-related quality of life of early-stage breast cancer patients after different radiotherapy regimens." Breast Cancer Res Treat **189**(2): 387–398.

Kraus-Tiefenbacher, U., G. Welzel, J. Brade, B. Hermann, K. Siebenlist, K. S. Wasser, F. S. Schneider, M. Sutterlin and F. Wenz (2010). "Postoperative seroma formation after intraoperative radiotherapy using low-kilovoltage X-rays given during breast-conserving surgery." Int J Radiat Oncol Biol Phys **77**(4): 1140–1145.

Mamma, A. K. (2022). „Empfehlungen gynäkologische Onkologie Kommission Mamma." Retrieved 15.10.2022, from https://www.ago-online.de/leitlinien-empfehlungen/leitlinien-empfehlungen/kommission-mamma.

Orecchia, R., U. Veronesi, P. Maisonneuve, V. E. Galimberti, R. Lazzari, P. Veronesi, B. A. Jereczek-Fossa, F. Cattani, C. Sangalli, A. Luini, P. Caldarella, M. Venturino, D. Sances, S. Zurrida, G. Viale, M. C. Leonardi and M. Intra (2021). "Intraoperative irradiation for early breast cancer (ELIOT): long-term recurrence and survival outcomes from a single-centre, randomised, phase 3 equivalence trial." Lancet Oncol **22**(5): 597–608.

Sorrentino, L., S. Fissi, I. Meaglia, D. Bossi, O. Caserini, S. Mazzucchelli, M. Truffi, S. Albasini, P. Tabarelli, M. Liotta, G. B. Ivaldi and F. Corsi (2018). "One-step intraoperative radiotherapy optimizes conservative treatment of breast cancer with advantages in quality of life and work resumption." Breast **39:** 123–130.

Vaidya, J. S., M. Bulsara, M. Baum, F. Wenz, S. Massarut, S. Pigorsch, M. Alvarado, M. Douek, C. Saunders, H. L. Flyger, W. Eiermann, C. Brew-Graves, N. R. Williams, I. Potyka, N. Roberts, M. Bernstein, D. Brown, E. Sperk, S. Laws, M. Sutterlin, T. Corica, S. Lundgren, D. Holmes, L. Vinante, F. Bozza, M. Pazos, M. Le Blanc-Onfroy, G. Gruber, W. Polkowski, K. J. Dedes, M. Niewald, J. Blohmer, D. McCready, R. Hoefer, P. Kelemen, G. Petralia, M. Falzon, D. J. Joseph and J. S. Tobias (2020). "Long term survival and local control outcomes from single dose targeted intraoperative radiotherapy during lumpectomy (TARGIT-IORT) for early breast cancer: TARGIT-A randomised clinical trial." BMJ **370:** m2836.

Vaidya, J. S., D. J. Joseph, J. S. Tobias, M. Bulsara, F. Wenz, C. Saunders, M. Alvarado, H. L. Flyger, S. Massarut, W. Eiermann, M. Keshtgar, J. Dewar, U. Kraus-Tiefenbacher, M. Sutterlin, L. Esserman, H. M. Holtveg, M. Roncadin, S. Pigorsch, M. Metaxas, M. Falzon, A. Matthews, T. Corica, N. R. Williams and M. Baum (2010). "Targeted intraoperative radiotherapy versus whole breast radiotherapy for breast cancer (TARGIT-A trial): an international, prospective, randomised, non-inferiority phase 3 trial." Lancet **376**(9735): 91–102.

Viani, G. A., C. V. Arruda, A. C. Faustino and L. I. De Fendi (2020). "Partial-breast irradiation versus whole-breast radiotherapy for early breast cancer: A systematic review and update meta-analysis." Brachytherapy **19**(4): 491–498.

Wang, L., M. Sun, S. Yang, Y. Chen and T. Li (2021). "Intraoperative Radiotherapy Is Not a Better Alternative to Whole Breast Radiotherapy as a Therapeutic Option for Early-Stage Breast Cancer." Front Oncol **11:** 737982.

9

KAPITEL

10 Transgender

10.1 Wissenschaftlicher Überblick: Transgender

Melitta B. Köpke

Personen, deren Geschlechtsidentität nicht oder nur unvollständig mit dem nach der Geburt anhand der äußeren Merkmale im Geburtenregister eingetragenen Geschlecht übereinstimmt, werden als **transgender** bezeichnet. Die Inzidenz wird in der Literatur mit ca. 0,02–0,5 % beschrieben (Coleman et al., 2022), in Abhängigkeit von den bei der jeweiligen Studie genutzten Messinstrumenten.

Das Gegenteil von transgender ist **cisgender** – hier stimmt die Geschlechtsidentität mit dem bei Geburt zugewiesenen Geschlecht überein. Nach aktuellem Verständnis schließt der Begriff Transgender auch Identitätskonzepte außerhalb der zweigeschlechtlichen Norm (männlich/weiblich) im Sinne einer Bedeutungserweiterung mit ein. Transgeschlechtlichkeit ist unabhängig von sexueller Orientierung.

Eine **Transition** besteht aus drei Ebenen, diese können jedoch auch unabhängig voneinander umgesetzt oder nicht umgesetzt werden:

1. soziale Transition: die betroffene Person lebt im Alltag nach den Normen des angestrebten Geschlechts (z. B. Kleidung, Schmuck)
2. rechtliche Transition: Änderung des Vornamens und des Geschlechtseintrags
3. medizinische Transition: geschlechtsangleichende Operationen und Hormonsubstitution. Hier ist der Anteil an Personen mit Wunsch nach geschlechtsangleichender Operation sehr gering und wurde auf 1 zu 35.000 bis 1 zu 100.000 geschätzt (Bauquis et al., 2011).

Für Details in Bezug auf Hormonsubstitution oder Vaginoplastik bzw. Phalloplastik wird auf entsprechende Literatur verwiesen. An dieser Stelle soll nur auf die möglichen Brust-spezifischen Eingriffe eingegangen werden.

Man unterscheidet zwischen **Male-to-Female** (MtF, „Transfrau") und **Female-to-Male** (FtM, „Transmann") Transgeschlechtlichkeit.

Für FtM-Transitionen besteht die Möglichkeit einer subkutanen Mastektomie als operative Angleichung. Die Wirksamkeit dieser Maßnahme wurde in mehreren Bereichen nachgewiesen, darunter eine Steigerung der gesundheitsbezogenen Lebensqualität, ein deutlicher Rückgang der Geschlechtsdysphorie und eine beständige Steigerung der Zufriedenheit mit Körper und Aussehen (van de Grift et al., 2018).

Für MtF-Transitionen besteht die Möglichkeit einer Brustvergrößerung, üblicherweise mittels Implantat-Einlage. Mehrere Studien berichteten über eine Verbesserung der Patientenzufriedenheit, insbesondere der Zufriedenheit mit dem Körperbild (Fakin et al., 2019; Ewald et al., 2019). In diesen Studien fehlte jedoch eine Vergleichsgruppe. Ebenso konnte ein positiver Trend zur Verbesserung sowohl der Depressions- als auch der Angstwerte mit zunehmendem Grad an geschlechtsbestätigenden Interventionen nachgewiesen werden (Owen-Smith et al., 2018).

10.2 Mastektomie

Isabell Witzel

Fallbeispiel

- 20-jähriger Patient mit Wunsch nach Mastektomie
- ptotische Brust, geringgradiger Elastizitätsverlust der Haut

10.2.1 Hintergrundinformation

TransMänner führen oft als ersten Eingriff im Rahmen der körpermodifizierenden Eingriffe eine Mastektomie durch. Testosteron führt zu einer geringgradigen Reduktion des Brustdrüsengewebes. An die aktuelle Brustgröße muss die operative Methode angepasst werden. Oftmals hat das jahrelange Abbinden der Brust zu einem großen Elastizitätsverlust der Haut geführt.

10.2.2 Präoperativer Befund

➢ Abb. 10.1

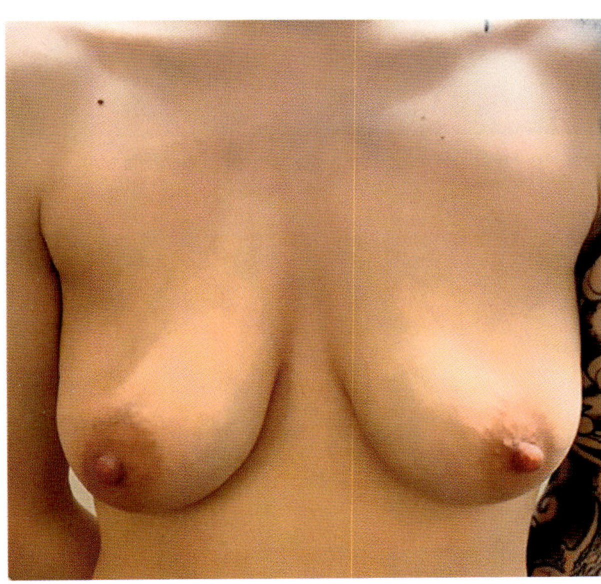

Abb. 10.1 Präoperative Fotodokumentation [P1351]

10.2.3 Operatives Vorgehen

Anzeichnung

Anzeichnen der Mittellinie, Positionieren des neuen MAK auf Höhe des 4. Interkostalraums etwas lateral der Medioclavicularlinie unter dem Rand des M. pectoralis (➢ Abb. 10.2). Schnitt wird ca. 2–2,5 cm unter dem neuen MAK gesetzt. Es zeigt sich bereits ein Elastizitätsverlust der Haut durch Abbinden der Brust.

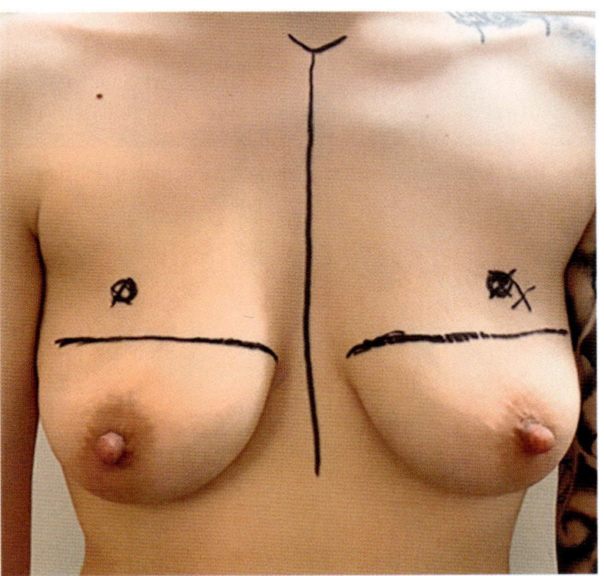

Abb. 10.2 Präoperative Anzeichnung am stehenden Patienten. Die Position des MAK wird angezeichnet [P1351]

Operationsschritte

1. Anzeichnen der klassischen wetzsteinförmigen Umschneidungsfigur, nach medial sollte zunächst möglichst nicht zuviel Gewebe reseziert werden (➢ Abb. 10.3)
2. Zunächst Verkleinerung der Mamille durch keilförmige Exzision kaudal und Verschluss mittels Monocrylfaden, anschließend Anzeichnen des neuen MAK (Durchmesser ca. 1,5 bis max. 2 cm) und Entnahme eines Vollhauttransplantats (➢ Abb. 10.4)
3. Z. n. Ablatio links, präpektorales Fettgewebe kann erhalten bleiben (➢ Abb. 10.5)
4. Verschluss der Wundränder dreischichtig und Anzeichnen des neuen MAK (➢ Abb. 10.6)
5. Ausdünnen des MAK mittels Schere (der neue MAK sollte möglichst dünn sein, ➢ Abb. 10.7)
6. Deepithelialisieren des Areals (➢ Abb. 10.8) und Einnähen des neuen MAK

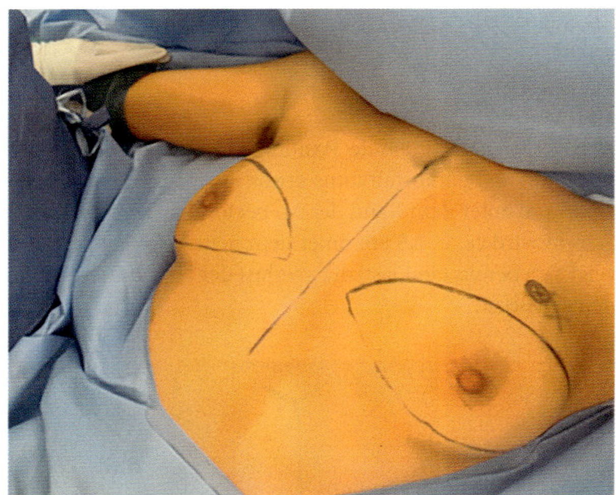

Abb. 10.3 Anzeichnen der klassischen wetzsteinförmigen Umschneidungsfigur [P1351]

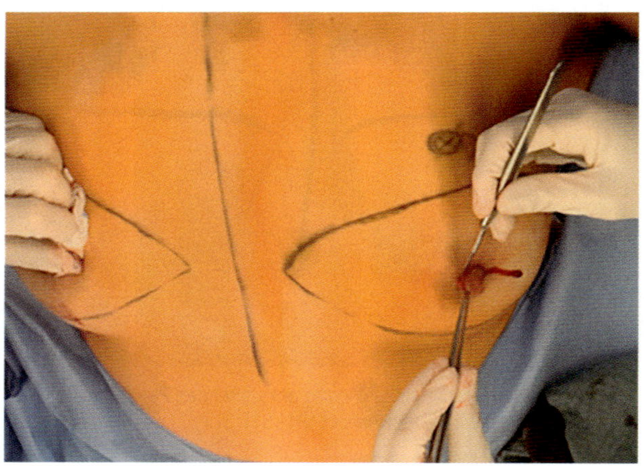

Abb. 10.4 Ausschneiden der deutlich kleineren Areola nach Verkleinerung der Mamille [P1351]

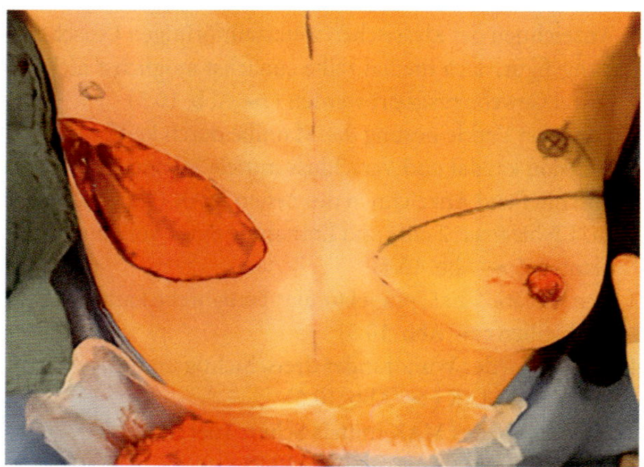

Abb. 10.5 Bild nach entnommenem Vollhauttransplantat, welches deutlich kleiner als die alte Areola ist [P1351]

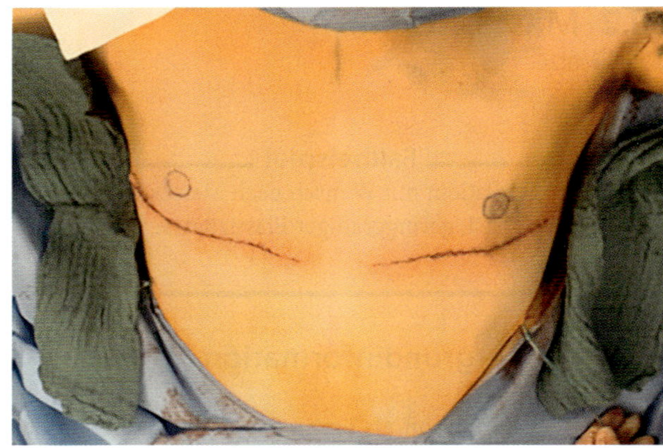

Abb. 10.6 Bild nach erfolgter beidseitiger Mastektomie und Hautverschluss, der neue MAK wird angezeichnet. [P1351]

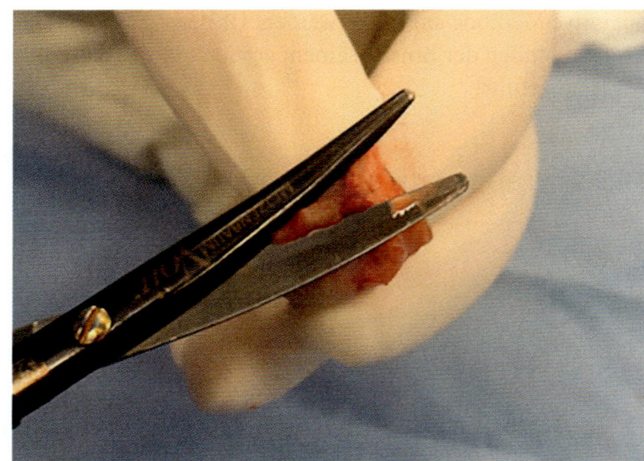

Abb. 10.7 Entfernen von Drüsen/Fettgewebe hinter dem MAK [P1351]

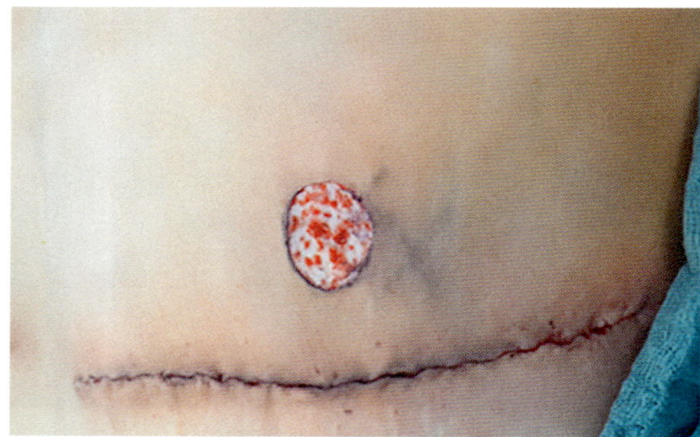

Abb. 10.8 Das neue MAK-Areal wird umschnitten und deepithelialisiert [P1351]

10.2.4 Postoperatives Ergebnis

Ergebnis direkt postoperativ (➤ Abb. 10.9a). Es wird ein Überknüpfverband gesetzt und 4–5 Tage belassen (➤ Abb. 10.9b). Weiterer Verlauf ➤ Abb. 10.10, ➤ Abb. 10.11, ➤ Abb. 10.12

TIPP

- Anzeichnen des neuen MAK am stehenden Patienten
- MAK möglichst stark ausdünnen und durch Kompression fixieren (sehr geringe Komplikationsrate)
- kleinere Hautüberschüsse medial und lateral können später in Lokalanästhesie korrigiert werden

MERKE

Es sollte nicht zu viel Gewebe reseziert werden, da später ansonsten unschöne Narben und Einziehungen entstehen. Lieber sollen Korrektur-OPs in Kauf genommen werden.

CAVE!

Mögliche Kardinalfehler bei der Operation: MAK zu medial, zu kranial und zu groß.

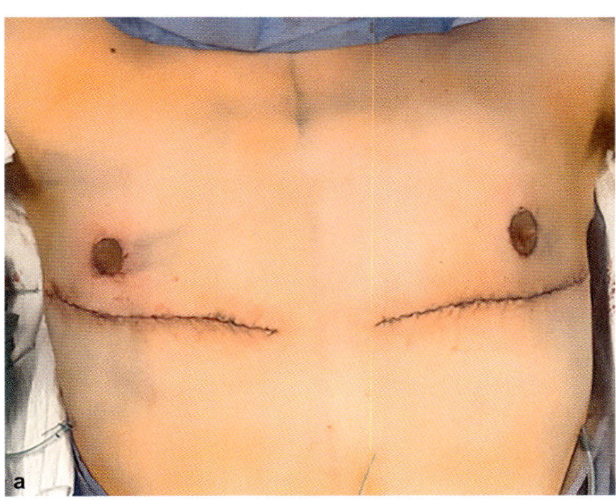

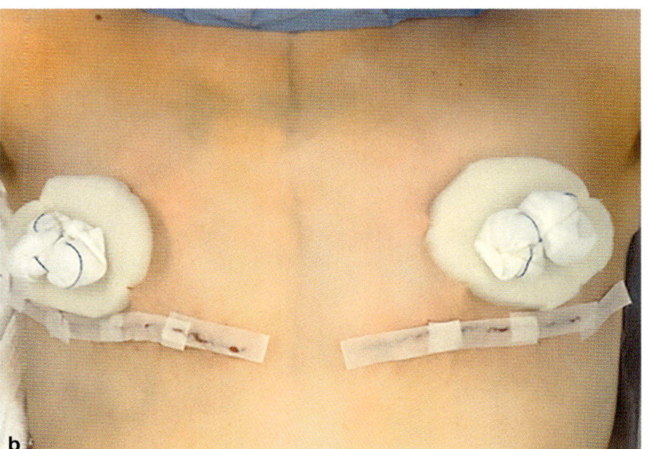

Abb. 10.9 Postoperatives Ergebnis [P1351]
a) vor Überknüpfverband
b) nach Überknüpfverband

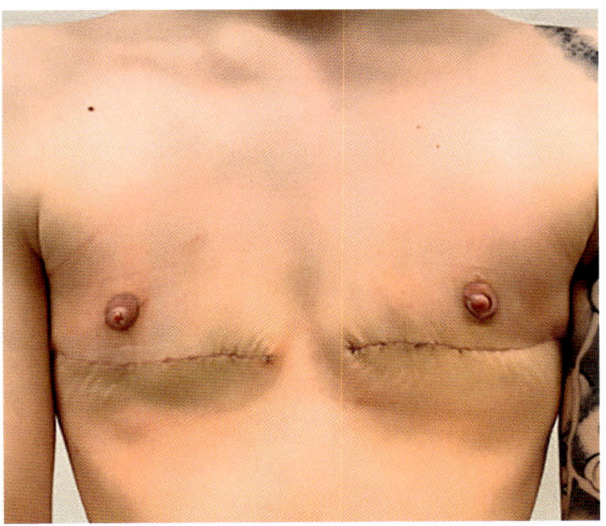

Abb. 10.10 Nach 4 Wochen bereits rosiger MAK bds. Etwas Restserom. Vorbestehende Striae der Haut v. a. kaudal der Narbe weiterhin sichtbar [P1351]

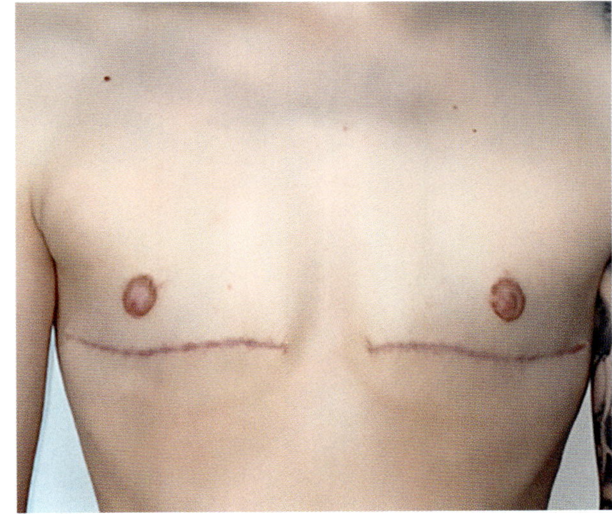

Abb. 10.11 Postoperatives Ergebnis 3 Monate post-OP: der überschüssige Hautmantel hat sich weiter zurückgebildet [P1351]

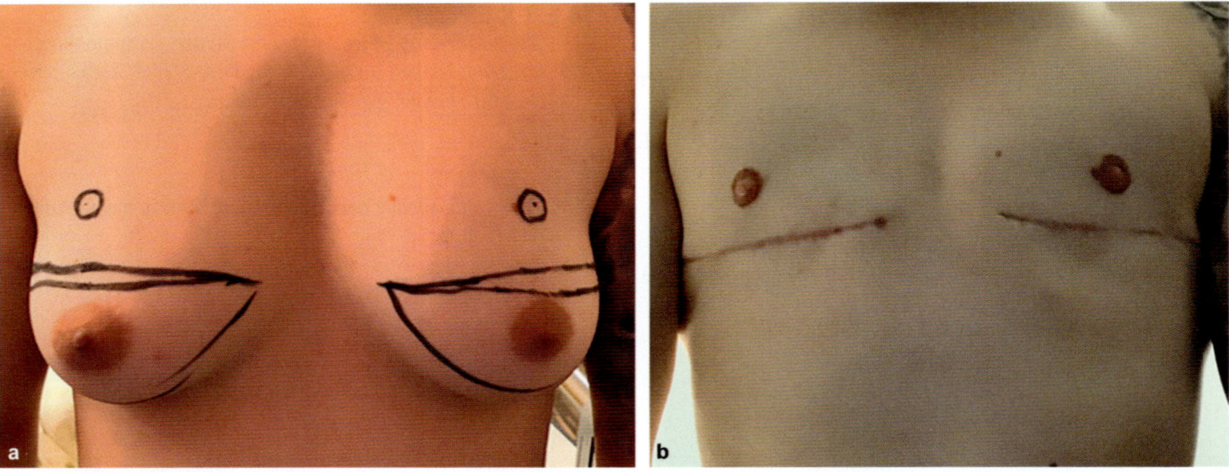

Abb. 10.12 Weiteres Beispiel einer Mastektomie im Rahmen der Frau-zu-Mann Transition:
a) Präoperativer Situs
b) Postoperatives Ergebnis [P1351]

10.3 Ablative Verfahren bei Frau-zu-Mann

Christine Ankel

1. Mastektomie mit freier Transplantation des MAK (inframammäre Technik)
2. Mastektomie mit kaudaler Brustwarzenstielung (inframammäre Technik)
3. Mastektomie mit kranialer Brustwarzenstielung (periareoläre Technik)

10.3.1 Hintergrundinformation

Die Wahl der Operationsmethode (Schnittführung und Brustwarzenstielung) hängt im Wesentlichen von dem klinischen Untersuchungsbefund des Oberkörpers des Patienten ab:
1. Größe der zu entfernenden Brust
2. Body-Mass-Index
3. Wunsch/Präferenz des Patienten

Bevorzugt sollte diese OP-Methode gewählt werden bei Adipositas, Makromastie, familiärer Mammakarzinom-Belastung (wegen der erreichbaren Radikalität der Entfernung des Drüsengewebes)

Zusätzlich wichtig: Mammadiagnostik vor OP durchführen (bei Alter > 35 oder familiärer Mammakarzinom-Belastung)

Fallbeispiel 1

Mastektomie mit freier Transplantation der Mamille (inframammäre Technik)
- 56-jähriger Patient, bekannte BRCA-2 Mutation
- Mutter, Großmutter und Tante (m) Mammakarzinom, beide Schwestern BRCA-2 positiv
- bekannte Transidentität, Testosteron-Substitution seit 1 Jahr
- körperlicher Untersuchungsbefund: Unterbrustweite 83 cm, BMI 23, mittelgroße Brust
- MRT/Mammografie vor OP: unauffällig
- Sonografie 3 Tage vor OP: li. bei 3 Uhr 5×6 mm großer echoarmer Herdbefund, Sono-BI-RADS 3

OP-Planung
- bilaterale Mastektomie mit kompletter Resektion der Brustdrüse nach sonografischer Drahtmarkierung des kleinen Herdbefundes linke Brustdrüse
- freie Brustwarzentransplantation zur max. Ausdünnung des intramamillären Gewebes
- Verkleinerung der verbleibenden Brustwarze

10.3.2 Präoperativer Befund

➤ Abb. 10.13

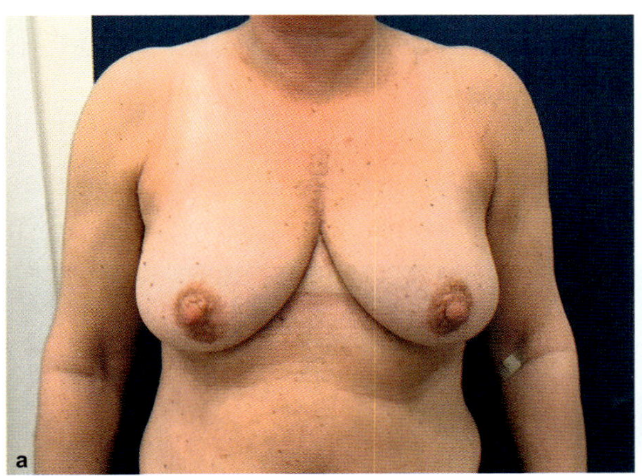

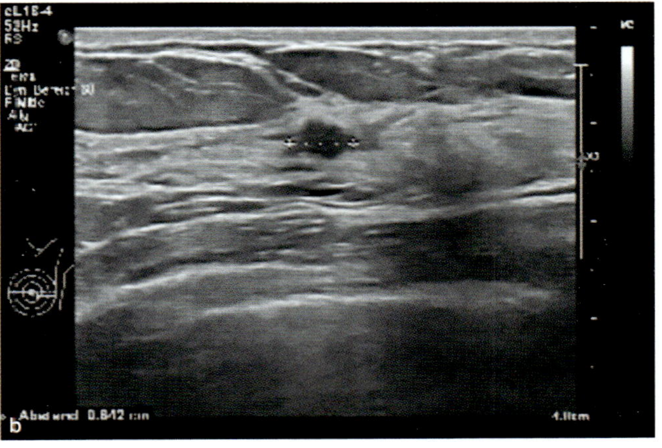

Abb. 10.13 Präoperativer Befund [M1263]
a) frontal
b) Ultraschall-Befund li. Mamma

10.3.3 Operatives Vorgehen

Anzeichnung

➤ Abb. 10.14

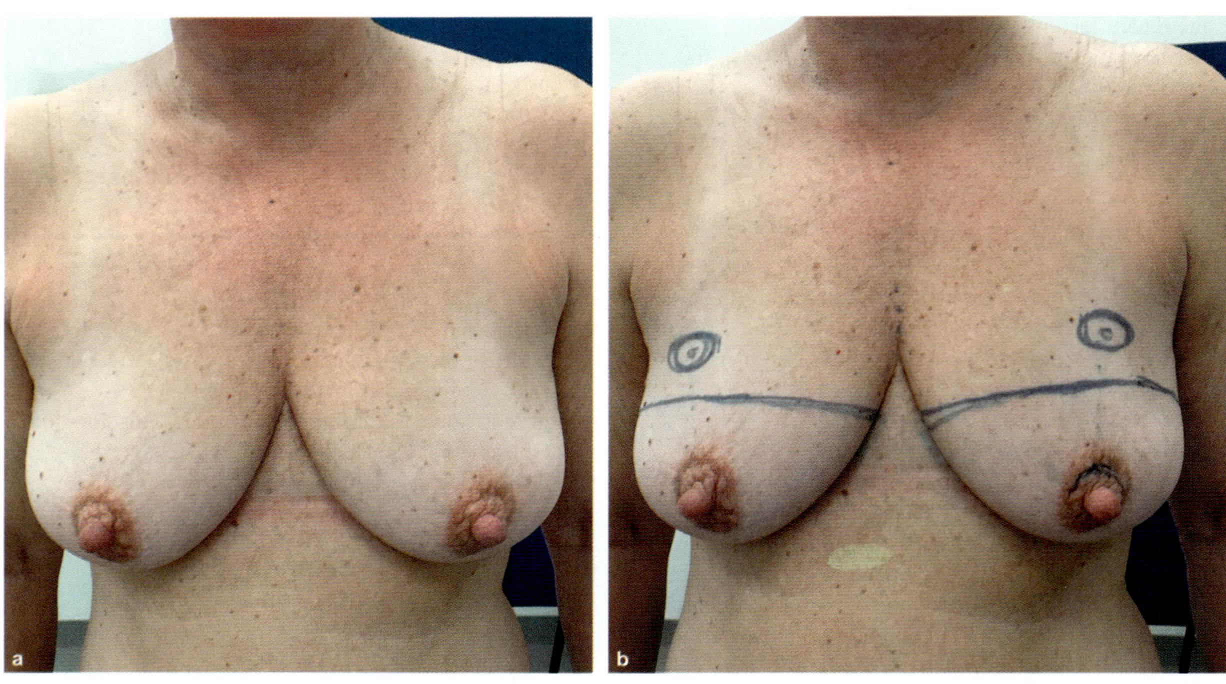

Abb. 10.14 Präoperative Anzeichnung: Waagerechte Hautspindel, untere Schnittführung im Bereich der Inframammärfalte [M1263]

Operative Schritte

➤ Abb. 10.15, ➤ Abb. 10.16, ➤ Abb. 10.17, ➤ Abb. 10.18, ➤ Abb. 10.19, ➤ Abb. 10.20, ➤ Abb. 10.21, ➤ Abb. 10.22

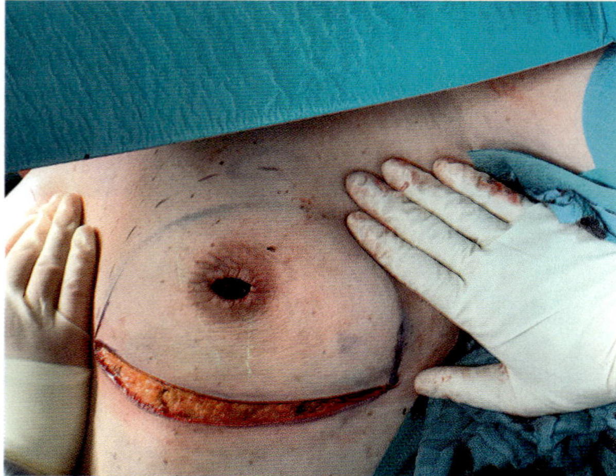

Abb. 10.15 Schnitt in der Inframammärfalte und Resektion des Zentrums des MAK, Aufbewahren in einer NaCl-getränkten Kompresse für die spätere Re-Transplantation [M1263]

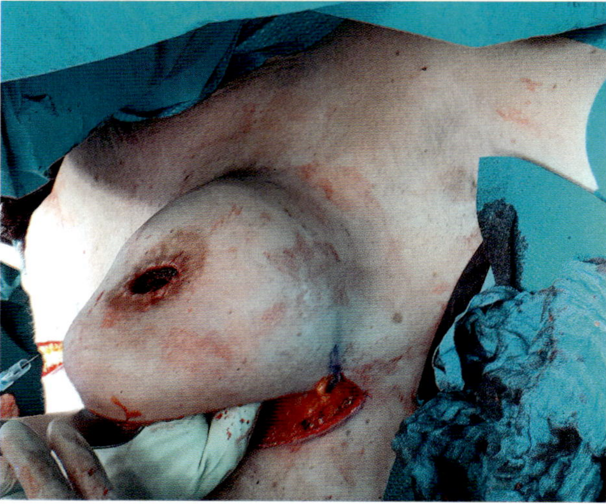

Abb. 10.16 Ablösen des gesamten Brustdrüsenkörpers von der Thoraxwand

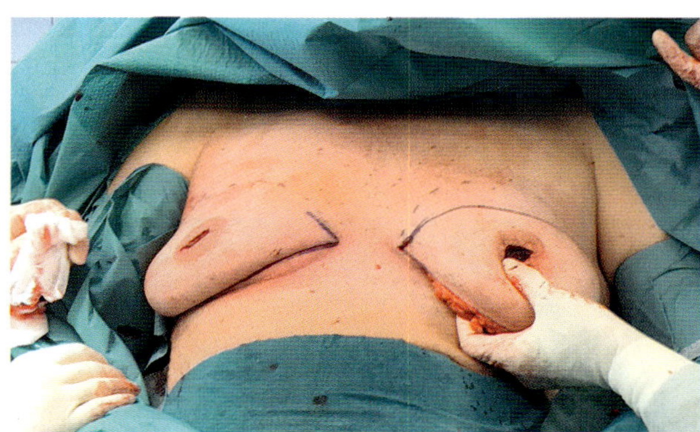

Abb. 10.17 Fotodokumentation nach Ablösen der Brustdrüse von der Thoraxwand [M1263]

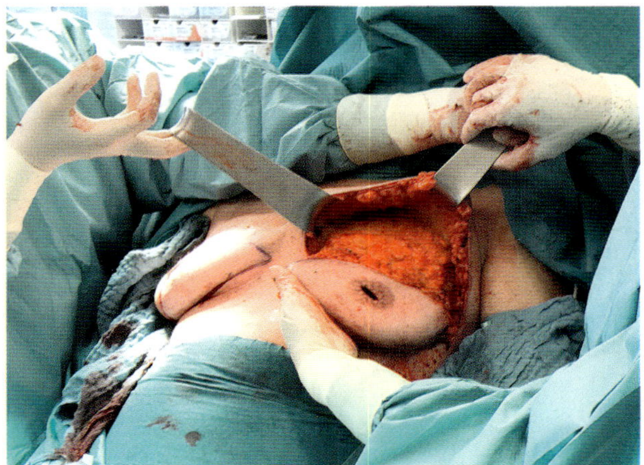

Abb. 10.18 Ablösen des gesamten Brustdrüsenkörpers vom Hautmantel [M1263]

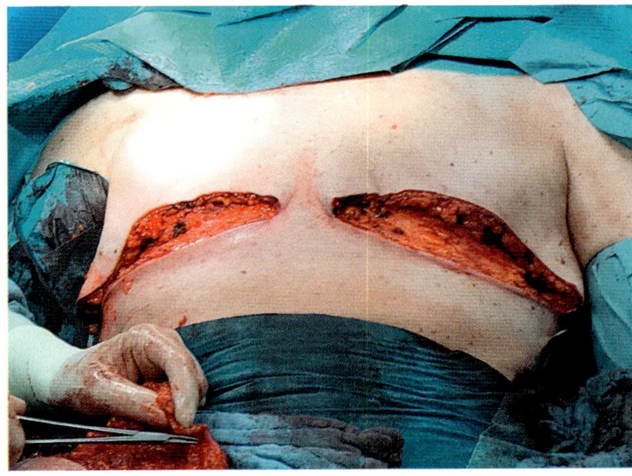

Abb. 10.19 Markierung für die Pathologie [M1263]

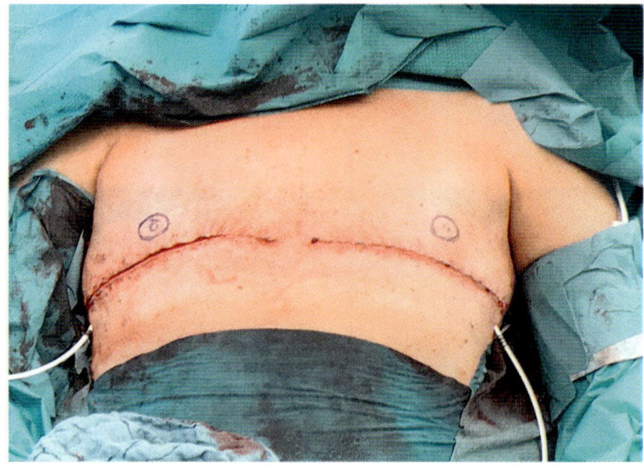

Abb. 10.20 Situationsklammern der Haut. Anlage einer Drainage, Hautnaht. Festlegen der künftigen Mamillenposition in sitzender Position [M1263]

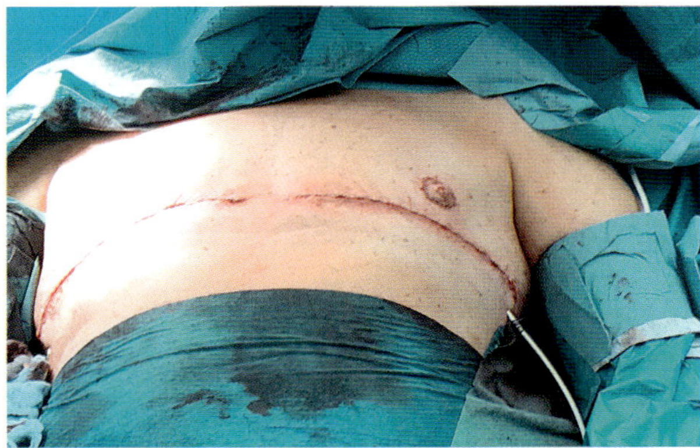

Abb. 10.21 Deepithelisieren der Empfängerstelle für die frei transplantierten Brustwarzen und Einnähen der Brustwarzen [M1263]

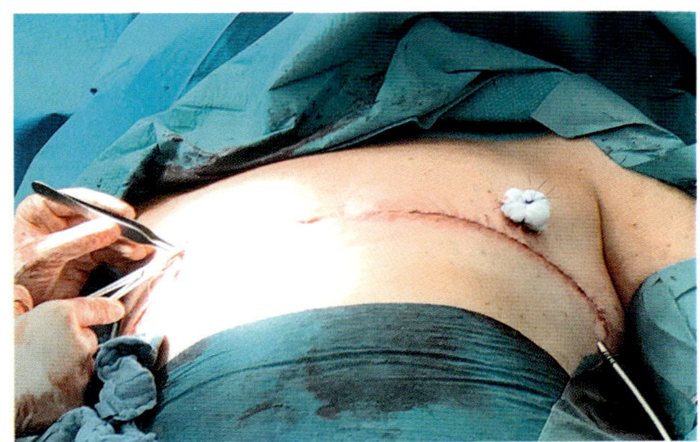

Abb. 10.22 Mamillen-Bolusverband für 8 Tage [M1263]

10.3.4 Postoperatives Ergebnis

Histologischer Befund: Fibroseherd li., kein Malignom (➢ Abb. 10.23)

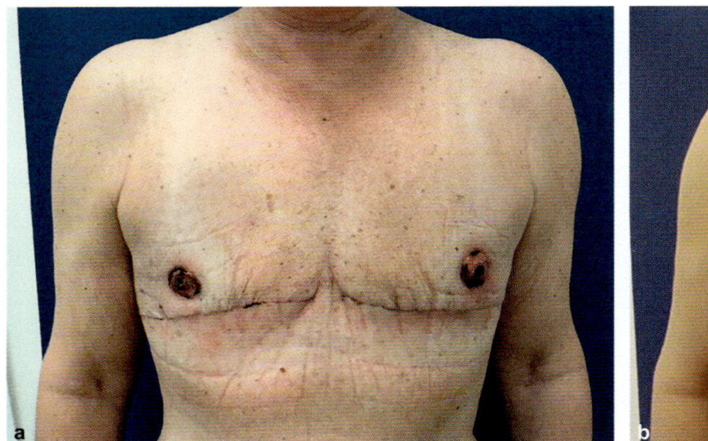

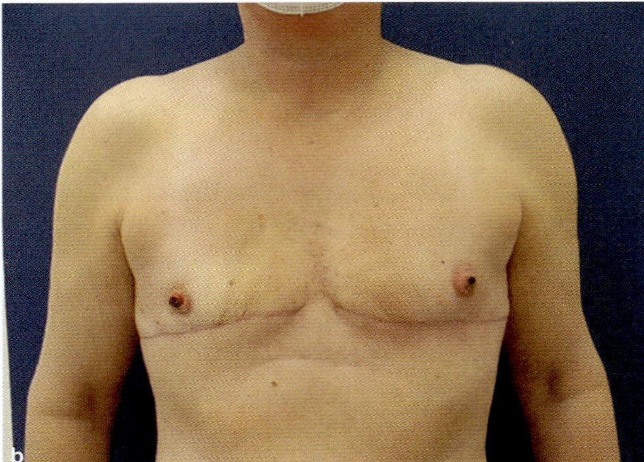

Abb. 10.23 Postoperative Fotodokumentation nach a) 12 Tagen und b) 5 Wochen [M1263]

Fallbeispiel 2

Mastektomie mit kaudaler Stielung der Brustwarze (inframammäre Technik)

- 33-jähriger Patient
- Unterbrustweite 76 cm, BMI 22, Substitution mit Testosteron, Brustgröße A/B, Hautüberschuss unterer Brustpol, keine familiäre MC-Belastung, Mammasonografie unauffällig

OP-Planung

➢ Abb. 10.24, ➢ Abb. 10.25

- bilaterale Mastektomie vom waagerechten Schnitt im Bereich der Inframammärfalte
- Brustwarzenstielung mit breitem kaudalen Steg besprochen (Wunsch nach Sensibilitätserhalt der Brustwarze)

Bemerkung: die Brustwarze wird verkleinert und jeweils nach lateral verlagert (zukünftiger Sitz: Grenze zwischen äußerem und mittlerem Drittel der Thoraxwand sowie in Projektion auf das obere Drittel des Oberarmes/Außenrand des M. pectoralis major)

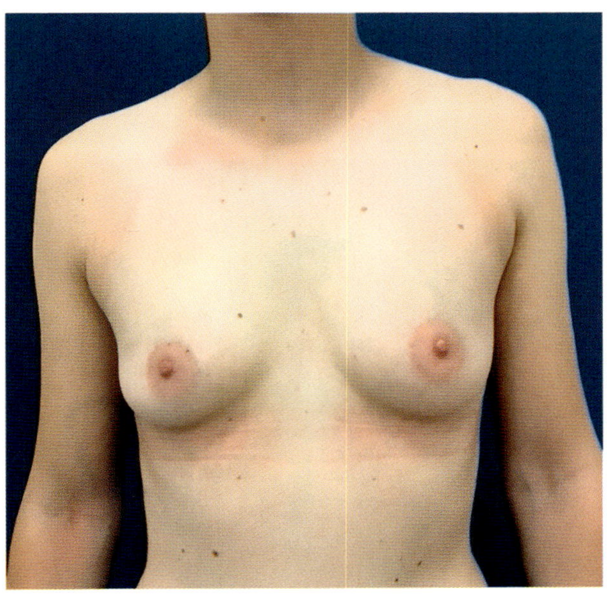

Abb. 10.24 Erstvorstellung [M1263]

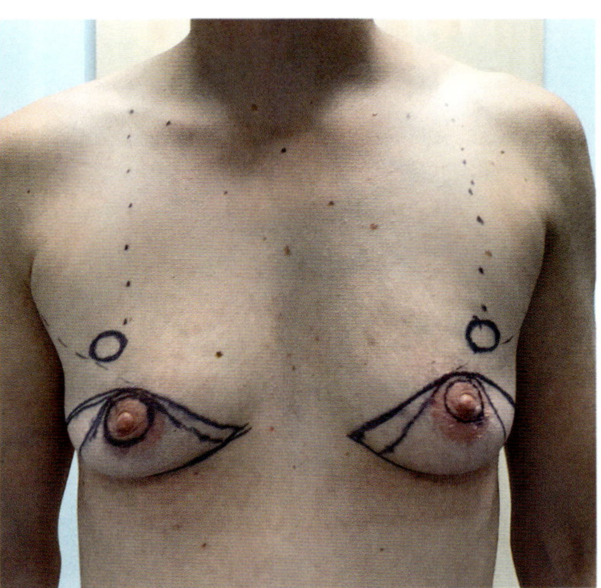

Abb. 10.25 Anzeichnung vor der OP [M1263]

10.3.5 Operative Schritte

➢ Abb. 10.26

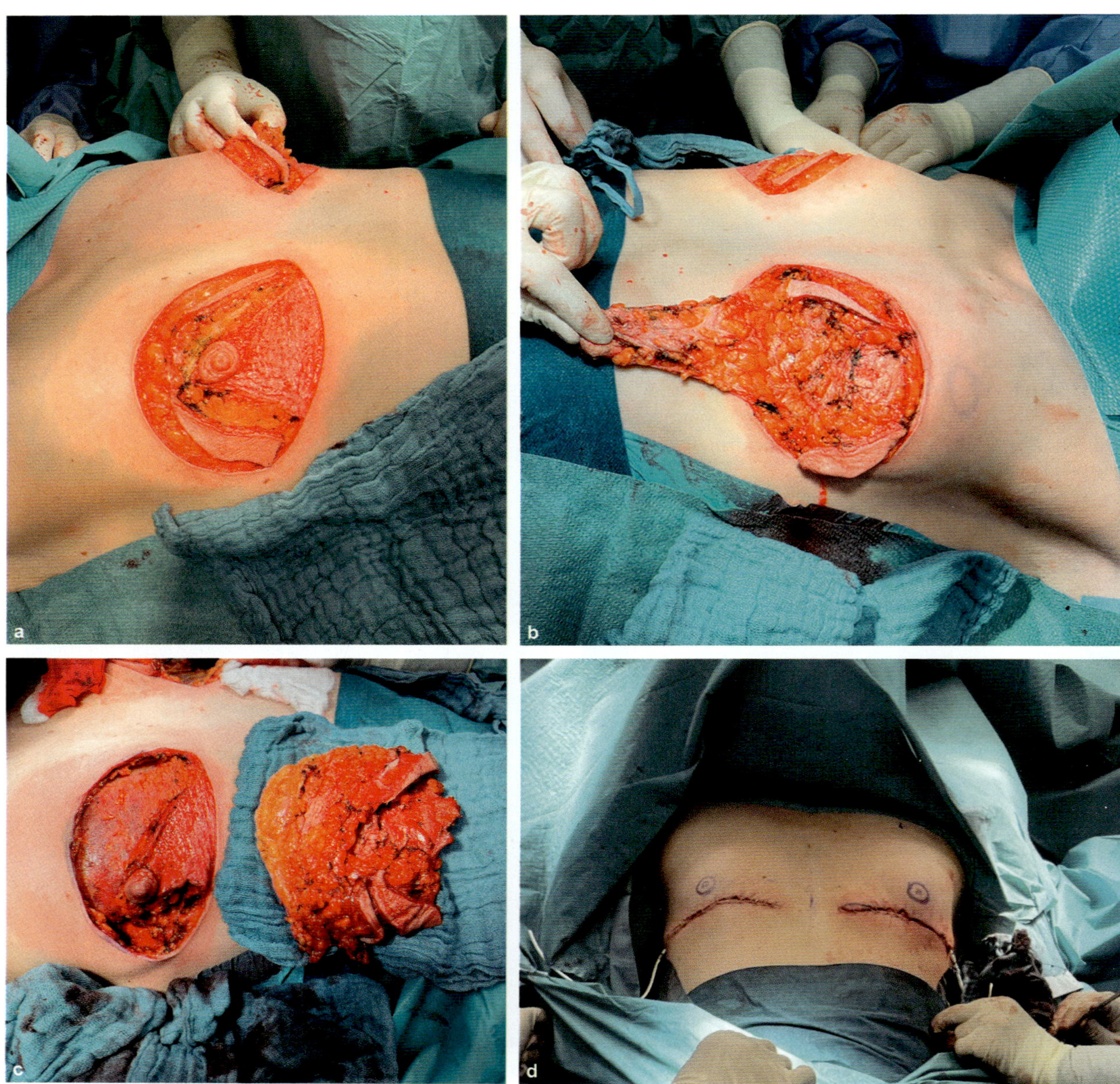

Abb. 10.26 a) Hautinzision und Deepithelialisieren des kaudalen Stiels.
b) Abpräparieren des deepithelisierten Stils vom dahinterliegenden Brustdrüsenkörper
c) Auslösen der Brustdrüse von der Thoraxwand
d) Aufsetzen des Patienten in 60 Grad sitzender Position mit an den Körper angelegten Armen. Nach Blutstillung, Drainage, Situationsklammern der Haut wird die Ausleitungsposition für die Brustwarten festgelegt. Anschließend erfolgt eine quer ovale Hautinzision und Ausleiten der MAK sowie Einnähen mit 5x0 Monocry [M1263]

Postoperatives Ergebnis

➢ Abb. 10.27

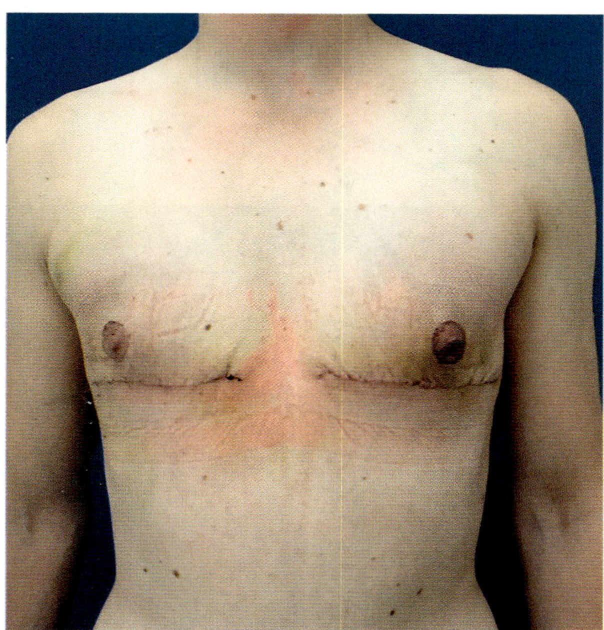

Abb. 10.27 Postoperatives Ergebnis 10 Tage nach OP [M1263]

Fallbeispiel 3

Mastektomie mit kranialer Stielung der Brustwarze (periareoläre Technik)

- 22-jähriger Patient
- Unterbrustweite 75 cm, BMI 21, Substitution mit Testosteron, Brustgröße A, straffe Haut, kein Hautüberschuss im unteren Brustpol, keine familiäre MC-Belastung
- geschätztes Brustdrüsengewicht:100 g-120 g pro Seite.

OP-Planung

➤ Abb. 10.28, ➤ Abb. 10.29

- subkutane Mastektomie bds. mit Ausdünnen v. a. des unteren Brustpols zur Umformung
- Elevation sowie Lateralisierung der Brustwarzen bds.
- periareoläre Technik mit kranialer Stielung des MAK sinnvoll

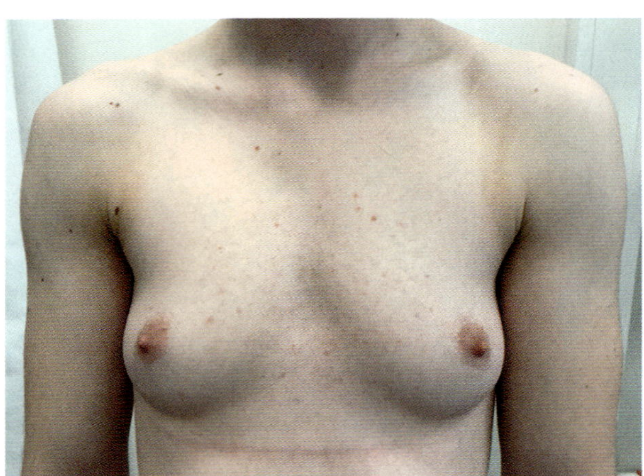

Abb. 10.28 Erstvorstellung [M1263]

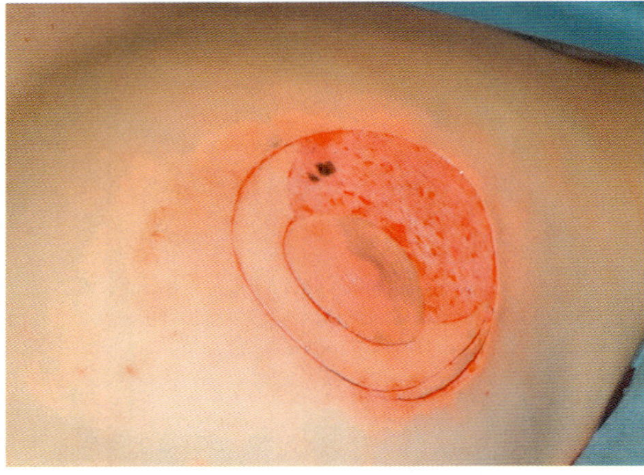

Abb. 10.30 Periareoläre Deepithelisierung mit kranialer Stielung beider MAK [M1263]

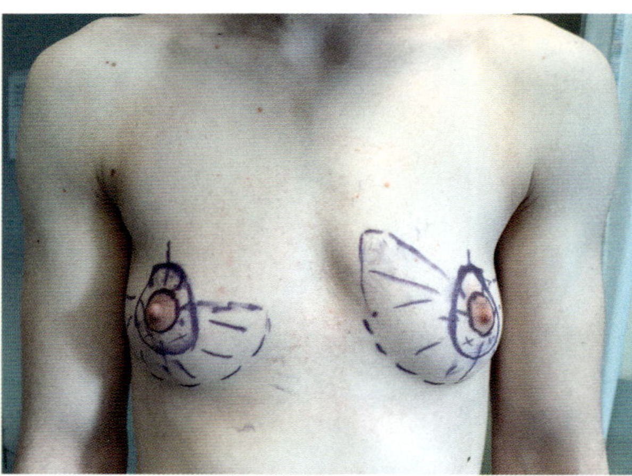

Abb. 10.29 Anzeichnen vor OP [M1263]

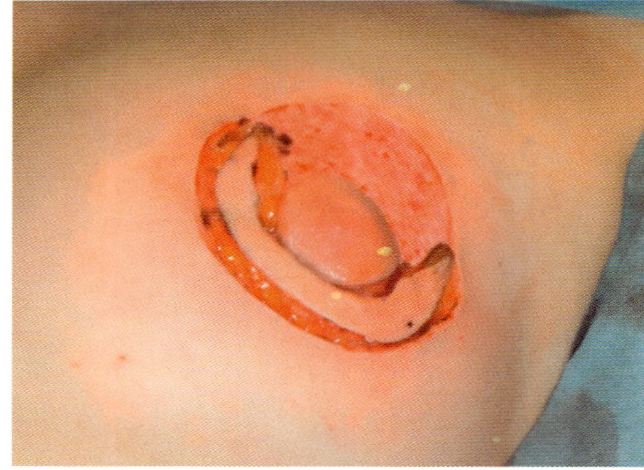

Abb. 10.31 Inzision zwischen 3 Uhr und 9 Uhr [M1263]

10.3.6 Operative Schritte

➢ Abb. 10.30, ➢ Abb. 10.31, ➢ Abb. 10.32, ➢ Abb. 10.33

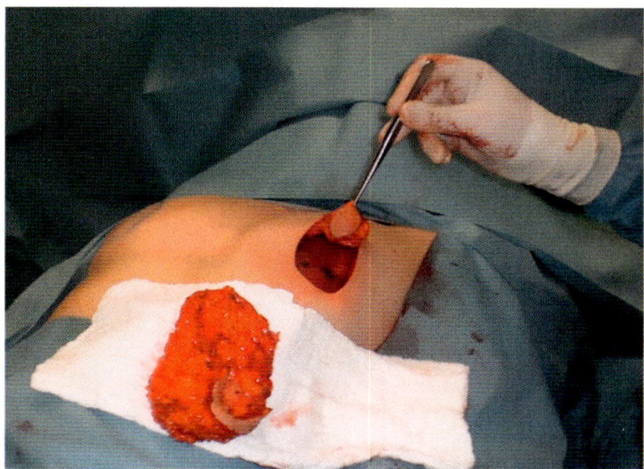

Abb. 10.32 Nach halbmondförmiger Hautresektion im unteren Brustpol Auslösen des subkutanen Drüsengewebes und Entfernung. Anschließend Blutstillung und Drainage [M1263]

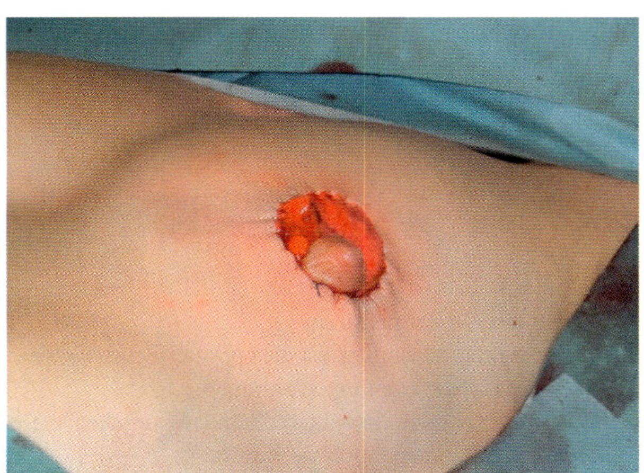

Abb. 10.33 Aufsetzen des Patienten in 60 Grad sitzender Position mit an den Körper angelegten Armen und Tabaksbeutelnaht mit 3x0 Monocryl am Areolarand im Außenrand der Deepithalisierungszone. Anschließend Hautnaht mit 5x0 Monocryl oder alternativ mit Prolene-Einzelknopfnähte [M1263]

10.3.7 Postoperatives Ergebnis

➢ Abb. 10.34

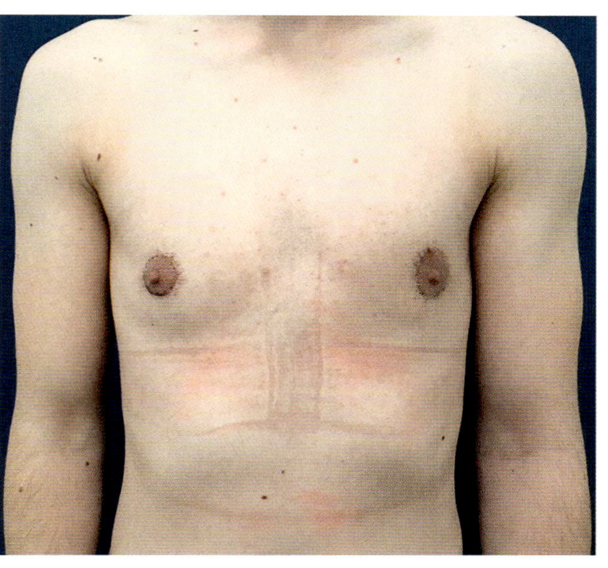

Abb. 10.34 Postoperatives Ergebnis: 4 Wochen nach OP [M1263]

10.4 Aufbauende Verfahren bei Mann-zu-Frau

Christine Ankel

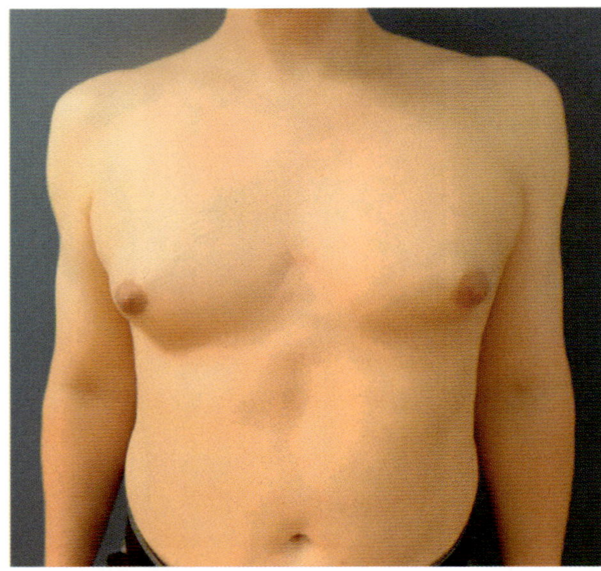

Abb. 10.35 Typisches Beispielbild [M1263]

10.4.1 Hintergrundinformation

Im Rahmen der Umformung des Oberkörpers hin zu einem weiblichen Phänotyp sind in unterschiedlicher Ausprägung folgende Probleme zu korrigieren (➤ Abb. 10.35):

- konstriktorischer unterer Brustpol mit sehr hochstehender Inframammärfalte
- manchmal ist hier eine Expander-Vordehnung nötig
- weit lateralisierte Brustwarzen

Bezüglich der Implantat-Augmentation (➤ Kap. 6.3).

10.4.2 Präoperativer Befund

Fallbeispiel

- 45-jährige Patientin, Östrogensubstitution seit 3 Jahren
- Brustdrüsenvolumen hat sich zwar ausgebildet, sitzt aber zu weit lateral

10.4.3 Operatives Vorgehen

Geplant ist die Kombination von Mastopexie mit einer Implantateinlage. Die Mastopexie soll die Brustwarzen zentralisieren. Das Implantat darf nicht zu groß gewählt werden, um die Durchblutung der MAK nicht zu kompromittieren.

Die Implantate werden subpektoral gelegt.

Anzeichnung

➤ Abb. 10.36

- Distanz der neu positionierten Mamillen zum Sternum bds. 10 cm
- periareoläre Anzeichnung der Schnittführung

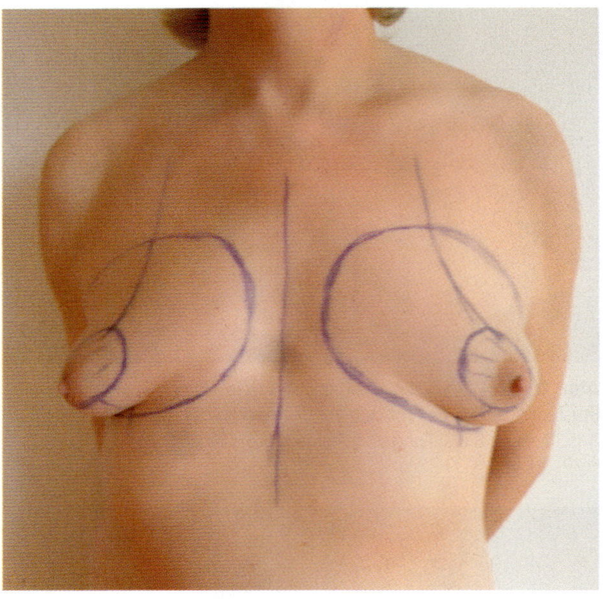

Abb. 10.36 Präoperative Fotodokumentation mit Anzeichnung [M1263]

10.4.4 Operative Schritte

➤ Abb. 10.37

1. periareoläre Desepithelisierung
2. Hautinzision unten außen (da die optimale Brustwarzendurchblutung von oben innen kommt)
3. Einlegen der runden Implantate (Standardvorgehen wie bei Mamma-Augmentation ➤ Kap. 6.3)
4. Tabaksbeutelnaht im Bereich des Außenringes der Deepithelisierungszone (um den Druck von der Brustwarze zu nehmen)
5. Hautnaht mit 4×0 Monocryl

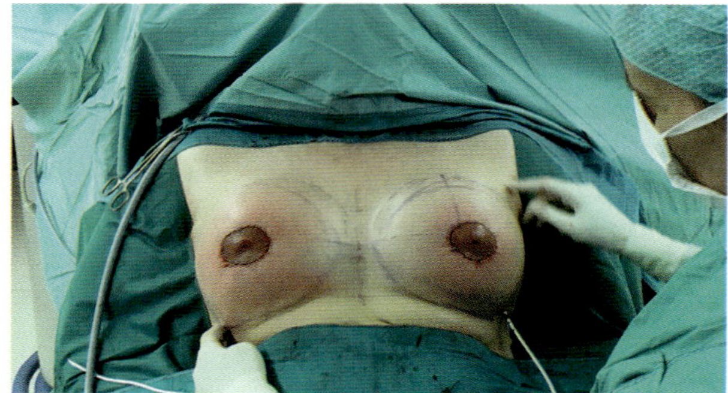

Abb. 10.37 Fotodokumentation am Ende der Operation [M1263]

10.4.5 Postoperatives Ergebnis

➤ Abb. 10.38

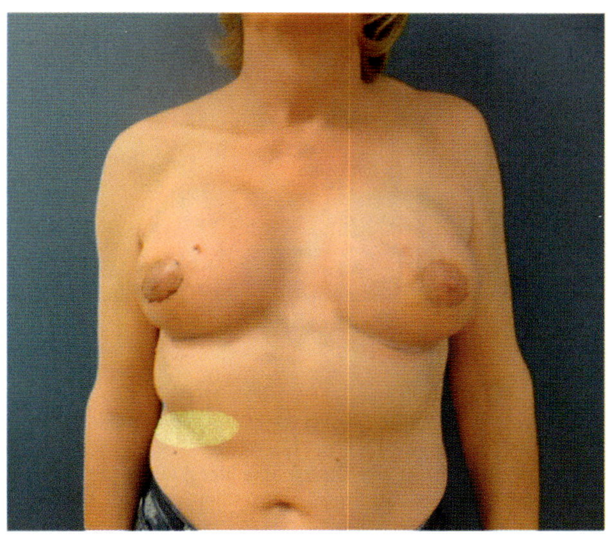

Abb. 10.38 Postoperative Fotodokumentation [M1263]

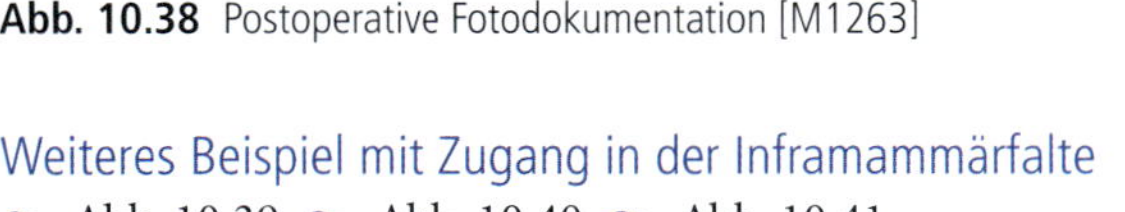

Weiteres Beispiel mit Zugang in der Inframammärfalte

➤ Abb. 10.39, ➤ Abb. 10.40, ➤ Abb. 10.41

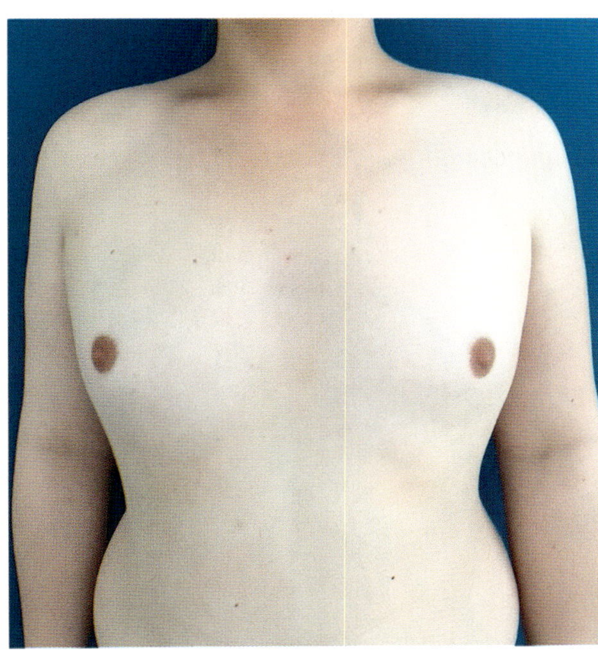

Abb. 10.39 Präoperative Fotodokumentation [M1263]

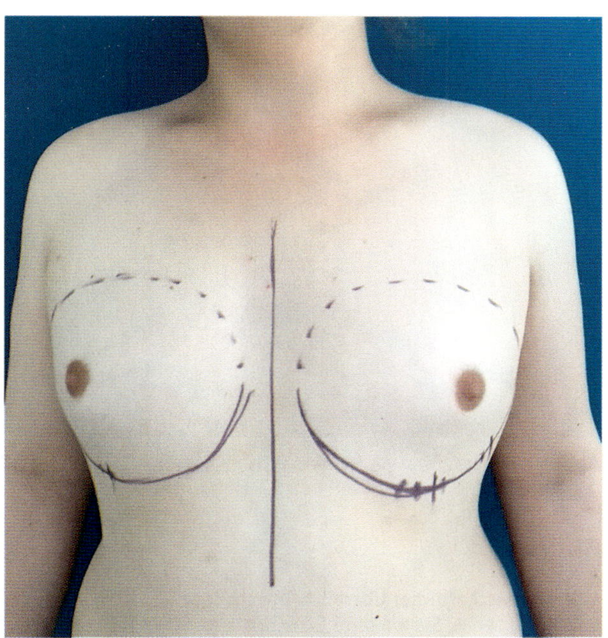

Abb. 10.40 Präoperative Anzeichnung [M1263]

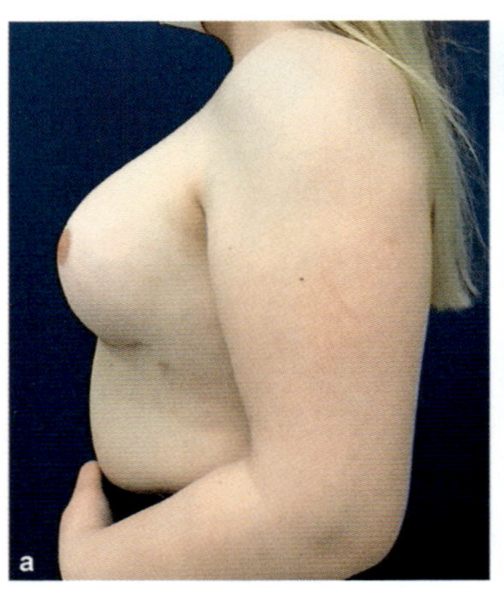
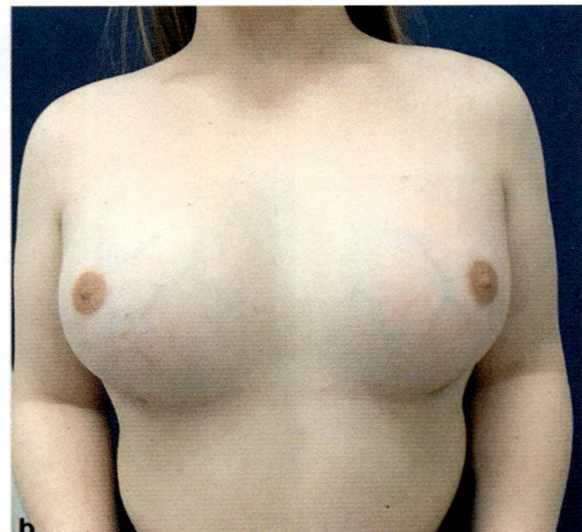
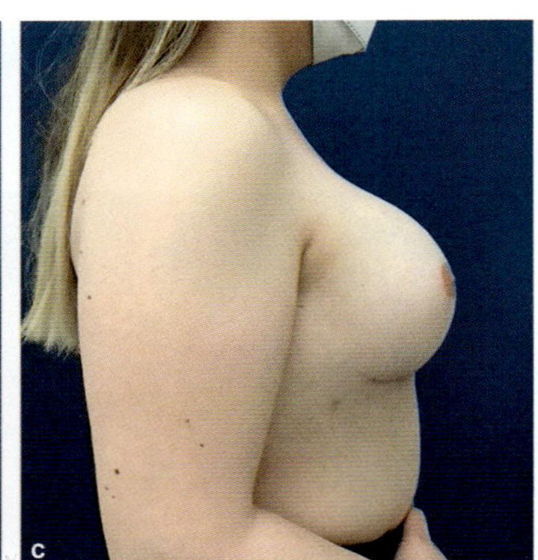

Abb. 10.41 Postoperatives Ergebnis [M1263]

LITERATUR

10.1 Wissenschaftlicher Überblick: Transgender

Coleman, E. et al., Standards of Care for the Health of Transgender and Gender Diverse People, Version 8. Int J Transgend Health, 2022. 23(Suppl 1): p. S1-S259.

Bauquis, O., Pralong, F., and Stiefel, F., Operative Geschlechtsumwandlung bei Störungen der Geschlechtsidentität. Schweizerisches Medizin-Forum 11 (4): 58–64., 2011.

van de Grift, T. C. et al., Subcutaneous Mastectomy Improves Satisfaction with Body and Psychosocial Function in Trans Men: Findings of a Cross-Sectional Study Using the BODY-Q Chest Module. Plast Reconstr Surg, 2018. 142(5): p. 1125–1132.

Fakin, R. M. et al., Long-Term Outcomes in Breast Augmentation in Trans-Women: A 20-Year Experience. Aesthet Surg J, 2019. 39(4): p. 381–390.

Ewald, E. R. et al., Identifying Medicare Beneficiaries Accessing Transgender-Related Care in the Era of ICD-10. LGBT Health, 2019. 6(4): p. 166–173.

Owen-Smith, A. A. et al., Association Between Gender Confirmation Treatments and Perceived Gender Congruence, Body Image Satisfaction, and Mental Health in a Cohort of Transgender Individuals. J Sex Med, 2018. 15(4): p. 591–600.

KAPITEL

11 Intraoperative Mammasonografie

11

11.1 Wissenschaftlicher Überblick

Maggie Banys-Paluchowski

Die meisten operierten Mammakarzinome sind nicht palpabel. Nach Angaben der Deutschen Krebsgesellschaft handelt es sich bei 56 % der primär operierten Patientinnen in zertifizierten Brustkrebszentren um T1- bzw. DCIS-Fälle (Jahresbericht der zertifizierten Brustkrebszentren 2021). Bei einem Teil der neoadjuvant behandelten Patientinnen liegt aufgrund des guten Ansprechens ebenfalls keine palpable Läsion zum Zeitpunkt der Operation vor. Diese Tumoren müssen daher bildgebend gestützt lokalisiert werden. Dabei galt die Drahtmarkierung lange als Goldstandard.

In den letzten zwei Dekaden sind andere Lokalisationstechniken, die z. T. auch in der klinischen Routine verwendet werden, zu einem wichtigen Fokus der senologischen Forschung geworden (➤ Tab. 11.1). Im Vordergrund stehen dabei die möglichen Nachteile der Drahtlokalisation, die v. a. im Ausland sehr kritisch diskutiert werden. Einerseits können die Platzierung des Drahts und die Zeit bis zur Operation für die Patientin unangenehm sein, andererseits birgt diese Lokalisationstechnik einige logistische Herausforderungen. So kann die Operation meistens nicht an der 1. Stelle stattfinden (mit Ausnahme der wenigen Kliniken, in denen die Drahtlokalisation am Vortag der Operation stattfindet), und die Patientin muss zur diagnostischen Abteilung intern oder extern transportiert werden.

Eine der Techniken, die zunehmend auch in Deutschland eingesetzt werden, ist die intraoperative Sonografie (IOUS). Präoperativ muss sichergestellt werden, dass die Läsion sonografisch sicher darstellbar ist (➤ Abb. 11.1).

Tab. 11.1 Überblick über die möglichen Techniken zur Lokalisation von nicht-palpablen Mammaläsionen

Lokalisationstechnik	Vorteile	Nachteile
Drahtlokalisation	• gut etabliert und in Leitlinien empfohlen • Lokalisation erfolgt an einem qualitativ sehr guten Gerät (meistens in der diagnostischen Abteilung im Brustzentrum oder in der Radiologie) • geeignet für alle bildgebenden Modalitäten (Sono, Mammografie, MRT) • Korrektur der Position bei einigen Drähten möglich	• invasiv und für die Patientin unangenehm • Dislokation möglich • enge Absprache zwischen der diagnostischen und operativen Abteilung erforderlich • unnötige Entfernung gesunden Gewebes um die Drahtspitze möglich • eingeschränkt geeignet bei Incompliance
Intraoperative Sonografie	• gut etabliert und in Leitlinien empfohlen • höchste R0-Resektionsrate in randomisierten Studien • patientinnenfreundlich: kein präoperativer invasiver Lokalisationsschritt erforderlich • unmittelbare Kontrolle des Resektionsrandes durch den Operateur mit gezielter Nachresektion • kein Transport für Präparatesonografie erforderlich • in den Studien die kostengünstigste Lokalisationstechnik	• geeignet nur für sonografisch darstellbare Läsionen • qualitativ geeignetes Gerät muss im Operationssaal vorhanden sein • Mammasonografische Expertise des Operateurs ist zwingend erforderlich • Korrelation mit sonografisch stummen Befunden (z. B. Mikrokalk) nicht möglich
Magnetische und paramagnetische Marker (z. B. MagSeed, Sirius Pintuition)	• flexible Terminierung: der Marker kann Tage bis Monate vor der Operation platziert werden • bei Markerplatzierung vor neoadjuvanter Chemotherapie kein präoperativer Lokalisationsschritt erforderlich • Lokalisation erfolgt an einem qualitativ sehr guten Gerät • geeignet für sonografisch und stereotaktisch gesteuerte Lokalisation	• bisherige Evidenz v. a. aus Kohortenstudien • invasiv • nicht geeignet für MRT-gesteuerte Lokalisation • ausgeprägte MRT-Artefakte • metallische Instrumente können bei paramagnetischen Markern (MagSeed) während der intraoperativen Suche nicht verwendet werden • erschwerte Detektion tiefliegender Befunde • Korrektur der Position nach Markierung nicht möglich • Kosten
Radar-basierte Marker (z. B. SAVI Scout)	• flexible Terminierung: der Marker kann Tage bis Monate vor der Operation platziert werden • bei Markerplatzierung vor neoadjuvanter Chemotherapie kein präoperativer Lokalisationsschritt erforderlich • Lokalisation erfolgt an einem qualitativ sehr guten Gerät • geeignet für sonografisch und stereotaktisch gesteuerte Lokalisation	• bisherige Evidenz nur aus Kohortenstudien • invasiv • kleine MRT-Artefakte möglich • Interferenz mit älteren Hallogenlampen im OP-Saal möglich • erschwerte Detektion tiefliegender Befunde bzw. bei größeren Hämatomen • nicht etabliert für MRT-gesteuerte Lokalisation • Korrektur der Position nach Markierung nicht möglich • Kosten

Tab. 11.1 Überblick über die möglichen Techniken zur Lokalisation von nicht-palpablen Mammaläsionen *(Forts.)*

Lokalisations-technik	Vorteile	Nachteile
Radiofrequenz-basierte Marker (z. B. LOCalizer)	• flexible Terminierung: der Marker kann Tage bis Monate vor der Operation platziert werden • bei Markerplatzierung vor neoadjuvanter Chemotherapie kein präoperativer Lokalisationsschritt erforderlich • Lokalisation erfolgt an einem qualitativ sehr guten Gerät • geeignet für sonografisch und stereotaktisch gesteuerte Lokalisation	• bisherige Evidenz nur aus Kohortenstudien • invasiv • MRT-Artefakte • erschwerte Detektion tiefliegender Befunde • nicht etabliert für MRT-gesteuerte Lokalisation • Korrektur der Position nach Markierung nicht möglich • Kosten
Radioaktive Seeds	• hohe Evidenz aus randomisierten Studien • flexible Terminierung: der Marker kann Tage bis Monate vor der Operation platziert werden • bei Markerplatzierung vor neoadjuvanter Chemotherapie kein präoperativer Lokalisationsschritt erforderlich • Lokalisation erfolgt an einem qualitativ sehr guten Gerät • geeignet für sonografisch und stereotaktisch gesteuerte Lokalisation	• in Deutschland nicht zugelassen • invasiv • Radioaktivität • Signalverlust mit der Zeit möglich • nicht geeignet für MRT-gesteuerte Markierung • Korrektur der Position nach Markierung nicht möglich
ROLL (Radio-guided Occult Lesion Localization mit Technetium)	• hohe Evidenz aus randomisierten Studien • Kombination mit Sentinel-Lymphknotenmarkierung möglich • keine Markierung am Morgen der Operation erforderlich	• Terminabsprache zwischen der diagnostischen und operativen Abteilung erforderlich (Markierung meistens 1 Tag vor der Operation) • invasiv • Radioaktivität • Korrektur der Position nach Markierung nicht möglich

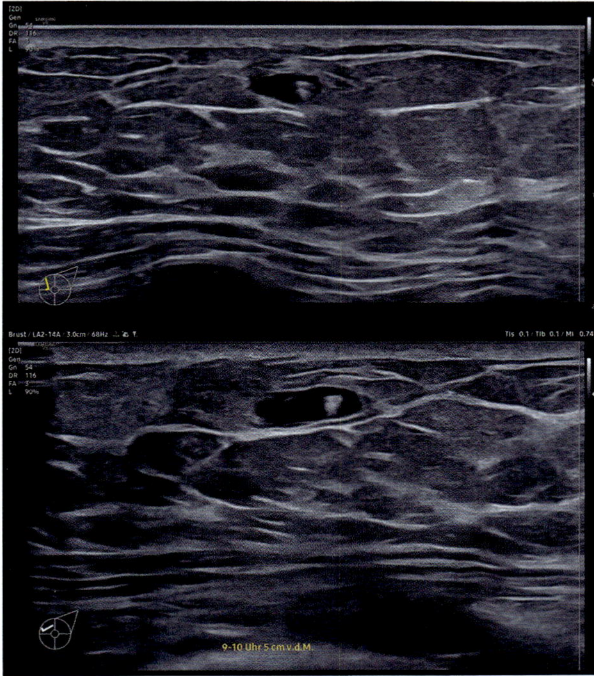

Abb. 11.1 Beispiel einer sonografisch gut darstellbaren Läsion: kleines nicht tastbares Hämangiom (echofrei mit zentral liegendem echoreichem Clip, der nach der Stanzbiopsie eingebracht wurde). Darstellung in zwei senkrecht zueinanderstehenden Ebenen [M1103]

Im Operationssaal wird die Läsion zunächst intraoperativ an steril abgedeckter Patientin vom Operateur dargestellt (➤ Abb. 11.2). Die genaue Lokalisation kann mit einem sterilen Stift an der Haut angezeichnet werden (➤ Abb. 11.3), es gibt allerdings auch Operateure, die statt der Hautmarkierung die Läsion mit einer Nadel oder Draht fixieren. Während der Exzision kann die Lokalisation des Tumors und dessen Bezug zu den Rändern des entfernten Gewebes intermittierend kontrolliert werden, wobei das Einführen des gesamten Schallkopfs in die Wunde nicht notwendig ist. Die durch Lufteinschlüsse entstandenen Schallauslöschungen können durch steriles Gel bzw. Wasser reduziert werden. Unmittelbar nach Entfernung des Gewebes erfolgt die Präparatesonografie durch den Operateur selbst (➤ Abb. 11.4).

Die Verwendung der Technik hat keinen Einfluss auf die Länge des Schnittes bzw. die Lokalisation des operativen Zugangs. Eine neue Entwicklung auf dem Gebiet der intraoperativen Sonografie sind die hochfrequenten „Hockey-Stick"-Schallsonden (➤ Abb. 11.2).

CAVE!

Da in diesem Fall eine sichere Differenzierung zwischen der Läsion und einem nach der minimal-invasiven Biopsie entstandenen Hämatom nicht möglich ist, erfolgte eine sonografische Kontrolle kurz vor der Operation, um ggf. auf ein anderes Lokalisationsverfahren umstellen zu können, falls sich das Hämatom zurückgebildet hat.

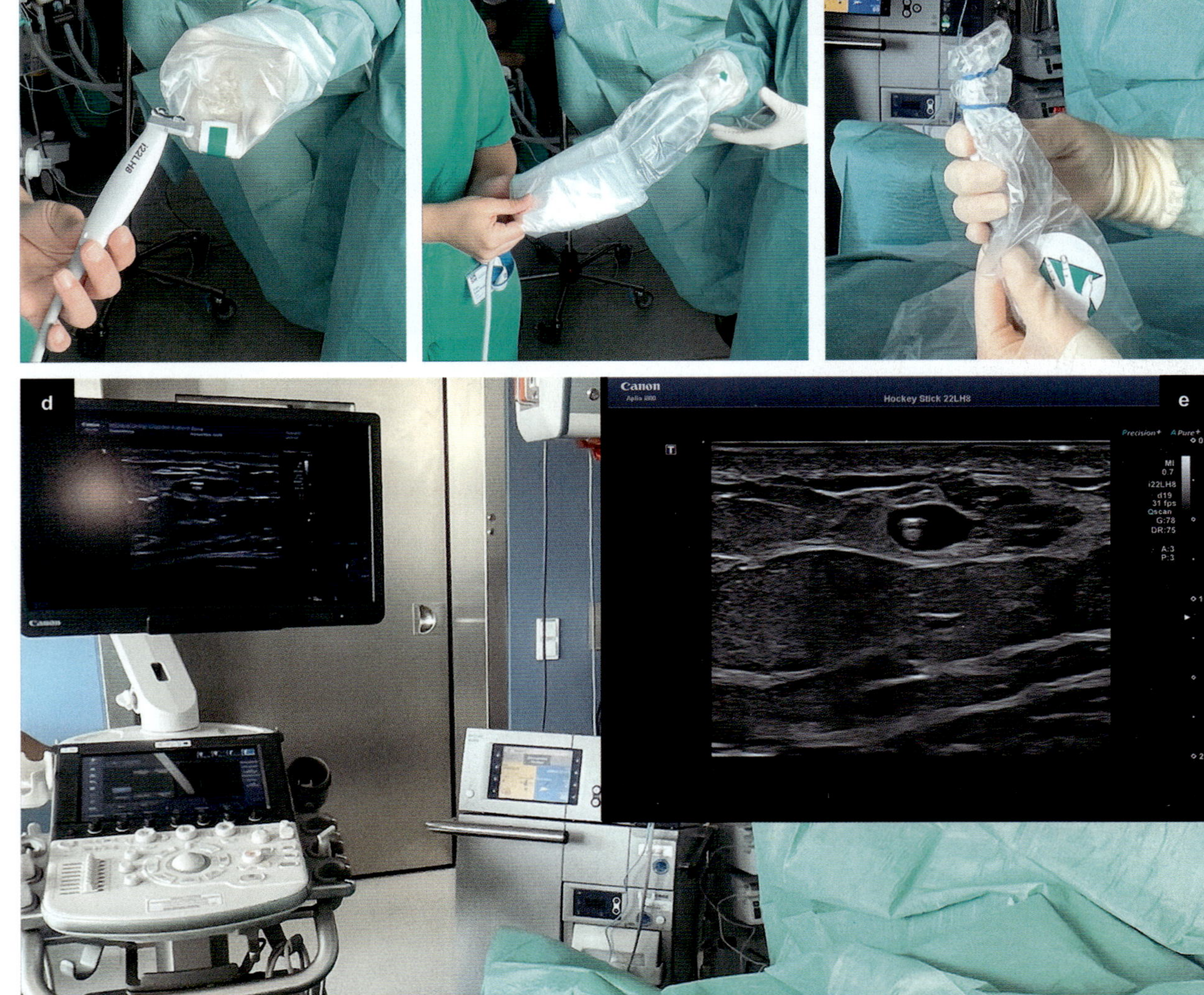

Abb. 11.2 Vorgehen bei der intraoperativen Sonografie [M1103]
a) Die Linearsonde wird mit einer großzügigen Portion Gel (nicht steril) bedeckt
b) Die steril gekleidete Operationsschwester bereitet den sterilen Folienbezug vor und nimmt die Sonde entgegen
c) Der Folienbezug wird über dem Sondenkabel mit einem sterilen Gummi fixiert. Alternativ kann auch ein Tape-Kleber verwenden werden
d) Sonografische Darstellung der Läsion. Dabei soll ausreichend Gel (steril!) zwischen der Haut und der Folie vorhanden sein
e) Intraoperativ entstandenes sonografisches Bild der Läsion

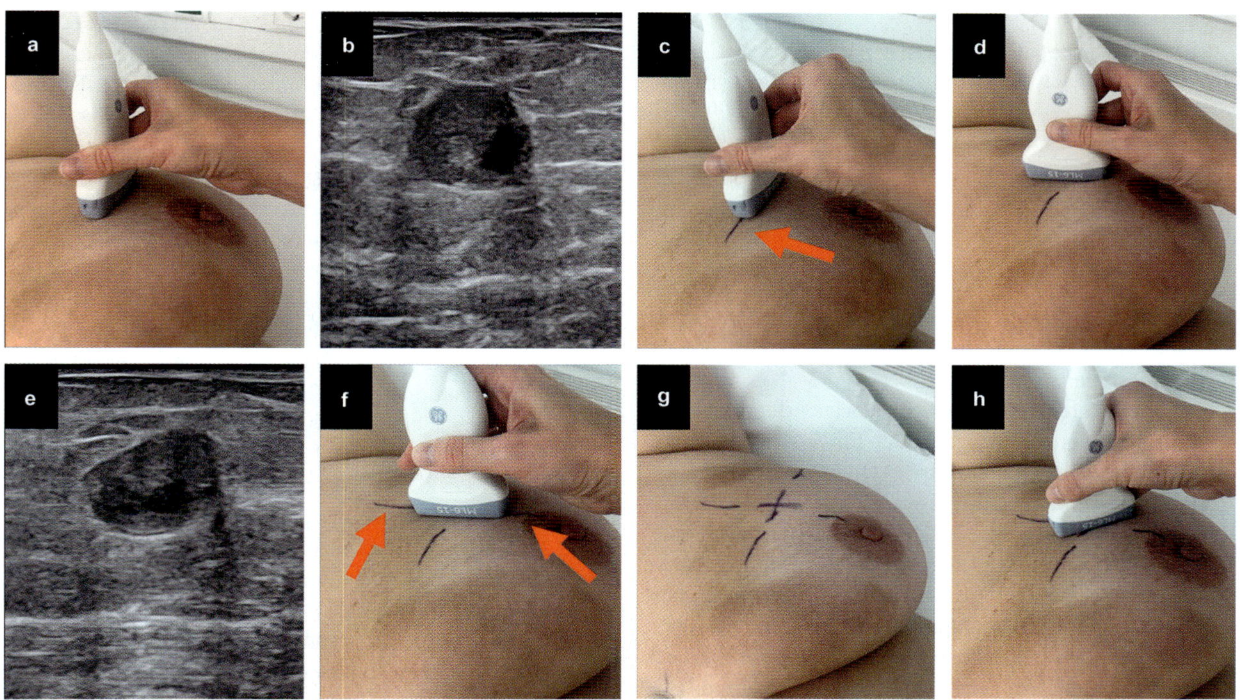

Abb. 11.3 Genaues Vorgehen beim Anzeichnen der Tumorlokalisation an der Haut (zur besseren Darstellung wurden die Fotos ohne sterilen Bezug aufgenommen) [M1103]
a) Darstellung des Tumors im größten Durchmesser
b) Sonografisches Bild des Tumors in Bildmitte
c) Markierung der Haut mit einem sterilen Stift auf beiden Seiten des Schallkopfs
d) Schallkopf wird um 90 Grad gedreht
e) Sonografische Darstellung des Tumors im größten Durchmesser in Bildmitte
f) Markierung auf beiden Seiten des Schallkopfs
g) Anzeichnen eines Kreuzes
h) Zusätzliche Kontrolle: Der Schallkopf wird um 45 Grad gedreht. Der Tumor soll weiterhin gut in Bildmitte darstellbar sein

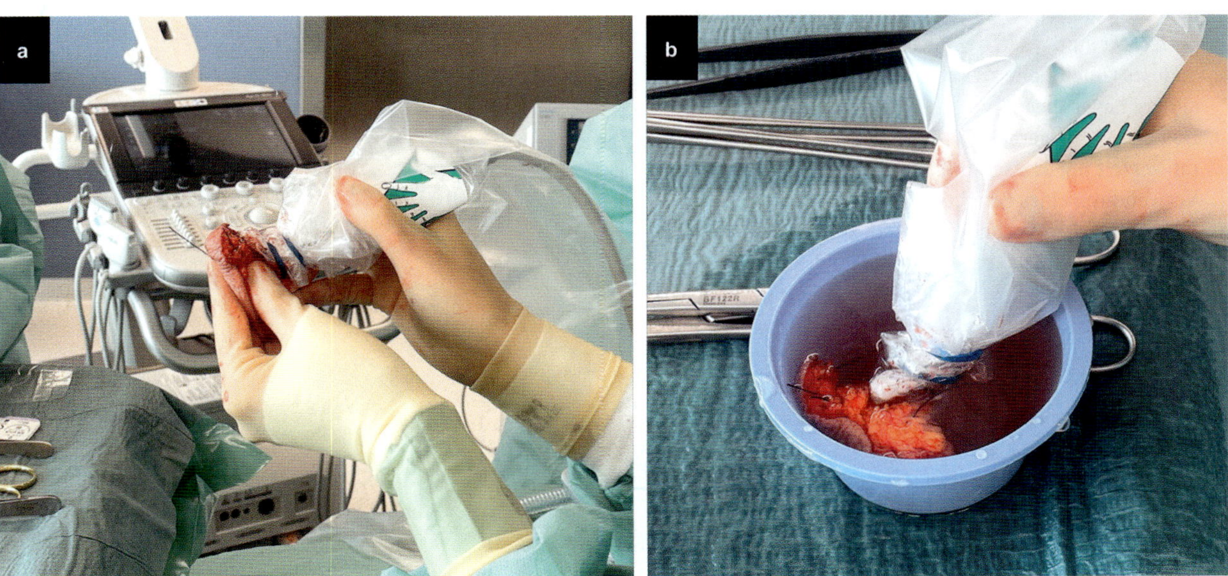

Abb. 11.4 Präparatesonografie wird unmittelbar nach der Exzision durch den Operateur durchgeführt. Sichtbar sind die Markierungsfäden, die zur Orientierung des Präparates vor der Sonografie angebracht werden [M1103]
a) Übliche Technik
b) Immersionstechnik: hier fungiert das Wasser als Ankopplungsmedium

TIPP

Zwischen der Sonde und dem sterilen Bezug soll sich immer genug Gel befinden (dieses muss nicht steril sein). Beim Beziehen wird darauf geachtet, dass sich keine Lufteinschlüsse in diesem Raum bilden, die zu Schallauslöschungen führen und die Darstellung der Läsion erschweren können. Als Ankopplungsmedium zwischen der Haut und der Folie wird wiederum steriles Gel verwendet (alternativ, falls nicht vorhanden, kann auch Wasser auf die Haut gebracht werden).

Bei der Einführung der intraoperativen Sonografie in der eigenen Abteilung müssen unbedingt folgende Aspekte beachtet werden:

1. Die Operateure müssen über langjährige Erfahrung in der Mammasonografie verfügen. Auch für versierte Schaller ist die Umstellung auf drahtfreies Operieren mit einer Lernkurve verbunden! Einer spanischen Studie zufolge verfügen die Operateure nach elf durchgeführten Operationen über ausreichend Sicherheit, um die intraoperative Sonografie selbstständig durchführen zu können (Esgueva et al. 2019). Nach Meinung der Autorin ist die Zahl von 11 Operationen zu niedrig geschätzt und die Lernkurve dauert deutlich länger, insb. im Falle kleiner Befunde. Dies soll nicht unterschätzt werden!
2. Für den Beginn sind mittelgroße (10–15 mm), sonografisch gut sichtbare Tumoren am besten geeignet. Kleine Herde oder gar Clips ohne Resttumor stellen hingegen eine Herausforderung dar.
3. Der Tumor soll immer in der Brustsprechstunde vom Operateur **selbst** geschallt werden, bevor entschieden wird, ob die Patientin für die alleinige intraoperative Sonografie geeignet ist. Dabei soll berücksichtigt werden, dass die Schallbedingungen im OP-Saal ggf. etwas schlechter sind als in der Sprechstunde (Abdunkelung, anderes Gerät, Folie zwischen Schallkopf und Haut, ggf. andere Lagerung).
4. Das Ultraschallgerät muss während der gesamten Operationszeit uneingeschränkt zur Verfügung stehen. Die Verwendung eines geteilten Gerätes (z. B. Gynäkologie/Anästhesie) kann schnell dazu führen, dass die Patientin in Narkose liegt, während das Gerät für eine ZVK-Anlage im anderen OP-Saal verwendet wird. Das darf nicht passieren!
5. Vorsicht bei Hämatomen: manche Läsionen imponieren kurz nach der Stanzbiopsie durch die Hämatombildung größer als sie sind und können nach Rückbildung des Hämatoms intraoperativ schwer zu finden sein.
6. Zunehmend erhalten Patientinnen mit hormonrezeptorpositiven HER2-negativen Mammakarzinomen eine präoperative endokrine Therapie. Obwohl diese meistens nur 2–4 Wochen dauert, kann sie zu Veränderungen der Größe oder der Sonomorphologie führen. Aus diesem Grund wird dringend empfohlen, innerhalb weniger Tage vor der geplanten Operation eine sonografische Kontrolle durchzuführen, um ggf. auf eine andere Lokalisationstechnik umzusteigen. Bei kleinen Tumoren, die eine kurzzeitige endokrine Therapie erhalten, kann eine Clipmarkierung sinnvoll sein.

Die Evidenz der intraoperativen Sonografie

Seit 2022 empfiehlt die AGO-Kommission Mamma (www.ago-online.de) die intraoperative Mammasonografie zur Lokalisation von nicht-palpablen Befunden mit einem Doppelplus (➤ Tab. 11.2). Die Aufwertung der Technik basiert auf Meta-Analysen der randomisierten Studien, die gezeigt haben, dass R0-Resektion signifikant häufiger mittels IOUS erreicht wird, verglichen mit der Drahtmarkierung (Athanasiou 2021; Banys-Paluchowski et al. 2022; Davey et al. 2022). Auch beim palpablen Mammakarzinom konnten randomisierte Studien mittlerweile bestätigen, dass durch die zusätzliche intraoperative Sonografie die R0-Resektionsrate steigt und gleichzeitig Resektionsvolumina sinken. Das zeigt, dass durch die sonografische Darstellung der Läsion in *„real time"* die Exzision gezielter stattfindet und das gesunde Gewebe damit geschont wird.

Tab. 11.2 Empfehlung der AGO-Kommission Mamma zu Lokalisationstechniken bei nicht palpablen Mammaläsionen (2023; Ditsch et al. 2022)

	LoE	GR	AGO
Drahtmarkierung	1a	A	++
Intraoperative sonografische Lokalisation ohne Drahtmarkierung*	1a	A	++
Andere Markierungsarten**			
Radar-Reflexion	2b	B	+/–
Magnetische Seeds ***	2b	B	+/–
Radiofrequenz-Marker (RFID)	2b	B	+/–
Radionuklidmarkierung (ROLL)	1a	A	+/–
Radioaktive Seeds****	1a	A	+/–

* Die Läsion muss von demselben Untersucher prä- und intraoperativ sonografisch in der Gesamtausdehnung sicher dargestellt werden können. Voraussetzung: Adäquate Geräteausstattung und Ausbildung des Operateurs.
** gemäß Zulassung
*** nicht geeignet bei MRT-Verlaufsbeurteilung unter NACT
**** in Deutschland nicht zugelassen

11

LITERATUR

11.1 Wissenschaftlicher Überblick

Athanasiou C, Mallidis E, Tuffaha H. Comparative effectiveness of different localization techniques for non-palpable breast cancer. A systematic review and network meta-analysis. Eur J Surg Oncol. 2021 Oct 11;S0748-7983(21)00751-4. doi: https://doi.org/10.1016/j.ejso.2021.10.001

Banys-Paluchowski M, Rubio I, Karadeniz Cakmak G et al. Intraoperative ultrasound-guided excision of non-palpable and palpable breast cancer: systematic review and meta-analysis. Eur J Ultrasound 2022

Davey MG, O'Donnell JPM, Boland MR et al. Optimal localization strategies for non-palpable breast cancers – A network meta-analysis of randomized controlled trials. Breast 2022; 62:103–113. Doi https://doi.org/10.1016/j.breast.2022.02.004

Ditsch N, Wöckel A, Jackisch C et al. AGO Recommendations for the Diagnosis and Treatment of Patients with Early Breast Cancer (EBC): Update 2022. Breast Care 2022

Empfehlungen der AGO-Kommission Mamma. Diagnostik und Therapie früher und fortgeschrittener Mammakarzinome. Herausgegeben von der Kommission Mamma (vertreten durch: Wolfgang Janni) der Arbeitsgemeinschaft Gynäkologische Onkologie e. V. in der Deutschen Gesellschaft für Gynäkologie und Geburtshilfe e. V. sowie der Deutschen Krebsgesellschaft e. V.

Esgueva A, Rodriguez-Revuelto R, Espinosa-Bravo M et al. Learning curves in intraoperative ultrasound guided surgery in breast cancer based on complete breast cancer excision and no need for second surgeries. Eur J Surg Oncol. 2019; 45(4):578–583. doi: https://doi.org/10.1016/j.ejso.2019.01.017

Jahresbericht der zertifizierten Brustkrebszentren. Kennzahlenauswertung 2021. Herausgeber: Deutsche Gesellschaft für Senologie und Deutsche Krebsgesellschaft.

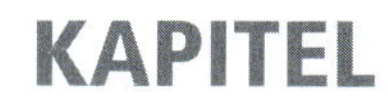

12 Brustchirurgie aus der Sicht des Nicht-Operateurs/ Systemtherapeuten – offene Fragen

Rachel Würstlein

Dass sich die radikalen Maßnahmen der operativen Therapie im Laufe der Zeit in immer weniger invasive Eingriffe gewandelt haben, ist Verdienst der sich in den letzten 50 Jahren gewandelten Sichtweise von den Ursprüngen eines rein lokalen Geschehens hin zur Anerkennung der Diagnose Brustkrebs als Systemerkrankung, die eine entsprechende therapeutische Umsetzung fordert. Veranschaulicht wird dies aktuell in Studien, z. B. im Versuch der Vermeidung axillärer Eingriffe bei bestimmten molekularbiologischen Eigenschaften des Primärtumors.

Ziel der Operation beim primären Mammakarzinom ist die Tumorentfernung im Gesunden mit immer individualisierteren Operationstechniken. Ergänzt wird diese Sicherheit durch die strahlentherapeutischen Verfahren, falls indiziert.

Ziel der medikamentösen Therapie ist die Prognoseverbesserung im Sinne der langfristigen Vermeidung eines Rezidivs (lokal/kontralateral und v. a. einer Fernmetastasierung = DFS und DDFS).

Unter diesen Aspekten ist das **Behandlungsziel** der Primärerkrankung die (lebenslange) Heilung, was bei momentan bis ca. 80 % der primären Mammakarzinome erreicht werden kann und Brustkrebs somit zu einer der am besten heilbaren onkologischen Systemerkrankungen macht.

Im Zentrum der prä- und postoperativen Tumorkonferenzen unserer zertifizierten Brustzentren und v. a. im Zentrum der Kommunikation mit unseren Patient*innen steht die optimale Kombination und Sequenz sowie Personalisierung der Therapie. Das gilt auch in der breiten Aus- und Weiterbildung und Information aller beteiligten Fachgruppen inkl. der Kolleginnen und Kollegen in der Niederlassung.

In den **Tumorkonferenzen** sind Operateure, Systemtherapeuten (Gynäkoonkologie und/oder Hämatoonkologie) zusammen mit Strahlentherapeuten, Pathologen, Radiologen und weiteren Fachdisziplinen gefordert, zum einen nach den aktuellen Standards und Leitlinien, zum anderen unter Berücksichtigung der individuellen Faktoren ein personalisiertes Therapiekonzept zu erstellen. Klinische und pathologische Faktoren, z. B. die Tumorausdehnung im Bereich der Brust, Lymphknoten (LK), Organbeteiligung, (TNM), Tumorbiologie (Befunde der Biopsie), Alter, Menopausenstatus, genetische Veränderungen, insbesondere aber auch die Einschätzung des Allgemeinzustands, Komorbiditäten und Medikation sowie v. a. Patientenpräferenzen geben hier den Entscheidungskorridor vor. Auch die Prüfung für Studienkonzepte bzgl. der diagnostischen, operativen und medikamentösen Therapieoptionen erfolgt in den Tumorkonferenzen. Diese Therapieempfehlung wird im Sinne einer partizipativen Entscheidungsfindung mit den Patienten diskutiert. Aufgrund der Komplexität ist die gute Patienteneinbindung und -anbindung im gesamten Team (z. B. Unterstützung durch *Breast Care Nurse* oder Psychoonkologie) und ebenso unter Einbezug der Haus- und Frauenärzte so wichtig.

Grundlage unserer Empfehlungen sind die aktuell gültigen S3- und AGO-Empfehlungen im klinischen Alltag. Bei Einzelfallentscheidungen spielt die Erfahrung und Zusammenarbeit sowie Abstimmung in der Kommunikation mit der Patientin im eigenen Team und Netzwerk vor Ort eine große Rolle.

Von besonderer Bedeutung ist die **Entscheidung der primären Operation vs. primär systemischen Therapie** in der prätherapeutischen Tumorkonferenz. Zu diesem Zeitpunkt wird die Möglichkeit einer neoadjuvanten Therapie über mind. 18 Wochen bzw. endokriner Induktion über einen kurzen Zeitraum diskutiert. Des Weiteren werden die dafür erforderlichen OP-vorbereitenden Maßnahmen ex ante (z. B. Clipmarkierung, Fragestellung erweiterter Mammabildgebungen und ggf. histologische Sicherung eines multifokalen oder multizentrischen Befundes, Festlegung der späteren Axillaintervention oder Bestrahlungsindikation) festgelegt. Besonders wichtig ist die möglichst genaue Beurteilung des Nodalstatus und ggf. Anzahl der mitbeteiligten Lymphknoten (singuläre LK-Metastase, < > 3 LK oder Axillakonglomerat) unter Ausnutzung der verfügbaren Maßnahmen (klinische Untersuchung, Mammabildgebung multimodal, CT-Bildgebung, Biopsie und Clipmarkierung). Dies ist eine häufige Diskussion in den postoperativen Tumorboards und bedarf daher einer möglichst genauen Festlegung, zukünftig aber auch neuer diagnostischer und möglichst sicherer Verfahren. Für alle Verfahren (SLNE, TAD oder ALND) ist eine R0-Resektion des Brusttumors Voraussetzung. Die AGO Kommission Mamma (www.ago-online.de) hat einen auf der bisherigen Datengrundlage erstellten Algorithmus entwickelt. Gerade hinsichtlich einer darüber hinaus unklaren Situation zur Indikation eines ergänzenden oder sogar ersetzenden strahlentherapeutischen Verfahrens im Bereich der Axilla werden sich mit Hilfe der aktuell laufenden Studien (Axsana, Taxis, Alliance) in naher Zeit strukturierte Empfehlungen erarbeiten lassen. Offen sind die Bedeutung von Mikrometastasen und isolierten Tumorzellen v. a. nach neoadjuvanter Therapie für die Wahl der Systemtherapie und die (langfristige) Prognose.

Aus onkologischer Sicht ist das **Ansprechen auf die medikamentöse Therapie** neben den bekannten Vorteilen der Neoadjuvanz prognostisch und prädiktiv für die weiteren Maßnahmen wichtig: Abfall von Ki67 oder Erreichen einer pCR ermöglichen deeskalierte Konzepte, eine non-pCR nach Neoadjuvanz eine Eskalation der Therapie mit neuen post-Neoadjuvanz-Konzepten.

Nach momentaner Datenlage ist weiterhin auch bei bildgebender kompletter Remission die Indikation zur Operation (und ggf. Nachbestrahlung) des Primarius im Sinne pathologischer Befundbestätigung (pCR/non-pCR), lokaler Kontrolle und Verbesserung DFS und DDFS klar gegeben.

Die endokrine Induktion mit einer mind. 3-wöchigen, direkt gestarteten präoperativen antihormonellen Therapie beim luminalen Mammakarzinom mit niedrigem oder mittlerem Risiko ermöglicht im Sinne einer in vivo-Testung des Ansprechens postoperativ anhand der Ki67-Veränderung und ggf. ergänzender Informationen wie Genexpressionsanalysen die größtmögliche Sicherheit bei der Indikationsstellung zu einer adjuvanten Chemotherapieempfehlung auch bei positivem Nodalstatus. Gleichzeitig wird hier eine optimale OP-Terminierung und Vorbereitung für das gesamte Team möglich, und die systemische Therapie läuft von Anfang an kontinuierlich über den gesamten Behandlungsprozess.

Aufwändiger sind im Hinblick auf einen zeitnahen Therapiebeginn die **Vorbereitungen einer neoadjuvanten Therapie** (insb. bei TNBC, HER2 Subtyp oder Hochrisiko Luminalkarzinom), da ergänzend weitere Maßnahmen wie Fragen der Fertilitätsprotektion, Portanlage, Staging, ggf. genetische Beratung vor Therapiestart und damit mehr Gesprächs- und Aufklärungszeiten eingeplant werden müssen. Nach frühzeitiger Prüfung der Kriterien für eine genetische Untersuchung sollte der gBRCA-Status, bezogen auf operative wie medikamentöse Konsequenzen, immer präoperativ vorliegen. Die Indikationen zur genetischen Beratung und Testung folgen den Empfehlungen des Konsortiums Familiärer Brust- und Eierstockkrebs (www.konsortium-familiaerer-brustkrebs.de). Im therapeutischen Bereich adaptieren sich diese an die Daten aus den jeweiligen Studien (z. B. in der Adjuvanz OlympiA).

Während der neoadjuvanten Therapie werden je nach Verlauf (Therapietoleranz, Ansprechen, ggf. auch Narkoserisiken) immer wieder Abstimmungen im Team benötigt, die insbesondere bei neu hinzukommenden Befunden (z. B. Relevanz des gBRCA-Status für die Operationsplanung) und Patientenpräferenzen den zeitlichen Aufwand der OP-Vorbereitung erhöhen. Dies umso mehr, da oft der Therapieplan nach der OP erst nach Vorliegen des OP-Ergebnisses in Sequenz und Zeitbedarf erstellt werden kann. Eine Sondersituation stellt hier der – seltene – lokale Tumorprogress unter laufender Neoadjuvanz dar, gleichbedeutend mit einer ungünstigen Gesamtprognose und erneut nötigen interdisziplinären Absprachen bzgl. der Möglichkeiten des Therapiewechsels im Systemtherapiebereich, ergänzender diagnostischer Verfahren oder einer Bevorzugung der OP-Planung zu diesem Zeitpunkt und Reevaluation der postoperativen Therapieoptionen. Auch hier fehlen weiterhin Daten aus den vielen Neoadjuvanzstudien, um auf einer breiteren Grundlage Einzelfallentscheidungen zu diskutieren.

Inwieweit **moderne Therapien** wie zielgerichtete Substanzen oder Checkpointinhibitoren qua Substanzwirkung und Zeitabstand zwischen letzter Gabe präoperativ und ggf. erster Gabe postoperativ einen Einfluss auf das operative Ergebnis haben (Wundheilung, Infektion, Implantatlogen, Serombildung, Eigengewebsrekonstruktion), wird in den aktuellen Studien zur Neoadjuvanz noch zu wenig mit untersucht, wäre aber sehr relevant für den klinischen Alltag. Momentan wird ein Zeitabstand von ca. 4 Wochen zwischen letzter Medikamentengabe neoadjuvant und OP bezogen auf die primäre Chemotherapie empfohlen. Dies sollte während Neoadjuvanz vom onkologischen Team bzgl. Steuerung der Therapie und Nebenwirkungen im Fokus sein. Der Start der adjuvanten Maßnahmen sollte in einem kurzen Zeitfenster postoperativ liegen – hier fehlen ebenso Daten zu Verzögerungen, z. B. durch große operative Verfahren mit einem erhöhten postoperativen Erholungsbedarf, Nachresektionen oder Wundheilungsstörung. Der kontinuierliche Dialog zwischen operativem und onkologischem Team sowie ggf. Strahlentherapie ist von großer Bedeutung auch in der Kommunikation mit der Patientin. Diese Entscheidungen sollten insb. auch das individuelle Rückfallrisiko (z. B. hoch bei non-pCR, niedrig bei Luminaltyp oder pCR) mit einbeziehen. Auch Daten zur Kombination der adjuvanten medikamentösen Therapien und der Bestrahlung sind teilweise limitiert, jedoch schon in der aktuellen AGO- und DEGRO-Empfehlung berücksichtigt.

Erkenntnisse über die **prognostische und prädiktive Relevanz des OP-Ergebnisses** nach Neoadjuvanz (pCR, non-pCR, veränderte tumorbiologische Faktoren bei non-pCR etc.) sowie die darauf abzielenden neuen Therapiemöglichkeiten der Post-Neoadjuvanz oder erweiterten Adjuvanz machen eine nochmalige sorgfältige interdisziplinäre Abstimmung und auch Studienprüfung bzgl. neuer Therapiesubstanzen im postoperativen Tumorboard unerlässlich. Dies betrifft insbesondere auch die Abstimmung in der Sequenz strahlentherapeutischer, medikamentöser und sekundär wiederherstellender bzw. kontralateral angleichender Maßnahmen, aber auch persönlicher Planungen der Patientin (Zeitpunkt AHB, Wiedereingliederung). Hinzu kommt die Organisation der Therapiebegleitung/Nachsorge-Verortung. Hier mangelt es an Daten aus der klinischen Forschung und Versorgungsforschung. Ein Beispiel dafür ist die Unklarheit, ob die post-neoadjuvante Therapie anhand der Tumorbiologie der Stanzbiopsie oder des OP-Präparats (Brust? LK?) bei non-pCR orientiert werden soll oder die neuen adjuvanten Therapieerweiterungen.

An der pathologischen Klassifikation orientierend werden **post-neoadjuvante/erweiterte Therapiekonzepte** nicht nur beim HER2-positiven Mammakarzinom (non-pCR: Wechsel auf TDM1 oder neue Substanzprüfungen, Therapieerweiterung mit Neratinib bei triple-positivem Tumor), sondern insbesondere auch beim Luminaltyp mit dem Ziel der Prognoseverbesserung (Senkung DFS/DDFS) eingesetzt. Beispiele dafür stellen die Daten aus der MonarchE und OlympiA Studie dar. So berücksichtigt die Zulassung für die Therapieerweiterung mit Abemaciclib für 2 Jahre beim luminalen Mammakarzinom entweder vier oder mehr befallene Lymphknoten axillär bzw. 1–3 befallene LK mit weiteren Risikofaktoren wie G3, T3 und in einer weiteren Kohorte einem Ki67 von ≥ 20 %. In der Studie hat diese Therapieerweiterung die Rate des metastasenfreien Überlebens um 30 % verbessert. Die Hinzunahme von Olaparib post-neoadjuvant hat das Gesamtüberleben bei Nachweis einer gBRCA-Mutation um 40 % verlängert, bei TNBC mit non-pCR, aber auch beim luminalen Mammakarzinom und 4 oder mehr positiven LK adjuvant bzw. post-neoadjuvant einem CPS EG Score von >= 3.

12

Eine besondere Herausforderung für das interdisziplinäre Team stellt die **Situation der primären Metastasierung** und die **Frage der lokalen Kontrolle des Primarius** dar. In den aktuell vorliegenden prospektiven Studien konnte kein eindeutiger Effekt auf das Überleben durch die Operation des Primarius belegt werden, die Datenlage aus RCT und *real world* ist heterogen und fehlt v. a. für die neuen Systemtherapien. Dies gilt auch für die durch primäre Systemtherapie stabilisierte metastasierte Erkrankung, bezogen auf die Fragen nach Zeitpunkt und Ausmaß der Operation von Brust +/– Axilla. Durch eine Brustoperation kann die lokale Kontrolle aus pflegerischer Sicht (Blutung, Exulzeration, Wundpflege) verbessert und/oder auf Patientenwunsch nach Abwägung aller Faktoren angeboten werden, ggf. auch in Kombination mit oder durch Strahlentherapie alleine. Am ehesten profitieren von einer Operation jüngere Patientinnen, mit überwiegend ossärer Metastasierung, HR-positiv. Die Systemtherapie orientiert sich hier komplett an der metastasierten Erkrankung und sollte für ein lokales Verfahren nur kurzzeitig reduziert bzw. unterbrochen werden. Hier sei insb. an den nötigen Abstand einer Bevacizumab-Gabe zur OP erinnert.

Durch die vermehrte und **verbesserte Staging-Bildgebung** bei Erstdiagnose nimmt auch die Zahl der Fälle mit Oligometastasierung (z. B. singulärer Lungenherd, vereinzelte Knochenmetastasen) zu. Trotz mangelnder Datenlage kann hier nach histologischer Sicherung, Stabilisierung (systemisch, ggf. auch lokale Intervention strahlentherapeutisch oder operativ) und unter engmaschigen Verlaufskontrollen individuell mit der Patientin ein systemisches Vorgehen analog Primärerkrankung abgewogen und in dieses Konzept dann auch die vollständige Lokaltherapie der Brust (operativ wie strahlentherapeutisch) eingebunden werden.

Eine ebenso besondere Situation ist die Brustkrebserstdiagnose bei multimorbiden Patientinnen insb. mit alters – oder durch Komorbiditäten bedingter kurzer/absehbarer Lebenserwartung und reduzierter OP-Fähigkeit – oder – oft bei Zufallsbefunden – konkurrierenden zu priorisierenden Therapiekonzepten. In diesen Sonderfällen kann eine rein medikamentöse Therapie und der Verzicht auf die Operation z. B. bei HR-positivem Mammakarzinom mit einer endokrinen Monotherapie im Sinne von lokaler Befundkontrolle unter regelmäßiger Überwachung (klinisch, bildgebend) eine Behandlungsoption darstellen. Auch diese Entscheidung sollte interdisziplinär und unter Berücksichtigung des Patientenwunschs/Risikoabwägung getroffen und ggf. im Verlauf neu bewertet werden.

Fazit

Eine enge interdisziplinäre Zusammenarbeit von Lokaltherapeuten (Operateure, Strahlentherapie, Radiologie) und Systemtherapie sowie weiteren Experten (*Breast Care Nurse*, Psychoonkologie, Unterstützungsangebote), eine Berücksichtigung aller Faktoren (individuelle Patientin, Tumorstadium und -biologie) und eine gut abgestimmte Kommunikation im Team sowie mit der Patientin und ihrem Umfeld sind die Voraussetzung für ein optimales, personalisiertes Therapiekonzept. Das Ziel ist dabei die Kuration beim frühen Mammakarzinom kombiniert mit einem optimalen ästhetischen Gesamtergebnis und größtmöglicher Lebensqualität sowie persönlicher Unterstützung auf diesem Therapieweg. Maßnahmen der Qualitätssicherung der lokalen wie systemtherapeutischen Maßnahmen und Prüfung, z. B. im flächendeckenden Zertifizierungsverfahren, werden immer wichtiger. Jede Patientin hat Anspruch auf einen bestmöglichen, multimodalen Therapievorschlag und individuelle Beratung. Für viele konkrete Fragestellungen im Einzelfall fehlen RCTs und die Erfahrungen der Zentren und aus der Versorgungsforschung gelangen in den Fokus auch bei der Erstellung nationaler und internationaler Therapieempfehlungen. Hier sind wir alle zur Mitarbeit und zum Austausch aufgefordert.